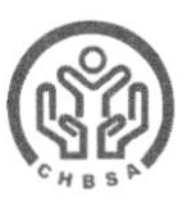

中国优生科学协会倡导读物

搜狐母婴 baobao.sohu.com 搜狐母婴推荐阅读

怀孕育儿

张小平　李明辉 ◎ 主编

吉林科学技术出版社

图书在版编目（C I P）数据

怀孕育儿 / 张小平，李明辉主编 . -- 长春 : 吉林科学技术出版社，2013.5
ISBN 978-7-5384-6575-4

Ⅰ. ①怀… Ⅱ. ①张… ②李… Ⅲ. ①妊娠期－妇幼保健－基本知识②婴幼儿－哺育－基本知识 Ⅳ. ① R715.3 ② TS976.31

中国版本图书馆 CIP 数据核字（2013）第 065664 号

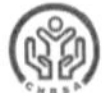

中国优生科学协会倡导读物

搜狐母婴推荐阅读

怀孕育儿

主　　编　张小平　李明辉
出 版 人　李　梁
责任编辑　许晶刚　端金香　解春谊
模　　特　于　洋　张莹楠　小　静　赵　丽　陈　悦　于　娜　圆　圆
　　　　　于镱宁　图鹏淇　任美奇　李佳殷　李子坤　白浩东　宋贞仪
　　　　　邵巾轩　迟轶轩　田昊雨　陈豫璇　姜凯添　王一童
封面设计　长春市一行平面设计有限公司
制　　版　长春市一行平面设计有限公司
开　　本　880mm×1230mm　1/16
字　　数　460千字
印　　张　30
印　　数　20001—25000册
版　　次　2013年6月第1版
印　　次　2016年9月第4次印刷

出　　版　吉林科学技术出版社
发　　行　吉林科学技术出版社
地　　址　长春市人民大街4646号
邮　　编　130021
发行部电话/传真　0431-85635177　85651759　85651628
　　　　　　　　　85652585　85635176
储运部电话　0431-86059116
编辑部电话　0431-85635186
网　　址　www.jlstp.net
印　　刷　吉广控股有限公司

书　　号　ISBN 978-7-5384-6575-4
定　　价　68.00元

前言

qianyan

妊娠是一个让人既喜又忧的生理过程，准妈妈保持健康的心态是母婴健康的先决条件。孕期充分了解自身的生理变化，合理安排饮食起居，定期进行产前检查，出现异常情况随时就诊，要知道准妈妈关爱自己就是关爱宝宝。即将成为妈妈的人，为了新生命的萌芽而欣喜和骄傲；已经成为妈妈的人，为了新生命的降生而坚强和满怀感激。“十月怀胎，一朝分娩”，其中的甜蜜与艰辛，只有经历过的人才能体会。

孕育和培养一个健康、聪明的宝宝，是所有父母的共同心愿。很多新手父母，在宝宝出生前，都会想了解一些有关养育宝宝的知识。而在怀孕期间，每一位准妈妈都会有没完没了的问题，心情总是处于一种起起落落的状态，又时常会对怀孕后的生活感到无所适从。

本书分为怀孕篇和育儿篇两个部分。怀孕篇的内容涵盖了孕前准备、受孕全过程、怀孕期间准妈妈身体及心理变化、胎儿的生长、孕期生活指导、准妈妈的饮食营养以及胎教等内容，为准妈妈解答种种孕期所遇到的问题，称得上一本轻松度过孕期的必备宝典，相信会非常适合正在备孕或者已经怀孕的你。育儿篇着重介绍了0～3岁宝宝的饮食喂养、日常照顾、疾病护理、早期教育等内容，希望可以帮助新手父母轻松地掌握养育宝宝的重点，增加养育宝宝的乐趣，从而科学有效地培养健康、聪明的宝宝。

妊娠篇 Renshen Pian

生命始于受精卵细胞，一个细胞经过分裂、分化，
发育为正常胎儿并娩出，需要母体和胎儿各方面的协调作用。
怀孕、分娩是每个女性最值得珍视的经历，
甚至在准备怀孕的时候，这个重大的过程就已经开始了。
迎接最亲爱的小天使，你准备好了吗?

第一章 提前一年做怀孕准备

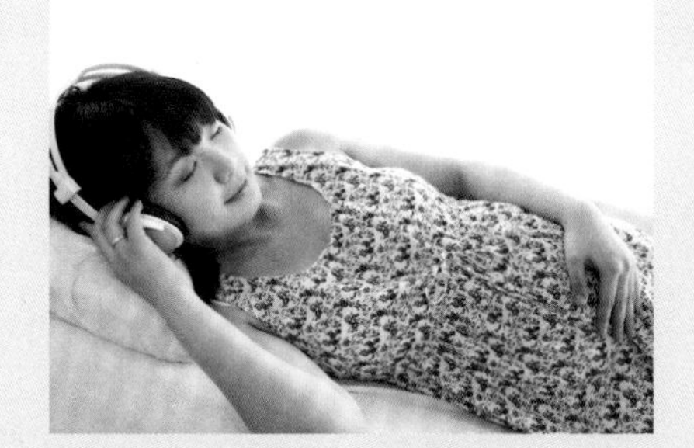

第五节 孕前营养准备 44

第二章 怀孕第一个月

第一节 小生命悄悄降临.. 50

第二节 孕期饮食方案 53

第三节 孕期生活指导 60

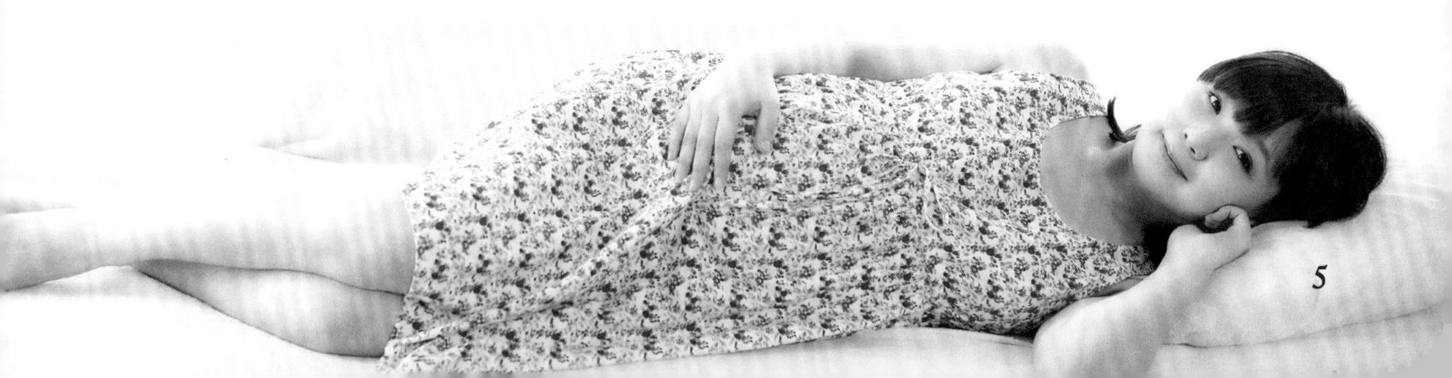

第三章
怀孕第二个月

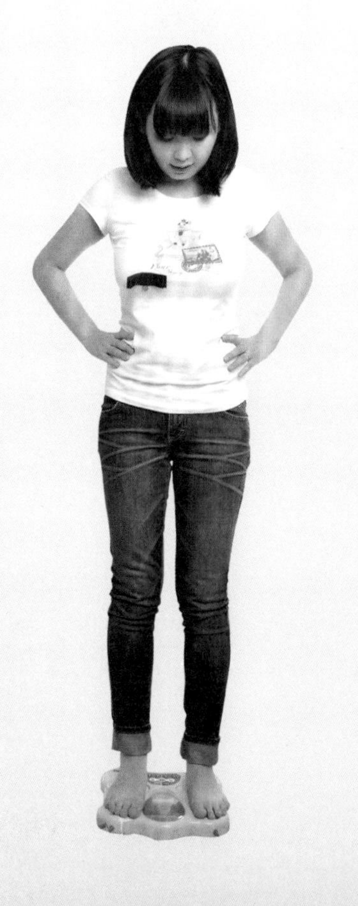

第四章
怀孕第三个月

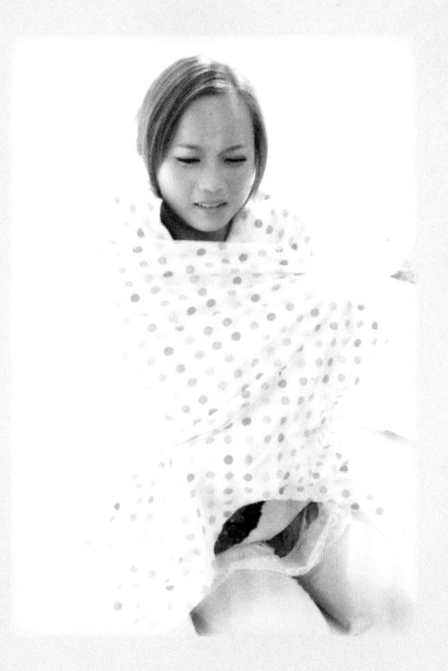

第四节 孕期胎教方案...116

第五章
怀孕第四个月

第一节 进入相对舒心的时期.........................122

第二节 孕期饮食方案...125

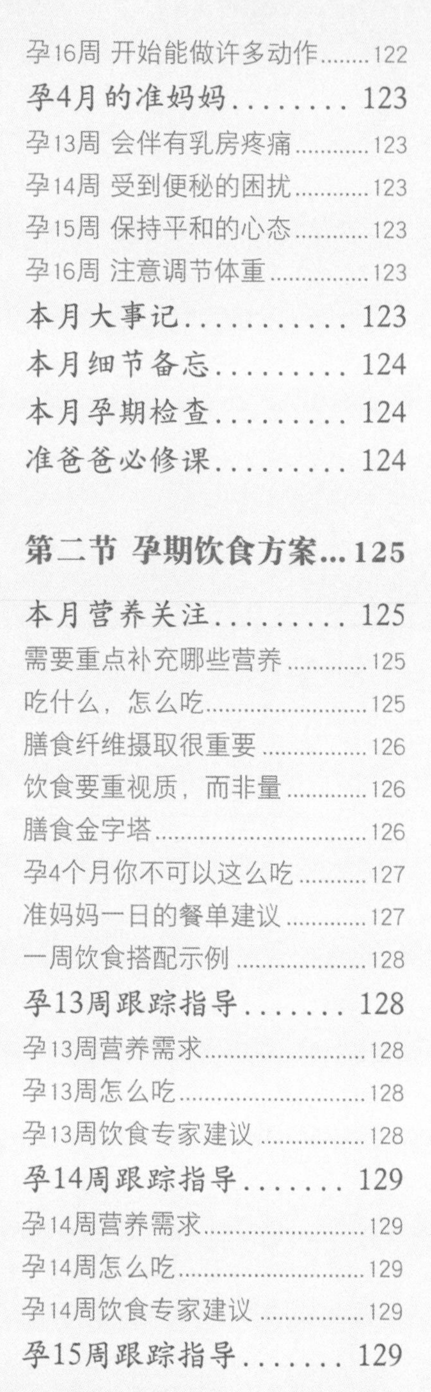

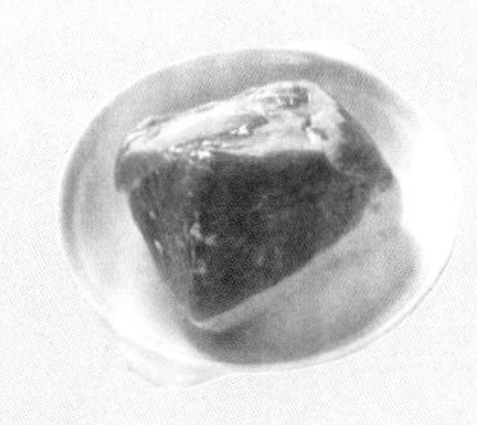

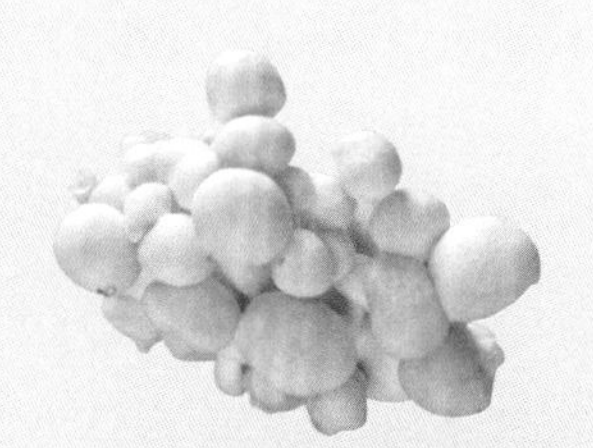

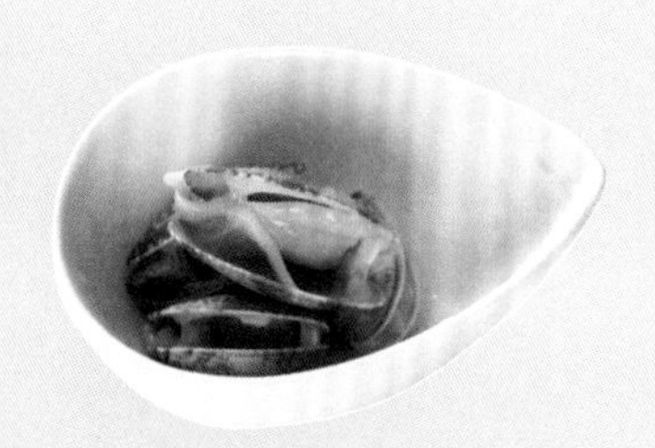

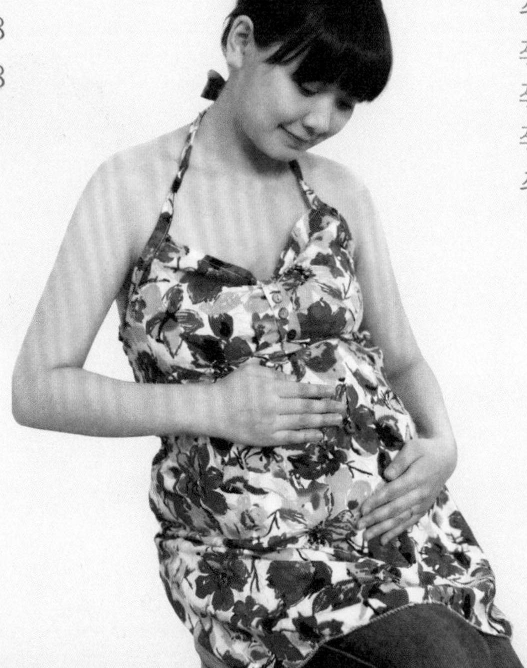

第六章 怀孕第五个月

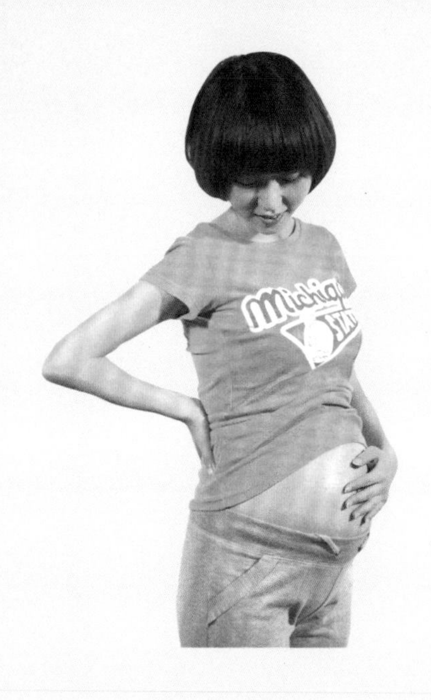

第七章 怀孕第六个月

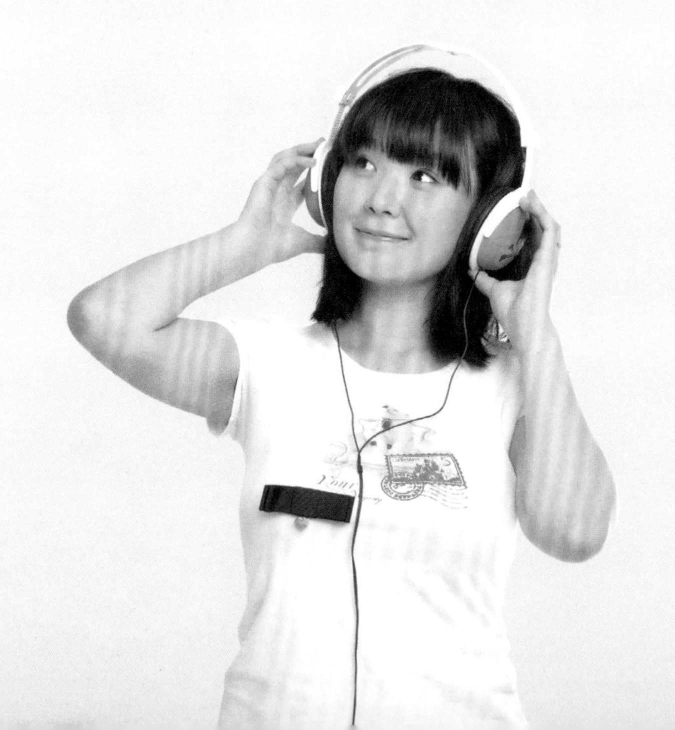

第八章
怀孕第七个月

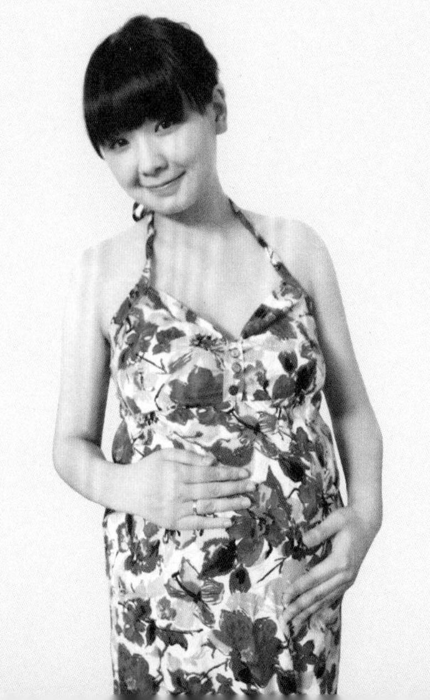

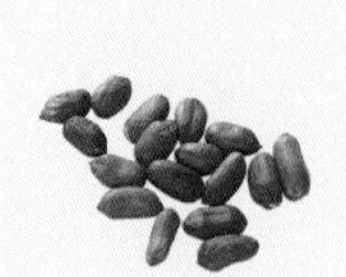

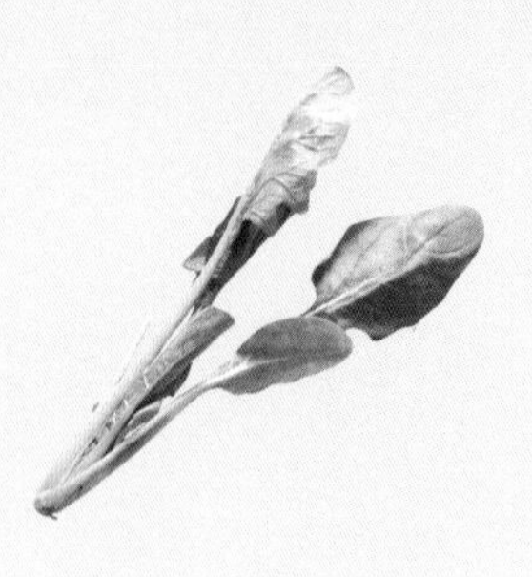

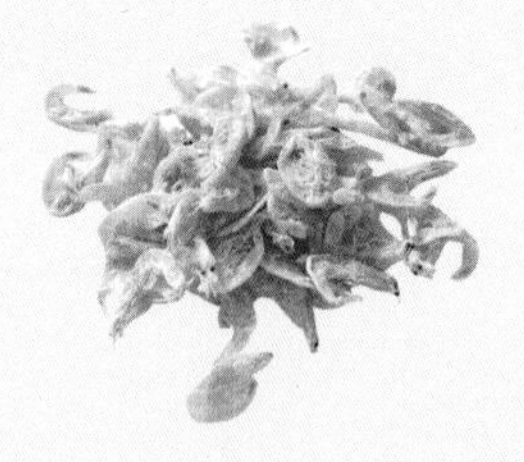

第九章
怀孕第八个月

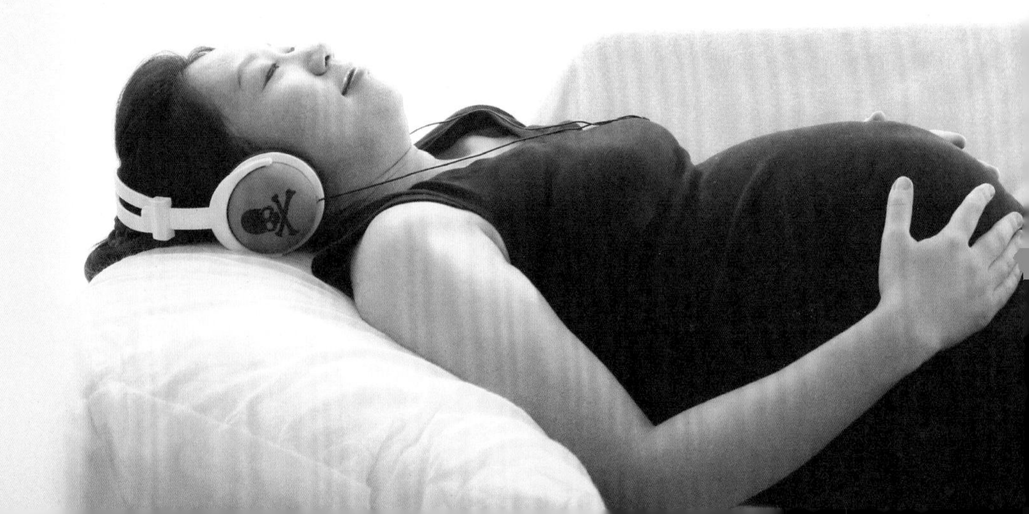

第十一章 怀孕第十个月

育儿篇 Yu'er Pian

养育一个宝宝需要付出许多心血，
可比起在此过程中得到的快乐和幸福而言，那点儿辛苦又是多么的微不足道。
每个宝宝都是天生的聪明宝宝，关键在于父母如何影响与引导他们，
只要父母掌握了正确的育儿方法，都能轻松地养育出健康的聪明宝宝。

第一章 新生儿的生长发育与保健

第二章
0～3岁宝宝的发育

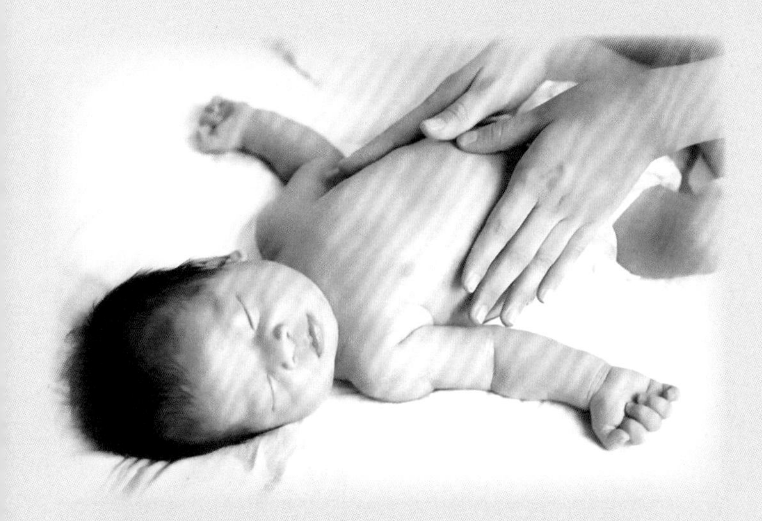

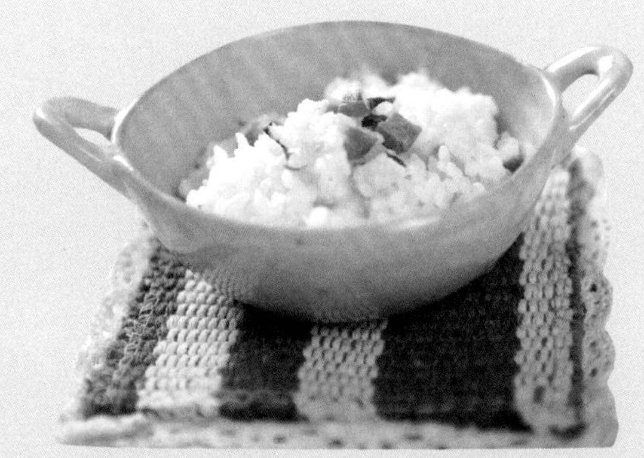

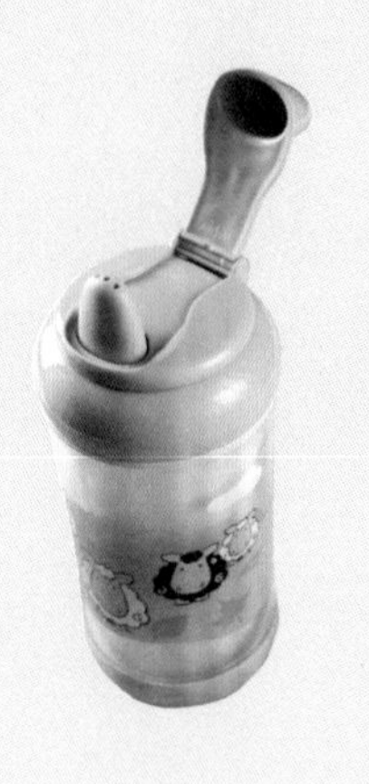

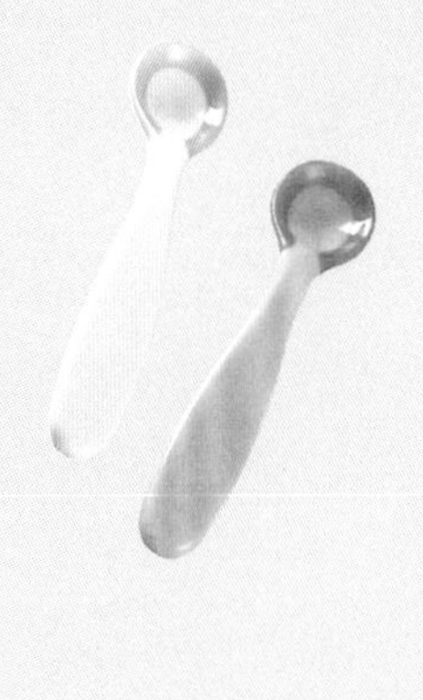

第三章 0～3岁宝宝的发育

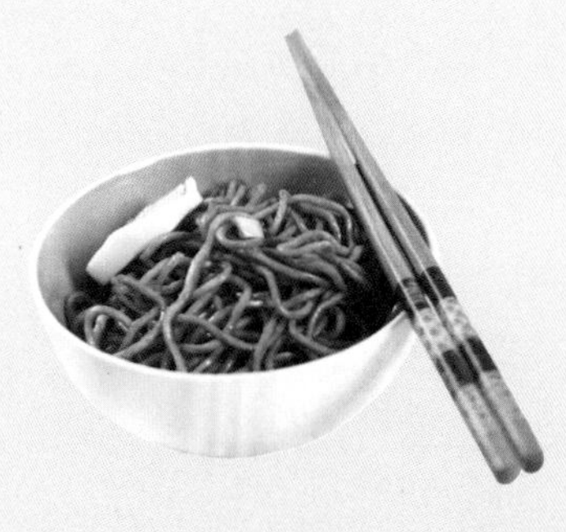

第四章 0～3岁宝宝的日常照顾

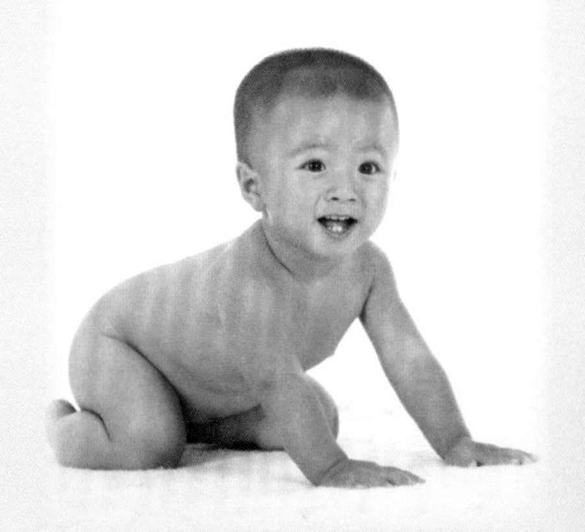

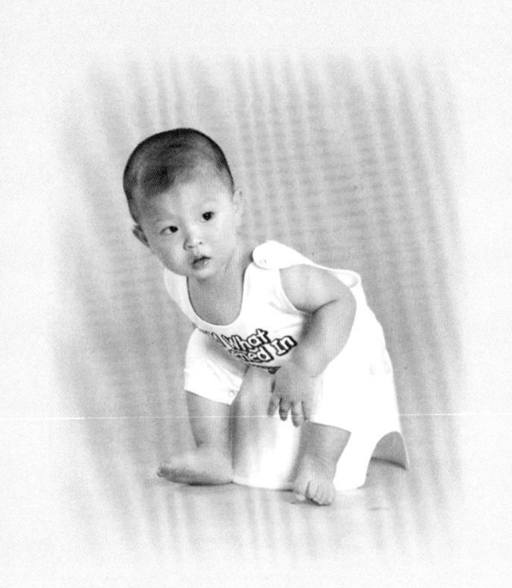

第五章
0～3岁宝宝的健康呵护

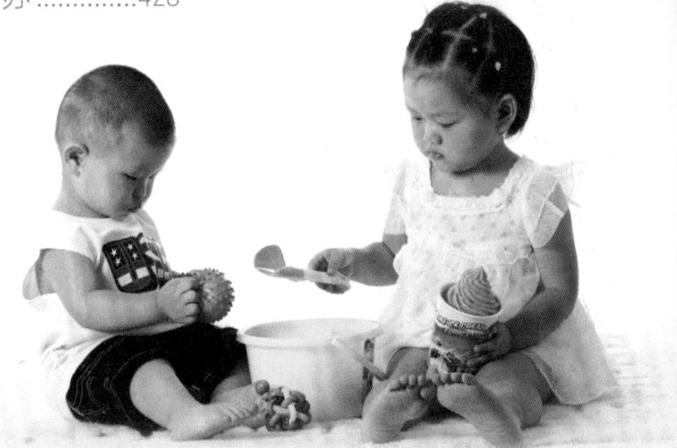

第六章 0～3岁宝宝的早教游戏

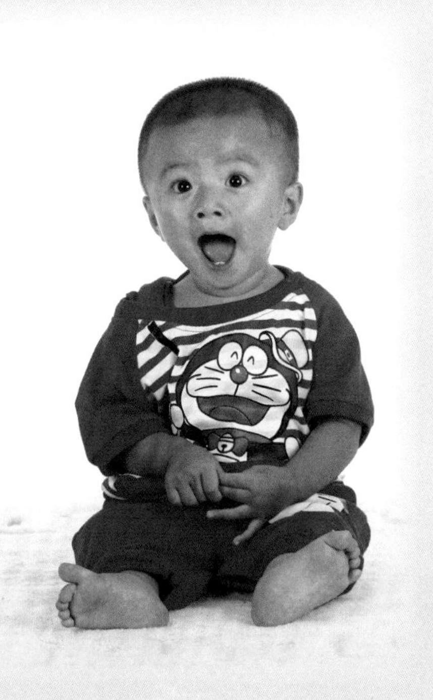

Renshen Pian

妊娠篇

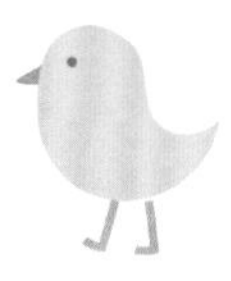

养育一个宝宝需要付出许多心血，
可比起在此过程中得到的快乐和幸福而言，那点儿辛苦又是多么的微不足道。

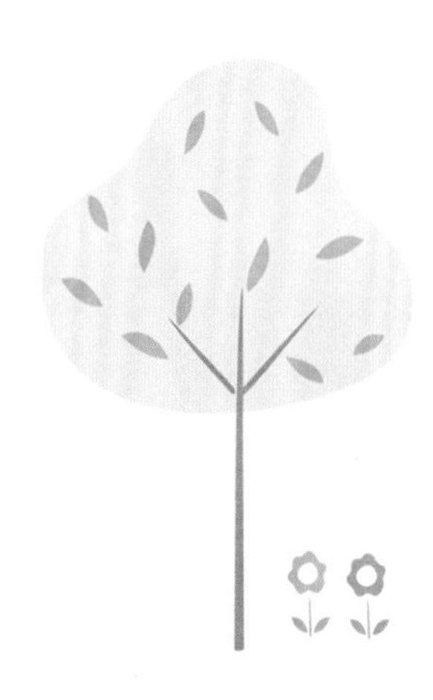

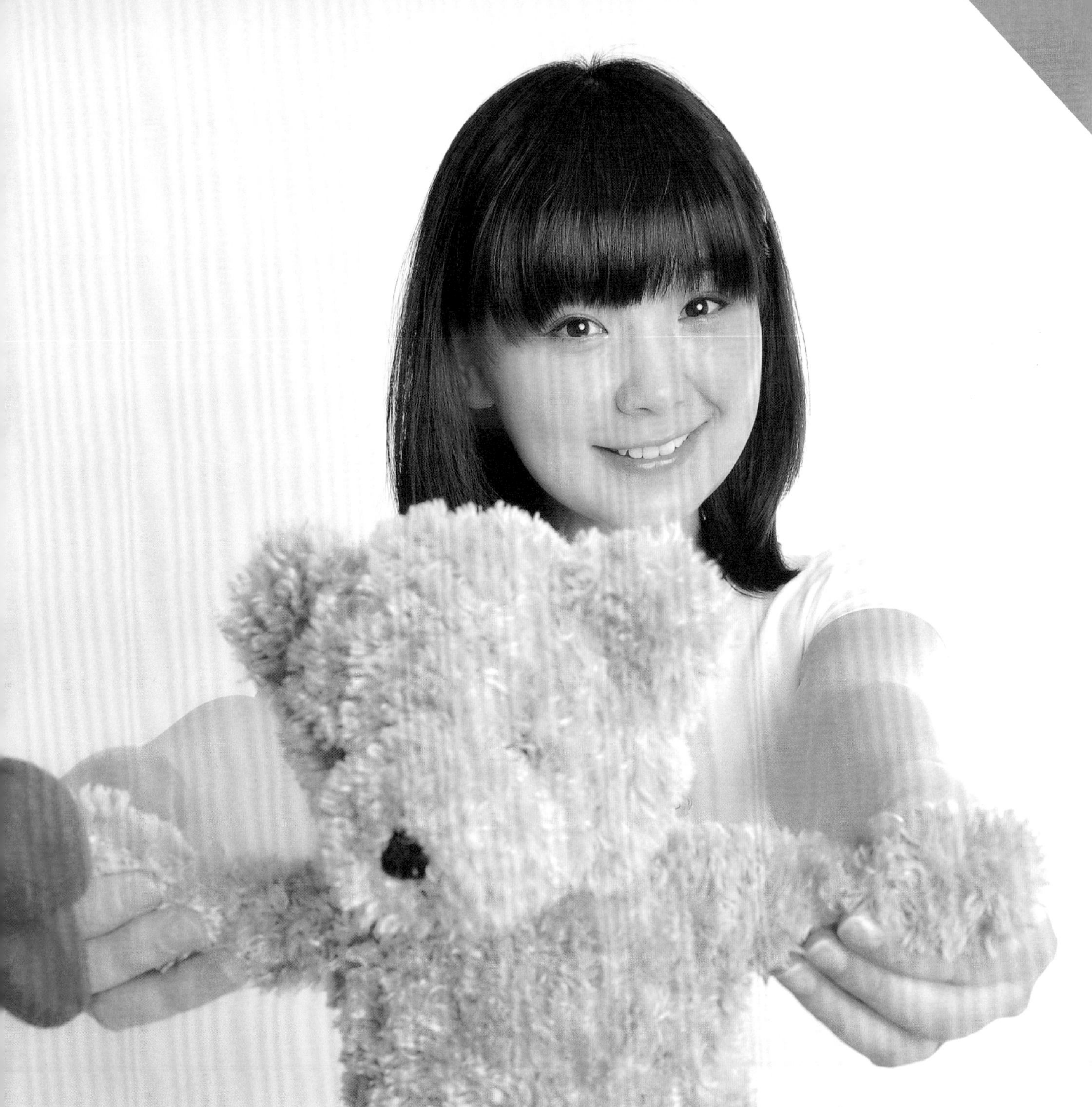

第一章

提前一年做怀孕准备

第一节
受孕知识小课堂

了解女性身体

★子宫

子宫呈倒置的梨形，它位于骨盆腔中央，在膀胱和直肠之间，下端连接阴道，两侧有输卵管和卵巢。成年女性的子宫长7～8厘米、宽4～5厘米、厚2～3厘米。

子宫腔内覆盖有黏膜，称子宫内膜，从青春期到更年期，子宫内膜受卵巢激素的影响，发生着周期性的变化。没有受精时，子宫内膜在每次的生殖周期都会自然增生，而后脱落形成月经。

性生活时，子宫仅为精子到达输卵管的通道。若发生受精，受精的卵子就会由输卵管进入子宫，植入子宫内膜，并利用子宫内膜内层的养分作为胚胎早期发育的营养，进而成为胚胎发育、成长的场所。

★输卵管

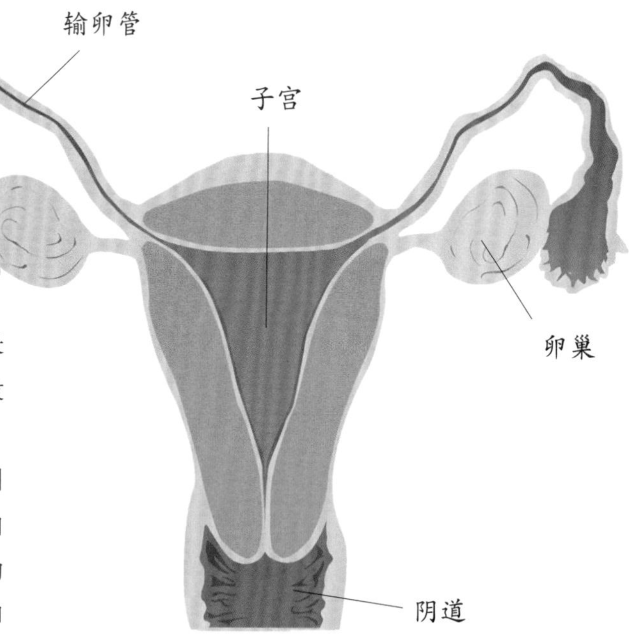

输卵管位于子宫的两侧，长10～12厘米，内端连接子宫，是输送卵子的像喇叭形状的弯曲管道。输卵管具有运送精子、摄取卵子及把受精卵运送到子宫腔的重要作用。输卵管全长由内侧向外侧可分为4段。位于子宫壁内的一段为输卵管子宫部，经子宫口通往宫腔。

输卵管峡部短而狭窄，是结扎输卵管达到避孕目的的地方。输卵管壶腹部沿卵巢前缘向下弯行，至卵巢上端向后弯曲，比较粗长，约占输卵管全长的2/3，是卵子受精形成受精卵的地方。若受精卵由于输卵管的病变未能移入子宫，而在输卵管内发育，就是平常所说的宫外孕了。输卵管末端膨大的部分为输卵管漏斗部，向后弯曲覆盖卵巢的大半个部分。在输卵管腹腔口有凸起状的输卵管伞部，可通过绒毛运动，将卵子慢慢送往子宫。

★阴道

阴道是由肌肉与内壁黏膜组成的肌性管道，具有伸展性，位于腹侧的膀胱、尿道和背侧直肠之间，上端为子宫颈口，下端开口位于阴道前庭。

性成熟期的女性，阴道长度为7～8厘米，阴道内壁黏膜表面类似内脏膜，可分泌黏液，抑制病菌繁殖，避免阴道和子宫受到感染。阴道是弹性很大、伸缩性很强的器官。阴道壁表面覆盖着弹性很大的一层黏膜，黏膜形成许多皱褶，平时前后的黏膜相互连接为一体，将子宫所分泌的白带或经血通过阴道排出体外。当性生活时，阴道自然张开；分娩时，随着胎儿离开母体降生出来，阴道会尽可能地张开以使胎儿通过。

★卵巢

卵巢是产生卵子和分泌女性激素的器官。卵巢大小如同葡萄，呈椭圆形，分别位于子宫两侧。两个卵巢都连接着卵巢固有韧带的一端，而另一端则连接着子宫。卵巢的大小、形态随年龄而变化，性成熟前较小，表面光滑；性成熟期卵巢最大，成年女性卵巢重5～8克；以后多次排卵，表面留下许多瘢痕；绝经后卵巢萎缩变小、变硬。

作为保障人类繁衍传代的重要器官，卵巢虽小，但能量巨大，既是卵子产生的场所，又可以分泌多种性激素。卵巢从胚胎时期就具备了产生卵子的功能，并在胎儿出生时，携带有40万～50万个卵细胞来到人世间，每个不成熟的卵细胞都被一层薄组织围绕，称为卵泡。卵细胞的数量也因人而异，而且会因成长发育逐渐减少。正常情况下，人的一生中只有数百个卵细胞发育成熟，绝大部分都在发育过程中退化死亡。而这些成熟的卵子中，只有特别幸运的那个才能受精发育成胚胎，长成宝宝出现在我们面前。在绝经前，两个卵巢交替排卵，排卵一般发生在月经前的14天左右，这就是排卵期。如排卵后不受精，那么14天后来月经。一般情况下女性45岁左右即不再排卵，50岁左右卵巢随月经停止而趋向萎缩。

了解男性身体

★睾丸

睾丸位于男性的阴囊内，左右各一个，呈微扁的椭圆形，表面光滑，是生成精子的地方。睾丸每日可产生上亿个精子，是名副其实的庞大的“精子制造工厂”。睾丸内有数百条弯弯曲曲的小管，称作曲细精管。每条小管的直径还不到1毫米，但很长，所有小管的长度加起来约为250米，这些小管就是产生精子的场所。

正常情况下，男性胎儿在子宫内发育的后期，睾丸即降入阴囊内。少数在出生后逐渐下降，但最晚不应超过1年。睾丸随着性成熟迅速生长，步入老年后随性功能的衰退而萎缩变小，丧失产生精子的能力。因此，准爸爸的适龄孕育也是优生优育的必要条件。

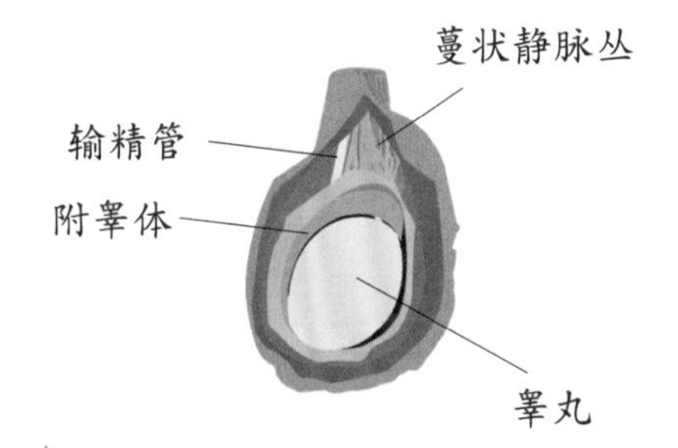

★输精管

输精管是输送精子的重要管道，大约40厘米，细长，一端与附管汇合后形成射精管。输精管和射精管主要作用是输送精子，后者还有喷精液的功能。输精管的主要功能是把精子从附睾输送到尿道；输精管是将成熟精子从附睾输送到前列腺部及尿道的唯一通道。

了解孕育过程

孕育一个新生命，是令人称奇的神秘体验。精子和卵子产生后，究竟要经历怎样的历程，才能受孕成功，下面一起来了解一下。

★卵子与排卵

卵子是女性从出生开始自体内携带而来，一个健康的女性一生中有40万～50万个原始卵泡，但只有400～500个原始卵泡发育成熟，逐月排出体外。随着身体的成长，卵子的数量逐渐减少。卵子较精子大，它的外层有保护膜，由透明带和卵泡细胞组成。在一个月经周期中，卵巢内常有几个甚至十几个卵泡同时发育，但受大脑中下丘脑和垂体分泌的激素的调节，一般只有1个发育完全成熟。大约两周后，成熟卵泡最终破裂，排出卵子，这就是排卵。

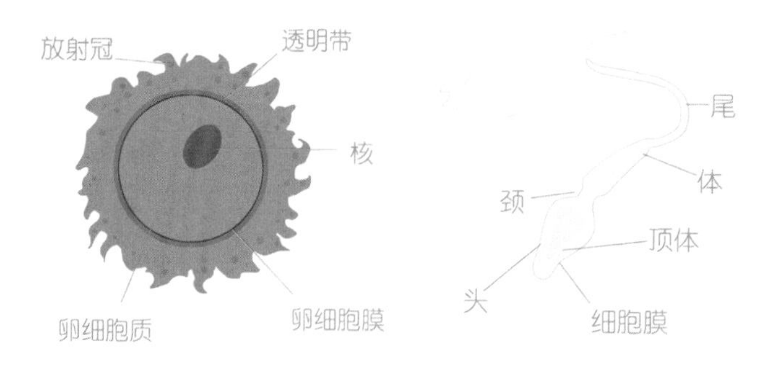

★精子与射精

精子在睾丸内的精曲小管生成后，已形成像蝌蚪状精子，但是这些精子没有发育成熟，并不具备受精能力。要成为一个幸运的精子，还要在附睾内经历精子成熟过程，以及在女性生殖道内进行顽强的拼搏过程。

从睾丸内出来的精子是能够活动的，但进入附睾头段后，即失去活动能力。精子在附睾内运动的过程中，又逐步获得了活动能力，先出现原地摆动，再有转圈式运动，最后才有成熟精子特有的摆动式前向运动。精子的运动方式，也是衡量精子是否成熟的一个标志。

在性生活过程中，储藏在附睾内的精子会随着副性腺产生的分泌物喷射出去，形成射精。一次射精会排出2～6毫升的精液，含有大约两亿个精子，其中约100万个精子可以顺利到达卵子所在的地方，精子在前列腺分泌液刺激下加速运动，约有20万个精子展开卵子争夺战。

★受精与着床

当男性在射精时，大约会有两亿个精子进入到女性的阴道内，但并不是所有的精子都有可能进入输卵管，与卵子相遇。女性阴道的酸性环境会首先淘汰掉一批“体弱病残”者，而且只有20万个精子会穿过阴道进入输卵管。

最为神奇的是，当第一个精子进入卵子后，卵子立即就会释放一种化学物质将自己包围起来，而将其他精子阻挡在外，免受打扰。当卵子和精子相遇的时候，精子的尾巴就消失了，头部膨大起来，与卵子结合形成一个含有46条染色体的受精卵。

从精子与卵子相遇到受精卵着床需要7～8天，着床部位多在子宫体上部的前壁或后壁，缺口多在受精后的11～12天修复。受精卵着床后，逐渐发育成胚胎及与母体建立联系的附属物——胎盘、胎膜、脐带及羊水等。

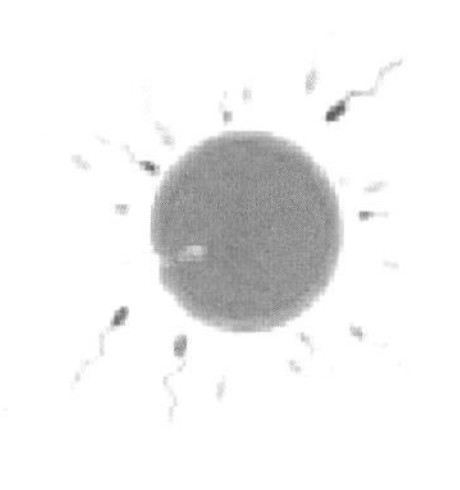

正确测算排卵期

计划怀孕时，准妈妈掌握好准确的排卵期是至关重要的。如果在排卵日前5天及排卵日同房，那么受孕的概率最高，准父母就可以做好迎接新生命的准备了。

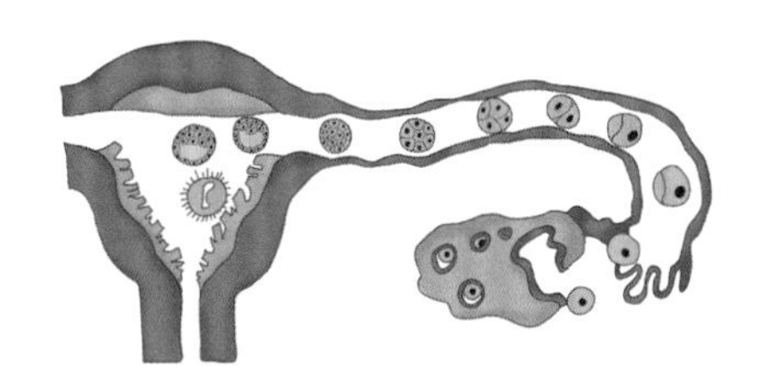

★排卵试纸测定法

女性尿液中的促黄体生成激素会在排卵前24小时左右出现高峰值，而排卵试纸就是通过测定这种峰值水平来确定排卵日期，准妈妈不妨去用排卵试纸测定自己的排卵期。

在早上10点到晚上8点之间的任何时间，准妈妈用吸管取自己的适量尿液滴在试纸指定的位置，静静等待几分钟后就能得到结果了。如果试纸显示的是阳性，说明你会在14～48小时之内进入排卵期，如果显现的是阴性，说明排卵期还需要一些时间，不用着急，耐心等待第二天再测就好。

★宫颈黏液观察法

宫颈黏液的黏稠度随着月经与排卵周期而改变，只要掌握了其中的奥妙，就很容易分辨出排卵期。一般女性在月经刚过后的几天内阴道分泌物很少，并显得浓浊、黏性大，不利于精子存活，是我们所说的安全期。到了月经中间即排卵前1～2天，宫颈黏液分泌相对增多，可以看见少许乳白色的黏液，而且像鸡蛋清一样清澈透明，用手指尖触摸能拉出很长的丝，阴道也变得越来越湿润。出现这样的白带表示马上要排卵了，一般持续3～5天。在这几天中，宫颈的黏液可以帮你过滤异常精子，为健康的精子提供营养和通道，使之顺利地进入输卵管，是“命中率”最高的时候。排卵期过后阴道分泌物又会逐渐减少，又变得浓浊、黏稠，不再能拉丝了，所以一定要掌握好时机。

★下腹疼痛感觉法

这种方法适用于有排卵期痛感的敏感女性，会在卵子从卵巢中排出的瞬间感到剧烈的疼痛，尤其是下腹部的右侧隐隐作痛。如果你在月经中期有这种疼痛的感觉，那就是排卵向你发出的信号，这一天也正是排卵日。

★数字推算法

如果你是月经周期非常规律的女性，就可以用数字法推算自己的排卵周期。女性的排卵期一般在下次月经来潮前的14天左右。例如，你的月经周期为28天，如果这次月经来潮的第一天是在8月1日，那么下一次就应该是8月29日，那么这个月的13、14、15、16、17日中间任何一天都可能是排卵日，不过，由于女性的月经周期有时会随外界因素而变化，或者你本身月经就不规律，这种方法常常显得不够准确。

★基础体温测定法

这是最常用、效果也比较明显的方法。女性的体温会随着月经周期而发生微妙的变化，在没有发生饮食、运动、情感波动等足以改变体温的前提下，测量的体温就是基础体温。月经期和月经后的7天内是持续的低温期，中途过渡到高温期后，再返回低温期，然后下次月经开始。从低温期过渡到高温期而成为分界点的那一天，基础体温会特别低。以这一天为中心，前两天和后3天被称作排卵日。

女性的体温变化是比较细微的，因此准妈妈先到药房购买女性专用的基础体温计，它的刻度细，能测量出较精密的体温。睡前把基础体温计放在枕边随手可以拿到的地方，早上睡醒睁开眼睛，在没有换衣服，也没有起床上厕所之前，将体温计放在舌头下，闭紧嘴巴，测量3～5分钟，并记录在基础体温表上。每天在固定时间测量，以免在时间差内体温升高，使测量记录失去意义。坚持做1个月后，就可以绘制以28天月经周期为基准的基础体温表了。

你将发现，低温期持续14天后，在排卵期的体温会升高0.3℃～0.5℃，进入14天高温期。如果没有妊娠，基础体温将迅速下滑；如果妊娠，将会停经，高温期将会延续至妊娠4个月。如果低温期持续时间很长，则有可能没有排卵，应及早向医生咨询。

如何判断自己是否怀孕

尽早知道宝宝是否来临有很多好处，比如可以提早对胎儿加以保护，避免有害因素影响，搞好优生。但怎样才能确定自己已经怀孕了呢？有很多方法都会帮助你获得答案。

★基础体温测试法

一般女性排卵前体温在36.5℃以下，排卵后体温上升0.3℃～0.5℃，但如果发现自己的基础体温持续保持高温两周以上，甚至像有轻微的感冒症状，便应该想到，这是有喜讯的征象。

★早孕试纸测试法

怀疑自己怀孕后，可用市售的早孕试纸，按说明进行自我检测，而且在月经过期1天后即可测出结果，或在同房后7～10天进行检测，极为方便。

虽然许多试纸都表明女性在错过经期1天后便可测试，但事实上，这是因人而异的。为了让结果可靠些，最好还是在月经推迟两周后再做检测，而且用早起第一次排出的尿液检测，测出结果最准确。如果测试结果呈阳性但很不明显，你就该假设自己怀孕了，去医院检查一下吧。

早孕试纸的测试结果受很多因素的影响，虽然产生阳性结果不像阴性结果那样误诊率高，但也有不少非怀孕因素会导致测试结果呈阳性。

如近期有过流产、卵巢肿瘤等病症，或服用一些生育类药品，都可能导致检测的失误。如果你怀疑自己怀孕了，不管测试结果如何，最好去医院检查。

★去医院检查

B超检查

使用B超检查，最早在怀孕5周时就可从屏幕上看见子宫里幼小的胚囊，并可以见到妊娠环，若在妊娠环内见到有节律的胎心搏动和胎动，可确定妊娠，而且是活胎。B超对宫外孕也能准确诊断，既方便，又准确。

妊娠试验

通过妊娠试验，可以较早确诊早孕。这是因为当受精卵植入子宫后，就会产生一种新的激素，叫人绒毛膜促性腺激素（HCG）。这种激素分泌后即进入血液，由尿排出。因此，通过血和尿中的HCG测定，就可判断是否妊娠。其实早孕试纸也是根据这个原理制作的。

妊娠试验分为尿妊娠试验和静脉血妊娠试验，后者灵敏度高，最早可在受孕后10多天检测出来。一般在停经35天左右，就会在准妈妈的血和尿中发现人绒毛膜促性腺激素（HCG），在60天左右达到高峰，之后逐渐下降。

★注意早孕反应

月经停止	对于大多数女性来说，怀孕最初的迹象就是月经延迟。育龄期女性，平时月经规律，一旦月经超过10天以上未来，而本来就计划怀孕，且未采取避孕措施，那么很有可能怀孕了，一定要去医院检查，做好当妈妈的准备
疲倦、经常犯困	妊娠初期，由于激素分泌的影响，显得疲惫无力。如果平日里精力充沛的你突然有这种迹象，就要考虑是不是怀孕了
恶心呕吐	呕吐是多数准妈妈都经历的过程，敏感的女性在很早的时候就有可能产生孕吐。孕早期的呕吐主要是由于人绒毛膜促性腺激素的升高、黄体酮增加引起胃肠蠕动减慢、胃酸分泌减少引起消化不良等原因。呕吐有时也会受不良情绪的影响，可能会发生在一天中的每一个时刻，这是怀孕的正常表现
乳房出现变化	在停经之后，乳房发胀、痛，而且逐渐增大，乳头感到刺痛，乳晕变大并出现褐色结节，乳房皮下可见静脉扩张。这种乳房发胀不会伴有发热，也不会有其他异常现象，仅仅是一种正常的生理反应
胃口的改变	有些准妈妈在月经过期不久的时候（两周左右）就开始发生胃口的改变。常发生在早晨起床后，有恶心、泛酸、食欲缺乏、挑食等现象
小便增多	怀孕初期，许多准妈妈有尿频的情形，有的每小时1次，这是增大的子宫压迫膀胱引起的。在怀孕3个月后，子宫长大并超出骨盆，症状会自然消失。这种尿频没有尿痛、尿急的感觉，更没有疼痛的症状，与尿路感染有本质的区别

第二节
怀孕前的心理准备

做好孕前心理准备

决定生孩子是人生中的一件大事，这会给身体和日常生活带来很大影响，有时甚至难以承受。因此，怀孕前先有一个周全的考虑会给妊娠带来最好的开始。在孕育小生命之前，除了做好物质、生活准备外，心理上更应做好充分的准备，这种准备有时比其他准备更重要。

心理准备即精神准备，这是容易被忽视的一件重要的孕前准备。所谓心理准备是要求夫妻双方在心理状态良好的情况下受孕。凡是双方或一方受到较强的精神刺激，都会影响精子或卵子的质量，即使受孕后也会因情绪的刺激而影响母体的激素分泌，使胎儿不安、躁动，影响其生长发育，甚至流产。因此当心绪不佳、抑郁、苦闷时，或夫妻之间关系紧张、闹矛盾时，都不宜受孕，应该等到双方心情愉快时再受孕。

★首先消除忧虑感

一些年轻女性对怀孕抱有一种担忧心理，怕怀孕会影响自己优美的体型；怕分娩时会产生难以忍受的疼痛；怕自己没有经验带不好宝宝；担心产后上班后无人照料宝宝等等。其实，这些顾虑都是没有必要的。毫无疑问，怀孕后，由于生理上的一系列变化，体型也会发生较大的变化，但只要按照科学的方法进行锻炼，产后体型很快就能得到恢复。事实证明，凡是在产前做孕妇体操，产后认真进行产后健美操锻炼的年轻妈妈，身体的素质及体型都很好地恢复到原状并有所增强。

许多著名的女运动员、女演员都曾生育过宝宝，但她们的体型并没有太大的变化，身段仍然非常好，其关键原因就在于认真锻炼。另外，分娩时所产生的疼痛也只是很短暂的一阵，只要能够很好地按要求去做，同医生密切配合，就能减少痛苦，平安分娩。

★保持乐观稳定的情绪

怀孕是大多数女性要经历的人生过程，是件喜事。作为女性能体会到十月怀胎的艰辛滋味，也不枉母亲这一光荣称号。从女性到妻子，从妻子到准妈妈，从准妈妈到母亲，所有的变化都是人生应该经历的自然过程与阶段。

因此，无论是新婚的年轻夫妻，还是结婚数载的老夫妻，无论是妻子还是丈夫，只要以自然平和的心态，接受这些自然的事实，用聪明的大脑思考，用可以沟通的方式与生活伴侣及时沟通，共同解决每个过程或每个阶段可能发生的问题或矛盾，并及时地加以处理和解决，就能孕育出健康的宝宝。

★树立生男生女都一样的观念

树立“生男生女都一样，宝宝健康才重要”的新观念。对于这一点，不仅准妈妈本人要有正确的认识，而且家庭所有成员都应达成共识。特别是老一辈人要从“重男轻女”的思想桎梏中解脱出来，给予子女更多的鼓励和关心，解除准妈妈的后顾之忧。

学习相关的孕产知识

了解孕期将会出现的某些生理现象，如早期的怀孕反应、中期的胎动、晚期的妊娠水肿、腰腿痛等。若一旦有这些生理现象的出现，孕妇应能够正确对待，泰然处之，避免不必要的紧张和恐慌。怀孕期间，母体为了适应胎儿生长发育的需要，全身各系统都会发生不同程度的生理与心理改变，其中精神与神经系统的正常调节规律易失衡被破坏，由此而出现兴奋与抑制间的不协调。因此，了解这些知识就更为必要。

不管你是正在盼望着怀孕，还是始终抱着顺其自然的想法，或是对可能发生的事情感到困惑、担忧、恐惧，甚至在你还没来得及做任何基本准备时已经怀孕，即使这样，一旦怀孕成为事实，就要愉快地接受它。准妈妈要清楚的是，怀孕、分娩不是疾病，而是一个正常的生理过程，天下几乎绝大多数的女性都经历过、正在经历或将要经历这个阶段。一旦决定成为准妈妈，就要以一种平和、自然的心境迎接怀孕和分娩的过程，从怀孕的那天起就意味着责任随之而来，这是作为一名女性最重要的时刻，以愉快、积极的心态对待孕期所发生的变化，坚信自己能够孕育一个代表未来的小生命，完成将他平安带到这个世界上的使命，就是准妈妈需要做的心理准备。这可以帮助准妈妈顺利度过孕期的每一阶段，并给未来宝宝的生长发育奠定坚实的基础。

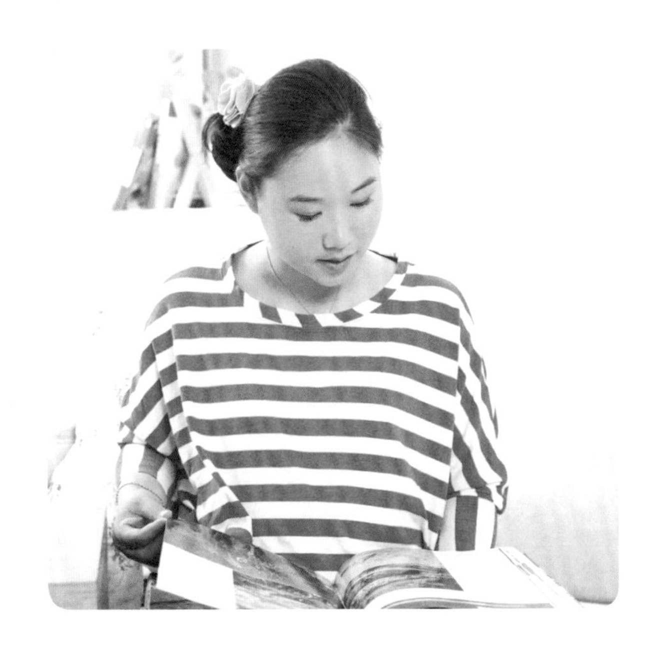

准爸爸要更加体贴妻子

对于准爸爸而言，妻子怀孕之后，不仅生理上发生变化，在心理上也会产生许多变化，如烦躁不安、唠叨、爱发脾气、对感情要求强烈或冷淡等。对于这些变化，准爸爸应当理解和体谅，并采取各种方法使妻子的心情愉快，顺利地度过孕产期。尤其要主动从事家务劳动，对妻子更加体贴，这样既可减少妻子的疲劳，又可增加妻子的欢愉。妻子怀孕后，对食物的要求也会有所变化，为此，准爸爸要有足够的心理准备，做好频繁采购、挑选、更换的思想准备。总之，想想将要降临的小宝宝，一切付出都是值得的。

有心理准备的准妈妈会使孕期更顺利

有心理准备的准妈妈与没有心理准备的准妈妈相比，前者的孕期生活要顺利从容得多，妊娠反应也轻得多。有了这样的心理准备，孕前及孕期生活一定是轻松愉快的，家庭也充满幸福、安宁和温馨，胎儿一定会在优良的环境中健康成长。所以准妈妈一定要做好怀孕前的心理准备。

小贴士

未来宝宝的健康与母亲孕前和孕后的精神健康有着密不可分的关系。乐观的心态、健康的心理对宝宝的成长大有助益。夫妻双方在决定要孩子以后，要努力调整自己的情绪，以一种积极乐观的心态面对宝宝的到来。

适应从妻子到准妈妈的角色转换

宝宝的诞生会带来家庭生活的变化，而夫妻俩自由自在的日子便要终止，随之而来的是更多更大的责任。对准妈妈而言，过去为人妻，现在还要加上为人母的角色，未来孩子的养育和成长从现在开始就由自己承担了。在此期间，准妈妈的身体将发生很大的变化，精神上和体力上也会有很大的消耗，会出现许多麻烦、不适和烦恼。不过，或许到你为人父母时，才会明白你将要付出多少。

在孩子出生后到幼儿期间，你会觉得他不断占据你的时间，需要花很大的心血，但从另一个角度看，孩子会给你带来无法替代的欣喜及乐趣，而且，当孩子逐渐长大后，你便会知道你为孩子付出的越多，所得到回报也越多。

所以，一旦下定了孕育宝宝的决心，就要用积极的态度去克服困难，排除烦恼。有了这样的精神状态就会很快地适应身体的变化，不遗余力地奉献出自己的精力、创造力和责任感，同时做好胎教工作，为孕育胎儿准备优裕的物质基础和完美的生理、心理环境，让这个幼小的新生命在子宫里健康发育。

★接受变化

小生命的诞生会使夫妻双方的二人世界从此变为三人世界，孩子不仅要占据父母的生活空间，而且还要占据夫妻各自在对方心中的空间，这种心理空间的变化往往被年轻的夫妻所忽视，从而感到难以适应。

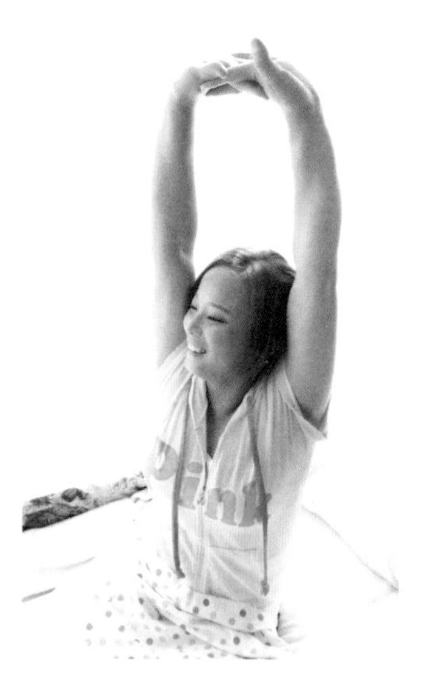

★拉拢婆婆

你的妈妈会对你付出无私的爱，也许还会搬过来跟你同住，来帮你度过这段“艰苦岁月”。但如果远水解不了近渴，不要忘了，在你旁边还有亲爱的婆婆和小姑。

婆婆毕竟是过来人，养育了你亲爱的丈夫。不妨把你的担心和苦恼告诉她吧，她会因你的依赖而增添对你的信任，即使以前有些分歧也会在你们真诚的相互信任中消散，不但解除了你的担忧，还能增进婆媳关系。

★请教同事

亲朋好友聚少离多，同事关系在日常工作和生活中的地位日益重要起来，和睦相处形成一个和谐一致、心情舒畅的工作环境是非常重要的。特别是对于怀孕后还要坚持工作的职业女性，告诉同事你真实的怀孕状况，他们也会乐于给你方便，以此在工作中寻求最大的便利。

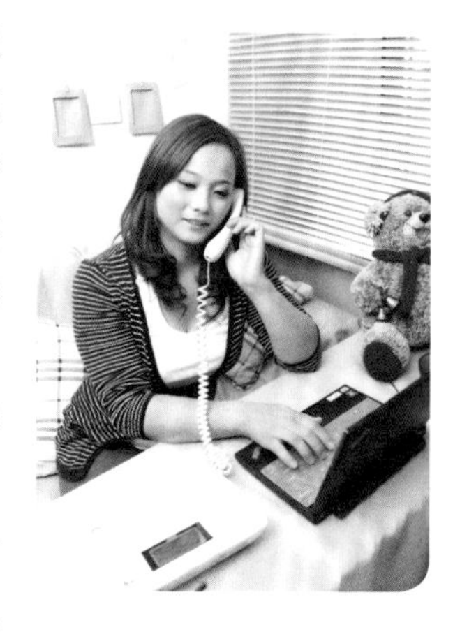

★依靠“闺密”

你最重要的时刻怎么能少了“闺密”的支持！一些与准爸爸都不可能说的事情，可以和闺密细细说来，一起去寻求解决的办法。可以一起制订合理的健身计划，参加有益健康的活动。即便只是在一起喝喝茶、散散步，也能减轻你的心理压力。

第三节
怀孕前的生活细节准备

最佳生育年龄

女性最佳生育年龄为24～29岁，男性最佳生育年龄为27～35岁。

★准妈妈最佳生育年龄

在24～29岁这一时期，女性身体发育完全成熟，卵子质量高，分娩危险小。若早于20岁怀孕生育，胎儿与发育中的母亲争夺营养，对母亲健康和胎儿发育都不好。超过29岁，遗传物质发生突变的机会随之增多，怀孕的概率会下降，而且容易患孕期并发症。

★准爸爸最佳生育年龄

男性精子质量在27～35岁达到高峰，而且处于这个年龄段的男性智力成熟，生活经验比较丰富，会关心爱护妻子，有能力抚育好婴幼儿。男性过了35岁，体内的雄性激素也开始衰减，平均每过1年其睾丸激素的分泌量就下降1%。男性年龄过大，精子的基因突变率相应增高，精子的数量和质量都得不到保证，对胎儿的健康也会产生不利影响。

最佳受孕期

最佳受孕季节为每年的7～9月，每天的最佳受孕时间为晚上9～10时。

★最佳受孕季节

每年的7月上旬到9月上旬为最佳受孕季节。此时早孕反应正值秋季，避开了盛夏对食欲的影响，而且夏末秋初水果和蔬菜品种丰富、新鲜可口，此时可有计划地补充营养，调理饮食，为母子提供充足的营养。冬季大气中二氧化硫、总悬浮颗粒浓度最高，出生缺陷率约为7.8‰；夏秋季浓度最低，出生缺陷率在5‰～5.8‰。7～8月份受孕，可使怀孕早期避开寒冷的冬季，第二年的初春当风疹、流感等病毒来临时，妊娠已达中期，胎儿已平安地度过了致畸的敏感期。春暖花开时，胎儿已渐趋成熟，宝宝正好在风和日丽、气候适宜的春末夏初时节出生，对宝宝的护理比较容易，洗澡不容易受凉，还能到室外呼吸新鲜空气，沐浴温暖的阳光。

★最佳受孕时机

女性每月有6天时间为受孕最佳时机，即排卵前5天及排卵当日。上午7～12时，人体的各器官功能状态呈上升趋势；13～14时，是白天里人体功能最低时刻；下午5时再度上升，晚11时后又急剧下降。一般来说，晚9～10时是同房受孕的最佳时刻。而且此时同房后，女性长时间平躺睡眠有助于精子游动，能增加精子与卵子接触、相遇的机会。

孕前性生活要和谐

性生活是孕育的必经过程。但是不适当的性生活让很多男性失去了做爸爸的机会。所以性保健既是随时随地的事情，又是不能忽略的重要环节。

★注意卫生

不卫生的性生活不但会造成妻子感染，严重的还会引起不孕。男性外生殖器包皮中，常有分泌物积聚，细菌容易繁殖。当性生活时，容易将细菌带入妻子尿道和阴道并引起感染。因此每次性生活前后，要各自清洗一次，保持外生殖器的清洁。而且应该避免在妻子的经期发生性关系，以免造成致病细菌上行感染，输卵管发生炎症，或导致输卵管阻塞而不孕。特别是患病期间或外生殖器有炎症时，亦应避免性生活，以免传染和影响身体的恢复。

★谨慎性生活

性生活处理不当，不但影响生活质量，严重者还可能导致不孕不育。夫妻性生活频率过高，就会导致精液量减少和精子密度降低，使精子活动率和生存率显著下降，如果精子并没有完全发育成熟，与卵子相会的“后劲”就会大大减弱，受孕的概率自然降低。对于能够产生特异性免疫反应的女性，如果频繁地接触丈夫的精液，容易激发体内产生抗精子抗体，使精子黏附堆积或行动受阻，必然不能和卵子结合，导致女性免疫性不孕。但如果性生活次数过少，精子在体内滞留过久，会自然衰老、死亡，活动能力下降，而且异常精子数量增多，精子质量也下降，也不利于受孕。另外，精子在附睾储备到一定数量后，会被自身的巨噬细胞吞噬，并不能无限增加精液中的精子数量。所以正常的性生活表现为每周2～4次，有规律性，而且要在双方愉悦的情况下进行。

控制体重

准备要宝宝了，但你了解自己的体重吗？如果你的体重低于或高于标准体重的15%～20%，你就要注意啦！

★标准体重计算

我国常用的标准体重计算公式为：男性：标准体重（千克数）＝身高（厘米数）－105；女性：标准体重（千克数）＝身高（厘米数）－107.5。若实测体重占标准体重的百分数上下10%为正常范围，大于10%～20%为过重；大于20%为肥胖；小于10%～20%为消瘦；小于20%为明显消瘦。比如说你身高160厘米，那么你的标准体重为：160－107.5=52.5千克。若你的体重大于58千克就是过重了，小于47千克就偏瘦，要适当增重。

★适度运动

生命在于运动。孕前锻炼不但可以消耗多余的脂肪，恢复适当的体重，防止孕期并发症的发生，而且对增强准妈妈的体质也有重要影响。适度的运动不但能够促进准妈妈体内激素的合理调配，确保受孕时体内激素的平衡，也能使受精卵顺利着床。运动还能增强准妈妈身体的免疫力，防止孕期细菌的侵袭，避免流产、早产的发生。如果能一直坚持下去，准妈妈的全身肌肉会更加有力，特别是骨盆肌，对减轻日后分娩时的难度和痛苦非常有效。怀孕前要以舒缓的运动为主，慢跑、散步、游泳、瑜伽都是不错的选择。准爸爸可以每天陪着准妈妈中速步行30分钟，每周游泳1～2次，或每周做2～3次瑜伽等，准妈妈在锻炼身体的同时，也能保持心情愉悦，提高受孕的概率。

不要过度节食

体重超标的准妈妈也许会采取节食的方式减肥，这是不可取的。节食对身体危害极大，因为不能摄入维持身体正常运行的各种营养物质，如蛋白质、糖类等，会影响身体的免疫，而且节食过度会引起内分泌功能失调，导致生殖功能紊乱，严重的会影响排卵，致使不孕的发生。因此最好根据营养师为自己制订合理的营养食谱，采用少食多餐的方法，细嚼慢咽，加上合理的锻炼，在适当调整体重的同时为宝宝储备充足的营养基础。

合理调整饮食

过胖或过瘦都是体内营养不均衡，缺乏锻炼造成的，一定要把控制体重作为计划中不可或缺的一项任务，无论过胖过瘦都应积极进行调整，力争达到正常状态。过瘦的女性，应注意增加优质蛋白质和脂肪食物的摄取，多吃鸡、鸭、鱼、肉类、蛋类和大豆制品，增加自己的营养。

打造舒适的居住环境

一个好的居住环境，不但有利于准父母的身心健康，同时，对胎儿的健康发育也起着积极的作用。

装修材料的选择要慎重

如果你正准备装修房子，为宝宝提供一个舒适健康的环境，那么一定要注意：装修材料中的有害物质，如甲醛、苯、甲苯、乙苯、氨等，无法在短时间内完全散发出去，因而会危及胎儿健康，增加先天性畸形、白血病的发病率。所以在装修时一定要注意选择有环保标志的产品，购买真正的绿色家具。

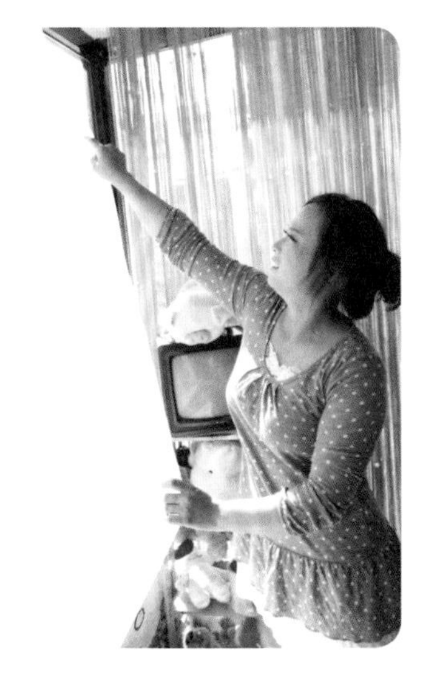

如果刚装修完新房，不要急于搬进去。为了确保安全，在装修好后，请卫生防疫部门帮助检查装修后的房子内，上述物质的含量是否超标，目前我国安全标准建议苯不应超过2.4毫克/立方米，甲醛不应超过0.08毫克/立方米。装修好的房屋最好在有效通风换气3个月后，在室内嗅不到甲醛的异味时才可以入住。

卧具摆放有讲究

卧具摆放是否合适，也与准妈妈的睡眠质量好坏有着直接的关系。卧室要选择采光、通风较好的地方，床铺要放在远离窗户、相对背光的地方，因为在窗户下睡觉容易吹风着凉，从窗户照进来的太亮的光线也影响睡眠。要选棉麻织品的床单和被里，床单、被里和人的皮肤直接接触，必须要符合卫生舒适的要求，要有较好的透气性和吸湿性。枕头内的填充品和枕头的高低要适合，一般认为荞麦皮枕芯无论冬夏都适合，不会成为过敏原，可以大胆选用。不要忘了卧具要经常在阳光下晾晒，利用紫外线杀菌驱毒。

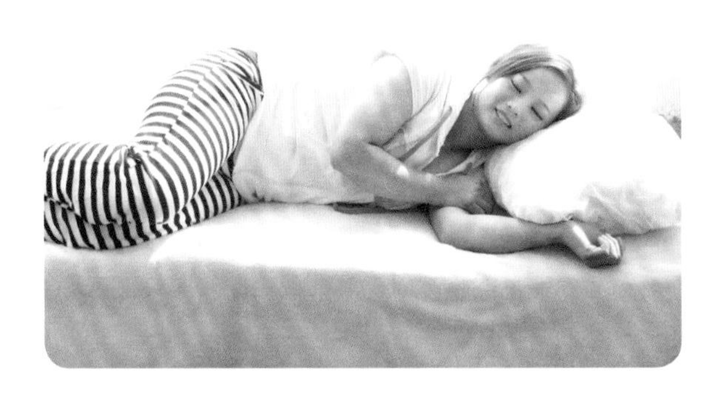

第四节 怀孕前的健康准备

孕前必须治疗的疾病

在计划妊娠之初，一定要去正规医院做一次全面身体检查，身患下列疾病最好治愈后再怀孕。日常如果有不适症状也要及时就医，及时治疗，以免影响妊娠。

★肝炎

乙型肝炎病毒携带者在妊娠期间不会受到乙型肝炎病毒的影响，但分娩或哺乳时很可能使新生儿受到感染，因此，在分娩后应立即给宝宝接种免疫球蛋白和疫苗，或舍弃母乳哺乳。对于慢性肝炎患者，如病情轻微，肝功能正常，病人年轻，体质又好，经过适当的治疗，可以妊娠。但在妊娠后应坚持高蛋白饮食并充分休息，加强孕期监护，必要时也需要住院观察。

★原发性高血压病

原发性高血压病是一种具有遗传倾向的疾病，计划妊娠的女性，尤其是家族有高血压病史者，一定不要忘了测试血压。原发性高血压病会给孕妇和胎儿带来危险，原发性高血压病患者并非不能妊娠，但极易患妊娠高血压综合征，而且多是重症。

通过体检发现原发性高血压病的人，需请专家进行全面检查并给予适当治疗，以决定能否妊娠，在医生的全面评估和允许下，才可以妊娠。

妊娠前虽有高血压，但程度轻、病程短的女性，要注意生活起居，要充分摄取高蛋白饮食，控制盐分的摄入。避免过度疲劳、睡眠不足、精神紧张，争取在妊娠前使血压恢复正常，而且年龄不要太大才好。如果必须用降压药，必须使用适于孕妇的安全药物。

★心脏病

凡有呼吸困难、易疲劳、心慌、心悸症状的女性应检查心脏，确诊为心脏病的女性应在妊娠前进行治疗。

妊娠期女性全身的血容量比未孕期高，心脏负担也明显加重。而分娩是一种强体力劳动，心脏负担十分重，孕前心脏功能越差，孕后发生问题的概率就越大。心脏病严重的女性怀孕后，很有可能引起早产或死产，情况严重时甚至会造成孕妇死亡。因此，患严重心脏病的女性不宜怀孕。

在心脏病中，心脏瓣膜病、心内膜炎、心脏畸形等病，如果症状不严重，日常生活没有障碍，可以妊娠。但这类女性的妊娠危险高于健康女性，如果想怀孕的话一定要选择有心脏病专业医生的医院，做全面检查，认真评估心脏状况，有必要的应接受医生的生活指导。

★糖尿病

糖尿病是有可能给妊娠带来致命性灾难的疾病之一。身患糖尿病的孕妇患上高血压疾病的概率比普通人高4倍，而且胎儿有可能生长过大，给分娩带来困难。糖尿病孕妇的流产、死产，以及出现畸形儿的概率都比较高，不过只要在妊娠前接受适当的治疗，妊娠期间严格遵守医生的指示，也可以顺利分娩，不必过分紧张。

患有糖尿病的女性首先要进行各种检查，确定是否可以计划受孕。妊娠以后，孕妇要进行血糖自我监测，严格将血糖控制在正常范围内，同时要定期到医院做产前检查，密切观察胎儿的生长发育情况。如果发现孕妇病情加重或胎儿异常，应酌情考虑终止妊娠。

★肾脏病

患肾脏病的人如果怀孕，肯定要患妊娠高血压综合征，随着症状的加重，有的人会出现流产或早产，还有的人则必须进行人工引产。根据肾脏病的程度和症状不同，是否可以妊娠、分娩请与专业医生商量，并应在未取得医生许可之前进行避孕。

在肾脏病治好以后，也应有一段观察期，在得到医生的同意后再怀孕。怀孕后应定期检查，尤其到怀孕最后几周，要每周去医院重点检查尿常规、血压、肾脏功能和胎儿状况。若肾功能下降，则要终止妊娠。

★贫血

在妊娠前如果发现患有贫血，首先要查明原因，确认是哪种原因引起的贫血，以便进行积极地调理。在饮食中摄取足够的铁元素和蛋白质，或服用铁剂，待贫血症状基本被治愈后方可怀孕。

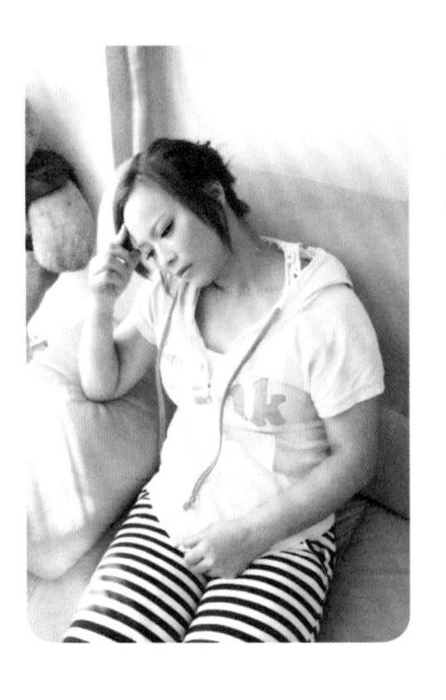

★梅毒

隐匿性梅毒患者本身对患病全然不知，但梅毒仅次于艾滋病是对人体伤害最大的性病。它蚕食机体，危害健康，不仅可以传染给配偶，而且可造成流产、早产、死胎、新生儿患先天梅毒等。计划怀孕的女性要早期发现，早期治疗，痊愈后再决定何时怀孕。

★结核病

如有持续低热、容易疲劳、咳嗽、咳痰等症状，应及时就诊。结核病的治疗要在使用抗生素等疗法的同时摄取充足的营养，安静休息，生活要有规律。重症者要进行手术，治愈后可以妊娠，分娩。

什么是不孕不育

繁衍子孙是每个人的天性和权利。但如果育龄夫妇婚后没有避孕，在正常规律的性生活下一年内从未受孕，就要警惕是不是患有不孕不育症了。受孕是一个复杂的生理过程，在前面生理结构中已经提到，卵巢排出正常卵子，父亲提供正常数量和质量的精子，然后卵子和精子能够在输卵管内相遇并结合成受精卵，最后受精卵能够正常植入子宫内膜即是成功怀孕。只要中间某一环节出现任何纰漏，就可能导致不孕。

★男性不育的原因

男性不育占不孕不育的30%，主要原因有：

精子异常

由于男性睾丸先天发育不足或慢性疾病等原因造成无精子、精子数量少、精子活动力减弱或形态异常，导致不育。

精子运送障碍

附睾及输精管阻塞，阻碍精子通过；阳痿或早泄等生理状况造成精子无法进入输卵管，致使精子无法与卵子结合。

自身免疫因素

有的男性因为自身的免疫因素，致使精子及精液在体内产生抗精子抗体，造成男性不育。即使射出精子，精子也会发生自凝而被阴道内的酸性环境杀死，不能通过子宫颈黏液。

★女性不孕的原因

卵巢异常

卵巢有规律的排卵是生育的必要条件。先天性卵巢发育不全、多囊卵巢综合征、卵巢功能早衰及功能性卵巢肿瘤等卵巢异常都会影响卵巢排卵。卵巢无排卵的原因多由于下丘脑—垂体—卵巢轴中任何一个环节存在病理障碍所致，也受身体其他内分泌腺疾病因素所影响。无排卵的表现为一般月经周期少于21天，或出现不规则阴道出血，月经稀少，甚至闭经。

子宫功能异常

子宫发育不良、慢性子宫颈炎、子宫颈肌瘤等影响受孕。子宫内膜异位症不但破坏卵巢组织，而且造成严重盆腔粘连，导致不孕。子宫肌瘤也会导致不孕。子宫角部的肌瘤可造成输卵管扭曲、变形，影响精子或受精卵通过，减少受孕机会。黏膜下的子宫肌瘤占据宫腔的位置，影响受精卵着床。比较大的肌瘤可改变宫腔的正常形态，压迫输卵管，影响受孕。

输卵管阻塞

输卵管担负着使精子和卵子相遇并顺利将之运送到宫腔中的重要任务，如果输卵管有炎症，就会导致输卵管阻塞，精子不能通过与卵子相遇，造成不孕。

关于人工授精

在医学技术发展迅速的今天，因为不孕不育没法拥有宝宝的难题已经迎刃而解。试管婴儿技术、人工授精技术可以为不孕不育患者带来光明和希望。如果你的身体出现问题，千万不要丧失信心，先进的医学技术可以让你实现做母亲的愿望。

试管婴儿

试管婴儿即体外受精后进行培养，然后将胚胎移植到母体子宫中，是治疗绝对不孕症和部分相对不孕的最后办法。如果由于卵巢发育不良，早衰，子宫内膜异位症，输卵管闭塞、积液、粘连等，甚至由于部分免疫性不孕，女性体内存在抗精子抗体、宫颈异常，男性精液异常等原因不明导致的不孕，可考虑尝试使用体外受精和胚胎移植技术，从而拥有自己的宝宝。

人工授精

人工授精是用人工方法，将经过处理的精子注入女性生殖道内，使女性怀孕的一种方法。根据精液的来源不同，分为丈夫精液或供精者精液两种。

前者适用于男性性功能障碍、性生活后试验异常经治疗无效及子宫颈黏液内有抗精子抗体等；后者适用于男方无精子或男方携带有遗传病基因等症。

孕前禁忌药品

准备怀孕的女性在怀孕前可能会生病，生了病以后，应根据情况合理用药。有些药物对治病有利，对怀孕却极为不利。夫妻双方在孕前服药，会影响将来胎儿的生长发育吗？有研究表明，许多药物会影响精子与卵子的质量，或者导致胎儿畸形。“忽略用药问题”必须引起准爸爸、准妈妈的重视。

西药

抗生素类

如四环素类药，可致骨骼发育障碍，牙齿变黄，先天性损失白内障等。链霉素及卡那霉素，可致先天性耳聋，并损害肾脏；氯霉素可抑制骨髓造血功能，新生儿肺出血；红霉素能引起肝损害，磺胺（特别是长效磺胺）可导致新生儿黄疸。

解热镇痛药

阿司匹林或非那西汀，可致骨骼畸形，神经系统或肾脏畸形。

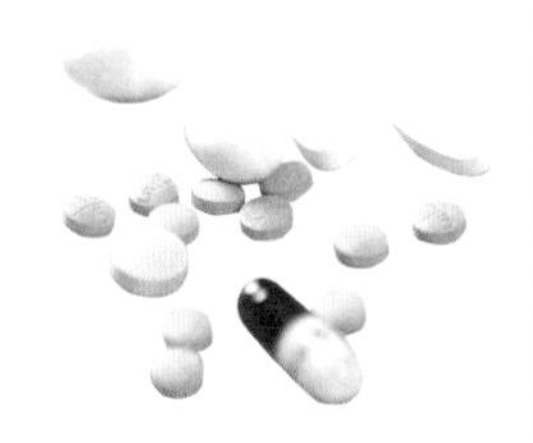

镇静药

甲丙氨酯可导致发育迟缓、先天性心脏病；地西泮片可造成发育迟缓；巴比妥可致指（趾）短小，鼻孔通联；氯丙嗪会造成视网膜病变。

激素

雌激素会造成上肢短缺（海豹样），女婴阴道腺病，男婴女性化、男婴尿道下裂；可的松可致无脑儿、唇腭裂、低体重畸形；甲状腺素可导致胎儿畸形。

抗肿瘤药

环磷酰胺可导致四肢短缺、外耳缺损、腭裂；一硫嘌呤可导致脑腔积液、脑膜膨出、唇裂、腭裂。

维生素及其他

大量的维生素A、B族维生素、维生素C会致畸；马来酸氯苯那敏或苯海拉明能造成肢体缺损。

中药

中药成分复杂，对于生殖细胞的影响不容易被察觉，而许多人始终认为中药性温，补身无害，甚至随便去药房抓药使用，这都是极其危险的做法。准妈妈应该慎重服用的中药有：麝香、斑蝥、水蛭、䗪虫、商陆、巴豆、牵牛、三棱等，可致畸胎、死胎及流产。

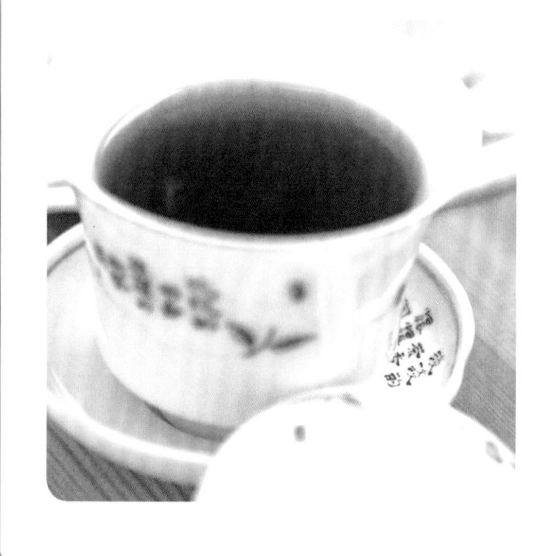

受孕与遗传

智商

从遗传学的角度上讲，人体的每一个特征都与遗传有密切关系，如相貌、形体、性格、动作姿势、声音等方面，子女都可能与父母有相似之处。智力的遗传更是相当复杂，它并非只是一个遗传单元，因此可能会从父母那里继承智力的方方面面。许多基因的共同参与决定了智力，因此单个基因对智力的特定贡献显得非常渺小。虽然单个基因对智力产生的影响很小，但是产生的累积效应却是巨大的。一般来说，智力受遗传的影响是十分明显的，有人认为智力的遗传因素约占60%。父母的智力高，孩子的智力往往也高；父母智力平常，孩子智力也一般；父母智力有缺陷，孩子有可能智力发育不全。这种遗传因素还表现在血缘关系上，父母同是本地人，孩子平均智商为102；而隔省结婚的父母所生的孩子智商达109；如果父母是表亲，孩子的智商一般不高，甚至会很低。但是不可否认，智力虽然受遗传影响，而后天的环境对智力也有极大的影响。后天教育、训练以及营养等起决定作用。音乐世家对孩子自幼便有熏陶作用，但将一个音乐世家的子弟放到一个完全没有音乐的环境中去，那么这孩子也难成音乐家。

身高

身高属于多基因遗传，而且决定身高的因素35%来自爸爸，35%来自妈妈，其余30%则与营养和运动有关。假若父母双方个头不高，那只剩30%的后天身高因素，决定了力求长高个的尝试不会有明显效果。

★鼻子

一般来说，高而宽的大鼻子呈显性遗传。双亲中有一个是鼻梁挺直的，遗传给孩子的可能性就很大。另外，鼻子的遗传基因会一直持续到成人阶段。小时候呈矮鼻梁的孩子，长到成人时期，还有变成为高鼻梁的可能。

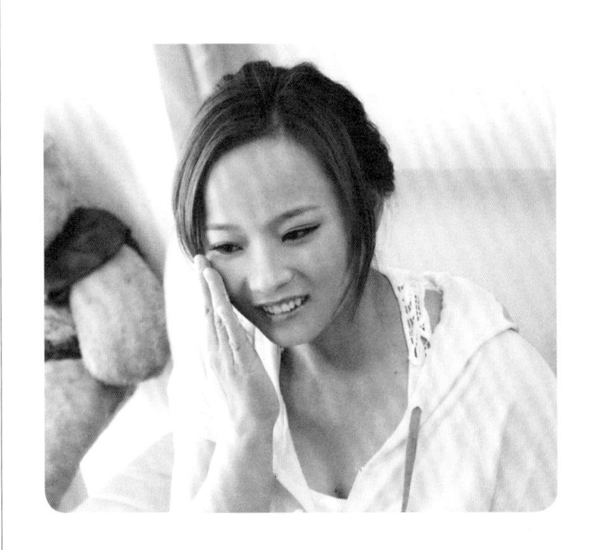

★青春痘

这个让少男少女耿耿于怀的容颜症，与遗传有关。因为父母双方若患过青春痘，子女的患病率将比无家族史者高出20倍。

★肥胖

体型也属于多基因遗传。据统计，父母均瘦，宝宝也多为瘦型，仅有7%会胖；父母之一肥胖，宝宝有40%肥胖；父母都肥胖，宝宝有80%肥胖。肥胖的人往往有家族史，但环境因素对体型的影响也很大，出生后的生活条件、营养情况、运动情况、工作性质等因素均对体型有影响。

父母的血型与胎儿的健康

作为一个准妈妈，对自己未来的宝宝一定充满了期待。其实，依照血型的遗传规律，就可以推测出宝宝可能是什么血型，不可能是什么血型。

人的血型分为A型、B型、O型和AB型4种。A型者的红细胞上有A抗原，B型者有B抗原，O型者无抗原，AB型者有A抗原和B抗原。

如果母子血型不合，可使母体产生抗体，致使胎儿及新生儿发生溶血症，准妈妈检测血型，不但可以推出宝宝可能是什么血型，还可以避免溶血症，这也是检测血型的目的。

了解亲子间血型的遗传关系，不但能满足你的好奇心，对法医的亲子鉴定，也具有一定的参考价值。

父母血型	子女可能血型	子女不可能血型
A+A	A，O	B，AB
A+O	A，O	B，AB
A+B	A，B，AB，O	
A+AB	A，B，AB	O
B+B	B，O	A，AB
B+O	B，O	A，AB
B+AB	A，B，AB	O
AB+O	A，B	AB，O
AB+AB	A，B，AB	O
O+O	O	A，B，AB

第五节
孕前营养准备

备孕营养饮食计划

计划怀孕的女性，吃什么和吃多少，都会从正反两方面影响受孕能力。下面这些关于食物的非常重要的食用方法，能够同时提高你受孕和孕育健康宝宝的机会。

因此，应在怀孕前1年至3个月时间里改善你的饮食。食物对男女的生殖能力都有影响。如果你和丈夫都坚持膳食平衡，就能提高你受孕和孕育健康宝宝的机会。看看下面这些为你提供的具体指导，你的丈夫也能从中得到很多营养知识，从而成为一个健康的准爸爸。

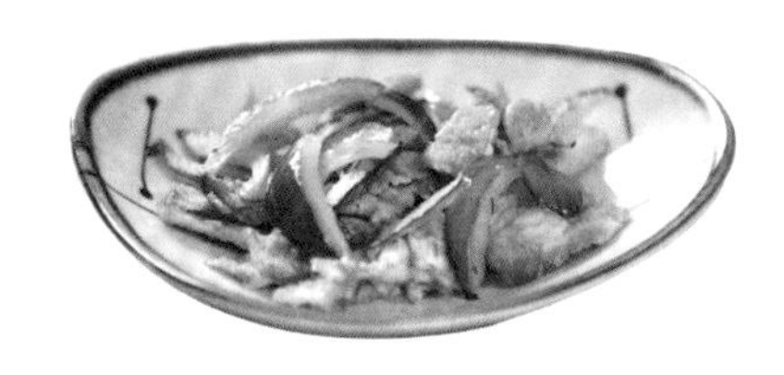

★达到理想体重

在尝试怀孕时，你可能需要减轻些体重，但如果原来体重过轻的话还需要增加体重。最好能让自己的体重接近标准值，因为过重或是过轻都会降低你的受孕机会。不过，在采取任何饮食调整或健身计划前，记得先征求一下营养师或健身指导的意见。

如果你的体重过重，明智的膳食计划应该包括低脂和高纤维的食物，但也要记得运动。如果你能加入把健身与膳食建议结合在一起的团体，而不是自己从饮食中寻找方法的话，就更有可能怀孕。如果错误地采取了速成节食法，一下减掉很多体重，则会耗尽你体内储存的营养，这并不是开始孕期的好方法。

★遵循健康的饮食计划

健康饮食就是说膳食要均衡，避免高脂肪和高糖的食物，如蛋糕和饼干等。对于准妈妈来说膳食要多样化，包括：

1	水果和蔬菜，可以是新鲜的、冷冻的、罐装的、干的，也可以制成果汁
2	糖类食品，如面包、面条、大米、土豆等
3	蛋白质类，如瘦肉、鸡肉、鱼肉、蛋类、豆类等
4	鱼，每周至少吃两次，包括一些高脂鱼，但每周吃高脂鱼的次数不能超过两次。新鲜金枪鱼、鲭鱼、沙丁鱼、鳟鱼等都是高脂鱼
5	奶制品，如牛奶、奶酪、酸奶等，这些食物中都富含钙
6	富含铁的食物，如牛羊肉、豆类、干果、面包、绿色蔬菜、强化早餐麦片等，在你准备怀孕时，此类食物都能为你增加铁元素

如果你在吃含铁食物时吃一些含维生素C的食物，如水果、蔬菜或喝一杯果汁，都有利于身体对铁的吸收。

补充维生素

虽然均衡的膳食基本能满足你所有的营养需求，但一些专家认为，即使是饮食最健康的人，可能也需要一些额外帮助。不过要记住，维生素补充剂只是为了强化身体，并不能替代健康饮食。另外，一些非处方的补充剂可能会包含大剂量维生素和无机盐，而对发育中的胎儿有害，所以，明智的做法是早在怀孕前就选择专为孕妇配置的药丸，或含大约100%日常推荐量的补充剂，其中不会含有过大剂量的维生素或无机盐。

摄取大量叶酸

不只是女性，人人都需要更多的叶酸，这种维生素能降低心脏病、脑卒中、癌症、糖尿病等疾病的发病率，还能减少宝宝患有像脊柱裂等神经管出生缺陷的风险。神经管出生缺陷是指当围绕中枢神经系统的神经管不能完全闭合时，发生的一种严重的先天疾病。

准备怀孕的女性应该每天补充0.4毫克叶酸，即400微克，至少应从孕前3个月到怀孕头3个月一直吃叶酸。医生建议曾经生过神经管畸形宝宝的女性应服用剂量更高的叶酸补充剂，即每天5毫克。如果你或你丈夫，或是你们的直系亲属有神经管畸形，你也应该每天服5毫克叶酸。

此外，最好多吃富含叶酸的食物，如深绿色蔬菜(菠菜、甘蓝、豌豆苗、油菜等)、柑橘类水果、坚果、全麦食品、糙米、强化面包和麦片等。

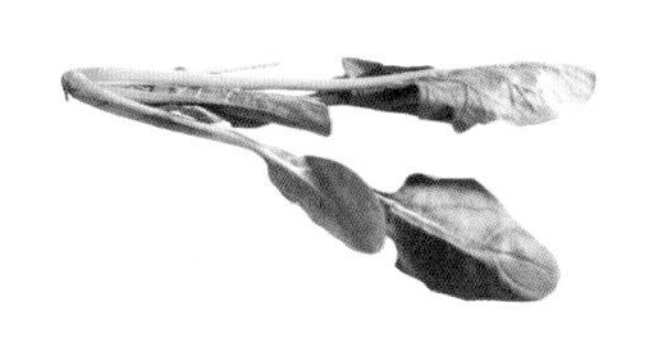

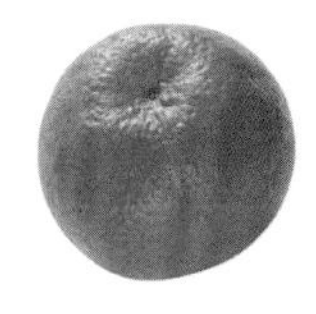

以下食物不妨多吃

研究发现，精子的生存需要优质蛋白质、钙和锌等无机盐以及一些微量元素，精氨酸及多种维生素等。如果偏食，饮食中缺少这些营养素，精子的生成会受到影响，或许会产生一些“低质”精子。受孕之前半年内夫妻双方就需要做好饮食上的准备，净化自身的内环境，要多吃含叶酸、锌、钙的食物。多吃瘦肉、蛋类、鱼虾、动物肝脏、豆类及豆制品、海产品、新鲜蔬菜、时令水果等。男性多吃鳝鱼、泥鳅、鸽子、牡蛎、麻雀、韭菜等食物。

为了产生优质的精子和卵子并一朝结合成受精卵，以下的食品不妨多吃：

食物名称	功　效
海带	对放射性物质有特别的亲和力，其胶质能促使体内的放射性物质随大便排出，从而减少积累和减少诱发人体机能异常的物质
春韭	又称起阳草，富含挥发油、硫化物、蛋白质、纤维素等营养素。春韭温中益脾、壮阳固精，其精纤维可帮助吸烟饮酒者排除体内的毒素（孕妇慎用韭菜）
海鱼	含多种不饱和脂肪酸，能阻断人体对香烟的反应，并能增强身体的免疫力，海鱼更是补脑佳品
豆芽	贵在“发芽”，无论黄豆、绿豆，豆芽中所含多种维生素能够消除身体内的致畸物质，并且能促进性激素的生成
鲜果、鲜菜汁	能解除体内堆积的毒素和废物，使血液呈碱性，把积累在细胞中的毒素溶解并由排泄系统排出体外

孕前不能吃的食物有什么

★辛辣食物

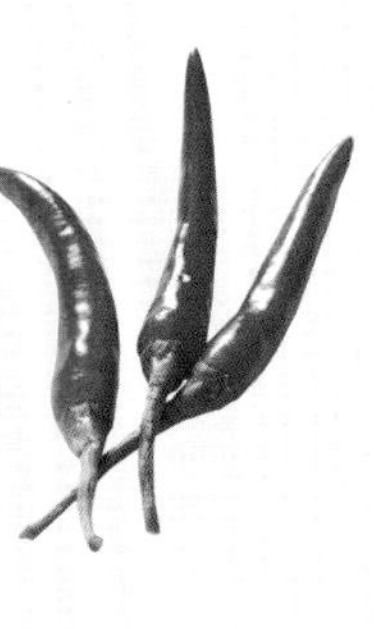

辣椒、胡椒、花椒等调味品刺激性较大，计划怀孕或已经怀孕的女性食用大量这类食品后，同样会出现消化功能的障碍。因此，建议你尽可能避免摄入此类食品。

★鸡精

鸡精的成分是谷氨酸钠，进食过多会影响锌的吸收，不利于胎儿神经系统的发育。

★人参、桂圆

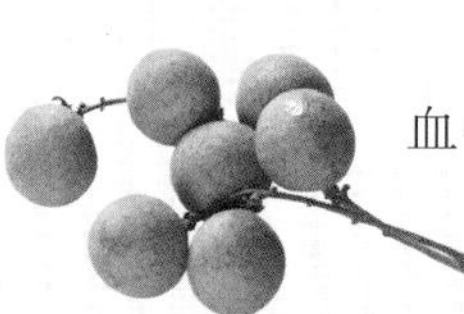

中医认为孕妇多数阴血偏虚，食用人参会引起气盛阴耗，加重早孕反应、水肿和高血压症状等；桂圆辛温助阳，孕妇食用后易动血动胎。因此，建议你食用前谨慎考虑。

★腌制食品

这类食品虽然美味，但内含亚硝酸盐、苯丙芘等，对身体很不利。

★含咖啡因的食品

准备怀孕的女性不要过多饮用含咖啡因食品，咖啡因作为一种能够影响女性生理变化的物质可以在一定程度上改变女性体内雌、孕激素的比例，从而间接抑制受精卵在子宫内的着床和发育。

★各种“污染”食品

应尽量选用新鲜天然食品，避免食用含添加剂、色素、防腐剂的食品。水果要洗净后食用，以免农药残留。

★烤牛羊肉

应尽量减少吃烤肉的次数和数量。因为烤牛羊肉在熏烤的过程中，炭火的呛烟中含有多种致癌物质，烤肉时肉的营养也随之被破坏，而且未烤熟的肉还容易携带弓形虫，因此不适合待孕夫妇食用。

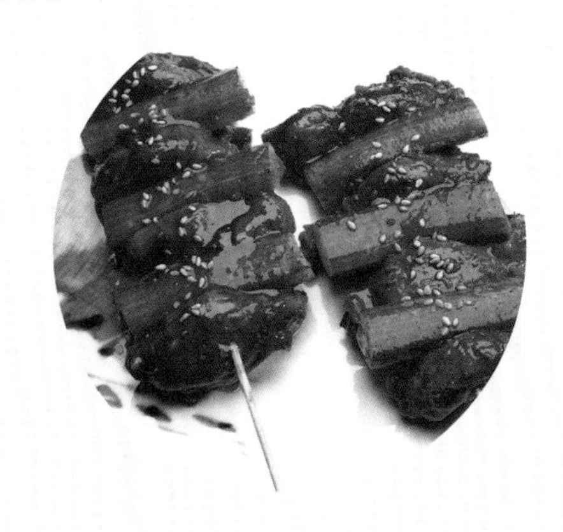

★低脂牛奶

全脂牛奶和低脂牛奶的动物脂肪含量相差1%～2%，食用低脂牛奶会增加女性无卵性不孕的风险。

因为一方面营养学家认为低脂肪牛奶可以降低心脏病风险，而另一方面消费者也认为低脂牛奶可以保持体形。但是最新研究表示，食用低脂牛奶同时也会增加女性无卵性不孕的风险。在跟踪研究了18 000名已婚女性之后，美国哈佛大学公共卫生学院的营养研究员查瓦罗发现，在3430起未孕案例中，有438起是由于女性未排卵造成的。

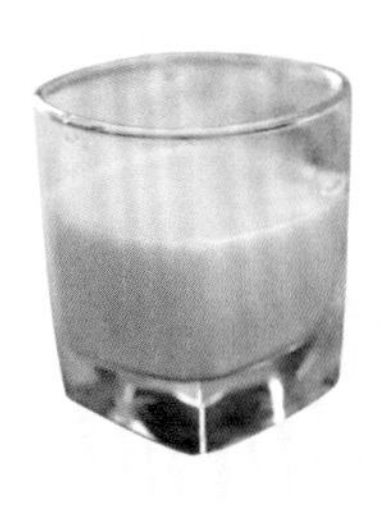

杀精食物有哪些

★瓜子

瓜子中含有抑制睾丸功能成分，能引起睾丸萎缩，影响正常的生育功能，故待孕夫妇不宜多食。

★奶茶

目前市售的珍珠奶茶多是用奶精、色素、香精和木薯粉(指奶茶中的珍珠)及自来水制成。而奶精主要成分氢化植物油，是一种反式脂肪酸。反式脂肪酸会减少男性激素的分泌，对精子的活跃性产生负面影响，中断精子在身体内的反应过程。

★咖啡

咖啡之所以具有提神醒脑的作用，是因为它所含的咖啡因刺激了人的交感神经。交感神经掌握人体日间的所有活动，它受到刺激，人就会精神振奋，活力倍增。而副交感神经专管人夜间的生理、勃起等与性相关的活动，它与交感神经属于表与里的关系。

当交感神经活动频繁时，相对较弱的副交感神经就会受到压抑，临床表现则为性欲的减退。

★啤酒

如果已经患了肾脏方面的疾病，又无限制地大量喝啤酒，会使尿酸沉积导致肾小管阻塞，造成肾脏衰竭。

如果在验血的时候，发现肾脏有问题，恐怕肾功能此时已经受损不轻了，与其等验血来了解肾脏，还不如平时就定期进行尿检，因为验尿是了解肾脏最为简便快捷的方法。

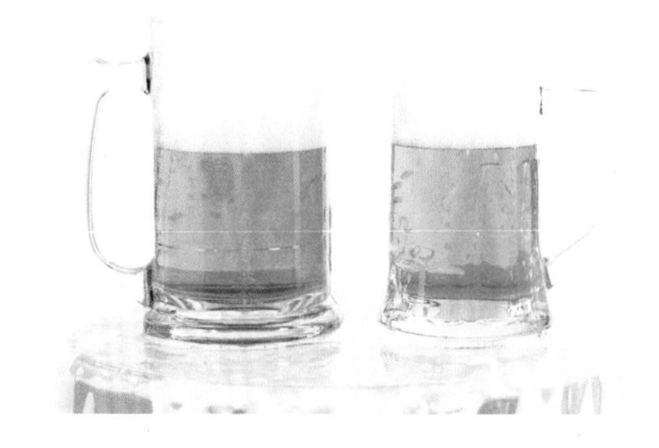

★大蒜

多食大蒜会引起上火、胃痛、眼睛不适，还有明显的杀灭精子的作用，待孕夫妇如食用过多，对生育有着不利的影响，故不宜多食。

男人吃什么食物补精子

★富含精氨酸的食物

精子形成的必要成分是精氨酸，精氨酸含量较高的食物有：鳝鱼、泥鳅、鱿鱼、带鱼、鳗鱼、海参、墨鱼、章鱼等，其次是山药、银杏。

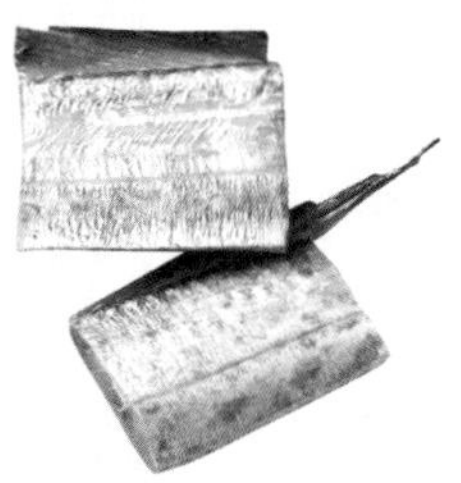

★富含锌的食物

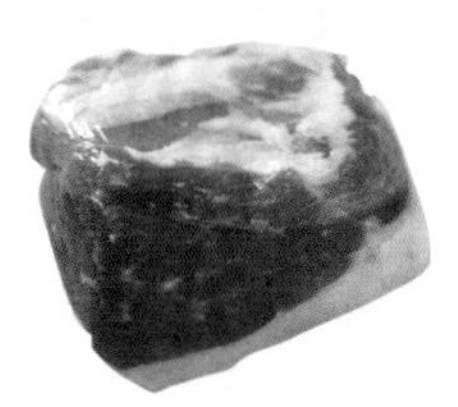

另外，体内缺锌亦可使性欲降低，精子减少。精子量少的男子，可先作体内含锌量检查。若因缺锌所致，应多吃含锌量高的食物。含锌量高的食物有牡蛎、牛肉、鸡肉、鸡肝、花生、猪肉等。

★富含性激素的食物

适当增加一些富含性激素的食物：如羊肾、猪肾、狗睾丸、牛鞭、鸡肝的摄入，能促进精原细胞分裂和成熟，对生精很有益处。

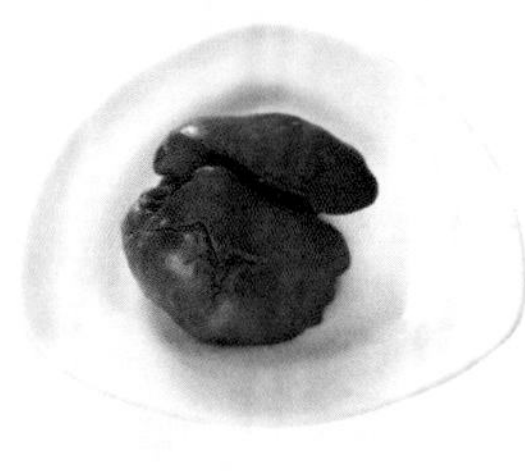

★富含蛋白质的食物

优质蛋白质与精氨酸食品：优质蛋白质是形成精液的主要原材料。含高蛋白质的食品有瘦肉、猪脊髓、狗肉、牛羊肉、鸡鸭、蛋类、鱼虾、豆制品等。精氨酸是产生精子的必要成分，缺乏时可以发生少精症。

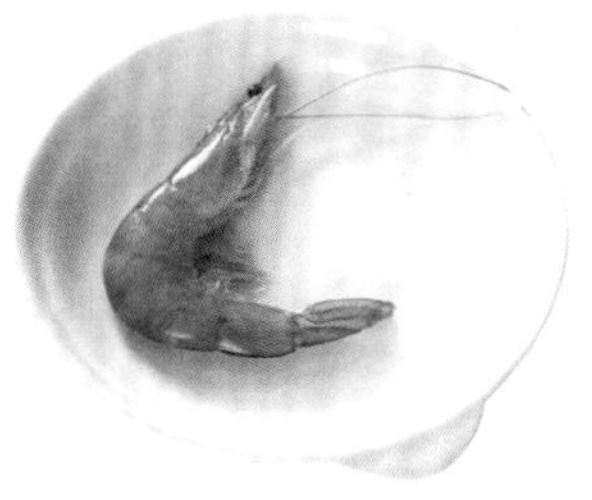

★富含维生素的食物

补充各种维生素：维生素类有为精子提供原料、促进精子生成、保持性器官不受侵害等作用。其中维生素E与生殖系统关系最为密切，具有防止性器官老化，以及增强精子活力的多种作用。

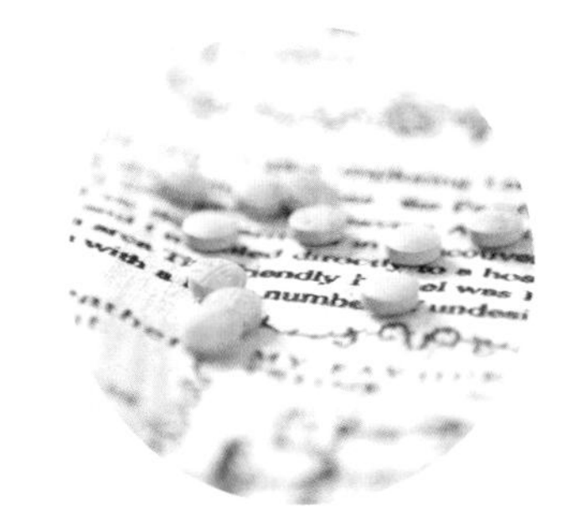

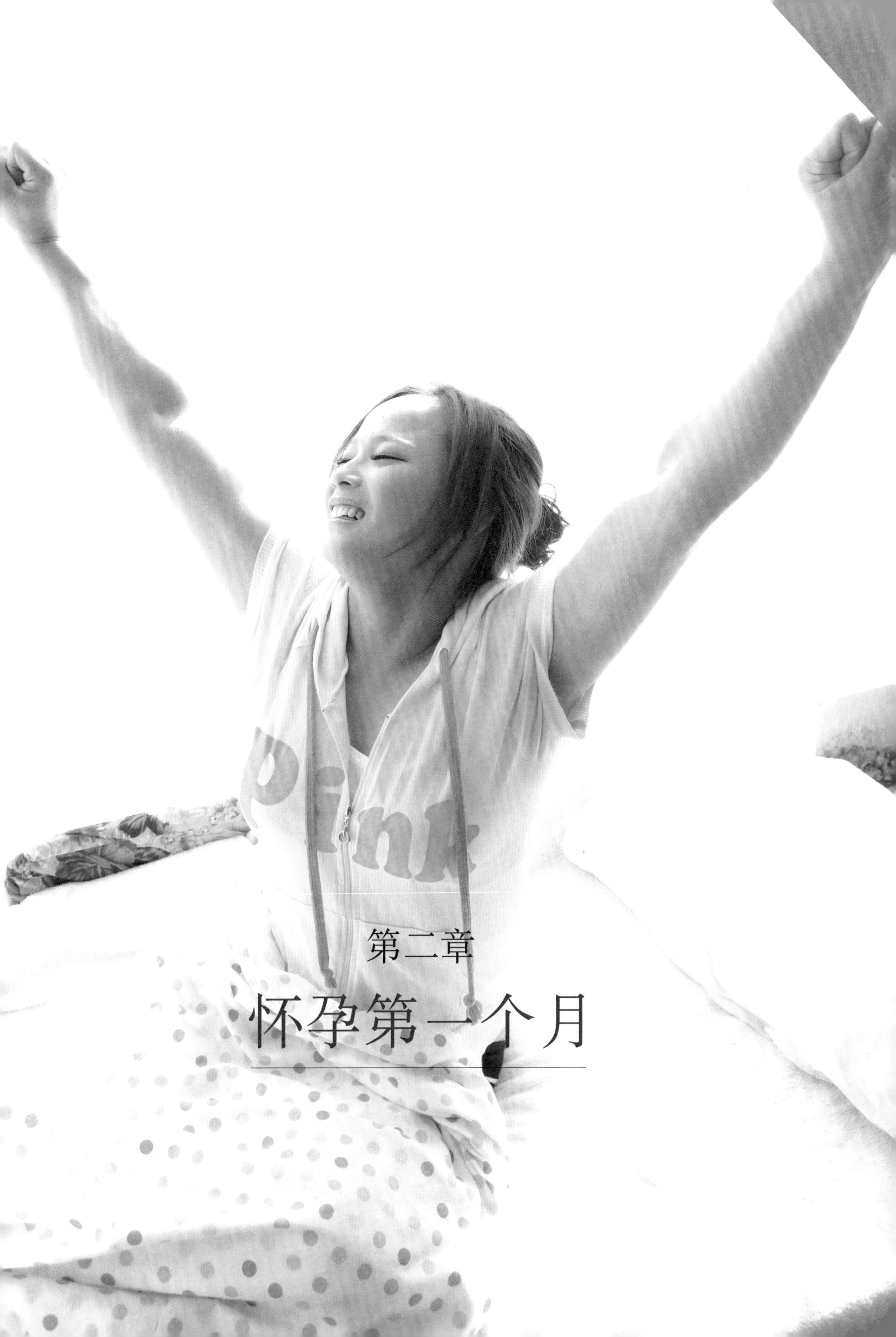

第二章

怀孕第一个月

第一节
小生命悄悄降临

孕1月的胎儿

孕妇看起来没有什么变化，但子宫里面的“种子”却正在慢慢长大。受精卵着床后，在怀孕的第三周开始进行细胞分裂，到第四周胚胎头部占身体长度的一半，下端长着尾巴，像只小海马。

★1～2周 尚未受精

进入第二周后期，根据基础体温你会发现你已经进入排卵期，现在你就应该做好准备了。在月经周期的第五至十三天卵泡成熟，第十三至二十天时是最佳怀孕期。

★3～4周 小种子“安家”了

这个时期胚胎已经在子宫内着床。完成着床需要4～5天，着床后的胚胎慢慢长大，受精卵不断地分裂，一部分形成大脑，另一部分则形成神经组织。

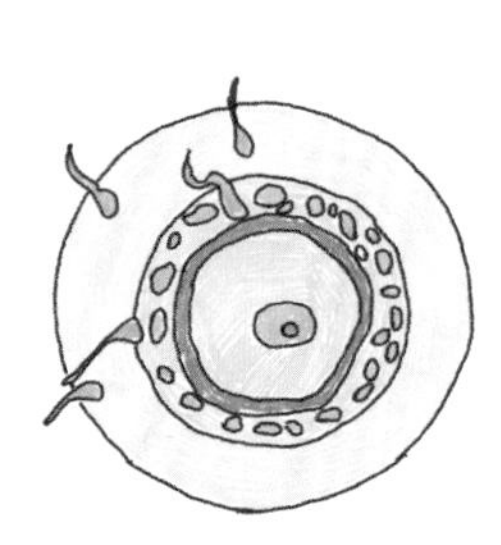

受精卵的发育与着床

受精卵经过3～4天的运动到达子宫腔，在这个过程中由一个细胞分裂成多个细胞，并成为一个实心细胞团，称为桑胚体。

受精卵着床期的注意事项

1	不要任意服用药物。着床期间任意服用药物，有可能导致胎儿畸形。因此，着床期间若出现身体不适，应该立即去医院就诊，找出病因
2	不可过度劳累。要多休息，保证睡眠充足，并应控制性生活，以免造成意外流产
3	戒烟酒。着床期间饮酒，会延缓胎儿的发育，减轻胎儿出生时的体重；着床期间吸烟会导致胎儿畸形，增加胎儿死亡率。因此，着床期间应该戒烟酒

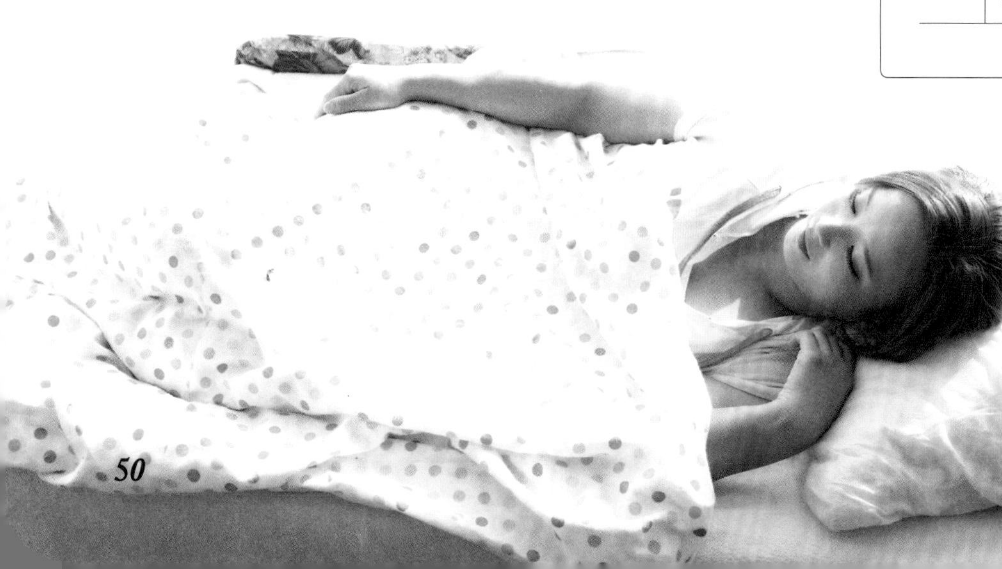

孕1月的准妈妈

现在还是一个难以完全意识到怀孕的时期。即使去做检查，也很难确认是否已经怀孕。不仅如此，怀孕1～2周这个时期完全是怀孕之前的状态。

★身体变化

1	子宫壁变得柔软、增厚；形态无明显变化，大小同鸡蛋那么大
2	乳房稍微变硬，乳头颜色变深并且变得很敏感或有疼痛感
3	基础体温稍高

★注意事项

远离不利环境

胎儿是十分脆弱的，尤其是刚刚怀孕的时候，这个时期是胎儿发育的重要时期，孕1月准妈妈要特别注意远离不利于胚胎发育的环境。生活居室要保持清新爽洁。不要接触有毒物质，不要做X光等放射性检查。

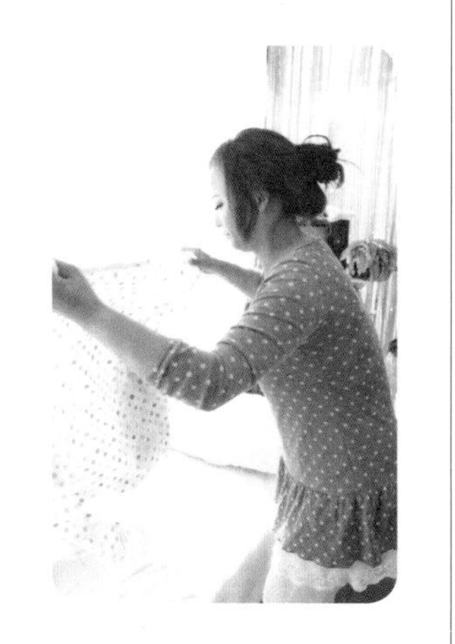

尽早做好安排

应尽早安排好今后的工作和生活，不要盲目使用药物、盲目做检查。身体保持轻松闲适，不要做大强度运动和过度疲劳。

一旦确认怀孕，并计划好要孩子，就应该尽早向单位领导和同事讲明，以便安排。

不要乱用感冒药。回家后尽可能早些休息，以保证第二天有一个好的工作状态。

本月大事记

如果发觉有规律的月经没有按时到来，基础体温连续处于高温期，应该怀疑自己是否怀孕，在平时月经期的大约1周以后，即可利用早早孕试纸检查是否怀孕。

如果出现类似感冒的症状，不要草率地认为就是感冒而进行治疗，因为这种症状很可能是一种妊娠反应。

这个时期，虽然还不能确定是否怀孕，但平时就要多留意身体变化，以免受精和着床的过程因外部不稳定的环境而遭受影响。计划怀孕时就要保证充分的休息，减轻家务劳动，避免剧烈运动，还要及时变更较长的旅行计划。

本月细节备忘

准妈妈从得知怀孕的那一刻起，就应该认真检查自己的饮食习惯。一日三餐要确保营养均衡，以清淡、易消化为原则，避免高热量和高盐分食品的摄入，速食与冰凉饮料也应尽量避免。对于食品不仅要考虑到营养搭配，更要确保安全，选择食材时最好选择应季的有机蔬菜、水果。有些食物可能会导致流产，在整个孕期都不要食用，如芦荟、螃蟹、甲鱼、薏米、马齿苋等。

怀孕初期应避免拍X光片。怀孕的最初3周内胎儿将形成身体的主要器官，此时外部和内部的微小变化都可能影响胎儿的正常成长，特别在迅速进行细胞分裂的状态下，辐射线带来的损伤更严重。如果在怀孕不足一个月就置身于辐射线中，那么因辐射线导致流产的可能性极大。

一般情况下，怀孕3～8周，准妈妈的用药会影响胎儿，因为这个时期胎儿正在形成中枢神经、心脏、眼睛、耳朵、手臂等器官，因此应避免一切外来刺激。当然，准妈妈也不必因为服用了一两次药物而太过紧张，毕竟因药物致畸的概率很小，如果在不知道怀孕的情况下吃了某些药物，应及早去医院向医生咨询，并详细地讲出药物的服用情况，请医生帮助判断并及时找出对策。

本月孕期检查

当不确定自己是否怀孕时，最好到正规医院里检查以便获得最准确的结果，还可以了解有关怀孕的常识，在受精3周后就能利用尿液检查得知准确的结果。另外通过B超检查也能确认是否怀孕，如发现子宫体积变大、子宫内壁变厚，B超下见胎芽就能确认已经怀孕。在该月末进行验孕检查，准确率可达到90%以上。

此时期应该到保健医院去建卡，每位准妈妈应选择一家固定的医疗单位。从早孕确诊、产前检查、分娩到产后随诊，尽量在一家医疗单位进行。

怀孕确诊越早越好，这样能使准妈妈及家人都能及早注意一些问题。

准爸爸必修课

1	准妈妈去医院检查，准爸爸应尽量抽时间陪同，并在医生的指导下准备叶酸及所需补充的维生素，督促妻子每天按时按量服用
2	戒烟、戒酒、戒药物，因为烟、酒、药物都会对胎宝宝的成长造成不良影响
3	准备关于孕期指南及育儿方面的书籍
4	这一时期，准爸爸要多与准妈妈沟通，消除准妈妈的心理压力。夫妻双方一起制定一个孕期日程表，罗列每个月该做的事情
5	从现在开始，要改变晚归、不爱劳动等不好的习惯，在孕期需要准爸爸做的事很多，准爸爸要有更多的时间陪在准妈妈身边。一方面有照应，另一方面会让准妈妈觉得温暖、心情愉快
6	此时期内，准爸爸要节制自己的性欲

第二节
孕期饮食方案

本月营养关注

★需要重点补充哪些营养

孕1月是胎儿神经发育的关键时期，准妈妈要重点补充叶酸，多吃绿叶蔬菜、水果，多吃富含蛋白质、维生素和无机盐的食物，适当吃点香蕉、鱼、坚果等。

蛋白质

对于怀孕1个月的准妈妈来说，本月蛋白质的供给不仅要充足还要优质，每天应摄取蛋白质60～80克，其中应包含来自鱼、肉、蛋、奶、豆制品等的优质蛋白质40～60克，以保证受精卵的正常发育。

糖类和脂肪

受孕前后，如果糖类和脂肪摄入不足，可能导致胎儿大脑发育异常，出生后智商下降。因此，怀孕第一个月应保证每天摄入150克以上的糖类。母体和胎儿需要的必需脂肪酸来自食物中的脂肪，特别在植物油中含量较高。

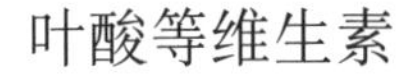

叶酸等维生素

胎儿神经管发育的关键时期在怀孕初期第17天至第30天。此时，如果叶酸摄入不足，可能引起胎儿神经系统发育异常。补充一定量的叶酸可以防止胎儿神经管畸形、唇腭裂等。维生素C可以帮助准妈妈吸收钙和铁。B族维生素有营养神经的作用。

补充叶酸的同时，加强多种微量元素的摄取。比如微量元素锌、铜等都参与中枢神经系统的发育，可以适当吃一些香蕉、动物内脏。此外瓜子、松子等坚果类食品，也都富含锌元素。

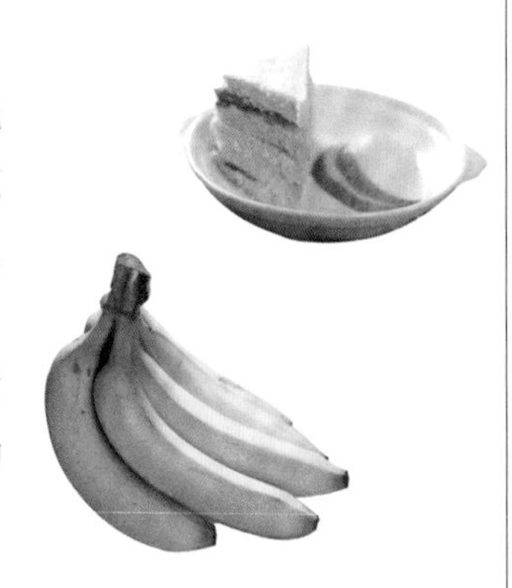

★吃什么，怎么吃

孕早期孕妇的味蕾和食欲都会发生一些反常，如果对食物的喜好或厌恶突然变得与以前不同，不必太惊讶，这很常见。体内孕激素的改变是准妈妈口味变化的主要原因。孕早期的食物对你来说，不能用绝对的对与错来划分，不要百分百确定吃的一定要绝对有营养。比如非常想吃薯片，这可能是你的情绪因素大于身体的需要，如果吃了舒服就吃吧，只要控制好量是没有问题的。

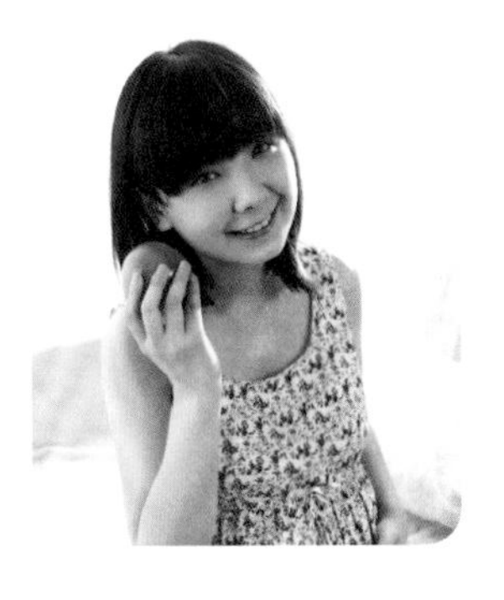

保证吃饭次数

低血糖容易引发恶心、呕吐，一日三餐的进食方式并不适合孕妇，孕妇最好少食多餐，每天5～6次为宜，有时可能发现自己在吃饭时不想吃东西，可以吃一些零食来满足能量的需要。工作时，抽屉里也可以备些营养零食，如水果、牛奶、干果等，这样随时可以嚼点什么。

掌握好食物的量

有的准妈妈会认为，怀一个宝宝，需要吃两个人的量，其实只有孕晚期需要多吃一点儿，其他时期只要比孕前多吃含836焦耳热量的食物就行，也就是只要比以前多喝一杯牛奶、多吃一个鸡蛋就可以，但一定要保持饮食健康、均衡。

吃流质和半流质食物

流质和半流质食物通过肠胃的时间较快，像粥、汤、酸奶、果汁等流质和半流质食物，能快速缓解妊娠反应。唾液对空胃的刺激较大，易引发呕吐，所以在吃易促进唾液分泌的干的食物之前，喝些流质食物能有效抑制恶心。

怀孕2个月不宜吃的食物

薏米

是一种药食同源之物，中医认为其质滑利。药理实验证明，薏仁对子宫平滑肌有兴奋作用，可促使子宫收缩，因而有诱发流产的可能。

甲鱼

虽然它具有滋阴益肾的功效，但是甲鱼性味咸寒，有着较强的通血络、散淤块作用，因而有一定堕胎之弊，尤其是鳖甲的堕胎之力比鳖肉更强。

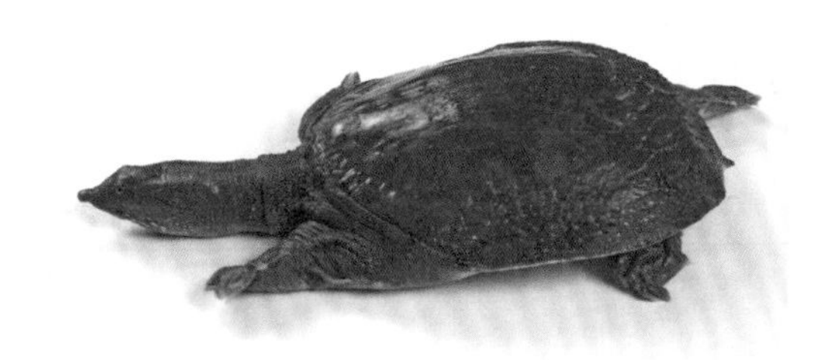

螃蟹

它味道鲜美，但其性寒凉，有活血祛淤之功效，故对准妈妈不利，尤其是蟹爪，有明显的堕胎作用。

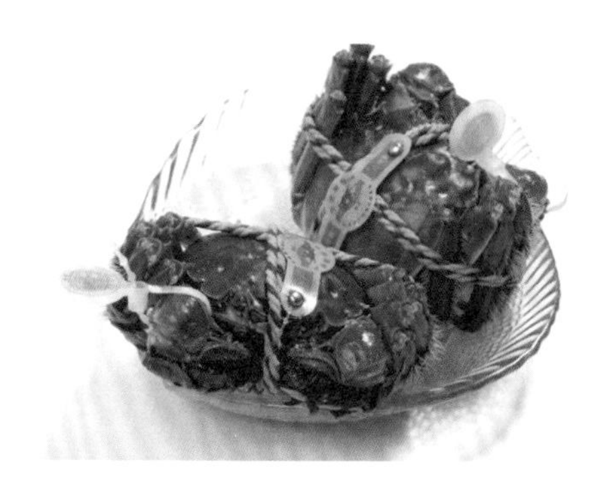

腌制食品

腌制食品虽然美味，但里面含有亚硝酸盐、苯并芘等成分，对身体很不利。

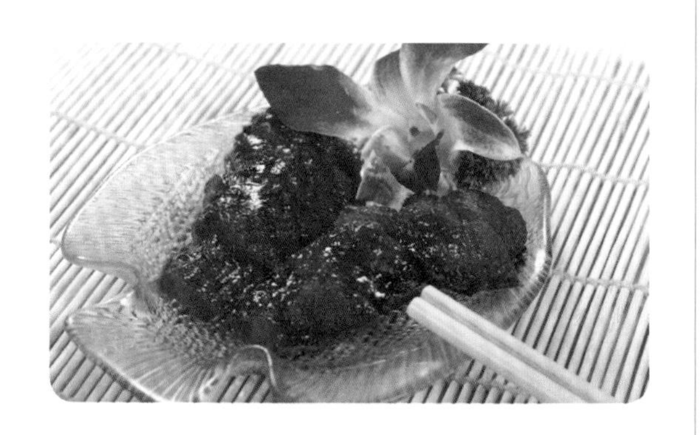

★准妈妈一日的餐单建议

孕早期孕妇的味蕾和食欲都会发生一些反常，如果对食物的喜好或厌恶突然变得与以前不同，不必太惊讶，这很常见。体内孕激素的改变是口味变化的主要原因。

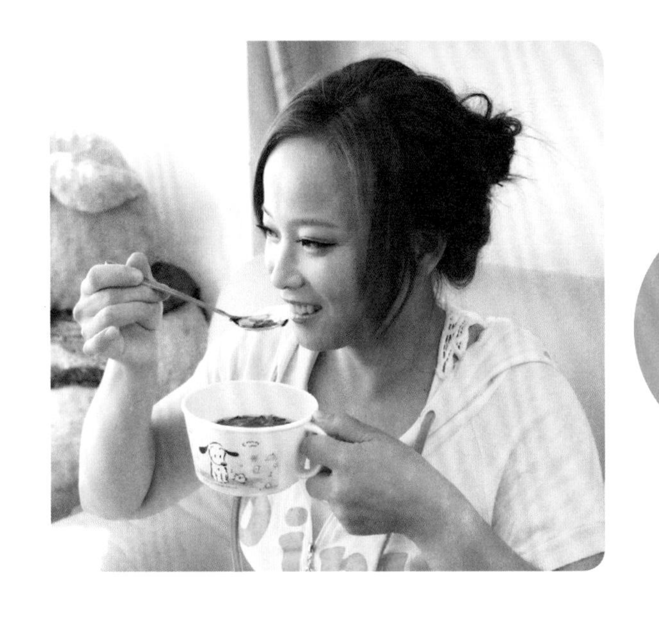

小贴士

准妈妈一定要吃早餐，而且要保证早餐质量。准妈妈可以开始按照三餐两点心的方式进食，三次正餐做到定时定量。

食物属性	食物种类
早餐	干稀搭配。牛奶、粥、汤，配着点心、面包、三明治等吃，鸡蛋、蔬菜等也要吃
加餐	如果早餐喝牛奶会肠胃不舒服，可以这个时候喝，最好喝前先吃两片饼干，促进营养吸收
中餐	要吃好，不要选择外面的快餐。如果不得已要吃，也要记得帮自己点一份青菜，过于油腻的菜先泡过白开水后再吃
加餐	准妈妈可以带一些坚果、豆制品、水果和饼干在身边，以备下午肚子饿时加餐
晚餐	确保营养，可以适量少吃一些主食，以降低摄入的热量。但是肉和蔬菜都要吃

★一周饮食搭配示例

名称	早餐	午餐	晚餐
周一	牛奶、面包、火腿肉	米饭、肉片鲜蘑、松仁玉米	米饭、排骨萝卜、白菜粉丝
周二	二米粥、煮鸡蛋、炝三丝、苹果	米饭、清炖牛肉番茄、苦瓜煎蛋	烙酸奶饼、玉米面粥、桃仁芹菜
周三	豆腐脑、桃酥、什锦菜	米饭、馒头、香菇扒油菜	馒头、八宝粥、冬笋木耳
周四	胡萝卜粥、花卷、小黄瓜	米饭、八宝粥、醋烹豆芽、焖扁豆	蒸地瓜、绿豆粥、烧栗子
周五	金银卷、牛奶、炝青笋	米饭、红烧排骨、双耳南瓜汤	八宝粥、醋烹豆芽、焖扁豆
周六	豆浆、馒头、豆芽拌海带丝	米饭、红烧鸡块、紫菜蛋花汤	二米粥、烙饼、西芹百合、蒜蓉西蓝花
周日	豆沙包、二米粥、蒜蓉茄泥	芸豆米饭、番茄圆白菜、炒油麦菜	米饭、芝麻火烧、鱼香肉丝

孕1周跟踪指导

孕1周营养需求

我们这里所说的怀孕第一周，其实是末次月经开始后的第一周。此时的你，正处在月经期间。子宫每月“打扫”一次，为宝宝的到来做好准备。来月经是因为上个月没有受孕，所以子宫内膜就会脱落、出血。此时的胎儿还只能以精子和卵子的“前体”状态分别存在于爸爸、妈妈体内。虽然第一周的精子和卵子还未真正结合在一起，但也一定要遵循营养全面、合理搭配的饮食原则。准妈妈应适当增加糖类和蛋白质的摄入量，糖类每天150克以上，蛋白质每日不少于40克。另外要确保无机盐、钙质和维生素的供给。

孕1周怎么吃

为确保未来胎儿的正常发育，准妈妈应该调整自己的饮食习惯：

每天清晨空腹喝一杯白开水或矿泉水，可以起到清除肠胃毒素的作用，对改善器官功能，防止一些疾病的发生都有很大好处。

准妈妈一定要吃早餐，而且要保证早餐的质量。最好有50克面包或粥作为主食，1个鸡蛋，250毫升牛奶或豆浆，少量蔬菜，做到营养丰富均衡。

改掉以往早餐吃油条的习惯，炸油条使用的明矾含铝，可通过胎盘侵入胎儿大脑，影响胎儿智力发育，准妈妈一定要避免可能对胎儿造成的危害！

孕1周饮食专家建议

远离烟酒和其他有毒物品，如农药、麻醉药、铅、汞、镉等，还要避免做X射线等放射性物质的检查；远离电磁污染、听音响、看电视、煮饭时用电磁炉要保持一定的距离。尽量少用电脑、微波炉等，因为它们能产生电磁场，对你和未来的胎儿均有危害；避免饮浓茶、浓咖啡及碳酸型饮料，你最理想的饮料是白开水。

此外，在切生肉后一定要将手洗干净。炒菜、吃涮羊肉等时一定要把肉炒熟涮熟透，以防生肉中的弓形体原虫进入体内，感染未来的胎儿。

孕2周跟踪指导

孕2周营养需求

在本周周末，你的排卵期就会开始。卵巢是女性的重要生殖器官，它可以储存卵细胞、生成卵子。成熟女性，大约每个月有1个卵细胞发育成熟的卵子，并释放出来，准备与精子受精，称之为排卵。在这个月的前半期，有近20个卵子在充满液体的囊（卵泡）内开始成熟，其中一个卵泡长得比其他的都快，它成熟、破裂、释放出它的卵子，其他的卵泡及其内的卵子就要萎缩并死亡了。由于每个人身体状况不同，月经周期会略有差异。

但是不管这个周期有多少天，排卵都正好发生在周期结束前的14天。一般在卵子排出后15～18小时受精效果最好。

决定胎儿性别的性染色体分为X染色体和Y染色体两种，女性产生的卵原细胞经减数分裂后成熟的卵子只含有X染色体，而男性产生的精原细胞经减数分裂后成熟的精子有的含有X染色体，有的含有Y染色体。如果卵子与含Y染色体的精子结合，胎儿就是男孩；如果卵子与含X染色体的精子结合，胎儿就是女孩。胎儿的神经系统发育从受孕开始。

为保证胎儿神经系统的正常发育，要多吃富含叶酸的食物，如樱桃、桃子、李子、杏等新鲜水果都含有丰富的叶酸，不妨根据自己的喜好酌情选用，也可以补充叶酸片剂。

本周起至第一个月末，在饮食方面要保证热能的充足供给，最好在每天供给正常人需要的6300千焦的基础上，再加上1200千焦，以供给性生活的消耗，同时为受孕积蓄一部分能量。

★孕2周怎么吃

合理的早餐营养结构中三大产热营养素蛋白质、脂肪、糖类的产热值的比例应该在12∶25～30∶60。由此看来，糖类在其中所占的比例是最大的。

谷类食物是糖类的主要来源。谷物含有丰富的糖类、蛋白质及B族维生素，同时也提供一定量的无机盐。谷物中脂肪含量低，占2%左右。不同的谷物分别有各自不同的营养特点，大米、小米、玉米、燕麦、地瓜等食品的合理搭配可以保证基本的营养和热能供应。

★孕2周饮食专家建议

每餐尽量选择两种蔬菜，以一种制成半荤半素的菜肴，另一种做成全素的菜肴为好。在搭配上，选择一种果类蔬菜和一种叶类蔬菜搭配，或一种根类蔬菜和一种叶类蔬菜搭配。还可以选择不同颜色的蔬菜进行搭配，如红色、紫色或黄色蔬菜和绿色蔬菜搭配，如茄子、黄瓜，这样营养更均衡。

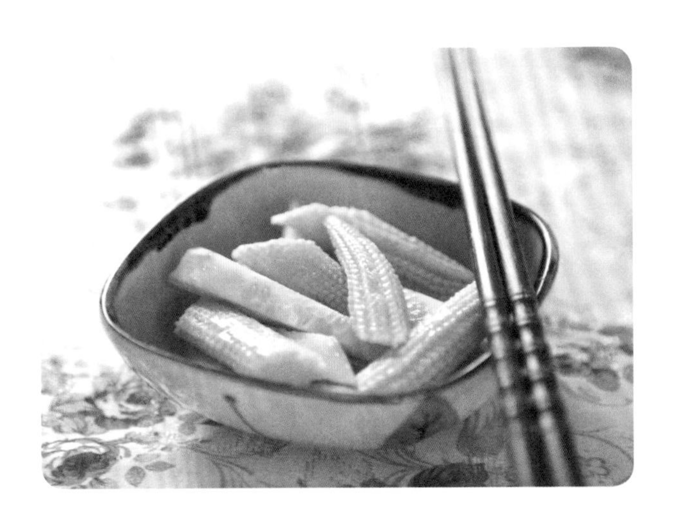

孕3周跟踪指导

★孕3周营养需求

在准妈妈与准爸爸享受完鱼水之欢后的24小时，精子和卵子会结合在一起形成受精卵，受精卵大小约0.2毫米，重约1.505微克。受精卵经过3～4天的运动到达子宫腔，在这个过程中由一个细胞分裂成多个细胞，并成为一个总体积不变的实心细胞团，称为桑胚体。准妈妈自身可能还没有什么感觉，但在你的身体内却在进行着一场变革，受精卵已经进入子宫开始发育。准妈妈在补充叶酸的同时，应加强微量元素的摄取，微量元素锌、铜等参与了中枢神经系统的发育。可以适当吃一些香蕉、动物内脏，还有瓜子、松子等坚果类食品，都富含锌元素。

孕3周怎么吃

保证营养均衡，适量摄入叶酸、维生素和微量元素。

早餐应该吃温热的食物，以保护胃气。享用热稀饭、热燕麦片、热牛奶、热豆花、热面汤等热食，可以起到养胃的作用。尤其是寒冷的冬季，这点特别重要。

孕3周饮食专家建议

人体为了维持体内环境的稳定，吃进去的钠与排出来的纳是相等的。当肾脏发生病变，功能减退时，可使排钠减少，失去水电解质的平衡，引起血钾升高，导致心脏功能受损。因此，孕妇的盐量应根据身体所需摄取。如果孕妇吃盐过多，就会加重水肿且使血压升高，甚至引起心力衰竭等疾病。但是如果长期低盐或者不能从食物中摄取足够的钠时，就会使人食欲缺乏、疲乏无力、精神萎靡，严重时出现血压下降，甚至引起昏迷。研究表明，正常孕妇每日的摄盐量以7～10克为宜。在一般情况下，怀孕后女性和怀孕前女性在钠的摄入上差别不是很大。同时，妊娠期间不应服用利尿剂，以免造成钠的损失。

孕4周跟踪指导

孕4周营养需求

进入第四周了，准妈妈可能还没有什么感觉，而胚芽已经悄悄地在你的子宫里“着床”了。受精卵经过不断的细胞分裂，变成一个球形细胞团(这时的受精卵就叫胚泡)，游进子宫腔，胚泡与子宫内膜接触并埋于子宫内膜里，这一过程称为“着床”。着床一般开始于受精后6～7天，于11～12天内完成。现在准妈妈的子宫内膜受到卵巢分泌的激素影响，变得肥厚松软并且富有营养，血管轻轻扩张，水分充足，为胚胎植入做好了准备，一旦胚胎植入，子宫便开始慢慢长大。

在其后的两周里，胚胎的体积增加了7000倍之多，细胞的快速分裂过程需要大量的携带有父母遗传基因的脱氧核糖核酸，脱氧核糖核酸的生成需要大量的叶酸的参与。若孕妇缺乏叶酸，便会引起胚胎细胞分裂障碍，导致胚胎细胞分裂异常，胚胎细胞发育畸形，特别是由于神经管发育畸形，导致胎儿出现“无脑儿”或“脊柱裂”。因此，特别提醒准妈妈要加强叶酸的摄取量，每天多吃一些富含叶酸的水果，对你会更有帮助。

孕4周怎么吃

吃饭时的环境和心情对用餐质量和餐后营养吸收都非常重要。准妈妈可以把自家餐厅布置得温馨美好，用餐时谈论开心的话题，都有助于对营养的吸收。

有条件的话，选择海产品时尽量选冰鲜食品，不要选用水发、干制的半加工食品。因为这类食品在加工时很有可能被小作坊式的加工点加入有害物质，因此要特别小心。

孕4周饮食专家建议

早餐吃水果吸收效果是最好的，建议准妈妈每天吃三种以上水果，如苹果、番茄、猕猴桃等。

这个时候补充叶酸的同时也应增加锌的补充，可以在两餐之间吃些香蕉、花生、松子等富含锌的食物。

虽然现在宝宝对营养的需求并不多，但准妈妈要从现在起，养成不挑食、不偏食、均衡饮食的良好习惯。

孕1月食谱举例

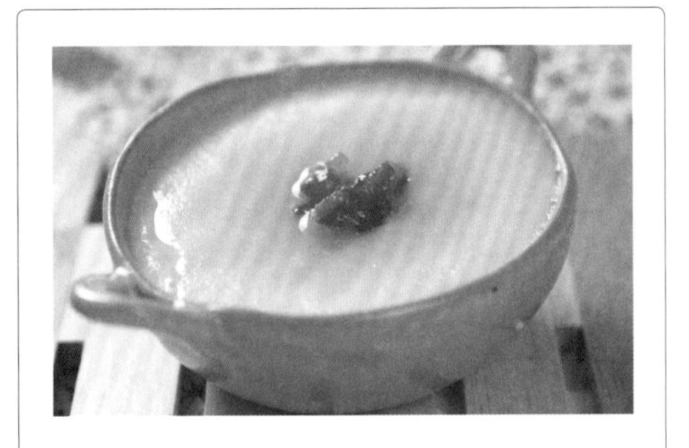

鸡蛋番茄羹

材料　鸡蛋1个，番茄1个，白糖、植物油各少许，清水适量。

做法　1.将鸡蛋打散，备用。

2.将番茄煮一下，剥去皮，切成小块。

3.锅置火上，加少许植物油烧热，锅里放入番茄炒至七八成熟，再加清水、白糖煮10分钟。

4.倒入蛋液快速搅拌下即可出锅。

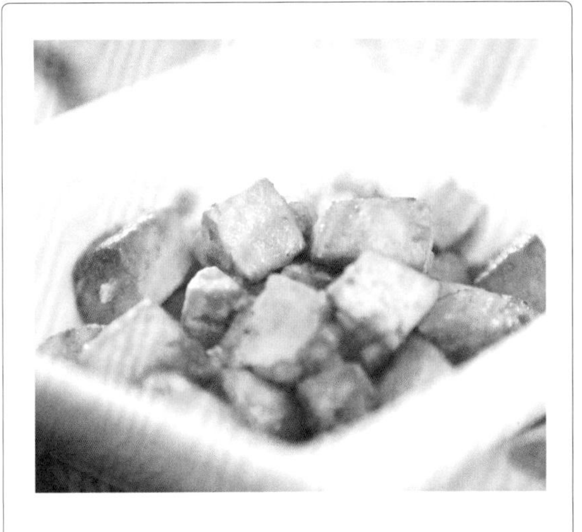

红烧豆腐

材料　豆腐300克，葱、姜共20克，水淀粉、酱油、花椒、盐、味精各适量。

做法　1.将豆腐切成小块，放入油锅内炸至金黄色；葱切段，姜切丝。

2.锅内倒油烧热，放入葱段、姜丝炝锅，再加入酱油、盐，把豆腐倒入锅内炖20分钟，用水淀粉勾芡，出锅盛盘。

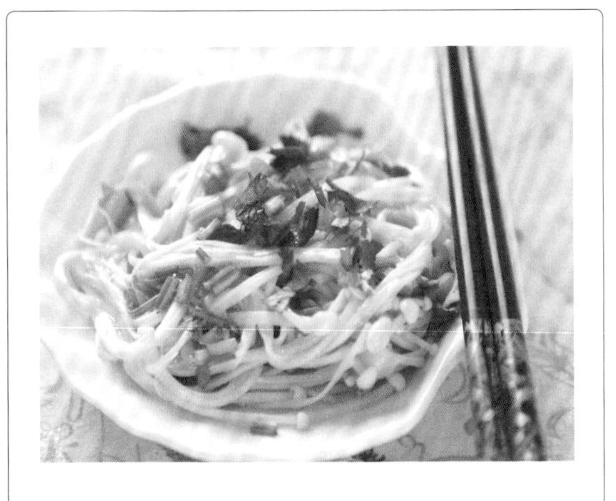

炝金针菇

材料　金针菇250克，香菜10克，精盐1/2小匙，白糖、白醋各少许，葱油2小匙，葱花适量。

做法　1.将金针菇用清水冲洗干净，剪去根部，用沸水焯软，捞起冲凉。香菜洗净，去根，切成末。

2.将金针菇放入盘中，加葱花、香菜末、精盐、白糖、白醋、葱油拌匀入味即可。

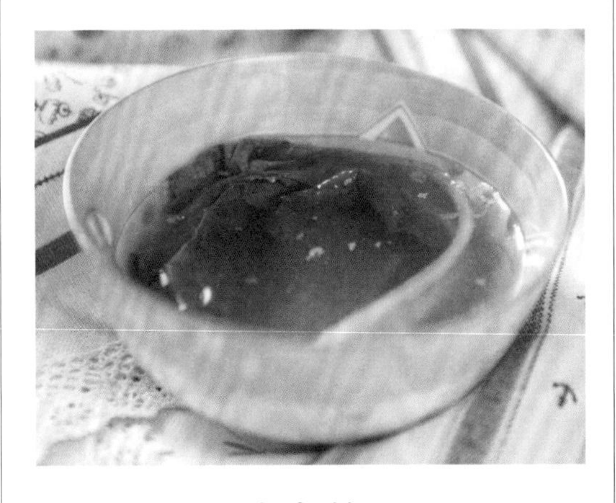

鸡肉鲜汤烧小白菜

材料　小白菜300克，鸡肉200克，葱花、料酒、牛奶、水淀粉各适量

做法　1.将小白菜洗净去根，切成10厘米长的段，用沸水焯透，捞出用凉水过凉，沥干。

2.油锅烧热，下葱花，烹料酒，加入鸡汤和盐，放入鸡肉和小白菜。

3.武火烧沸后，加入牛奶，用水淀粉勾芡，盛入盘内即可。

第三节 孕期生活指导

本月保健要点

★不要忽视这些怀孕征兆

在你怀疑自己怀孕时，你的身体会自动验证是否正确。看看我们的身体是如何告诉自己已经怀孕了，这些早期的征兆因人而异。

月经没来

这是最明显的征兆，但有些与怀孕无关的原因也会导致月经不规律，比如紧张、疾病、体重较大的波动。

疲倦

不再有足够的精力应付习以为常的活动。典型的表现就是下班后或在上班的时候最想做的事就是睡觉或特别想午睡。

盆腔和腹腔不适

下腹到盆腔都感到不舒服，但如果只是一侧剧痛，就必须在产检时请医生仔细检查。腹部可能会出现微胀不舒服感。

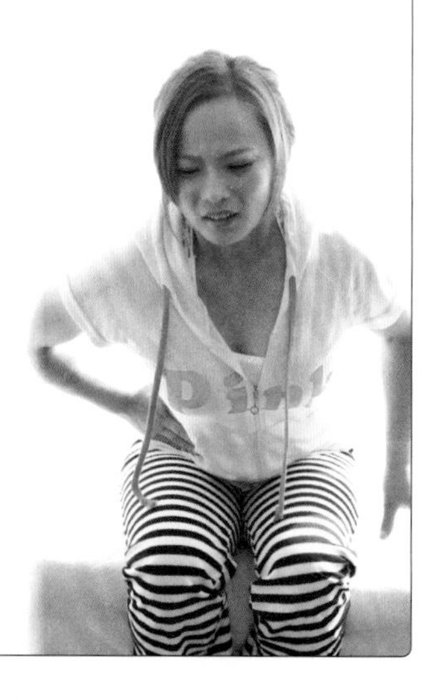

阴道微量出血

受精卵着床时会造成轻微出血，多数女性常常会误以为是月经来了。

情绪不稳

怀孕早期大量的孕激素使准妈妈的情绪变化大，有时会情不自禁地流泪。

恶心和呕吐

恶心、呕吐可能会误以为是感冒，有的人在怀孕3周后就感到恶心，大多数会在怀孕5～6周时才感到恶心。这种现象被称为“早孕反应”，在一天的任何时间都可发生，有的是轻微作呕，有的是一整天都会干呕或呕吐。早孕反应会在怀孕14～16周自行消失。

★遇到这些早孕反应怎么办

许多女性在妊娠期间都会发生或多或少、程度不同的妊娠反应，并出现诸多病理性或生理性的常见症状。其中大部分属于正常现象，适当休息、调节饮食后症状会减轻乃至消失。面对痛苦的早孕反应，如何消除或者缓解呢?

恶心呕吐吃不下

日常饮食可采用少食多餐的办法，吃了吐，吐了还要吃。注意多吃一些对胎儿发育特别是胎儿大脑发育有益的食物，如蛋、鱼、肉、牛奶、动物肝脏、豆制品、海带、牡蛎以及蔬菜、水果等，以确保蛋白质、维生素、无机盐等各种营养素的充分摄入。食物要清淡，尽量不吃太咸、过于油腻或有特殊气味的食物；饼干、面包以及苏打饼等食物可降低孕吐的不适程度。吃完点心后，1个小时左右再喝水。

有些准妈妈对特定食物的气味相当敏感，一闻到便有想吐的感觉。所以，对那些食物最好就敬而远之，不要有所接触，例如，油烟、油漆、汽油味、鱼腥味等。

失眠

害怕分娩带来的痛苦而过于紧张和恐惧是准妈妈失眠的常见原因。准妈妈可以白天进行适当地锻炼，睡前散散步、听听音乐、喝杯牛奶等，学会调整好睡眠，切记不可滥用镇静剂和其他药物，以免影响胎儿智力、身体发育。

每天晚上10点钟左右，用温热水浸泡双足，促进入睡，逐渐建立身体生物钟的正常节奏。

四肢无力易疲倦

疲倦感的产生，主要由于体内黄体酮增高，而黄体酮恰恰有镇静的作用。另外，妊娠早期新陈代谢速度加快，这样就可能感到非常疲惫，有时甚至控制不住自己，想要马上睡觉。要少吃或不吃冰冷和不易消化的食物。适当减少运动量和工作量，怀孕初期应该充分休息。多补充电解质可减轻头晕及四肢无力的症状。

胸口灼热

在妊娠早期出现“胃灼热”感，一般不需治疗，只要饮食上注意少食多餐，吃易消化的高纤维素食物，少吃甜食及高脂肪食物，并适当进行户外活动，保持精神上的轻松愉快，症状明显时喝杯牛奶或吃点食物则可使“胃灼热”感减轻或消失。

★准妈妈的起居和心态

出行安全

计划怀孕后，准妈妈就要注意自己的出行安全了。如果你还在上班，很幸运地公司离家很近，就少了很多烦恼，可以坚持每天步行上下班，既锻炼了身体，又不会影响工作。如果离家很远，你就要想办法使自己更加安全、更加便利地上下班，保证母子出行安全了。

如果公司到家的路程实在太远，不如考虑在公司附近租房子吧，这样就可以把路上的时间争取为休息时间。或者征求住在自己家旁边的、热心的有车同事，搭个顺风车，你友情赞助油钱，互惠互利，大家都开心。

生活规律

准妈妈应该保持有规律的生活起居，不能因为出现嗜睡、疲劳现象，就终日躺在床上。睡眠时间可以比平时延长1～2小时，早睡早起，有条件可以午睡，午睡的时间约1小时为宜，时间太长，会导致晚上不易入睡，扰乱生活规律。

预防放射线危害

禁止做X线检查、CT检查，避免长时间计算机操作以及看电视。因为在受精后的1～15天为胎儿的器官分化前期，虽然不会使胚芽畸形，但可致它死亡。

坚持口服叶酸片（从怀孕前的1个月至妊娠后3个月）每天0.4毫克，以防胎儿神经管畸形。

准妈妈要随时称体重

准妈妈体重变化对胎儿的影响很大，有资料表明，准妈妈体重增加10.9～12.3千克者，围生儿死亡率很低；体重增加超过12.3千克者，围生儿难产率增加。所以，准妈妈要合理地控制和调整体重。

在妊娠期间，准妈妈要多摄取高热量、动物高蛋白营养物质。妊娠末期，因母体组织间液体存贮量增多，表现为体表可凹性水肿（显性水肿）；或仅表现体重增加（隐性水肿）。孕晚期准妈妈体重一般每周增长不应超过0.5千克，体重增长过多或过快，大多因体内液体潴留过多所致。严重水肿常常是妊娠高血压疾病、低蛋白血症的初期表现，所以，准妈妈要随时注意自己体重变化情况。

不要洗热水浴

在怀孕的最初几周内，处于发育中的胎儿中枢神经系统特别容易受到热的伤害。洗热水浴或者蒸汽浴都会妨碍胎儿的大脑细胞组织生长。有调查显示：凡孕早期（两个月内），洗热水浴或蒸汽浴者，所生婴儿的神经管缺陷（如无脑儿、脊柱裂）比未进行热水浴或蒸汽浴者大约高3倍。准妈妈宜洗温水浴（水温在35℃左右）。

准妈妈防辐射必读

★工作和生活中规避辐射危害

切忌家电集中放置

家用电器集中摆放容易使人受到双倍或多倍的辐射危害。一般情况下一种电器的辐射危害可能是人体能够承受的，但是如果在一个相对集中的环境中同时使用两种或多种电器，势必会超过人体能够承受的界限。因此，建议电脑、电视、电冰箱等家用电器分开摆放，并且不宜摆放在卧室中。

安全隐患在电脑的后面

这是因为电脑的后面辐射强度最大，左右两面次之，相对其他三面，正面的辐射反而最弱。所以，规避电脑辐射的重点是看工作、生活中常常逗留的地方是否有电脑其他三面正对着准妈妈这样的安全隐患存在。

水是吸收电磁波的最好介质

在可能的情况下建议用玻璃容器或塑料容器盛水放置在辐射源边，可有效降低辐射强度。特别注意，盛水的容器不可使用金属的。

减少开机时间

关于这一问题，最典型的就是电脑和电视。建议准妈妈在不用电脑、不看电视的情况下，记得及时关机，以减少不必要的伤害。

使用电脑后及时清洁手和脸

准妈妈养成这种好习惯，可以有效避免暴露着的肌肤色素沉着、产生斑疹或引起其他皮肤病变等等。

哪些食物能抗辐射

此处指的是准妈妈可以安全食用的，可以抗辐射的，比较常见的食物有番茄、西瓜、红葡萄、杏、番石榴、木瓜、紫苋菜、黑芝麻等。

★防辐射服的选用

怎样选择面料

目前市面上制作防辐射服的面料主要有两种，即不锈钢纤维和碳素纤维。从防辐射的角度来讲，前者优于后者。所以，准妈妈在购买时要注意面料的区分。

洗涤方法

为了减少对防辐射效果的影响，建议尽量少洗为宜。在洗涤的过程中水温不能超过90℃，可使用中性的洗涤剂（不可漂白或使用带有漂白成分的洗涤剂）轻揉手洗。洗后不要拧干，要直接悬挂晾干。熨烫时要用中温或参考衣服上的标记。

样式的选择

一般较为常用的是背心款，但通常情况下根据不同人群和季节的需要也有短裙款、长袖款、吊带款、肚兜款等选择。

如何辨别真伪

首先是用手摸，如果手感较硬，一般质量就不可靠。其次，正规厂家生产的防辐射服都会随产品配有一小块单独的面料，如果将这块面料用火烧过，能看到一层密密的金属网的便是真的使用不锈钢纤维纺织的。此外，还可以用防辐射服将手机包住，包裹的厚度与严密度就像将手机装在衣服口袋中为宜，如果手机没有信号，就可以证明防辐射服的品质不错。

Q 防辐射服真的有用吗?

A 现在很多防辐射服，虽然质量参差不齐，但基本上能挡住手机信号的衣服就有点用处。

本月生活禁忌

★孕期不宜从事的工作

妊娠期为了避免准妈妈从事的工作对胎儿造成危害，有如下几类工作，建议准妈妈暂时离开工作岗位：

名称	危害
1	有受放射线辐射危险的工作：如医院的放射科、机场的安检部门等
2	接触刺激性物质或有毒化学物品的工作：如油漆工、农药厂、化工厂、施洒农药等
3	高温、高噪声环境的工作：如切割工、锅炉工等
4	高强度的流水线工作：如纺织工、食品加工厂的工人等
5	接触动物的工作：如驯兽员、兽医等
6	接触传染病人的工作：如传染科护士、医生等
7	伴有强烈的全身和局部振动的工作：如拖拉机驾驶员、摩托车手、汽车售票员
8	需频繁做上下攀高、弯腰下蹲、推拉提拽、扭曲旋转等动作的工作
9	野外作业或单独一人的工作：如地质学家、探险员等

威胁胎儿的药物有哪些

关于这个问题如今已经引起了人们的高度关注，但是大多数人也只是限于知道“某些药物对胎儿不利，有导致畸形儿和流产的可能；若是孕期出现某种疾病，只能到医生那里去问个究竟等”。为了加深准妈妈对这方面的深刻认识，我们特别在本周孕早期反应日益严重的情况下，较详尽地列出了对胎儿存在致畸威胁的药物，以供准妈妈参考。

名称	危害
部分抗生素类药物	四环素可导致胎儿畸形、牙齿变黄、长骨发育不全和先天性白内障。氯霉素可导致胎儿骨骼功能抑制和新生儿肺出血、灰婴综合征、骨髓抑制（白细胞减少或再生障碍性贫血）。链霉素和卡那霉素可导致肾脏受损和先天性耳聋。磺胺类药物可导致新生儿核黄疸和高胆红素血症。利福平可导致四肢畸形、无脑儿、脑积水
镇静药	氯氮会引起死胎、四肢畸形及发育迟缓，地西泮导致腭裂和唇裂，氯丙嗪会导致新生儿抑制和视网膜病变
降血糖药	格列本脲、甲苯磺丁脲、氯磺丙脲等药物在妊娠期间会导致流产、死胎和诸如先天性心脏病、唇腭裂、骨骼畸形、血小板下降等多发性畸形。建议有这方面需要的女性孕期可在医生的指导下使用胰岛素，远离降糖药物
维生素	维生素对于人体来说虽然是必需的，也是人们熟悉的，但是孕妇服用过量会导致胎儿畸形。因而，孕期在维生素的服用量上一定要掌握好
抗癫痫药	这类药会引发胎儿早产、身体和智力发育迟缓及多发性畸形。这类药物包括苯巴比妥、丙戊酸钠、苯妥英钠等
抗疟药	奎宁诱发胎儿流产、视力缺陷、胚胎耳聋、脑积水、肾损伤、四肢及心脏畸形等
抗甲状腺药	卡比马唑、丙硫氧嘧啶、甲巯咪唑会引起先天性甲状腺功能不全、甲状腺肿大，以及呆小病和死胎等。此外，使用放射性碘剂也会使胎儿甲状腺功能低下
部分抗生素类药物	黄体酮、睾酮之类的激素可使女婴男性化。最为常见的性激素己烯雌酚可使女婴男性化、男婴女性化、性器官发育异常。肾上腺皮质激素有可能致使胎儿发生多发性畸形
部分镇吐类药物	异丙嗪、氯丙嗪、美克洛嗪、三氟拉嗪等，可导致先天性心脏病。提醒饱受孕吐折磨的准妈妈一定要谨慎，即便是中药也存在隐患
解热镇痛类药物	这类药物包括安乃近、阿司匹林、感冒通、非那西丁等，以及含有此类成分的复方制剂。这类药可导致胎儿脑积水、畸形足、软骨发育不全、先天性心脏病，影响胎儿的神经系统和肾脏发育，以及出生后的智商和注意力较同龄人低等后果
抗肿瘤类药物	这类药物，如白消安、氯甲蝶呤、环磷酰胺等具有很大的生物毒性，对孕妇本身的伤害就很大，对胎儿的危害就更大了，导致多发性畸形的危险相当高。建议患有恶性肿瘤或需要使用抗癌药物的女性，最好不要怀孕，以免产生严重后果
抗凝血药物	像双香豆素等，有可能导致胎儿小头畸形
泻药与中成药	泻药在孕期建议禁止服用，有可能引起反射性宫缩，导致流产。中成药也并不是像很多人认为的那样安全，比如具有镇吐功效的中药半夏，在动物实验中就有导致胎儿畸形的情况发生

预防孕期流感的对策

流感在整个孕程当中是比较容易遇到的常见病，对胎儿的危害极大，可导致流产、早产、死胎、畸形，建议准妈妈从孕早期就要特别引起重视。准妈妈怀孕期间身体的抵抗力下降，因而属于易感染和高发人群。

★避免去拥挤的地方

准妈妈应尽量避开拥挤热闹的公共场所，尤其是在每年流感的高发季节，外出时记得戴上口罩。

★注意口腔卫生

注意口腔和双手的卫生，常洗手和用淡盐水漱口。保持所处环境良好的空气流通、环境卫生等，如有必要，需要定期消毒。

★保持良好的生活习惯

保持良好的作息与饮食习惯，不要过度劳累，多吃新鲜的果蔬。

★加强锻炼

适当的户外活动可提高准妈妈的机体免疫力与适应季节变化的能力。

建立围产期保健手册

围产保健手册是统一制定的记录孕妇原始资料的手册，它的用途如下：

1.做好早孕登记，使门诊部门对准妈妈情况有个了解，以便及早进行早孕卫生指导，筛查高危病例，为及时转诊、会诊做依据。

2.作为整个孕期情况的系统管理依据。

3.做好住院接诊及产后访视以及产后健康检查登记。

4.做好原始资料的积累及有关孕产期系统保健质量的分析统计工作，使保健工作进行得更有保障，质量更高。

Q 我怀孕前10天注射了奥硝唑和氟康唑，我很担心会影响到胎宝宝的智力和身体发育，应该做一些什么检查？

A 首先要做好孕期检查，并随时观察胎儿的生长发育情况。在这个月内选择一家值得信赖的医院作为产前检查和分娩医院，做一些常规检查。这些都是包括在围产检测以内，建卡时咨询产科专家。

计算所需开支

★准妈妈孕产期相关花费

体检费用（各医院不同，仅供参考）	B超费：35～300元 血常规：10～18元 尿常规：9～25元 心电图：20～50元 唐氏综合征检查：200元 羊膜穿刺：1000元 糖筛查：12元 胎心监护：35元
分娩费用	自然分娩约1500元，剖官产5000～10 000元
住院费	每天20～300元
营养品	产后恢复期的营养补充重点都在蛋白质、维生素和钙，而哺乳期对营养素的需要量则更高。因选择的营养补充食品品牌不同，相应的费用支出不同，每月200～300元
健康俱乐部	参加专为产妇组织的俱乐部活动，费用每月500元左右

★宝宝出生第一年的基本开销

纸尿裤	每片1.2～1.5元，3个月前每天消耗5～10个，如果及早训练大小便，就可以省下不少钱
奶粉	普通奶粉的售价在50～60元，高档奶粉售价则在上百至数百元
就医	宝宝在出生第一年内会有发热、腹泻，甚至肺炎等病症，治疗、药物、交通等也是一笔开支
保姆的费用	每月5000～10 000元

提高食欲的好方法

准妈妈在妊娠反应期防止低钾血症的关键是提高食欲，保证进食，从食物中获得充足的钾。要增加食欲，应从以下几个方面入手：

★要进行适当的活动

适当的活动可以促进胃排空，减轻饱胀感，进而刺激食欲；同时也能分散注意力，减少对自己身体不适的过分关注。这样的活动包括散步、听音乐、简单的家务劳动或者并不耗费较多体力的工作。当然如果反应较重，呕吐剧烈，不能进食，还得适当休息。必要时还应及时就医，输液补钾，以免延误病情。

★要选择可口的饮食

应尽量迎合自己的口味，想吃什么就吃什么。同时也要摸索自己的反应规律，争取在反应轻的时候多吃些。少量多餐也能减轻恶心、呕吐的发生。此外，可尽量多吃含钾较多的食物，如香蕉、红枣、花生、海带、紫菜、豆类等，以补充因呕吐丢失的钾。

★要保持乐观的情绪

如果知道反应是正常的生理现象，抱着一切为了孩子的美好态度，就可以保持良好的心理状态和乐观的情绪。把进食当做一项任务来完成，反应再重也要吃，就能多吃一些。

准妈妈妊娠记录

宝贝，遇到你是我人生中感动最深的一件事。

感谢你的到来，

给予爸爸妈妈的恩爱一个圆满的见证。

末次月经日期：

______

______

月初及月末体重：

______

______

验孕时间及结果：

______

______

妊娠反应开始时间：

______

______

妊娠反应的症状（具体有哪些反应及程度）：

______

______

本月异常状况（如体温及血压异常、疼痛、阴道出血、

______

______

腿水肿、头晕、视力障碍、患病及治疗过程等）：

______

______

第四节

孕期胎教方案

本月胎教课堂

★准备胎教用品

等待是一种折磨，但是可以通过胎教的准备工作调整准妈妈和准爸爸的心态。

◎一张高质量的音乐光盘。

◎几本介绍怀孕知识的书籍。

◎学会几首欢快的童谣。

★准备一本胎教日记

送给宝宝最珍贵的礼物——胎教日记。

准备一本胎教日记，这将是用10个月的时间给宝宝的诞生准备的一份最珍贵的礼物。这本饱含准妈妈和准爸爸的爱和关怀写就的日记，将是宝宝一生的珍藏。

★提前进行优孕准备

准妈妈健康的身体才是胎儿健康发育最大的后勤保障。

适当的运动，简单的舞蹈，一些音乐舒缓的手语舞，在大自然中散步都非常有用，这段时间还应当保持适当的运动。

在孕早期，随着宝宝的到来，可能会带给准妈妈不适。这种不适会影响到准妈妈的心情，所以准妈妈需要学习静心呼吸法，帮助准妈妈保持平和、愉快的心情。

★看一本书

准妈妈可以购买一些绘本来阅读。细腻幽默的文字，搭上清新自然的插图的胎教绘本，最能诠释母子间深情的爱意。准妈妈可以通过自然的风景、可爱的动物、星星、云彩等向胎儿传递母爱。

★看漂亮宝宝的照片

怀孕时应该多看漂亮、可爱的宝宝照片。看到这些照片，想象一下自己宝宝的样子，是一件非常开心的事情。

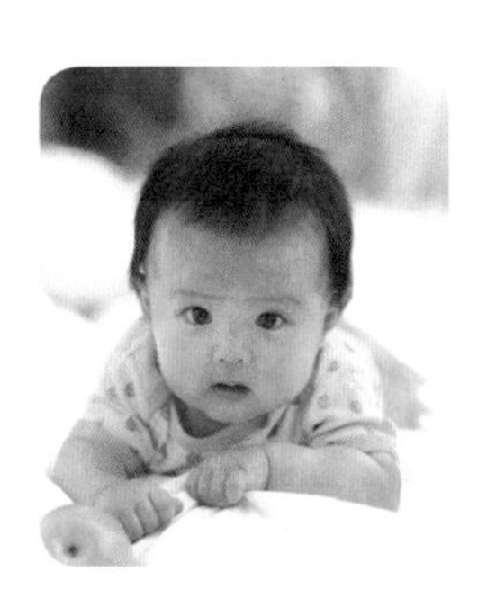

孕1周 让身心达到最佳状态

如果准妈妈和准爸爸已经做好准备，要迎接一个健康宝宝的到来，那么这周就要开始实施胎教了，好好利用这段时间做些胎教的准备吧。

这一时期的准妈妈应该保持心情愉快、情绪乐观，避免不良情绪的产生，即使遇到不痛快的事也不要苦恼发怒，要积极调整，让自己的身心达到最佳状态，迎接宝宝的到来。

外界的色彩、音响和声乐，乃至无限美好的大自然景色等，不仅能让准妈妈置身于舒适优美的环境，同时，也能让准妈妈感受到美与欢快，自然会觉得心情轻松愉快，从而让腹中的胎儿感觉舒适。”

★聆听班得瑞的《安妮的仙境》

流水、雀鸟之声，从自然而来的气息沁人心脾。准妈妈聆听班得瑞的《安妮的仙境》，能起到镇静情绪、松弛身心的作用，给人一种置身大自然的感觉，倾听这些来自大自然的声音，能让准妈妈的大脑和心情都很放松，焦躁和烦恼渐渐消失，安心和舒适的感觉随之而来。在这种安逸、平静的状态下，智慧之门慢慢打开……

歌声穿过黑夜，向你轻轻飞去。
在这静谧的林间，等待我的爱人。
皎洁月光洒满大地，
树梢也在悄悄耳语。
此刻，没人来打扰我们，
亲爱的，抛开你的顾虑，
让我的歌声感动你。
来吧，亲爱的！
我的歌声，带来幸福爱情。
你是否听见夜莺在歌唱，
它用那甜蜜的歌声，
诉说你我的爱情。
它用那银铃般的声音，
感动温柔的心房。
这歌声也会使你感动吗?
来吧，亲爱的！
我们一起分享这幸福爱情。

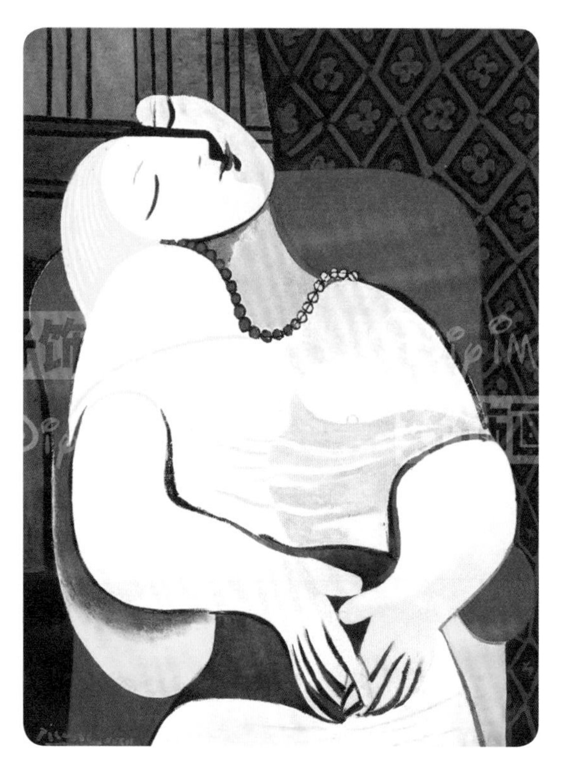

★毕加索的《梦》

1927年，47岁的毕加索与长着一头金发、体态丰美的17岁少女初次相遇，从此，这位少女便一直成为毕加索绘画和雕刻的模特儿。又过了17年，64岁的毕加索在给她的生日贺信中说："对我来说，今天是你17岁生日，虽然你已度过了两倍的岁月，在这个世界上，与你相遇才是我生命的开始。"《梦》这幅画作于1932年，可以说是毕加索对精神与肉体的爱的最佳体现。

孕2周 准爸妈恩爱是最好的胎教

人们常说，孩子是爱情的结晶，因此，胎教首先源于爱。在妻子备孕期间，夫妻间和美浓厚的爱意能为胎儿提供一个最好的成长环境。父母实施胎教时必须充满爱心，在一个充满爱心的孕育过程中，准妈妈才能深切感受到胎儿的点滴变化。如果家庭美满幸福，胎儿会安然舒畅地在母腹内顺利成长，出生后往往聪明健康；反之，如果夫妻不和睦，彼此经常争吵、长期精神不愉快、过度忧伤抑郁，都会导致准妈妈大脑皮层的高级神经中枢活动障碍，引起内分泌、代谢过程等发生紊乱，并直接影响胎儿。

因此，夫妻双方要心平气和地对待彼此的分歧，相互爱慕，并以极大的爱心共同关注那爱情的结晶，使整个家庭充满了温馨与爱，让胎儿在和谐、愉快的家庭氛围中安然成长。

晚安曲《卡布里的月光》

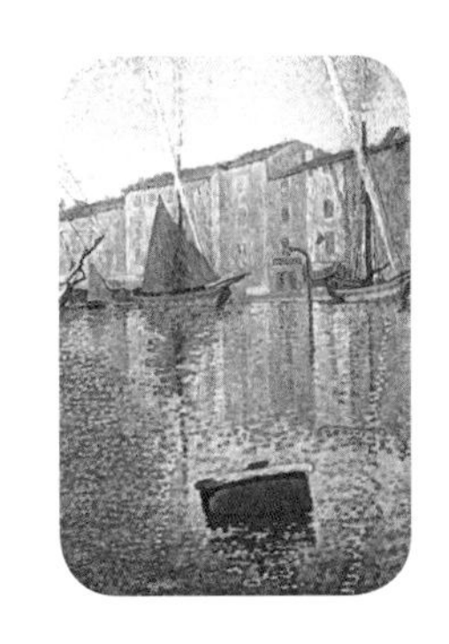

《卡布里的月光》是一首沉静的轻音乐，是由瑞士的班得瑞乐团创作的。这支乐曲演绎出意大利的卡布里岛笼罩在迷人的月光下的景致。

班得瑞乐团成功地将新世纪风格结合大自然音效，扩展了音乐深度，构成了现今最具现场感的大自然音乐。班得瑞的演奏与卡布里岛的月光有机地结合，就构成了整首乐曲的灵魂和精华。准爸爸和准妈妈可以在宁静的夜晚一同欣赏，相信它为你们带来的绝不仅仅是好听。

胎教名曲《紫丁香》

准妈妈可以边欣赏柴可夫斯基的名曲《紫丁香》，边欣赏荷兰绘画大师梵·高的油画作品《紫丁香》。温情柔美的旋律与眼前花团锦簇的紫丁香融为一体，花香呼之欲出，相信准妈妈一定会陶醉在这浓浓的温情中，内心享乐无比。

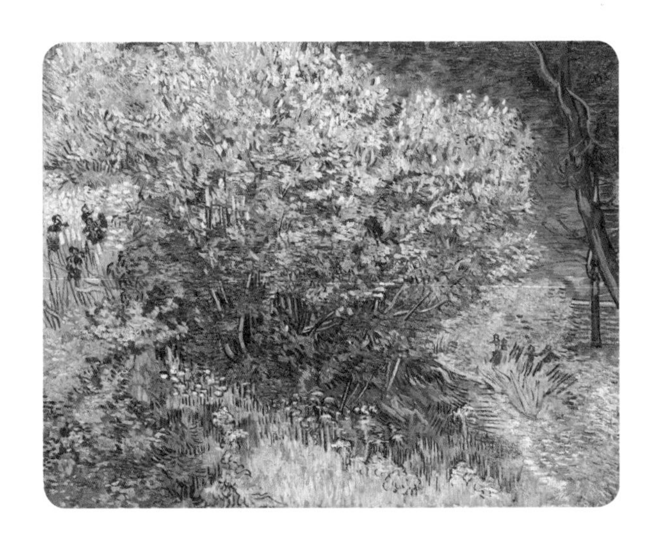

小贴士

胎教不是准妈妈一个人的事情，准爸爸也应该充分发挥作用。在孕期的第一个月里，准爸爸应该跟准妈妈一起准备孕期所需的用品，多关心准妈妈，让准妈妈保持平和、稳定、愉快的心态，这对胎儿的发育尤为重要。

纯音乐《雨的印记》

《雨的印记》这首钢琴曲出自韩国最擅长描绘爱情的音乐家李闰珉（Yiruma）之手，创作这首乐曲的时候，是在一个满天星星的夜晚，忽然间一场雨，让李闰珉有感而发地写下这首曲子。钢琴在李闰珉的指下奏出了那大珠小珠落玉盘的声音，像是在倾诉，这声音是那么亲切，钢琴的每次敲击就像雨滴一样落在心中，那样轻柔，却又那么清晰。每次聆听，仿佛真的在窗边，感受屋檐滴落雨滴的感觉，也仿佛在等待着那美好时刻的到来。

伴着音乐入眠

音乐像溪流般缓缓流淌，
那样的安静、甜美，
唤醒了灵魂深处的记忆，
宛如美丽的天使，
风像精灵一般拂过你的发丝，
叶子又好似孩童，
调皮得沙沙作响，
窗外的月光仿佛白纱，
伴着律动的音符，
倾洒在你的肩头，
如水的思念正在淡淡地消散，
记忆中的那个身影，慢慢地走近。
在这静寂的夜色中，
相互之间的温暖，
如云如玉，似水似花，
平静的水面绽开甜美的花儿，
如同绽放在你的心里，
满满地、慢慢地、轻轻地靠近，
贴近你心跳的下一秒，
月光呀，就这么浸染了我们，
在这首卡布里的月光中，
淡淡入眠。

孕3周 多听抒情音乐

这个时期，准妈妈通常还没发现自己已经怀孕，在你以为的备孕期里，你应该多听抒情的音乐，保持心情愉快。同时还要了解相关的怀孕知识，及时发现怀孕征兆，多与准爸爸聊天，保持心情轻松舒畅。

★静静体味《风的呢喃》

悠扬的短笛与铜管声，自远而近，轻轻飘来，一尘不染的音乐像是微风，轻轻地吹过心池，给心灵带来了淡淡的涟漪。此刻，静静体味来自班得瑞乐团的《风的呢喃》。闭上眼睛，仿佛微风正轻轻拨开你脸颊的鬓发，温柔地对你说它一路前来都看见了些什么。

《风的呢喃》是在耳边轻柔的絮语，它像一朵朵头顶飘过的云，正慢动作前进到你凝视的远方。简约的弦乐像是一段娓娓道来的故事，温柔得就像躺在母亲怀里倾听的摇篮曲。

★古典名曲《高山流水》

准妈妈可选择一个安静的环境，欣赏一些中国古典名曲，陶冶情操。听古典名曲时，跟随音乐的节奏，边听边幻想曲中的画面，想象自己在画中散步的感觉。

适合胎教的中国古典名曲有：《高山流水》《梅花三弄》《春江花月夜》《阳春白雪》《渔樵问答》《平沙落雁》等。

科学研究表明，胎儿喜欢听与子宫内胎音合拍的音乐，如优美的西欧古典音乐等。在巴赫、莫扎特的乐曲中，蕴藏着和人类生命节律相通的部分，那是一种犹如河水潺潺流动的周期波声音，很容易被胎儿接受。

传说先秦的琴师俞伯牙一次在荒山野地弹琴，樵夫钟子期竟能领会这是描绘“巍巍乎志在高山”和“洋洋乎志在流水”。俞伯牙惊曰：“善哉，子之心与吾同。”钟子期死后，俞伯牙痛失知音，摔琴断弦，终身不操，故有高山流水之曲。

★读一本书《小威向前冲》

推荐准妈妈看一本英国儿童绘本画家艾伦的作品《小威向前冲》。准妈妈可以购买这本绘本来阅读，相信你一定会喜欢并为你自己的小威感到高兴和骄傲。

小威是一个小精子，他住在布朗先生的身体里。小威数学不好，但他是一名游泳健将，他将和三亿个朋友进行游泳比赛，比赛的奖品是一颗美丽的卵子。大赛的日子一天天的近了，小威每天都在努力地练习……

比赛的日子终于到了，他游得非常快。比赛结束时，发生了一件又神奇、又美妙的事！小威最后去了哪儿呢?

小贴士

准妈妈听音乐时，要全身放松，可以半躺或半卧在一个舒适的地方或摇椅上，把手放在腹部，聆听室内音响播放的音乐。每天听的乐曲最好固定，不要变化繁多，音量以55分贝以下为宜，每次进行5～15分钟。

孕4周 心情愉快舒缓紧张心理

准妈妈在这一周要调整好心态，努力保持心情舒畅。要听取产科医生对妊娠知识的介绍，了解胎儿的孕育过程，尽量在思想上和心理上做好准备。如果情绪不佳，还可以找人聊聊天，或听听音乐、看看书，尽快让自己的心情明亮起来，这对胎教是十分有益的。

★聆听天籁之音《森林中的一夜》

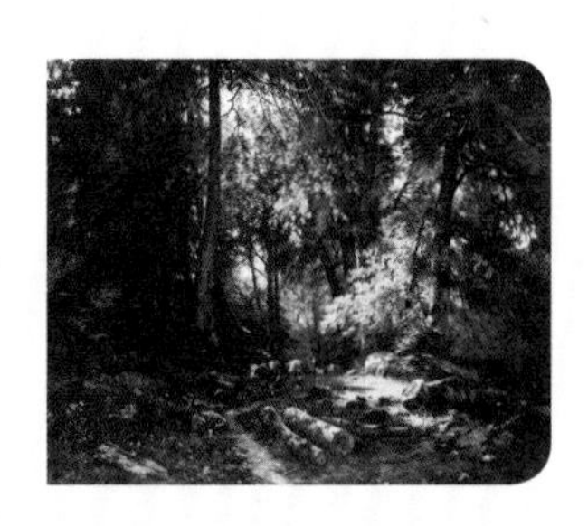

《森林中的一夜》是班得瑞乐团《日光海岸》专辑中的主打乐曲，乐曲的开头所营造的氛围就很容易使人想起森林，想起森林中看似寂静的夜晚。

假如你是森林里的主人，你将看到、听到更多的内容，那明月、那满是星星的天空、那枝丫相互交织的树林，以及晚归的小鸟们翅膀划过夜晚的声音……这一刻，就在这怡人的动与静中，心灵觅得了安逸的憩所。亲爱的准妈妈，此刻请安静地躺下来，仔细聆听这天籁的声音……

★准爸爸给宝宝的一封信

你可以给你未出生的宝宝写一封信，告诉他爸爸妈妈有多爱他，告诉他你们是多么的期待他的到来。作为胎教，你写完后可以轻轻地读给宝宝听。你可以在他长大后，将信送给他。下面是一位准爸爸写给宝宝的信，供准妈妈和准爸爸阅读与参考。

亲爱的孩子：你好！

我是你的父亲，我正在给你写信，你的母亲正在厨房里忙活——她一边洗碗，一边猜测你是男是女。而现在，你正藏在你母亲的肚子里，做出一副不肯跟我们见面的高傲样子。可是，我的孩子，不管你怎么高傲，你最终还是要来跟我们见面的。

你现在正待在城堡里，也就是妈妈的子宫，那是孩子们来到世界前，在母亲肚子里睡觉的地方。现在，你就睡在你母亲的城堡里，你在这个城堡里成长，就像一颗种子在土地里发芽一样。等你睡够了，你就会把自己打扮一番，出来跟我们见面。我不知道你来的那一天，天空里是不是会下着雪，可是孩子，不管你是不是在雪花的伴随下来到这个世界，我们都会把你当做老天送给我们的最好礼物，作为上天送到这个世界的一个精灵。

孩子，你的名字叫谢谢。我想告诉你的是，世界上的一切东西都有自己的名字，比如，麻雀的名字是“麻雀”，苹果的名字是“苹果”。名字是一件事物存在的符号，所以，当你来到这个世界后，你要珍惜自己的名字。现在，我来解释一下你为什么叫谢谢吧。孩子，在我们的语言系统中，谢谢这两个字表示对别人感恩的意思，我们拿它来做你的名字。孩子，我希望你能喜欢我们给你取的这个名字，不过，即使你不喜欢，也拜托你接受吧，这可是我给你取的名字啊，就这样定了吧，谁叫我是你父亲呢！

孩子，有很多人期盼着你早点到来，这些人，你今后会慢慢认识的，我就不在这里给你一一介绍了。孩子，你会慢慢成长，而我们，会慢慢变老……孩子，这是我写给你的第一封信，我不想写得太长，我会一直给你写信，直到你来到这个世界，在这些信里，我会给你说很多其他事情。好了，孩子，今天就谈到这里——天啊，我的孩子，你早点来吧，我都有点儿等不及了，我向你投降！

爱你的父亲

2013年2月23日

★给胎儿唱一首歌

刚得知怀孕，准妈妈情绪容易波动，还可能产生不利于胎儿生长发育的忧郁和焦虑情绪，因此，这里推荐准爸爸和准妈妈一起给胎儿唱一首《三只熊》，边唱边用手语做出动作。相信在这种轻松愉快、诙谐有趣的气氛感染下，准妈妈一定会非常开心。

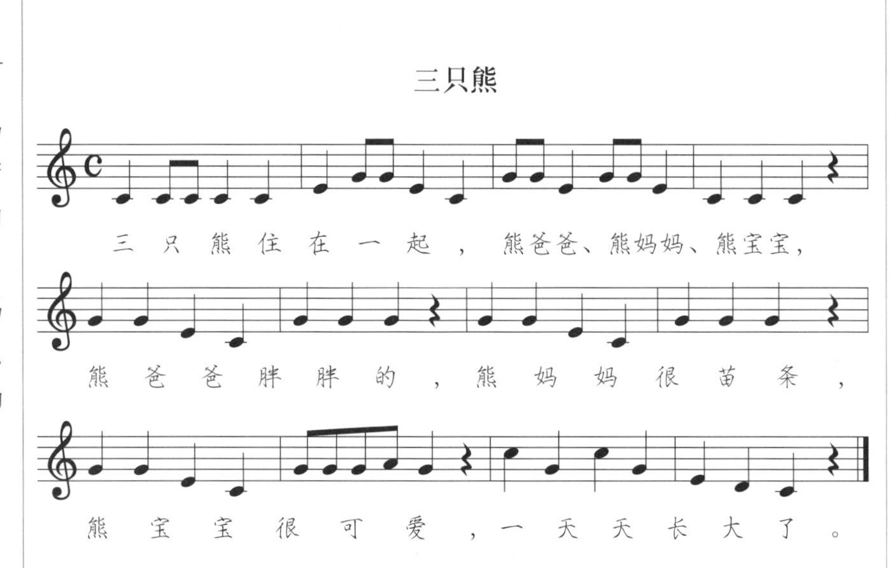

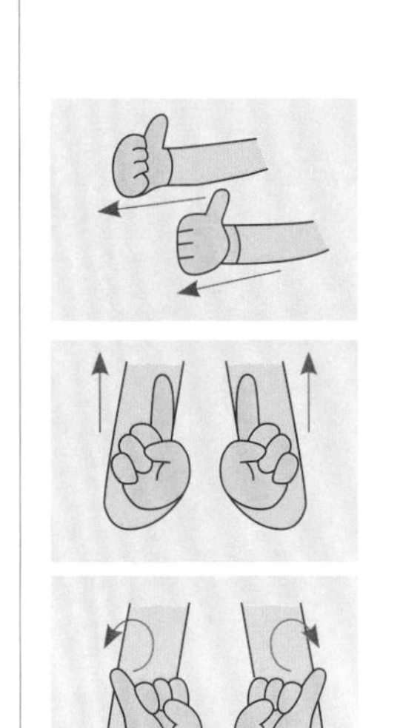

步骤一：熊爸爸

双手竖起大拇指向前推。

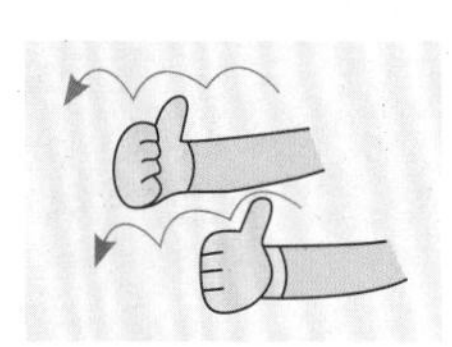

步骤二：胖胖的

双手竖起大拇指向前做波浪式推进。

步骤三：熊妈妈

双手竖起示指向上移动。

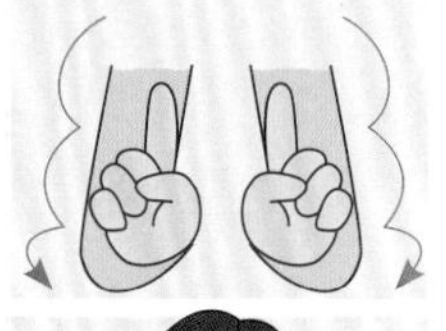

步骤四：很苗条

双手竖起示指做波浪状向下移动

步骤五：熊宝宝

双手竖起小指向外画圈。

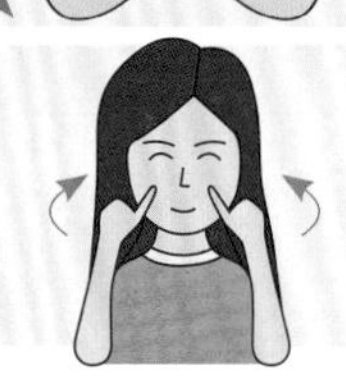

步骤六：很可爱

双手竖起小指在脸上做可爱状。

第三章

怀孕第二个月

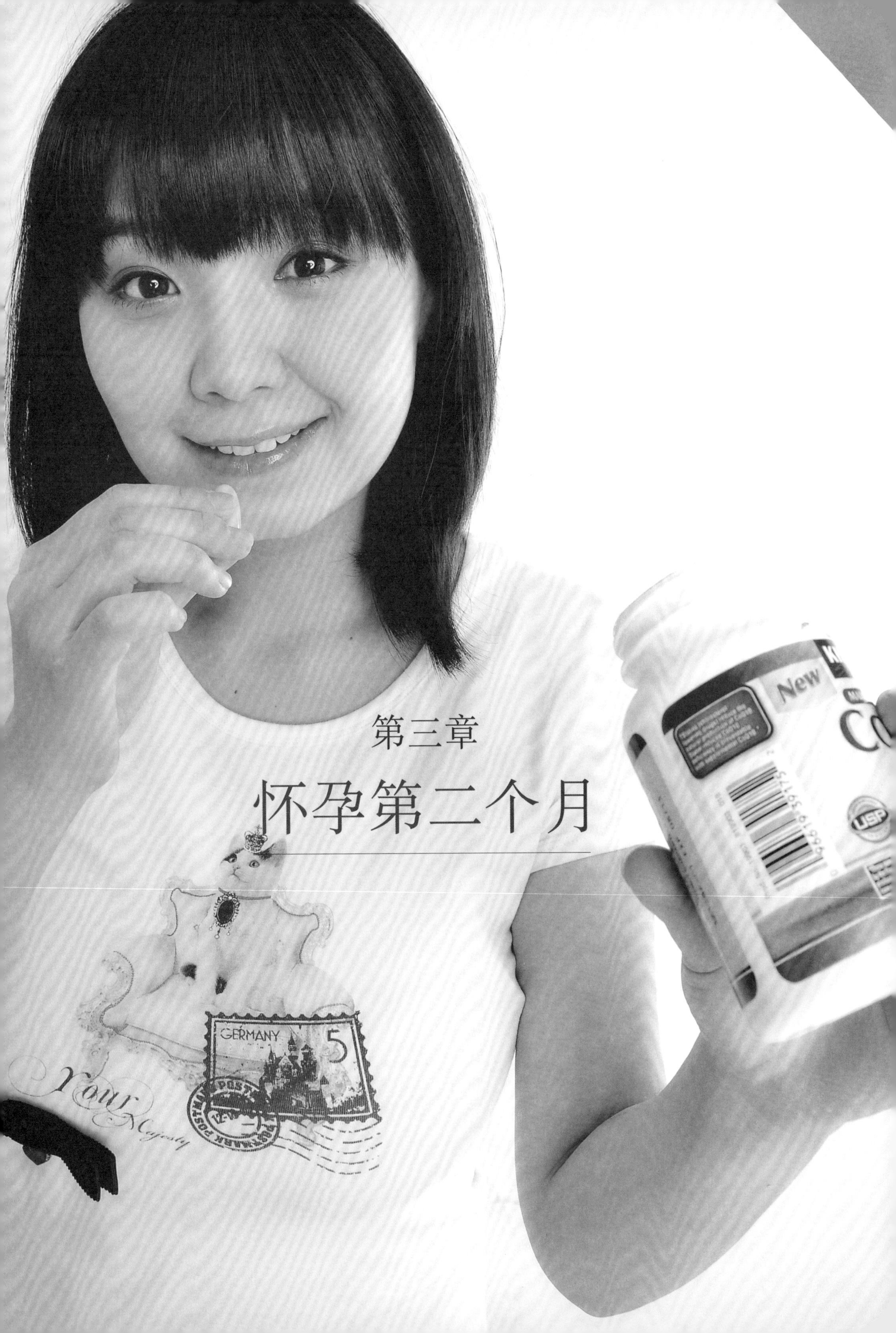

第一节

早孕反应开始了

孕2月的胎儿

与上月相比，胎儿长了两倍以上，从头部到臀部的长度已达到14～20毫米。这个时期的胎儿的嘴巴、眼睛、耳朵已出现。

★孕5周 胎儿有苹果籽大小

胎儿的背部有一块颜色较深的部分，这个部分将发展成为脊髓。孕4周时还蜷曲在一起的手脚到孕5周时有了新的发展，像植物发芽一样伸展开来，神经管两侧出现突起的体节，体节将会发展成为脊椎、肋骨和肌肉。

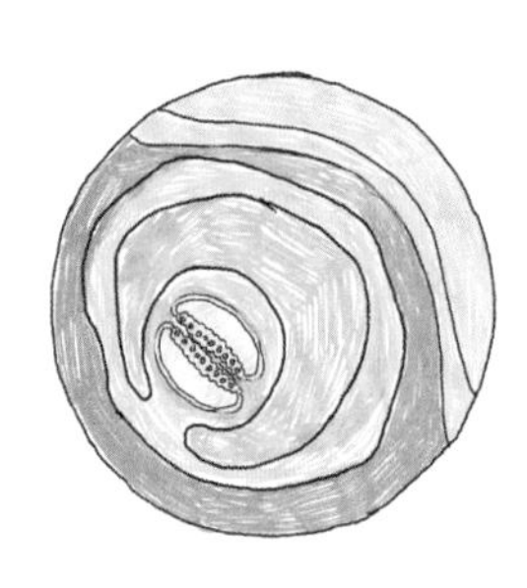

★孕6周 主要器官开始生长

从怀孕第六周开始，胎儿逐渐呈现雏形。虽然后面还拖着小尾巴，但此时手脚四肢已开始像植物发芽一样长出来，能看到明显的突起。面部的雏形也逐渐显现，已形成了眼部的两个黑色突起、耳朵的两个孔、嘴和鼻子的小缝隙。心脏管融合并开始收缩。此外，肝脏和胰脏、甲状腺、肺等器官也开始呈现出原始的形态。

★孕7周 尾巴逐渐缩短

突起的鼻子已经在一张一合地运动，能很清楚地看到小黑点一样的眼睛和鼻孔。胎儿的身体也发生了变化，头部将移动到脊椎上面，而且尾巴也逐渐缩短。手臂和腿部明显变长、变宽，所以容易区分手臂和腿部，还能分辨出手和肩膀。可以看到心脏，而且明显地分化为左心室和右心室。

★孕8周 胎儿有一颗葡萄的大小

此时已经完全可以区分出手臂和腿，而且长度也有很大变化，手指和脚趾也成形了。胎儿的皮肤薄而透明，能清晰地看到血管。胎儿的脖子上端形成了外耳，脸部形成了眼皮。开始显露出鼻子和嘴唇，同时开始形成睾丸或卵巢生殖器组织。

孕2月的准妈妈

月经延迟，同时出现胸闷、恶心、浑身无力、乳房肿胀、去厕所次数增加等身体变化。月经延迟两周，就有可能是怀孕了，应当去妇产科进行检查。现在是孕吐开始的时期。另外，胎盘还没有完全稳定，是流产概率较高的时期。最好不要做激烈的运动，避免性生活。

★孕5周 出现类似感冒的症状

月经没有按时来，可以去药店购买怀孕试纸，以便证实自己是否怀孕。一旦证实了，要马上去医院检查。这个时候，一般女性还没有怀孕的明显症状，甚至不知道自己已经怀孕了，但是有些敏感的女性会出现类似感冒的症状。如果有这种症状，同时月经还没有来，就要去医院检查，不要随便吃感冒药。

★孕6周 乳房明显变大

这个时期，由于激素刺激乳腺，会感到乳房胀痛，乳头突出会更加明显，还会出现乳晕。由于乳房的血液供应增加，可以透过皮肤看到静脉。

★孕7周 基础代谢增加

这个时候，多数女性会出现恶心呕吐，即“早孕反应”，并有疲劳感，总是有些困倦，不愿意做家务，总是想躺着，心跳加快，新陈代谢率也有所增高。由于子宫扩张压迫膀胱导致尿频，激素分泌物增多会导致情绪烦躁。

★孕8周 情绪不稳定

现在情绪波动很大，有时会很烦躁，但必须注意，孕6～10周是胚胎腭部发育的关键时期，如果你的情绪过分不安，会影响胚胎的发育并导致腭裂或唇裂。

本月大事记

本月的一项重要任务是预防流产。

这一阶段，大多数的准妈妈都有不同程度的妊娠反应。

由于要为胎儿提供营养和氧气，准妈妈的新陈代谢更加活跃，产生大量汗液，同时可能出现各种皮肤疾病。有时会皮肤干燥，产生瘙痒和粉刺，并且脸部容易出现黑斑、雀斑等。

在这个阶段，要继续补充叶酸，准妈妈要尽量多吃些绿叶蔬菜。

补充蛋白质。蛋白质是生命的组成材料，准妈妈体内的变化、血液量的增加、身体的免疫力，都需要蛋白质来维持。在妊娠初期，每天要比妊娠前多摄入蛋白质约50克。

以愉悦的心情写怀孕日记。

本月细节备忘

较消耗体力的家务劳动要拜托别人来做。

不要提重物，在逛街或购物时，重物尽量让身边的人拿。

不要长时间站着做事情，那样会给腰部和腹部带来压力，容易导致子宫收缩。

尽量避免惊吓或打击。外出时，最好穿休闲舒适的服装，穿平底鞋或防滑鞋。

避免剧烈运动，同时还要避免容易对腹部产生强烈冲击的动作。

舒缓恶心的饮食方法，恶心的症状一般始于怀孕4周前后，到怀孕4～5个月自然消失。

多吃预防便秘的海藻类和黄绿色蔬菜，为了预防怀孕期间出现的便秘，应该多吃些有助于肠胃蠕动的纤维类食物，如豆类、海藻类食品，再配合散步等轻微的运动，就可以有效预防便秘。

坚果类是对胎儿大脑发育很有帮助的零食。平时准妈妈手边可多准备松仁、核桃、花生、板栗、杏仁、南瓜子、瓜子等坚果类零食，这些零食都含有不饱和脂肪酸和蛋白质。

避免长时间在高温水中坐浴。最初两个月胎宝宝处于器官的形成分化期，极易受到高温的影响而致畸形，准妈妈采用淋浴可降低阴道细菌感染的风险。

本月孕期检查

本月要进行一次较为全面的检查，通过检查，可以对准妈妈和胎宝宝的健康状况有一个整体的了解。

询问：医生要进行必要的询问，以了解准妈妈的情况，包括健康情况和病史，药物过敏情况，此前采用的避孕措施，丈夫的年龄和健康状况，妊娠和分娩的经历，流产和终止妊娠的经历，末次月经开始的日期，丈夫及家属中有无遗传性疾病等。准妈妈不要羞怯，要事先做好准备，如实回答医生提出的问题，以便医生准确了解准妈妈的情况。

总体状况检查：检查心、肺功能，测量血压、体温，称体重，检查脊柱，以确定准妈妈身体的总体状况。

预产期的推算：从末次月经的第一天算起，月减3或加9，日加7，所得的日期为预产期。

准爸爸必修课

1	为了保证准妈妈能充分地休息和睡眠，准爸爸应该主动承担一些家务
2	这个月的胎宝宝还没有稳定，是流产的高发期，即使准妈妈有不对的地方，准爸爸也不要埋怨
3	当准妈妈妊娠反应严重时，要及时陪伴准妈妈到医院，请医生帮助调理
4	把房间布置得干净温馨，仔细检查家庭环境有无危害，必要时更换家具
5	给准妈妈添置防辐射衣、电脑防辐射屏等用品
6	妊娠反应常使准妈妈食欲下降、呕吐难受、情绪低落，这时准爸爸要理解准妈妈的情绪变化，并准备她爱吃的饭菜

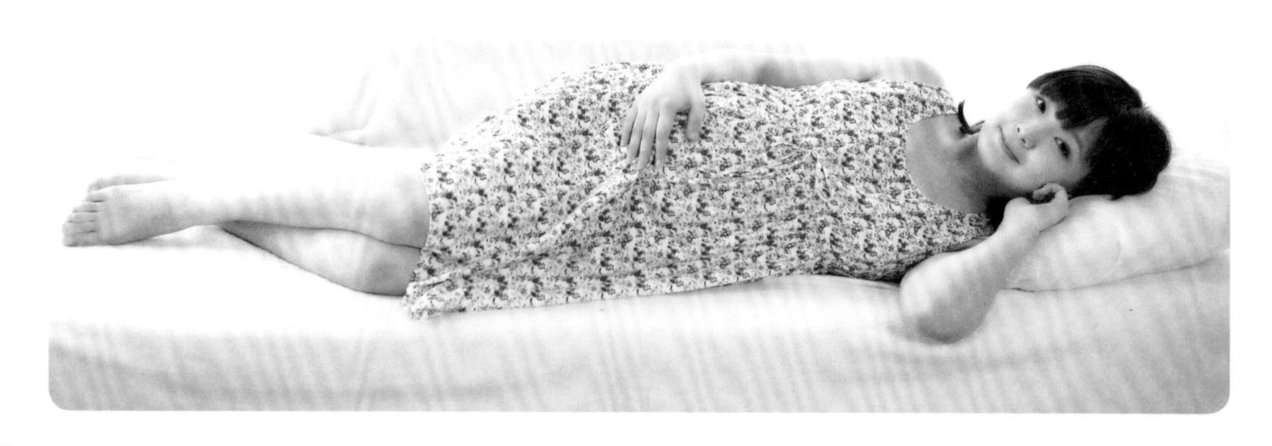

第二节
孕期饮食方案

本月营养关注

★需要重点补充哪些营养

孕早期是妊娠反应最强烈的一个时期，常伴有呕吐、头晕、懒散等症状。所以这个时期的饮食是以口味清淡为主，多喝汤、粥，以减轻妊娠反应。怀孕第二个月所需营养，除了注意补充叶酸和蛋白质，还要注意钙和维生素D的补充。

补充蛋白质

每天的供给量以80克左右为宜。怀孕两个月内，对于蛋白质的摄入，不必刻意追求一定的数量，但要注意保证质量。今天想吃就多吃一点儿，明天不想吃就少吃一点儿，顺其自然就好。

继续补充叶酸

叶酸是胎儿神经发育的关键营养素，孕2月是胎儿脑神经发育的关键时期，脑细胞增殖迅速，最易受到致畸因素的影响。如果在此关键期补充叶酸，可使胎儿患神经管的危险性减小。人体内叶酸总量在5～6毫升，但人体不能合成叶酸，只能从食物中摄取，加以消化吸收。孕妇每天补充400～800微克叶酸才能满足胎儿生长需求和自身需要。菜花、油菜、菠菜、番茄、蘑菇、豆制品、坚果中都含有丰富的叶酸。

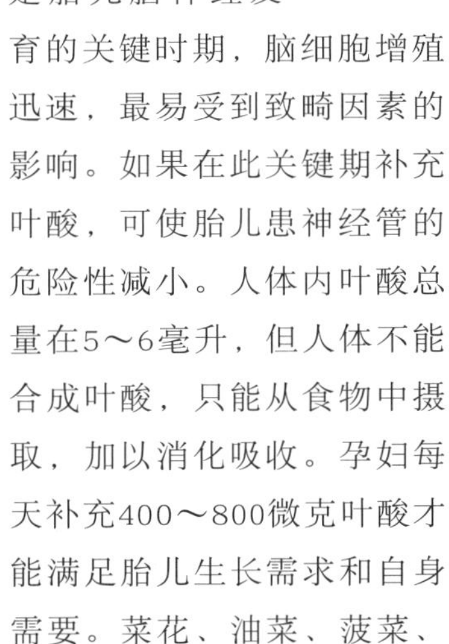

补充糖类和脂肪

怀孕两个月，如果实在不愿意吃脂肪类食物，就不必勉强自己，人体可以动用自身储备的脂肪。此外，豆类食品、蛋类、奶类也可以少量补充脂肪。含淀粉丰富的食品不妨多吃一些，以提供必需的能量。

★吃什么，怎么吃

多吃能预防贫血的食物

本阶段对孕妇来说，最容易缺乏的成分就是铁。如果缺铁，就容易导致贫血，并会增加难产的可能性。虽然大部分孕妇会服用补铁营养品，但是怀孕初期还不需要服用。如果怀孕初期服用补铁营养品，反而容易加重恶心和呕吐症状，所以应该尽量通过食物摄取铁质。富含铁质的食品有猪肝、鸡肝、牛肝、鱼类、贝类、豆类等，而且人体对于这些食品的吸收率也很高。

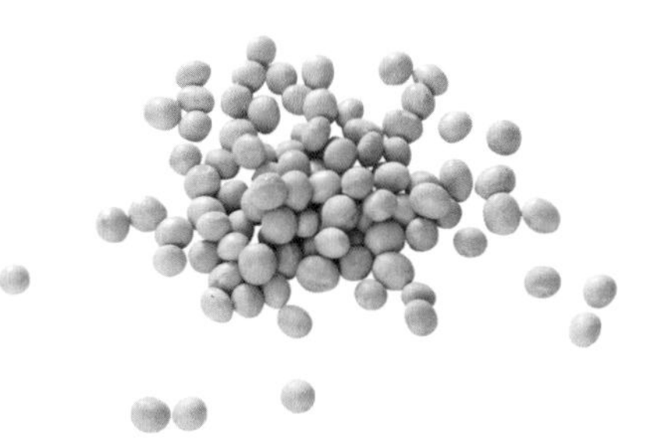

适当吃点补脑的核桃

核桃含有丰富的不饱和脂肪酸，丰富的蛋白质，较多的磷、钙和各类维生素，还含有糖类、铁、镁、硒等。中医认为，核桃有补肾固精、温肺止咳、益气养血、补脑益智、润肠通便、润燥化痰等作用。准妈妈常吃核桃可防病健身，有利于胎儿健脑。

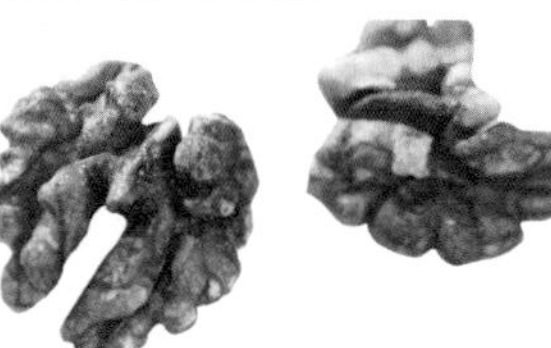

多补充水分

怀孕两个月补水非常重要，特别是早孕反应严重的人，因为剧烈的呕吐容易引起人体的水盐代谢失衡。

多吃鱼

鱼类营养丰富，含有易被人体吸收的钙、碘、磷、铁等无机盐和微量元素，对大脑的生长、发育和防治神经衰弱症有着极高的效用，是准妈妈应当经常食用的美味佳肴。

吃些开胃的食物

准妈妈的孕吐反应有轻有重，如果孕吐得很严重，就会影响食欲，也就直接减少了供给胎儿的营养，所以，首先要打开准妈妈的胃口，吃些开胃的食物。酸味能刺激胃分泌胃液，并能提高消化酶的活性，促进胃肠蠕动，增加食欲，有利于食物的消化与吸收，所以，多数准妈妈都爱吃酸味食物。从营养学角度来看，准妈妈吃些酸性食物，确实能够满足母亲和胎儿营养需要。

★缓解孕吐可以这样吃

早晨醒来后，起床前吃些易于消化的食物。比如，涂有果酱的面包或饼干。此外，起床前躺在被窝里喝些绿茶或温热的牛奶，也非常有效。

吃易消化的食物

应该充分补充因呕吐而流失的水分。要多喝白开水、果汁、汤。如果有凉菜可吃，就尽量吃凉菜，而热菜最好趁热吃，因为不冷不热的食品很容易引起呕吐。

减少脂肪的摄入

怀孕期间最好利用米饭或面包等糖类来吸收必要的能量。牛油、奶油、油炸食品等高脂肪食品对孕妇非常不利。蜂蜜或麦芽糖能够减轻早孕反应，还可以适当吃些饼干或喝些牛奶。

利用酸味提高食欲

所有的食物最好都少量摄取。有食欲时，不管什么时候都要少吃，而且要细嚼慢咽。人在吃喜欢的食物时心情就会比较舒适，因此还能引起对其他食品的食欲。但是不要同时食用坚硬的固体食品和液态食品，一定要间隔一段时间后再分别食用。

适当吃些小零食

小零食、饼干、面包及苏打饼等食物可降低孕吐的不适。酸奶、较热牛奶的气味小，有止吐作用，又能增加蛋白质的供给量，准妈妈可适量食用。准妈妈还可以将一些小饼干放在床头，早上起来之前吃一两块，如果半夜醒来，吃一小块饼干也有助于防止早上呕吐。

饮食多样化

饮食多样，比例适当。准妈妈每天要保证各类食物的摄入量和适当比例，所以最好每天三餐的食物品种不同，每周的食物品种也不重复，这样才能达到营养均衡。

怀孕2个月不宜吃的食物

酸性食物

妊娠早期的胎儿耐酸度低，若母体摄入过多的酸性食物，就会影响胚胎细胞的正常分裂增殖，容易诱发遗传物质突变，导致胎儿畸形。如果准妈妈确实喜欢吃酸性食物，可选择无害的天然酸性食物，如番茄、樱桃、橘子、葡萄及草莓等。

可乐

可乐是碳酸类饮料，准妈妈常饮可乐容易造成骨质疏松，此外，可乐中含有的咖啡因，很容易通过胎盘的吸收进入胎儿体内，给胎儿的大脑、心脏等器官造成伤害。

可乐还含有大量的蔗糖，若准妈妈吸收过多的蔗糖还会导致妊娠糖尿病。

饮酒

酒精会使胎儿发育缓慢、智力低下、性格异常，并造成某些器官的畸形。饮酒较多的准妈妈，新生儿有1/3以上的可能性会存在不同程度的缺陷，如脸蛋扁平、鼻沟模糊、指趾短小，甚至发生内脏畸形和先天性心脏病。在妊娠的最初3个月，酒精对胎儿的影响会更大。因此，准妈妈不应饮酒。

浓茶

有的准妈妈在平日里喜欢喝茶，但在怀孕后，一定要注意不能多喝茶。因为茶叶中含有大量的鞣酸，它可以和食物中的铁元素结合成一种不能被机体吸收的复合物。准妈妈若过多地喝茶，就有导致贫血的可能。对于准妈妈来说，白天喝一两杯淡淡的绿茶并无大碍，但切记晚上不能饮用浓茶，以免引起失眠。

准妈妈一日的餐单建议

食物属性	食物种类
早餐	豆包或蒸饼50克，二米粥1碗（大米和小米各50克），煮鸡蛋1个，蔬菜或咸菜适量
加餐	牛奶300毫升，苹果1个
中餐	面条150克，瘦肉50克，黄瓜50克，其他调料适量
加餐	烤馒头片50克，橘子1个
晚餐	米饭100克，鱼100克，番茄100克，胡萝卜50克，其他调料适量

一周饮食搭配示例

名称	早餐	午餐	晚餐
周一	八宝粥、发糕、豆腐乳	米饭、肉炒茭白、紫菜蛋花汤	米饭、烧豆角、鸡蛋粉丝菠菜汤
周二	牛奶、果酱面包、黄瓜豆腐丝	米饭、馒头、豆角炒肉丝、虾子豆腐羹	地瓜粥、馅饼、素焖扁豆
周三	牛奶、面包、香蕉	米饭、番茄鸡蛋、姜汁大虾	饺子、炝芹菜、蟹柳虾皮黄瓜
周四	牛奶、豆包、果味黄瓜	馒头、红烧兔肉、香菇油菜	馅儿饼、小米粥、醋熘白菜丝
周五	馄饨、炸馒头片、芥末菠菜	米饭、地瓜、肉末豆芽、鸡汤番茄	包子、浓汤肉丝青菜面、梨
周六	豆腐脑、糖饼、苹果	米饭、萝卜炖牛肉、炒西蓝花	蒸饺、紫米粥、尖椒土豆丝
周日	牛奶、面包、煎鸡蛋	米饭、姜汁鸡丝、虾皮小白菜	蒸地瓜、红豆粥、鸡蛋炒木耳

孕5周跟踪指导

孕5周营养需求

第五周，从外表来看，别人还很难看出你已经怀孕了，但实际上，在你的子宫里胚胎却在迅速生长。现在，胚胎大概有0.6厘米长，像小苹果籽一样。从形状上看，胎体可以分为躯体和头部。

很多准妈妈在本周以前没有任何不适，反而会感到食欲旺盛，食量增加。如果有轻微的恶心、呕吐，可以采用少量多餐的办法。每天至少摄入150克以上的糖类和50克脂肪（植物油），这样才能保证必需的能量。

孕5周怎么吃

维生素B_1缺乏，可使准妈妈全身无力，体重减轻，食欲缺乏。在孕期，身体组织对维生素B_1的需要量增加，易引起缺乏症。每日应补充维生素B_1约1.5毫克。维生素B_2缺乏时，由于体内物质代谢发生障碍，可出现口角炎、舌炎、皮炎、角膜炎等病症。孕妇每日需要维生素$B_2$1.6毫克。动物性食物中含维生素B_2较多，首先是内脏，其次是奶类和蛋类；鱼、蔬菜中含量很少。

孕5周饮食专家建议

准妈妈可以选择外形吸引感官的、口感清爽、富有营养的食物，如番茄、黄瓜、彩色柿子椒、鲜香菇、新鲜平菇、苹果等，它们色彩鲜艳，营养丰富，可诱发食欲。

选择的食物要易消化、易吸收，同时能减轻呕吐，如烤面包、饼干、大米或小米粥及营养煲粥。干的食品能减轻恶心、呕吐症状，粥能补充因恶心、呕吐失去的水分。食物要对味，烹调方式要多样化，并尽量减少营养素的损失。

孕6周跟踪指导

孕6周营养需求

孕早期，由于血糖偏低、进食不足产生酮体，准妈妈易发生食欲缺乏、轻度恶心和呕吐，这时可以多吃粗粮等含糖较多的食物，以提高血糖，降低酮体。在这段时期宜多吃鱼，因为鱼营养丰富，滋味鲜美，易于消化，特别适合孕早期食用。为了防止恶心、呕吐，要少食多餐，少吃油腻和不易消化的食物，多吃稀饭、豆浆等清淡食物。还可以在起床和临睡前吃少量面包、饼干或其他点心。

孕6周怎么吃

在饮食上，应选择清淡可口和易消化的食物。此时，能吃多少就吃多少，不必太介意营养够不够的问题。

准妈妈可多吃核桃、黑木耳等，它们会有助于胎儿神经系统发育。核桃仁含丰富的油脂及蛋白质、粗纤维、胡萝卜素、维生素B_1、维生素B_2、烟酸、铁、维生素E等，是一种健脑益智的美味食品。黑木耳含有丰富的蛋白质、铁、磷等健脑需要的营养素，其中维生素B_2含量较蔬菜高得多。

孕6周饮食专家建议

虽然本阶段建议准妈妈多吃鱼，但是不同种类的鱼体内会积聚着不同量的汞，这是一种对人体有害的天然元素。因此，准妈妈要避免吃鲨鱼、鲭鱼、旗鱼及方头鱼，因为这四种鱼的汞含量非常高。汞进入孕妇体内之后，会破坏胎儿的中枢神经系统，影响胎儿的大脑发育。胎儿在母体内吸收过量的汞，会影响脑部神经发育，导致将来学习能力缺陷，并出现智力发展迟缓等后遗症。

孕7周跟踪指导

孕7周营养需求

补充叶酸可以防止贫血、早产，防止胎儿畸形，这对孕早期尤为重要，因为早期正是胎儿神经器官发育的关键。准妈妈要常吃富含叶酸的食物，如深绿叶蔬菜（菠菜、油菜等）；动物的肝脏（鸡肝、猪肝等）；谷类食物（全麦面粉，小麦胚芽等）；豆类、坚果类食品（豆制品、花生等）以及新鲜水果（枣、橙子、草莓等）。

除了食补以外，还可以口服叶酸片来保证每日所需的叶酸。正常情况下，孕妇每天服用0.4毫克的叶酸即可。

孕7周怎么吃

保证摄取足量叶酸、维生素C和维生素A，维生素C和维生素A还可以促进钙、铁、磷等微量元素的吸收。这些都有利于胎宝宝神经系统的发育。

属于胃气虚弱的准妈妈，饮食以牛奶、豆浆、蛋羹、米粥、软饭、软面条为主。胃气虚弱的准妈妈可以自制以下饮料：姜汁米汤、橙子煎、扁豆汁、砂仁藕粉。

属于肝热气逆的准妈妈，可选用清热和胃、凉血安胎的食物进行调养，适合多吃蔬菜和水果。肝热气逆的准妈妈可以自制以下饮料：西瓜汁、绿豆汤、枇杷饮、雪梨汁。

孕7周饮食专家建议

准妈妈不要喝没有烧开的自来水，因为自来水中的氯与水中残留的有机物相互作用，会产生一种叫“三羟基”的致癌物质。孕妇也不能喝在热水瓶中贮存超过24小时的开水，因为随着瓶内水温的逐渐下降，水中含氯的有机物会不断地被分解成为有害的亚硝酸盐，对孕妇身体的内环境极为不利。

孕8周跟踪指导

孕8周营养需求

本周如果准妈妈实在不愿意吃脂肪类食物，也不必勉强自己，人体可以动用自身储备的脂肪提供给胎儿。此外，豆类食品、蛋类、奶类也可以少量补充脂肪。

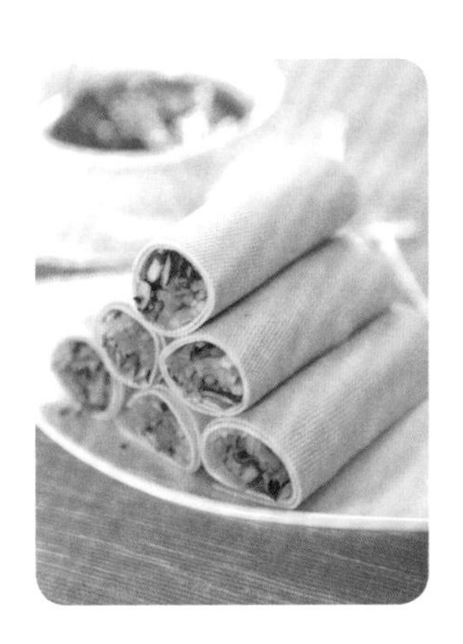

孕8周怎么吃

本周的妊娠反应更加强烈，呕吐剧烈的准妈妈可以尝试用水果入菜，如利用柠檬、脐橙等烹煮食物来增加食欲，也可以食用少量的醋来增加菜色美味。还可以尝试一下酸梅汤、橙汁、甘蔗汁来缓解孕吐。如果早孕反应比较严重，准妈妈更应该抓住任何可以进食的机会，尽量多吃一些饼干、糖果。平时不敢问津的巧克力、果脯、干果，现在都可以适当吃一些。

孕8周饮食专家建议

以下一些食物，对缓解孕吐有一定帮助。

姜：切薄片，加白糖、盐稍渍，恶心欲吐时含食或嚼食一片。

甘蔗：可用甘蔗汁30～50毫升，加生姜汁5滴，晨起空腹慢慢喝下。

橘皮：用橘皮泡茶喝。

紫苏叶：泡茶喝，也可烹调鱼、肉、虾时加入鲜紫苏叶4～5片。

芦根：煎水代茶饮。

萝卜：生嚼数片，或绞汁饮服。

冬瓜：宜用冬瓜煨食，有清热、化痰、和胃的作用。

孕2月食谱举例

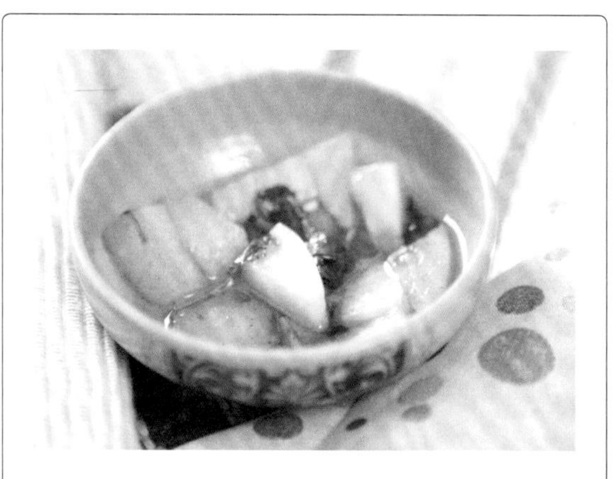

香菜萝卜

材料　香菜50克、白萝卜200克、植物油、盐、味精各适量。

做法　1.白萝卜洗净，去皮，切成片备用。

2.香菜洗净，切成小段。

3.烧热油，下入白萝卜片煸炒，炒透后加适量盐，小火烧至烂熟时，再放入香菜、味精调味。

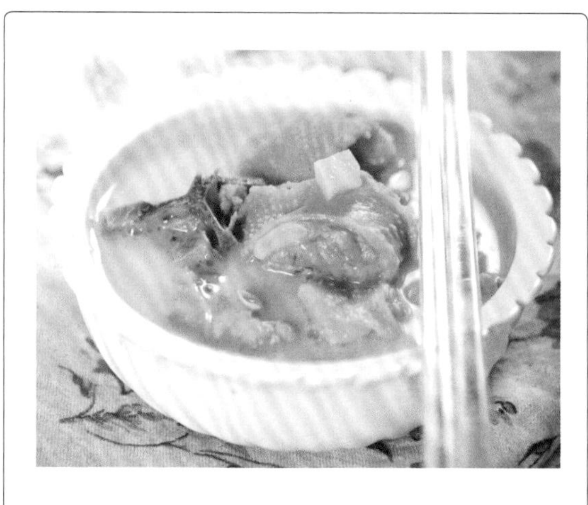

牛奶炖鸡

材料　母鸡1只，鲜奶500克，姜片、盐各适量。

做法　1.将母鸡宰杀，去毛、去内脏，洗净切块。

2.把鸡肉放入滚水汆烫，待鸡肉变色后，即可捞出；将汆烫好的鸡肉浸泡在冷水后取出，去除鸡皮及鸡油。

3.将处理好的鸡放入砂锅中，加入适量的清水、姜片及鲜奶煮滚后，转小火炖3小时，加盐调味后即可食用。

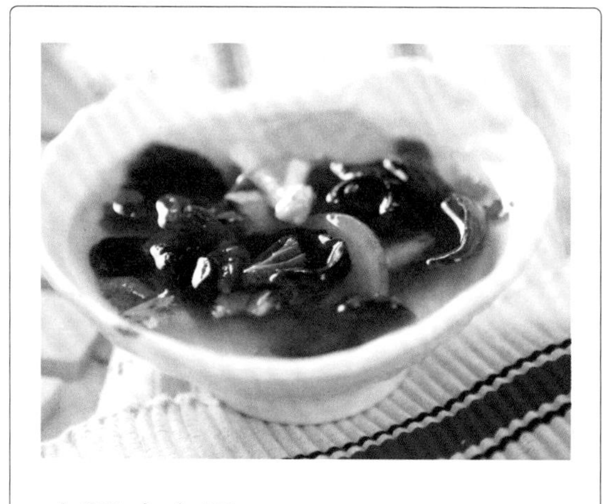

木耳鸡肉汤

材料　木耳2片，鸡肉500克，枸杞子少量，北芪25克，姜3片，鸡心枣（去核）8粒。

做法　1.将木耳用水浸软，洗净泥沙。

2.将材料放入炖盅内，加5碗水炖两小时左右便可。

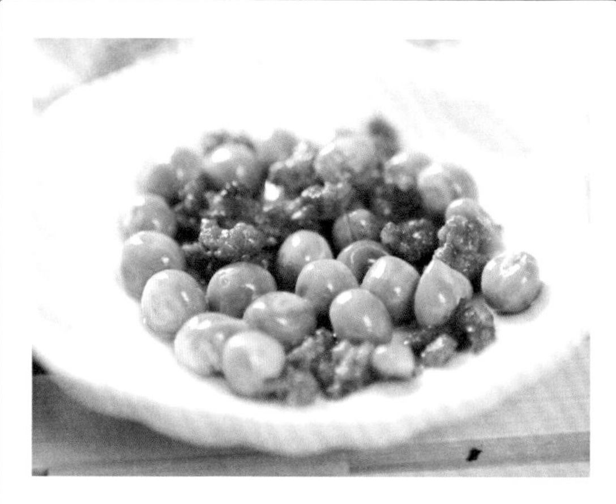

肉末炒豌豆

材料　鲜嫩豌豆300克，猪肉150克，植物油、酱油、盐、葱末、姜末各适量。

做法　1.将猪肉剁成末，豌豆洗净，控干水分。

2.将植物油放入锅内，热后下入葱末、姜末略煸，下入猪肉末并加入酱油煸炒，然后把豌豆和其余的酱油、盐放入，用旺火快炒，熟后出锅即成。

第三节 孕期生活指导

本月保健要点

★准妈妈洗澡要注意什么

不同情况下的洗浴方法

水肿的时候：使用浴液洗浴，促进新陈代谢，缓解水肿症状。泡脚也可缓解水肿。

感觉冷的时候：交替使用温水和稍凉的水洗浴，促进新陈代谢，消除发冷的感觉。

腰痛的时候：臀部及以下身体泡在水中，促进腹部、臀部的血液流通，改善腰痛症状。

沐浴用品要温和无刺激

沐浴用品的选择，应该遵循中性、无刺激性、无浓烈香味、具保湿性质的原则，以免伤害准妈妈敏感的肌肤。不要使用香味太过浓烈的沐浴用品，因为其不但刺激性较强，闻起来也会不舒服，容易造成头晕；另外，浴室内也不要放置芳香剂，因为对准妈妈及胎儿都有刺激性，只需将浴室打扫干净、没有异味即可。

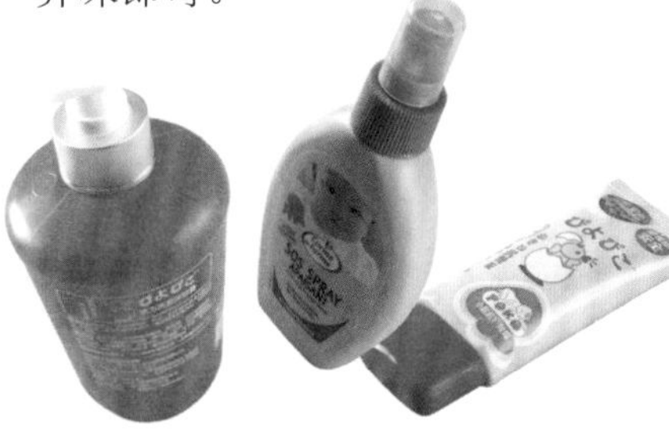

洗澡水的温度不能太高

据临床测定，准妈妈体温较正常上升2℃时，就会使胎儿的脑细胞发育停滞；如果上升3℃，则有杀死脑细胞的可能。而且因此形成的脑细胞损害，多为不可逆的永久性的损害，胎儿出生后可出现智力障碍，甚至可造成胎儿畸形，如小眼球、唇裂、外耳畸形等，所以准妈妈洗澡时，水温一定不能太高，应掌握在38℃以下，并最好不要坐浴，避免热水浸没腹部。

时间不要太久

在浴室内沐浴，准妈妈容易出现头昏、眼花、乏力、胸闷等症状。这是由于浴室内的空气逐渐减少，温度又较高，氧气供应相对不足所致。加之热水的刺激，会引起全身体表的毛细血管扩张，使准妈妈脑部的供血不足，严重者还可使胎儿神经系统的发育受到不良影响。因此，准妈妈在进行热水浴时，每次的时间应控制在20分钟以内为佳。

清洗肚脐要特别注意

准妈妈在平常洗澡时可先用棉花棒蘸些婴儿油或乳液清理肚脐的污垢，待污垢软化后再轻柔洗净，通常无法一次清除干净，这时不要太过勉强，以免因为用力过度而伤害肚脐周围的皮肤，造成破皮出血，反而容易引起感染，对准妈妈及胎儿造成严重伤害。

注意安全

浴室的安全防滑设备必须完善，可以在浴室地板铺上防滑垫，并定期清洗，以免隐藏太多污垢；墙壁四周要设置稳固的扶手；洗脸槽安装要稳固；浴室内尽量减少杂物，例如，椅子、盆等，以免绊倒；若需放置则靠边集中放好。

★准妈妈的起居和心态

避免在孕早期做X射线检查

在妊娠5～6月前的胎儿，尤其在妊娠3个月的胚胎期，胚胎正处于分化、发育、形成的旺盛时期，对X射线最敏感。妊娠中后期，随着胎儿的发育，对X射线的敏感程度逐渐下降。

如果准妈妈在不知道自己怀孕的时候，做了X射线的治疗和检查，是否继续妊娠或终止妊娠应征询放射治疗医师的意见，医师会根据剂量的大小、准妈妈的年龄、切盼程度，考虑是否终止妊娠。

要保持愉快的情绪

准妈妈和胎儿的神经系统虽然没有直接联系，但有血液物质及内分泌的交流，情绪变化会引起某些化学物质的变化。这一时期准妈妈的情绪波动很大，身体不适也会造成准妈妈心情烦躁，心理压力大，甚至会导致妊娠抑郁症。这时准妈妈一定要保持良好的心态，准妈妈要扩大支持你的朋友和家人的范围，让自己包围在爱和支持中。

注意摔伤

我国北方冬季气温很低，地上常常结冰，准妈妈身体笨重，行动不便，极易摔跤和扭伤。因此，结冰季节，准妈妈尽量不要外出。外出时应特别小心谨慎，避开冰地，以防发生意外。

避免冷水刺激

准妈妈在洗衣、淘米、洗菜时不要将手直接浸入冷水中，寒冷刺激有诱发流产的危险。如果家里没有热水器，最好准备几副胶皮手套。

准妈妈应注意晒太阳

要经常开窗通风，以保持室内空气新鲜，但应避免大风吹。准妈妈还应经常晒太阳，以便身体对钙、磷等重要元素的吸收和利用。天气好时，可到室外去走动，接触阳光，天气不好时，也可在室内有阳光的地方接受日光照射。冬季每天至少应晒太阳半小时以上。

预防便秘

此时，因妊娠反应，许多准妈妈会很倦怠，懒得活动，再加上吃得也比较精细，极易引起便秘。一旦发生便秘，不要使用泻药，而应采取饮食调理，或外用甘油润肠等方法。

学会进行自我观察

注意自己是否有呼吸困难、心动过速、心胸疼痛等症状。一般来说，劳作后15分钟之内，心率可以恢复到劳作前的水平，则无心力衰竭的症状。如果准妈妈在工作或者劳动中，出现腹痛、阴道出血等情况，应及时卧床休息并去医院检查。贫血、甲状腺功能亢进、多胎妊娠、有习惯性流产史、妊娠高血压综合征、产前出血、早产史者，要特别注意休息，避免疲劳。

小贴士

避免观看刺激性节目

不要观看恐怖电影或带有大量暴力场面的电视剧，准妈妈心理及精神上的压力和紧张情绪会影响胎儿的发育，而孕2月又是胎儿发育的关键时期，准妈妈一定要避免过度的精神刺激。

告诉周围的人你已经怀孕了

到了妊娠第五周的时候，作为准妈妈的你有必要告诉周围的人你已经怀孕这一情况，这个时候你的早孕反应即将开始，孕早期的护胎也不容忽视。尤其是工作着的准妈妈，告诉单位的领导和同事也是很有必要的，这样便于领导的工作安排，也便于同事对你的理解与照顾。你与单位之间的关系不只是劳动与经济关系，还有你的人际关系和你的做事态度。准妈妈若要很好地保护自己的权益，就要很好地来处理怀孕后与同事及工作的关系，在这件事情上掌握主动权是比较关键的。建议职场准妈妈在这件事上该注意以下几点问题：

★主动告诉领导

在女性的职业生涯中，涉及怀孕生孩子的问题，很多公司或单位也都因为这个原因排斥女员工，有些女性也因为诸多担心不敢轻易告知单位，其实这种担心和做法并不理智。想一想，当你告知领导你怀孕了，对方更多考虑的是你的工作任务怎样保证。如果你能及时地告之，这样可以给领导充足的时间来调整、安排工作。如果你一直是个不错的员工，相信公司也不会因为产假的问题而为难你。

在这个问题上还要做到心中有数，比如到公司的人事部门了解产假的相关事宜，了解产假期间工资如何变化，以及与生育相关的一些福利，等等。

Q 什么时候告诉领导和同事，自己怀孕了呢？

A 怀孕6周之后，确认自己的胎儿情况比较稳定，就可以告诉了。

★选一个合适的岗位

如今的大多数女性，都面临着职业和生育相矛盾的冲突。一个准妈妈往往选择在年龄适合、工作相对平稳的时期怀孕生子，这已经被很多职业女性纳入了人生规划。既然工作、生活都不能耽误，那么只能从容面对，主动地调整好自己的心态、时间和工作安排。比如在这个特别的时期，可以与领导协商，可否调到出差和加班比较少的部门，以保证孕期的正常作息。

★告诉周围的同事你已经怀孕了

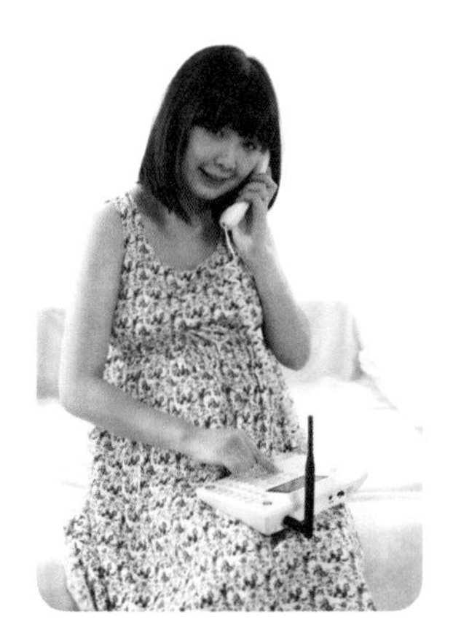

这是很有必要的，同事之间，特别是要好的同事之间都会对特殊时期的你给予照顾和关爱。比如拿较重的东西、复印等事情，往往就会有人代劳，还有如果你的办公位处在电脑比较集中的地方，也可以与位置较理想的同事掉换位置，爱抽烟的同事也会比较理解地躲到别处去吐云吐雾，你偶尔不舒服或必要的体检不能来上班的时候，同事也可以代劳，帮你处理一些事务，等等。

★做好工作的交接

这一时期你要特别注意做工作记录，将工作中的明细列清楚，这样接手你工作的同事就会很快地将你的工作接过去，这样，如果你有什么特殊情况需要尽快离岗，接手的人也不至于一头雾水，你也可以安心地办自己的事情。

宫外孕的症状

★停经

多数宫外孕病人在发病前有短暂的停经史，一般来说在孕6周左右。但有的病人因绒毛组织所产生的人绒毛膜促性腺激素，不足以维持子宫内膜，或因发病较早，可能将病理性出血误认为月经来潮，认为无停经史。

★腹痛

为输卵管妊娠破裂时的主要症状，发生率很高，约为95%，常为突发性下腹一侧有撕裂样或阵发性疼痛，并伴有恶心呕吐。刺激膈肌时可引起肩胛部放射性疼痛，当盆腔内积液时，肛门有坠胀和排便感，它对诊断宫外孕很有帮助。

★阴道不规则出血

阴道出血是因子宫内膜剥离或输卵管出血经宫腔向外排放所致。出血呈点滴状，深褐色，量一般不超过月经量。腹痛伴有阴道出血者，常为胚胎受损的征象。只有腹痛而无阴道出血者多为胚胎继续存活或腹腔妊娠，应提高警惕。

★晕厥与休克

这是腹腔内急性出血和剧烈疼痛所导致的。出血越多越快，其症状出现越迅速越严重。可引起头晕、面色苍白、脉细、血压下降、冷汗淋漓，因而发生晕厥与休克等危险。

如发现上述症状，家人应及时护送医院治疗，以免耽误抢救时机。

Q 我得过盆腔炎，怀孕6周，小腹胀得厉害，我现在的症状是宫外孕的表现吗？

A 孕5周就可通过B超检查是否存在宫外孕的情况，出现紧急情况应及时到医院就诊。

如何改善“早孕反应”

“早孕反应”是怀孕期间的暂时性生理现象，并不是疾病，因此准妈妈不需要过分紧张或焦虑，只要掌握以下的基本原则，就可以改善“早孕反应”所造成的不适。

★从日常生活中加以调整

保持室内空气流通，新鲜的空气可减少恶心的感觉。另外，准妈妈要远离厨房的油烟味，妊娠期最好让别人代劳煮饭做菜。远离较为呛鼻的气味，例如烟味、油漆味、鱼腥味等。穿着宽松的衣物，有助于缓解腹部的压力。睡觉时可将枕头垫高，减少发生食物反流的情形。早晨起床时不要突然起身，应该缓慢地下床。

Q 看到很多文章说姜对孕吐有很好的治疗作用，在孕吐期间一直保持吃姜制品是否对孕妇有不良作用？

A 可以吃，没有不良影响，但任何食物都不可过量食用，每日食用5克姜为宜。

★从饮食上加以调整

平常饮食要注意“少量多餐”，每2～3个小时就进食一次，选择富含糖类（例如苏打饼干）、蛋白质的食物为佳，避免吃油炸、油腻、辛辣、具有特殊或强烈味道的食物或不好消化的食物。在睡前可以吃一些食物（例如苏打饼干、面包），或喝一杯温牛奶，这样第二天起床才不会因为空腹而产生恶心的情形。起床后可以先在床上吃点东西（例如苏打饼干），然后再下床。如果准妈妈对姜的味道不反感，则可食用姜汤，以改善恶心、呕吐的情形。准妈妈饮水要适量，可改为分次饮用，比较不会出现想要呕吐的状况。

精神疗法

保持心情愉快，可安排一些轻松的活动，分散对于身体不适的注意力。此外，还要避免熬夜及过度紧张。此时，准爸爸更应该温柔体贴，一方面照顾好准妈妈的饮食起居，尽量创造舒服温馨的家庭氛围；另一方面要耐心和准妈妈交流，帮助缓解她的紧张情绪，一同走过“早孕反应”期。

止吐药的使用

准妈妈在经由饮食与日常生活作息的调整之后，若仍然出现明显的“早孕反应”现象，则可与保健医师进行沟通，考虑是否需要服用止吐的药物。一般来说，“早孕反应”是孕期的正常生理现象，并不是疾病，应该避免使用药物治疗，而从饮食、生活作息加以调整，保持心情的舒畅，才是最正确的处理方式。也可以在医生的指导下服用维生素B_6和铁剂，可减缓恶心的感觉。

Q 都说孕期喝牛奶好，可是每次喝纯牛奶时间不长就会感觉反胃、想呕吐，这是正常反应吗？

A 牛奶的乳糖不好消化，有些人肠胃不太适应牛奶，称为“乳糖不耐症”，是正常现象，喝不下就不要勉强。

孕早期可多做有氧运动

一般来说，怀孕期在16周之内，也就是四个月内的准妈妈要多做有氧运动。孕早期的女性如果想运动，游泳是一个非常好的选择，许多准妈妈会认为游泳太不安全，其实游泳是一种非常好的有氧运动。最重要的是，游泳让全身肌肉都参加了活动，促进血液流通，能让胎宝宝更好地发育。同时，孕期经常游泳还可以改善情绪，减轻妊娠反应，对胎宝宝的神经系统有很好的影响。

游泳要选择卫生条件好、人少的游泳池，下水前先做一下热身，下水时戴上泳镜，还要防止别人踢到胎宝宝。孕期游泳可以增强心肺功能，而且水里浮力大，可以减轻关节的负荷，消除淤血、水肿和下肢静脉曲张等问题，不易受伤。

除了游泳之外，像快步走、慢跑、简单的韵律舞、爬爬楼梯等一些有节奏性的有氧运动，也可以由准妈妈自己选择定期进行。但是，类似于跳跃、扭曲或快速旋转的运动应当尽量避免。日常的家务如擦桌子、扫地、洗衣服、买菜、做饭准妈妈都可以，但如果反应严重，呕吐频繁，就要适当减少家务劳动。

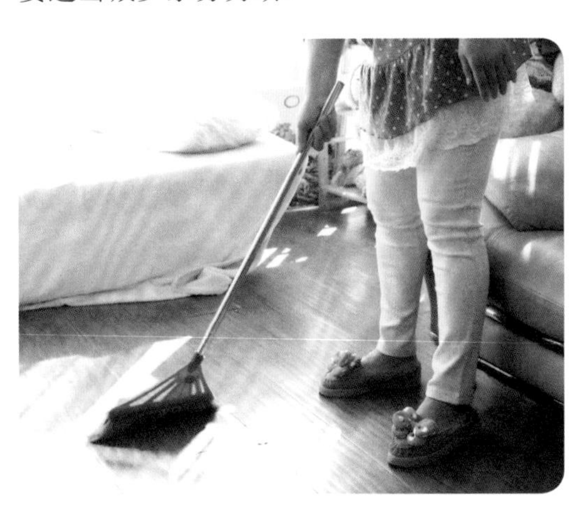

Q 运动真的对胎儿的智力发育有好处吗？

A 孕妇每天进行半小时的锻炼，就能使胎儿的IQ值上升。此前，也有研究指出，孕期进行有氧运动，可以使腹部氧气增多，对促进胎儿的大脑发育很有好处。

有必要正确认识维生素

本周孕期已经进行到第八周了，相信很多准妈妈都在按照医嘱补充叶酸和其他必要的维生素。但是关于这些维生素我们所了解的程度却很有限，尤其是在孕期需要特别考虑的维生素A、维生素D以及B族维生素。维生素分为水溶性维生素和脂溶性维生素，其中水溶性维生素包括B族维生素（维生素B_1、维生素B_2、维生素B_6、叶酸、维生素B_{12}、烟酸等）和维生素C，脂溶性维生素包括维生素A、维生素D、维生素E、维生素K等，它们是维持正常生理功能和细胞内特异代谢反应所必需的微量元素。但是，维生素并不是多多益善的，尤其是准妈妈在服用时，建议慎重阅读说明书或经医生开单据才可以服用，否则有可能对胎儿造成不良后果。下面我们将分成两大块介绍各种维生素缺乏以及摄入过量的危害，给准妈妈们做一个有利的参考。

★各种维生素摄入不足的危害

名称	危害
维生素A	首先，维生素A具有维持机体正常免疫功能的作用。一些研究结果表明，维生素A缺乏可影响抗体的生成从而使机体抵抗力下降。其次，维生素A能维持上皮的正常生长与分化，如果缺乏，会导致不同组织上皮干燥、增生及角化以致出现各种症状，如皮肤干燥、毛束丘疹、毛发脱落。另外，消化道、泌尿道、生殖道、呼吸道会由于上皮细胞角化而遭受细菌入侵，引起感染。再次，维生素A具有促进生长发育的功能，如果缺乏，有可能引起流产，胚胎发育不良、幼儿生长停滞及骨骼、牙齿形成不良等。此外，维生素A能维持正常视觉，如果缺乏，易导致夜盲症。孕妇每日摄入的维生素A量若超过15 000国际单位，胎儿肾和中枢神经系统畸形的危害明显增加，最常见的有唇裂、腭裂、脑积水、颅骨缝早闭及心脏缺陷
维生素D	这种维生素被称为“太阳维生素”，是因为在正常的饮食情况下，一个成年人只要能保证经常接受日光照射，就不会缺乏维生素D。需要注意的是，如果孕期缺乏维生素D，可影响胎儿的骨骼发育，也会导致新生儿的低钙血症、婴儿牙釉质发育不良，以及导致母体骨质软化症
维生素E	缺乏这种维生素对于女性在生殖方面的不良后果是影响胎盘和胎儿的发育，可以导致胎盘萎缩，致使胎儿死亡。因此在临床上常用这种维生素治疗习惯性流产和先兆性流产。在生理功能上维生素E可以促进蛋白质的合成与更新，具有抗氧化的功能，可以维护心肌、平滑肌、骨骼肌、心血管系统的正常功能和结构
维生素C	如果怀孕期间的女性体内缺乏这种元素，那么有可能出现牙龈肿胀、皮下出血等症状。由于维生素C还具有促进体内干扰素形成的作用，因此，孕妇如果长期缺乏维生素C，就容易发生感冒，增加胎儿致畸的危险。而维生素C能预防孕妇缺铁性贫血，维持胎儿正常的造血功能和骨骼牙齿的正常发育等
维生素B_1	这是人类最早发现的维生素之一，又称硫胺素和抗脚气病维生素（缺维生素B_1可患脚气）。人体缺乏这种维生素的主要表现是食欲缺乏、恶心、呕吐、头痛、便秘、疲倦、烦躁、腿无力、感觉麻木、工作能力下降等。若孕妇缺乏维生素B_1，可出现心跳过速、小腿酸痛等现象

维生素B_2	这种维生素还叫核黄素，参与体内物质代谢，对促进胎儿的发育具有重要作用。孕妇在孕期缺乏维生素B_2可能会加重妊娠反应。维生素B_2缺乏的主要表现有口腔溃疡、地图舌、口角裂纹、睑缘炎、角膜毛细血管增生、脂溢性皮炎、女性外阴炎、阴囊炎等
维生素B_6	这种维生素是人体糖和色氨酸代谢所需要的物质，对于孕妇来说，在临床上常被用来治疗孕吐。人体缺乏维生素的表现是口唇干裂、口炎、舌炎、易激动、抑郁以及人格改变等
维生素B_{12}	这种维生素又称抗恶性贫血维生素，是一种含钴的维生素。如果孕妇缺乏这种维生素可导致巨幼红细胞性贫血，致使胎儿发生畸形的概率增加，且容易导致新生儿贫血

Q 我最近老感觉嘴唇干得很，而且起皮，喝水也缓解不了，怎么办?

A 孕妇嘴唇干燥可能有多种原因，如果是维生素缺乏的话，就要多吃新鲜蔬菜，如豆芽、油菜、白菜等。如果嘴唇干裂的时间较长，建议去看医生。

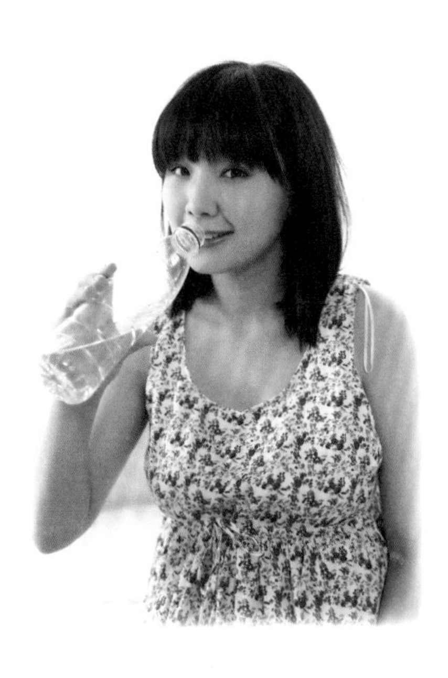

★各种维生素服用过量的危害

食品要对味，烹调要多样化，并应尽量减少营养素的损失。

烹调过程中，要尽量减少营养素的损失，如洗菜、淘米次数不能过多，不能切后洗菜、泡菜，不能用热水淘米。又比如蔬菜在烹调过程中应急火快炒，与动物性食物混合烹调时应加少量淀粉，因淀粉中有还原型谷胱甘肽，对维生素C有保护作用。

名称	危害
维生素A	相关的医学研究指出，如果女性在孕期过量服用维生素A，那么会增加腭裂、兔唇、中枢神经系统异常和先天性心脏病等的发病率。然而，如果孕妇孕期日摄取量超过10 000单位，胎儿的缺陷概率将被持续提高，如果每日的摄取量超过了20 000单位，胎儿发生缺陷的危险概率就会上升到4倍。维生素A每日摄取量在2000单位就可以了
维生素D	这种维生素如果在孕期服用过量有可能导致母亲和胎儿的高钙血症。如果孕期每日的摄取量超过4000单位，就有可能导致新生儿主动脉瓣闭锁、脸形怪异和生长迟缓等问题。维生素D每日的推荐摄入量是400单位，可以通过饮食、维生素D营养加强型食品和接受紫外线照射中获取。因此，女性在孕期一般不需要特别补充
维生素E	这种维生素在食物中普遍存在，很少出现摄入不足的现象，人体每日建议的摄取量是10～20单位。有研究表明，女性在孕期若大量服用维生素E，有可能导致低体重儿的出生和增加发生新生儿其他并发症的危险。在孕期，母体只需要维持正常的维生素E水平就可以了，不建议特别补充

维生素C	如果孕期的女性每日过量摄入维生素C有可能影响胚胎的发育。因为过量地摄入维生素C容易形成酸性体质，这种体内环境对生殖细胞的发育不利。维生素C每日的推荐摄入量为30～60单位
维生素B_1	虽然这种维生素可以用来缓解早孕反应，但是如果孕期过量或长期服用容易使胎儿对其产生依赖，从而致使宝宝在出生后有可能出现哭闹不安、容易惊吓、反复惊厥、眼球震颤等问题，还有可能在出生后的1～6个月内出现不增加体重的问题。一旦发生类似的现象，诊断治疗若不及时，有可能导致宝宝智力低下等问题

预防感冒的小方法

怀孕后感冒有很多弊端，不能吃药打针，身体感到很不适。所以，为了预防感冒，准妈妈要注意下列几点：

1	刷牙刷不干净易感冒
2	脚部着凉易感冒
3	手是感冒的主要传播途径，要勤洗手，不用脏手摸脸
4	爱吃咸食容易感冒
5	高脂肪、高蛋白、高糖食物会降低人体免疫力，让人感冒。所以，预防感冒新的饮食方法是荤素搭配，注意营养平衡

Q 要是真的感冒了怎么办？

A 万一患上感冒最好在医生指导下选用安全有效的抗感冒药物治疗。一般而言，孕妇患轻度感冒可选用较为安全的药物：服用对胎儿无影响的纯中成药，并多喝开水，注意休息，感冒很快就会痊愈。

准妈妈妊娠记录

对你的感觉是越来越神秘，

你是否在茁壮成长，长得像谁？

谢谢这安定的一天，同时我们还要相信今天会有一个好的结束。

我在吃的食物：

______

胃感到最舒服的食物：

______

我最严重的问题：

______

检查结果和我的反应：

______

我的预产期：

______

我想象中胎宝宝的模样：

______

胎宝宝，如果你听得见，我想对你说：

______

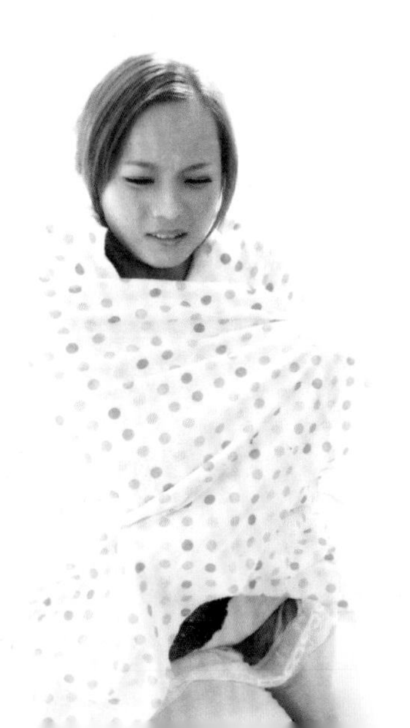

第四节
孕期胎教方案

本月胎教课堂

★给宝宝取个小名

为了便于日后进行胎教，这时应该给宝宝取个好听的小名。在跟宝宝说话时可以叫着他的名字。

一般小名都取自准妈妈对自己宝宝的直觉和想象，以及准妈妈的美好寄寓。小名可以是大名的最后一个字的叠词，也可以另外取，像果果、嘟嘟、冬冬、雨雨、可可等，都是非常不错的小名。

★布置未来孩子的房间

准妈妈可以买一些饰品来装扮宝宝的房间，边布置边想象宝宝将来在房间的情形。

当然准妈妈可以自己动手做一些漂亮、可爱的小饰品，集中精力做一件事情时可以暂时忘记身体的不适。但同样要注意劳逸结合，不要强求一定要做很多，每天做一点儿，时间控制在半小时左右。

★适当进行想象胎教

找一张自己最喜欢的风景照片，想象自己置身其中的感觉，以达到舒缓情绪的作用。想象的作用常常可以舒缓准妈妈的情绪，例如心理学上就有一种放松的方法是通过引导词的作用让人想象森林、海洋、海岛，从而引导人们通过想象放松心情，准妈妈也可以利用这种方法。

孕5周 让准爸爸安抚你的焦虑

刚刚得知自己怀孕时，准妈妈一定都会有各自不同的情绪反应，有的欣喜若狂，有的措手不及，有的可能会很烦恼。在这一时期，准妈妈可能会失去一些和外界联系的机会，如不能和丈夫一起参加吵闹的聚会、不能和好友一起去KTV等，与好友的感情似乎也正在淡化，开始感到孤单……但这也正是你为一个小生命所必须付出的，有付出才会有得到。及时提醒自己采取转移烦恼、宣泄积郁、积极社交等方式，保持一种平和恬静的心态。

★安静地享受《秋日私语》

《秋日私语》是由法国的保罗·塞内维尔和奥立佛·图森作曲，他们是法国达芬唱片公司的两个负责人，同时也是著名作曲家。理查德·克莱德曼是这首曲子的原演奏者。

《秋日私语》是一首感情丰沛的乐曲，描述了秋天里的童话，秋天里的温馨烂漫，或许是一个下午，或许是一片红叶，在每个音符里，静静品着秋天里的一杯下午茶。

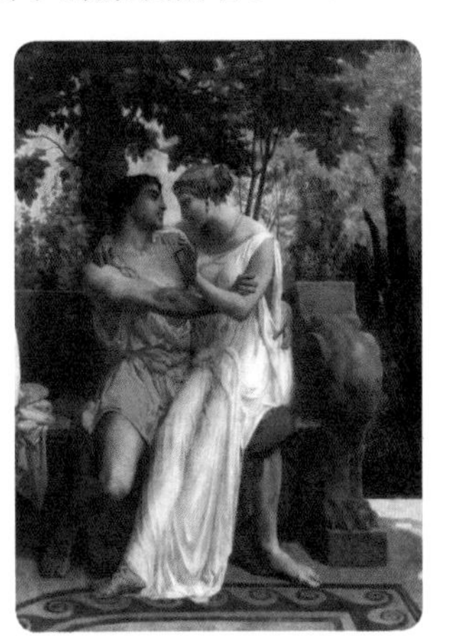

田园牧歌/
（法）威廉·阿道夫·布格罗

★胎教故事《逃家的小兔》

从前，有一只小兔子，他很想离家出走。有一天，他对妈妈说："我要跑走了！" 妈妈说："如果你跑走了，我就去追，因为你是我的小宝贝呀！"

小兔说："如果你来追我，我就要变成一条小鱼，游得远远的。"

妈妈说："如果你变成一条小鱼，游得远远的，我就要变成渔夫，用鱼钩钩住你。"

小兔说："如果你变成渔夫，我就要变成小花，躲在花园里。"

妈妈说："如果你变成小花，我就变成园丁，我还是会找到你。"

小兔说："如果你变成园丁找到了我，我就要变成小帆船，飘得远远的。

妈妈说："如果你变成小帆船，我就变成风，把你吹到你要去的地方。"

小兔说："如果你变成风，吹着我，我就变成小鸟，飞得远远的。"

妈妈说："如果你变成小鸟，飞得远远的，我就变成树，好让你飞回家。"

小兔说："如果你变成树，我就要变成小男孩跑回家。"

妈妈说："如果你变成小男孩跑回家，我正好就是你妈妈，我会张开手臂紧紧地抱住你。"

"天哪，"小兔说，"我不如就待在这里，当你的小宝贝吧。"

"就这么办了，来根胡萝卜吧！"妈妈说。

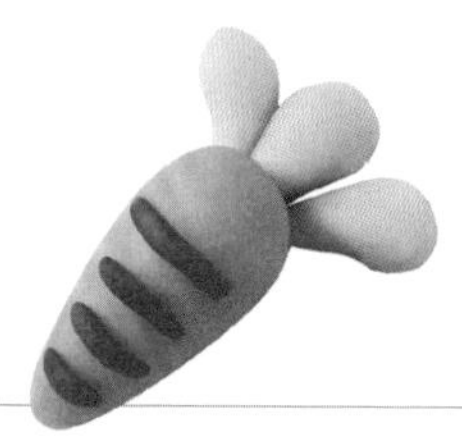

★纯音乐《茉莉花》

《茉莉花》是一首江苏民歌，由著名军旅作曲家何仿将采自于南京六合一带的民歌汇编整理而成。这首歌旋律委婉，波动流畅，感情细腻。通过赞美茉莉花，含蓄地表现了男女间淳朴柔美的感情。准妈妈可以轻声吟唱这首古老而简单的歌，借助悠扬而婉转的曲调，让情绪变得平静温和起来。

孕6周 听听音乐，做做深呼吸

很多准妈妈在孕期都需要上班，如何合理地安排好工作和休息时间，是本周的重点。由于妊娠反应和体内激素的变化，准妈妈也许会感到心情焦躁。为了舒缓焦虑情绪，你可以听听音乐，做做深呼吸，最好选择一些优美、柔和的乐曲，并跟着哼唱，每天播放1～2次，每次播放5～15分钟，这样做可以激发你愉快的情绪，也为实施音乐胎教开个好头。

★电影插曲《斯卡波罗集市》

《斯卡波罗集市》是一首旋律优美的经典英文歌曲，曾作为第四十届奥斯卡获奖影片《毕业生》的插曲，曲调凄美婉转，给人以心灵深处的触动。《斯卡波罗集市》原是一首古老的英国民歌，其起源可一直追溯到中世纪，原唱歌手为保罗·西蒙和加芬克尔。莎拉·布莱曼翻唱过该歌曲，收录于2000年出版发行的专辑《La Luna》中。

《斯卡波罗集市》表现的是一位在前线作战的士兵对恋人的思念，士兵请求去斯卡波罗市镇的人捎去给姑娘的问候。在每一段歌词的第一句后，插入了一句看似毫不相干的唱词："那里有欧芹、鼠尾草、迷迭草和百里香"。正是这句歌词的反复出现，使歌曲的怀旧气氛更加浓郁，使人对该镇自然纯朴的美丽风光充满了无限的向往。

诗歌《面朝大海，春暖花开》

《面朝大海，春暖花开》是海子的抒情名篇，写于1989年1月13日。这首诗歌以朴素明朗而又隽永清新的语言，拟想了尘世新鲜可爱、充满生机活力的幸福生活，表达了诗人真诚善良的祈愿，愿每一个陌生人在尘世中获得幸福。“告诉他们我的幸福”，“告诉”意味着沟通，和人们交流、讨论关于幸福的感受和体验，我们所能感受到的“幸福”，往往是一瞬间，如同闪电一般的短暂；而就在“幸福”的那个瞬间，那种感受如同闪电直击心灵，带来巨大的冲击。

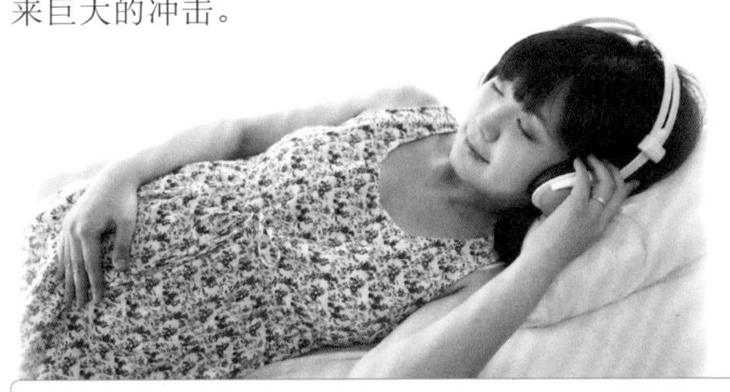

面朝大海，春暖花开

从明天起，做一个幸福的人，
喂马、劈柴、周游世界。
从明天起，关心粮食和蔬菜，
我有一所房子，面朝大海，春暖花开。
从明天起，和每一个亲人通信，
告诉他们我的幸福。
那幸福的闪电告诉我的，
我将告诉每一个人。
给每一条河每一座山取一个温暖的名字，
陌生人，我也为你祝福。
愿你有一个灿烂的前程，
愿你有情人终成眷属，
愿你在尘世获得幸福，
我只愿面朝大海，春暖花开。

儿歌《小星星》

准妈妈可以给胎儿哼唱经典儿歌《小星星》。这首歌曲曲调优美，可以使准妈妈的心情舒畅。在哼唱时可以和胎儿一起跳一支舞，建议准爸爸也在旁边打节拍。

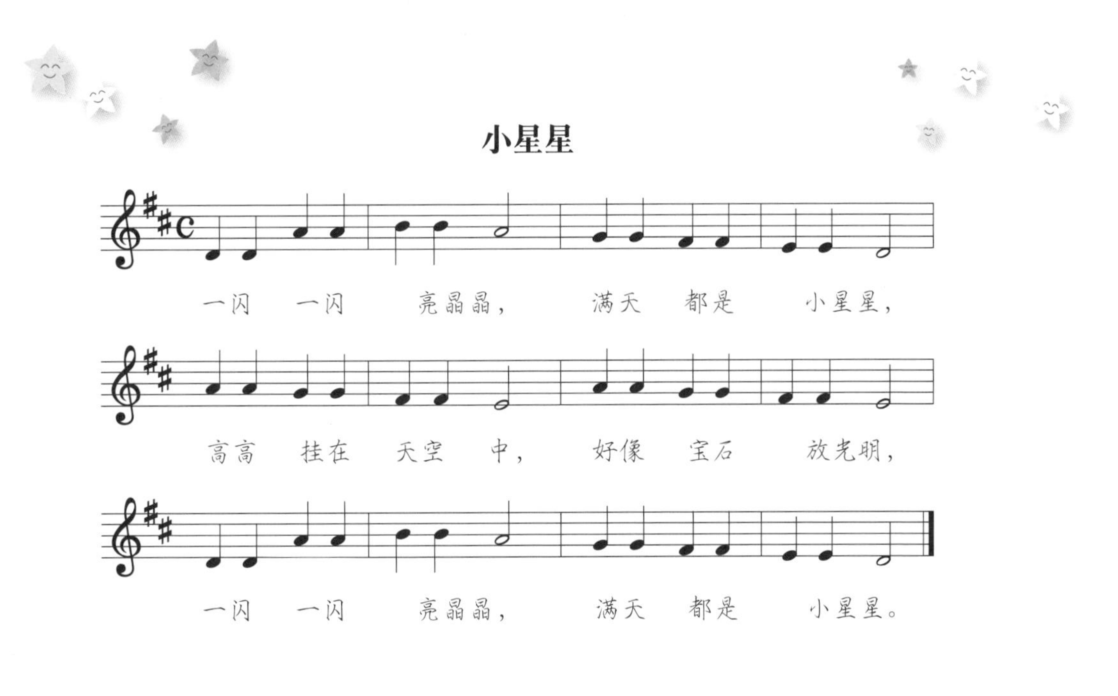

孕7周 腭部发育的关键期

孕7周，由于早孕反应十分严重，准妈妈的脾气会越来越大，越来越情绪化。需要注意的是，怀孕6～10周是胚胎腭部发育的关键时期，所以，如果准妈妈这时“闹情绪”，就会影响胚胎发育，致使胎儿腭裂或唇裂。请准妈妈一定要保持心情愉快，尽量稳定情绪。

准爸爸也要在各个方面体贴和照料妻子，多和准妈妈谈心，使准妈妈心情开朗。准爸爸的爱心是准妈妈消除烦躁情绪的一剂良药，能帮助准妈妈顺利度过孕早期难熬的日子。

倾听优美的《天鹅》

推荐准妈妈欣赏法国作曲家圣桑的《天鹅》，这首曲子选自他的《动物狂欢节》。这首《天鹅》是整套组曲中最受欢迎和流传最广的一首乐曲，表现天鹅本身固有的美和人们对它的美学评价。因此，它的主要旋律几乎没有什么装饰，但这样的轻描淡写却比华美的辞藻更适合于天鹅本身。

乐曲一开始，钢琴以清澈的和弦清晰而简洁地奏出犹如水波荡漾的引子，在此背景下，大提琴奏出旋律优美的主题，描绘了天鹅以高贵优雅的神情安详浮游的情景，不自觉间把听者带入一种纯洁崇高的境界。

名画欣赏《缠毛线》

这段时间准妈妈的心情会因为孕激素的影响时好时坏，所以这个时候可以通过欣赏一些名画来平静心情。推荐一幅世界名画《缠毛线》。

《缠毛线》是英国画家弗雷德里克·莱顿的作品。弗雷德里克·莱顿是19世纪末英国最有声望的学院派画家。画家描绘了缠毛线的母女两人，年轻的母亲坐在凳子上，姿态优美地绕着毛线，小女孩则全神专注地配合着母亲，扭动着身体。整个画面安静、祥和，让观赏者感到温馨与安宁。

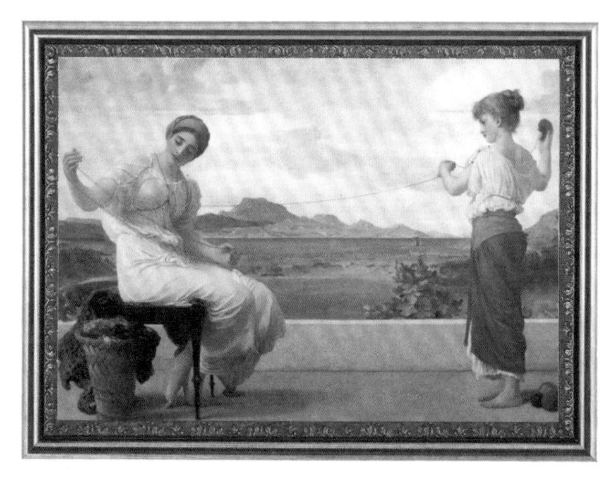

缠毛线 /（英）弗雷德里克·莱顿

动物儿歌

制作一些彩色动物卡片，拿着卡片，一边抚摸着腹部一边告诉胎儿动物的名字，然后再给胎儿模仿动物的叫声。可以给胎儿唱一些有关小动物的儿歌，如：

小蜻蜓
河面上，蜻蜓飞，
小小蜻蜓爱点水，
我问蜻蜓在干啥？
“我在这里生宝宝”。

小青蛙
小青蛙，学游泳，
头儿高抬两腿儿蹬，
蝉儿唱歌把它夸，
荷叶为它把伞撑。

大奶牛
大奶牛呀真叫棒，
走起路来晃呀晃，
吃进青草啊变出奶，
娃娃喝了长得壮。

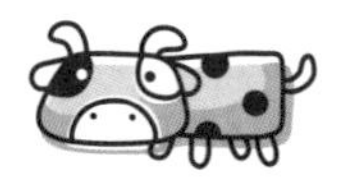

孕8周 每天给胎儿一个微笑

孕8周，强烈的早孕反应可能会让准妈情绪不好，烦躁易怒。对于不稳定的情绪表现，准妈妈应有正确认识并加以积极调整，主动地想一些愉快的事情，多听一些健康向上的音乐，让自己从紧张中放松下来，保持心情舒畅，从而减轻早孕反应和烦躁心理。如果此时选择诙谐幽默的书籍或音乐，令准妈妈开怀一笑那就最好了，因为，笑是最好的胎教。

胎教名曲《妈咪的怀抱里》

《妈咪的怀抱里》是一首胎教名曲，旋律轻快优美，曲调简单柔和，让胎儿沉浸在安静祥和的气氛中，仿佛躺在妈妈的怀抱中，那样安全、温暖、舒服、愉悦。《妈咪的怀抱里》有很好的安神作用，可安抚准妈妈的焦躁情绪，能神奇般地使准妈妈的情绪尽快舒缓下来。

哼唱《蜗牛与黄鹂鸟》

《蜗牛与黄鹂鸟》是一首流行于台湾地区的叙事性民歌，歌词以叙述者的口吻，讲述了蜗牛在葡萄树刚发芽的时候就背着重重的壳往上爬，而黄鹂鸟在一旁讥笑它的有趣情景。歌曲歌颂了蜗牛坚持不懈的进取精神。《蜗牛与黄鹂鸟》由陈弘文作词，林建昌作曲。准妈妈可以跟着旋律边听边唱，欢快的旋律呈现出大自然的和谐场景。

蜗牛与黄鹂鸟
2/4
阿门 阿前一棵 葡 萄 树，阿嫩 阿嫩绿她 刚 发 芽。
蜗牛背着那 重重的壳呀，一步一步地 往上爬。
2/4
阿树 阿上两只 黄 鹂 鸟，阿嘻 阿嘻哈哈 在 笑 它。
葡萄成熟 还早得很那， 现在上来 干什么。
V
阿黄 阿黄鹂儿 不要笑，等我 爬上它就 成 熟
了。

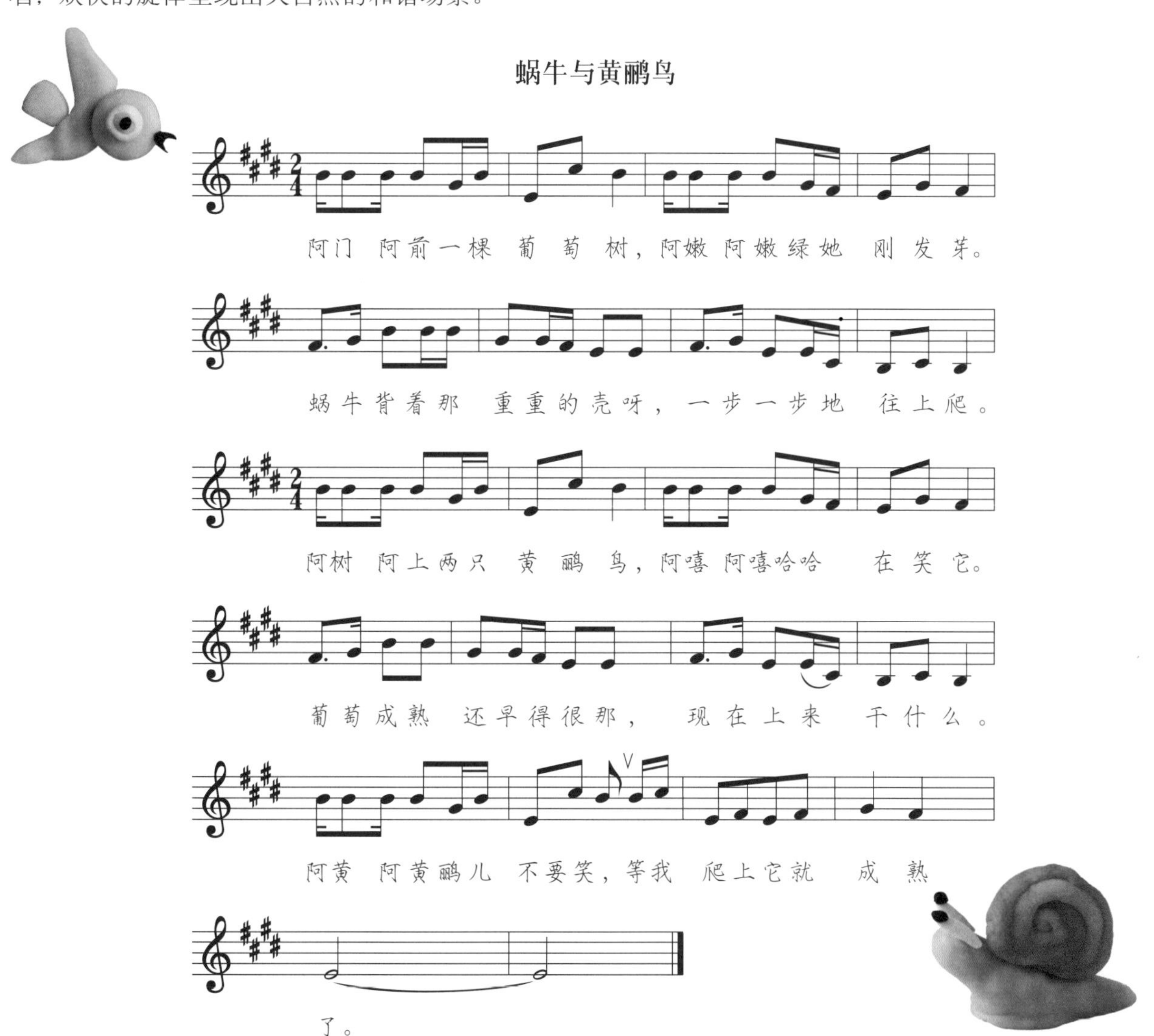

童言无忌的小故事

孕妇

一个小女孩儿在公园玩耍时，看见一个挺着大肚子的孕妇，便走过去指着她的肚子问道："里面是什么？""是我的小宝宝。"孕妇答道。"你爱你的小宝宝吗？"小女孩儿又问。"当然了。""那你为什么要吃掉他！"小女孩儿大声责怪道。

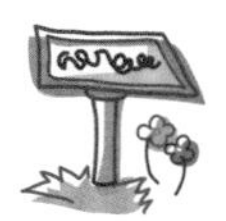

长大会有牛奶

夏天，三岁的儿子趴在裸露着上身的老公身上，突然用他小小的手指点着他爸爸的乳头说："长大，快长大，长大会有牛奶哦！"

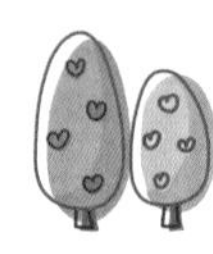

还是三口人

老师："请你回答一下，3+1等于几？"学生："……"老师："你想想，比方说你们家本来三口人，有一天你奶奶来了，你家有几口人了？"学生："还是三口人，因为妈妈绝不会让奶奶住下的。"

给妈妈点歌

那天我在宿舍听广播，听到一个很小的女孩给她的妈妈点歌，她说妈妈很辛苦，星期天也不能休息，要到书店买好多习题集给她做，于是她就想为妈妈点一首歌。主持人一听，感动地说："多懂事的孩子啊！请问你想为妈妈点什么歌？"小女孩用稚气的声音说："我想点辛晓琪的《女人何苦为难女人》。

到底有多远

去年夏天，我们一家人开车去佛罗里达州的迪斯尼乐园玩，出发前，我告诉孩子，旅程很长，谁也不许问"还有多远"、"什么时候到"之类的问题。旅程刚开始，果然没有人提问题。到了第三天晚上9点钟，5岁的小女儿苔丝叹了一口气，说："等我们到达，我会不会已经6岁了？"

我想要一只狗

安娜的妈妈又怀孕了，她问安娜："你希望妈妈再给你带来个弟弟呢，还是妹妹？"安娜想了想说："我只想要一只小狗。"

对数儿歌

我说一，谁对一，哪个最爱把脸洗？
你说一，我对一，小猫最爱把脸洗。
我说二，谁对二，哪个尾巴像扇子？
你说二，我对二，孔雀尾巴像扇子。
我说三，谁对三，哪个跑路一溜烟？
你说三，我对三，兔子跑路一溜烟。
我对四，谁对四，哪个圆圆满身刺？
你说四，我对四，刺猬圆圆满身刺。
我说五，谁对五，哪个蹦跳上大树？
你说五，我对五，猴子蹦跳上大树。
我说六，谁对六，哪个扁嘴水里游？
你说六，我对六，鸭子扁嘴水里游。
我说七，谁对七，哪个叫人早早起？
你说七，我对七，公鸡叫人早早起。
我说八，谁对八，哪个鼻子长又大？
你说八，我对八，大象鼻子长又大。
我说九，谁对九，哪个天天沙漠里走？
你说九，我对九，骆驼天天沙漠里走。
我说十，谁对十，哪个耕地有本事？
你说十，我对十，黄牛耕地有本事。

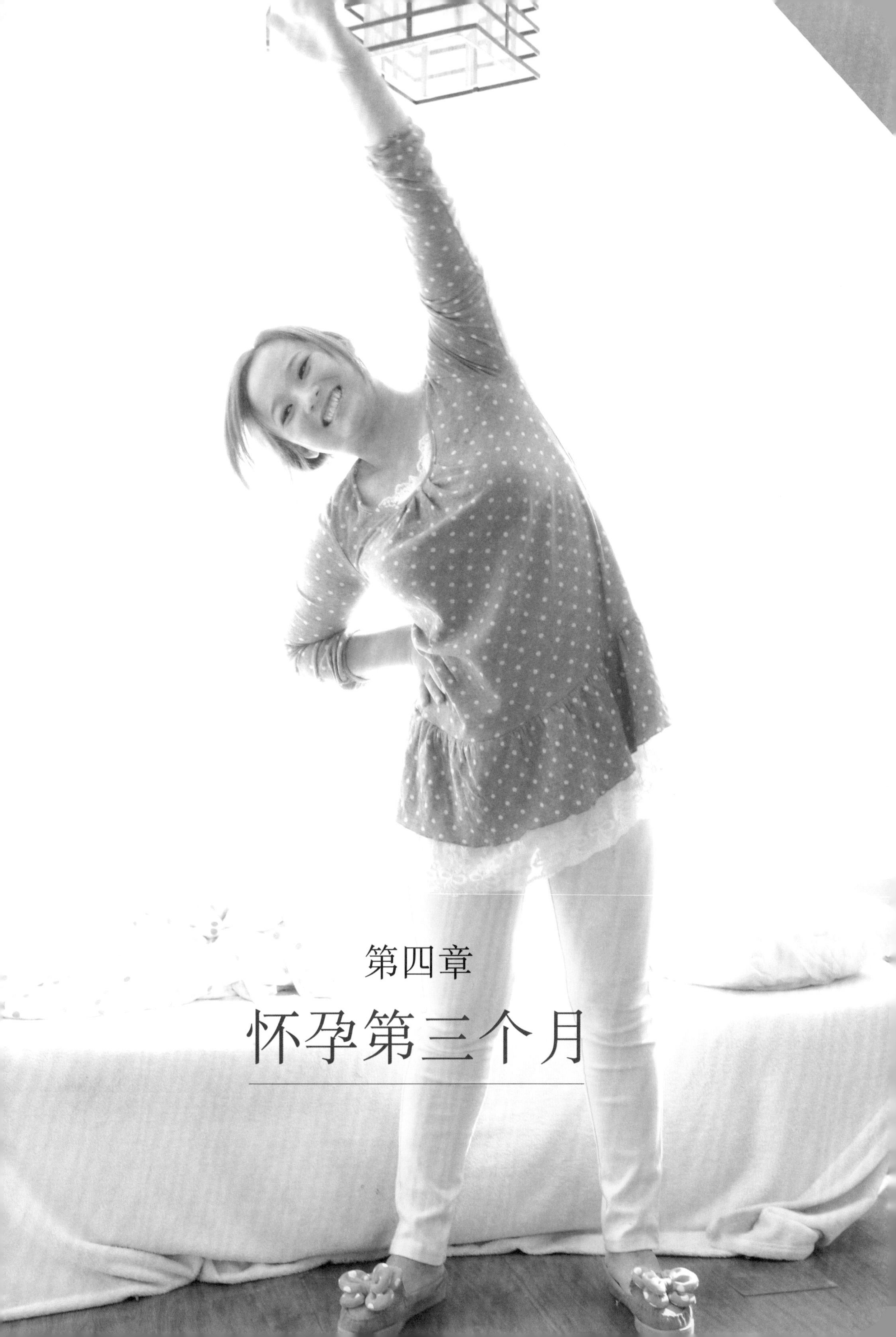

第四章

怀孕第三个月

第一节
顺利度过孕早期

孕3月的胎儿

胎儿已经成为真正意义上的宝宝。胚胎期，小尾巴在这时候消失。胎儿的生殖器官也已经开始形成。胎儿已经长到3个月大了，是各器官发育最旺盛的时期，可开始采用音乐进行胎教。

★孕9周 尾巴开始消失

胎儿的尾巴开始消失，背部挺直。手臂逐渐变长，同时形成了手臂关节，所以可以随意弯曲，而且形成了手指和指纹。腿部开始区分为大腿、小腿和脚，同时形成脚趾。

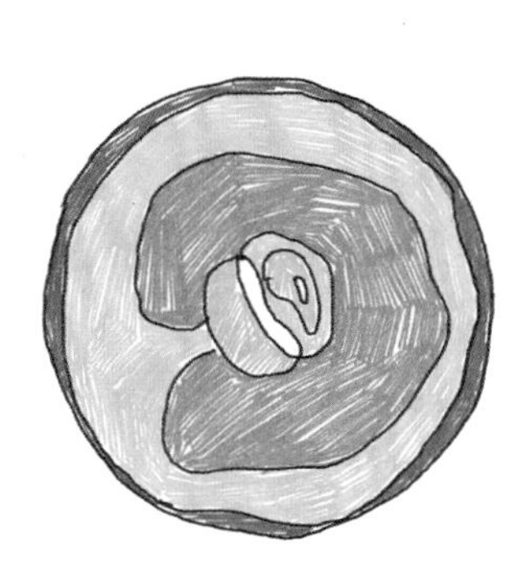

★孕10周 头部到臀部长达30～40毫米

此时胎儿全面进入胎儿期。在接下来的时间里，胎儿会不断地进行细胞分裂，逐渐拥有人的形状。进入胎儿期以后，怀孕初期先天性畸形的发生概率会降低。此时，胎儿生殖器官开始形成。

★孕11周 头部到臀部长达44～60毫米

此时的胎儿虽小，但成长迅速。从脊髓伸展的脊椎神经特别发达，能清晰地看到脊柱轮廓，而且头部占全身长度的一半左右。额头向前突出，头部变长，已形成了下颌。同时，脸部还能大致区分出眼睛、鼻子和嘴巴。

★孕12周 体重8～14克，长出手指甲

怀孕10～12周，胎儿会迅速成长，身体会长大两倍左右，脸部结构已基本形成。虽然没有生成新的器官，但是巩固了几周前初长成的身体器官。胎儿的肌肉已非常发达，可以在羊水中自由地活动。手指和脚趾开始分叉，并长出手指甲。

孕3月的准妈妈

由于子宫在迅速地扩张，准妈妈可能第一次有腹部疼痛的感觉，这种情况在许多孕妇身上都曾发生过，这时你可能因为恶心和呕吐的原因不愿吃东西，但现在的你不能控制饮食，还是应该尽量吃些有营养的食物，以此来保证有足够的养分为胎儿的成长做后盾。

★孕9周 整个身体都在发生变化

从怀孕第九周开始乳房会明显变大，有时还会伴随疼痛，偶尔能摸到肿块。这也是怀孕时激素导致的结果，所以不用过于担心。随着子宫的增长，准妈妈会感觉到整个身体都在发生变化。下腹部和肋部开始出现疼痛，双腿麻木，同时又紧绷得发痛，腰部也会逐渐酸痛。

★孕10周 腰围开始增加

乳房进一步肿胀，腰围也增大了。乳头乳晕色素加深，有时感觉腹痛，同时阴道有乳白色的分泌物流出。准妈妈可能会发现在腹部有一条深色的妊娠纹。

★孕11周 子宫增大

身体的外形逐渐出现变化，还能感觉到子宫的增大，大多数准妈妈会出现便秘，同时阴道分泌物增加。这个时期准妈妈的基础代谢比怀孕前增加25%左右。

★孕12周 会出现眩晕症状

随着子宫上移到腹部，膀胱的压迫会减轻，但是支撑子宫的韧带会收缩，因此容易导致腰痛。此时，由于提供给大脑的血液不足而引起的暂时缺血，准妈妈容易出现眩晕症状。

本月大事记

怀孕9～12周，早孕反应症状开始消退，当然早孕反应症状严重的准妈妈要持续到16周。

在本月有些准妈妈脸上或脖子上会出现黄褐斑，这是由怀孕时增加的黑色素细胞刺激所引起的，分娩以后，这种症状会消失或淡化。

上班族准妈妈怀孕后继续工作，应尽量每隔2～3个小时到室外走动走动，活动一下，呼吸几口新鲜空气；有些过敏体质的人会因为接触复印机而发生咳嗽、哮喘，所以准妈妈要尽量减少与复印机打交道，并要适当增加摄入含维生素E的食物。

准妈妈要注意自己的阴道是否出血，哪怕稍微有出血，也要去医院诊断。准妈妈最好穿浅颜色的内裤，这样少量的流血也能够及时被发现。

这个月要继续补充叶酸。

妊娠初期每天摄取的热量要比妊娠前多150千焦，这大约是一碗米饭的热量，所以妊娠初期并不需要吃得太多，但一定要制订均衡合理的饮食计划，特别是要保证蛋白质的摄入量。

这个月可以开始进行音乐胎教或语言胎教了。

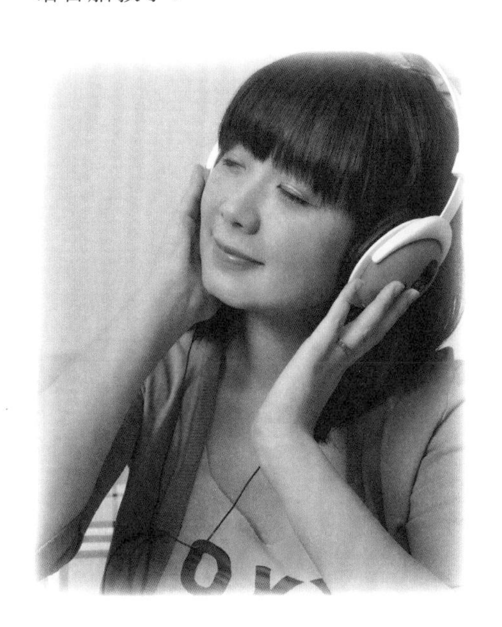

本月细节备忘

本月还是流产的高发期，还是要避免可能引起流产的动作，仍然不能够进行性生活。

身体不适不要硬挺着，要及时去医院，并把怀孕的情况告诉医生，让医生根据情况用药或采用其他治疗方法。

沐浴时不要使用蒸汽浴房，如果长时间坐在高温潮湿的浴池内，容易导致贫血，特别是怀孕期间绝对不能去蒸汽浴房，高温对胎儿的身体容易产生不利的影响，甚至导致畸形。

如果短时间内体重下降较多，或者妊娠反应严重到水都喝不下，就要去医院检查了。

开始了解预防妊娠纹的方法，妊娠纹只要生成，就不会消失，而且分娩后会留下白色细纹。因此，准妈妈要提前做好预防妊娠纹的准备。准妈妈要防止体重突然增加，同时从本月起涂抹预防妊娠纹的护肤品并进行按摩，可以有效预防和减轻妊娠纹的产生。准妈妈要注意涂抹妊娠纹护肤品时除了涂抹腹部以外，也不要忘了在乳房周围涂抹。

本月孕期检查

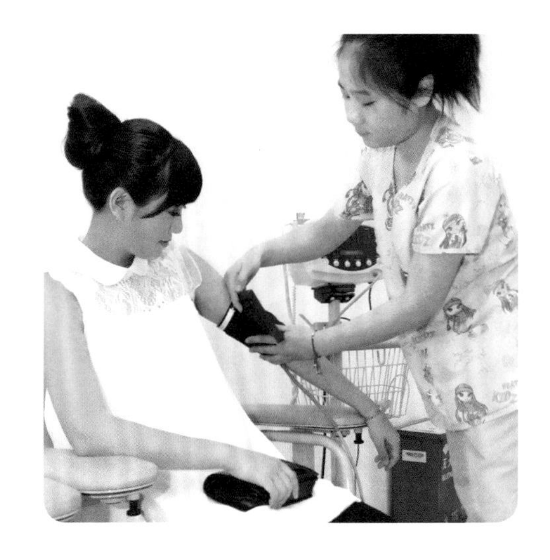

如果准妈妈在上个月没有去医院进行全面检查并建档，那在这个月就必须去了。

这个月还可以进行绒毛膜取样检查，绒毛膜取样检查最佳时间为怀孕第9～12周。此项检查能在较早期诊断出胎儿遗传和生化方面是否异常，准妈妈可以通过这一检查尽早知道结果以便作出是否继续妊娠的决定。但绒毛膜取样检查不能检查出某些先天畸形，如神经管畸形、先天性心脏病等，以及胎儿肺的成熟度等。

准爸爸必修课

1	准妈妈的身体开始变化，情绪会变得焦躁不安，此时准爸爸应注意调节婆媳关系，一定要时刻对准妈妈表现出最多的爱，细心照顾准妈妈，让准妈妈开心
2	妥善安排好准妈妈的饮食，提醒准妈妈养成良好的生活习惯及饮食习惯
3	陪准妈妈到医院做孕期检查，了解系列的孕期保健信息
4	多给准妈妈鼓励和赞扬，帮助她建立面对以后孕期生活的信心
5	怀孕后准妈妈宜有意识地减少电脑接触，以免过度劳累和避免电磁辐射的危害。此时准爸爸应积极帮忙收发邮件，代替准妈妈操作电脑
6	要积极参与胎教，给胎宝宝买胎教音乐磁带，多跟胎宝宝说话

第二节
孕期饮食方案

本月营养关注

★需要重点补充哪些营养

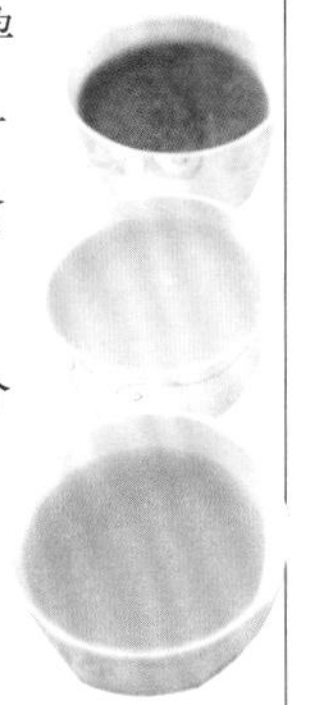

怀孕3个月还会有早孕反应的出现，所以饮食一般以清淡、容易消化的食物为主。可以少食多餐，每一顿稍微少吃点，多分成几顿吃，这样一是能促进吸收，二是能降低早孕反应的刺激。

保证蛋白质的摄入

孕3月要尽量保证准妈妈的蛋白摄入量，可以多方面摄入，植物蛋白和动物蛋白都可以。

不要忽视维生素

在妊娠早期如果缺乏维生素A、B族维生素、维生素C、维生素D、维生素E，可引起流产和死胎。所以不要忽视维生素的摄入。

补充叶酸仍是重点

孕3月仍然是胎儿脑发育的重点阶段，所以要继续补充叶酸，来降低胎儿神经管缺陷的发生率，可以补充叶酸片制剂，直到这个月结束。由于天然的叶酸极不稳定，容易受阳光、加热的影响而发生氧化，长时间烹调会将其破坏，所以人体真正能从食物中获得的叶酸并不多。烹饪时要注意：买回来的新鲜蔬菜不宜久放；淘米时间不宜过长，不宜用力搓洗，不宜用热水淘米；熬粥时不宜加碱；做肉菜时，最好把肉切成碎末、细丝或小薄片，急火快炒；最好不要经常吃油炸食品。

保证糖类的摄入量

摄入量与上个月基本相同，脂肪可以动用人体的储备，但应保证糖类的摄入量。可以将各种米、面、杂豆、薯类等五谷杂粮混合烹调，也可将谷类与蔬菜、水果混合制作，既有营养又能增加食欲。

★怀孕3个月应该怎么吃

饮食宜清淡

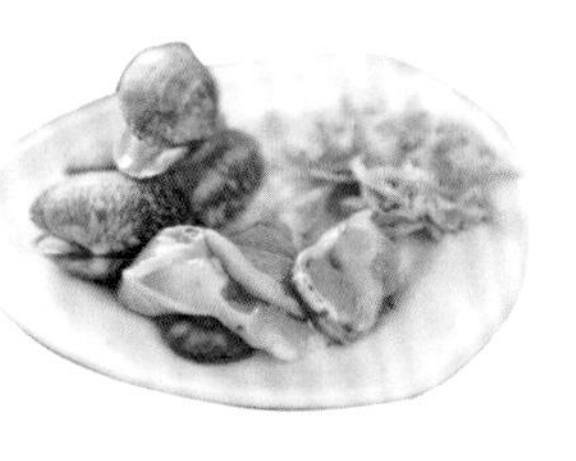

孕3月的准妈妈膳食仍以清淡、易消化吸收为宜，要少吃油腻的食物，应尽可能选择自己喜欢的食物，为保证蛋白质的摄入，可适当多补充一些奶类、蛋类、豆类、坚果类、鱼肉、贝类食物。

选择自己喜欢的食物

准妈妈应尽可能选择自己喜欢的食物，不必刻意多吃或少吃什么。若妊娠反应严重影响了正常进食，可在医生建议下适当补充综合维生素片。同时，为保证蛋白质的摄入量，在有胃口的时候应多补充些奶类、蛋类、豆类食物。

吃点粗粮

孕3月准妈妈容易发生便秘，应增加含纤维素较多的粗粮和富含膳食纤维的蔬菜的摄取，如地瓜、芹菜等。

五谷豆浆要常喝

豆浆具有很高的营养价值，一直是我国传统的养生佳品。五谷豆浆综合了五谷的营养价值，非常适合孕期食用。准妈妈每天喝一杯五谷豆浆，可增强体质、美容养颜、稳定血糖、防止孕期贫血和妊娠高血压综合征等，可谓益处多多。

适当增加肉类和豆类食物

对准妈妈来说，最容易缺乏的必需元素就是铁质。大部分准妈妈都服用补铁口服液，但在孕早期尚不需要服用。最好的方法是通过食物补充。含铁较多的食物有鱼、贝类、牡蛎、豆类、黄绿色蔬菜和海藻类等。摄取以上食物的同时，最好进食富含蛋白质、B族维生素、维生素C的食物，因为这3种物质有助于人体吸收铁质。

小贴士

和胎儿多沟通

这个月胎儿开始活动啦！准妈妈可以抚摸胎儿与其沟通信息、交流感情，帮助胎儿做“体操”。方法：平躺在床上，全身尽量放松，用一个手指轻轻按一下胎儿再抬起，胎儿会有轻微胎动以示反应。

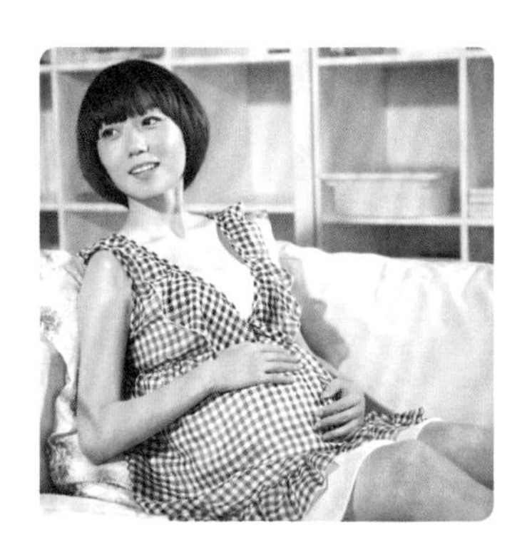

★怀孕3个月不宜吃的食物

长时间熬制的骨头汤

动物骨骼中所含的钙质，不论多高的温度也不能溶化，过久烹煮反而会破坏骨头中的蛋白质。骨头上的肉熬久后，肉中的脂肪会析出，增加汤的脂肪含量。

小贴士

留意体重变化

这个月，准妈妈的外形不会有明显改变，体重的增加也不易察觉，有些准妈妈因为食欲缺乏和孕吐体重非但没有增加，反而出现了下降的趋势。只要体重没有大幅度的变化，说明这是正常的。但是如果准妈妈的体重突然发生剧烈的变化，比如一周内下降或增加了5千克，那就一定要立刻告诉医生，因为这意味着身体可能存在某些潜在问题。

生鱼片

有的准妈妈经常食用生鱼片来补充营养。其实准妈妈最好是少食或者不食用像生鱼片之类的鱼、肉类食品。因为这类食品所含的营养不易吸收，且未经过烹饪，细菌也不易被杀死，对胎儿和准妈妈都不利。

太咸的食物

从现在开始，你需要减少食盐量，因为食盐中含有大量的钠。在孕期，如果体内的钠含量过高，血液中的钠和水会由于渗透压的改变，渗入到组织间隙中形成水肿。正常的情况下你每日的摄盐量以5～6克为宜。

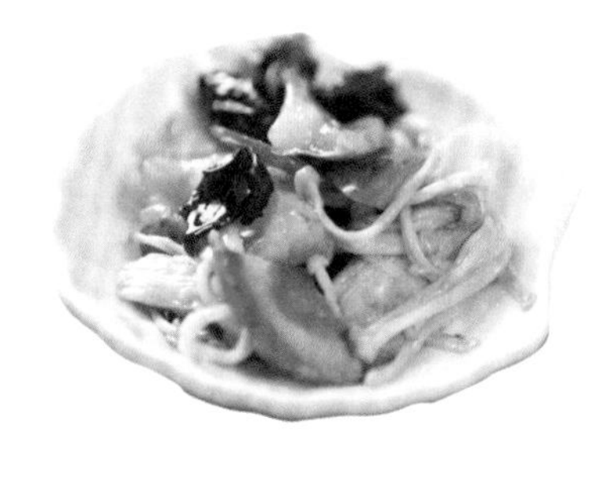

辛辣有刺激性的食物

有的准妈妈喜欢吃非常辛辣的食物，觉得这样可以开胃，其实这样不好。辛辣刺激性食物经消化吸收后，可从胎盘进入胎儿的血液循环中，妨碍胎儿的生长发育，或直接损害某些器官，如肺、支气管等，从而导致胎儿畸形或者患病。

方便面、饼干

有的准妈妈因为工作比较繁忙，为了方便就经常吃方便面、饼干之类的方便食品。这样其实对准妈妈和胎儿都极为不利。方便食品含有一些食品添加剂，营养也不全面，如果在孕早期长期缺乏脂肪酸会严重影响胎儿大脑的发育。

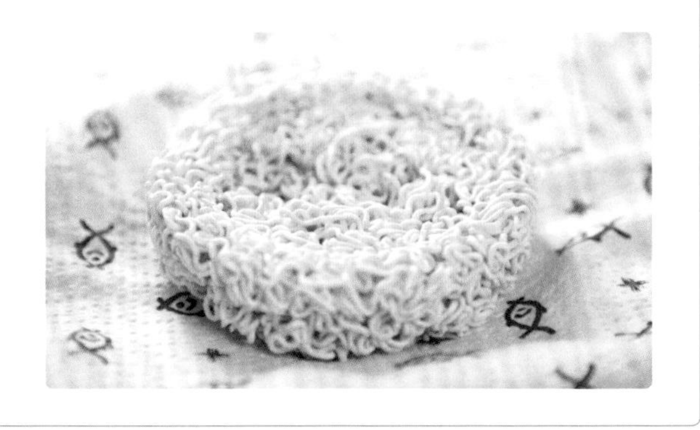

★准妈妈一日的餐单建议

食物属性	食物种类
早餐	花卷1个，米粥1碗，鸡蛋1个，酸甜藕片适量
加餐	麦麸饼干2片，苹果1个
中餐	米饭100克，咖喱牛肉100克，大拌菜适量，小白菜豆腐汤1份
加餐	坚果（葵花子、核桃等）若干，酸奶250毫升
晚餐	清蒸鱼1份，蒜蓉茄子100克，面条1碗

小贴士

替换方案

早餐中的酸甜藕片可换为拌黄瓜或凉拌白菜叶。

上午的加餐可以用适量坚果和草莓代替。

午餐可将汤品换为玉米1根。

晚餐的蒜蓉茄子可用蘑菇炖豆腐代替，面条也可换为米饭。

★一周饮食搭配示例

名称	早餐	午餐	晚餐
周一	牛奶、煮鸡蛋、千层饼、炝黄瓜条	米饭、清蒸鱼、芹菜炒肉、梨	肉末菜粥、烩腐竹白鸡、木耳莴笋
周二	豆浆、银耳粥、炝芹菜	米饭、烩牛肉、虾皮冬瓜汤、苹果	玉米饼、肉片豆腐、蒜蓉茼蒿
周三	豆沙包、豆腐脑、椒盐卷	二米饭、苦瓜焖鸡翅、扒油菜	茯苓鸡肉馄饨、瓜片炒肉
周四	豆浆、榨菜炒饭、哈密瓜	烙饼、南烧茄子、黄焖羊肝	软米饭、萝卜鱼丸、黑白菜
周五	牛奶、桃酥、苹果	二米饭、奶油白菜、咖喱鸡块土豆	玉米碴粥、蒸茄泥
周六	牛奶、鸡汤、浓蔬菜汁	花卷、榄香四季豆、鱼片豆腐	米饭、炸酱排骨、豆花
周日	面包、牛奶、浓蔬菜汁	米饭、姜汁鱼片、肉丝榨菜汤	米饭、大饼、金针菇拌黄瓜、甜柚

孕9周跟踪指导

孕9周营养需求

准妈妈的体重没有增加太多，但是乳房更加膨胀，乳头和乳晕色素加深，现在你需要使用新的乳罩。从现在开始你需要减少盐量。你的小便会更加频繁，从阴道流出的乳白色分泌物增多。你可能感觉头发很厚、有光泽、或者油腻、薄、柔软，记住一定不要吹风、烫发或染发。恶心、呕吐的不适感让你很难高兴起来，有时你会感觉自己很孤独，其实大多数准妈妈也处于这种状态。

孕9周应该多吃一些健脑的食品，核桃糕、面包都可以作为加餐。香草薯泥等小点心可以提供丰富的叶酸。

孕9周怎么吃

一般来讲，由于担心吃得太多的女性都被要求避免边看电视边吃东西，但是你现在可以不必遵守这个规定。看电视的时候，或者浏览网页的时候，准妈妈都可以准备一杯果汁或牛奶、面包、坚果类的零食，边看边吃，这样可以转移你对食品味道的注意力，减轻早孕反应。

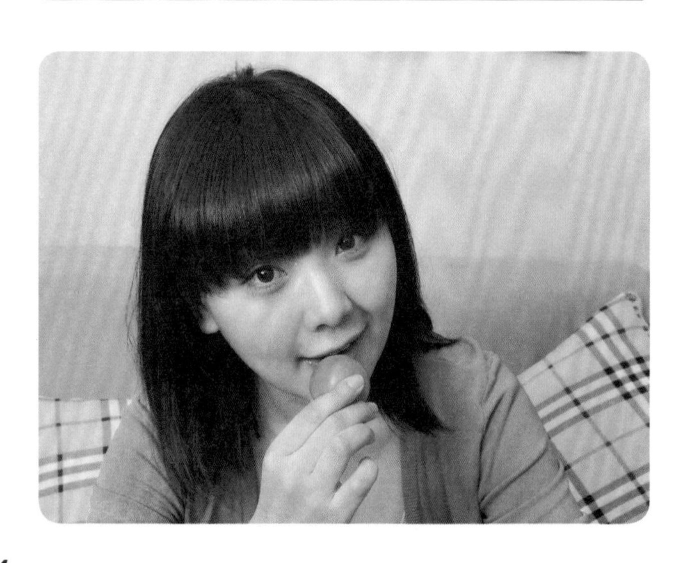

孕9周饮食专家建议

从现在开始，你需要减少盐量，因为盐中含有大量的钠。在孕期，如果体内的钠含量过高，血液中的钠和水会由于渗透压的改变，渗入到组织间隙中形成水肿。因此，多吃盐会加重水肿并且使血压升高，甚至引起心力衰竭等疾病。但是长期低盐也会有不良反应，正常的情况下你每日的摄盐量以5～6克为宜。

如果呕吐的同时伴有头晕、头痛或先兆流产症状，不妨卧床休息，并及时请教医生，也可以尝试以下推荐的食谱：姜汁牛奶、砂仁蒸鲫鱼、草莓绿豆粥、香蕉薯泥等。

孕10周跟踪指导

孕10周营养需求

怀孕10周时，准妈妈的情绪波动很大，不必担心，这都是孕期雌激素作用的结果。怀孕的3～6个月是胎儿脑细胞迅速增殖的第一阶段，因此现在开始应在食物里增加碘的含量，胎儿脑的发育必须依赖母体内充足的甲状腺素，甲状腺素是促进大脑和骨骼发育的重要原料。因此准妈妈每天需碘量应在0.115毫克左右，最好食用加碘盐。

孕10周怎么吃

怀孕早期需有限的进食，维生素虽可补充，但不代表要多吃。准妈妈若是吃得太胖不仅行动不方便，更有产生妊娠糖尿病、妊娠高血压综合征的可能，提高难产概率。因此准妈妈在食物上要避免摄入高淀粉、高脂肪及加工食品。一般在整个怀孕期，体重增加12千克以内是最为理想的。记住，怀孕不代表想吃就吃，也不代表吃得越多越好。

孕10周饮食专家建议

孕妇易患缺铁性贫血，一般来说，当验血时发现血红蛋白量在10克以下时，即应视为贫血。如果发生贫血，就必须加强营养。由于缺铁性贫血往往是与营养不良联系在一起的，因此，孕妇要常吃富含蛋白质、维生素和无机盐的食物。令人欣慰的是，富含蛋白质的肉类、鸡、鸭、鱼和动物肝脏等食物也都富含铁质，而含维生素C较丰富的新鲜蔬菜、水果等食物，也含有一定数量的铁质，常吃这些食物，既可保持营养的平衡，又可防止贫血。但是应该注意，必须把荤素食物搭配在一起，才能大大提高铁的吸收率。另外，还可以在医生的指导下服一些铁剂，硫酸亚铁片含有人体易于吸收的二价铁，是较理想的补铁药物，若同时配以能够促进铁吸收的维生素C，补铁的效果更佳。

孕11周跟踪指导

孕11周营养需求

怀孕3～6个月是胎儿的脑迅速增长期。主要是脑细胞体积增大和神经纤维增长，使脑的重量不断增加。维生素B_6、维生素B_{12}、叶酸、锌的补充继续持续。

钙在人体生命中占有十分重要的地位。“钙乃生命之本”，实不为过。人体99%的钙集中在骨骼和牙齿中，简称为骨钙，其余的1%广泛分布于人体血液和软组织细胞中，被称之为血钙。

维生素D是钙的好伙伴。一般人不会缺乏维生素D，因为皮肤在日光下可以合成维生素D，牛奶、肉类、鸡蛋中也含有维生素D。只有缺少阳光照射且肤色较黑的素食者才会出现缺乏维生素D的情况。

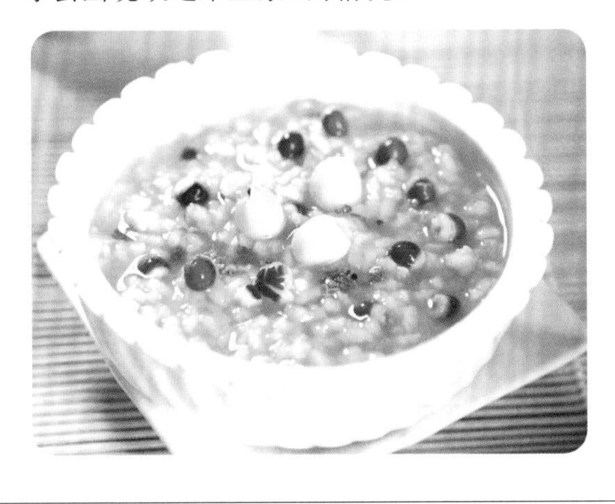

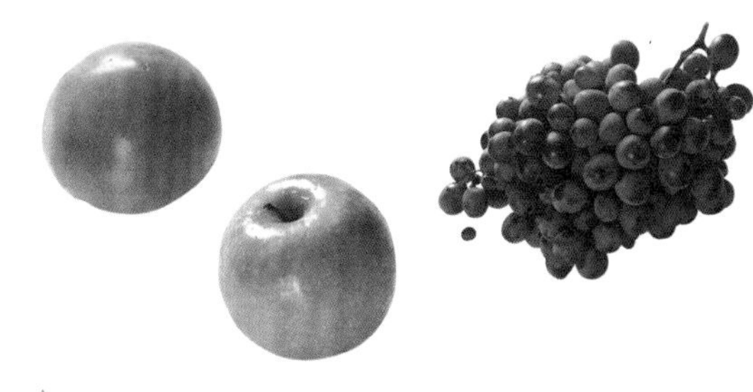

孕11周怎么吃

喜吃酸食的孕妇，最好选择既有酸味又营养丰富的番茄、樱桃、杨梅、石榴、海棠、橘子、酸枣、葡萄、青苹果等新鲜水果，这样既能改善胃肠道不适症状，也可增进食欲，增加营养。有利于胎儿的生长，一举多得。

另外，对于酸酸的山楂，虽然其富含维生素C，但是无论是鲜果还是干片，孕妇都不能多吃。因为山楂或山楂片有刺激子宫收缩的成分，有可能引发流产和早产，尤其是妊娠3个月以内的孕妇及既往有流产、早产史的孕妇更不可贪食山楂。

但一定要记住不要吃腌制的酸菜或者醋制品，人工腌制的酸菜、醋制品虽然有一定的酸味，但维生素、蛋白质、无机盐、糖分等多种营养几乎丧失殆尽，而且腌菜中的致癌物质亚硝酸盐含量较高，过多地食用显然对母体、胎儿健康无益。

孕11周饮食专家建议

许多孕妇服用多种维生素，殊不知维生素虽是一种保健药品，但过量的维生素对胎儿也会产生不可忽视的不良反应。

例如，维生素A过量可引起嗜睡，烦躁，头痛及呕吐，继而出现脱皮，嘴唇干裂等，长期慢性中毒甚至会出现类似脑瘤的症状。

维生素D过量可引起厌食、恶心和呕吐，继而出现尿频，烦渴，乏力，神经过敏和瘙痒。肾脏将受到不可逆转的损害。由于以上两种维生素都是脂溶性，很难排泄，故长期过量服用可以造成慢性中毒，且需要较长时间才能恢复。

如大量服用维生素C会造成体液及尿液酸化，进而造成缺铁性贫血。同时大量产生的草酸可以和尿中的钙结合成为难溶的草酸钙，形成肾结石和尿道结石。

其他的水溶性维生素如叶酸、维生素B_1、维生素B_2等，尽管暂时还没有发现过量服用导致的损伤，但也没有发现过量服用有什么好处。实际上，只要正常均衡饮食，基本不会出现维生素缺乏症。

孕12周跟踪指导

孕12周营养需求

镁不仅对胎儿肌肉的健康至关重要，而且也有助于骨骼的正常发育。近期研究表明，怀孕最初三个月摄取的镁的数量关系到新生儿身高、体重和头围大小。在色拉油、绿叶蔬菜、坚果、大豆、南瓜、甜瓜、香蕉、草莓、葵花籽和全麦食品中都很容易找到镁。另外，镁对准妈妈的子宫肌肉恢复也很有好处。镁的摄入还可预防妊娠抽搐、早产等并发症。

胎儿发育的整个过程都需要维生素A，它尤其能保证胎儿皮肤、胃肠道和肺部的健康。怀孕的头三个月，胎儿自己还不能储存维生素A，因此准妈妈一定要供应充足。甘薯、南瓜、菠菜、芒果中都含有大量的维生素A。

孕12周怎么吃

孕早期孕吐较激烈，许多准妈妈因害怕呕吐而少吃甚至不吃东西，这对胎儿的健康非常不利。采用少食多餐的原则，减轻呕吐的同时，还可保证各种营养的摄入。

孕期准妈妈对各种营养的需求量会增大，同时还需要合理、充分、均衡。准妈妈在孕期要保证蛋白质的充足摄入，同时还要摄入一定量的无机盐、维生素、糖类、脂肪等营养素。

怀孕后不仅对饮食的选择很重要，同时准妈妈的饮食还应该以清淡爽口、易消化、少油腻的食物为主。

孕12周饮食专家建议

怀孕12周的准妈妈可利用饮食预防流产。

1.补充维生素E：维生素E具有保胎的作用，它广泛存在于松子、核桃、花生、豆制品之中，不妨多加食用。

2.不要乱进补：有些人认为“吃补药总不会错”，于是擅自滥补人参、桂圆等大补元气之品，其结果有可能事与愿违，对母婴不利。一切温热、大补之品，孕妇均不宜服。孕期进补应遵循医生的嘱咐进行。

3.不吃山楂：山楂是酸性水果，酸甜可口，开胃消食，对缓解恶心呕吐、食欲缺乏等症状颇有功效，因此成为许多孕早期准妈妈调节妊娠反应的开胃美食。不过山楂绝对不能多吃，因为山楂对子宫有兴奋作用，可促进子宫收缩并导致流产。特别是曾有自然流产史或出现先兆流产时，切不可食用。

孕3月食谱举例

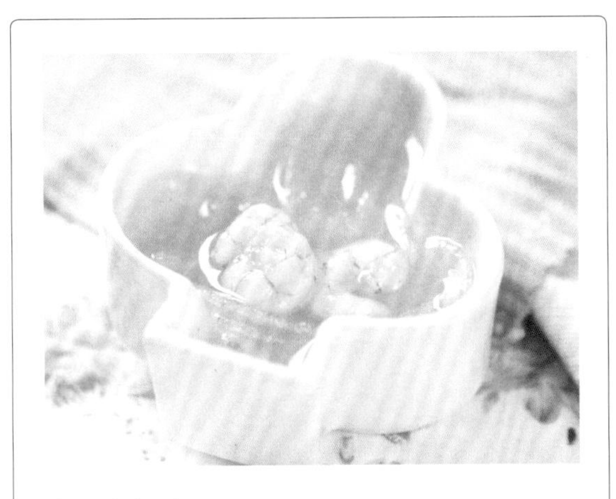

粉丝虾仁

材料　粉丝200克，活虾200克，豆豉、植物油、酱油各适量。

做法　1.虾剥皮，洗干净，粉丝用开水烫过。

2.放入蒜末、豆豉、油、酱油等，搅拌均匀。

3.放入锅中隔水蒸15分钟。

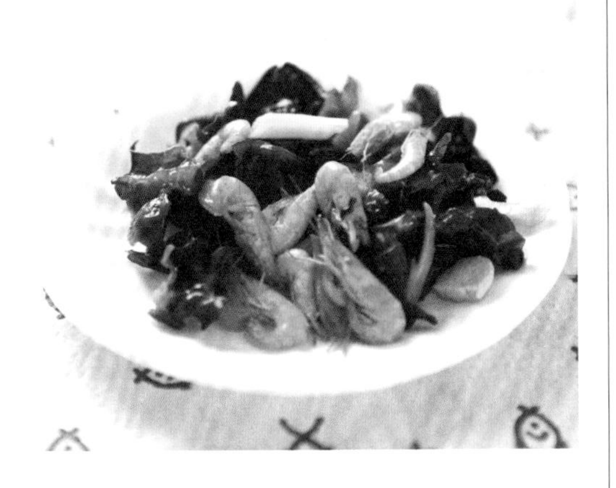

木耳香葱炒河虾

材料　小河虾150克，干木耳50克，香葱2棵。盐1小匙，香油少许，植物油2大匙。

做法　1.小河虾用清水洗干净，除去泥沙杂质，用沸水焯熟，捞出控水。木耳用清水泡发，去蒂洗净。

2.炒锅烧热，加植物油，六成热时放入葱段爆香，再加入小河虾、木耳翻炒，加入盐翻炒入味，出锅前淋香油即可。

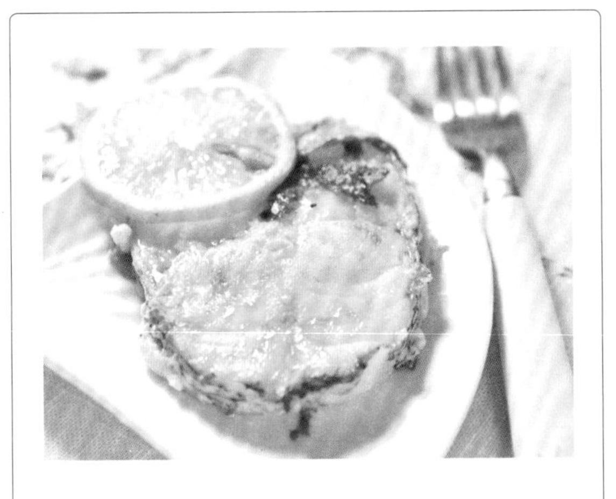

煎鳕鱼

材料　鳕鱼400克，柠檬汁适量，鸡蛋1个，淀粉适量。

做法　1.将鳕鱼洗净，切块。

2.鳕鱼内加入盐腌制片刻，挤入少许青柠檬汁。

3.将备好的鳕鱼块裹上蛋清和淀粉。

4.锅内放油烧热后，放入鳕鱼煎至金黄色，装盘时点缀青柠片即可。

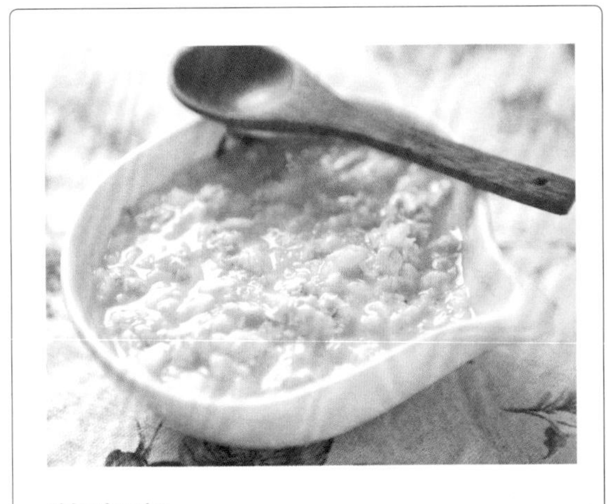

燕麦粥

材料　燕麦100克，大米100克。

做法　1.将燕麦去除杂质，在水中浸泡两个小时后再洗净放入锅中。

2.将大米洗净也放入锅中，加适量水烧沸后改用小火熬煮。

3.煮的过程中，要不停地搅拌，煮至熟烂即可。

第三节
孕期生活指导

本月保健要点

★掌握正确的姿势与动作

上下楼梯时

准妈妈上下楼梯时，要看清楼梯，一步一步地慢慢上下，整个脚掌都必须踩在楼梯上，不可只用脚尖踩楼梯，也不要弯腰或过于挺胸腆肚，只需伸直背就行。注意千万别踏偏或踏空，踩稳了再走，如有扶手，一定要扶着扶手走。

上楼梯时，为了保持脊柱挺直，这时准妈妈的上半身应向前略微倾斜，眼睛看上面的第三至第四级台阶。一开始可能会觉得很难做，但经过反复练习，一定能熟练掌握正确的走路姿势。

购物

购物会使准妈妈的心胸开阔且心情放松，而且走路等于散步，也是一种很好的锻炼。但应注意购物时不要行走过多，行走速度不宜过快，更不要穿高跟鞋，注意一次购物不宜过多。

打扫

不要登高打扫卫生，也不要搬抬沉重的东西。这些动作既危险又压迫肚子，必须注意。

弯着腰用抹布擦东西的活也要少做或不做，千万不能长时间和冷水打交道。因为突然受到冷水刺激易导致流产。不要长时间蹲着，因为长时间蹲着，易压迫腹部，也容易导致流产。

行走时

准妈妈走路时应双眼平视前方，把脊柱挺直，身体的重心要放在脚后跟上，踏地时应由脚跟至脚尖逐步落地。

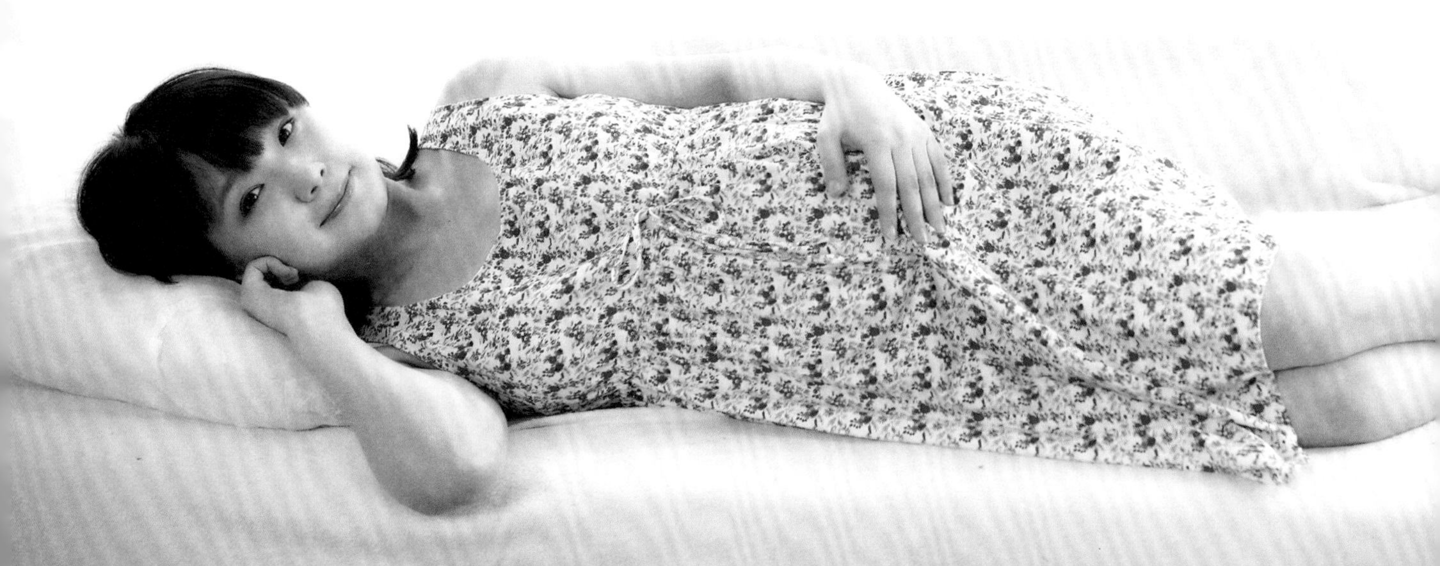

★预防流产

随着子宫的增大而挤压膀胱，很容易导致频尿，有时还会伴随排尿不畅。这种现象将一直持续4个月，直到子宫移位到膀胱的上面。此时胎儿着床还处于不完全的状态，为防止流产，悉心照料比什么都重要。

警惕阴道出血

孕早期由于准妈妈与胎儿还没有建立起非常牢靠的关系，这时一定要多加防护，密切注意身体的异常反应。

一旦发生阴道出血，务必引起重视，及时到医院检查。通常情况下以下几种情况容易导致阴道出血：

1.先兆流产、宫外孕、葡萄胎、宫颈糜烂等都伴有阴道出血现象。

2.宫颈癌也有引起孕期阴道出血的可能性，可通过孕早期宫颈涂片判断出来。发生宫颈癌的概率很低。

3.吃辣椒、桂圆、巧克力等刺激和热性的食品，以及过度的性生活都有可能加重阴道出血现象。

避免突然刺激

准妈妈在妊娠早期一定要远离精神刺激性较强的电视、电影、读物等，以免造成精神紧张导致流产。

胚胎发育不全

大多数的自然流产都是胚胎发育不健全导致的。这其中60%～80%的情况是因为受精卵有问题或染色体异常。出现这种情况时准妈妈一定要理性看待，这并不能说明什么，只是大自然赋予人类生殖的一种优胜劣汰原则决定的。

远离不健康的饮食

远离烟酒，远离易造成流产的食物，比如螃蟹、甲鱼、芦荟等，不吃辛辣的食品，尽量少食多餐，须保证大便通畅，避免肠胃不适。维生素E具有保胎的作用，它广泛存在于松子、核桃、花生、豆制品之中，不妨多加食用。

	预防流产的一些要点
1	排尿时如果出现疼痛，要及时诊断，以免患膀胱炎，平时尽量不要憋尿
2	随着子宫的增长，准妈妈下腹部和肋部开始出现疼痛，若疼痛时伴有出血状况就必须去医院治疗
3	外出的时候一定要穿袜子和保暖内衣，以免着凉导致流产
4	拿重物有可能造成流产，不要拿重物，上台阶一定要注意慢走
5	为防止滑倒，最好穿鞋跟较矮的鞋子

★口腔卫生很重要

准妈妈如果有口腔疾病，不仅容易引发并发症，而且还会影响胎儿发育，为了准妈妈和胎儿的健康，请准妈妈注意口腔护理。

使用软毛牙刷

很多准妈妈不会对刷牙这样的小事重视。有些准妈妈抱怨道：“刷牙的力度稍微一用力就会出血。而如果不用力，牙齿上便会残留牙石或软垢。”其实这种情况并不难解决，准妈妈只要用软毛的牙刷以及温水即可，在对牙刷的选择上，准妈妈要挑选那些刷毛软且刷头小的产品。

保持口腔卫生

1.早晚必须各刷一次牙。餐后及时用漱口水漱口。刷牙可根据自己的情况来选择牙膏，如果有龋齿，要选用含氟或含锶的牙膏；齿龈出血、水肿者，宜选用能消炎止血的药物牙膏；若是由于吃酸性零食过多而引起牙齿过敏，可以嚼含川椒粒，或选用脱敏牙膏。

2.在孕期经常去口腔科进行检查，彻底洗牙。如果有龋齿、牙龈炎、牙周炎，应及早进行治疗。

3.如果患有口腔炎、口角炎，应多摄取维生素B_2；牙龈出血，多吃富含维生素C的食物。

4.当需要拔牙时，时间一定选择在怀孕的3个月以后、7个月以前的时间进行。因为在怀孕的头3个月拔牙，容易诱发流产并加重孕吐；而在怀孕7个月后，因身体笨重不便与医生配合，而且有引发早产的可能。不是治疗上必需，一定不要拍牙齿X光片。必须拍时，应在腹部围上“铅橡皮围裙”，以防放射线危害准妈妈和胎儿。

5.平时可做上下叩齿动作。这样不仅能增强牙齿的坚固性，同时可增加口腔唾液分泌量，其中的溶菌酶具有杀菌、洁齿作用。

不要使用药物

准妈妈如果牙齿出现病症，要避免的药物有镇静剂、止痛药、抗生素，尤其是四环霉素，它会导致胎儿的牙齿生长发黄。无论使用何种药物，都必须听从医生的建议。

做好口腔检查

准妈妈除了要做常规的血常规检查、尿常规检查、肝肾功能检查、超声检查外，最好还要进行口腔检查。当准妈妈进入妊娠期的时候，很容易发生口腔疾病。所以当准妈妈发生口腔疾病时，不仅容易引起并发症，而且还会影响胎儿的正常发育。另外，为了保护胎儿的发育，准妈妈还不能用药，这会加大口腔疾病给准妈妈带来的痛苦。为了自己和宝宝的健康，请注意口腔护理。

准妈妈衣服的选择

★上衣

上衣的质料应该是柔软的纯棉面料或丝织品、麻织品等，式样宜简单宽松，穿着后双臂可以自如地活动。并且注意别束缚胸部，也不能压迫腹部，否则对胎儿的生长不利。鉴于这些衣服在孕期结束后就没有用处了，所以最好不要盲目添置或买太昂贵的服装。

新买来的衣服尤其是内衣一定要清洗并经阳光暴晒之后再穿用，这样可以减少接触有害染料的机会，被细菌侵害的可能也会低得多。

★风衣

随时准备一件风衣，这比较合适，以备必须外出时穿着。另外，在孕妇装“难登大雅之堂”时，一件合身的宽敞的米色风衣，就是绝佳的外出服了。

★背带裤

背带裤是现在准妈妈较为喜欢的一种裤装。春夏时节，长裙较为合适，而秋冬季节最好穿长裤。但要注意，紧身裤不论什么季节都不合适穿着。

Q 孕妇的衣服用什么洗比较好？

A 内衣最好是用肥皂和皂粉洗，超市就有卖的。千万不要用洗衣粉，对皮肤不好，而且含有很多的添加剂。

★袜子

准妈妈的袜子，无论是长袜还是短袜，袜口都不要太紧，尤其是在妊娠后期。并且还要选择舒适透气的棉质袜子。

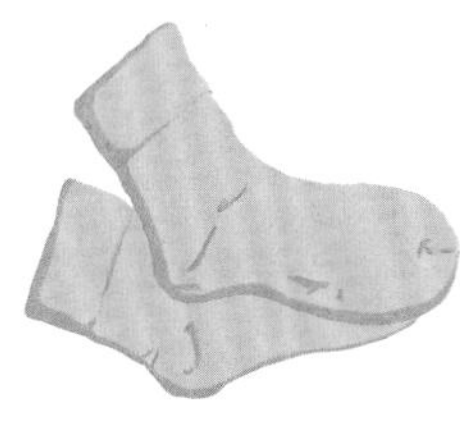

★内裤

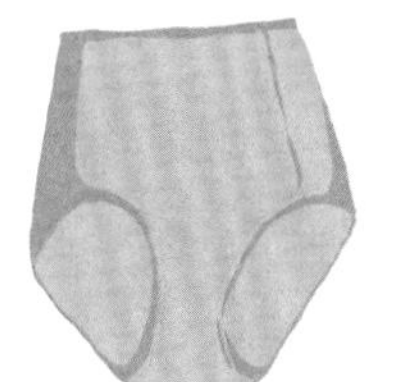

覆盖式内裤

内裤的选择，最好选择能把腹部完全遮住、易于穿脱的内裤。并且孕期中容易出汗，阴道的分泌物也增多，所以要选择具有良好透气性、吸湿性强、容易洗涤的材料制品。冬季时，考虑到保温，最好选用纯棉的。并且内裤不要用松紧带勒紧腹部和大腿根，否则对孕妇和胎儿都不利。

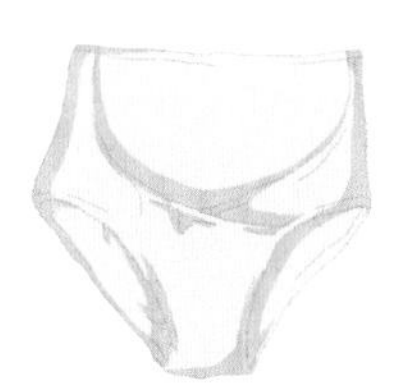

固定式内裤

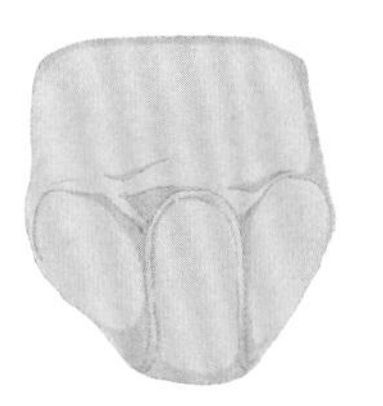

下开口式内裤

★胸罩

胸罩的选择应选择前开扣式的，这样在检查时、喂奶时都比较方便。也可以选择有伸缩性的布料，从下向上戴的，以及肩带式或比较肥大的乳罩。

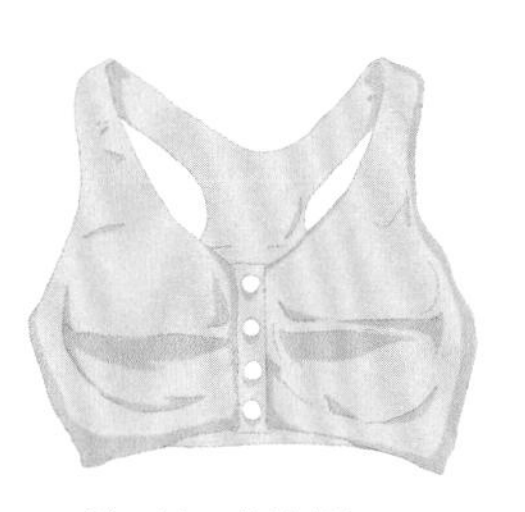

前开扣式胸罩

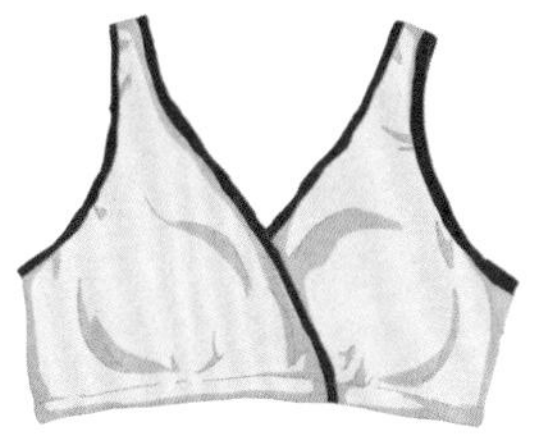

无开扣式胸罩

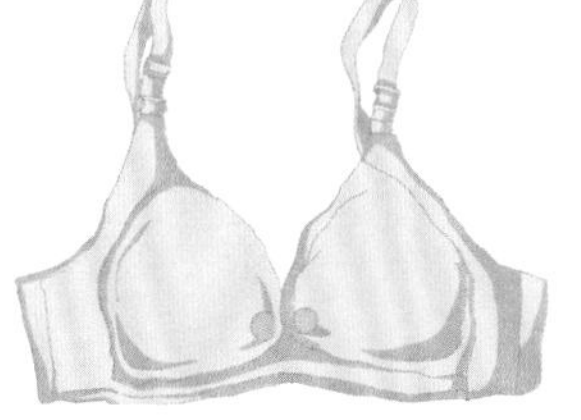

上开扣式胸罩

Q 孕妇从什么时候开始穿专用内衣裤?

A 内裤也尽早穿专用的为好，专用孕妇内裤腰身都比较高，不会勒在肚脐下方，对腹中的胎宝宝是一种保护。

★鞋子的选择

首先要考虑安全性，选择鞋子时应注意以下几点：

1.脚背部分能与鞋子紧密结合。
2.有能牢牢支撑身体的宽大的后跟。

3.鞋后跟的高度在2～3厘米。
4.鞋底上带有防滑纹。
5.能正确保持脚底的弓形部位。

按照上述条件，高跟鞋、容易脱落的凉鞋等都不适宜。后跟太低的鞋子也不好，震动会直接传到脚上。随着怀孕时间的增加，脚心受力加重，会形成扁平足状态，这是造成脚部疲劳、肌肉疼痛、抽筋等的原因。可用2～3厘米厚的棉花团垫在脚心部位作为支撑，这样就不容易疲劳。到了怀孕晚期，脚部水肿，要穿稍大一些的鞋子。

Q 孕妇可以穿4～5厘米的坡跟鞋吗?

A 坡跟鞋的款式对准妈妈来说倒是很适合，不过鞋跟的高度应该为2～3厘米。

警惕先兆流产

在孕早期发生先兆流产的可能性还是比较大的，所以准妈妈应该注意一旦出现阴道流血或腹痛等状况就应该马上去医院检查，因为这有可能就是先兆流产的迹象。在检查时，为了减少对子宫的刺激，尽量少做没有什么必要的阴道检查项目。

通过检查，确定妊娠反应为阳性，再结合B超和体温得出适合保胎的诊断，便可以在医生的指导下实施保胎。如果阴道出血量比经期的出血量还多，就要特别引起重视了，若通过医生的诊断查明胎儿死亡或流产已成事实，就要听从医生的建议尽快终止妊娠，以免发生出血或感染。

出现了需要保胎这种情况的准妈妈要注意，在保胎的时期内要特别注意生活习惯以及情绪变化，密切观察阴道的出血量，以及血的颜色，尤其是血液中是否有一同排出的组织物。在必要的时候，可以将24小时内用的卫生护垫保留下来供医生诊断时使用。医生可以根据发生情况的准妈妈的出血量和腹痛的状况，判断出先兆流产到了一个怎样的程度。

如果出血量不多，下腹的阵痛情况加剧，就要考虑是否有其他并发症发生的可能，要将情况及时反映给医生。如果发生了出血量增加或有组织物排出的情况，则应该带着排出的血和组织物尽快就医。还有，若出现出血增多和下腹阵发性剧痛同时发生的情况，也要尽快就医。无论出现哪种情况，都要听取医生的建议，看看是否能够继续妊娠。

特别要提醒准妈妈和准爸爸的是，在发生先兆流产的情况下，无论程度怎样，都要严禁性生活。

Q 怀孕9周了，却没有一点儿孕妇应该有的反应，应该怎么办？

A 多数女性在停经6周左右会出现乏力、嗜睡、食欲缺乏、恶心、呕吐等早孕症状，但并不是所有的人都会出现此症状，这是因人而异的，建议到医院做一下尿检或抽血查HCG，确定胎儿的发育情况是否正常。

看似卫生的不卫生习惯

我们在日常生活中就经常犯这些看似卫生，实际却不卫生的错误。由于孕期是一个比较敏感的时期，虽然不提倡洁癖，但是在平常的生活中确实存在被我们遗漏的卫生死角，建议准妈妈将这些问题重视起来，这将对整个孕期的顺利度过起到一定的作用。

★用看似洁白干净的纸包裹食品

这样做的危害是有些白纸在生产的过程中加入了漂白剂，食品与漂白剂接触后发生的一系列化学反应会产生有害物质，这些物质很容易污染食品。

★用毛巾擦拭餐具

我们平时用来饮用、洗涤的自来水都是经过严格净化处理的，冲洗过的水果或餐具不会被水污染，而毛巾上面却是容易滋生细菌的地方，所以洗过的水果和餐具不建议用毛巾擦干。

★将水果腐烂的地方挖掉一样吃

这一点已经引起了很多人的重视，吃腐烂的水果有导致人体细胞突变而致癌的危险。这里提醒准妈妈即便再昂贵的水果，只要有腐烂的地方，无论坏了多少，整个水果都不能再吃了。再者，水果储存到这种程度已无营养可言，吃了不但等于没吃，里面大量繁殖的细菌和微生物反而会对人体造成威胁。

Q 怀孕可以吃棒冰吗？

A 冰的东西最好不要吃。饮食最好以新鲜、卫生、温热为宜，不吃辛辣、生冷的东西。

准妈妈体型改变了

★怀孕后也可以做的家务

准妈妈在妊娠期间坚持适宜的家务劳动，对母子健康都有益。适度的家务劳动能增强准妈妈体质，提高免疫功能，有效地防止多种疾病的发生。

尽量不用手直接浸入冷水中，因为有可能受寒引起宫缩，而引发流产。早孕反应较重时，不要到厨房里去，因为油烟和其他气味可加重恶心、呕吐。厨房最好安装抽油烟机，因为油烟对准妈妈尤为不利，会危害腹中胎儿。

从事一般的擦、抹家具，扫地、拖地等劳作是可以的，但不能登高，不能搬抬笨重家具，更不可以蹲着压迫肚子。

同样不要使用冷水，不宜用洗衣粉，更不可用搓板顶着腹部，以免胎儿受压。晾晒衣服时不要向上伸腰，晾衣绳可放置得低一些。

出去购物对准妈妈有许多好处，比如可以使准妈妈心胸开阔，也可以锻炼身体，因为购物走路，相当于散步。但也要注意，不宜行走过多，速度不宜快，不要穿高跟鞋，购物不宜过多，不能太重，一般不超过5千克为宜。避免在人流高峰时间去挤公共汽车，不宜到人群过于拥挤的市场去。另外在寒潮、大风等天气时不宜外出。特别是在流感和其他传染病流行时，更不要到人群密集的地方去。

总之，准妈妈不能什么也不做，而是要做适宜的家务，但需对危险因素加以避免，这样就能保证准妈妈的孕期生活健康而有意义。

Q 在做家务活的时候可以进行胎教吗？怎样做比较好？

A 孕妇在做家务活的时候可以进行胎教。由于有些孕妇没有太多空余时间，那么边做家务活边进行胎教不失为一种好方法。合理地安排家务，既能够融语言胎教于家务活中，又能使孕妇在做家务时更有乐趣。

★准妈妈要有正确的姿势

怀孕后，如果姿势不当，不但会造成自身伤害，对胎儿的健康也会产生不良影响。准妈妈要减少繁重的体力劳动，如果要做家务活或上班，尽可能坐着进行，因为女性正常姿势主要靠韧带支持，怀孕期间，腹部重量日增，单靠韧带支持不够，还要靠部分肌肉的帮助，坐下可缓和韧带与肌肉所受的压力，减少准妈妈常患的腰背痛。准妈妈坐时最好选择有靠背的椅子，坐下来身体挺直地靠在椅背上。这样一方面可以避免身体弯曲而增加腹部的压力，另一方面可把身体的重力转移于椅背，从而得到充分的休息。端坐时，不妨用小椅子来垫脚，两腿适当地分开，以免压迫腹部。站立时要保持身体直立，这样可尽力收缩前方的腹壁肌肉，使骨盆前缘上举，不致倾斜过甚而导致背痛。

Q 怀孕十几周了，右脚脚心和脚背筋疼，小腿发麻，是我平时的姿势不对吗？

A 坐、立、走姿势及鞋子是否合适、缺钙，还有子宫增大压迫、季节变化着凉、劳累，都会引起这些症状，要综合调整。

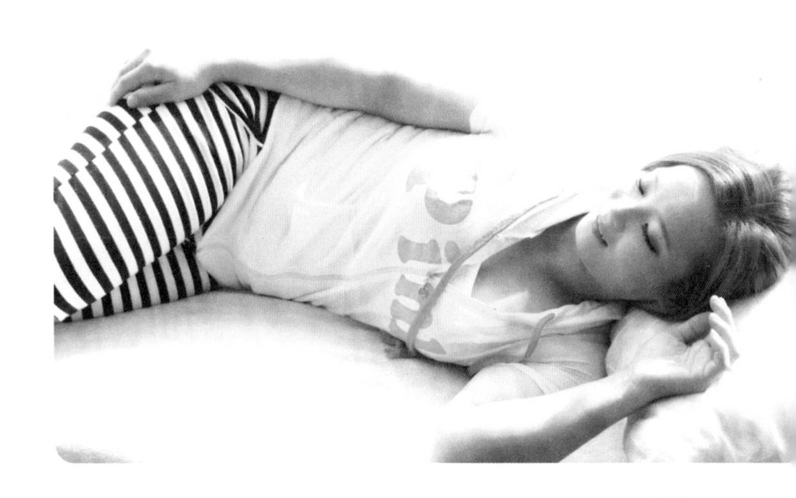

异常妊娠早发现

★畸形儿发生的原因

通常是在胚胎发育阶段受到各种有害因素的影响使细胞染色体发生畸变，或有害物质抑制细胞的有丝分裂，妨碍了胎儿器官的正常分化与发育而产生畸形。

因为胚胎细胞的生物合成很活跃，细胞分化、生长发育均先于这种快速分化增殖的细胞本身，所以就比较脆弱，再加以胚胎对毒物的分解代谢和排泄很不完善，极易受到有害因素的损害以致引起畸形。

常见的致畸因素包括微生物（如病毒）、药物和某些化学制剂、某些金属和放射性物质等。

Q 怀孕时服用了康泰克、头孢药，对胎儿影响有多大？

A 怀孕期间用药对胎儿发育是否有影响，与药物的种类、剂量等有关。可在怀孕14～20周进行唐氏筛查，或进行彩超排畸检查。

★易生出畸形儿的准妈妈

准妈妈若在孕早期发生高热，会对胎儿产生极大的不利影响。怀孕早期有过高热的女性，胎儿即便不出现明显外观畸形，但脑组织发育有可能受到不良影响，表现为智力低下、学习和反应能力较差。

这种智力低下是由于高热造成胎儿脑神经细胞死亡，使脑神经细胞数减少所致，而且这种智力低下是不能恢复的。

当然，高热造成胎儿畸形还与准妈妈对高热的敏感性和其他因素有关。

爱接近猫狗的准妈妈

很少人知道带菌的猫也是一种对导致胎儿畸形威胁很大的传染病源，而猫的粪便则是这种恶性传染病传播的主要途径。

吃了真菌类食物的准妈妈

准妈妈若食入被真菌污染了的食品，真菌毒素可通过胎盘祸及胎儿，引起胎儿体内细胞染色体断裂。

每天浓妆艳抹的准妈妈

每天浓妆艳抹者胎儿畸形的发生率是很高的。对胎儿畸形发育所产生不良影响的主要是化妆品中含的砷、铅、汞等有毒物质，这些物质被准妈妈的皮肤和黏膜吸收后，可透过血胎屏障，进入胎血循环，影响胎儿的正常发育。其次是化妆品中的一些成分经阳光中的紫外线照射后产生有致畸作用的芳香胺类化合物。

孕期精神紧张的女性

人的情绪受中枢神经和内分泌系统的控制，内分泌之一的肾上腺皮质激素与人的情绪变化有密切关系。准妈妈情绪紧张时，肾上腺皮质激素可能阻止胚胎某些组织的融汇作用，如果发生在妊娠期间的最初三个月，就会造成胎儿唇裂或腭裂等畸形。

饮酒的准妈妈

准妈妈饮酒，酒精可通过胎盘进入发育胚胎，对胎儿产生严重的损害。妊娠期每天饮2杯酒以上，可对胎儿有影响以致危险；每天饮酒2～4杯，则有畸形发育的危险。如脑袋很小、耳鼻极小和上嘴唇宽厚等。

Q 我在怀孕之前及怀孕1个月时涂抹过芦荟胶，这样对胎儿会有影响吗？

A 你的情况对胎儿的影响不大，建议最好避免长时间使用化妆品。

准妈妈应注意晒太阳

要经常开窗通风，以保持室内空气新鲜，但应避免大风吹。准妈妈还应经常晒太阳，以便身体对钙、磷等重要元素的吸收和利用。天气好时，可到室外去走动，接触阳光，天气不好时，也可在室内有阳光的地方接受日光照射。冬季每天至少应晒太阳半小时以上。

早孕反应一般持续多长时间

这种反应持续的时间有长有短。一般地讲，妊娠反应多在停经40天左右出现，到怀孕3个月（12周）时就逐渐消失。当然，这些反应因人而异，有的人可能一点儿反应没有，有的人可能一直反应到怀孕五六个月甚至到分娩。

避免噪声污染

噪声可影响准妈妈的中枢神经系统的功能活动。准妈妈受噪声影响还可使胎心加快，胎动增加，对胎儿极为不利。高分贝噪声可损害胎儿的听觉器官，并使准妈妈内分泌功能紊乱，诱发子宫收缩而引起流产、新生儿体重轻及先天性畸形。

准妈妈妊娠记录

开始怀上你没多久，妈妈就开始了孕吐。

妈妈心急如焚，惶恐不安，心情烦乱。

但是，妈妈懂得了只有经历了这种痛苦之后才可以获得拥有健康的你的资格。

我生理上的感觉：

关于胎宝宝的梦：

我最关心的事：

我最快乐的事：

我的反应：

感觉我的子宫，我的反应）：

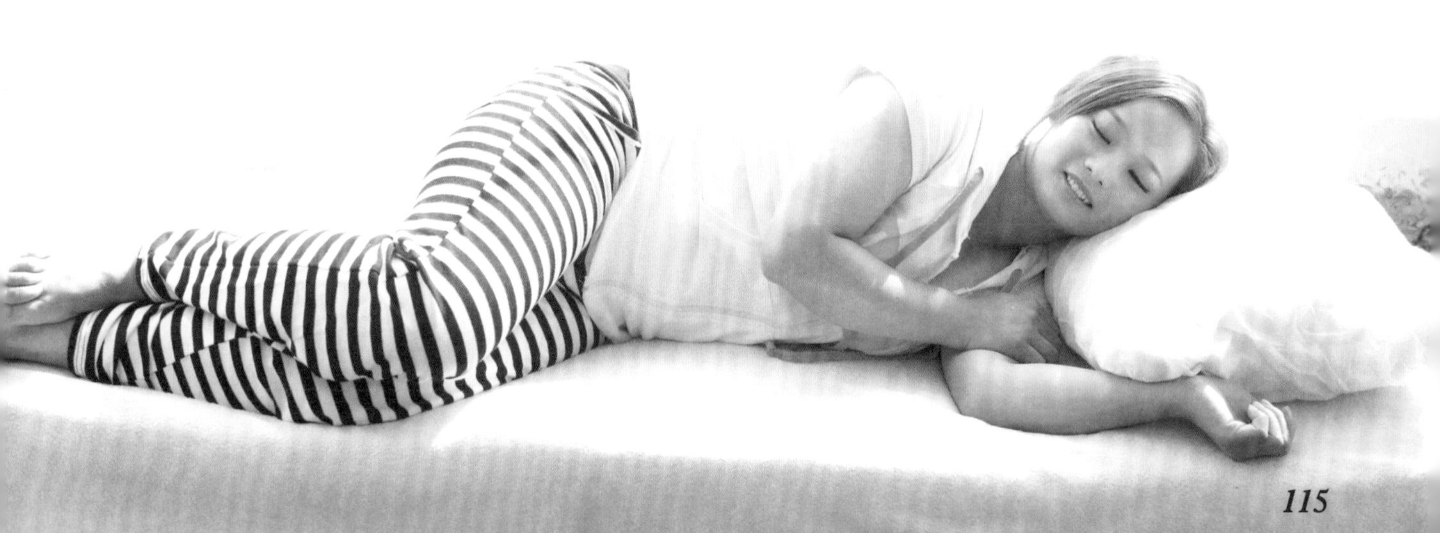

第四节 孕期胎教方案

本月胎教课堂

★进行美学胎教

可以布置几幅小的风景图，放上几个色彩淡雅的靠垫。

简单的布置就可以改变心情。布置的原则是色调简单、典雅优美，建议可以在居室放上一束鲜花，给人生机盎然之感觉。

★做自己喜欢的事情

保持平和、宁静、愉快和充满爱的心理，感觉到幸福安心，是胎教的意义所在。

在准妈妈情绪不好时，可以考虑做一些自己喜欢做的事情。比如听音乐、做手工、唱歌等。不要勉强自己做不喜欢的事情，这样不利于坏情绪的排解。

★开始抚摸胎教

进行抚摸胎教时，如能配合对话胎教等方法，效果会更佳。

抚摸胎教须定时进行，开始时每周3次，以后逐渐增多，每次5～10分钟。抚摸时动作要轻柔、舒缓，不能用力太强。如果胎儿反应太过强烈，如用力挣脱蹬腿，应立即停止抚摸。

★适当做做手工

准妈妈可以在孕期学做一些情趣手工，比如做剪纸，贴画。

也可以做一些实用的日常用品，比如婴儿袜子、婴儿帽等。

★适当做些家务

孕期只静不动不可取，运动要适度，要有选择，并且要感觉愉快才是最好，散步依然是最好的运动胎教方式。

这一阶段，准妈妈应该已经习惯早孕反应所带来的不适，还在继续工作的准妈妈要一边克服早孕反应，一边要注意自己的身体，例如，不要提重物、不要匆忙赶车、不要过于疲劳、不要让自己受寒，以使胎儿有个良好的生长环境。但是准妈妈可以适当做些家务，劳动可以改善睡眠，增加食欲，增加体力，预防过胖，减少便秘。

孕9周 让听觉与视觉结合起来

进入了孕9周，准妈妈肚子里的小生命已经成为一个名副其实的胎儿。准妈妈的妊娠反应还在继续，而且疲惫感强烈，为了稳定自己的情绪，准妈妈可以在进食的过程中听听轻音乐，在餐桌上摆放些鲜花，这些都可以缓解孕吐带来的烦躁，从而保证胎儿健康发育。

★欣赏《A大调单簧管协奏曲》

这是莫扎特所谱写的最后一首协奏曲，也是唯一的单簧管协奏曲。它是为当时举世无双的单簧管高手史达德勒而写的。当时这种新乐器尚未成为管弦乐队的编制内乐器，莫扎特凭着自己的先见之明，尽量利用其最低音附近的音域，以此与高音域对比而产生巧妙的效果。

A大调与g小调一样，一向是适合莫扎特音乐特质的调性，莫扎特借此在这首协奏曲中营造出生机勃勃的气氛，再将这种气氛揉进平静澄澈的创作情境里，显得优美无比。

★名画欣赏《向日葵》

被誉为梵·高化身的《向日葵》，仅由绚丽的黄色色系组合而成。画面上朵朵葵花夸张的形体和激情四射的色彩，使人头晕目眩。黄色的花瓣就像太阳放射出耀眼的光芒，画家用奔放不羁、大胆泼辣的笔触，使画中的每一朵向日葵都获得了强烈的生命力，这正是作者凡·高本人内心情感的写照，是他精神力量的外露。

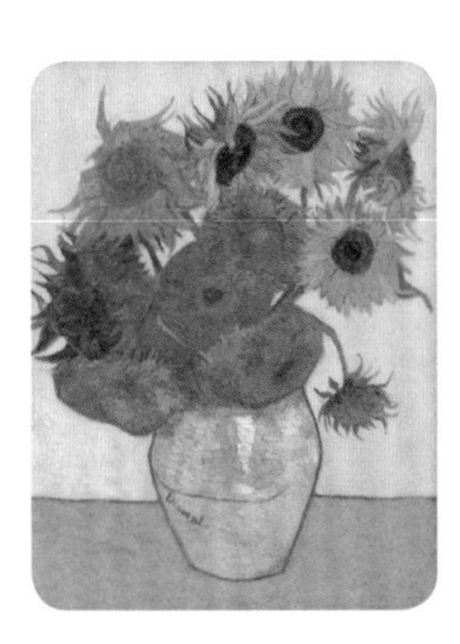

梵·高以《向日葵》中的各种花姿来表达自我，有时甚至将自己比拟为向日葵。梵·高写给弟弟西奥的信中多次谈到《向日葵》系列作品，其中说明有12株和14株向日葵的两种构图。他以12株来表示基督十二门徒，14株则是加上了作者本人和弟弟西奥两人，一共14人。

孕10周 伴着音乐和花香入眠

孕10周，准妈妈的情绪变化会很剧烈，刚才还眉开眼笑，转眼间就会闷闷不乐，这时的喜怒无常是正常的情绪波动，是受孕激素影响的结果。但是你仍要调整心绪，准妈妈的快乐与悲伤会让胎儿与你一同感受，你愿意让他(她)陪着你焦虑伤心吗？当然不！因此准妈妈要保持开朗、温柔、慈爱的心情，这种心情应持之以恒才能使胎儿的身体和心理健康成长。

花香和音乐都可以调节你此刻的心情，比如常春藤、柠檬、迷迭香、非洲菊、玫瑰、菊花等，它们所散发出的香气，都会让你感到温暖且宁静。

★胎教名曲《奇妙的仙境》

这是一首非常好听的胎教曲目，它的旋律能够配合准妈妈的生理节律，以宁静、优美、典雅的基调，创造一个充满母爱又没有压力的温馨空间，既能调节准妈妈紧张和焦虑的情绪，又能为胎儿的大脑发育开启大门。

《奇妙的仙境》这首曲子从头到尾听下来都觉得十分舒适，它强调一种轻柔的绝对性，没有艰涩难懂的曲风，也没有生硬的个人风格，不落俗套的编曲、精简的配乐，呈现出清新的自然气息，完整忠实地呈现给准妈妈一个美轮美奂的人间仙境。

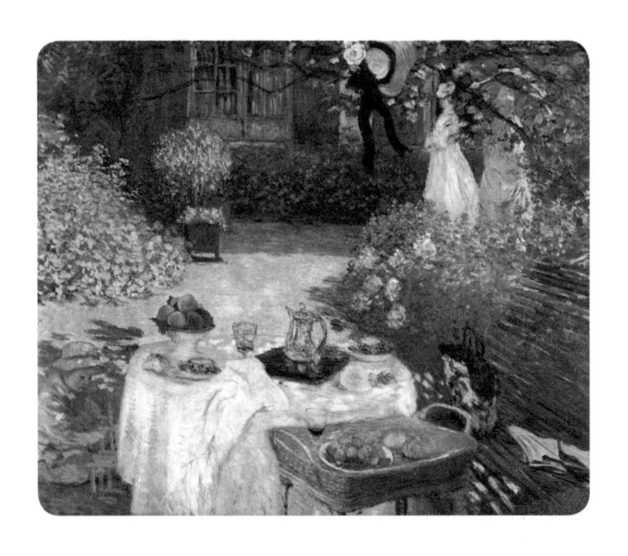

名画欣赏《维纳斯的诞生》

当准妈妈看到名画《维纳斯的诞生》时，会不会想到自己的宝宝诞生时会长得像谁呢？也许宝宝的大眼睛像妈妈，高鼻梁和小嘴巴像爸爸，如果是男孩儿那么一定很帅气，如果是女孩儿一定和维纳斯一样美丽。

一个爱与美的生命诞生了

艺术大师桑德罗·波提切利创作的《维纳斯的诞生》描绘的是爱与美的女神诞生时的情景：少女维纳斯刚浮出水面，赤裸着身子踩在一只荷叶般的贝壳之上。风神齐菲尔用微风轻轻地把她送到了岸边；粉红色的玫瑰花在她身边飘落；时辰女神为她披上了美丽的锦衣；蔚蓝的天空、平静的海洋，营造出一个美好的氛围，一个爱与美的生命就此诞生了！

关于爱神的小故事

维纳斯是古希腊神界最美丽的女神，她专管天上人间的爱情和美丽。然而正因为她的美貌，搅乱了神界所有男子的心，包括神界最高统治者宙斯。恼怒的宙斯将维纳斯许配给自己的儿子——火神。但是维纳斯深深爱上火神的弟弟——战神，经常和他幽会，并生下带着双翼的盲童爱神丘比特。丘比特是个永远长不大、手执弓箭、专向有情人射箭的顽皮孩子。

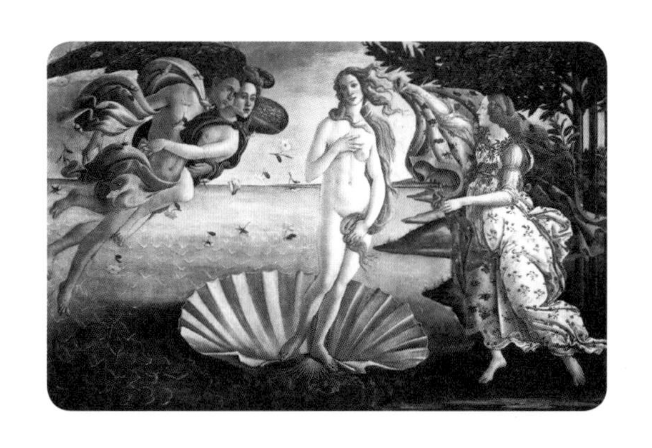

孕11周 感受大自然的清新与美妙

现在，准妈妈的脾气已经好多了，情绪波动也不大了，身体也逐渐适应了早孕反应，可以抓住这个时机让胎儿多接触大自然的声音和味道。准妈妈可以选择到大自然中去，一边散步一边进行芳香胎教，一边享受温暖的阳光，一边呼吸清新的空气。同时，自然界中的鸟鸣蝉歌还可以对大脑神经起到调节作用，使准妈妈精神放松，心情舒畅。准妈妈可以把自己的所见所闻一一描述给胎儿听，让胎儿也感受到宜人的环境和妈妈的愉悦，一定会受益无穷的。

童话故事《梨子小提琴》

《梨子小提琴》是一篇蕴涵着柔和、宁静和柔情的童话故事，配上舒曼的小提琴《梦幻曲》，两种不同形式的艺术作品在其艺术魅力上具有惊人的相似之处，真正做到了情景交融，让准妈妈感受到“这优美的音乐中藏着故事，这美丽的童话中也藏着音乐”。

小松鼠住在松树上。有一天，小松鼠从树上爬下来，到地上来玩。他在地上走来走去，看见一个大梨子。大梨子颜色黄黄的，一头大一头小。“啊，好香啊，好香啊。”小松鼠吃掉半个梨子。那剩下的半个，他舍不得吃了。小松鼠捧着那半个梨子左看右看，突然想到一个好主意。“我拿它做一把小提琴吧！”小松鼠真的把半个梨子做成了一把小提琴，又拿小树枝和自己的胡子，做成了一把琴弓。小松鼠坐在树枝上拉起小提琴来，拉出来的琴声好听极了，传出很远很远。

这时候，在森林里的一个地方，有一只狐狸在追一只小野鸡，小野鸡一边哭一边拼命地跑。狐狸跑得快，小野鸡跑得慢，狐狸很快就要追上小野鸡了。“救命呀，救命呀！”小野鸡吓得尖声乱叫。突然，好听的音乐传进了狐狸的耳朵。呀，真好听呀！狐狸对小野鸡喊起来：“喂，你别跑啦，我不捉你了，我要去听音乐。”

小松鼠还在松树上拉小提琴。狐狸走过来，他身后跟着那只小野鸡。接着狮子也走过来，身后跟着小兔子。小松鼠拉呀，拉呀，星星也来听，月亮也来听。优美的音乐，好像果子蜜流到动物们的心里去了，大家都觉得心里甜蜜蜜的。森林里，真安静。狐狸让小野鸡躺在他的大尾巴上，这样，小野鸡听音乐会觉得更舒服些。狮子让小兔子躺在他的怀里，这样，小兔子听音乐会觉得更暖和些。

高高的大树上，结出很多很多的梨子。这些梨子，有的很大，有的很小，满满地挂了一树。小松鼠说：“这些果子，都可以做提琴呢！”小松鼠把梨子摘下来，送给动物们。最大的送给狮子，不大不小的，送给狐狸和小兔子，小的送给小野鸡，最小的，送给了小甲虫。这些梨子都做成了提琴，大的做成大提琴，小的做成小提琴。

动物们不再追来打去了，他们每天学拉提琴，到了有月亮的晚上，就都到松树下来开音乐会。

★钢琴名曲《爱之梦降A大调》

李斯特·费伦茨是匈牙利钢琴演奏家和作曲家，浪漫主义音乐的主要代表人物之一。李斯特在1850年将自己的三首歌曲改编成的三首抒情性钢琴曲，题作《爱之梦》。其中以第三首降A大调最著名，一般提起李斯特的《爱之梦》，指的就是这首乐曲。

《爱之梦降A大调》这首乐曲的原歌词出自德国诗人弗莱里格拉特之手，名为《尽情地爱》。原诗的情调低沉，而钢琴曲却焕发着充沛的热情，让准妈妈感受到无限的爱意。

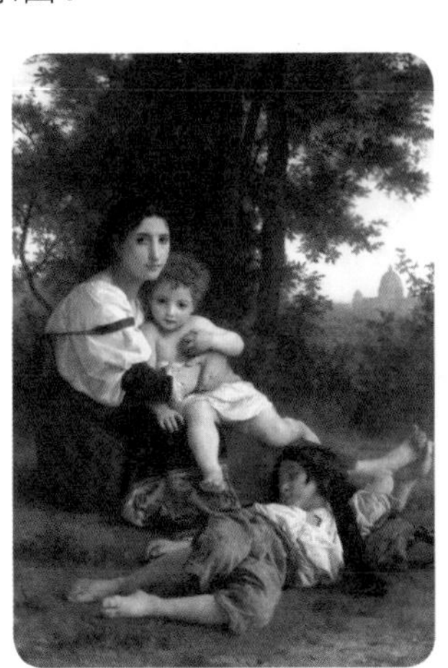

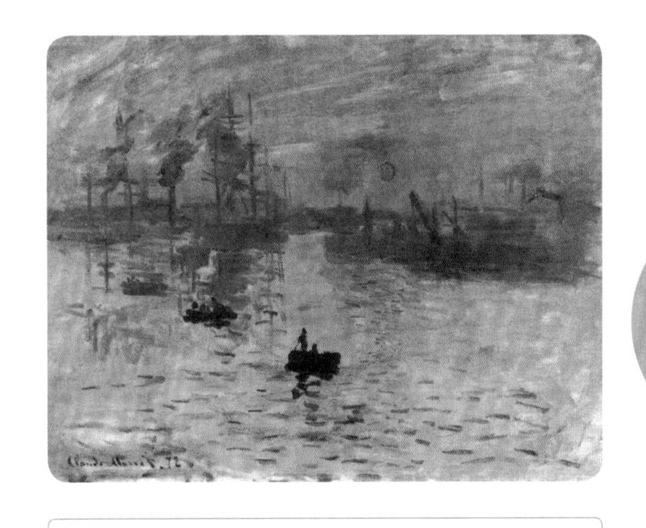

★诗朗诵《致大海》

推荐准妈妈一边欣赏班德瑞的《日光海岸》，一边给胎儿朗诵舒婷的《致大海》。班得瑞的音乐空灵、轻柔、纯净，能让人松弛身心。

舒婷，中国著名女诗人。舒婷和同代诗人顾城、梁小斌等以迥异于前人的诗风，在中国诗坛上掀起了一股“朦胧诗”大潮。《致大海》是朦胧诗潮中的优秀作品。

致大海（节选）

大海的日出，
引起了多少英雄由衷的赞叹。
大海的夕阳，
招惹多少诗人温柔的怀想。
多少支在峭壁上唱出的歌儿，
还由海风日夜，
日夜地呢喃。
多少行在沙滩上留下的足迹，
多少次向天边扬起的风帆，
都被海涛秘密，
秘密的埋葬。
有过咒骂，有过悲伤，
有过赞美，有过荣光。
……

孕12周 让音乐与美味并存

孕12周，准妈妈可以经常听清新、愉快、有节奏的乐曲，这会对胎儿大脑边缘系统和脑干网状结构有直接影响，从而促进大脑和感觉器官的发育。优美的音乐还能促使准妈妈分泌出一些有益于健康的物质，有调节血液流量和使神经细胞兴奋的作用，进而改善胎盘供血状况，使血液的有益成分增多，对促进胎儿成长发育有利。准妈妈选择乐曲的同时，还可以穿插带有自然界的鸟啼虫鸣和潺潺的流水声的乐曲，这些乐曲能给人以丰富的联想，令人心旷神怡，有利于胎儿身心的健康发展。

★班得瑞的《春野》

继《仙境》《寂静山林》之后，《春野》是班得瑞乐团最具原创力的作品。细腻的钢琴，配上优美的横笛，是用来诠释春天最好的组合。

推开清晨的窗，掌心贴上一层凉凉的霜，风钻过白色窗帘撩弄你才苏醒的脸，你深吸一口青草的芳香，向你邂逅的黄莺说早。天空透明得发亮，对着草地上的露珠顾影自怜，你求之不得能有一件白云那样的衣裳，好让你同这春野，在阳光下闪闪发亮。

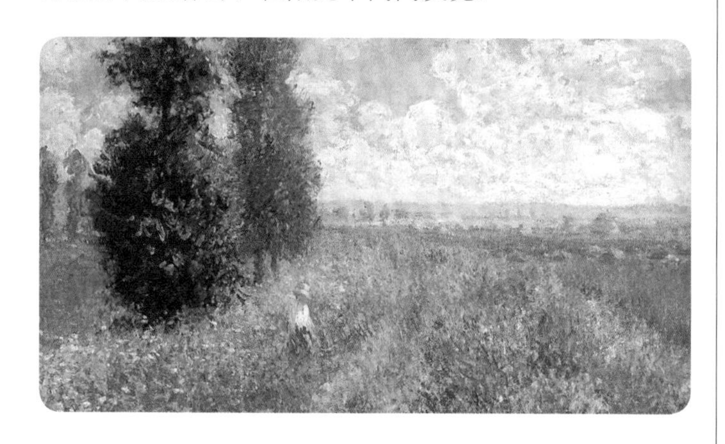

★欣赏《花之圆舞曲》

《花之圆舞曲》是柴可夫斯基芭蕾舞剧代表作品之一《胡桃夹子》中最为著名的一曲。

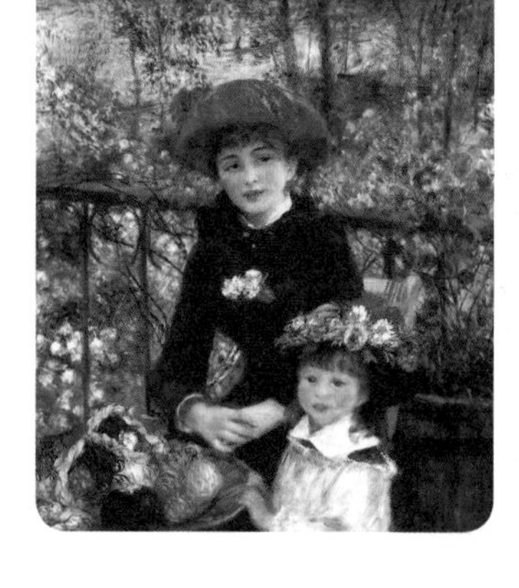

圣诞节，玛丽得到一只胡桃夹子。夜晚，她梦见这胡桃夹子变成了一位王子，领着她的一群玩具同老鼠兵作战，后来又把她带到果酱山，受到糖果仙子的欢迎。

《花之圆舞曲》选自舞剧第二幕中糖果仙子与众仙女群舞时的音乐。竖琴华丽流畅的序奏之后，圆号以重奏形式奏出圆舞曲主题，旋律如歌，表现出糖果仙子与仙女们轻盈婀娜的舞姿，整首乐曲抒情而优美。

★聆听大自然的呼吸

准妈妈的情绪波动没有前几周大了，身体也逐渐适应了，可以抓住这个时机让胎儿多接触大自然的声音和味道，做一下芳香胎教。芳香能给人一种良好的刺激，使人心情松弛、情绪高涨，增强听觉与嗅觉及思维的灵敏度，进一步提高智商。准妈妈可以在大自然中，一边散步一边进行芳香胎教。

芳香胎教无处不在，每当你闻到香味，大吸一口气，把这种嗅觉快乐带给宝宝，这就是芳香胎教啦！但是，某些香味太浓郁甚至有微毒的花香，并不适宜用来进行芳香胎教。比如：夹竹桃、水仙等。

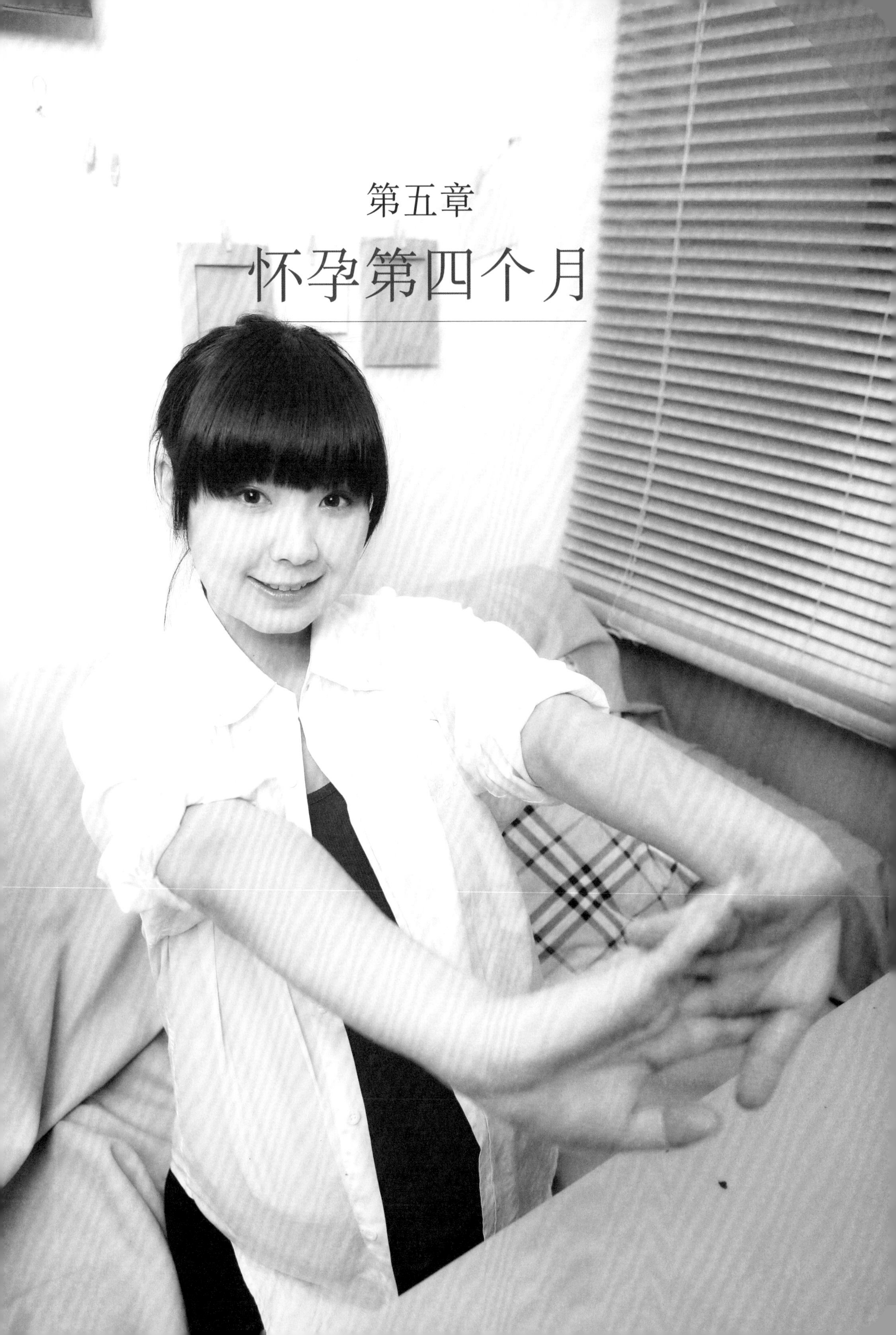

第五章

怀孕第四个月

第一节

进入相对舒心的时期

孕4月的胎儿

从本月开始，准妈妈腹部可以感觉到有明显的胎动。此时胎儿的发育速度非常快，并且可以做出各式各样的活动，如握拳、伸脚、眯眼等。

★孕13周 已经初具人形

从头部到臀部长60～79毫米。此时的胎儿具备完整的脸部形态了，鼻子完全成形，并能支撑头部运动。如果触摸到胎儿的手，胎儿的手就会握拳，碰到双脚，脚就能缩回去。

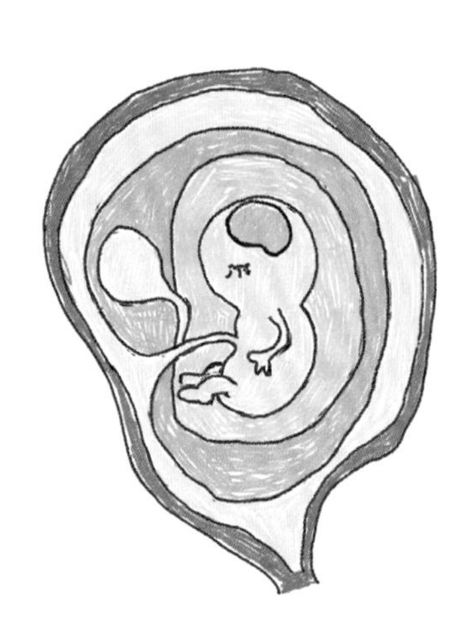

★孕14周 开始长出汗毛

重约25克，从头部到臀部长80～92毫米。胎儿的脸部继续发育，逐渐形成面颊和鼻梁，耳朵和眼睛已经归位。胎儿的皮肤上开始长出螺旋形汗毛。这些汗毛会决定胎儿将来的肤色，同时也有保护皮肤的作用。

★孕15周 胎儿的条件反射能力加强

到怀孕15周时，终于完成胎盘的形成。胎盘具有保护胎儿并提供营养和氧气的作用。此时羊水的量也开始增多，胎儿在羊水中可以自由自在地活动。此时的胎儿开始长眉毛，头发继续生长。随着肌肉的发达，胎儿会握拳，会睁开眼睛，还会皱眉头，有时还能吸吮自己的大拇指。

★孕16周 开始能做许多动作

胎儿的神经系统开始工作，肌肉对于来自脑的刺激有了反应，因此能够协调运动。现在能够通过超声波扫描分辨出胎儿的性别了。通过羊膜穿刺术取出羊水样本，检测在羊水中胎儿脱落的细胞和分泌的化学成分，可以获得有关胎儿健康的重要信息。

孕4月的准妈妈

准妈妈已经安然度过了胎盘不稳定、流产高危的孕早期，进入了胎儿情况相对稳定的孕中期。

★孕13周 会伴有乳房疼痛

进入孕13周，腹部虽没有明显的变化，但是臀部、腰部和大腿上已经有明显的赘肉，而且平时的衣服都不合身了。由于乳腺的发达，孕中期还能触摸到肿块，甚至还伴随着疼痛。

★孕14周 受到便秘的困扰

由于孕激素水平的升高，小肠的平滑肌运动减慢，使准妈妈遭受便秘的痛苦。同时，扩大的子宫也压迫肠道，影响其正常功能。解决便秘的最好方法就是多喝水，多吃含纤维素丰富的水果和蔬菜。

★孕15周 保持平和的心态

此时流产的概率降低，因此应该保持平和的心态。虽然离预产期还有一段时间，但是乳房内已经开始生成乳汁。分泌乳汁时可在胸部内垫上棉纱，并在洗澡时用温水轻轻地清洗乳头。

★孕16周 注意调节体重

随着食欲的增强，准妈妈的体重会迅速增加。此时，下腹部会明显变大，所以周围的人对其怀孕的事实一目了然。除了腹部外，臀部和全身都会长肉，所以要注意调整体重。一般情况下，怀孕16～20周能感受到第一次胎动。

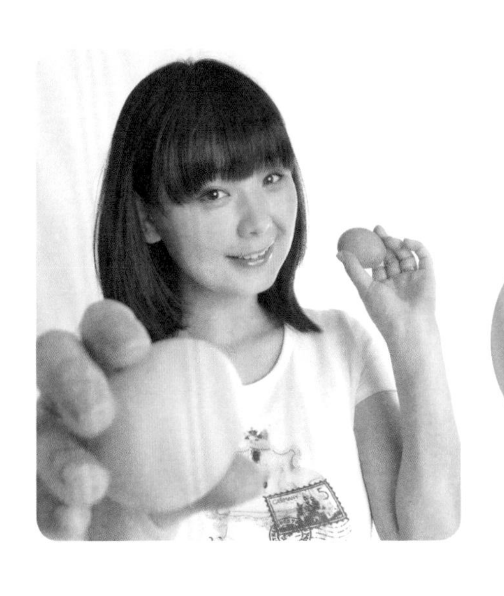

本月大事记

充分摄取营养，不偏食。从各种食物中普遍吸收各种营养素，包括对生成胎宝宝的血、肉、骨骼起着重要作用的蛋白质、钙、铁等成分。每天喝500～600毫升牛奶是最好的补钙方法。

要增加60%～80%铁的摄取量，在饮食方面应尽量多吃富含铁质的食物。

在睡眠时应采取左侧卧位。如果采取仰卧或右侧卧位，增大的子宫会压迫腹部主动脉及扭转子宫韧带和系膜，使子宫血流量明显减少，直接影响胎儿的营养供给和生长发育。

这段时间，虽然流产的危险性小了，但习惯性流产的发生率仍然很大，要非常谨慎。

这个月是胎宝宝大脑发育的重要时期，与记忆相关的器官开始生成。此期，可以多进行一些语言胎教，比如念一些故事或诗歌。

本月细节备忘

孕中期是治疗蛀牙的最佳时期，怀孕后准妈妈经常会出现牙痛、牙龈出血等各种牙病症状。在接受牙科治疗时，一定要告知医生自己已经怀孕。

利用按摩预防腰痛和背痛，进入孕中期，准妈妈的腰痛症状会加重。尽量避免长时间保持相同姿势，要经常活动身体，而且入睡前多按摩脚部和背部，可以促进血液循环。

开始购买孕妇装，应准备可调节腰围的孕妇用内裤、能保护腹部的宽松衬衣、弹性较好的羊毛衫、A字裙或背心裙。

避免食用高脂肪和高热量食物，如果准妈妈怀孕前就肥胖或怀孕后突然体重增加，那么到孕中期就更要注意控制体重。

饭量增加后，容易便秘。预防便秘应多吃粗粮及粗纤维果菜，多饮水，多活动。还可以饮些酸牛奶和蜂蜜，起到润肠通便作用。切不可滥用泻药，有可能引起子宫收缩而导致流产、早产。

身体易出汗、分泌物增多、易受病菌感染，最好每天洗澡。洗澡不要过冷或过热，以34℃～35℃为宜，要选择淋浴或擦浴，并勤换内衣裤。

如果想在孕期做一次旅行的话，这个月就可以去了。

本月孕期检查

在妊娠中期，每月进行一次孕期检查。每次的检查除了一些常规的项目外，要根据孕期的不同特点，有一些在检查目的或检查方法上区别于别次检查的项目。

超声波检查：妊娠第四个月是能够分辨胎儿头部和身躯的时期，通过测量两耳之间的长度来判断胎儿成长的状态，也可以诊断出大脑和头盖骨没能及时发育的无脑症。也有的医院会把这次检查与孕中期的超声波全面检查合并为一次进行。

应去医院做一次微量元素检查，以便补充不足的微量元素。

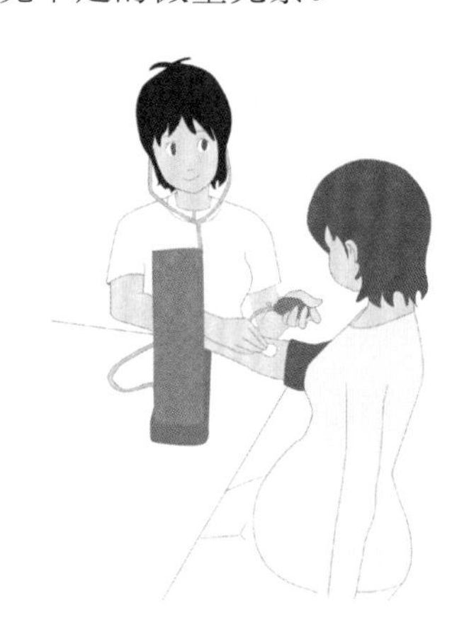

准爸爸必修课

1	早上或晚上准爸爸要和准妈妈一起去散步或进行其他的适当运动，呼吸新鲜空气，督促准妈妈多晒太阳。准爸爸也可以在这过程中与准妈妈交流并保证准妈妈的安全
2	有计划地给胎宝宝做循序渐进的胎教。让胎儿听柔和的音乐、多跟胎宝宝说话
3	准爸爸要多多了解孕期的知识，陪准妈妈参加产前学习班，丰富妻子的孕期生活
4	准爸爸可以购买市售听胎心的仪器为准妈妈进行胎心监护
5	一定要提醒准妈妈按期进行孕期检查，尽量陪同准妈妈去医院检查
6	如果准妈妈身体状态良好，在整个妊娠中期都可以进行适度的性生活
7	如果准妈妈是在35岁以上怀孕，曾经有流产和死产史，应陪她到医院做羊膜穿刺检查
8	挑选舒适的平跟鞋和漂亮的孕妇装送给准妈妈，孕期的她也需要光彩照人

第二节

孕期饮食方案

本月营养关注

需要重点补充哪些营养

怀孕4个月开始，胎儿平均每天体重增加10克。这时应考虑在三餐之外，再加些其他食品作为辅助，以保证充足的营养供给。

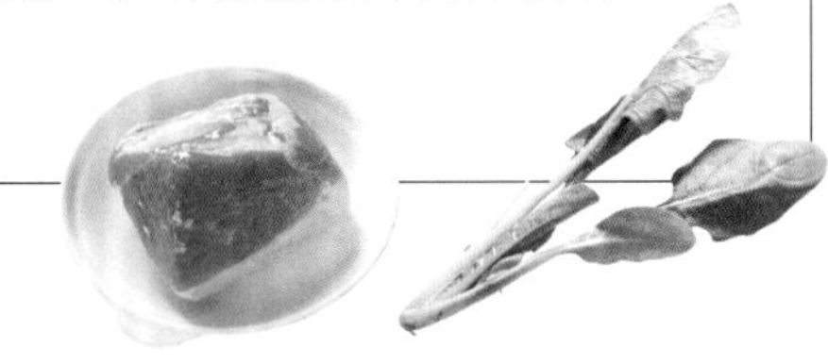

维生素A适量摄取

维生素A可以帮助细胞分化，对眼睛、皮肤、牙齿、黏膜的发育是不可缺少的，但是摄取过量也会导致唇腭裂、先天性心脏病等缺陷。准妈妈应购买准妈妈专用的综合维生素A。富含维生素A的食物有胡萝卜、鱼肝油、猪肝等。

摄入足够的钙

从这个月，胎儿开始长牙根，需要大量的钙元素。若钙的摄入量不足，准妈妈体内的钙就会向胎体转移，从而造成准妈妈小腿抽筋、腰酸背痛、牙齿松动等症状，胎儿也往往牙齿发育不健全。奶和奶制品是钙的优质来源，而虾皮、海带、大豆等也能提供丰富的钙质。

要增加摄入锌、铁

缺锌还会造成准妈妈味觉、嗅觉异常，食欲缺乏，消化和吸收功能下降，免疫力低下。准妈妈们可以观察自己是否出现了上述症状，或是观测症状的轻重程度，来决定需要补充哪种无机盐或者微量元素。

含锌量较高的主要是牡蛎和生蚝，而口蘑、芝麻等的锌含量也不低。锌也要适量，每天膳食中锌的补充量不宜超过20毫克。

铁是组成红细胞的重要元素之一，所以，本月尤其要注意铁元素的摄入。食物中含铁较多的食物以肝脏为最多，其次为血、心、肾、木耳、瘦肉、蛋、绿叶菜、小白菜、雪里蕻、芝麻等。

吃什么，怎么吃

从这个月开始，胎儿开始迅速生长发育，每天需要大量营养素，因此要尽量满足胎儿及母体营养素存储的需要，避免营养不良或缺乏影响胎儿及母体健康。此时可能出现妊娠贫血症，因此对铁质的吸收尤其重要。

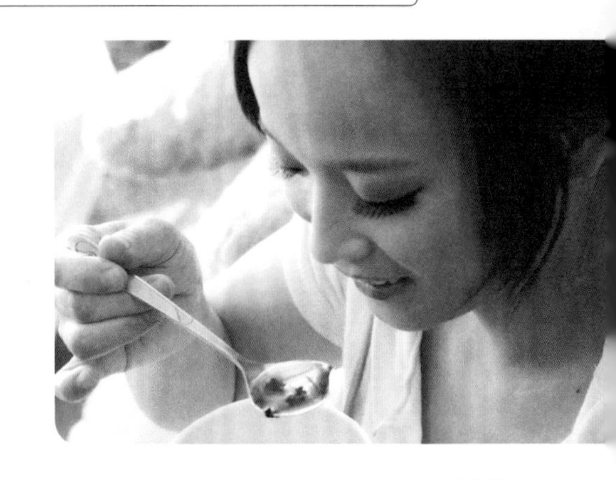

膳食纤维摄取很重要

食物纤维可以软化分解大便，促进肠蠕动，能有效地预防便秘、痔疮等。食物纤维主要存在于蔬果类、豆类、全谷类和菌类中。平时饮食要有规律，多食用牛蒡、糙米、地瓜等含膳食纤维的食物能预防便秘。

饮食要重视质，而非量

怀孕期间，最好考虑到胎儿的营养去食用，而非不管三七二十一地去大量食用。在这个时期，基础代谢量比怀孕前增加25%左右，准妈妈会快速消耗大量的热量，因此应该摄取充分的蛋白质和热量。蛋白质尤其能提供胎儿和胎盘成长时非常重要的氨基酸，所以应该大量摄取蛋白质。在此时期，准妈妈每天最好吸收50克左右的蛋白质。富含蛋白质的食品有肉类、鲜鱼、鸡蛋、坚果、豆类等。

膳食金字塔

孕早期

主食200～250克，动物类食品（包括水产品）150～200克，粗粮25～50克，蔬菜（绿色蔬菜占2/3）200～400克，蛋类50克，水果50～100克，牛奶250克，植物油20克。

孕中期

主食400～500克，豆类及豆制品50～100克，蛋类50～100克，绿叶蔬菜500克，动物类食品100～150克，水果200克，牛奶250克。

孕晚期

主食400～500克，豆类及豆制品50～100克，蛋类50～100克，绿叶蔬菜500～750克，牛奶250克，动物类食品200克，动物肝脏50克（每周1～2次），水果200克，油脂20克。

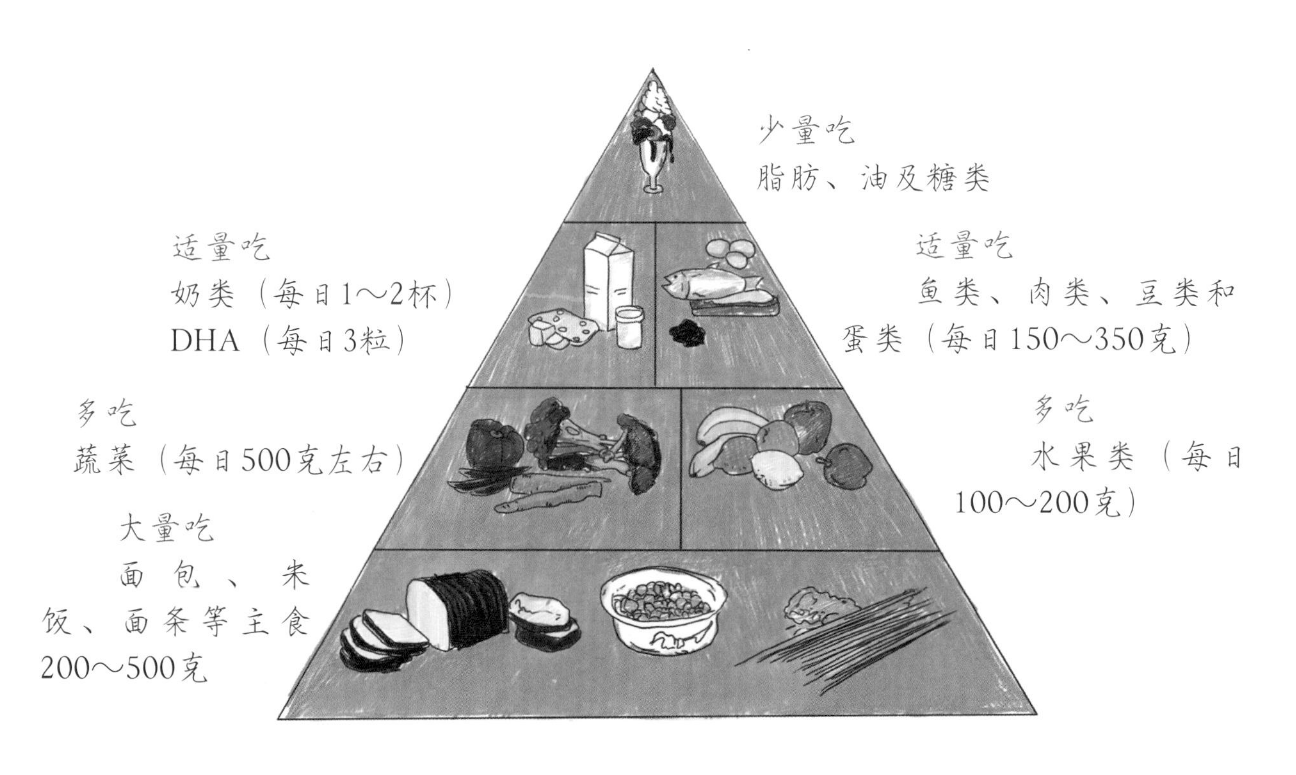

孕4个月你不可以这么吃

吃得过饱

这个月，准妈妈的妊娠反应减小，食欲增加。但需注意：再营养、再可口的食物也不能一次吃得过多、过饱，否则会增加准妈妈胃肠道、肝脏及肾脏的负担，也给胎儿带来不良影响。

节食

有些年轻的准妈妈害怕孕期发胖影响形体美观，或者担心胎儿太胖，生育困难，于是就节制饮食，尽量少吃。这样的做法是十分有害的。女性怀孕后，新陈代谢变得旺盛，与妊娠有关的组织和器官也会发生增重变化。准妈妈需要的营养较孕前大大增加。先天的营养对胎儿生命力至关重要。若营养供应不足，就会给胎儿带来发育障碍，甚至导致早产、流产、死胎的严重后果。

对准妈妈来说，节食还会造成贫血、腰酸腿痛、体弱多病。因此准妈妈万万不可任意节食，而应做到合理搭配饮食，不挑食、不偏食，这样才能满足妊娠期营养的需求。

喝水过多

怀孕后，自身和胎儿都需要水分，因而准妈妈会比孕前摄取更多的水。但是，准妈妈喝水也是有限度的。若喝水过多，就容易引起或加重水肿。一般而言，准妈妈每天喝1～1.5升水为宜，不应超过两升，具体饮水量则要根据不同的季节、气候、地理位置及准妈妈的饮食等情况酌情增减。到了孕晚期，应控制饮水量每天在1升以内为宜。

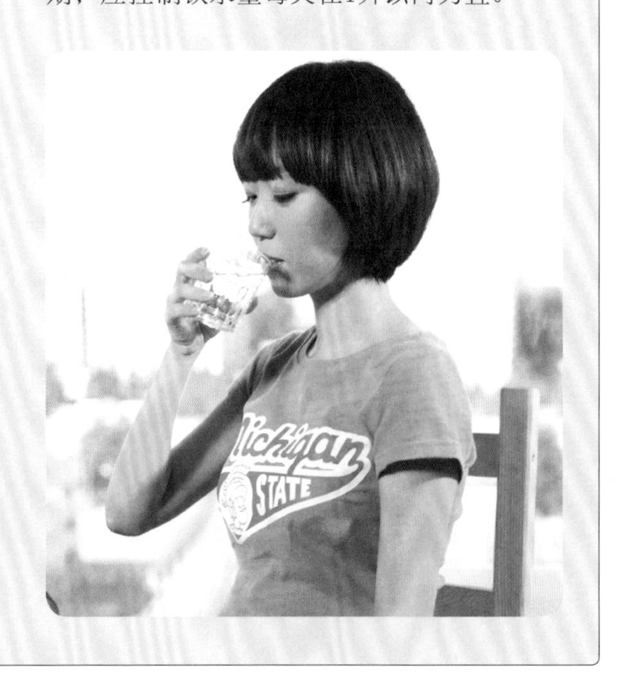

小贴士

替换方案

早餐可换为芝麻烧饼、拌金针菇、液体食物为豆浆或鲜榨果汁。

上午的加餐，可换为一个煮鸡蛋。

午餐的空心菜可改为油麦菜，并可添加海带排骨汤。

下午的加餐可改为芒果1个和适量坚果。

晚餐的米饭可替换为小米红枣粥。

准妈妈一日的餐单建议

食物属性	食物种类
早餐	热汤面1碗，鸡蛋1个，凉拌黄瓜适量
加餐	酸奶1杯，坚果适量
中餐	米饭100克，虾仁西葫芦100克，松仁玉米100克，空心菜适量
加餐	香蕉燕麦粥适量
晚餐	糖醋带鱼100克，凉拌土豆丝50克，米饭适量

一周饮食搭配示例

名称	早餐	午餐	晚餐
周一	牛奶、枣泥糕、水果	米饭、糖醋鱼、凉拌皮蛋豆腐	豆沙炸糕、八宝粥、青椒土豆片
周二	牛奶、面包、火腿、草莓	二米饭、冬菇菜心、猪蹄黄豆汤	韩式拌饭、酱汤
周三	豆浆、鸡蛋灌饼、水果	米饭、鱼羊一锅汤、炒油麦菜	玉米面粥、小笼包、番茄炒鸡蛋
周四	牛奶、藕合饼、水果	生菜包饭、黄豆排骨汤	二米饭、清蒸甲鱼、扒油菜
周五	牛奶、肉松面包、水果	米饭、猪肉焖海带、糖醋心里美	豆馅儿包子、拌金针菇、二米粥
周六	酸奶、发糕、水果羹	米饭、糖醋番茄、牛肉烧萝卜	紫米粥、豆沙炸糕、素什锦
周日	豆沙包、鸭蛋、紫米粥	米饭、东坡羊肉、蒸鱼片豆腐	水果沙拉、牛奶、煮玉米

孕13周跟踪指导

孕13周营养需求

孕13周准妈妈需要增加锌的摄入量，缺锌会造成准妈妈味觉、嗅觉异常，食欲减退，消化和吸收功能不良，免疫力降低。富含锌的食物有生蚝、牡蛎、肝脏、口蘑、芝麻、赤贝等，尤其在生蚝中含量尤其丰富。14周左右，胎儿的甲状腺开始起作用，制造自己的激素，而甲状腺需要碘才能发挥正常的作用。母体摄入碘不足，新生儿出生后甲状腺功能低下，会影响宝宝的中枢神经系统，尤其大脑的发育。鱼类、贝类和海藻等海鲜是碘最丰富的食物来源，每周至少要吃两次。

孕13周怎么吃

1.准妈妈到了这周变得胃口大开，胎儿的营养需求也加大了。准妈妈可以放心地吃各种喜欢吃的东西了。

2.再好吃、再有营养的食物都不要一次吃得过多、过饱，或一连几天大量食用同一种食物。

孕13周饮食专家建议

1.孕妇需要营养，保证胎儿的生长，因此孕妇的食量摄入要比平时增加10%～20%。

2.怀孕4～7个月，胎儿每天增重10克，孕妇食量应有所增加。因为子宫胀大压迫肠道容易造成便秘，所以孕妇宜多吃蔬菜，多饮水。

3.怀孕8～10个月，胎儿增重一倍，大脑细胞激增，是孕妇营养关键阶段，要注意数量充足、合理均衡的膳食。

4.怀孕中后期每天平均膳食要额外增加9克优质蛋白，相当于喝300毫升牛奶，两个鸡蛋或50克瘦肉，如果是植物性蛋白则要多吃15克，相当于200克豆腐或大米。

5.怀孕后血容量猛增30%，需要700毫克铁来制造红细胞，是平时的3～4倍，宜吃瘦肉、禽、鱼等动物性食物，每周吃2～3次猪肝，必要时可服用铁剂，避免贫血，但不宜饮茶。

6.增加含钙乳制品的摄入，并多晒太阳，还可服用钙片。

7.每天要进食500～700克蔬菜，补充孕妇所需要的维生素，中、晚餐后吃一份水果。

8.控制盐用量。尤其对于下肢水肿的孕妇，更要注意菜不要太咸，多吃一些利水食物。

孕14周跟踪指导

★孕14周营养需求

1	从怀孕14周起为帮助胎儿骨骼发育，准妈妈必须摄取充足的钙质，多吃含钙食物，并多晒太阳
2	孕妇应摄取足够的铁，以满足孕期的需求
3	建议少量补充叶酸及维生素A。维生素A可以帮助细胞分化，对胎儿眼睛、皮肤、牙齿、黏膜的发育是不可缺少的，但是摄取过量也会导致唇腭裂、先天性心脏病等缺陷。建议多食用深绿色蔬菜、水果等食物

★孕14周怎么吃

三餐定时：最理想的吃饭时间为早餐6～7点，午餐12点，晚餐6～7点；吃饭时间最好30～40分钟，用餐过程要从容，心情要愉快。

三餐定量：三餐都不宜被忽略或合并，且分量要足够，每餐各占一天所需热量的三分之一，或呈倒金字塔形，早餐丰富、午餐适中、晚餐量少。

三餐定点：养成定点吃饭的习惯，如果你希望未来宝宝吃饭时能坐在餐桌旁专心进餐，那么你现在吃饭的时候就应固定一个气氛温馨的地点，且尽量不受外界影响或打断用餐。

营养均衡而多变化：准妈妈身体所需的营养要尽量从食物中获得，而非拼命补充维生素，因为目前仍有许多营养素尚未被发现，所以建议你多变化食物的种类，每天可以吃15种不同的食物，营养才易充足。

★孕14周饮食专家建议

许多母亲都曾为宝宝不爱吃青菜、正餐，喜欢吃饼干、糖果、汉堡、可乐烦恼过，当然习惯的养成很重要，但如果准妈妈在怀孕时就尽量多吃原始食物，如五谷、青菜、新鲜水果等，烹调的方式以保留食物原味为主，少用调味料，少吃垃圾食品，让宝宝还在肚子里时就习惯此类的饮食，加上日后的用心培养，相信母亲一定能事半功倍。

孕15周跟踪指导

★孕15周营养需求

孕15周准妈妈及胎儿对营养的需求大大增加，准妈妈可通过喝孕妇奶粉来满足自身和胎儿的营养需求。孕妇奶粉营养成分全面、质量较好，所以怀孕期间的准妈妈坚持食用有很多好处：

对于仍有孕吐的准妈妈来说，并不用刻意让自己多吃些什么，与其每天对着鸡鸭鱼肉发愁，不如多选择自己喜欢的食物，以增进食欲。对于油腻、抑制食欲的食物，大可不必勉强吃下去。应根据自己的胃口进食，不必刻意多吃或少吃。少吃多餐，能吃就吃，是这段时期孕妇饮食的主要方针。如进食的嗜好有所改变也不必忌讳，吃些酸的食品可能会增进食欲。

孕15周维生素的供给要充足。如果准妈妈的妊娠反应严重影响了正常进食，可在医生建议下适当补充综合维生素片。

★孕15周怎么吃

准妈妈多吃一些芹菜、萝卜等含粗纤维的蔬菜或水果，对清洁口腔有利，而且充分地咀嚼可以起到锻炼牙齿、按摩牙龈的作用。含咖啡因的饮料和食物会影响胎儿大脑、心脏肝脏等器官的发育；辛辣食物会引起便秘；一些含添加剂和防腐剂的食物易导致畸胎和流产，准妈妈应少吃或不吃。

★孕15周饮食专家建议

水果不仅口感好，且营养丰富，含维生素C、无机盐和膳食纤维，许多准妈妈就将水果当饭吃。还有的准妈妈为了生个健康、漂亮、皮肤白净的宝宝，拼命吃水果。其实，这种做法是片面的、不科学的。

水果吃多了，自然其他食物就吃得少了，这就减少了准妈妈摄取的食物种类，违背了准妈妈的饮食原则。此外，水果中的糖分很高，孕期饮食糖分过高，还可能引发孕期糖尿病。所以，准妈妈不能把水果当饭吃，而是应该有选择的吃各种各样的食物，均衡营养。

孕16周跟踪指导

★孕16周营养需求

从孕16周开始，胎儿开始迅速生长发育，每天需要大量营养素，尤其是需要增加锌的摄入量。锌可以防止胎儿发育不良。准妈妈如果缺锌，会影响胎儿在宫内的生长，会使胎儿的脑、心脏等重要器官发育不良。缺锌会造成准妈妈味觉、嗅觉异常，食欲减退，消化和吸收功能不良，免疫力降低，这样势必造成胎儿宫内发育迟缓。富含锌的食物有生蚝、牡蛎、肝脏、口蘑、芝麻、赤贝等。补锌也要适量，每天膳食中锌的补充量不宜超过45毫克。

★孕16周怎么吃

进入孕16周，准妈妈的情况已经大有改善，早孕的不适反应已消失，流产的危险也变得很小，但是对于饮食营养的关注则丝毫不能放松。

此时准妈妈应该增加各种营养素摄入量，尽量满足胎儿迅速生长及母体营养素存储的需要，避免营养不良或缺乏对胎儿生长发育和母体健康的影响。

增加主粮摄入：应选用标准米、面，搭配摄食些杂粮，如小米、玉米、燕麦片等。一般来说，孕中期每日主粮摄入应在400～500克之间，这对保证热量供给、节省蛋白质有着重要意义。

增加动物性食物：动物性食物所提供的优质蛋白质是胎儿生长和孕妇组织增长的物质基础。此外，豆类以及豆制品所提供的蛋白质质量与动物性食品相仿。对于经济条件有限的家庭，可适当选食豆类及其制品以满足机体需要。但动物性食品提供的蛋白质应占总蛋白质质量的1/3以上。由于准妈妈要负担两个人的营养需要，因此需要比平时更多的营养。同时尽量避免过分刺激的食物，如辣椒、大蒜等。此外，你要避免过多脂肪和过分精细的饮食，一定要保证铁元素和维生素的摄取。

★孕16周饮食专家建议

现在是胎儿长牙根的时期，准妈妈要多吃含钙的食物，让胎儿长上坚固的牙根。白糖有消耗钙的不良反应，且易使人发胖。准妈妈可以用红糖来代替白糖。红糖中钙的含量比同量的白糖多两倍，铁质比白糖多1倍，还有人体需要的多种营养物质，有益气、补中、化食和健脾暖胃等作用。

孕4月食谱举例

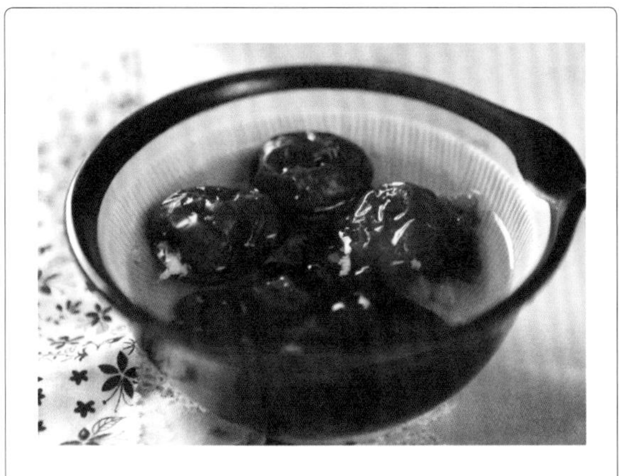

木耳枣豆

材料　黑木耳100克，红枣4～5枚，黄豆50克，精盐适量。

做法　1.将黑木耳、黄豆、红枣分别洗净，加水泡胀。

2.然后一同置于锅内，加水适量，小火炖至熟烂，加精盐调味即成。

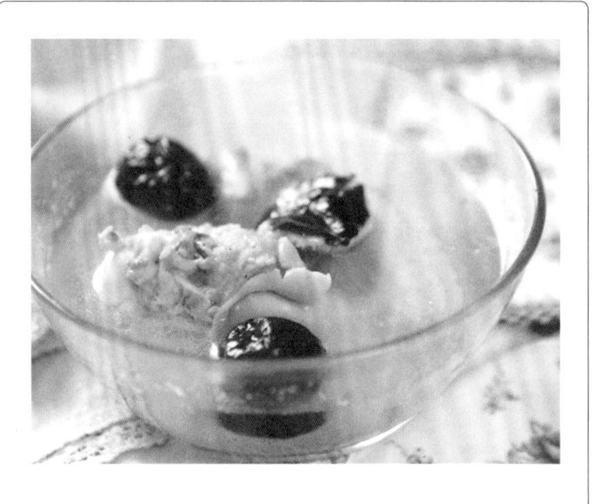

枣菇蒸鸡

材料　肉鸡1只（约1000克），红枣15枚，香菇10克，黄酒、姜片、葱、味精、食盐各适量。

做法　1.鸡宰后去毛，剖腹去内脏，洗净。

2.香菇、红枣水发，洗净，沥干水。

3.将鸡内外用盐擦抹一遍，把香菇、红枣置于鸡膛内，加上黄酒、姜片、葱段、味精，放入双层蒸锅中蒸2～2.5小时即可食用。

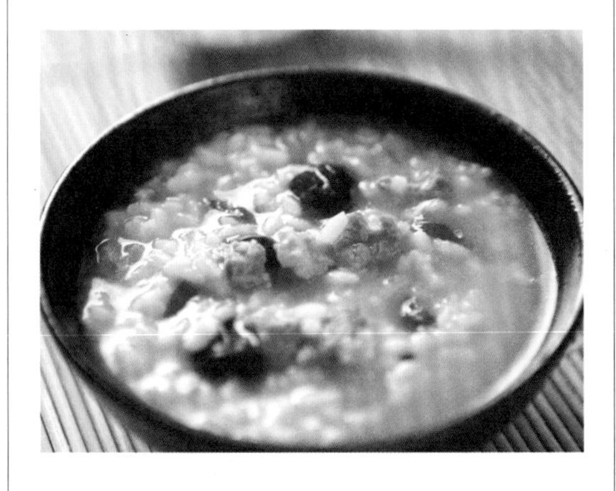

羊肉枸杞粥

材料　羊肉100克，枸杞子30克，炙附片10克，大枣15枚，冰糖适量。

做法　1.先将羊肉切细待用。

2.大米洗净与炙附片、枸杞子、大枣一同放入锅内，加水适量煮熟成粥。

3.待粥煮至熟烂时，再放入羊肉和冰糖煮至粥浓稠状即可。

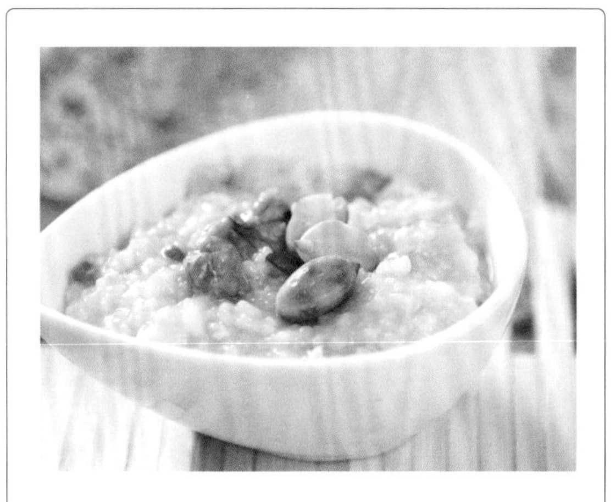

什锦甜粥

材料　小米、大米、绿豆、花生、核桃仁、红枣、葡萄干各适量。

做法　1.将小米、大米洗净。绿豆淘洗干净，浸泡半小时。花生、核桃仁、红枣、葡萄干分别淘洗干净。

2.将绿豆放入锅内，加少量水，煮至七成熟时，向锅内加入开水，下入做法1中的材料搅拌均匀，开锅后改用小火煮烂即可。

第三节 孕期生活指导

本月保健要点

★警惕妊娠纹

随着胎儿的成长、羊水的增加，准妈妈的子宫也会逐渐膨大。当腹部在快速膨隆的情形下，超过肚皮肌肤的伸张度，就会导致皮下组织所富含的纤维组织及胶原蛋白纤维因扩张而断裂，产生妊娠纹。

因为腹围在妊娠期间，膨隆的比率最大，因此，妊娠纹的形成部位以腹部最多，其他较常见的地方则有乳房周围、大腿内侧及臀部。这些地方因为组织扩张程度较大而造成妊娠纹。它的分布往往由身体的中央向外放射，呈平行状或放射状。为了不让美丽打折，我们提供一些按摩手法，以预防妊娠纹上身。

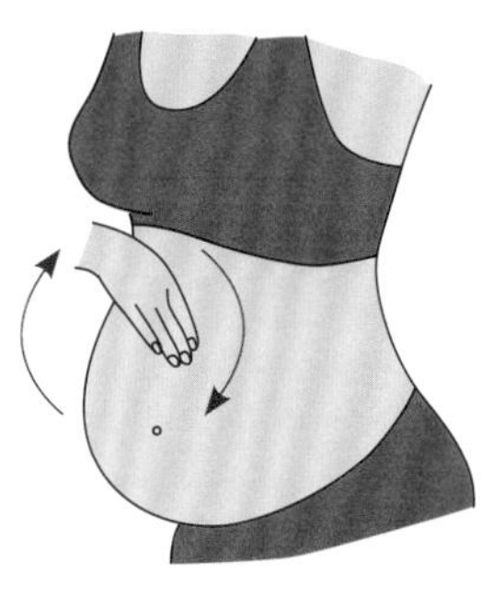

1.左右手交替以画圈的方式，按顺时针方向对腹部进行按摩。对小腹进行轻轻挤按。

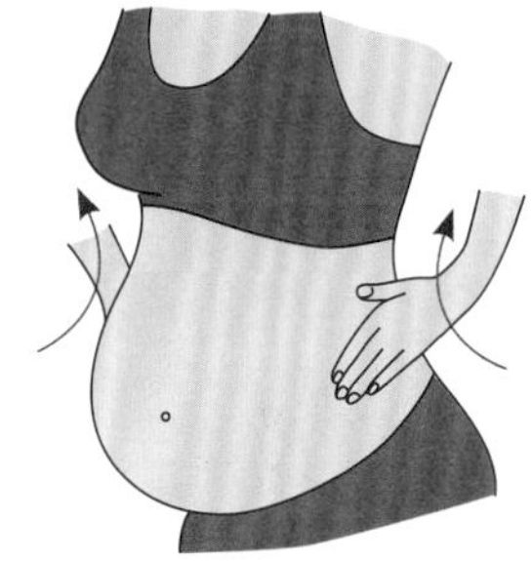

2.用双手抵住两肋，从下向上进行推拿。

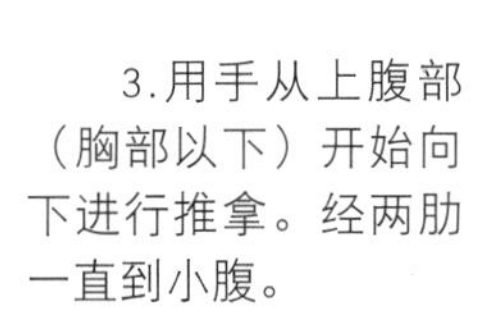

3.用手从上腹部（胸部以下）开始向下进行推拿。经两肋一直到小腹。

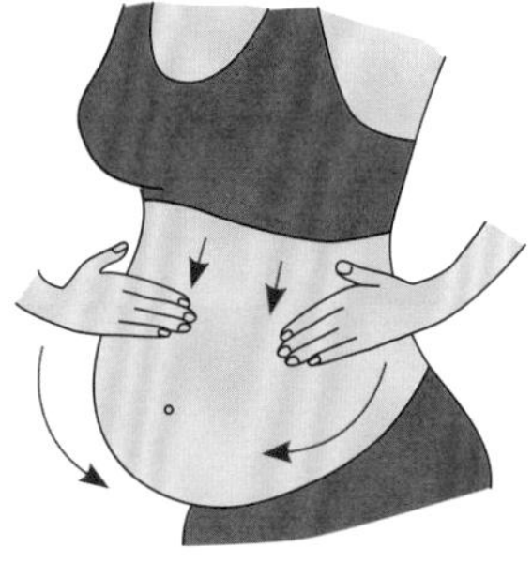

4.用双手抵住右侧肋骨，向腹部进行推拿。左侧也按同样方式进行。

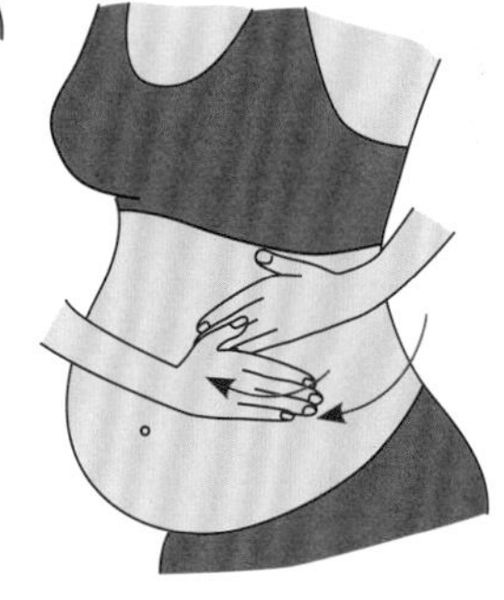

★警惕贫血

随着胎儿的生长，所需要的营养也越来越多，容易导致准妈妈贫血。即使准妈妈在怀孕前已经检测没有贫血，到怀孕期也会有贫血症状的出现。为什么会造成这种情况呢？孕期缺乏铁、蛋白质、维生素B_{12}、叶酸等都可造成贫血，而以缺铁性贫血最为常见。孕产期女性的总需铁量约为900毫克，而食物中的铁仅能吸收10％，一般人每日从膳食中摄取的铁尚能基本维持收支平衡，但对准妈妈来说，因胎儿生长发育和自身贮备的需要，需铁量必然增多。每日食物中的需铁量应为30～40毫克，一般饮食不可能达到此量。于是，准妈妈体内贮备的铁被动用，若未能及时补充，或者入不敷出，就会出现贫血。

定期检查

在孕期里应定期检查血红蛋白、红细胞计数，有贫血症状及时发现。

服用维生素C

维生素C能够促进铁元素的吸收，多吃含维生素C的蔬菜、水果，或者补充维生素片也是必不可少的。

饮食调理

多吃含铁丰富的食物，并保证维生素B_{12}、叶酸的摄入。在准妈妈日常菜单中，多加入一些动物的肝、肉类、蛋类、豆类及豆制品、牛奶、绿叶蔬菜、水果等。补充铁元素。对于中度或重度贫血患者，光靠饮食调节是不够的。可在医生的指导下服用一些铁剂。

	贫血的自我检测	
1	有头晕的情况，尤其是坐着突然站起来的时候，两眼发黑，或是眼冒金星	贫血虽然可以用一些简单的方法来帮助判断，但最好的办法是去医院查个血常规，看一下血红蛋白数量
2	经常感觉疲劳，即使活动不多也会感觉浑身乏力	
3	偶尔会感觉头晕	
4	脸色苍白	
5	指甲变薄，而且容易折断	
6	呼吸困难	
7	心悸	
8	胸口疼痛	

★准妈妈要关爱乳房

准妈妈最好从第十六周开始进行乳房按摩。每天有规律地按摩一次，也可以在洗澡或睡觉前进行2～3分钟的按摩。动作要有节奏，乳房的上下左右都要照顾到。按摩的力度以不感觉疼痛为宜，一旦在按摩时感到腹部抽搐，应立即停止。方法如下：

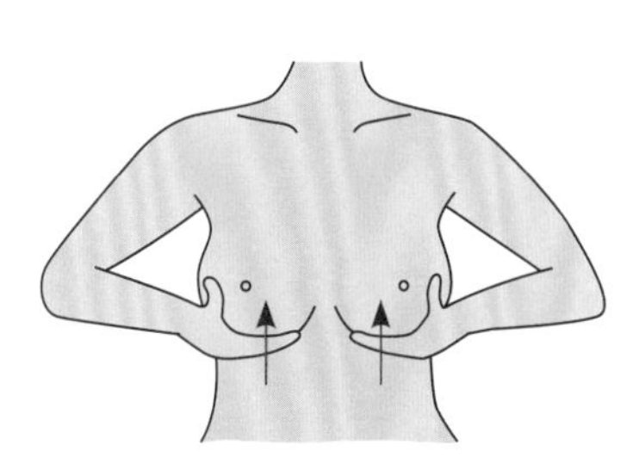

1.双手托住乳房，用拇指、示指、中指向里按压。

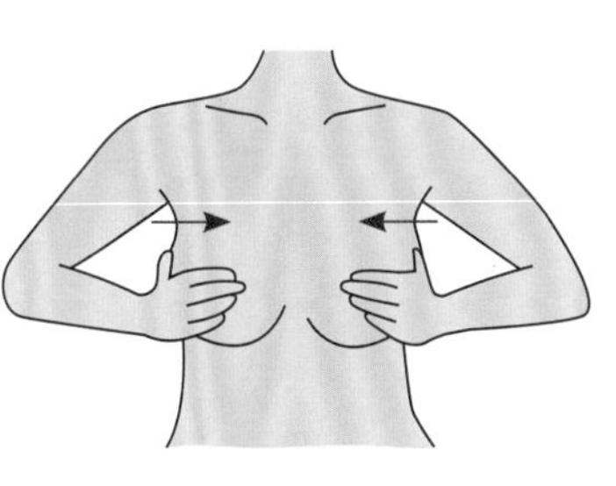

2.将乳房向外挤压。用手指按住，扭动乳头。

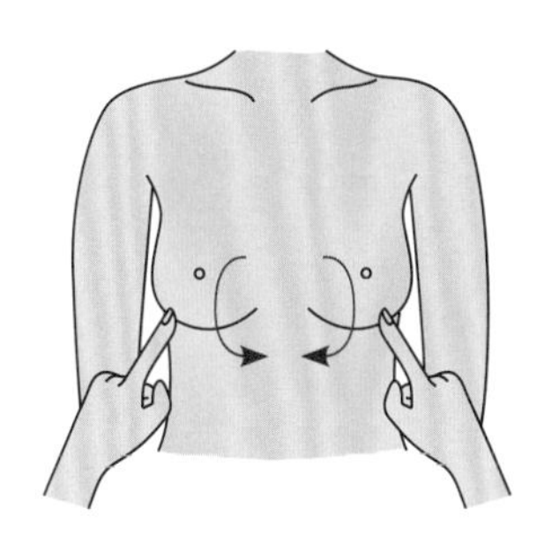

3.用示指以画圈的方式在乳房四周按摩。

小贴士

陷没乳头的按摩

可以使用乳头吸引器。用一只手托住乳房，另一只手的示指按压乳头两秒钟，之后将乳头向外拉，再进行按摩。

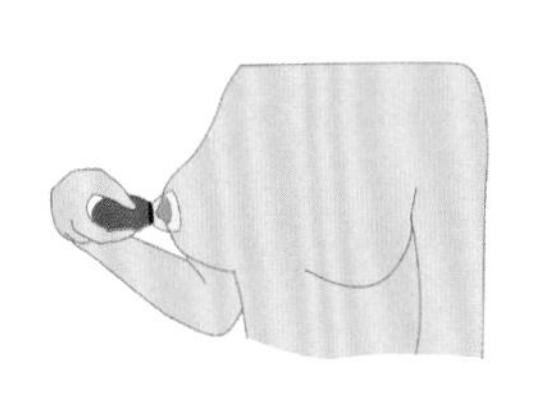

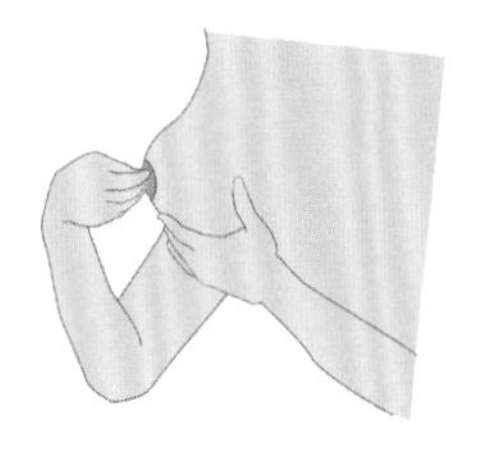

注意口腔卫生

妊娠期的准妈妈如果有口腔疾病，不仅容易引发并发症，而且还会影响胎儿发育，为了准妈妈和胎儿的健康，请准妈妈注意口腔护理。

怀孕会引起生理上一连串的变化，口腔部分也会因为内分泌及生活饮食习惯的改变而使准妈妈容易患许多口腔及牙龈的病变。在怀孕1～3月期因胎儿发育易受药物影响而导致畸形儿，这段时间尽量不要使用药物。一般的口腔手术，手术前后都须服用治疗药剂，长时间并刺激的口腔手术，易致流产。

在怀孕末期，接近临盆前，时间长的手术，也可能会造成早产。虽然目前研究报告指出，手术及麻醉本身对胎儿并无伤害，早产或流产系病人紧张情绪所致，但是，学者还是主张，准妈妈如有无法忍受的、持续的牙痛，还是应该及时拔牙或做手术。但是人们观念保守，在怀孕时，即使痛得几天睡不着觉，还是有所顾忌，不愿接受治疗，像这种病例，医生经常都是爱莫能助，眼看着忍痛到分娩以后。因此，准妈妈在怀孕的4～6个月最适宜做拔牙手术，但经常因为准妈妈本身疏忽的折磨，造成准妈妈的苦不堪言，更可能因而影响胎教。

为了预防这种情况的发生，准妈妈须比平时更加注意口腔的护理与保健，应做到以下几点：早晚必须各刷一次牙，餐后及时用漱口水漱口。刷牙可根据自己的情况来选择牙膏，如果有龋齿，要选用含氟或含锶的牙膏；齿龈出血、水肿者，宜选用能消炎止血的药物牙膏；若是由于吃酸性零食过多而引起牙齿过敏，可选用脱敏牙膏。在孕期经常去口腔科进行检查，彻底洗牙。如果有龋齿、牙龈炎、牙周炎，应及早进行治疗。

牙周炎

最常发生在20～35岁，因此，准妈妈患有口腔疾病的病例，不胜枚举。牙周炎是指未完全长出的智齿周围的牙根发炎。女性应该在准备怀孕之前，即做口腔检查，及时将有问题的智齿拔除，因为在怀孕初期及末期不适于做口腔手术，就算是在怀孕4～6个月的较安全期，要准妈妈坚持可能费时数十分钟的智齿拔除过程，也是一件大苦差事。

蛀牙

一般女性会有“怀孕时一定会坏牙”的错误观念，而任由牙齿蛀虫发展，实在非常不幸。其实，怀孕不一定会坏牙，而是因为怀孕时，准妈妈生理及生活饮食习惯的改变，常会疏忽，全身倦怠，并且常有激烈呕吐的现象，一刷牙就会呕吐，因此很容易停止或荒废刷牙。胃酸滞留口中，或常喜欢吃酸性食物，致使唾液pH值改变，也是造成准妈妈容易蛀牙的原因。

牙龈病

怀孕期间，动情激素及助黄体酮的增加，会促使牙龈中的微小血管丛扩张、扭曲及循环滞留，使牙龈对机械刺激较为敏感，而且这种激素的增加，会破坏牙龈肥大细胞，放出组织胺及溶蛋白酶等，都会使牙龈对外来刺激的反应更激烈。

虽然一些轻微刺激的存在（如只有少数的牙菌斑）在未怀孕前都不会引起不适的症状，但是怀孕后会出现严重牙龈发炎、肿胀现象。通常怀孕末期两三个月时，牙龈炎开始加重，在怀孕第8个月前，变得更加严重。因此，怀孕前，及早将此类牙齿斑、牙结石等局部刺激因素去除是迫切需要的。

★急性牙根炎

有些较厉害的蛀牙，如果牙髓神经已经坏死，反而不会痛，病人一无所知，但漫漫十月怀胎，便可能暴发急性尖牙周炎、根尖牙槽炎、根尖牙槽肿胀等急性症状，也会有无法忍受的肿痛。因此，但凡无髓牙、残根或以前已作根管治疗而明显有根尖病灶的牙齿，都应该及早就诊，及早治疗或拔牙、修补，以避免怀孕期间疼痛。

如果患有口腔炎、口角炎，应充分摄取维生素B_2；牙龈出血，多吃富含维生素C的食物。当需要拔牙时，时间一定选择在怀孕的3～7个月进行。

因为在最初三个月拔牙，容易诱发流产并加重孕吐；而在怀孕7个月后，因身体笨重不便与医生配合，而且有引发早产的可能。

如果不是治疗上必需，一定不要拍牙齿X射线片。必须拍时，应在腹部围上“铅橡皮围裙”，以防放射线危害准妈妈和胎儿。

准妈妈平时可做上下叩齿动作。这样不仅能增强牙齿的坚固性，同时可增加口腔唾液分泌量，其中的溶菌酶具有杀菌、洁齿的作用。

因此，呼吁所有的准妈妈，要注意口腔卫生，孕前已患牙龈炎者，牙龈炎症状可加重。有吸烟嗜好的准妈妈，牙龈炎的情况一般较重，甚至可出现牙周袋，导致牙齿松动。

一旦发现有问题要及早治疗处理。更希望准妈妈在准备怀孕之前，即做口腔检查，务必在怀孕前处理好，准备一口好牙，准妈妈也会在幸福安详的期待中，迎接可爱的胎宝宝。

Q 矫正牙齿会对胎宝宝有不良影响吗？

A 矫正牙齿一般不在孕期进行。吃药、打针又是治疗牙疼的最基本手段，有的还需要钻牙、做根管治疗，这些治疗手段会有可能影响胎儿的发育。孕期如果出现牙周和其他牙齿疾病，不管从治疗手段，还是用药方面都会有很多禁忌。

预防妊娠纹产生的诀窍

准妈妈皮肤内的胶原纤维因激素紊乱而变得很脆弱，当女性怀孕超过3个月时，增大的子宫突出于盆腔，向腹部发展，腹部开始膨隆，皮肤组织过度牵拉，胶原纤维逐渐断裂，在腹部的皮肤上出现了粉红色或紫红色的不规则纵行裂纹。产后，断裂的胶原纤维逐渐得以修复，但难以恢复到怀孕前的状态，皮肤上的裂纹逐渐退色，最后变成银白色，即妊娠纹。妊娠纹与遗传因素有关，如果母亲留下了很深的妊娠纹，自己一定要注意预防。

★做一些轻便的家务

轻便的家务活有助于产后身体康复，在床上做仰卧位的腹肌运动和俯卧位的腰肌运动，对减少腹部、腰部、臀部脂肪有明显效果。

★使用专业抗妊娠纹乳液

从怀孕初期到产后一个月，每天早晚取适量抗妊娠纹乳液涂于腹部、髋部、大腿根部和乳房部位，并用于做圆形按摩，使乳液完全被皮肤吸收，可减少皮肤的张力，增加皮肤表层和真皮层的弹性，让皮肤较为舒展，可减少妊娠纹的出现。

★注意控制糖分摄入

饮用脱脂奶，常吃富含纤维和维生素C的食物，以增加细胞膜的通透性和皮肤的新陈代谢功能，促进皮肤的修复，减少妊娠纹的发生。

Q 我怀孕期间就有妊娠纹出现了，请问吃什么食物可以缓解吗？

A 怀孕期间应补充丰富的维生素及无机盐。而由于胶原纤维本身是蛋白质所构成，所以可以多摄取含丰富蛋白质的食物。避免摄取太油、太甜、太咸的食物。

孕中期常见的小症状

★头晕

有些女性怀孕后就会感觉头晕目眩，做事总是提不起精神。头晕是准妈妈常见的症状。轻者头重脚轻，走路不稳；重者眼前发黑，突然晕厥。

早孕反应

在停经6周左右出现，伴有嗜酸、食欲缺乏、偏食、恶心、呕吐等，多在妊娠12周左右自行消失。

供血不足

女性怀孕后，子宫比平时需要更多的血液，这样就导致血液滞留在下半身，当突然站立或久站或空腹状态时，脑部的血液供应较少，便容易发生头晕、倦怠，甚至轻度的头痛。这类准妈妈一般在突然站立或乘坐电梯时会晕倒。

妊娠的早中期，由于胎盘形成，血压会有一定程度的下降。本来就患有原发性高血压病的准妈妈，血压下降幅度会更大。血压下降，流至大脑的血流量就会减少，造成脑血供应不足，使脑缺血、缺氧，从而引起头晕。这种脑供血不足，一般到怀孕7个月时即可恢复正常。出现这种情况的准妈妈必须加强自我保护，不骑自行车，以免跌伤；一旦头晕发作，应立即坐下或仰卧，以阻止头晕加剧；避免久站，以预防头晕发作。

妊娠高血压综合征

由于该病易出现脑血管痉挛，影响局部血氧供应而发生头晕眼花，伴有头痛、水肿、蛋白尿等，多出现于妊娠中晚期。应立即到医院就诊。

进食过少

这类准妈妈有时发作性头晕，伴有心悸、乏力、冷汗，一般多在进食少的情况下发生。进食少，使血糖偏低，从而导致身体不适。这类准妈妈早餐要吃得多些，早餐的质量也要好些，保证有牛奶、鸡蛋等，还要随身携带奶糖，一旦出现头晕，马上吃糖可使头晕症状得到缓解。

Q 怀孕14周，反胃呕吐、头晕、四肢无力、腹部右边疼，最近胃口不好，吃得不多，请问是正常的吗？

A 一般孕期反应都出现在12周以前，也有的出现在中晚期，可能跟孕妇体质有关系，再加上缺乏运动，过于担心，心情不好会影响食欲。准妈妈不用太担心，尽量放松心情，多吃水果蔬菜刺激食欲。

体位不妥

这类准妈妈一般在仰卧或躺坐于沙发中看电视时头晕发作。该类准妈妈的头晕属于仰卧综合征，是妊娠晚期由于子宫增大压迫下腔静脉导致心脑供血减少引起的。只要避免仰卧或半躺坐体位，即可防止头晕发生。如发生头晕，应马上侧卧。

贫血

贫血也是引起准妈妈头晕的常见原因。准妈妈平时应摄入富含铁元素的食物，如动物血、猪肝、瘦肉等。一旦发生贫血，应紧急补铁，纠正贫血。特别要指出的是，孕期发生妊娠高血压，也会出现头晕、头痛症状。若病情进一步发展为先兆子痫时，则可引起抽搐、昏迷，危及准妈妈和胎儿生命。这是孕期最严重的并发症之一，应及早诊治。

小腿抽搐

准妈妈为满足胎儿发育，需要较常人更多的钙。如果饮食中摄取钙不足，血钙浓度低，就容易发生小腿抽筋。多发生于怀孕七个多月后，或是在熟睡醒来后，或是在长时间坐着，伸懒腰伸直双腿时。

腿部抽筋的原因

很多准妈妈，在孕期尤其在晚上睡觉时会发生腿部抽筋。这是因为在孕期中体重逐渐增加，双腿负担加重，腿部的肌肉常处于疲劳状态；另外，准妈妈对钙的需要量明显增加。在孕中、晚期，每天钙的需要量增为1200毫克。当体内缺钙时，肌肉的兴奋性增强，容易发生肌肉痉挛。如果膳食中钙及维生素D含量不足或缺乏日照，会加重钙的缺乏，从而增加了肌肉及神经的兴奋性。夜间血钙水平比日间要低，夜间是小腿抽筋发作的高峰期。

腿部抽筋的治疗

一旦抽筋发生，立即站在地面上蹬直患肢；或是坐着，将患肢蹬在墙上，蹬直；或请身边亲友将患肢伸直。总之，使小腿蹬直、肌肉绷紧，再加上局部按摩小腿肌肉，即可以缓解疼痛甚至使疼痛立即消失。

腿部抽筋的预防

为了避免腿部抽筋，应多吃含钙食物如牛奶、准妈妈奶粉、鱼骨。五谷、果蔬、奶类、肉类食物都要吃，并合理搭配。某些食物包含的维生素种类特别多，比如动物肝脏脂肪不多，除不含维生素C和维生素E外，几乎包含了所有的维生素，而且含铁丰富，搭配富含维生素C和维生素E的黄绿蔬菜一起食用，极为理想；维生素A含量高的食物如胡萝卜，与含动物油脂的荤食一起煮熟后吸收更好。

腿部抽筋的注意事项

需注意不要使腿部的肌肉过度疲劳；不要穿高跟鞋；睡前可对腿和脚进行按摩；平时要多摄入一些含钙及维生素D丰富的食品；适当进行户外活动，接受日光照射；必要时可加服钙剂和维生素D。但需要指出的是，决不能以小腿是否抽筋作为需要补钙的指标，因为个体对缺钙的耐受值有所差异，所以有些人在钙缺乏时，并没有小腿抽筋的症状。

Q 孕妇小腿抽筋，有什么办法可以避免？

A 小腿抽筋要注意祛寒保暖；注意睡眠姿势；走路或运动时间不可过长；适当参加体育锻炼；必要时补充一些维生素E；适当补钙，含乳酸和氨基酸的奶制品、瘦肉等食品，能促进钙盐溶解，帮助吸收。

皮肤瘙痒

孕期瘙痒症其发生原因很多，除了内脏所引发的疾病，例如肝脏病、血液疾病、尿毒症之外，也可因怀孕时血液中的雌性激素增加，导致肝脏中胆汁淤塞在胆管内，发生胆汁排泄障碍，胆汁只好被迫流向血液中，血液中胆汁含量过高会刺激皮肤而引起皮痒。

另外，从生活上着手，避免在运动后吃辛辣食物，以免受刺激而发汗，否则，由于水分蒸发带动皮肤干燥，只会使症状更为强烈。不要用各种消毒水、药皂或热水处理瘙痒部位，否则将更刺激皮肤。衣服的质料以棉质柔软为佳。不可泡温泉。

Q 最近几天我开始长妊娠纹，而且长妊娠纹的地方特别痒，请问碍事吗？是妊娠瘙痒症吗？

A 妊娠瘙痒是怀孕时的正常现象，注意体重不要增长过快。

有必要做唐氏筛查

在怀孕第十六周，准妈妈十分有必要做唐氏筛查，以确定胎儿是否患有唐氏综合征。临床上把唐氏综合征又称为先天性痴呆症，是新生儿十分常见的一种染色体疾病。据统计，每750个新生儿中就有一个患有这种病症。

患有唐氏综合征的患儿不仅有严重的智力障碍，而且生活不能自理，还会伴有复杂的心血管疾病，给家庭带来巨大的经济负担与精神压力。从目前医疗发展水平来看，还没有有效的治疗方法。即便如此，准妈妈也不用过度担心，因为唐氏综合征可以通过产前筛查、诊断等方式防止患儿出生。为此，建议每位怀孕第十六周的准妈妈在孕期都要做唐氏筛查，从根本上防止唐氏综合征的患儿出生。

Q 我做了唐氏筛查后结果显示为高危，这是怎么回事呢？能说明孩子有问题吗？

A 即使结果为高危也不必惊慌，因为还要进一步做羊膜穿刺和胎儿染色体检查才能明确诊断。

准妈妈要选择适合自己的运动

如果以前运动很少的话，可适当选择一些轻微的活动，如散散步、坐坐健身球等；如果以前坚持运动的话，可以选择游泳、打打乒乓球等，但最好事先征得医生的同意。切记不要做一些剧烈的运动，避免过高或过低的劳动。

对于不会游泳的准妈妈，也可以选择早晚散散步，既能促进肠胃蠕动，又能增加耐力，耐力对分娩是很有帮助的。而在走动的同时，胎宝宝也不闲着，可以刺激他的活动。其实，在阳光下散步是最好的，可以借助紫外线杀菌，还能使皮下脱氢胆固醇转变为维生素D_3，这种维生素能促进肠道对钙、磷的吸收，对胎宝宝的骨骼发育特别有利。

还有一些比如健身球等运动，对孕中期的女性也是很有好处的，准妈妈可根据自身情况自由选择。

准妈妈妊娠记录

宝贝儿，

妈妈希望你能像新年第一天的太阳那样散发出耀眼的光芒。

这个约定……你能答应吧？

我生理上的感觉：

___

我喜欢的运动：

___

我现在的工作：

___

我最想做的事：

___

第一次感受到胎动：

___

我的作息时间：

___

Q 孕妇要经常散步吗，那在家里来回走动算是散步不？

A 当然要经常散步，也可以做做孕妇体操。到人少，环境好的地方去散步，对准妈妈和胎儿都有好处。在家里散步没有办法呼吸新鲜空气，还是多出去走走好。

第四节
孕期胎教方案

本月胎教课堂

★每天跟胎儿对话

“乖宝宝，爸爸就在旁边，你想听他对你说什么吗？”

对话的话题最好事先构思好，先拟订一篇小小的讲话稿，稿子的内容可以是一段优美动人的小故事、一首纯真的儿歌、一首内容浅显的古诗，也可以谈自己的工作及对周围事物的认识。用诗一般的语言，童话一般的意境，告诉宝宝外面的这个美丽新世界。

★给胎儿讲一些生活趣事

给胎儿讲一则生活中的趣事吧。最好是发生在自己身上的，让胎儿跟你一起同乐吧。

妈妈学着电视的记者问爸爸，
“你幸福吗？”
爸爸说：“亲爱的，我不姓福，我姓傅。”
……

★适当练习书法

准妈妈在空闲时间不妨练习书法，这无论对准妈妈还是胎儿，都是非常有好处的。

首先准妈妈不宜剧烈运动，而练习书法需要眼、手、神专注配合，能加速血液流动，正是适合准妈妈的“微运动”。其次，练习书法要求平心静气，这有利于准妈妈平复焦虑情绪。再次，中国书法是一种大美的艺术，极富韵味，准妈妈练习书法，其实是一种高雅的胎教。

孕13周 刺激胎儿触觉发育

孕13周，由于孕吐的渐渐消失，准妈妈的心情逐渐好起来。但还是要注意控制情绪，不要被不开心的事情困扰，遇到麻烦就找准爸爸和身边的亲人、朋友倾诉出来，千万不要压抑自己的情绪。

准妈妈可以一边听音乐一边进行轻柔的舞蹈，摇动的羊水可以刺激胎儿全身皮肤，就好比给胎儿做按摩。这些做法都十分利于胎儿大脑发育。

★胎教名曲《莫扎特A大调单簧管五重奏》

现在是胎儿大脑发育的第一个黄金期。莫扎特的音乐因为节奏符合人类脑波，因此，最适合作为胎教音乐。这里推荐准妈妈听《莫扎特A大调单簧管五重奏》（第一乐章）这部五重奏的乐曲是莫扎特的代表作之一，充满想象，轻快的感觉仿佛清泉在林间欢唱。

整个乐曲将单簧管如丝般的清新音色与莫扎特开朗的性格，巧妙地融合在一起。第一乐章略带怀旧心情有点惆怅，第二乐章恬静中略带忧伤，第三乐章则完全充满了轻快跳跃的快乐气氛，把莫扎特的阳光，莫扎特的真性情，都融在其中了。

★胎教纯音乐《听海》

《听海》是一首非常美丽而温馨的胎教纯音乐，安静的音乐能把你快速带入海的世界，感受到那片蔚蓝的声音。在聆听这首音乐的过程中，准妈妈和胎儿都能感受到大海的博大和祥和。

潮涨潮汐，日出日落，随着开篇海浪的声音，轻易地就将听者带到了大海的面前，夜幕降临，伴着温和而潮湿的海风，偶有海鸟的叫声从远处划过，此刻，你和胎儿就像躺在了温柔的海水中，身体随着海浪摇曳，浮挂在嘴角的微笑是那么甜美幸福，你低下头，轻轻抚摸着日渐长大的腹部，想象着胎儿在里面的样子，忍不住轻声对他说：“宝贝，你一定要健康地成长，妈妈和爸爸都期待着和你见面的那一天！”。

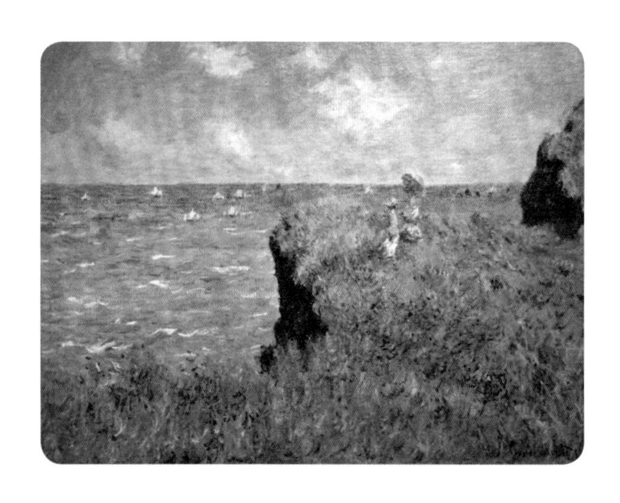

孕14周 加强对胎儿的视觉刺激

虽然你的胎儿生活在羊水中，周围一片漆黑，但这并不意味着胎儿没有视觉能力。胎儿的视网膜在孕4周开始形成，孕28周时能感觉到光线的明暗。因此，准妈妈可以将音乐与视觉结合起来，进一步刺激胎儿的大脑发育。

准爸爸可以在早晨陪妻子一起到环境清新的公园、树林或田野中散步，带着随身听，做做早操，晒晒太阳，多看一看美丽的风景、美好的事物，让胎儿在音乐与美景的伴随中，通过准妈妈的感受间接感受到外在世界的美好。

★准妈妈讲《龟兔赛跑》

找一个阳光明媚的午后，躺在温暖的阳光之下，倒一杯热水，给胎儿讲一讲“龟兔赛跑”的故事吧。

龟兔赛跑

兔子长了四条腿，一蹦一跳，跑得可快啦。乌龟也长了四条腿，爬呀爬呀，爬得真慢。有一天，兔子碰见乌龟，笑眯眯地说：“乌龟，乌龟，咱们来赛跑，好吗？”乌龟知道兔子在开他玩笑，瞪着一双小眼睛，不理也不踩。兔子知道乌龟不敢跟他赛跑，乐得摆着耳，嘲笑乌龟胆小。

乌龟生气了，说：“兔子，你别神气活现的，咱们就来赛跑。”兔子一听，差点笑破了肚皮：“乌龟，你真敢跟我赛跑？那好，咱们从这儿跑起，看谁先跑到那边山脚下的大树。预备！一，二，三……”

兔子撒开腿就跑，跑得真快，一会儿就跑得很远了。他回头一看，乌龟才爬了一小段路呢，心想：乌龟敢跟兔子赛跑，真是天大的笑话！我呀，在这儿睡上一大觉，让他爬到这儿，不，让他爬到前面去吧，我三蹦两跳的就追上他了。“啦啦啦，啦啦啦，胜利准是我的！”

兔子把身子往地上一歪，合上眼皮，真的睡着了。乌龟爬得也真慢，可是他一个劲儿地爬，爬呀、爬呀，等他爬到兔子身边，已经累坏了。兔子还在睡觉，乌龟也想休息一会儿，可他知道兔子跑得比他快，只有坚持爬下去才有可能赢。于是，他不停地往前爬、爬、爬。离大树越来越近了，终于到了。

兔子呢？他还在睡觉呢！兔子醒来后往后一看，唉，乌龟怎么不见了？再往前一看，哎呀，不得了了！乌龟已经爬到大树底下了。兔子一看可急了，急忙赶上去可已经晚了，乌龟已经赢了。乌龟胜利了。

兔子跑得快，乌龟跑得慢，为什么这次比赛乌龟反而赢了呢？

名画欣赏《蛙声十里出山泉》

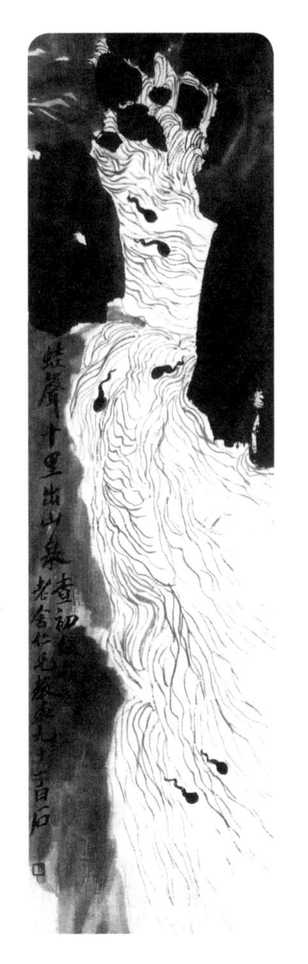

《蛙声十里出山泉》中齐白石老人用简略的笔墨在一远山的映衬下，从山涧的乱石中泻出一道急流，六只蝌蚪在急流中摇曳着小尾巴顺流而下，它们不知道已离开了青蛙妈妈，还活泼地戏水玩耍。

人们可以从那稚嫩的蝌蚪联想到画外的蛙妈妈，因为失去蝌蚪，蛙妈妈还在大声鸣叫。虽然画面上不见一只青蛙，却使人隐隐如闻远处的蛙声正和着奔腾的泉水声，演奏出一首悦耳的乐章，连成蛙声一片的效果。

中国画是中国传统民族绘画的统称。准妈妈欣赏中国画主要是为了提高艺术修养，调整情绪。所以不必仔细去钻研，站在欣赏的角度去看就行了。欣赏中国画主要有三点：一要看气韵。南齐的谢赫提出了品画艺术的标准“六法”论，即：“气韵生动、骨法用笔、应物象形、随类赋彩、经营位置、传移摹写”六项法则。气韵生动，是对作品的总体要求，是赏析中国画的主要准则；二要看笔墨。“骨法”在中国画中指的是运用线条作为骨架进行造型的方法。线条是中国画家独到的艺术语言，是中国画的灵魂；三是构图、形式。因为中国画使用独特的散点透视法。所以在构图上讲究稳中求奇，险中求稳，着意对比，打破对称，形成一个富有节奏的协调整体。

小贴士

欣赏名画的作用主要是让准妈妈有一个好的心情，以及培养一些艺术修养。所以准妈妈没有必要找一些难以理解的作品来欣赏。准妈妈在欣赏时可以给胎儿讲你看到的画面上的情景，让胎儿与你产生共鸣。

孕15周 培育胎儿心灵的关键

由于胎儿在母体子宫内不能主动获取营养、选择环境，他只能被动地生活。因此，母体的健康状况、情绪感受、生活方式等都将对胎儿产生直接或间接的影响。这就要求准妈妈要有良好的心境、情绪以及健康的生活方式，并注重避免有害心理的侵入，给胎儿创造一个安全、营养、温馨的生长空间。

母亲心情最稳定的情况是什么时候呢？就是“满足的时刻”！包括食欲获得满足，爱情、亲情获得满足，有着强烈的幸福感的时候，所有这些心情舒适的状态，腹中的胎儿也一样能感受得到。当他能感到舒适、愉悦的时候，身心便获得发展。

准妈妈自己也应学会调节，可以借助音乐的力量调节情绪，使胎儿感受到母亲的乐观情绪，为将来打下良好的性格基础。

约纳森的晨曲《杜鹃圆舞曲》

《杜鹃圆舞曲》为挪威作曲家约纳森之作，他也只是因为此曲，才名传于世的。由于《杜鹃圆舞曲》的曲调优美，音乐形象逼真，因而深受人们的喜爱。这首欢快的乐曲，非常适合准妈妈在早晨睡醒后倾听。

《杜鹃圆舞曲》在曲调和节奏上，都有挪威民间舞曲的风格。它以竖笛模拟杜鹃的叫声，以轻快、活泼的节奏和清新、流畅的旋律，描绘出一幅春光明媚、鸟语花香的美好图景。

听一首轻快的歌曲《儿时情景》

本周准妈妈情绪波动时，可以听一听舒曼的钢琴套曲《儿时情景》。罗伯特·舒曼是德国著名作曲家、音乐评论家，是浪漫主义音乐成熟时期的代表之一。

《儿时情景》由13首小曲组成。

1.异国以及异国人。平稳四分音符夹杂着不安分的附点节奏，表现孩子听到异国故事时诧异好奇的神情。

2.离奇的故事。突变的节奏使乐曲显得夸张活泼，仿佛古怪离奇的故事。

3.捉迷藏。上上下下飞快跳跃的顿音，展现孩子们你躲我藏、追逐游戏的情景。

4.孩子的请求。亲切温柔的旋律充满稚气，并带有祈求、幻想的情绪，描绘孩子提出请求期待答复时的神情。

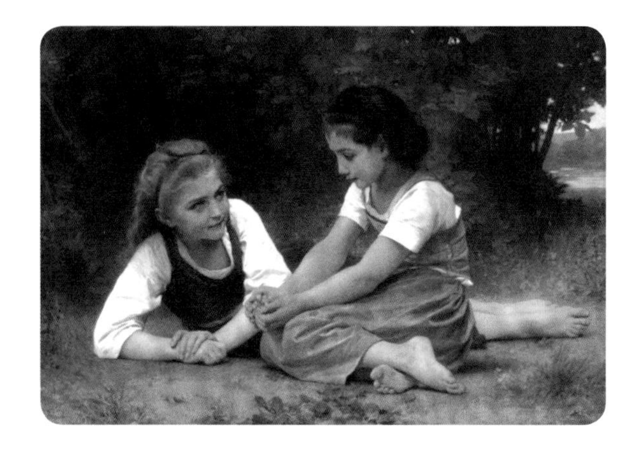

5.愉快。欢快的旋律音型在高低声部轮番出现，微妙地刻画了孩子得到所期望的东西后满足幸福的心理。

6.重要事件。夸张而单纯的顿音、呆板的节奏，呈现出孩子一本正经的严肃面孔，令人发笑。

7.梦幻。这是其中最精彩的一首。乐曲节奏缓慢平稳，旋律细腻动人，在丰满的和弦衬托下，渗透着梦境般的诗意。

8.壁炉旁。柔和舒展的旋律描绘了一幅充满融融之乐，和谐温暖的家庭图景。

9.木马骑士。在持续音上奏出带切分节奏的旋律简洁生动，描绘前后晃动的木马和木马上兴高采烈的小骑士。

10.过分认真。跨小节的绵绵不断的切入构成严肃单调的主题，描绘孩子努力思索的神情。

11.惊吓。平静的主题交织着紧张的半音经过的和弦，经音乐罩上一层恐怖色彩，刻画儿童听到鬼怪故事后害怕惊恐而又好奇的心理。

12.入眠。晃动的节奏与卡农手法的运用，形成了摇篮曲般温和宁静的气氛，平静舒缓的音乐表明孩子已酣然入睡。

13.诗人说话了。这首终曲是以大人的口吻写成，旋律悠缓，蕴含着迷惘惆怅的心情，表达对已逝童年的忧伤和感慨。

激昂的《春之声圆舞曲》

春之声圆舞曲，作品第410号，是奥地利著名音乐家小约翰·施特劳斯的不朽名作，作于1883年。当时作者已年近六旬，但此曲依然充满活力，处处散发着青春的气息。曲中生动地描绘了大地回春、冰雪消融、一派生机的景象，华丽敏捷的旋律如春天的气息扑面而来，洋溢着青春活力。

伴随着轻快的舞曲，准妈妈是不是也心情大好，忍不住要跳起华尔兹了呢?

小鸟欢乐地唱着，
在山谷中清脆地回响。
阳光照耀在草地上，
闪耀着七色光芒。
啊，春天身着飘逸的裙装，
和我们在一起，
共同沐浴着明媚的阳光，
忘掉烦恼与忧愁。
在这晴朗的日子里，
我们尽情地奔跑，
欢笑，游玩！

孕16周 给胎儿朦胧美意识的胎教

我们知道，胎儿在母体内是可以感受到母亲的举动和言行的。准妈妈在怀孕期间的所作所为都可以直接影响到胎儿出生后的性格、习惯、道德水平、智力等各个方面。本周准妈妈可以在音乐的伴奏下，读一些优美的文字给胎儿听，这不仅可以使准妈妈本身得以充实、丰富，同时熏陶了腹中的胎儿，让他也感受到这诗一般的语言、童话一样美的仙境，而且还会刺激胎儿快速地生长，使其大脑的发育优于其他胎儿。

★胎教名曲《勃兰登堡协奏曲》

《勃兰登堡协奏曲》是巴赫的管弦乐作品中最著名的乐曲。这部协奏曲一共有6首，是巴洛克风格的音乐。这部协奏曲主题非常轻松。整个作品基本都在小快板的节奏中完成。

在音乐声中我们仿佛回到了17世纪，回到了数百年历史的勃兰登堡。推荐准妈妈听勃兰登堡巴洛克室内乐团演奏的版本。这个乐团成员比较年轻，但演奏时把对乐曲理解的自信和全身心地投入，展现给了听众。准妈妈可以在清晨醒来后，一边欣赏这首活泼明快的乐曲，一边梳洗打扮，相信一定能为你带来一天的好心情！

小贴士

有些准妈妈不太喜欢听古典音乐，但又觉得要给胎儿做胎教，就勉强自己听，弄得心情反而不好，这样就失去意义了。如果准妈妈实在不喜欢听古典音乐，可以听流行音乐，但不要听那些劲歌，最好是比较舒缓的，在歌词选择上也最好是积极向上的，而不是消极悲观的。

★读儿歌《小小的船》

《小小的船》是叶圣陶先生写的一首美妙的儿童诗。这首诗描述的是一个晴朗的夜晚，一个小朋友仰望明月所看到的情景，展现了孩子飞上月亮、遨游太空的美好愿望。全诗形象优美，韵律和谐，充满儿童情趣。准妈妈还可以根据诗中的意境将自己的想象画出来。

弯弯的月儿小小的船，
小小的船儿两头尖。
我在小小的船里坐，
只看见闪闪的星星蓝蓝的天。

★给胎儿讲《小马过河》

给胎儿讲《小马过河》的故事，并告诉胎儿这个故事说明了什么道理。

小马过河

小马和他的妈妈住在绿草茵茵的小河边。除了妈妈过河给河对岸的村子送粮食的时候，小马总是跟随在妈妈的身边寸步不离。

小马过得很快乐，时光飞快地过去了。

有一天，妈妈把小马叫到身边说："小马，你已经长大了，可以帮妈妈做事了。今天你把这袋粮食送到河对岸的村子里去吧。"

小马非常高兴地答应了。他驮着粮食飞快地来到了小河边。可是河上没有桥，只能自己淌过去。但又不知道河水有多深，怎么办呢？犹豫中的小马一抬头，看见了正在不远处吃草的牛伯伯。小马赶紧跑过去问到："牛伯伯，您知道那河里的水深不深呀？"

牛伯伯挺起他那高大的身体笑着说："不深，不深。才到我的小腿。"小马高兴地跑回河边准备趟过河去。他刚一迈腿，忽然听见一个声音说："小马，小马别下去，这河可深啦。"小马低头一看，原来是小松鼠。小松鼠翘着她的漂亮尾巴，睁着圆圆的眼睛，很认真地说："前两天我的一个伙伴不小心掉进了河里，河水就把他卷走了。"小马一听没主意了。牛伯伯说河水浅，小松鼠说河水深，这可怎么办呀？只好回去问妈妈。马妈妈老远地就看见小马低着头驮着粮食又回来了。心想他一定是遇到困难了，就迎过去问小马。小马哭着把牛伯伯和小松鼠的话告诉了妈妈。妈妈安慰小马说："没关系，咱们一起去看看吧。"

小马和妈妈又一次来到河边，妈妈这回让小马自己去试探一下河水有多深。小马小心地试探着，一步一步地淌过了河。噢，他明白了，河水既没有牛伯伯说的那么浅，也没有小松鼠说的那么深。只有自己亲自试过才知道。小马深情地向妈妈望了一眼，心里说："谢谢你了，好妈妈。"然后他转头向村子跑去。他今天特别高兴，你知道是为什么吗？

★格林童话《聪明的小伙计》

今天准妈妈给胎儿讲个《聪明的小伙计》吧！也许胎儿会为故事里这个聪明的小伙计拍手叫好。

聪明的小伙计

如果主人有一个聪明的小伙计，他既顺从听话，又能凭着自己的聪明才智行事，那主人多幸运啊，他的家又该是多安乐！

曾有这样一位聪明的小伙计汉斯，一次主人让他去找回走失的牛，他出去后好长时间没回家，主人想："汉斯多忠心，干起活来多卖力！"可这么晚他还没回来，主人担心他出意外，便亲自起身去找他。

他找了好久，最后总算瞧见汉斯在宽阔的田野另一头，正一蹦一跳地朝他迎面赶来。"喂！亲爱的汉斯，我打发你去找牛，找到没有？"主人走近问。"没有，老爷。我没有找到牛，不过我也没去找。"小伙计答道。

"那你去找什么了，汉斯？""找更好的东西，很幸运地找到了。"

"是什么，汉斯？""三只山鸟。"小伙计答道。

"在哪里？"主人问。

"我见到一只，听到一只，然后拔腿去赶第三只。"聪明的小伙计回答道。

学学榜样吧！别再为主人或他们的命令犯愁。想干什么，乐意怎么干，尽管去做，到时你肯定会像聪明的汉斯一样机智。

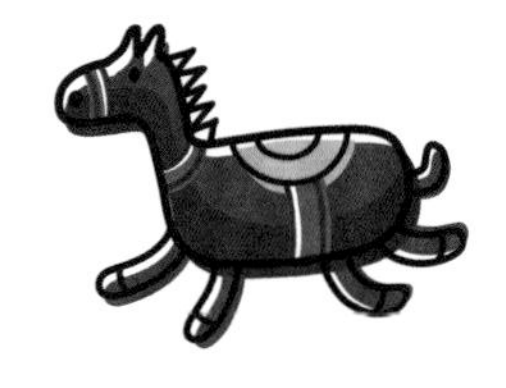

第六章

怀孕第五个月

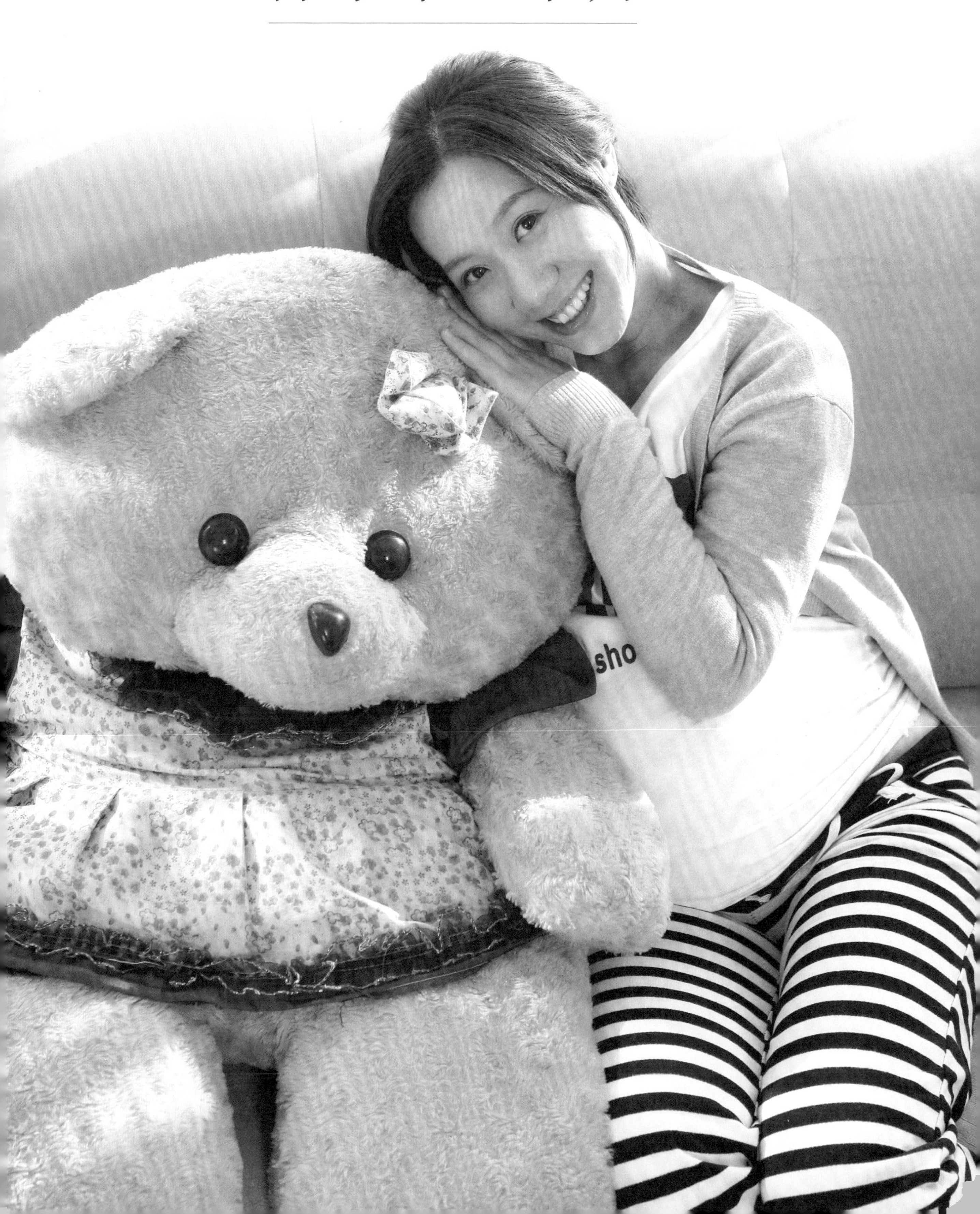

第一节
感受胎动的奇妙

孕5月的胎儿

胎儿心脏的搏动更加有力，用听诊器透过腹壁可以听到胎儿心脏的跳动。神经组织已经比较发达，并且开始有了一些感觉。这时胎儿已经具有了吞咽及排尿功能。羊水达400毫升左右。

★孕17周 胎儿迅速成长

胎儿的头虽然仍较大，但看起来已经开始和身体的其他部分成比例了。他的双眼更大了，但仍紧闭着，睫毛和眼眉长得更长。这时期胎儿迅速成长，脂肪开始在胎儿的皮下聚集，帮助保暖并提供能量。

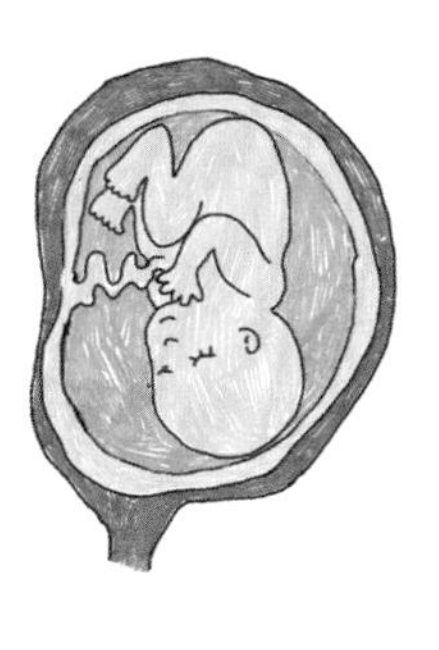

★孕18周 可以听到胎儿心跳声

随着心脏跳动的活跃，利用听诊器可以听到胎儿的心跳声音，而且利用超声波检查可以查出心脏是否有异常。这时是胎儿最活跃的阶段，胎儿不时地以脚踢妈妈肚子的方式来表达自己的存在。

★孕19周 分泌出胎儿皮脂

胎儿皮肤的腺体分泌出一种黏稠的、白色的油脂样物质，称为胎儿皮脂，有防水屏障的作用，可防止皮肤在羊水中过度浸泡。

★孕20周 器官发育关键期

此时的胎儿完全具备了人体应有的神经系统，神经之间已经互相连接，而且肌肉比较发达，所以胎儿可以随意活动。有时伸懒腰，有时用手抓东西，还能转动身体。本周是胎儿的味觉、嗅觉、听觉、视觉和触觉等感觉器官发育的关键期。

孕5月的准妈妈

腹部逐渐变大，呈现出怀孕体形，乳腺的发育使得乳房变大。这一时期能够真切感受到胎儿的成长。作为安定期阶段之一，这时准妈妈食欲旺盛，身心状态良好，情绪稳定。

★孕17周 会感到呼吸困难

由于子宫的增大，胃肠会向上移动，所以饭后总会感到胸闷、呼吸困难。开始在臀部、大腿、手臂等身体的各部位都形成皮下脂肪，体重明显增加。该时期的食欲会旺盛，所以需要更加严格的调节。

★孕18周 精力开始逐渐恢复

在这一时期，精力逐渐恢复，并发现性欲增强。在怀孕期间，动作温柔的性生活是相当安全的，如果有什么顾虑，可以向医生咨询。

★孕19周 皮肤色素发生变化

乳头上会分泌出乳汁。这个时期，皮肤的色素变化会加剧，所以乳头的颜色会加深，偶尔会疼痛。由于流入阴道周围皮肤或肌肉的血液量增加，阴道内白色或淡黄色白带会增多。

★孕20周 会出现消化不良、尿频

子宫逐渐往外挤，所以腹部会越来越大，而且腰部线条会完全消失。由于腹部的压力，肚脐会突出。随着子宫的增大，肺、胃、肾等器官会受到压迫，所以会出现呼吸困难、消化不良、尿频等症状，有时还会出现尿失禁的情况。

本月大事记

注意体重的增长。准妈妈的体重平均要增加10～12.5千克，期间准妈妈因为肥胖容易诱发糖尿病、妊娠高血压综合征等，引起胎儿发育不正常。

由于怀孕后体内激素的变化，可能会发生皮肤瘙痒。这种症状在妊娠期是较常见的生理现象，不需要特殊治疗，胎宝宝出生后就会自行消失。

本月需要继续补铁。

这个月，有的准妈妈会出现腿抽筋的现象，这主要是因准妈妈的血液中缺钙造成的。

胎动不是任何时间都能测到的。建议计算胎动须在每天固定时段测量，最佳时机为饭后30分钟内，这时因为血糖高、胎儿活动力佳，加上妈妈肠胃蠕动的声音会吵得他不能睡觉，当然就是计算胎动的好时机。

如果牙齿需要治疗，那就选择在这个时期吧，会比较安全。

从本月开始，睡眠时间可以比平时增加一个小时。

有流产、早产迹象的准妈妈，不宜进行抚摩胎教。

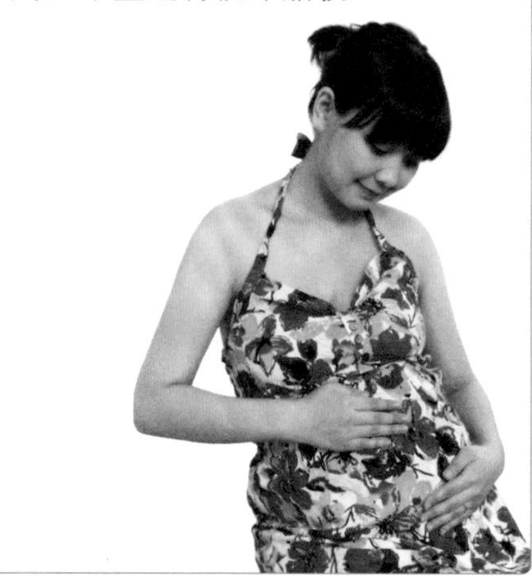

本月细节备忘

在此阶段，妊娠对准妈妈身体的改变已经很明显了：腹部增大，行动不便；妊娠纹出现；可能会有水肿和下肢静脉曲张等。准妈妈千万不能因此而产生太大的心理压力，因为严重的心理压力会对准妈妈和胎宝宝造成很大影响，一定要以积极的心态来面对这种压力。

这个月准妈妈不能因为身体的变化而不去活动，适度的运动能够让准妈妈和胎宝宝更加健康。

1.行动不便，易感疲劳，要多休息并注意安全。

2.多散步，保持身心愉悦，保证充足睡眠。

3.需要节制盐分的摄取量。

4.常吃富含纤维素的蔬菜和水果，多喝牛奶，防止便秘。

5.怀孕中期，每周体重增加不超过500克。为了翻身方便，不宜睡软床。

6.由于腹部的迅速增大，不能再穿紧身的衣服了。

本月孕期检查

本月要进行一次孕期检查，本次检查有下面的特别项目：

畸形儿检查：能够了解胎儿的脊椎畸形和其他几种先天性畸形，还能识别染色体异常发生率较高的孕妇，以便接受羊水检查。

羊膜穿刺：原则上是从孕16～22周开始进行，主要看胎儿的染色体异常与否。

唐氏筛查：本月开始进行第二次产检，并查看第一次产检的抽血报告，准妈妈怀孕16周以上就可以抽血做唐氏筛查，孕14～20周是进行唐氏筛查的最佳时间。

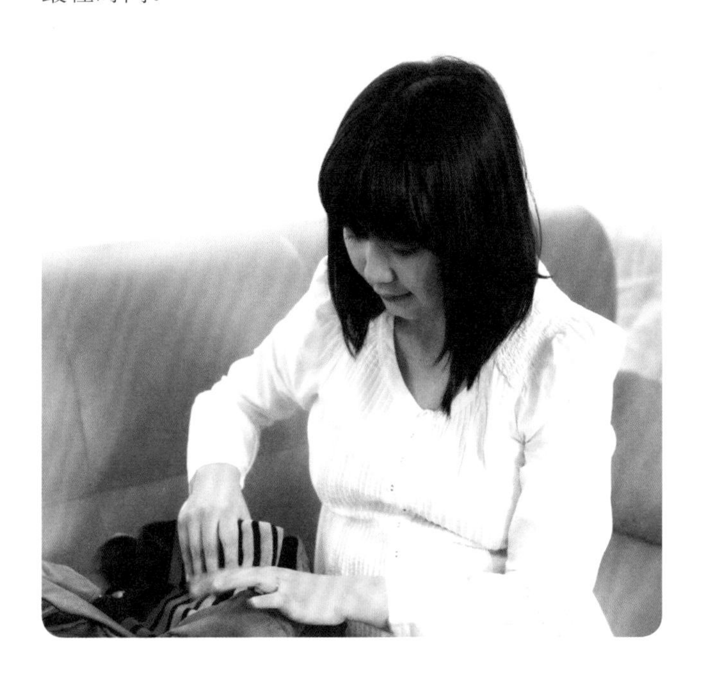

准爸爸必修课

1	从这个月开始，准爸爸多了一项工作，为准妈妈听胎心应成为今后的必修课
2	每次听胎心至少1分钟，正常的胎心率为120～160次/分钟，在某些情况下，比如准妈妈情绪激动或运动过后，胎动过后，胎心率可能大于160次/分钟。如果在安静状态下，10分钟之内，发现胎心率总是不在正常范围之内，应及时去医院就诊
3	和准妈妈一起做胎教，每天跟胎宝宝说话，抚摩准妈妈的大肚子。给胎宝宝听胎教音乐
4	保持安静的居家环境，让准妈妈远离强烈的噪声，以免造成胎宝宝的不安
5	如果准妈妈身体情况允许，准爸爸可以安排一次短期的旅行，减缓妻子的忧虑和不适

第二节
孕期饮食方案

本月营养关注

★需要重点补充哪些营养

从怀孕5个月起，准妈妈每天所需的营养会比平时增加许多，因为其基础代谢率增加。准妈妈的胃口大开，食欲大增，所以体重会明显上升，皮下脂肪的堆积会使准妈妈看起来胖了很多。如果平时饮食荤素搭配合理，营养摄取均衡，一般不会有什么问题。但是如果担心发胖或胎儿过大而限制饮食，则有可能造成营养不足，严重的甚至患贫血或影响胎儿的生长发育。一般来讲，如果每周体重增加约350克，属于正常。

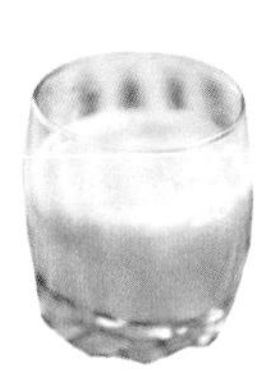
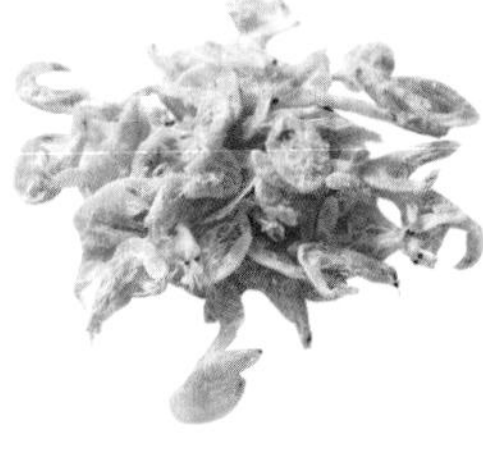

增加热能

孕中期孕妇基础代谢加强，糖利用增加，是孕前基础上增加837千焦，每日主食摄入量应达400克或大于400克，并与杂粮搭配食用。

保证优质足量的蛋白质

孕中期是母体和胎儿增长组织的快速时期，尤其是胎儿脑细胞分化发育的第一个高峰。准妈妈每日应在原基础上增加15克蛋白质，一半以上应为优质蛋白质，来源于动物性食品和大豆类食品。

增加铁的摄入量

由于从怀孕到第五个月时，胎儿会以相当快的速度成长，血容量扩充，铁的需要量会成倍增加，所以准妈妈对铁的需求量也跟着增加，如果不注意铁质的摄入，非常容易患上缺铁性贫血。

加强钙的补充

从这时开始，钙的需求量会逐渐增多。一般来说，怀孕中晚期，钙的需求量要达到每天1200～1500毫克，牛奶、孕妇奶粉或酸奶是每天必不可少的补钙佳品。除了单纯地从食物中获取钙质，应再加吃一些钙剂，配合食物，效果会更好。

★吃什么，怎么吃

吃水果有讲究

准妈妈每天的水果摄入不能超过500克，有一些水果准妈妈是不能多吃的，如山楂、桂圆和荔枝等。虽然桂圆和荔枝是上等的补品，但是它们性温太热，热性物质会造成准妈妈排便不通畅，甚至出现阴道出血和腹痛等先兆流产的症状。若准妈妈贫血，就不能吃石榴和杏，西瓜也不能多吃。食用番茄要适量，也不能空腹吃。饭后两小时之后再吃水果，不然会造成胀气和排便干燥。

粗细搭配

大米和面食可以提供胎儿迅速生长需要的热量。而且面食中含铁多，肠道吸收率也高。同时搭配一些小米、玉米面、燕麦等杂粮，不但有利于营养的吸收，还可以刺激胃肠蠕动，缓解便秘症状。

多吃鱼

鱼肉含有丰富优质蛋白质，还含有两种不饱和脂肪酸，即二十二碳六烯酸（DHA）和二十碳五烯酸（EPA）。这两种不饱和脂肪酸对大脑的发育非常有好处。

这两种物质在鱼油中含量要高于鱼肉，而鱼油又相对集中在鱼头内。所以，孕期准妈妈适量吃鱼头，有益于胎儿大脑分区发育。

多吃瘦肉

瘦肉富含铁，并且易于被人体吸收。怀孕时孕妇血液总量会增加，为保证供给胎儿足够的营养，因此孕妇对铁的需要就会成倍增加。如果体内储存的铁不足，孕妇会极易疲劳，通过饮食特别是瘦肉补充足够的铁就极为重要。

少吃盐

有的准妈妈在怀孕前喜欢吃咸味较重的食物，以至于在孕期对清淡的饮食很不习惯。但为了自己和胎儿的健康，准妈妈还是应该改变曾经的饮食习惯。

准妈妈常吃过咸的食物，会导致水肿和妊高征的发生。孕期的饮食，应该以清淡为原则，可在食物中多加点醋或香菜等，以达到少放盐的目的。当然，一点儿盐都不吃对准妈妈也并非有益，只有适当少吃盐才是必要的。用盐量每天最好少于6克。倘若准妈妈出现以下情况，就应该忌盐。

1.患有某些与妊娠相关的疾病(心脏病或肾脏病)。
2.准妈妈的体重增加过度，尤其是同时还出现水肿、血压增高、有妊娠中毒症状者。

所谓忌盐饮食，是指每天摄入的氯化钠不超过1.5～2克（正常进食每天会带给人体8～15克氯化钠）。

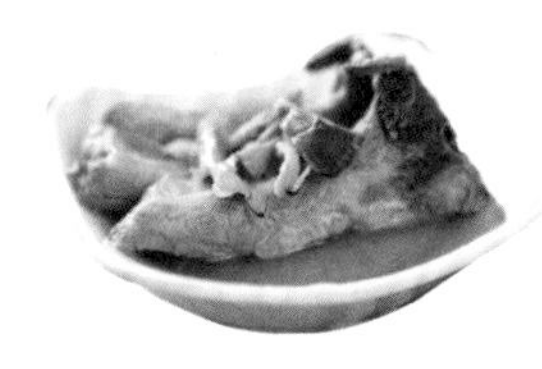

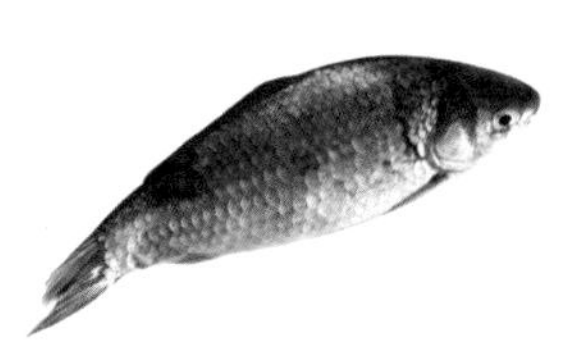

★怀孕5个月不可以这么吃

有兴奋作用的食物

准妈妈大量饮用含咖啡因的饮料和食品，会出现恶心、呕吐、头痛、心跳加快等症状。还会通过胎盘进入胎儿体内，影响胎儿发育。茶叶含有较丰富的咖啡因，增加准妈妈的心、肾负担，不利于胎儿的健康发育。

过量吃甜食

糖类等在人体内的代谢会消耗大量的钙，孕期钙的缺乏，会影响胎儿牙齿、骨骼的发育。过多食用巧克力也不好，这样会使准妈妈产生饱腹感而影响食欲，结果身体胖了，而必需的营养素却缺乏了。

含有添加剂的食品

罐头食品含有的添加剂，是导致畸胎和流产的危险因素，所以准妈妈要远离罐头食品。油条在制作过程中添加的明矾，是一种含铝的无机盐，铝可以通过胎盘侵害胎儿。

饮料

研究表明，白开水是补充人体水分的最好物质，非常有利于人体吸收，而各种饮料含有较多的糖及其他添加剂。准妈妈若经常喝饮料，不仅会影响消化和食欲，还会影响肾功能，给腹中的胎儿带来不良影响。因此，准妈妈应多喝白开水。

小贴士

留意胎儿发育

这个月，胎儿生长发育迅速，快速增大的子宫可能会对准妈妈的健康产生一定影响。同时，这个月要特别留意胎儿的发育情况，防止发育迟缓。

★准妈妈一日的餐单建议

食物属性	食物种类
早餐	番茄鸡蛋面1碗，酱猪肝少许
加餐	酸奶1杯，坚果类适量
中餐	米饭100克，木耳娃娃菜100克。清炒蚕豆50克。糖醋排骨适量
加餐	桃子1个，坚果类适量
晚餐	奶酪烤鸡翅50克，腊肠炒荷兰豆100克，地瓜汤1碗，米饭适量

小贴士

替换方案

早餐可换为芝麻烧饼、拌金针菇、液体食物为豆浆或鲜榨果汁。

上午的加餐，可换为一个煮鸡蛋。

午餐的空心菜可改为油麦菜，并可添加海带排骨汤。

下午的加餐可以改为芒果1个和适量坚果。

晚餐的米饭可替换为小米红枣粥。

★一周饮食搭配示例

名称	早餐	午餐	晚餐
周一	金银卷、牛奶、黄瓜蘸酱、苹果	米饭、炖羊肉条、青豆炒虾仁、海米海带汤	二米饭、盐水毛豆、猪肝炒芹菜
周二	牛奶、蛋糕、水果羹	煮玉米、米饭、锅塌番茄	烙饼、牛肉烧豆角、海带骨头汤
周三	豆浆、馒头、拌海带丝	紫米饭、凉拌茄条、冬瓜炖羊肉	饺子、熏干小白菜、牛奶豆腐
周四	馄饨、水果、牛奶	米饭、炒豆腐皮、清蒸鲫鱼	紫米粥、牛奶丸子西蓝花、水果沙拉
周五	牛奶、蛋黄派、水果	米饭、油保虾丁、菠菜汤	猪肝粥、炒小白菜粉
周六	牛奶、土司、番茄酱	米饭、肉炒蒜苗、炒鸭肝	煮玉米、二米粥、烧鱼丁
周日	馄饨、酸辣竹笋、水果	二米饭、芙蓉鸡片、牛肉炖柿子	银耳粥、莲蓉包、水果羹

孕17周跟踪指导

孕17周营养需求

本周准妈妈需要充足的维生素D和钙来帮助胎儿的骨骼生长。鱼类是维生素D的主要来源。如果不能吃鱼，鸡蛋里也含有维生素D，晒太阳也能制造维生素D，每天晒半个小时太阳就足够了。

钙对神经传输和肌肉收缩具有很重要的作用，也对牙齿和骨骼健康影响很大。你要把钙供应给你的胎儿，促进她骨骼的生长，因此一定要吃足够的含钙食品，尤其是奶制品。含钙多的食物包括杏仁、豆类、奶制品、带骨鱼类、牛奶、豆奶、芝麻酱、豆腐和菠菜等。

孕17周怎么吃

孕17周是胎儿脑细胞和脂肪细胞增殖的“敏感期”。在这个时期，孕妇一定要注意增加蛋白质、磷脂和维生素的摄入，应多吃奶类、蛋类、瘦肉、肝、鱼、豆类和青菜，保证营养的充足供应。

钙和维生素D的摄入量要充足。孕妇严重缺钙时会影响胎儿的骨骼、牙齿的构成，甚至可能导致胎儿畸形。

蜂蜜对于孕妇来说是一种极好的保健品，孕妇经常食用蜂蜜，不仅能够补充各种营养素，还可以润燥通便，使孕妇心情舒畅，增强机体的消化和吸收功能。

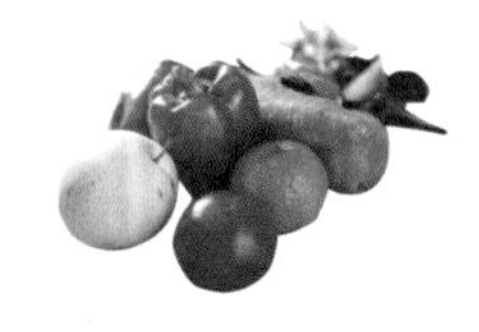
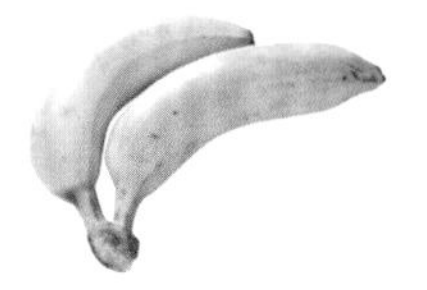
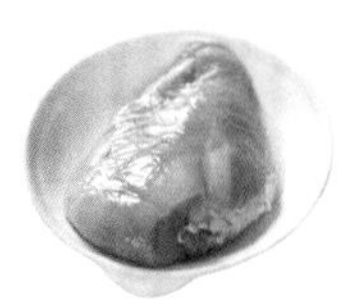

孕17周饮食专家建议

在城市中生活的准妈妈难免要被迫接受各种辐射，那么哪些食物可以帮助准妈妈抵抗辐射呢?

抗辐射关键词一：番茄红素。

番茄、西瓜、红葡萄柚等红色水果，富含一种抗氧化的维生素——番茄红素，以番茄中的含量最高。番茄红素是迄今为止所发现的抗氧化能力最强的类胡萝卜素，它的抗氧化能力是维生素E的100倍。

抗辐射关键词二：维生素E、维生素C。

豆类、橄榄油、葵花籽油、油菜、青菜、芥菜、卷心菜、萝卜、鲜枣、橘子、猕猴桃等，具有抗辐射作用，还能将沉淀于细胞内的毒素溶解掉。

抗辐射关键词三：维生素A、β-胡萝卜素。

、鱼肝油、动物肝脏、鸡肉、蛋黄和西蓝花、胡萝卜、菠菜等，此类食品富含维生素A和β-胡萝卜素，不但能合成视紫红质，还能使眼睛在暗光下看东西更清楚，因此，上述食物不但有助于抵抗电脑辐射的危害，还能保护和提高视力。

抗辐射关键词四：硒。

芝麻、麦芽、黄芪、酵母、蛋类、啤酒、大红虾、龙虾、虎爪鱼、金枪鱼、大蒜、蘑菇等，微量元素硒具有抗氧化的作用，它是通过阻断身体过氧化反应而起到抗辐射、延缓衰老的作用。含硒丰富的食物首推芝麻、麦芽和黄芪。

抗辐射关键词五：海带胶质、碱性食物。

海带是放射性物质的“克星”，含有一种称作海带胶质的物质，可促使侵入人体的放射性物质从肠道排出。

孕18周跟踪指导

孕18周营养需求

孕18周科学地安排饮食非常重要，吃得多并不意味着摄取营养全面，有可能胎儿和孕妇需要的某些营养素依然缺乏。常见一些准妈妈孕期体重猛增，而生出的胎儿却十分瘦小，这是因为营养不均衡造成的。

你需要每天喝水1～1.5升。也可以喝牛奶，牛奶中含有丰富的无机盐和蛋白质，对母胎都非常适宜。如果你体胖，可喝脱脂奶。如果喝奶后出现腹胀、腹痛、腹泻等症状，可喝酸奶或脱脂酸奶。

孕18周怎么吃

1.一瓶200～250毫升的牛奶：可补充优质的蛋白质和钙质。2.一个鸡蛋：鸡蛋的蛋白质最易被人体吸收，且富含卵磷脂。3.一份粮食：250～400克，可给人体提供能量和B族维生素。4.500克蔬菜：其中绿色蔬菜250克，红黄蔬菜250克，可给人体提供维生素、无机盐和纤维素。5.两个水果：可给人体提供果糖、果胶、维生素、无机盐和纤维素。6.100克豆制品：可给人体提供优质的植物蛋白质。7.100克肉制品：可给人体提供优质的动物蛋白质。8.一份调味品：每天食用25克豆油或色拉油，白糖尽量少放或不放，每天盐的摄入量少于6克。9.一份水：每天喝6～8杯水，大约1500毫升，可促进身体的新陈代谢。

孕18周饮食专家建议

怀孕18周适合准妈妈吃的食物有哪些：

1.全麦制品：包括麦片粥、全麦饼干、全麦面包等。麦片可以使你保持较充沛的精力，还能降低体内胆固醇的水平。全麦饼干类的小零食，细细咀嚼能够非常有效地缓解孕吐反应，全麦面包可以提供丰富的铁和锌。

2.蔬菜：颜色深的蔬菜往往意味着维生素含量高。甘蓝是很好的钙来源。花椰菜的好处不少，富含钙和叶酸，有大量的纤维和抵抗疾病的抗氧化剂，还有助于其他绿色蔬菜中铁的吸收。

3.水果：水果种类很多，经济而又实惠的柑橘，尽管90%都是水分，但富含维生素C、叶酸和大量的纤维，可以帮助孕妇保持体力，防止因缺水造成的疲劳。需要注意的是患糖尿病和其他疾病的准妈妈一定要少吃西瓜，因为西瓜含糖量高，会加重准妈妈的病情。

4.奶、豆制品：孕妇每天应该摄取大约1000毫克的钙，只要3杯脱脂牛奶就可以满足这种需求。酸奶也富含钙，还有蛋白质，有助于胃肠道健康。

5.瘦肉：瘦肉富含铁，并且易于被人体吸收。怀孕时孕妇血液总量会增加，为保证供给胎儿足够的营养，因此孕妇对铁的需要就会成倍地增加。如果体内储存的铁不足，孕妇会感到极易疲劳，通过饮食特别是瘦肉补充足够的铁就极为重要。

6.干果：花生之类的坚果，含有有益于心脏健康的不饱和脂肪。但是因为坚果的热量和脂肪含量比较高，因此每天应控制摄入量在30克左右。杏脯、干樱桃、酸角等干果，方便、味美又可以随身携带，可随时满足孕妇想吃甜食的欲望。

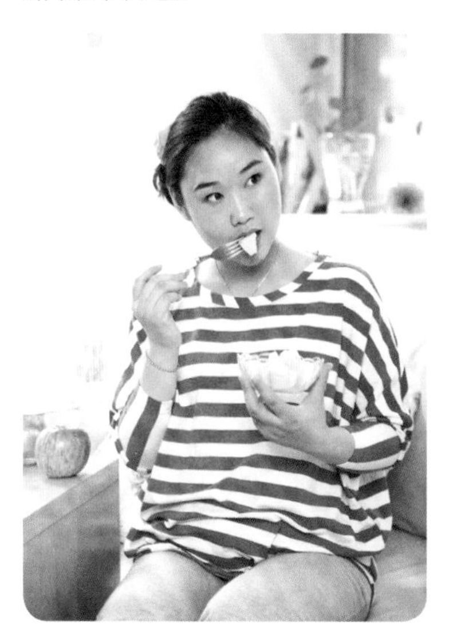

孕19周跟踪指导

★孕19周营养需求

孕19周准妈妈应加强对维生素A的补充。维生素A对维持正常视觉有重要作用，它是构成视觉细胞内感光物质的成分。严重缺乏维生素A会导致色盲。不仅如此，维生素A也是正常骨骼发育所必需的，缺乏时会导致成骨与破骨之间的不平衡，并造成神经系统异常。维生素D促进钙、磷在胃肠道的吸收和骨骼中的沉积，如果缺乏会影响胎儿骨骼和牙齿发育。

★孕19周怎么吃

1.维生素A：可帮助细胞分化，对眼睛、皮肤、牙齿、黏膜的发育是不可缺少的。但摄取过量会导致唇腭裂、先天性心脏病等。如维生素A缺乏，孕妇若平日饮食均衡，维生素A在日常饮食中摄取就足够。

建议食物：深绿色蔬菜、水果等。

2.钙：怀孕时期为帮助胎儿及母体骨骼发育，必须多摄取钙质；哺乳时期，为增加乳汁，最好也能多吃含钙质的食品。

建议食物：小鱼干、黄豆制品、蛋、牛奶、绿色蔬菜、萝卜、花椰菜、鲑鱼、牡蛎、甘蓝、虾、蛤类等。

3.铁：孕妇应摄取足够的铁，以提供孕期的需求及分娩时大量流失的血。

建议食物：蛋黄、肉类、动物的肝及其他内脏、蛋黄、谷类、深绿色蔬菜、桃子、杏仁、葡萄干、贝类等。

4.钠：孕妇若为高危险妊娠，如妊娠高血压综合征、妊娠糖尿病等，应控制钠（盐分）的摄取量。

避免的食物：盐渍品、卤制品、素食品、罐装加工食品等。

5.维生素C：维生素C具有增强免疫力的功效；且素食孕妇可多吃维生素C，以利铁质被身体吸收。

建议食物：柑橘、番石榴、番茄、草莓、绿色蔬菜、花椰菜、白菜等。

6.蛋白质：这是孕妇和产妇都非常需要的一样营养素，在一般的正常饮食中多能获取，所以不须太过担心。

建议食物：动物性蛋白质，如蛋、牛奶、肉类、鱼类等；植物性蛋白质，如豆浆、豆腐等大豆制品。

★孕19周饮食专家建议

饮食均衡很重要。因为许多食物之间具有交互作用，如多吃深绿色蔬菜，可以帮助钙质被身体吸收；多吃维生素C食物，能帮助无机盐被身体吸收，所以六大类食物，不要偏废或独钟哪一类，因为任何食物摄取过多或过少，对身体而言都是一种失去平衡的状态。

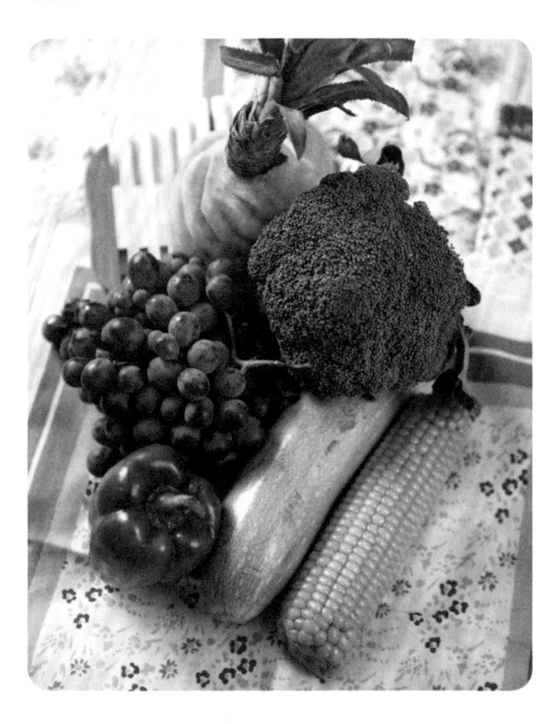

孕20周跟踪指导

孕20周营养需求

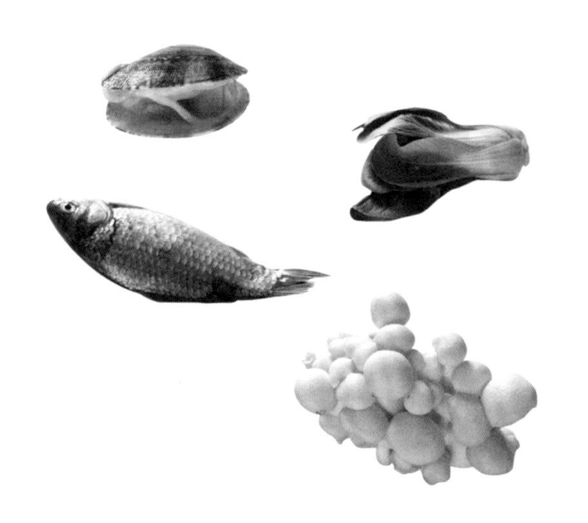

怀孕20周，为了保证胚胎发育和孕妇生理变化的需要，要合理调配膳食以保证热能和营养素的供给。

1.保证优质蛋白质的供给。孕早期母体子宫已开始增大，胚胎、胎盘开始发育，羊水也已产生。所以孕早期必须供给足够的优质蛋白质。

2.确保无机盐和维生素的供给。无机盐、维生素具有建造身体、调节生理功能的作用，缺乏易影响胚胎的分化，细胞的分裂和神经系统的发育。

3.食物可口能促进食欲。妊娠初期常有恶心、呕吐、食欲缺乏等妊娠反应，呕吐严重还会失水，所以食物应含水分多，含有丰富的维生素和钙、钾等无机盐；可具有一定的酸、辣味，以促进食欲，烹调方式以清淡为宜。

4.食物容易消化，少食多餐。选择易消化的食物如烤面包片、烤馒头片、饼干、粥等，在胃内储留时间短，可减少呕吐。少食多餐对减轻恶心、呕吐有帮助。

孕20周怎么吃

怀孕20周孕妇应多吃蔬菜、水果，因为蔬菜、水果具有良好的感官性状，可增进食欲，帮助消化，对维持肠道正常功能及丰富膳食的多样化等方面具有重要意义。尤其在孕期，某些孕妇由于妊娠反应剧烈，食欲不佳，容易便秘，吃些蔬菜水果，是保证无机盐和维生素C供给的重要途径，有利于孕妇的健康及胎儿的成长。

在蔬菜、水果的选择上，还是有一定的学问的。一般来说，颜色深的青椒、胡萝卜、韭菜、绿菜花等蔬菜富含叶绿素、叶酸、β-胡萝卜素以及维生素C等孕妇所需的重要营养素。

另外，在选择的时间上也有不同，一般来说，新鲜采摘的水果和蔬菜比长期存放的营养丰富，比如新鲜大白菜与存放了许久的大白菜相比，不但口感好，而且营养丰富，水果、蔬菜在食用前要注意专用清洗剂洗干净，以免残留农药对人体造成危害。蔬菜加工时要先洗后切，以免营养成分丢失。切过的菜不宜存放时间过长，以免产生有害物质——亚硝酸盐。不要用铜锅炒菜，炒菜时应急火快炒，菜汤不要丢掉，以减少营养成分的丢失。

孕20周饮食专家建议

在本周胎儿的视网膜已经形成，胎儿能否拥有一双亮眼睛就全靠现在创造了。锌、维生素A、维生素B_6、维生素C、维生素E对眼睛的发育作用很大。缺锌会使视神经萎缩，造成暗适应异常、夜盲症等。补充维生素A可起到提高视力的作用。补充维生素B_6能够营养视神经，有助于增强视神经的传导功能。

孕5月食谱举例

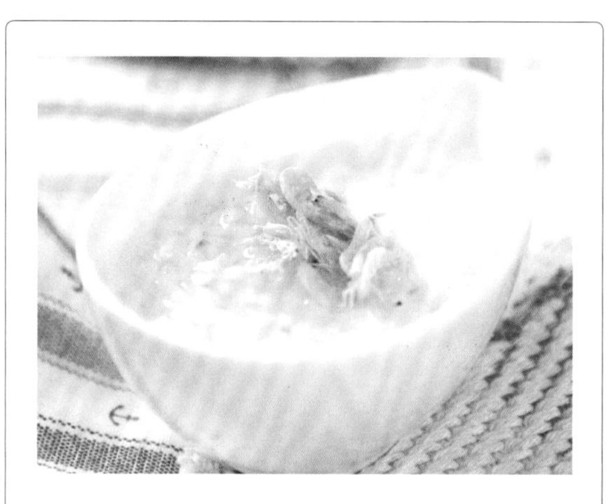

虾米粥

材料　虾米30克，大米100克。

做法　1.虾米先用温水浸泡半小时。

2.大米加水如常法煮粥。

3.半熟时加入虾米，到米花粥稠时即可食用。

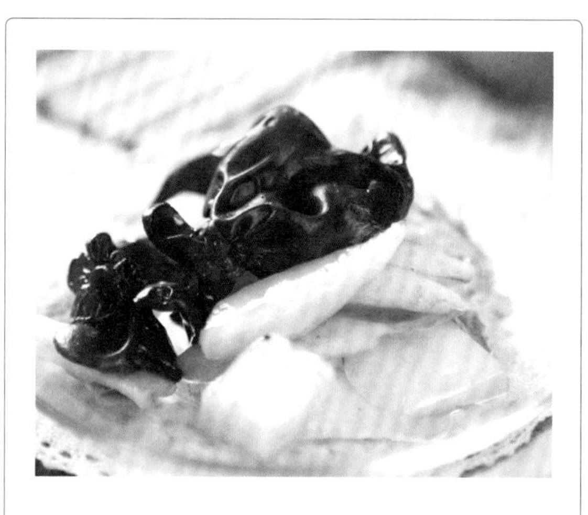

木耳娃娃菜

材料　娃娃菜200克，干木耳15朵，姜片、生抽、白糖、盐各适量。

做法　1.将干木耳泡软后去掉硬根，撕成小块，用沸水焯两分钟；娃娃菜洗净、切片。

2.锅内倒油烧热，倒入葱片炒香后，加入娃娃菜翻炒。

3.待叶片变软后倒入木耳，淋生抽，加盐、白糖，炒匀即可。

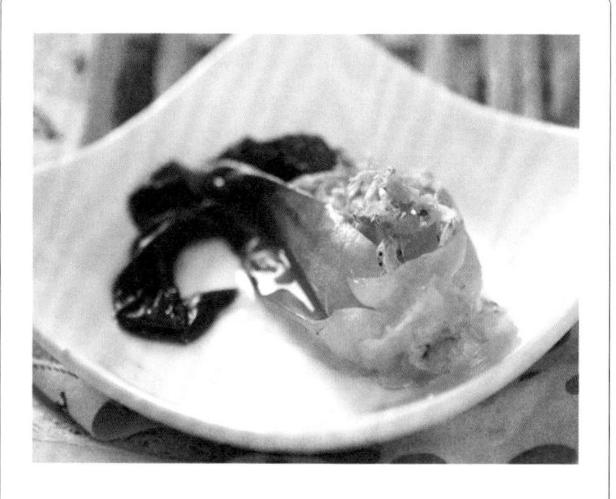

海米拌油菜

材料　油菜250克，海米25克，香油1大匙，盐1/2小匙。

做法　1.将油菜择洗干净，切成3厘米长的段。

2.将油菜放入开水锅内焯一下，捞出沥去水分，加入盐拌匀，盛入盘内。

3.将海米用开水泡开，切成粒，放在油菜上，加入香油，拌匀即可食用。

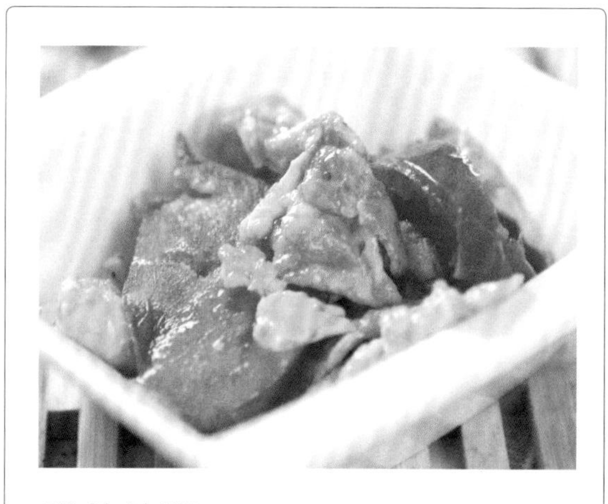

番茄煎蛋

材料　番茄300克，鸡蛋150克，鸡精1克，盐2克，植物油20克。

做法　1.将鸡蛋打入碗内，略加盐，调成蛋液；番茄用开水烫后，撕皮切片。

2.炒锅放油烧至六成热时，倒入蛋液，煎熟，加番茄片翻炒片刻，加盐及鸡精调味即可。

第三节
孕期生活指导

本月保健要点

★小心胎动异常

胎动的次数并非恒定不变，妊娠28～38周是胎动活跃的时期，以后稍减弱，直至分娩。胎动正常，表示子宫和胎盘功能良好，输送给胎儿的氧气充足，胎儿在子宫内健康地成长发育。

孕16～20周

孕16～20周是刚刚开始能够感觉胎动的时期。这个时候的胎儿运动量不是很大，动作也不激烈，跟胀气、肠胃蠕动或饿肚子的感觉有点像，没有经验的准妈妈常常会分不清。此时胎动的位置比较靠近肚脐眼。

孕20～35周

这个时候的胎儿正处于活泼的时期，而且因为长得还不是很大，子宫内可供活动的空间比较大，所以这是胎儿胎动最激烈的一段时间。准妈妈可以感觉到胎儿拳打脚踢、翻滚等各种大动作，甚至还可以看到肚皮上突出的小手小脚。

临近分娩

因为临近分娩，胎儿慢慢长大，几乎撑满整个子宫，所以宫内可供活动的空间越来越少，施展不开，而且胎头下降，胎动就会减少一些，没有以前那么频繁。胎动的位置也会随着胎儿的升降而改变。

异常情况	常见原因	处理方法
胎动突然加快	准妈妈受剧烈的外伤，就会引起胎儿剧烈的胎动，甚至造成流产、早产等情况	1.少去人多的地方，以免被撞到 2.减少大运动量的活动
胎动突然加剧，随后很快停止运动	多发生在怀孕的中期以后。症状有阴道出血、腹痛、子宫收缩、严重的休克	1.有高血压的孕妇，要定时去医院做检查却，并依据医生的建议安排日常的生活起居 2.避免不必要的外力冲撞和刺激 3.保持良好的心态，放松心情，减轻精神紧张度
急促的胎动后突然停止	脐带绕颈或打结	1.一旦出现异常胎动的情况，要立即就诊，以免耽误时间造成遗憾 2.准妈妈要细心观察每天的胎动，有不良感觉时，马上去医院检查

★远离水肿的困扰

这一时期，很多准妈妈都会出现手脚肿胀，尤其是下肢水肿的现象。这是孕期正常反应，不是病理现象，以下这些方法可以帮准妈妈远离水肿。

饮食调节

要注意饮食调节，多吃高蛋白、低糖类的食物，比如富含维生素B_1的全麦粉、糙米和瘦肉。饮食要清淡，注意限制盐分的摄取，多喝水。准妈妈不要因为水肿不敢喝水，水分会促进体内的废物排出，缓解水肿现象。

水肿异常要留心

怀孕期小腿轻度水肿属正常现象。如果水肿延伸到大腿、腹壁，经休息后不消退，则很可能发展为重度妊娠高血压综合征，一定要去医院确诊，避免危险的发生。

纠正穿衣习惯

为了预防水肿，准妈妈不要佩戴戒指，不要穿紧身衣或者套头衫、紧身裤、长筒袜或者到小腿的长袜，穿宽松的衣服及矮跟舒适的鞋子，保持血液畅通。

调整生活习惯

调整好工作和生活节奏，不要过于紧张和劳累。不要长久站、坐，一定要避免剧烈或长时间的体力劳动。适时躺下来休息。如果条件不允许，也可以在午饭后将腿举高，放在椅子上，采取半坐卧位。每晚睡前，准妈妈可以准备好温水，浸泡足部和小腿20～30分钟，以加速下肢的血液循环。

进行按摩

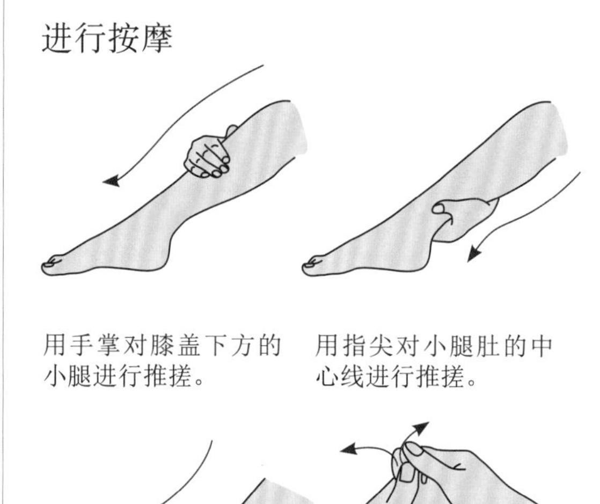

用手掌对膝盖下方的小腿进行推搓。

用指尖对小腿肚的中心线进行推搓。

用手掌从脚腕开始，直至脚背进行推搓。

用两只拇指对大脚趾中心进行挤压后，从脚掌的下方向上方进行推搓。

★正确对待生理上的改变

怀孕进入第五个月时，腹中的胎儿将开始快速成长。准妈妈也会感受到自己身体上的变化，特别是在下腹部及乳房处。

肚脐周围不舒服

在怀孕20周之后，膨胀的子宫会开始向外压迫准妈妈的下腹部。当准妈妈走路时，肚脐周围会偶尔感到稍许不舒服。

乳房改变

准妈妈的乳头会变得比以往更敏感，特别是晚上睡觉压到乳房，或乳头与衣服摩擦时。

皮肤瘙痒敏感

这时候，皮肤因拉伸会持续感到瘙痒，可以抹一些润肤乳在痒的部位。从怀孕的后半期开始，准妈妈不会再想穿上任何束缚住下腹部的衣服。

肚子更明显

许多因素会决定准妈妈何时开始显出肚子及肚子有多大，比如，准妈妈的体形、增加的体重、怀了几胎、胎儿的大小、子宫的位置，以及这是头胎还是第二胎。准妈妈遗传自父母的身材，将会由怀孕中的外观反映出来。

脚部水肿

会感觉到脚也像腹部一样逐渐变大、变肿，因为身体中不少水分汇集在脚踝和双脚里，特别是站了一天之后，水肿更加明显。

韧带疼痛

子宫两侧各有一条与骨盆相连的韧带，当子宫增大时，韧带也会跟着拉长。当正常运动时会为准妈妈带来意外疼痛，而迫使准妈妈停止动作。

★准妈妈腿部抽筋怎么办

怀孕进入第五个月时，腹中的胎儿将开始快速成长。准妈妈也会感受到自己身体上的变化，特别是在下腹部及乳房处。

腿部抽筋的原因

腿部抽筋是因胎儿骨骼发育需要大量的钙、磷，而准妈妈的钙补充不足或血中钙、磷浓度不平衡，从而发生腿部肌肉痉挛。当体内缺钙时，肌肉的兴奋性增强，容易发生肌肉痉挛。此时的准妈妈腿部肌肉的负担要大于其他部位，因此更容易发生肌肉痉挛。如果日常饮食中钙及维生素D含量不足，或缺乏日照，会加重准妈妈身体中钙含量的缺乏。

腿部抽筋的预防

为了避免腿部抽筋，准妈妈应多吃含钙元素的食物，如牛奶、瘦肉、鱼肉等。谷类、果蔬、奶类、肉类食物都要吃，并合理搭配。比如动物肝脏，除不含维生素C和维生素E外，几乎包含了所有的维生素，而且含铁丰富，搭配富含维生素C和维生素E的黄绿蔬菜一起食用，极为理想，维生素A含量高的食物如胡萝卜，与含动物油脂的荤食一起煮熟后吸收更好。

腿部抽筋的治疗

准妈妈发生小腿抽筋时，要按摩小腿肌肉，或慢慢将腿伸直，可使痉挛慢慢缓解。为了防止夜晚小腿抽筋，可在睡前用热水洗脚，也可以立即站在地面上蹬直患肢；或是坐着，将患肢蹬在墙上，蹬直；或请身边亲友将患肢拉直。总之，使小腿蹬直、肌肉绷紧，再加上局部按摩小腿肌肉，即可以缓解疼痛。

<table>
<tr><th colspan="3">腿部抽筋的注意事项</th></tr>
<tr><td>1</td><td>需注意不要使腿部的肌肉过度疲劳</td><td rowspan="6">但需要指出的是，决不能以小腿抽筋作为需要补钙的指标，因为个体对缺钙的耐受值有所差异，所以有些人在钙缺乏时，并没有小腿抽筋的症状</td></tr>
<tr><td>2</td><td>不要穿高跟鞋</td></tr>
<tr><td>3</td><td>饭后2～3小时再上床</td></tr>
<tr><td>4</td><td>平时要多摄入一些含钙及维生素D丰富的食品</td></tr>
<tr><td>5</td><td>适当进行户外活动，接受日光照射</td></tr>
<tr><td>6</td><td>必要时可加服钙剂和维生素D</td></tr>
</table>

★注意孕期性生活

很多准妈妈对于孕期的性行为有不少疑问与困惑，但只要不过于激烈的话，孕中期进行性生活是没问题的。只是，为防止容易导致流产、破水、细菌感染等症状，要注意准备好安全套。此外，尽管理论上可以进行性生活，但还是不能和怀孕前一样。孕期阴道充血导致易出血，所以要避免将手指伸入阴道的激烈爱抚和结合时插入过深的体位。

在腹部发胀或阴道出血时，都要节制性生活。在性交时出现腹部发胀，就要中止，并安静地休息。

正确的性生活体位

前侧位	腿交错着互相抱着。不进行腹部的压迫，结合较浅，以使准妈妈的腹部安全
侧卧位	侧卧着，从后面抱住的体位。准妈妈的身体伸展着，不用担心出现压迫腹部的情况发生
前坐位	相对坐着的体位。可以调节结合的深浅程度，是对于准妈妈来说更舒适的一种体位方式

错误的性生活体位

前坐位	后背位结合较深，也容易对腹部产生压迫，要避免这种体位
骑乘位	准妈妈在上面的体位，结合较深，会对子宫口产生刺激，要避免这种体位
屈曲位	将腿放在丈夫肩上的体位，会对腹部产生压迫，要避免这种体位

失眠了怎么办

人的睡眠是有一定规律可循的，根据不同时段，脑电波的状态可以分为慢波睡眠和快波睡眠，整个睡眠过程中人首先会从慢波睡眠进入快波睡眠，然后再次重复，整晚重复4～6次。而准妈妈失眠则主要是因为难以从慢波睡眠状态正常进入到快波睡眠状态，进而导致入睡时间长，夜里多梦，凌晨早醒，总睡眠时间少于6个小时，甚至彻夜难眠。究其原因主要包括三点：

★生理原因

主要是指孕妇妊娠期间由于子宫压迫膀胱导致尿频等症状，致使孕妇频繁起夜；同时由于身体负担加重，心跳加快，血压升高，又易致使呼吸不顺畅，心慌、气短等不适也会导致失眠。

★心理原因

女性怀孕期间对身体变化的恐慌，对周围环境的敏感以及对分娩的恐惧和焦虑，容易使情绪过于兴奋或者过于沮丧，如果不及时疏导就会造成失眠。

★现实原因

早上有赖床的习惯，白天运动较少，只是待在家里不外出走动，平时接触的人较少，生活空虚无聊，对周围的一切都感觉乏味，打不起精神，往往容易导致失眠。

Q 怀孕总是失眠，而且还便秘，这是怎么回事啊？

A 准妈妈在精神和心理上都比较敏感，对压力的耐受力会降低，常会忧郁和失眠。这是体内激素水平的改变引起的。因此，适度的压力调适以及家人的体贴与关怀，对于稳定孕妇的心情十分重要。

第一次胎动

胎动的强弱也各不相同。最初准妈妈感到在肚脐下边一带肠子转动，好像腹泻的感觉，可能就是胎动的前兆。初次怀孕的人往往不知道这就是胎动。最初的胎动不很活跃，不是每天都能感觉到。但是，随着怀孕周数的增加，在一天里能感觉到数次，觉得好像是胎儿在肚子里伸胳膊、伸腿。

胎动也是了解胎儿发育状况的一个标准，因此要记录首次胎动的日期，在做产前检查时，应告诉医生。

Q **请问初孕16周就感觉到胎动，这样胎宝宝正常吗？**

A 很正常，通常情况下初产妇16周左右可以感到胎动，经产妇14周左右可以感受到胎动，基本上20周以内都应该能感受到了。

开始做亲子拍打游戏

在胎宝宝出生之前，当妈妈的都是靠着感知胎宝宝各种各样的胎动来了解胎宝宝的生活规律、健康状况的，而肚子里的胎宝宝也是通过这样的“拳打脚踢”来和妈妈“聊天”的。

怀孕中期以后的胎儿，体表绝大部分表层细胞已具有接受信息的初步功能，子宫中羊水的流动不断向胎儿提供更多的触觉刺激。母亲通过深情款款地拍打腹壁，给予胎儿良好刺激，可增进胎儿的智力发育。拍打胎教也可以归为运动胎教中的一种，拍打胎教在孕6个月以后进行。

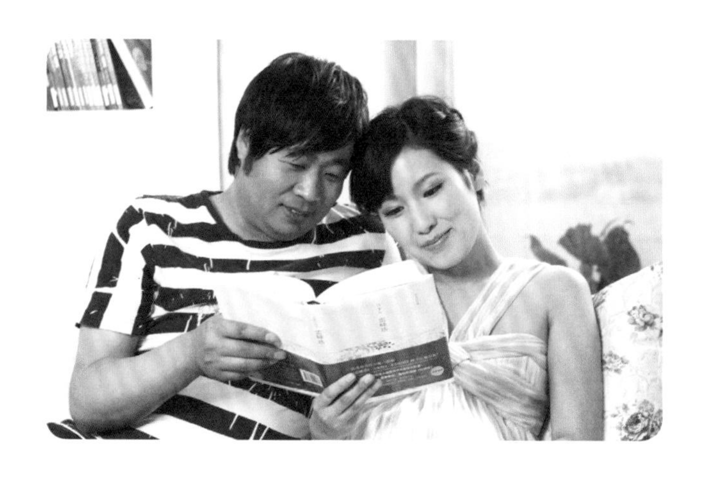

★拍打前的准备

1	拍打胎宝宝之前，准妈妈应排空小便
2	进行拍打胎教时，室内环境舒适，空气新鲜，温度适宜
3	拍打胎宝宝时，准妈妈避免情绪不佳，应保持稳定、轻松、愉快、平和的心态

★拍打时的姿势

准妈妈全身放松，呼吸匀称，心平气和，仰卧在床上，头不要垫得太高，面部呈微笑状，双手轻放在胎儿位上，也可将上半身垫高，采取半仰卧姿势。不论采取什么姿势，但一定要感到舒适。

★拍打的方法

拍打胎教可以和抚摩胎教相结合，做完抚摩胎教之后可以进行拍打胎教。

将手掌平贴于孕母腹壁，示指放中指上，然后示指迅速滑下，轻轻拍打腹壁，刺激胎儿活动，如同与胎儿玩耍一般。

拍打胎教要在胎动较频繁时进行。每次持续3～5分钟，每日1次。

Q **拍打游戏什么时候开始好？**

A 触压、拍打胎教法在孕中期以后每晚进行。

维持良好的姿势

最重要的就是不要弯腰驼背，否则，压力往下时，脊柱就会不自主地弯曲，当然就容易造成腰酸背痛。所以要姿势正确、抬头挺胸，让重量平均放在骨骼上，是预防和减缓腰酸背痛的最有效方法。

Q 怀孕后我常常腰痛，这和腰椎间盘突出症有什么联系吗？

A 平时常有腰酸背痛者应特别注意预防腰部受伤或过度劳累。生完宝宝后，最好在产后2两周左右开始锻炼。可做仰卧起坐运动和船形运动。

腰酸背痛的原因

随着肚子一天天隆起，站立时身体的重心一定要往后移才能保持平衡。这种长期采用背部往后仰的姿势会使平常很难用得到的背部和腰部肌肉，因为突然加重的负担而疲累酸疼。除此之外，黄体酮使骨盆、关节、韧带软化松弛，易于伸展，但也造成腰背关节的负担。

怀孕时期，体重急剧增加，激素改变，整个身体多少都会有些微水肿、韧带松弛等现象发生。在怀孕初期，由于这些现象并不会对身体造成太大影响，因此，准妈妈并不会感到腰酸背痛或行动不便。但是，到了怀孕中后期，随着肚子逐渐变大、体重增加，准妈妈们就会开始行动不便，甚至经常出现腰酸背痛、小腿抽筋、双腿水肿等。其实，这些症状都属孕期的正常现象，准妈妈不要每天忧心忡忡。

准妈妈妊娠记录

你已经在我的肚子中发出信号弹，
告诉我你的存在。
现在我可以确定了。

我生理上的感觉：

我喜欢的运动：

大家都知道我怀孕了，我的感觉是：

开始穿上孕妇装，我的感觉是：

我去逛街时，买了哪些东西 ：

这几天我的饮食：

第四节
孕期胎教方案

本月胎教课堂

★学做呼吸操

坐在床上，安静身心，天气好时，可以打开窗户，使空气流通。

蜂鸣式呼吸法有特殊的镇静安神的作用，因为呼气时间延长，对准妈妈非常有利，准妈妈每天可以练习做呼吸操3分钟，这样做可以对将来分娩时，呼吸需要增加做准备。

★练习孕妇瑜伽

到了这一周，准妈妈的腹部已经比较大了，所以准妈妈会经常感到疲惫，并且大多数准妈妈怀孕6个月后就会出现妊娠水肿。准妈妈可以通过练习瑜伽——顶峰式，来缓解疲劳和水肿。

1	跪下，臀部放在两脚脚跟上，脊柱挺直
2	两手放在地上，抬高
3	吸气，伸直两腿，将臀部升得更高
4	你的双臂和背部应形成一条直线，头部应处于两臂之间。整个身体应像一个三角形的样子
5	将脚跟放在地面上。如果脚跟不能停留在地面上，就让脚跟上下弹动，来帮助伸展腿腱
6	正常呼吸，保持这个姿势约1分钟
7	呼气，回复两手两膝着地的跪姿
8	重复6次

孕17周 准妈妈和胎儿的对话

从孕17周开始，胎儿的听力形成，此时的胎儿能听到妈妈心脏跳动的声音、大血管内血液流动的声音、肠蠕动的声音，尤其最爱听妈妈温柔的说话声和歌声，所以，孕中期是给宝宝进行胎教的最佳时期。

这个时期胎儿对声音已相当敏感，胎儿在宫内就有听力，能分辨和听到各种不同的声音，并能进行“学习”，形成“记忆”，可影响到出生后的发音和行为。如果坚持跟胎儿对话，不但胎儿会认识你的声音，还能成为培养他语言能力的捷径。

准妈妈可以配合音乐的节拍给胎儿讲故事。选一则你认为读来非常有意思、能够让人身心愉悦的儿童故事或童诗，将作品中的人、事、物详细、清楚地描述出来，让胎儿融入到故事描绘的世界中。设定每天的“听音乐说故事时间”，最好是夫妻二人每天各念一次给胎儿听，借说故事的机会与胎儿沟通、互动。

★欣赏《乘着歌声的翅膀》

推荐准妈妈欣赏门德尔松的《乘着歌声的翅膀》。这首歌的歌词来自海涅的一首抒情诗。全曲以流畅的旋律和分解的和弦构成了柔美的伴奏，描绘了一幅温馨而富有浪漫主义色彩的景象——乘着歌声的翅膀，跟亲爱的人一起前往恒河岸旁，在开满红花、玉莲、玫瑰、紫罗兰的宁静月夜，听着远处圣河发出的潺潺涛声，在椰林中享受爱的欢悦、憧憬幸福的梦……曲中不时出现的下行大跳音程，生动地渲染了这美丽动人的情景。

★童谣六则

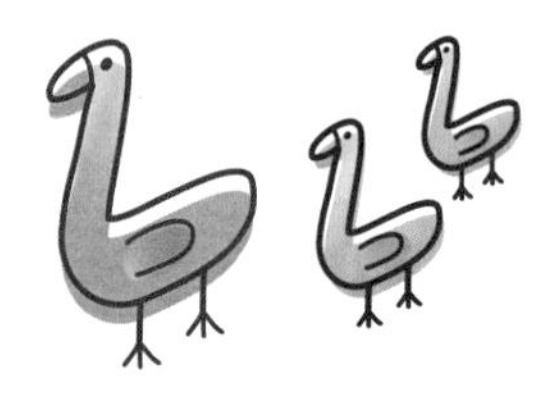

准爸爸可以和准妈妈一起给胎儿念童谣。童谣大多朗朗上口，不仅可以对胎儿进行语言胎教，还能将一些生活小常识、良好的生活习惯讲给胎儿听。

做早操

早上空气真叫好，
我们都来做早操。
伸伸臂，弯弯腰，
踢踢腿，蹦蹦跳，
天天锻炼身体好。

洗澡

娃娃洗澡澡，
肥皂变泡泡，
泡泡散开喽，
娃娃干净啦。

小手绢

小手绢，四方方，
天天带在我身上。
又擦鼻涕又擦汗，
干干净净真好看。

饭前要洗手

小脸盆，水清清，
小朋友们笑盈盈，
小手儿，伸出来，
洗一洗，白又净，
吃饭前，先洗手，
讲卫生，不得病。

小宝宝睡着了

星星睡了，
月亮睡了，
天上的白云不动了。
虫儿不叫了，
小鸟不飞了，
小宝宝呀睡着了。

小宝宝快睡觉

摇啊摇，宝宝快睡觉，
摇啊摇，宝宝快睡觉，
我来亲亲你，
乖乖睡睡好，
闭上小眼睛，
长呀长得高。

★儿歌二则

准妈妈可以一边唱歌一边根据歌词配合动作，并用夸张的表情，给胎儿一种快乐的感觉，让胎儿在准妈妈温柔的歌声中感受数字的熏陶。

儿歌一

1像铅笔能写字；
2像小鸭能浮水；
3像耳朵能听话；
4像红旗飘啊飘。

儿歌二

小朋友，张开手，
五只手指人人有，
手指之间几个空，
请你仔细瞅一瞅。

孕18周 让胎儿感受到准妈妈的爱

胎儿的心与母亲的心有着必然的联系。如果母亲平常以积极乐观的心去面对生活，那么胎儿的心灵便会随之优异。

胎儿的心灵世界是简单且易满足的。生命的本能欲求若能获得满足，就会形成记忆快感；若无法获得满足时，就会记忆不畅。当不快的感觉逐渐升高时，胎儿就会踢母亲的肚子，以行动拼命向母亲诉求不满。当胎儿踢你的时候，千万不要一味地认为是他在运动。当你感到胎儿踢你的时候，不妨轻轻抚摩肚皮，问一问：“宝贝，怎么啦！什么事让你不高兴呢？”刚开始或许他还不了解你的意思，但只要你不断地重复说，渐渐地，他就能从你说话的语气中了解你安抚的意思，能感觉到你对他的疼爱。

小贴士

孕中期经常进行抚摸胎教，能够促进准妈妈的血液循环，也有利于胎儿的脑部发育。通过抚摸能把触觉刺激传递给胎儿的大脑，反复的刺激能加强感受器与大脑的联系，从而产生更牢固的记忆。准妈妈抚摸时动作一定要温柔，并且要全身心投入。

★欣赏海顿的弦乐四重奏

推荐准妈妈欣赏海顿的弦乐四重奏《E大调弦乐四重奏——第一乐章》《C大调弦乐四重奏——第二乐章》《D大调弦乐四重奏——第三乐章》《g小调弦乐四重奏——第四乐章》。

海顿是维也纳古典乐派的奠基人，他同莫扎特和贝多芬三人同为维也纳古典乐派的杰出代表，是世界音乐史上影响巨大的重要作曲家。海顿对古典音乐的主要贡献是交响曲和四重奏，由于他对于交响曲体裁的形成和完善作出了巨大贡献，因海顿被人们称作"交响乐之父"。

海顿的音乐风格热情、典雅，充满了欢乐、幸福、和平的气氛。他的音乐就像优美的田园诗一样。他总是用这种笔调来歌颂大自然，歌颂生活。在他的作品中，还经常可以感受到鲜明的奥地利民歌风格。海顿作品的另一个特点是具有巧妙的幽默感，乐曲中充满了愉快而别致的情趣。为了达到既有清晰的旋律，又有复调的美感，海顿采用"说话的原则"，即各声部彼此像交谈般地呼应。莫扎特说："从海顿那里我才第一次学会了写作四重奏的真正方法。"在交响曲中，他"确立了以短小动机加以动力性展开的奏鸣性发展原则，废除了数字低音的传统，以及开始确立了近代管弦乐的编制和配器原则"。这些，都给予莫扎特和贝多芬很大的启迪。

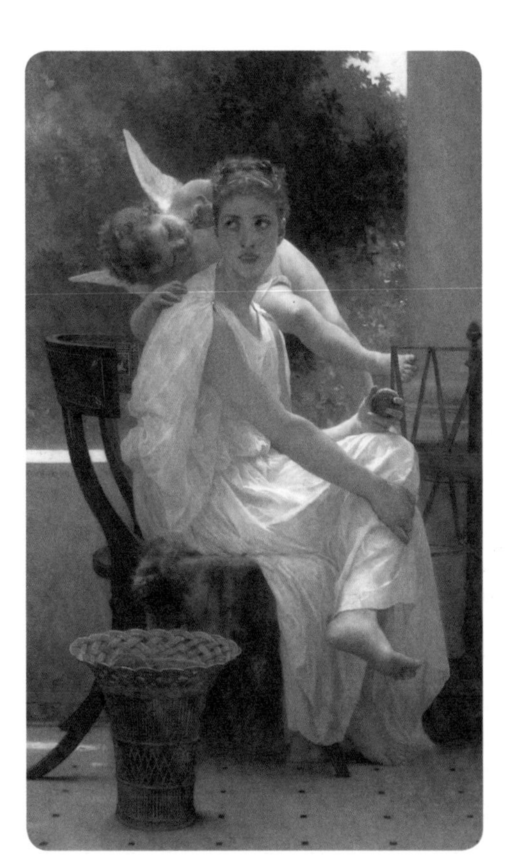

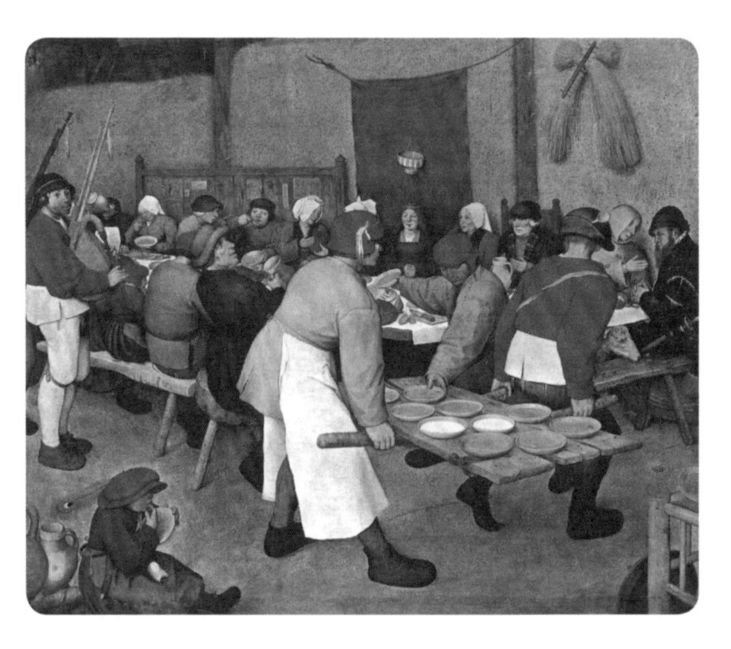

★名画欣赏《农民的婚礼》

一看到这幅名画的名字——《农民的婚礼》，准妈妈是不是马上就感觉到心里暖暖的，回想起自己的婚礼，那种甜蜜而又幸福的感觉必定油然而生。看看彼得·勃鲁盖尔的这幅《农民的婚礼》，再次感受一下农民结婚时那种喜筵的热闹场面。

准妈妈可以先回忆一下自己的婚礼宴会上那种热闹、喜庆的场面，尽可能地将感觉充分地调动起来，再来欣赏这幅画，感受一下婚礼的气氛。

对于婚礼来说，新娘和新郎是主角。在这幅画中，墙上的一席绿色帘布我们发现了这场婚宴的主角——新娘。新娘满意地坐在一个纸糊的花冠下方，头上也戴了"宝冠"。即使坐在后排，也让人们一眼辨认出她的特殊身份。新娘幸福地闭着眼睛，双手交叠在一起，似乎脱离了喧闹的环境，独自陶醉在对婚姻的冥想和期待里。红扑扑的脸蛋并不漂亮，可是自有幸福的笑容挂在嘴角上。

孕19周 准爸爸对胎教的参与很重要

这个时候，由于胎动比较明显了，所以准妈妈可以有规律地数胎动，时间最好固定，比如在每晚8、9点钟的时候。每天坚持数胎动也是一种直接胎教，当你对腹中的胎儿高度注意，想象胎儿的各种神态和体态时，会得到小家伙的回应，增进你们之间的感情交流。

研究表明：胎儿在子宫内最适宜听中、低频调的声音，而准爸爸的说话声音正是以中、低频调为主。因此，准爸爸坚持每天对胎儿讲话，最能够让胎儿熟悉父亲的声音，从而唤起胎儿积极的反应，有益于胎儿出生后的智力发育及情绪稳定。

准爸爸不仅可以和胎儿讲话，还可以轻声唱歌给胎儿听，这不但对胎儿有益，也有利于稳定准妈妈的情绪。

★童谣《九九歌》

推荐准妈妈给胎儿念童谣《九九歌》。关于《九九歌》还有一个有趣的故事。准妈妈给胎儿念完《九九歌》之后，还可以给胎儿讲一个《九九歌》的故事。

相传，古代的乘法口诀的顺序跟现在正好相反，也就是从“九九八十一”开始到“二二得四为止一共十六句。”正因为开头的两个字是“九九”，人们才把乘法口诀也称为“九九歌”。

据说，春秋时期的一代明君——齐桓公，为了广招贤人奇士，曾经设立了一个“招贤榜”，可是“招贤榜”贴出了很久也没有人来应招，终于有一天，来了个秀才模样的人。齐桓公一听有人来应征，高兴极了，连忙亲自带人到招贤馆门口迎接。

没想到，来人二话没说，开口就朗声背道：“九九八十一、九八七十二……二二得四。”背完了，说道：“大王，见笑了。”

齐桓公和他手下的人听完，都哈哈大笑，齐桓公问道：“难道会背九九表也算什么稀奇？这就表示你有才学吗？”

来人却一本正经地回答道：“大王，会背九九歌也实在算不上是有才学。但是你如果对我这样一个只会背九九歌的人都能以厚礼相待的话，这样一来，天下有才学的人还愁不会接连的来投奔您吗？”

齐桓公听了，说：“言之有理，那么先生就是我招来的第一位贤士了。”从此，贤人们都纷纷来投奔齐桓公，齐国也越来越强大。

冬至九九歌
一九二九不出手；
三九四九冰上走；
五九六九沿河看柳；
七九河开八九雁来；
九九加一九，耕牛遍地走。

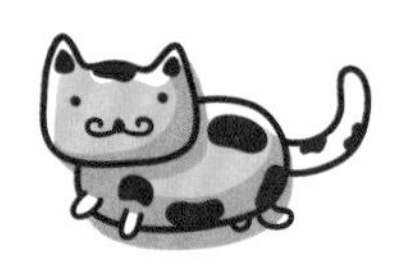

★催眠曲《爱尔兰的星空》

《爱尔兰的星空》是一首融入了爱尔兰风情的摇篮曲，在八音盒的伴奏下，显得格外清澈如水。天空繁星点点，像钻石，更像孩子们的眼睛。

准妈妈如果想快速入眠的话，那就一定要听这首《爱尔兰的星空》，歌声会把你带到轻轻摇摆的摇篮中，曲调温柔舒缓，准妈妈想象自己在钻石般的星空下安然入睡。

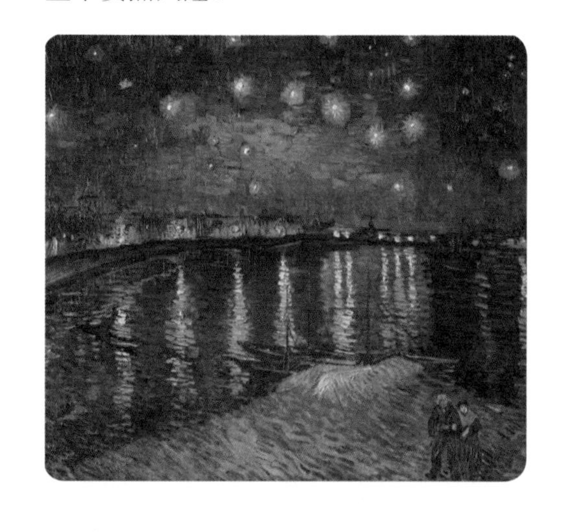

准爸爸讲故事《闻味儿与听声儿》

《闻味儿与听声儿》

阿凡提骑着他的小毛驴去赶集。在热闹的集市上转悠了半天，肚子有些饿了，便找到一家饭店，把小毛驴拴在外面，走了进去。一进门，他看见饭店掌柜的正扯着一个穿着破烂的穷汉大声喝道："你这穷小子，不留下钱就走，没那么便宜！"穷汉也不示弱："凭空就想掏人的腰包，也没那么便宜！"阿凡提是个爱管闲事、专打抱不平的人。他走上前去，指着那个穷汉问掌柜的："他为什么应该给你钱？"掌柜的看了阿凡提一眼，说："他在这儿坐了半天，饭菜的香味他都闻去了。他还带了一个饼来，等我的饭菜香味都跑到他的饼里去了，他才吃，吃完就想走。你说，还能白闻味儿吗？"阿凡提问那个穷汉："是这么回事吗？穷汉说："我本来想在这里吃顿饭，钱不够了，就坐这儿指望能讨点剩饭剩菜吃，可运气不好，没有讨着，只好眼巴巴地吃掉自己带来的饼。就这样，掌柜的非要我给他闻味的钱不可，哪有这种道理！"掌柜的蛮横地说："不能闻了白闻！"阿凡提对掌柜的说："让我跟他说，他会把闻味的钱给你的。"转身又对穷汉说："你把手里的钱都给我，我会让你们都满意的。"穷汉迟疑地把钱交给了阿凡提。阿凡提把接过的钱握在两个手中，举到掌柜的耳边使劲地摇晃，问："听见了吗？听到钱的声音了吗？"掌柜的对钱的碰击声特别爱听，满脸堆笑地说："听见了，听见了。"接着，阿凡提把钱还给那个穷汉，并说："你可以走了。""你凭什么放他走？"掌柜的气哼哼他说，忙拦住穷汉，"不给钱就休想走出店门！"阿凡提说："你俩两抵了，他怎么就不可以走？""怎么'两抵"了？"掌柜的丈二和尚摸不着头脑。阿凡提说："他闻了你饭菜的香味，他不给你钱；你听了他的钱的声音，你也不用给他钱，这不'两抵'了吗？"掌柜的一听，傻眼了，只好让穷汉走了。

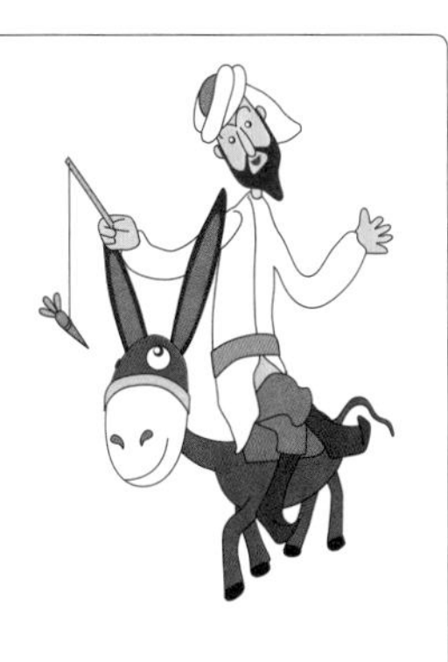

孕20周 用乐曲训练胎儿的听觉

胎儿这时已经能够感受音乐，所以准爸爸和准妈妈，可以给胎儿播放旋律轻盈、明快、安详、可使心绪稳定的乐曲。当然，如果准妈妈能每天哼唱几首自己喜爱的抒情歌曲或优美而富有节奏的小调，对胎儿的听觉刺激是最有效的，因为，再好的音乐也比不上准妈妈的歌声。这是因为准妈妈的歌声能使胎儿获得感觉与感情的双重满足，无论是来自录音机或扬声器的歌声，都比不上准妈妈唱歌时给胎儿机体带来的物理振动，更能让胎儿获得满足。

安静的《紫蝴蝶》

《紫蝴蝶》是一首具有朦胧美感的胎教音乐，出自瑞士的班得瑞乐团。《紫蝴蝶》会轻易地把准妈妈带入充满朦胧和美感的音乐世界中，让你享受万籁俱寂的宁静时刻。

紫色一向被认为代表贵气，这首华丽有加的曲子，轻盈俏皮且富有节奏感的小调旋律，穿梭在精彩多变的炫丽音色中，活现一只只花丛里翻飞的紫蝴蝶。弦乐几乎一开始就不甘寂寞地加入了飞舞的游戏，甚至副歌桥段中共赴花舞的拟人声也充满高贵气息。曲子在你以为正高潮的时候骤然停止了，就如同所有的盛宴都有曲终人散的那一刻。

★舒伯特《鳟鱼》五重奏

奥地利作曲家舒伯特在他短短的一生中，曾经创作完成了许多室内乐作品。在舒伯特的室内乐中，被认为艺术成就最高的是弦乐五重奏，而这首《鳟鱼》五重奏，则是他所有的室内乐作品中最著名、最受人喜爱的一首。由于作品的第四乐章是根据舒伯特创作的歌曲《鳟鱼》的主题而写成的变奏曲，所以这部作品被世人称为《鳟鱼》五重奏。

这首为钢琴、小提琴和低音提琴所做的作品共分为五个乐章，以第四乐章最为著名，是“鳟鱼”的主题变奏。在原作的歌曲中，作者先以愉快的心情，生动地描绘了清澈小溪中快活游动的鳟鱼的可爱形象；然后，鳟鱼被猎人捕获，作者深为不满。作者用分节歌的叙事方式，表达了他对鳟鱼的命运无限同情与惋惜的心情。推荐准妈妈欣赏维也纳少年合唱团的《鳟鱼》，钢琴连音描绘着鱼儿畅游激起的水中波纹。歌声里充满喜悦和向往，有时候会叫人混淆，歌唱的究竟是鱼还是孩童。

★名画欣赏《西斯庭圣母》

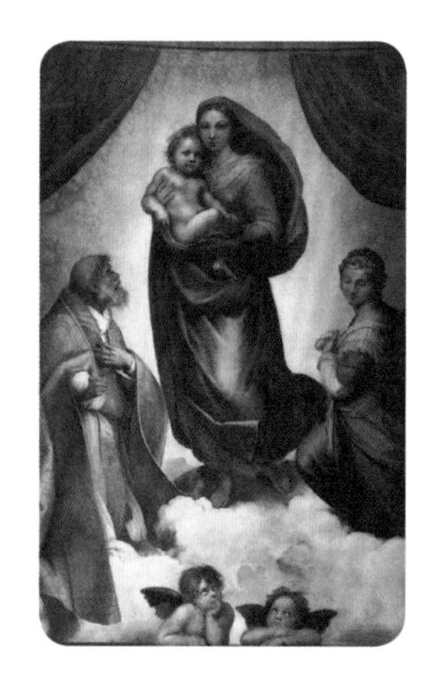

对于准妈妈来说，你完全没必要把自己当做一个特殊的人看待，如果身体不适，可以躺下来休息一下，尽可能地保持你原来的生活节奏，让自己惬意、从容。做些能让自己开心的事情，比如欣赏一下拉斐尔的《西斯庭的圣母》，也许看到这幅美丽的画，就会让你暂时忘掉那些身体的不适。

拉斐尔的画对美丽与神圣、爱慕与敬仰都恰到好处，使人获得一种纯洁、高尚的精神享受。画中圣母脚踩云端，代表人间权威的统治者教皇西斯廷二世，身披华贵的教皇圣袍，取下桂冠，虔诚地欢迎圣母驾临人间。圣母的另一侧是圣女渥瓦拉，她代表着平民百姓来迎驾，她的形象妩媚动人，沉浸在深思之中。她转过头，怀着母性的仁慈俯视着小天使，仿佛同他们分享着思想的隐秘，这是拉斐尔的画中最美的一瞬间。人们忍不住追随小天使向上的目光，最终与圣母相遇，这是目光和心灵的汇合。

从天而降的圣母出现在我们的面前，初看丝毫不觉其动，但是当我们注视圣母的眼睛时，仿佛她正向你走来，她年轻美丽的面孔庄重而又平和，细看那颤动的双唇，仿佛听到圣母的祝福。趴在下方的两个小天使睁着大眼仰望圣母的降临，稚气童心跃然画上。

★开动脑筋猜一猜

1.猜字：有马行千里，有水能养鱼，有人不是你我，有土能种谷物。

2.猜动物：有头无颈，有眼无眉，有尾无毛，有翅难飞。

3.猜植物：有丝没有蚕，有洞没有虫，有伞没有人，有巢没有蜂。

4.猜机器：别看名字消极，其实却很积极，成天忙着劳动，干活特别卖力。

5.猜用物：哥俩一般高，出门就赛跑，老是等距离，总也追不到。

6.猜日常用品：有嘴不能说，有肚不吃馍，虽说无胃病，黄水吐得多。

7.猜自然现象：像云不是云，像烟不是烟，风吹轻轻飘，日出慢慢散。

8.猜人体器官：根底不深站得高，要长要短看爱好，为求姿容仪态美，难计功夫费多少。

答案

1.也。	5.自行车。
2.鱼。	6.茶壶。
3.莲藕。	7.雾。
4.拖拉机。	8.头发。

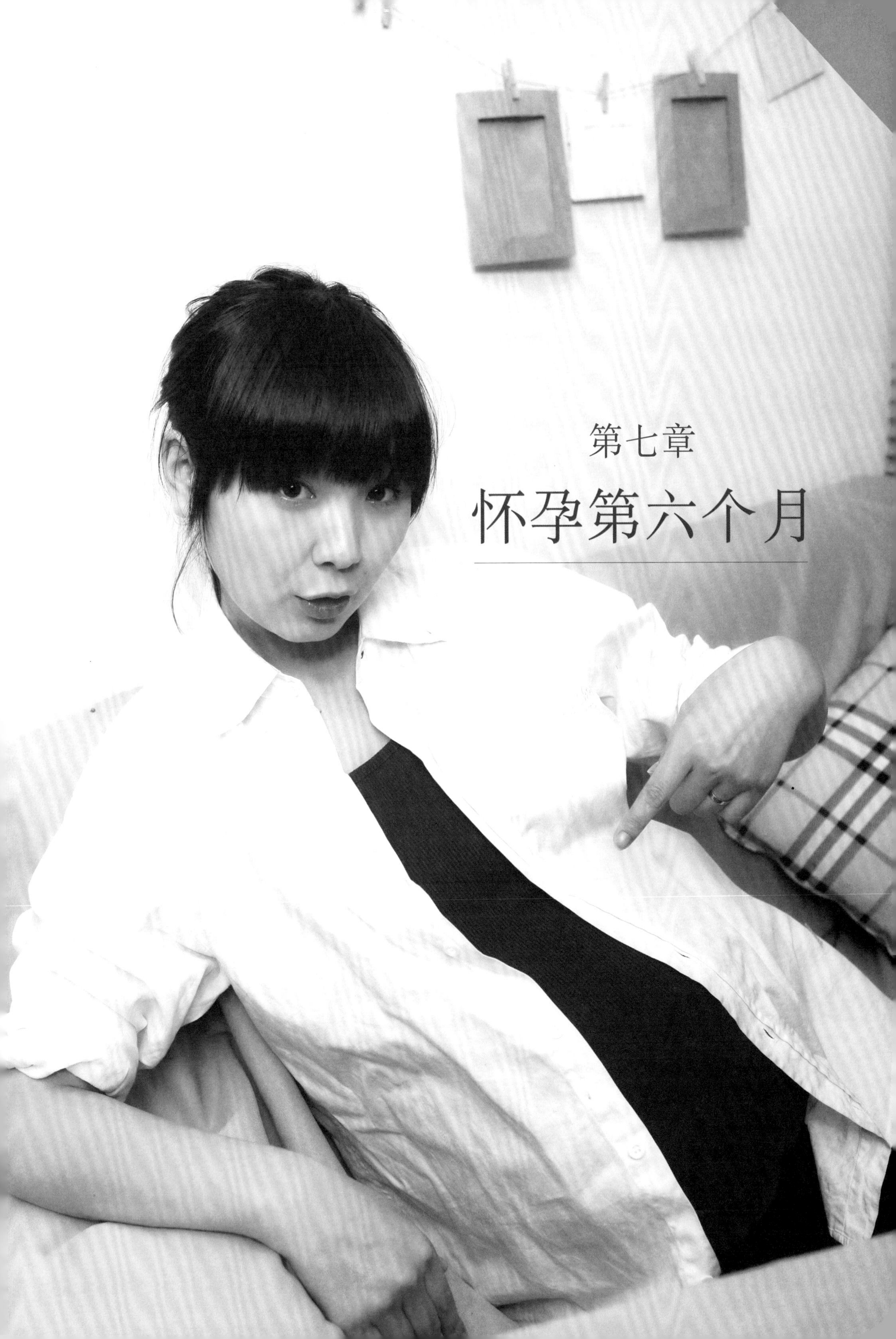

第七章

怀孕第六个月

第一节 准妈妈变得“孕味”十足

孕6月的胎儿

皮肤表面被胎脂这种奶油状的皮脂覆盖，皮肤富有弹性。胎儿很有精神，在准妈妈腹中自由活动着。时常出现逆产现象，但不用担心。

★孕21周 消化器官越来越发达

此时胎儿的消化器官越来越发达，可以从羊水中吸取水和糖分。胎儿舌头上的味蕾已经形成，胎儿会不时地吮吸自己的大拇指或摸脸蛋儿。

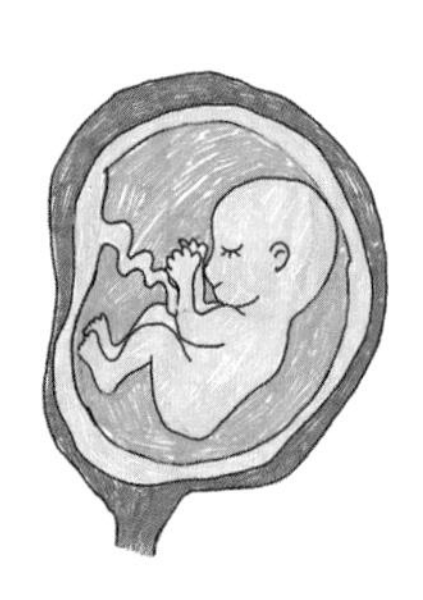

★孕22周 胎儿脑部发育迅速

现在胎儿的脑迅速生长，尤其是位于脑的中心、产生脑细胞的生发基质。这一结构于出生前消失，而胎儿的脑还将持续生长至5岁。

★孕23周 胎儿听觉更加敏锐

由于胎儿内耳的骨头已经完全硬化，因此他的听觉更加敏锐。他能分辨出来自宫外和准妈妈身体内部的不同声音。

★孕24周 胎儿体内开始生成白细胞

如果胎儿现在就出生，成活的概率是1/4～1/5。但他仍然非常瘦，浑身覆盖着细细的胎毛。他的体内开始生成白细胞以对抗感染。

孕6月的准妈妈

准妈妈处于安定期。子宫长到了成人头部那样大，腹部突出明显。几乎所有准妈妈都能感到明显的胎动，并感受到胎儿在腹中的位置。

★孕21周 避免剧烈运动

这个时期准妈妈最好避免剧烈运动，尽量抽空多休息。此外，这个时期子宫已经上移20厘米左右，压迫静脉，准妈妈容易出现腿水肿或静脉曲张。

★孕22周 易出现贫血和眩晕

这个时期准妈妈的血液量会大大增加，但因为需求量增加更大，准妈妈在孕中期容易出现贫血和眩晕的症状。此时由于体重突然增加、子宫增大，身体的重心发生偏移，这些都会破坏原本均匀的体形。这个时期身体显得比较困难，所以要穿舒适的衣服和平底鞋。

★孕23周 散步有助于消化

由于腹部的隆起，影响了消化系统。某些准妈妈可引起消化不良和胃有灼热感。少吃多餐比一天吃两三顿饭要好些，可减轻胃灼热感。饭后轻松地散散步将有助于消化。

★怀孕24周 腿部会出现抽筋症状

准妈妈体重增加过量时，支撑身体的腿部将承受很大的压力，所以腿部肌肉很容易疲劳。鼓起的腹部还会压迫大腿部位的静脉，因此腿部容易发酸或出现抽筋症状。这些症状经常在晚上睡觉时出现，准妈妈会被突如其来的腿痛惊醒。

本月大事记

如果子宫收缩或受到外力压迫，胎宝宝会猛踢子宫壁，把这种信息传递给妈妈。这个月的胎儿听力愈来愈好，父母可多与胎宝宝说话或给一些声音的刺激。

从本月开始，每天进行胎动监测是准妈妈的必修课。因为胎动是胎宝宝健康的标志，准妈妈一定要重视。受到子宫压迫及高浓度的黄体素，准妈妈必定经常有胃灼热的感觉，饮食以少量多餐的方式进食，减少不适。准妈妈补钙要同时摄取动物及植物性的高钙食物，其实许多植物性的食物，如：深绿色蔬菜、豆类、豆腐、芝麻、发菜等，亦含有丰富的钙质。

每天早、中、晚各记胎动次数一次，每次时间为一个小时。将早、中、晚三次记录的胎动次数相加，再乘以4，就等于12小时的胎动次数。随着胎儿的增大，所需的营养也需要增加。孕早期出现的妊娠反应，导致准妈妈体内营养摄入不足，从现在开始就要好好补一补。

本月细节备忘

每顿饭至少有两种以上的蔬菜。多喝纯果汁或水，少吃含糖的食品。准妈妈不要到声音嘈杂的地方去，因为这会引起胎宝宝的不安。若想捡拾地上的东西，应该采取屈膝下蹲的方式，让上身保持挺直，以免对腹部造成压力。另外，不能挺直身体伸手去拿高处的东西，防止对腹部的过度拉伸。

从妊娠中期开始准妈妈就要注意保暖，避免身体受凉。睡前可以热水泡脚，对小腿后方进行3～5分钟的按摩。准妈妈对腹痛一定要保持敏感的态度，左侧卧位能有效地减轻疼痛的感觉。准妈妈要记住白天别过于忧虑，不给自己平添心理压力，如果可能的话，找三五个好友聊天、谈心，放松身心。

本月孕期检查

这个月的检查项目跟上个月差不多，以确保胎宝宝的生长发育情况正常。此外，还要进行B超检查，准爸妈可以通过B超第一次看见成形的胎宝宝了。

1.超声波全面检查：此阶段胎儿的发育已经完成，身体不大不小，正适合对胎宝宝进行一次全面的检查。过了这个阶段以后，胎宝宝将会占据整个子宫，不太容易看到他的全貌，并且即使发现畸形，也不太可能终止妊娠。

2.胎儿心脏共鸣检查：如果准爸爸、准妈妈的直系亲属中有人患有心脏病，或者以前妊娠的胎儿心脏有异常，或者由于用药而担心的话，就应该进行此项检查。

准爸爸必修课

1	怀孕的女人是最美的。准爸爸要懂得享受准妈妈的美丽，学会倾听和赞美，经常赞美她，买礼物送给她，让准妈妈感觉自己是最幸福的人
2	对准妈妈的要求要尽量答应，不要无端地惹准妈妈生气
3	这个月大部分的准妈妈身体都没什么异样，感觉很舒适，准爸爸可以利用这个时期和准妈妈一起准备家庭新成员的小房间

第二节 孕期饮食方案

本月营养关注

★需要重点补充哪些营养

孕6月营养需求

孕6月正是胎儿发育期，除了寒凉、燥热、辛辣的食物不要吃之外，其他食物都可以吃，要注意补充营养，如瘦肉、猪肝、鸡蛋、鱼等要均衡进食，要煲些骨头汤喝，适当补钙，去正规的药店买孕妇吃的钙片，也要喝孕妇奶粉，因为孕妇奶粉中所含的营养是很难从其他食物中吸取的。多吃新鲜蔬菜、水果，也要注意休息，要适当运动，如早、晚出去散步，在外面吸收新鲜空气，这样对胎儿及日后分娩是有帮助的。

由于胎儿的快速发育使准妈妈的消耗增加，你应该注意增加适当的营养，以保证身体的需要。在增加营养的同时，要重点增加维生素的摄入量，孕6月，准妈妈体内能量及蛋白质代谢加快，对B族维生素的需要量增加，由于此类维生素无法在体内存储，必须有充足的供给才能满足机体的需要。因此，准妈妈应该摄入富含此类物质的食物，如瘦肉、肝脏、鱼、奶、蛋及绿叶蔬菜、新鲜水果。

准妈妈还应对食物有所选择，并限制一些不利于健康的食物。应忌吃辣椒、胡椒等辛辣食物；应限制饮用咖啡、浓茶、酒等，因其有刺激神经兴奋作用，不利于准妈妈休息，而酒对胎儿还有毒性作用；准妈妈也不要吃过咸的食物，以免加重肾脏的负担或引发妊娠高血压综合征。

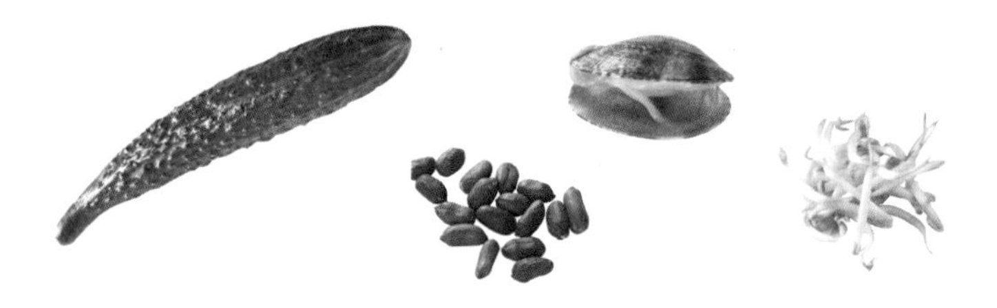

维生素	富含维生素的食物
维生素A	动物肝脏、奶、奶制品及禽蛋、绿叶菜类、黄色菜类及水果等
维生素B_1	谷物皮、豆类、坚果类、芹菜、瘦肉、动物内脏、小米等
维生素B_2	动物肝脏如肝、肾、心，猪肉、小麦粉、羊肾、鸡肝、大米、黄瓜等
维生素B_6	肉类食物如牛肉、鸡肉、鱼肉和动物内脏等；全谷物食物如燕麦、小麦麸、麦芽等；豆类如豌豆、大豆等；坚果类如花生、胡桃等
维生素B_{12}	只有肉类食物中才含有维生素B_{12}，所以准备的食物一定要荤素搭配均匀。主要食物来源为肉类、动物内脏、鱼、禽、贝壳类及蛋类等
维生素C	新鲜的蔬菜和水果。野生的苋菜、苜蓿、刺梨、沙棘、猕猴桃、酸枣等维生素C含量尤其丰富
维生素D	在自然界中只有很少的食物含有维生素D。动物性食品是非强化食品中天然维生素D的主要来源，如含脂肪高的海鱼和鱼卵、动物肝脏、蛋黄、奶油和奶酪中相对较多

要继续补铁

进入孕6月后，准妈妈的体形会显得更加臃肿，到本月末将会是大腹便便的标准准妈妈模样。此时，准妈妈和胎儿的营养需求都大大增加，而许多准妈妈从这个月起开始发现自己贫血。因此，本月仍然要保证铁的摄入量，多吃含铁丰富的食物；此外，还要保证营养摄取均衡，使体重在正常值范围内增长。

保证足量的优质蛋白质

孕中期是母体和胎儿发育的快速时期，尤其是胎儿脑细胞分化发育的第一个高峰。准妈妈每日应在原基础上增加15克蛋白质，一半以上应为优质蛋白质，来源于动物性食品和大豆类食品。

要补充维生素

孕6月，准妈妈体内能量及蛋白质代谢加快，所以要重点增加维生素的摄入，特别是对B族维生素的需要量增加。因为此类维生素根本无法存储在体内，所以只有供给充足才能满足身体的需要。

维生素在体内的含量很少，但在人体生长、代谢、发育过程中却发挥着重要的作用。

补充无机盐和微量元素

准妈妈应多选用富含钙、铁、锌的食物，有些地区还要注意碘的供给。孕中期应每日饮奶，经常食用动物肝脏、水产品和海产品。植物性食品首选豆制品和绿叶蔬菜。

★吃什么，怎么吃

奶、豆制品

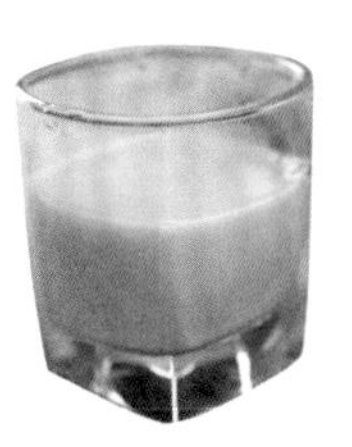

牛奶、酸奶也富含钙，还有蛋白质，有助于胃肠道健康。有些准妈妈有素食的习惯，为了获得足够的蛋白质，就只能从豆制品中获得孕期所需的营养。

瘦肉

因为瘦肉富含铁，并且易于被人体吸收。怀孕时准妈妈血液总量会增加，为的是保证供给胎儿足够的营养，因此准妈妈对铁的需要就会成倍增加。如果体内储存的铁不足，准妈妈会感到极易疲劳，通过饮食特别是瘦肉补充足够的铁就极为重要。

蔬菜

做西餐沙拉时不要忘记加入深颜色的莴苣，颜色深的蔬菜往往意味着维生素含量高。甘蓝是很好的钙的来源，准妈妈可以随时在汤里或是饺子馅儿里加入这类新鲜的蔬菜。

水果

水果种类很多，比如柑橘，尽管90%都是水分，但富含维生素C、叶酸和大量的纤维，可以帮助准妈妈保持体力，防止因缺水造成的疲劳。香蕉能很快地提供能量，帮助准妈妈克服疲劳。如果你的孕吐很严重，吃香蕉则较为容易为自己的胃所接受。

干果

坚果中含有有益于心脏健康的不饱和脂肪酸。但是因为坚果的热量和脂肪含量比较高，因此每天应控制摄入量在30克左右。杏脯、干樱桃、酸角等干果，方便、味美又可以随身携带，可随时满足准妈妈想吃甜食的欲望。

★几种最适合孕期的零食

除了正餐外，准妈妈可适当地吃点零食，以满足每天所需的热量和蛋白质。以下推荐几种最适合孕期的零食：

栗子

具有益气补脾、健胃厚肠、强筋健骨的功效，常吃有利于胎儿骨骼的发育成熟。但栗子“生极难化，熟易滞气”，因此不可食用太多。

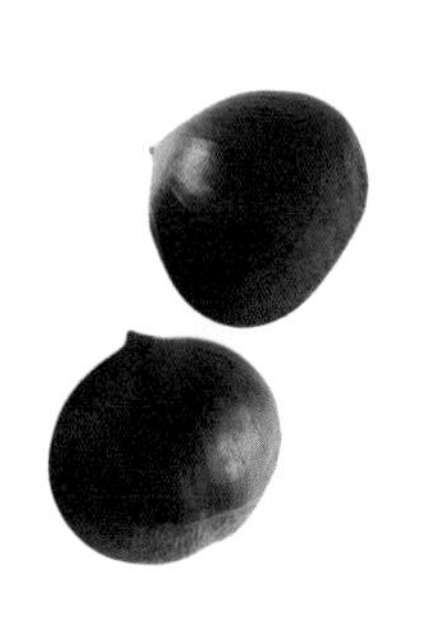

苹果

具有生津止渴、养心益气、健脾益胃的功效。准妈妈每天吃1个苹果，不仅对身体有好处，还可改善孕期情绪抑郁。

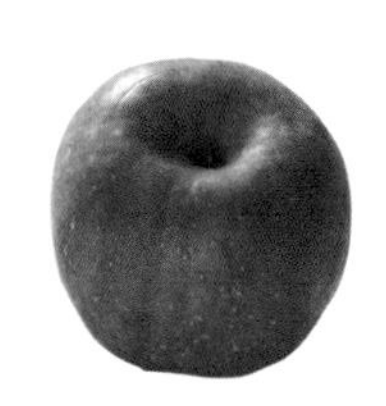

核桃

能补脑健脑，提高机体的抵抗力。准妈妈常吃核桃，可促进胎儿的大脑发育。

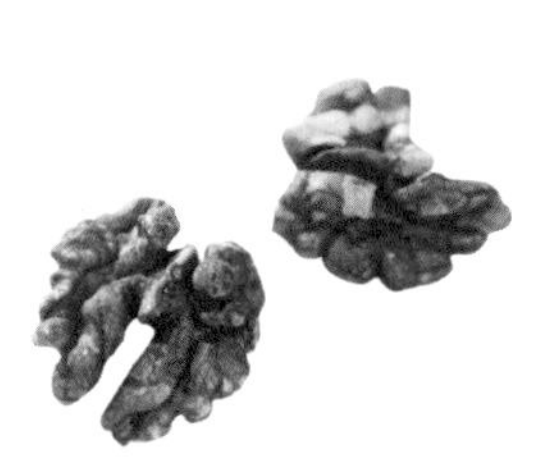

葡萄

补肝肾、益气血，并可预防孕期贫血与水肿。但患有妊娠糖尿病的准妈妈禁食。

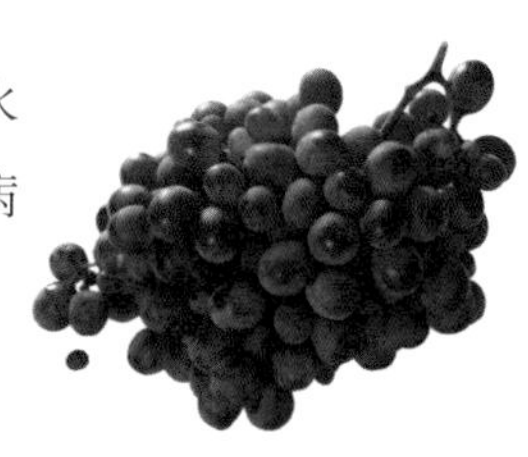

花生

享有“长生果”之美称，有和胃健脾、滑肠润肺的作用。由于其热量较高，每次食量不宜超过20克。

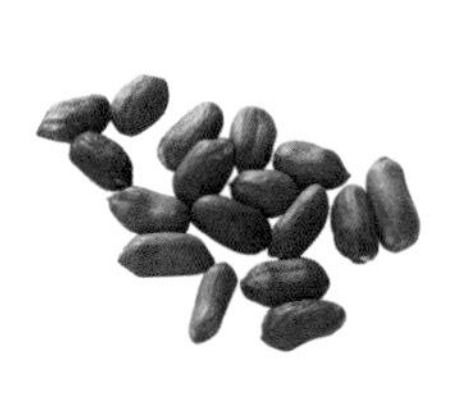

奶酪

被誉为“乳品中的黄金”，是含钙最多的奶制品，而且这些钙很容易吸收。对于准妈妈来说，它是最好的补钙食品之一。由于其所含的能量较高，每次食用不宜超过20克。

★如何预防便秘

便秘一直困扰着现代人，准妈妈的便秘问题尤应注意和防范。准妈妈应定期到医院检查，发现胎位不正应及时纠正，以免下腔静脉受压导致回流受阻而发生痔疮，给排便带来严重影响。在日常生活中，准妈妈需注意以下几方面：

适宜运动锻炼

适量运动可以加强腹肌收缩力，促进肠胃蠕动和增加排便动力。但是采用揉腹按摩促进排便的方法是不可取的。

保持身心愉快

合理安排工作和生活，保证充分的休息和睡眠，保持良好的精神状态和乐观的生活态度。准妈妈不要因呕吐不适感而心烦意乱，烦躁的心态也可导致便秘，不妨多做一些感兴趣的事，比如欣赏音乐、观花、阅读等，尽量回避不良的精神刺激。

添加蔬果杂粮

准妈妈往往因进食过于精细而排便困难，因此要多食含膳食纤维多的蔬菜、水果和粗杂粮，如芹菜、绿叶菜、萝卜、瓜类、苹果、香蕉、梨、燕麦、杂豆、糙米等。定时进食，切勿暴饮暴食。平时多喝水，坚持每天清晨喝一大杯温开水，这样有助于清洁和刺激肠道蠕动，使大便变软而易于排出。

晨起定时排便

定时排便，在晨起或早餐后如厕。由于早餐后结肠推进动作较为活跃，易于启动排便，故早餐后一小时左右为最佳排便时间。不要忽视便意，更不能强忍不便。更为重要的是蹲厕时间不能过长，不仅使腹压升高，还给下肢回流带来困难。最好采用坐厕排便，便后用免蹲洗臀盆清洗会阴部和肛门，既卫生又避免长久下蹲增加腹内压。

★准妈妈一日的餐单建议

食物属性	食物种类
早餐	牛奶200毫升，全麦面包100克，鸡蛋1个
加餐	香蕉1根，坚果适量
中餐	米饭100克，西芹炒百合100克，胡萝卜土豆炖牛肉100克，紫菜蛋花汤1碗
加餐	橙子1个，坚果适量
晚餐	京酱肉丝50克，蘑菇烧豆腐100克，炒青菜100克，米饭适量

小贴士

替换方案

早餐中的牛奶可以换为花生粥。

上午的加餐可改为苹果1个，酸奶150毫升。

午餐可用木耳炒卷心菜、煎带鱼、丝瓜鸡蛋汤代替。

晚餐的京酱肉丝可换为红烧牛肉，蘑菇烧豆腐换为番茄汤。

★一周饮食搭配示例

名称	早餐	午餐	晚餐
周一	牛奶、红糖包、水果	米饭、黄豆烧猪蹄、扒三白	大米粥、猪肉包子、鸭蛋
周二	豆腐脑、馒头片、海带丝	米饭、手把羊肉、炒黄豆芽雪菜	鸡汤面、生菜沙拉
周三	牛奶、面包、水果	二米饭、虾子豆腐羹、韭菜豆芽	二米粥、蒸饼、皮蛋豆腐
周四	牛奶、烤肠、圣女果	米饭、南烧虾丁、洋葱烧海参	八宝粥、炒肉白菜粉
周五	大米粥、花卷、豆腐脑	米饭、馒头、鱼香两样、乌鸡汤	猪肝粥、炒小白菜粉
周六	酸奶、面包、水果	米饭、酱保鸡丁、香菇油菜	米粥、醋烹土豆
周日	牛奶、面包、香肠	米饭、洋葱猪肝、清蒸茄子	小米粥、火腿炒鸡蛋、水果

孕21周跟踪指导

孕21周营养需求

一个哈密瓜或一碗草莓中所含的维生素和无机盐，既能帮助胎儿发育，也能提供准妈妈一整天所需的能量。这类食物中所含的重要维生素包括：胎儿的细胞和组织发育以及视力和免疫系统发育所需的β-胡萝卜素，宝宝骨骼和牙齿以及连接组织中的胶原必不可少的维生素C，还有用于预防神经管畸形、提高宝宝出生体重的叶酸。因此水果和蔬菜对准妈妈益处多多，可确保肠道系统正常运转，有助于防止痔疮。

专家建议你每天吃5份水果蔬菜。为确保能获得最佳营养物质，一个实用的方法是吃不同颜色的水果和蔬菜。

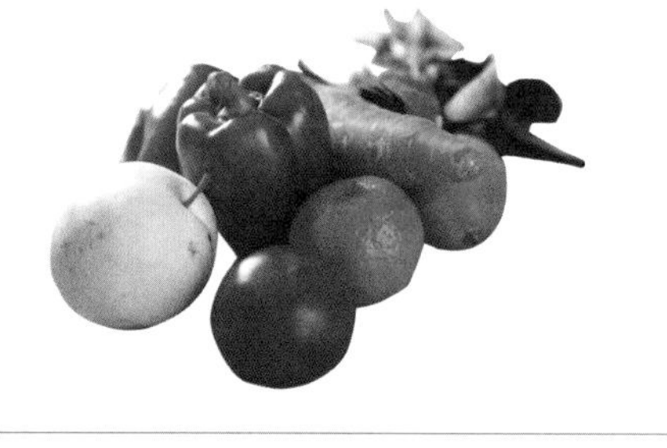

孕21周怎么吃

如果担心孕期血糖升高，最好采取以下方法进行日常饮食。

增加膳食纤维摄入	膳食纤维可延缓糖的吸收，建议每日膳食纤维摄入量以30克左右为宜
适量补充微量营养素	适当补充维生素C、维生素E、β-胡萝卜素、维生素B_1、维生素B_2、维生素B_6、维生素B_{12}、锌、铬、钒、硒、镁等
减少盐的摄入量	建议每天盐的摄入量应控制在6克以内
合理分配饮食、安排餐次	每天早、中、晚餐摄入的能量按25%、40%、35%的比例分配。可酌情采用少食多餐、分散进食的方法，以减轻单次餐后胰腺的负担

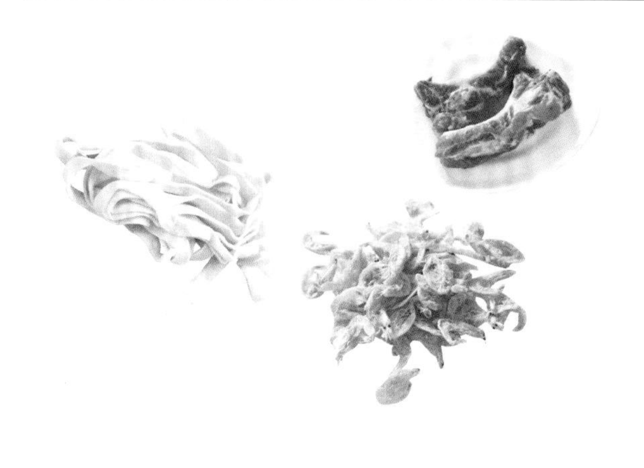

孕21周饮食专家建议

孕期为什么会发生急性胰腺炎？

很大程度上是胆囊结石惹的祸。怀孕期间，胆道系统发生一系列变化，如胆固醇分泌增多，血中孕激素水平提高，导致胆管松弛和胆囊排空减缓；妊娠中后期增大的子宫压迫胆道系统，引起胆汁排泄不畅，容易形成胆石。

若原先就有结石的话，便会加重症状，引起胆管病变，上抬的子宫也可以压迫胰腺，引起胰管内压增高，一旦结石引起胰液排出不畅，很可能导致胰腺炎。

此外，吃过多高脂食物是该病的诱因。孕妇吃得太好、大量进补，都很容易诱发胰腺炎。不科学的膳食结构加上生理的因素，怀孕后血浆三酰甘油一般可升高30%左右，并在孕晚期达到高峰，严重者血浆呈乳糜状。且由于孕妇腹内的高压环境，容易发展成为重症急性胰腺炎，尤其是晚期妊娠患者。

孕22周跟踪指导

★孕22周营养需求

由于准妈妈牙龈出血的情况越来越频繁，因此要注意多吃蔬菜和水果。蔬菜、水果中的维生素可以帮助牙龈恢复健康，防止牙龈流血，排出口腔中过多的黏膜分泌物及废物。用餐后喝一些柠檬水(在水中加上一片柠檬)或漱口，可令口腔保持湿润，还能刺激唾液分泌，减少因鼻塞、口干或口腔内残余食物引起的厌氧细菌造成的口臭。这个时期还要注意不要过多摄入简单的糖类食品(如蔗糖、果糖、葡萄糖等)，以防引发妊娠糖尿病。

★孕22周怎么吃

为了帮助准妈妈在夏天防晒，这里介绍4种具有防晒功效的食物。

番茄

这是很好的防晒食物。番茄富含抗氧化剂番茄红素，每天摄入16毫克番茄红素，可将晒伤的危险系数下降40%。熟番茄比生吃效果更好。

柠檬

含丰富维生素C的柠檬能够促进新陈代谢，延缓衰老，美白淡斑，收细毛孔，软化角质层及令肌肤有光泽。据研究，柠檬能降低皮肤癌发病率，每周只要一小匙柠檬汁即可使皮肤癌的发病率下降30%。

坚果

坚果中含有的不饱和脂肪酸对皮肤很有好处，能够从内而外地软化皮肤，防止皱纹，同时保湿，让肌肤看上去更年轻。坚果中含有的维生素E，不仅能减少和防止皮肤中脂褐质的产生和沉积，还能预防痘痘。

鱼类

科学研究发现，一周吃三次鱼可保护皮肤免受紫外线侵害。长期吃鱼，可以为人们提供一种类似于防晒霜的自然保护，使皮肤增白。

此外，一些感光蔬菜，如白萝卜、芹菜、香菜等，容易使皮肤出现色素沉淀，在阳光强烈的季节最好少吃。

★孕22周饮食专家建议

怀孕22周警惕缺铁性贫血。怀孕期间出现劳累和疲倦感，你可能很自然地将它归因于妊娠。但是如果这种症状频繁出现，或者出现脸色苍白，或者自觉黑蒙蒙甚至眩晕，你就该引起警惕，也许你是患上了孕期缺铁性贫血。

由于胎儿的发育非常迅速，胎儿需要更多地从母体汲取营养，准妈妈应该注意避免缺铁性贫血的发生。妊娠期贫血是一个常见的问题，可占20%～40%，铁是造血的重要元素，缺乏铁也是孕期常见的问题。贫血不仅影响准妈妈自身的健康，更重要的是使胎儿的生长发育受到影响，一定要注意采取防治对策。

国家健康学会建议准妈妈每天服用一粒含有30毫克铁的补铁片，还要努力从食物种摄入足够的铁。服含铁片或者胶囊可能会引起胃痛或者便秘。一旦出现这些不良反应，可以尝试口服液态铁剂，这对胃的刺激相对小些。

孕23周跟踪指导

孕23周营养需求

孕23周准妈妈饮食需节制。这时准妈妈会特别偏好某些食品，看到平时爱吃的冰激凌，可乐饮料或者麻辣豆腐时你是不是非常眼馋？没关系，你偶尔可以稍稍地放松一下对自己的要求，但一定要有节制。由于孕中期基础代谢加强，对糖的利用增加，应在孕前基础上增加能量，每天主食摄入量应达到或高于400克，并且精细粮与粗杂粮搭配食用，热能增加的量可视准妈妈体重的增长情况、劳动强度进行调整。

孕23周怎么吃

孕23周准妈妈的身体容易产生水肿现象，这时可以通过饮食来进行调整。

1.摄取高蛋白、低盐食物：每天都应摄取优质的蛋白质，例如家禽、家畜、肉、鱼、海鲜、贝类、蛋类、奶类及奶制品、大豆制品(如豆浆、豆腐、豆干、素鸡、豆包、干丝)等。这些食物以新鲜材料配合浓味的蔬菜，例如洋葱、番茄、蒜头、茴香、芹菜、香菜、香菇、枸杞、红枣、黑枣、柠檬、醋、月桂叶等来料理，可以减少盐的使用量。

2.进食足量的蔬菜水果：蔬菜和水果中含有人体必需的多种维生素和微量元素，它们可以提高机体抵抗力，加强新陈代谢，还具有解毒利尿等作用。准妈妈每天不应忘记进食蔬菜和水果。

3.少吃难消化和易胀气的食物：如油炸的糯米糕、地瓜、洋葱、土豆等，以免引起腹胀，使血液回流不畅，加重水肿。

4.由食物中摄取维生素B_1或补充B族维生素：富含维生素B_1的食物包括酵母、肝脏、全谷类(如糙米)、黄豆、荚豆类、小麦胚芽、土豆，其中以动物性来源利用率较高。但以饮食摄入量来看，植物性来源为我们平常摄取维生素B_1的主要途径。

5.摄取具利尿作用的食物：被认为有利尿作用的食物包括芦笋、洋葱、大蒜、南瓜、冬瓜、菠萝、葡萄、绿豆、薏仁等。减少高糖食物的摄取。

孕23周饮食专家建议

怀孕期间，由于担心胎儿营养跟不上，准妈妈往往会吃一些比较好的东西，这些食物大多含脂类物质丰富，而肝脏是脂肪代谢的重要器官。若因为各种原因使肝脏脂肪代销诶功能发生障碍，就会使脂肪在组织细胞内蓄积，当超过肝重量的5%以上或在组织学上有5%以上肝细胞脂肪化时便可称为脂肪肝。

平时预防脂肪肝，准妈妈不能吃得太好，更要控制热量的摄入。要多吃粗粮和蔬菜来增加饱腹感，这样才能降低发生脂肪肝的概率。

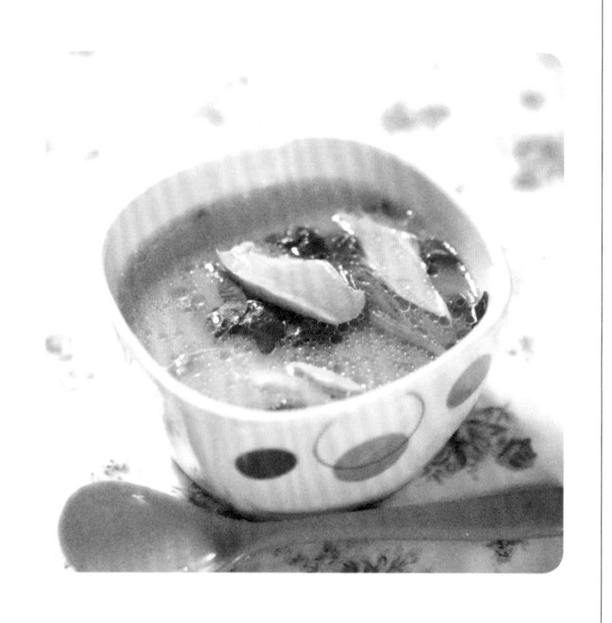

孕24周跟踪指导

★孕24周营养需求

孕24周，孕妇及胎儿都需要一定数量的维生素。只有食入保持养分均衡的饮食，才能保证维生素的含量。铁的摄取是一定不可缺少的，因为铁是一种重要的无机盐，它的作用是用来生产血红蛋白(红细胞的组成部分)的，而血红蛋白把氧运送给细胞，人体需摄取少量的铁，贮存在组织中，胎儿就从这种“仓库”中吸取铁，以满足自己的需要。所以，孕妇在妊娠期间必须多吃一些含铁的食物，例如：牛奶、肉、大叶青菜、水果等。

★孕24周怎么吃

孕24周的准妈妈容易发生便秘，最好的改善方式是从生活方式着手，靠自己的努力来克服，而非用药解决。例如：生活规律、多摄取纤维素食品和水分、适量运动、维持规律的排便习惯等，以下都是减轻便秘的好方法。

1.三餐饮食正常：特别是早餐一定要吃，避免空腹，并多吃含纤维素多的食物，比如糙米、麦芽、全麦面包、牛奶，还有新鲜蔬菜、新鲜水果，尽量少吃刺激辛辣食品，不喝碳酸饮料。

2.多补充水分：体内水分如补充不足，便秘就会加重，所以，每日至少喝1000毫升水。因为水分不足，粪便就无法形成，而粪便太少，就无法刺激直肠产生收缩，也就没有便意产生。所以，补充水分是减轻便秘的重要方法。

3.切忌忍着不排便：也就是说一有便意就去厕所排便。因为粪便在体内积存久了，不但造成排便不易，也会影响食欲。建议有便秘问题的孕妇每天多喝凉开水或牛奶刺激大肠蠕动，或是早晨起床后马上喝一杯凉开水或牛奶，这都是帮助排便的好方法。

4.养成每日定时排便的习惯：最好早餐过后排便，不要排便时阅读书报，应养成“专心”排便的好习惯。

5.充足睡眠，适量活动：多活动可增强胃肠蠕动，另外，睡眠充足、心情愉快、精神压力得到缓解等都是减轻便秘的好方法。

★孕24周饮食专家建议

怀孕24周的准妈妈如何依靠饮食来护理肌肤？一般来说，怀孕期间，会分泌化学物质，让孕妇比没怀孕前漂亮，肌肤有光泽。只有怀孕晚期并在冬天，皮肤才会变干，除了保持皮肤的清洁外，在饮食上要多摄取含优质动物蛋白和维生素A、维生素C、B族维生素等食物；色浓的菜、水果可使你的皮肤颜色更加漂亮。

均衡摄入营养平衡的食物能使孕妇的头发和皮肤以及体内各器官得到很好的保护。

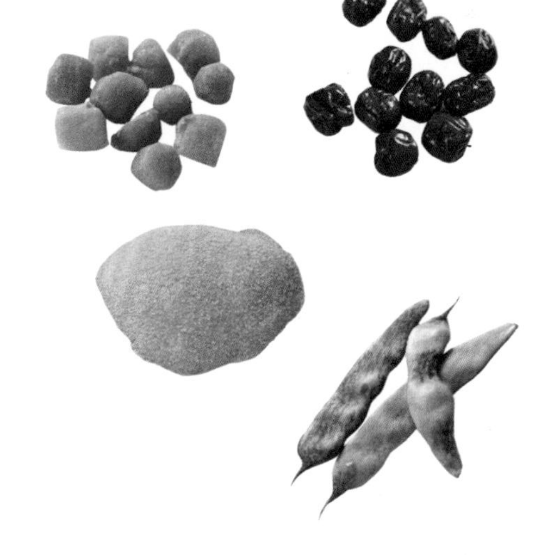

孕6月食谱举例

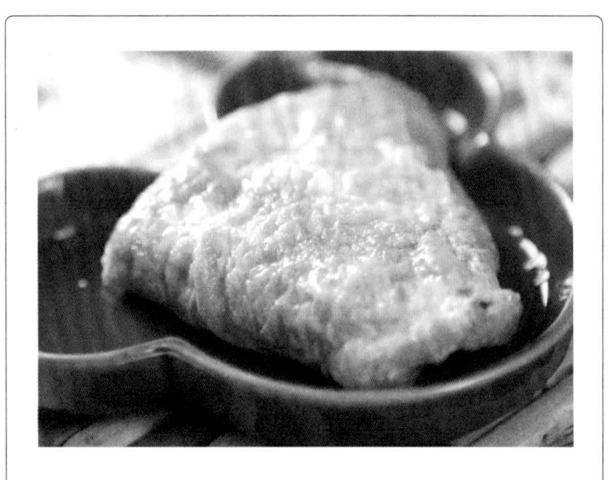

土豆鸡蛋卷

材料　鸡蛋1个，土豆200克，牛奶15毫升，植物油、黄油、盐、香菜各适量。

做法　1.将土豆煮熟；把鸡蛋打碎，放入黄油、盐调好。将煮熟的土豆捣碎，并用牛奶、黄油拌匀。

2.把调好的鸡蛋糊用植物油煎成蛋饼，然后把捣碎的土豆泥放在上面即可。

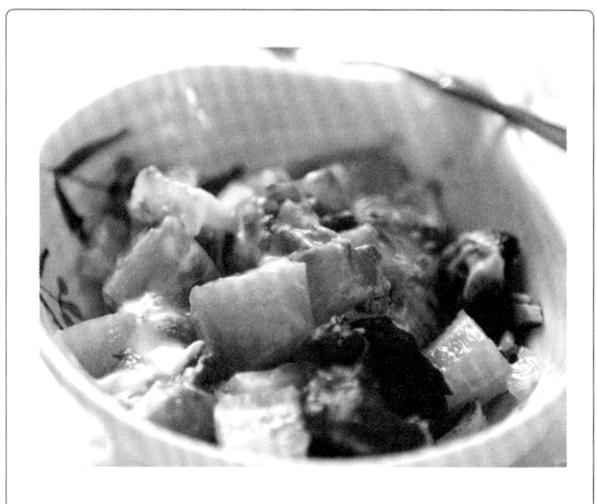

蔬菜沙拉

材料　卷心菜200克，番茄80克，黄瓜60克，青椒30克，白皮洋葱30克，植物油、盐、柠檬汁、蜂蜜各适量。

做法　1.把所有材料洗净，卷心菜、番茄切片，青椒、洋葱切成环形片。

2.把切好的材料拌匀，放在盘子里。

3.把植物油、盐、柠檬汁、蜂蜜混合，搅拌均匀，淋在蔬菜上即可。

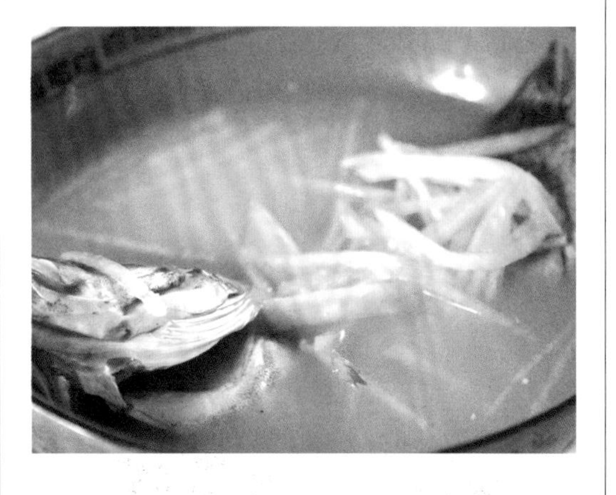

冬瓜鲤鱼汤

材料　冬瓜200克、鲤鱼1尾、生姜、绍酒、枸杞子、植物油、盐、胡椒粉各适量。

做法　1.将嫩冬瓜去皮、籽切成丝；鲤鱼处理干净；生姜切丝。

2.锅内烧油，投入鲤鱼，用小火煮透，下入姜丝，加入绍酒，注入适量清汤，煮至汤质发白。

3.加入冬瓜丝、枸杞子，调入盐、胡椒粉，续煮7分钟即可食用。

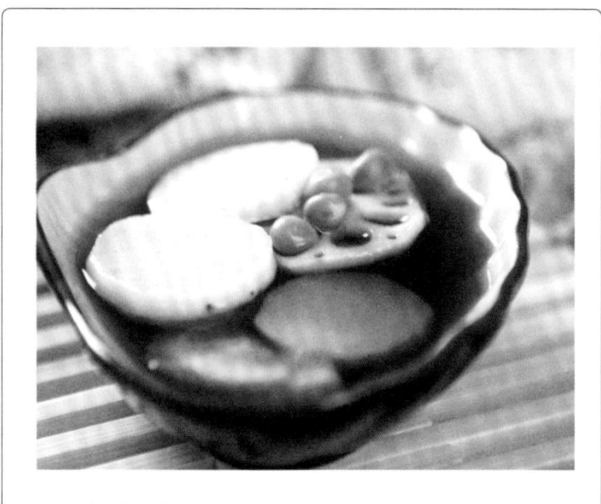

山药烧胡萝卜

材料　山药200克，胡萝卜40克，藕30克，香菇50克，豌豆30克，葱末、高汤、酱油、盐各适量。

做法　1.山药切成块状、胡萝卜、藕切片，香菇切开。

2.油热后用葱花炝锅，将上述材料倒入煸炒。

3.加入高汤及调味料，煮熟即可。

第三节

孕期生活指导

本月保健要点

保持好心情

随着怀孕的进展和体形的变化，准妈妈可能会感到更脆弱，需要更多的关心。比如存在着一些担心和疑虑，如胎儿的性别、长相及胎儿发育是否正常，这些都是挂在准妈妈心中的大事，有时心情不好，会出现情绪波动。准妈妈一定要做好心理调试，保持好心情。

和准爸爸一起散步

在傍晚的时候，吃完晚饭和准爸爸一起出去散步，一边慢慢绕着小区走几圈，一边和准爸爸谈谈心，也让准爸爸和胎儿说几句话，让他感觉做爸爸的幸福。

多和胎儿交流

给胎儿讲述自己的心情、期待和对未来的设计。准妈妈可以给胎儿哼唱一首歌，或者与胎儿一同听音乐，与胎儿讲准妈妈对音乐的感受。准妈妈会随时随地地交流中感受到准妈妈与胎儿息息相通。

让每天都有色彩

在心情有一些灰暗的日子里，要让周围环境充满色彩。比如花瓶中黄色的花朵，黄色的枕头、靠垫或黄色的桌布，它们有着神奇的魔力，当准妈妈的眼睛饱餐了欢快的颜色，心情自然也就好转起来。

准妈妈可能出现的心理变化	
1	难熬的早孕期已经过去了，自己的身体状况基本已经稳定，一般不会出现什么问题，可以松一口气了
2	这个时候肚子越来越大了，为了确保自己和胎儿的健康平安，家务活都不敢插手了
3	虽然距分娩还有一段时间，但准妈妈已开始感到有压力了

小心妊娠期糖尿病

怀孕24～28周，准妈妈要进行血糖检查，这是为了诊断准妈妈是否出现高血糖状态下的妊娠期糖尿病。即使怀孕前没有糖尿病，怀孕中也可能会出现，所以必须接受妊娠期糖尿病的诊断。被确认为妊娠期糖尿病时，要通过饮食和运动对血糖进行调节，病情严重时，还需要辅以药物治疗。

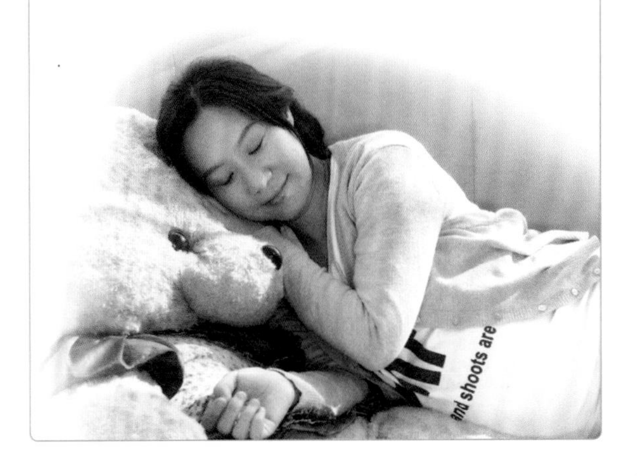

发病原因

通常情况，准妈妈的身体会把所吃的食物分解成葡萄糖，并制造胰岛素，用来提取血液里的葡萄糖，然后转运到体内的细胞以此满足胎儿的需求。

尤其是在妊娠中期，必须分泌足够的胰岛素以满足体内胎儿生长的需要，如果胰岛素分泌不足，加上准妈妈在怀孕期间进食增多、运动减少、体重增加，2%～7%的准妈妈会发生妊娠期糖尿病，这是怀孕期间最常见的健康问题。研究表明，年龄、种族、肥胖、糖尿病家族史和不良生育史是影响妊娠期糖尿病的主要因素。

妊娠期糖尿病的防治

准妈妈的饮食必须做到平衡，要均衡摄入蛋白质、脂肪和糖类，提供适量的维生素、无机盐和能量。为了让血糖水平稳定，必须注意不能漏餐，尤其是早餐一定要吃。研究表明，适当的运动会帮助身体代谢葡萄糖，使血糖保持在稳定水平。很多有妊娠期糖尿病的女性在坚持每天30分钟的有氧运动（如走路或游泳）之后，都受益匪浅。但不是所有的运动都适合每个准妈妈，最好咨询产科医生，了解一下哪项运动比较适合自身。

准妈妈饮食要注意	
正确选择甜食	尽量避免食用添有蔗糖、砂糖、果糖、葡萄糖、冰糖、蜂蜜、麦芽糖的含糖饮料及甜食，可有效避免餐后血糖快速增加。选择纤维含量较高的未精制主食，则更有利于血糖的控制
多摄取纤维质	多摄取高纤维食物，多吃蔬菜、新鲜水果，不要喝果汁，可延缓血糖的升高，帮助血糖的控制，也比较有饱足感，但千万不可无限量地吃水果
减少油脂摄入	烹调用油以植物油为主，少吃油炸、油煎、油酥食物，及动物皮、肥肉等
注重蛋白质摄取	怀孕中期、后期每天需增加蛋白质的量分别为6克、12克，多吃蛋、牛奶、深红色肉类、鱼类及豆浆、豆腐等豆制品

★减轻头痛的方法

在头上敷热毛巾

在头上敷热毛巾可以有效地缓解头痛。到户外晒晒太阳，呼吸一下新鲜空气。按摩一下太阳穴或抹点清凉油，都有助于缓解准妈妈的头痛。

充分放松身心

注意身心充分放松，去除可能的担心和不安的因素，避免身体受凉，也利于减轻头痛。

原因	注意事项
头痛加剧	部分准妈妈会在怀孕早期出现头晕及轻度头痛，这是一种常见的早孕反应。如果在怀孕第六个月后出现日趋加重的头痛，伴呕吐、胸闷，或是有水肿、血压升高和蛋白尿，就可能是患上了妊娠高血压综合征，要及时去医院接受治疗
疲劳	疲劳是诱发准妈妈头痛的一个重要诱因，孕期每天最好睡个午觉，每晚保证8小时睡眠，尽量不要太久地做精神过于集中的事，如长时间看电视等

准妈妈如何睡个好觉

养成良好的睡眠习惯

有些准妈妈在孕前因工作或娱乐，已经习惯于半夜睡觉，以致怀上胎儿后一时还不能改变这个习惯，这样做既损害自己的健康，也影响胎儿发育。

保证充足睡眠

“红眼妈妈”的称呼是对很多睡眠不足的准妈妈的理解和疼惜。胎儿的一举一动牵动着准妈妈的心，在照看好胎儿的同时，准妈妈的睡眠问题也值得重视。因为，只有准妈妈睡眠充足、身体健康，才是对胎儿和家人的最好保障。

睡眠不足的危害

准妈妈最好的休息形式是睡眠，通过适当的睡眠解除疲劳，使体力与脑力得到恢复。经常半夜才睡觉的准妈妈，会打乱生物钟的节律，使只有在夜间才分泌生长激素的垂体前叶功能发生紊乱，因而影响胎儿的生长发育，严重时会导致生长发育停滞。准妈妈也会因大脑休息不足引起大脑疲劳，使脑血管长时间处于紧张状态，出现头痛、失眠、烦躁等不适，有可能诱发妊娠高血压综合征。而且如果睡眠不足，可引起疲劳过度、食欲下降、营养不足、身体抵抗力下降、增加准妈妈和胎儿感染的机会，造成多种疾病发生。

选择舒适的床上用品	
床铺	准妈妈适宜睡木板床，铺上较厚的棉絮，避免因床板过硬，缺乏对身体的缓冲力，从而转侧过频，多梦易醒。
枕头	以9厘米（平肩）高为宜。枕头过高迫使颈部前屈而压迫颈动脉。颈动脉是大脑供血的通路，受阻时会使大脑血流量降低而引起脑缺血。
棉被	理想的被褥是全棉布包裹的棉絮。不宜使用化纤混纺织物作被套及床单，因为化纤布容易刺激皮肤，引起瘙痒。

孕期失眠怎么办

整个妊娠期间，准妈妈都有失眠的可能。胎儿踢你的肚子、不断上厕所、日益膨隆的腹部等因素，都会令你在床上感到不舒服，所以会失眠。你会发现入睡很困难，或者醒来后就无法再入睡。有些准妈妈还会围绕着分娩或胎儿做噩梦。你该怎么办呢？可以试用以下一些方法。

注意睡眠的姿势

为了保证睡眠的质量，还应该注意睡眠的姿势。那么什么样的姿势才算好的呢？应该说只要自己觉得舒服就可以。按下列方法可能较好些。怀孕初期，一般仰卧的姿势比较舒服，还可以在膝盖下垫一个小枕头或沙发靠垫，这样更容易入睡。

坚持晚饭后散步

准妈妈应该保持一定的运动，可以选择运动量小的活动，比如可以怡然自得的散步，也是一种很好的休息形式，可以坚持晚饭后就近到公园、广场、体育场、田野、宽阔的马路或乡间小路散步。最好夫妻同行，同时说说悄悄话，既能解除疲劳外，也是调节和保持良好精神状态的妙方。坚持散步对准妈妈和胎儿的身心健康均有收益。但行程要适中，应避免着凉，否则会得不偿失。

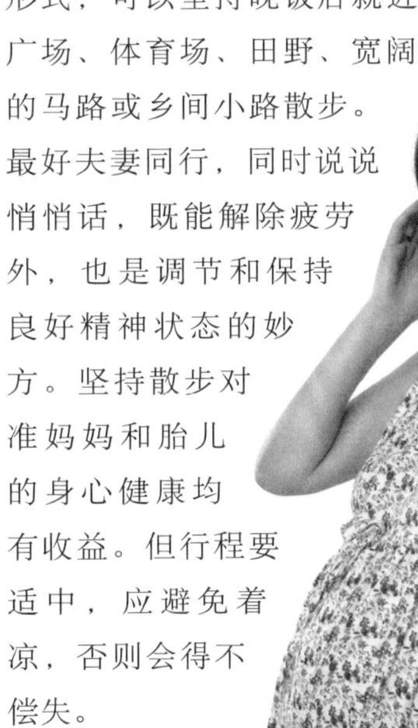

快乐出游安全守则

度过最初三个月的紧张期后，准妈妈的不适已渐消失，准爸爸可以松一口气了。在准妈妈身体沉重之前，不妨带着自己的“妻子”来一次快乐出游吧，要知道，怀孕4～6月是外出旅行的最佳时期！

★合理的日程计划

不要忘了妻子的身体状况，那些和没有怀孕的人一样的比较劳累的日程计划还是尽量避免，要选择以轻松休息为主的旅游方式，逗留期为2～3天的旅行比较理想，以放松身心为目的。

★征求医生意见

在出发前应陪同妻子在进行产前检查的医院就诊一次，向医生介绍整个行程计划，征求医生意见，看是否能够出行。

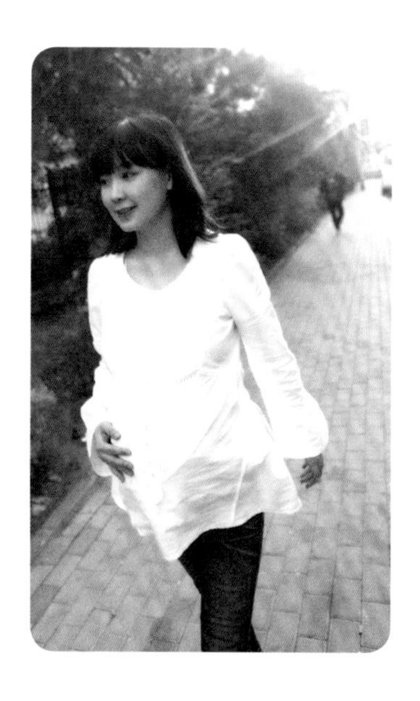

★保持清洁

准妈妈出游，一定要选卫生条件好的宾馆住宿，要勤洗、勤换衣物，以保证准妈妈身体清洁。

Q 怀孕五个多月能出去旅游吗?

A 怀孕18～24周之间是孕妇出游比较安全的时段。因为这时候不太有流产的危险，孕妇也不像之前会因早孕反应而恶心、呕吐不舒服，同时也不会有早产的顾虑。

★选择交通工具

长途旅行，最好乘坐飞机，尽量减少长时间的颠簸，短途有条件的可以自驾车出游，避免拥挤碰撞准妈妈的腹部。不论在火车、汽车，还是在飞机上，最好能使准妈妈每15分钟站起来走动走动，以促进血液循环。

★保持饮食规律

在旅游期间，亦要保持准妈妈的饮食有规律，尤其是去长线旅行，或需要坐长途车或飞机的旅程，要记得补充充足的纤维素，如多吃橙子或蔬菜，保证准妈妈多喝水，防止出现脱水、便秘以及消化不良等现象。严禁食用不合格或过期食品，不随便饮用、食用没有生产厂家、没有商标、没有生产日期的食品、饮料。

★怎样选择旅游地

在计划享受旅游的同时，一定要注意目的地的选择。外出旅行要尽量避开热线，选一些较冷的线路出行，感受大自然的恩赐。不过一定要选择有现代医疗条件的地区，对将去的地方进行了解，避免前往传染病流行地区，不要去医疗水平落后的地区，以免发生意外情况无法及时就医。

Q 孕妇适合去哪里旅游?

A 怀孕了可以去一下人比较少的地方，空气清新一点儿的，最好是省内旅游，避免长时间的舟车劳顿。

谨防巨大儿和低体重儿

巨大儿是指胎儿出生后体重达到或者超过了4000克以上的婴儿。低体重儿是指胎儿出生后体重低于2500克的婴儿。巨大儿的产生与遗传有关，同时也与母亲患糖尿病有关。同时有专家认为，巨大儿与母亲在怀孕期间的饮食营养过剩有关系。低体重儿则主要是准妈妈营养不良或者孕期高血压所致，并且他们出生后由于自身体温偏低，需要在保温箱里度过。

★保持身心愉悦

准妈妈身心愉悦也是预防巨大儿和低体重儿的重要措施之一。准爸爸帮助妻子每天保持愉悦的心情，这样身体的代谢以及物质循环就会更加正常，同时准妈妈的食欲也会更加旺盛，从而保证营养物质的有效补充。胎儿感受到母亲愉悦的心情后，自己也会感到很开心，这样他会尽力向着健康、平衡的方向发展自我。

Q 孕25周，产检时宫高20厘米，腹围73厘米，医生说胎儿有些小，不知会不会发育不良？

A 不用太担心了，因为胎儿在孕晚期成长得很快，要多吃点鱼，虾、肉、排骨等，注意补充营养。

★营养均衡

准妈妈怀孕期间糖代谢紊乱容易导致妊娠糖尿病，而妊娠糖尿病是许多产妇生出巨大儿的主要原因，调节糖代谢的最好方法就是食疗。准妈妈可以通过均衡科学的饮食搭配，对自己的身体状况加以改善。食用一些粗粮，尽量减少盐以及糖的摄入量，平时的饮食口味宜清淡，三餐规律，遵循少量多餐的原则。

至于预防低体重儿，主要则是及时补充准妈妈所需的各种营养物质。怀孕期间的女性千万不可以偏食，即便是在妊娠反应非常剧烈而没有什么食欲的时候，为了腹中胎儿的生长发育，饮食方面的科学搭配和正常摄取一定不能荒废。

★远离垃圾食品

薯条等油炸食品以及奶油蛋糕往往是许多现代女性的最爱，这些食品不仅较油腻，而且特别是油炸食品还含有致癌物质，怀孕期间的女性最好避而远之。取而代之的应该是一些健康的水果、蔬菜，以及坚果类食品。

巨大儿和低体重儿的身体条件以及智力发育都要比正常婴儿差一些，因此为了下一代的健康，准妈妈一定要努力改变自己的饮食习惯，即便是在开始的时候有诸多不适应，但只要有决心改变，并坚持身体力行，是会有一些效果的。时刻从孩子的角度出发，只要准妈妈想到腹中胎儿的健康，并且准爸爸注意监督和提醒，相信一段时间后垃圾食品就可以彻底从准妈妈的饮食习惯中被淘汰。

★散步及做适当的运动

母亲腹中的胎儿过大非常不利于自然分娩，多数情况下要采用剖宫产。即便是可以选择自然分娩，也会给准妈妈的身体造成沉重的负担。因此准妈妈一定要注意多散步，并且通过孕妇瑜伽等增强自身的体质。这不仅可以给分娩提供帮助，还可以有效预防巨大儿和低体重儿的形成。

因为当准妈妈自身的身体状况得到改善后，饮食中摄入的营养物质就可以更好地吸收，为身体正常的代谢提供有效保障，从而促进胎儿的健康发育。即便是怀孕中后期被医生诊断出宝宝很有可能是巨大儿或者低体重儿，但母亲良好的身体情况依旧能够对宝宝提供一定程度的帮助，从而将身体状况不佳带来的危害降到最低程度。

胎动的自行检查

通常情况下，准妈妈在孕18～20周时，可以感到胎儿在子宫内的活动，如流动、蠕动、伸展、踢跳等动作，这种胎动于孕28～32周逐渐增多，近预产期时减少。准妈妈学会数胎动进行自我监护，可以初步估计胎儿安危。

胎动计数方法是在妊娠28周以后，每天早、中、晚各数一小时胎动，将三个小时的胎动数相加后乘以4，就是12小时的胎动总数。每个准妈妈的胎动计数有差别，准妈妈要掌握自己的胎动规律，计数时最好左侧卧，精神集中，才能准确。

目前胎动标准多以胎动计数在12小时内大于或等于30次为胎儿情况良好，20～30次为警戒值，低于20次或1小时内少于3次为胎动减少，若在3天内胎动次数减少30%以上就要警惕，大约50%的胎动减少是由于胎儿宫内缺氧，容易发生于慢性胎盘功能不全，如妊娠高血压疾病、慢性高血压、过期妊娠等。遇到这种情况时，准妈妈要立即告知医生，因为从胎动完全停止到胎心音消失（胎儿死亡）往往还有数小时的短暂时间，及时抢救可以挽回胎儿生命，避免不幸发生。

每周工作不宜超过32小时

准妈妈一周工作32小时以上给胎儿带来的风险几乎与吸烟一样大。专家建议，准妈妈一周工作时间不要超过24小时。怀孕期间压力大的准妈妈生下的胎宝宝更容易不停地哭闹。

那些工作时间长、压力大的准妈妈会在怀孕期间出现惊厥的症状，这种严重的妊娠并发症是由于胎盘缺陷导致的，这种缺陷会限制流向胎儿的供血量。压力会导致准妈妈体内的激素水平提高，这种激素会进入胎盘，它会导致胎儿的发育减缓。

显然，准妈妈如果感觉工作压力太大，就会对胎儿产生不良影响。

Q 医生说我胎位过低，请问这样会有什么不好的影响吗？

A 胎位过低会造成胎儿发育迟缓，造成流产、早产，平时应注意有无宫缩、腰酸和下坠感等，如有这些现象是早产征兆，请及时去医院检查，听从医生安排。

准妈妈妊娠记录

我可爱的小宝贝儿，
你的人生已经悄然开始了。
你使妈妈的人生充满光明，
使我的步伐充满力量。

当我感觉到胎宝宝在踢时，
我的感觉是：

____

____

____

我们在哪里上分娩课程：

____

____

____

谁在照顾我：

____

____

____

检查结果和我的反应：

____

____

____

当丈夫感觉到胎宝宝在踢时，他的感觉是：

____

____

____

第四节

孕期胎教方案

本月胎教课堂

★不要盲目地进行胎教

准妈妈胎教要讲究方法，不要盲目，以免对胎儿造成伤害。

此时准妈妈能感觉到的胎动次数比较多，就觉得这个时候是最适合进行胎教的，但也不能太盲目地进行胎教。比如有的准妈妈想进行抚摸胎教，就胡乱地在肚子上摸；有的听说光照训练好，就经常拿着电筒在肚子上照，这样盲目地进行胎教，只会适得其反。

★做一道思维游戏题

准妈妈要经常动脑，才能让胎儿也聪明好学。这里推荐准妈妈玩一道划分数字的思维游戏。将下图分成形状、面积相同的4份，使每份上各数相加的和相等。

8	3	6	5
3	1	2	1
4	5	4	2
1	7	3	9

★绣小型的十字绣

绣十字绣可以使准妈妈的心情得以平静，对提高注意力也有一定的作用。而且绣十字绣可以锻炼手指，刺激胎儿的脑部发育。同时，在一幅十字绣作品里面要用到数十种颜色的丝线，所以在一针一线的编织过程中，准妈妈的色彩感和调和颜色的能力也不知不觉得到了提高。准妈妈若能在怀孕时多接触一些美丽的颜色和形状，生出来的宝宝也将拥有较高的审美能力。

在绣十字绣时，准妈妈还可以一边绣一边给胎儿讲绣的是什么东西，上面是什么图案，是什么颜色。

但要注意的是，准妈妈也不适合长久保持刺绣的姿势。因此，准妈妈最好把每次刺绣的时间控制在一个小时之内。最好在腰后垫一个垫子，在舒适的姿势下完成这项活动。

★和胎儿一起猜谜语

可以利用睡觉前的胎教时间和胎儿一起猜几个谜语。给胎儿猜的谜语不要是字谜，最好是一些动物谜语、生活用品谜语等。可以先让准爸爸说谜面，反复讲几遍，还可以作一些提示，给胎儿一点儿时间后，再由准妈妈回答出来，并告诉胎儿为什么谜底是这样的。

孕21周 对话胎教给胎儿良好的刺激

孕21周，胎儿的听觉功能已经完全建立，这时他会将声音当做一种感觉，会用自己的耳朵去倾听外界的或来自母亲的声音。不仅母亲胸腔的振动可以传递给胎儿，而且母亲的说话声也可以被胎儿听到。但由于胎儿还没有关于这个世界的认识，此时还没有记忆声音的能力，不知道父母与他谈话的内容，只能感觉到声音的波长和旋律，而且，他并不是完全用耳听，而是用他的大脑来感觉，接受着母体的感情。因此，准妈妈要使自己的精神和全身的肌肉放松，精力集中，呼吸顺畅，排除杂念，要特别注意自己说话的音调、语气和用词，心中只想着腹中的胎儿，这样才能收到很好的效果，给胎儿一个良好的刺激。

★聆听优美的《小夜曲》

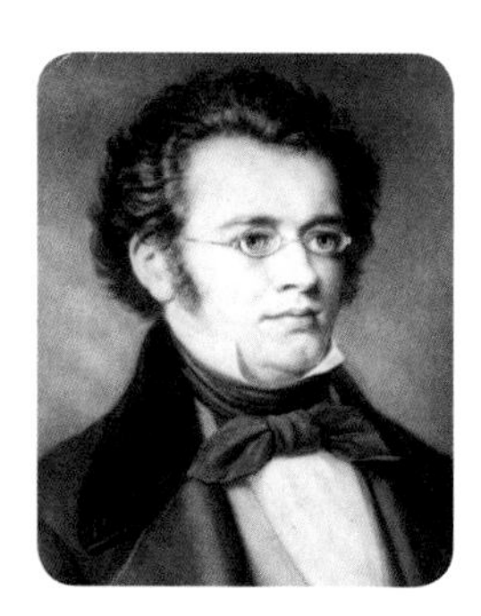

所谓小夜曲，是指在爱人窗下唱出的情歌。许多音乐大师都创作过小夜曲，如莫扎特、舒伯特、海顿都创作过。这里我们给准妈妈推荐的是舒伯特所写的《小夜曲》。

在钢琴上奏出的六弦琴音效的导引下，响起了一个青年向他心爱的姑娘所做的深情倾诉。第一段在恳求、期待的情绪中结束。抒情而安谧的间奏之后，音乐转入同名大调，情绪比较激动，形成全曲的高潮。最后是由第二段引申而来的后奏，仿佛爱情的歌声在夜曲的旋律中回荡。

★感受班得瑞的《清晨》

当窗外欢快的鸟鸣把你的耳朵叫醒，你慢慢从沉沉的睡梦中醒来，睁开蒙眬的眼睛，立刻感觉到清晨的阳光从窗外照进来，你立刻眯起眼睛，舒服地伸了一个大大的懒腰……啊！美好的一天又将开始，快快叫醒腹中的宝贝，让她和你一起感受这清晨的美好！《清晨》，这首舒服的乐曲，可以一直陪你到晚上。临睡前，你温柔地抚摸着腹中的胎儿，在进入梦乡之前，给你的宝宝讲一个胎教小故事。准妈妈可以一边小音量地播放这首《清晨》，一边和胎儿分享这个充满了色彩的睡前故事。

★朗读泰戈尔的《吉檀迦利》

《吉檀迦利》是“亚洲第一诗人”泰戈尔创作的佳作，是最能代表他思想观念和艺术风格的作品。《吉檀迦利》是他获得诺贝尔文学奖的作品。这部抒情诗集，风格清新自然，带着泥土的芬芳。泰戈尔以轻快、欢畅的笔调歌唱生命的枯荣、现实生活的欢乐和悲哀。这里推荐准妈妈朗诵冰心翻译的《吉檀迦利》其中的一首。冰心的译诗在选辞和情感表达方面更温柔细腻。

这掠过婴儿眼上的睡眠——有谁知道它是从哪里来的吗？是的，有谣传说它住在林荫中，萤火朦胧照着的仙村里，那里挂着两颗甜柔迷人的花蕊。它从那里来吻着婴儿的眼睛。

在婴儿睡梦中唇上闪现的微笑——有谁知道它是从哪里生出来的吗？是的，有谣传说一线新月的微笑，触到了消散的秋云的边缘，微笑就在被朝雾洗净的晨梦中，第一次生出来了——这就是那婴儿睡梦中唇上闪现的微笑。

在婴儿的四肢上，花朵般地喷发的甜柔清新的生气，有谁知道它是在哪里藏了这么许久吗？是的，当母亲还是一个少女，它就在温柔安静的爱的神秘中，充塞在她的心里了——这就是那婴儿四肢上喷发的甜柔新鲜的生气。

孕22周 音乐胎教与运动相结合

胎儿有着奇妙的感知觉和学习能力，孕16～20周，胎儿对声音有反应，孕26周之后，胎儿的听觉器官与出生时相同，所以，此时是训练胎儿听力的最佳时机。

胎儿现在已经具有了一定的听力，他可以听到准妈妈说话的声音和外界的一些声响。因此，准妈妈可以常给胎儿听一些优美抒情的音乐，音乐响起时候，准妈妈最好"随乐起舞""轻声吟唱"，做一些简单的舞蹈动作，这样不仅达到了音乐胎教的目的，还能增加参与感，活动了身体，把健康与快乐一起传递给胎儿。

★一起来唱《铃儿响叮当》

X-MAS

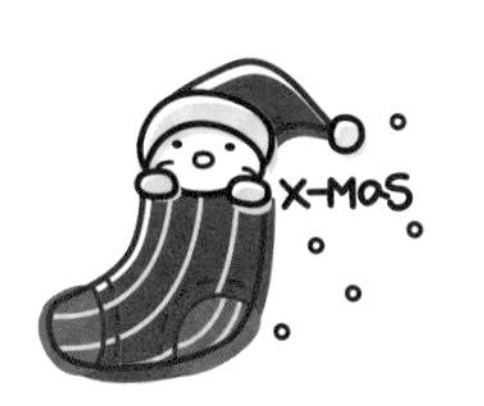

1857年，美国波士顿假日学校的学生在教堂有一场感恩节演出，学生们请邻居皮尔庞特写了一首新歌，轻快的旋律让孩子们马上就学会了，这首名为《One Horse Open Sleigh》的歌一经演唱就引起了轰动，并很快成为了一首脍炙人口的经典圣诞歌曲。两年后，这首歌再度公开发表，正式命名为《Jingle Bells》（《铃儿响叮当》）。

铃儿响叮当

冲 破 大风雪 我们 坐在雪橇上，快 奔跑过田野，我们
欢笑又歌唱；马儿 铃声响叮当，令人 精神都欢畅，我们
今晚滑雪真快乐，把滑雪歌儿唱。 叮叮当，叮叮当， 铃儿响叮 当，
我们滑雪 多快乐，我们 坐在雪橇 上。 坐在雪橇 上。
1.
2.

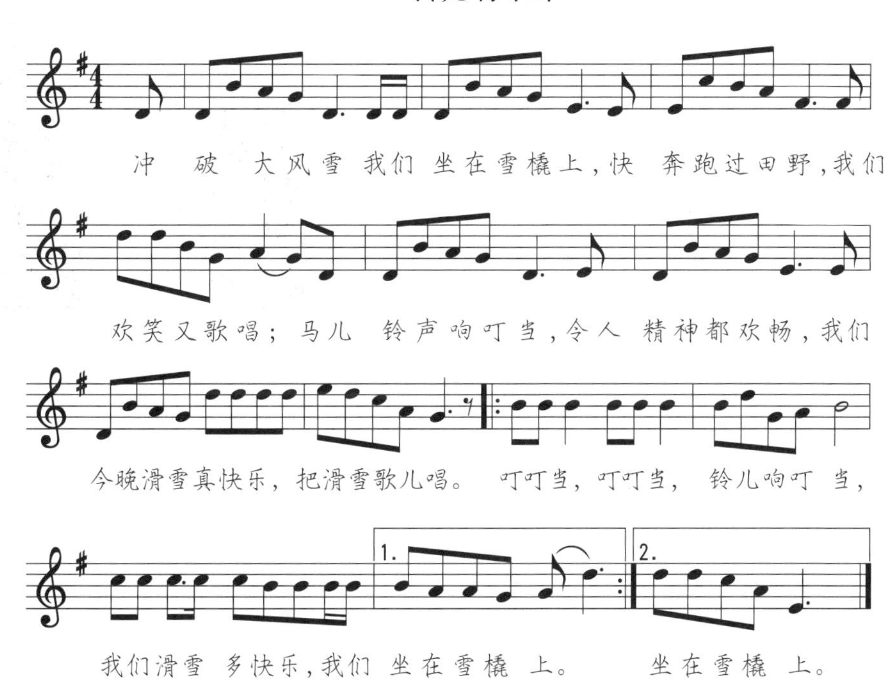

睡前故事《萤火虫和小星星》

要睡觉了，准妈妈躺在床上，一边播放《小星星》的钢琴曲，一边给胎儿讲述《萤火虫和小星星》的故事。如果此时窗外正是繁星点点，那就更好了，准妈妈可以眼望星空，想象着故事中的画面，再把这些画面形象地传达给腹中的胎儿，直到你们两个人不知不觉地安然睡去。

萤火虫和小星星

天上，白云边，一颗小星星在一闪一闪。地上，小河边，一群萤火虫在一亮一亮。"喂，上来吧，我们来玩捉迷藏好吗？"天上的小星星把半个脸躲进白云里，向地上的萤火虫眨着眼睛。

"好啊，你等着吧！"地上的萤火虫忙起来了，提着盏小灯笼，在草丛里走来走去。

"你在干什么？"天上的小星星从白云后面走出来，把眼睛睁得大大的。

"在找针线呢。"萤火虫回答，头也不抬。

"找针线干什么？"小星星又问。

"缝航天衣。"

"缝航天衣干什么？"

"咦，你不是邀请我到天上去玩儿吗？"

"那好，我帮你一起来找吧。"小星星"呼"的一下，从天上落下来，帮萤火虫找针线。

小妹妹在院子里，听到了小星星和萤火虫的谈话，出来一看，只见草丛里，瓜棚下，到处一闪一闪的。小星星呢？它和萤火虫在一起飞来飞去，怎么也认不出来。小妹妹想：天上多美啊！

第二天晚上，小妹妹来到小河边，可再也看不见萤火虫了。原来，萤火虫找到了针线，缝好了航天衣，穿在身上，跟着小星星一起飞上天去了。

它们在天上眨着眼睛，哪是萤火虫，哪是小星星，小妹妹看来看去怎么也分不清。

孕23周 让胎儿感受抚摸胎教

胎儿受到父母亲双手轻轻地抚摸之后，会引起一定的条件反射，从而激发胎儿活动的积极性，形成良好的触觉刺激，通过反射性躯体蠕动，促进大脑功能的协调发育。准妈妈每晚睡觉前先排空膀胱，平卧床上，放松腹部，用双手由上至下，从右向左，轻轻地抚摸胎儿，就像在抚摸出生后的婴儿那样，每次持续5～10分钟。但应注意动作要轻柔，切忌粗暴。一旦胎儿出现踢蹬不安时，便立即停止刺激，以免发生意外。

本周准妈妈可以在睡前一边抚摸胎儿，一边欣赏柔和平静的音乐，让自己的心放松下来，与腹中的胎儿共享这快乐的时光。

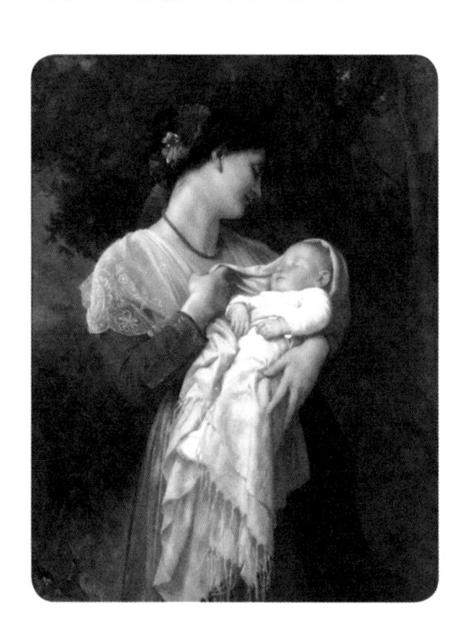

唯美音乐《假如爱有天意》

《假如爱有天意》这首悠扬伤感的音乐，曾作为韩国电影《雏菊》中的主题曲，由歌手卡洛儿吟唱。

《假如爱有天意》旋律唯美，清亮的女声中透露着一丝凄凉，虽然没有歌词，但歌声中又似乎包含着很多东西，淡淡的怅然，幽幽的柔美，曾经的欢笑与泪水……

准妈妈在这种天籁之音的感染下，不知不觉想要诉说内心的感受，或许你可以和胎儿分享你曾经的风花雪月，或者只是静静地去感受这份细腻、这份宁静。

★观看《音乐之声》

推荐准妈妈观看电影《音乐之声》。《音乐之声》是由美国音乐剧的泰斗理查德·罗杰斯和奥斯卡·汉默斯坦二世根据玛利亚·冯·特拉普的自传：《冯·特拉普家的歌手们》改写而成的。《音乐之声》于1959年11月16日在百老汇的鲁德·方特恩剧院公演，是50年代百老汇公演时间第二长的音乐剧。1965年二十世纪福克斯电影公司拍摄的电影版《音乐之声》使它登上了世界舞台，受到全世界各个国家观众的喜爱。这部影片是人类记忆中最值得珍惜和细细回味的艺术佳作之一，好莱坞音乐歌舞片中经典中的经典。

音乐之声取材于1938年发生在奥地利的一个真实故事：

修女玛利亚是位性格开朗、热情奔放的姑娘。她爱唱歌、跳舞，还十分喜爱大自然的清新、宁静和美丽。修道院院长觉得玛利亚不适合修道院的生活，应该放她到外面看看。于是玛利亚来到萨尔茨堡当上了前奥地利帝国海军退役军官冯·特拉普家7个孩子的家庭教师。冯·特拉普深爱的妻子几年前去世了，从此他变得心灰意冷，对生活失去了希望。家里再也没有了歌声，没有了笑声。

孩子们生性活泼，各有各的性格。他们不愿意过这种严加管束的生活，总设法捉弄家庭教师。但玛利亚自己就具有孩子般的性格，她引导他们，关心他们，帮助他们，赢得了他们的信任。

当上校带着准备与他结婚的男爵夫人回来时，他惊奇地发现他那原本死气沉沉的家，现在竟出现了欢声笑语，充满了音乐之声。特拉普上校冷酷的心开始解冻了，他发现自己已经深深地爱上了心地善良的玛利亚……

★胎教故事《三只蝴蝶》

三只蝴蝶

花园里有三只蝴蝶。一只蝴蝶是红的，一只蝴蝶是黄的，一只蝴蝶是白的。他们天天在花园里一块儿游玩，非常快乐。

有一天，他们正在草地上捉迷藏，突然下起大雨来。

他们一起飞到红花那里，齐声向红花请求说：红花姐姐，红花姐姐，大雨把我们的翅膀打湿了，大雨把我们淋得发冷了，让我们到你的叶子底下避避雨吧！”

红花说：“红蝴蝶的颜色像我，请进来；黄蝴蝶，白蝴蝶，别进来！”

三只蝴蝶齐声说：“我们三个是好朋友，相亲相爱不分开，要来一块儿来，要走一块儿走。”

雨下得更大了，三只蝴蝶一起飞到黄花那里，齐声向黄花请求说：“黄花姐姐，黄花姐姐，大雨把我们的翅膀打湿了，大雨把我们淋得发冷了，让我们飞到你的叶子底下避避雨吧！”

黄花说：“黄蝴蝶的颜色像我，请进来；红蝴蝶，白蝴蝶，别进来！”

三只蝴蝶齐声说：“我们三个是好朋友，相亲相爱不分开，要来一块儿来，要走一块儿走。”

三只蝴蝶一起飞到白花那里，齐声向白花请求说：“白花姐姐，白花姐姐，大雨把我们的翅膀打湿了，大雨把我们淋得发冷了，让我们飞到你的叶子底下避避雨吧！”

白花说：“白蝴蝶的颜色像我，请进来；红蝴蝶，黄蝴蝶，别进来！”

三只蝴蝶齐声说：“我们三个是好朋友，相亲相爱不分开，要来一块儿来，要走一块儿走。”

三只蝴蝶在大雨里飞来飞去，找不着避雨的地方，真是着急呀！可是他们谁也不愿意离开自己的朋友。

这时候，太阳公公从云缝里看见了，连忙把天空的乌云赶走，吩咐雨别再下了。

天晴了，太阳公公把三只蝴蝶的翅膀晒干了。三只蝴蝶迎着太阳，一块儿在花园里快乐地跳舞游戏。

孕24周 抚摸胎教促进情感交流

孕24周，胎儿踢腿、翻跟头、扭转身体的动作要明显频繁得多，这个时候，是实施抚摸肚皮胎教法的最佳时机。抚摸肚皮胎教法是准妈妈和准爸爸通过轻轻拍抚腹部或聆听腹内的声音，使胎儿感知到父母的存在，增强胎儿肢体的反应能力，达到准妈妈、准爸爸、胎儿三方的互动与情感交流。如果胎儿对抚摸刺激不喜欢，就会出现躁动或用力蹬踏，这个时候就应该停止抚摩。如果胎儿受到抚摸以后，出现平和的蠕动，则表示胎儿感到很舒服、很满意。

在本周，准妈妈可以采用抚摸胎教与音乐胎教相结合的方式，把抚摸胎教与音乐胎教交替进行，根据条件，自由选择抚摸胎教与音乐胎教的时间。

★欣赏《幽默曲》

准妈妈可以在欣赏画作的同时欣赏德弗札克的《幽默曲》。1894年夏天，德弗札克回到波希米亚维索卡庄园度假，写下了八首幽默曲，编成一部曲集。这些甜美、轻松、幽默的小曲，有如民歌一样朴实亲切，广为流传。

《幽默曲》充分反映了作者处于安谧、恬静的田园生活时的愉快心绪。

★《小猫钓鱼》的故事

让我们一起重温一下《小猫钓鱼》的故事吧！准妈妈在讲这个故事的时候，一定也回忆起了自己的童年。

小猫钓鱼

一天早上，猫妈妈带着小猫到小河边钓鱼。

一只蜻蜓飞来了。小猫看了真喜欢，放下渔竿就去捉蜻蜓。蜻蜓飞走了，小猫空着手回到河边。一看，猫妈妈钓了一条大鱼。

一只蝴蝶飞来了。小猫看了真喜欢，放下渔竿，就去捉蝴蝶。蝴蝶飞走了。小猫空着手回到河边。一看，猫妈妈又钓了一条大鱼。

小猫说：“真气人，我怎么一条小鱼也钓不着呢？”

猫妈妈说：“钓鱼要一心一意，不能三心二意。”

于是，小猫开始一心一意地钓鱼。蜻蜓飞来了，蝴蝶也飞来了，小猫就像没看见一样，一步也没走开。

不一会儿，小猫钓到了一条大鱼，高兴地喊了起来：“我钓到大鱼啦！”

★童谣三则

小镜子

小镜子，圆又圆，
看宝宝，露笑脸。
闭上眼，做个梦，
变月亮，挂上天。

小铃铛

丁零零，丁零零，
一会远，一会近。
小宝宝，耳朵灵，
听铃声，找到铃。

穿衣歌

小胳膊，穿袖子，
穿上衣，扣扣子，
小脚丫，穿裤子，
穿上袜子穿鞋子。

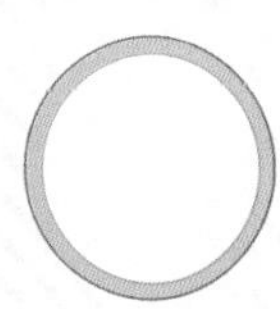

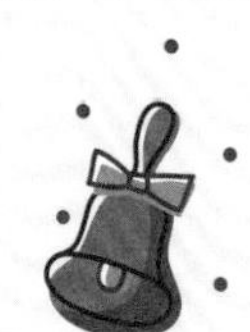

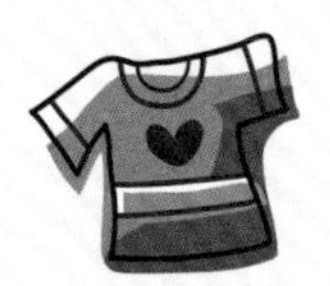

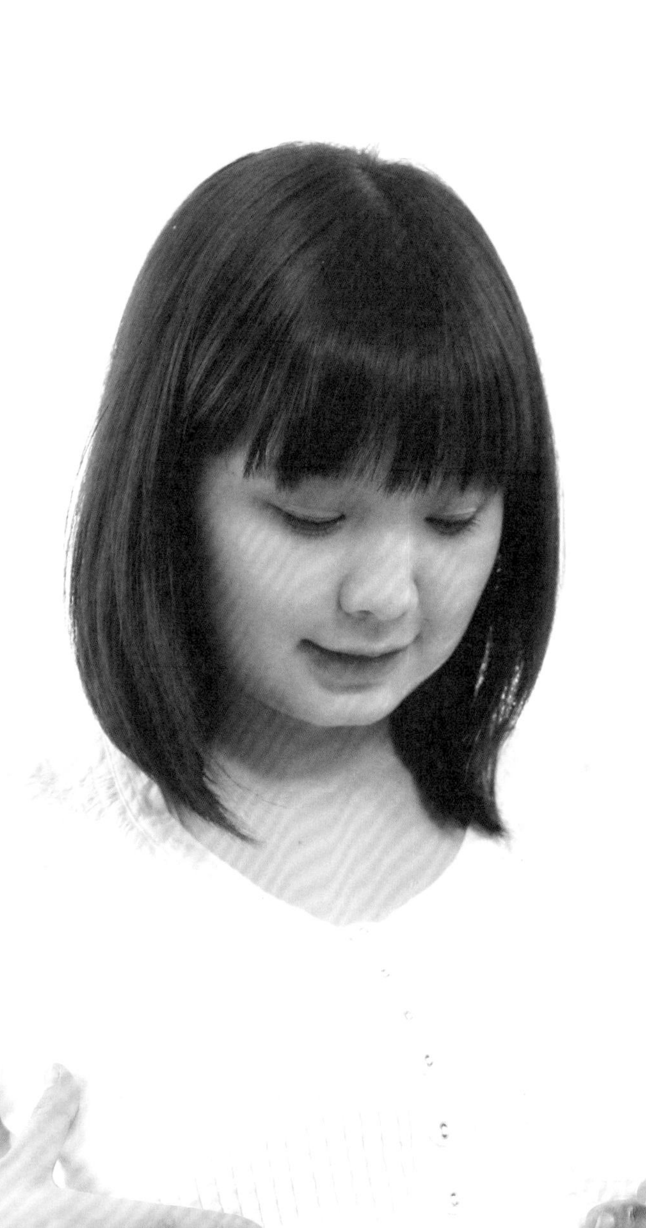

第八章

怀孕第七个月

第一节
进入妊娠关键期

孕7月的胎儿

听觉发育，能够听见妈妈的声音并做出反应。同时脑也发育了，可以控制自己的行动。全身内脏器官基本发育完全，这一时期即使早产也具备了在外界的适应能力。

★孕25周 胎儿能抱脚、握拳了

现在胎儿能抱脚、握拳了。肺中的血管继续发育，鼻孔开始张开。在牙龈的高处，胎儿的恒牙牙蕾正在发育。胎儿口腔和嘴唇区域的神经现在开始越来越敏感，为出生后寻找妈妈的乳头这一基本动作做准备。

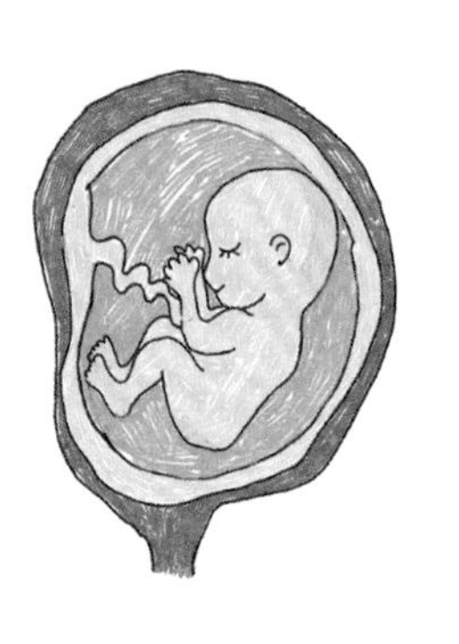

★孕26周 胎儿已经学会呼气了

胎儿的脊柱强壮了，但仍不能支撑正在生长的身体，这时如果把耳朵放在准妈妈的腹部，就能听到胎儿的心跳。胎儿会吸气、呼气。双眼已经完全成形。当听到声音时，他的脉搏会加快。

★孕27周 胎儿越来越胖了

随着皮下脂肪的增多，胎儿越来越胖了。现在吮吸拇指可能是胎儿最喜欢的运动之一。此时，胎儿的眼皮开始睁开，虹膜开始形成。胎儿似乎可以察觉出光的变化，研究显示，如果将手电筒的光照在准妈妈的腹部，胎儿可移向或离开光源的方向。

★孕28周 胎儿的生殖器官继续发育

胎儿正在以最快的速度生长发育。胎儿现在的主要任务将是增加体重。

此时男孩儿的睾丸开始下降进入阴囊。女孩儿的阴唇仍很小，还不能覆盖阴蒂，在怀孕最后几周两侧的阴唇将逐渐靠拢。

孕7月的准妈妈

准妈妈腹部肚脐附近向外突起，子宫底高度为21～24厘米。子宫的成长妨碍下半身血流的通畅，可能导致大腿内侧产生静脉瘤，或是长痔疮，脊背痛和腰痛的人增多。

★孕25周 妊娠纹变得明显

这时准妈妈腹部、臀部和胸部开始出现紫色的条状妊娠纹。眼睛对光线非常敏感，而且非常干燥。

★孕26周 下腹出现疼痛

随着胎儿的成长，子宫会越来越大。由于子宫会压迫肠胃，经常出现消化不良和胃痛。随着子宫肌肉的扩张，下腹部会经常出现像针刺一样的疼痛。

★孕27周 腹部迅速增大

这时由于腹部迅速增大，准妈妈会感到很容易疲劳，同时，脚肿、腿肿、痔疮、静脉曲张等不适也可能困扰着准妈妈。注意休息、不时变换身体姿势、舒缓的伸展运动、热水浴和按摩，都能帮准妈妈缓解不适。

★孕28周 出现轻微水肿

怀孕晚期不仅腹部增大，手臂、腿、脚踝等部位也容易肿胀发麻，容易感到疲劳。夜间出现轻微的水肿是非常正常的怀孕症状，所以不用担心。但是如果早晨醒来脸部严重肿胀，或者水肿一整天都不消退，就有可能是患了妊娠高血压综合征，建议及时到医院做检查。

本月细节备忘

这个月准妈妈应注意动作缓慢些。不要挺着肚子走路，这样会使腰痛加剧，在走路时要尽量挺直腰背。少摄入盐，但并不是要忌盐。准妈妈不要为了补充营养就不停地吃东西。

本月孕期检查

本月要进行一次孕期检查，这个月贫血发生率增加，准妈妈务必做贫血检查，若发现贫血要在分娩前治愈。

贫血检查：进行血红蛋白检查，以便提早发现问题，提早采取措施处理。

妊娠糖尿病检查：妊娠糖尿病对准妈妈和胎宝宝的健康会造成极大影响，在本月内必须进行此项检查。

本月大事记

这时的胎宝宝几乎占满了整个子宫，随着空间越来越小，胎动也在减弱。

预防妊娠纹的发生主要是控制体重增加速度，同时涂抹相关护肤产品并勤加按摩。

妊娠中期，乳头的分泌物较多，因而要在不弄疼乳头的前提下轻轻擦拭，保持乳头清洁、乳孔畅通，以保证乳汁能够正常分泌。

适当进行乳房和乳头按摩。按摩最好在睡觉前或淋浴后进行。要注意，不要过分刺激乳头，如果因过分刺激乳头而引起宫缩，出现腹部胀痛等情况，应立即停止按摩。

有些准妈妈这时会感到眼睛不适，怕光、发干、发涩，这是比较典型的孕期反应，可以使用一些消除眼部疲劳、保持眼睛湿润的保健眼药水，以缓解不适。

白天多喝水，晚上少喝水可以减轻水肿的现象。西瓜、红豆、洋葱、茄子、芹菜等有较好的利尿消肿作用，可以适当吃一些。

这个月可以进行光照胎教。胎教实施中，准妈妈应注意把胎动次数是增加还是减少，是大动还是小动，是肢体动还是躯体动记录下来。通过一段时间的训练和记录，准妈妈可以总结一下胎宝宝对刺激是否建立起特定的反应或规律。

准爸爸必修课

1	准爸爸要保证每天有足够的时间和准妈妈在一起，并保持亲昵的交流
2	准爸爸多为准妈妈按摩，按摩能促进血液循环，增强抵抗力，有效缓解孕中期的不适
3	这个月准爸爸可以与准妈妈商量决定分娩的医院

第二节 孕期饮食方案

本月营养关注

需要重点补充哪些营养

给足钙和磷

胎儿牙齿的钙化速度在孕晚期增快，到出生时全部乳牙就都在牙床内形成了，第一恒牙也已钙化。如果此阶段饮食中钙磷供给不足，就会影响今后宝宝牙齿的生长。所以准妈妈要多吃含钙、磷的食物。富含钙的食物比如牛奶、蛋黄、海带、虾皮、银耳、大豆等。富含磷的食物如动物瘦肉、肝脏、奶类、蛋黄、虾皮、大豆、花生等。

孕晚期铁元素至关重要

胎儿在最后的3个月储铁量最多，足够出生后4个月造血所需。如果此时储铁不足，在婴儿期很容易发生贫血。

准妈妈若在此时因缺铁而贫血，就会头晕、无力、心悸、疲倦等，分娩时会子宫收缩无力、滞产及感染等，并对出血的耐受力差。所以，在孕晚期一定要注重铁元素的摄入量，每天应达到35毫克。铁主要存在于动物肝脏、瘦肉和海鲜类食物中。增加动物性食品摄入量的同时，要多吃含维生素C的水果、蔬菜，可促进铁的吸收。

补充卵磷脂

卵磷脂能保证胎儿脑组织的健康发育，是非常重要的益智营养素。若孕期缺乏卵磷脂，就会影响胎儿大脑的正常发育，准妈妈也会出现心理紧张、头昏、头痛等不适症状。含卵磷脂多的食物有大豆、蛋黄、坚果、谷类、动物肝脏等。

吃什么，怎么吃

饮食要以量少、多样为主

饮食要以量少、丰富、多样为主，一般采取少吃多餐的方式进餐，要适当控制进食的数量，特别是高蛋白、高脂肪食物，如果此时不加限制，过多地吃这类食品，会使胎儿生长过大，给分娩带来一定困难。

饮食的调味宜清淡些

脂肪性食物里含胆固醇量较高，过多的胆固醇在血液里沉积，会使血液的黏稠度急剧升高，血压升高，严重的还会出现高血压脑病，如脑出血等。饮食的调味宜清淡些，少吃过咸的食物，每天饮食中的盐量应控制在7克以下，不宜大量饮水。

体积小、营养价值高的食物

如动物性食品，避免吃体积大、营养价值低的食物，如土豆、地瓜，以减轻胃部的胀满感。特别应摄入足量的钙，准妈妈在吃含钙丰富的食物的同时，应注意维生素的摄入。

孕7月饮食禁忌	
吃肉要适当	准妈妈平时吃肉过多，会违背人体消化系统的功能要求，肉食不易消化吸收，且营养不全面，吃肉过多会导致准妈妈和胎儿体重过大。所以，对于准妈妈来说，植物食品可以多吃，肉食要适当控制
忌吃咸鱼	咸鱼是经由盐腌渍而成，其中含有大量二甲基硝酸盐，进入人体内被转化为致癌性很强的二甲基硝胺，并可通过胎盘作用于胎儿，是一种危害很大的食物。不但准妈妈食用咸鱼不好，正常人过多地食用咸鱼也不是一件好事
暴饮暴食	准妈妈都希望自己拥有健康聪明的宝宝，因而在饮食上总是很注意加强营养。但是这并不意味着吃得越多就越好。过多食物的摄入，只会导致体重的大增，营养过剩，其结果是准妈妈出现血压偏高，胎儿过大。一方面，肥胖的准妈妈患上妊娠高血压综合征、妊娠合并糖尿病等疾病的可能性会更大；另一方面，胎儿的体重越重，难产率就越高。因此，准妈妈应该科学地安排饮食，切不可暴饮暴食
长期摄入高蛋白质饮食	蛋白质供应不足，会导致准妈妈身体衰弱，胎儿生长迟缓。然而，过量的高蛋白饮食容易引起食欲减退、腹胀、头晕、疲倦等不适症状，反而不利于健康。因此，准妈妈应平衡饮食，做到营养均衡
不停地嚼口香糖	在饭后，咀嚼口香糖能起到清洁口腔的作用。但若长时间反复咀嚼，却会使消化液过多分泌。特别是在空腹时，会对胃黏膜造成伤害。因此，准妈妈不宜长时间咀嚼口香糖，每次以不超过15分钟为宜

孕7月不能这么吃

不停地嚼口香糖

在饭后，咀嚼口香糖能起到清洁口腔的作用。但若长时间反复咀嚼，却会使消化液过多分泌。特别是在空腹时，会对胃黏膜造成伤害。因此，准妈妈不宜长时间咀嚼口香糖，每次以不超过15分钟为宜。

吃畸形或死因不明的食物

吃食物不仅要讲究营养，还要注重安全性。否则，极易引起食物中毒，甚至导致流产、死胎等。

鱼类出现畸形，常常与其生活的水域受到污染有关。这种鱼体内所含的污染物非常多。有的鸡、鸭，虽然外表畸形不明显，但宰杀后却能看到其腹腔或胸腔内长着许多白色或淡黄色的小瘤，这样的鸡、鸭也不能食用。

暴饮暴食

准妈妈都希望自己拥有健康聪明的宝宝，因而在饮食上总是很注意加强营养。但是这并不意味着吃得越多就越好。过多食物的摄入，只会导致体重的大增，营养过剩，其结果是准妈妈出现血压偏高，胎儿过大。一方面，肥胖的准妈妈患上妊娠高血压综合征、妊娠合并糖尿病等疾病的可能性会更大；另一方面，胎儿的体重越重，难产率就越高。因此，准妈妈应该科学地安排饮食，切不可暴饮暴食。

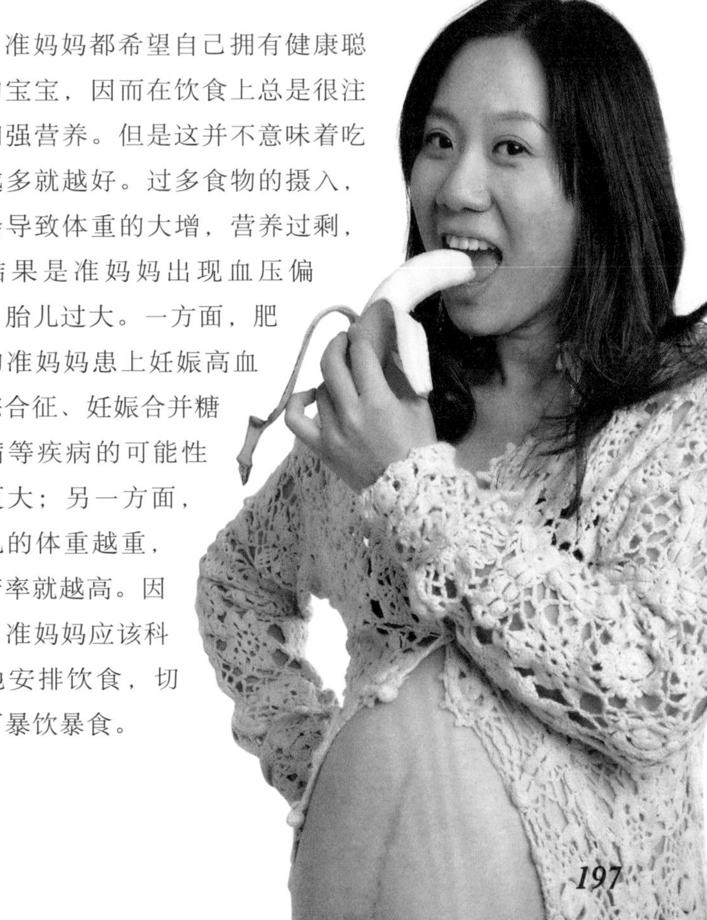

长期摄入高蛋白质饮食

蛋白质供应不足，会导致准妈妈身体衰弱，胎儿生长迟缓。然而，过量的高蛋白饮食容易引起食欲减退、腹胀、头晕、疲倦等不适症状，反而不利于健康。因此，准妈妈应平衡饮食，做到营养均衡。

小贴士

做水肿检查

怀孕达到20～24周的准妈妈如果出现下肢水肿，指压时有明显凹陷，休息后水肿不消退时，建议赶紧测量血压，因为在妊娠中后期不少准妈妈会患妊娠期高血压综合征（简称妊高征），其诊断标准是妊娠20周后血压超过17.33千帕/12千帕（130/90毫米汞柱），或血压较以前升高超过4千帕/2千帕（30/15毫米汞柱）。

小贴士

替换方案

早餐中的紫菜包饭可用素蒸饺代替。

上午的加餐可改为牛奶250毫升，红枣3～5颗。

午餐的鱼头豆腐汤可换为鲫鱼丝瓜汤。芦笋可换为其他时蔬。

下午的加餐中，可把黄瓜汁换成西瓜汁。

晚餐可添加一份小菜汤。

★准妈妈一日的餐单建议

食物属性	食物种类
早餐	紫菜包饭100克，鸡蛋1个，蘑菇汤适量
加餐	酸奶150毫升，苹果1个
中餐	米饭100克，清炒芦笋100克，小米蒸排骨100，鱼头豆腐汤1碗
加餐	黄瓜汁1杯，坚果适量
晚餐	咖喱鸡肉100克，番茄炒蛋100克，米饭适量

★一周饮食搭配示例

	早餐	午餐	晚餐
周一	牛奶、山药粥、蜂糕	米饭、虾皮豆腐、木耳烧菜心	鸡汤挂面汤、水果
周二	豆浆、地瓜、香肠	二米饭、扒油麦菜、芙蓉鸡丝	肉蓉米粥、花卷、素烧油菜
周三	牛奶、面包、水果羹	米饭、炒肚丝、海米冬瓜汤	烙饼、宫保鸡丁、南瓜豆腐汤
周四	牛奶、煎鸡蛋、水果	米饭、鱼香肉丝、菠菜汤	米饭、香菇油菜、鸡汤蘑菇
周五	牛奶、香肠、水果	米饭、番茄炒肉、鱼香肉丝	大米粥、油焖茭白、炸萝卜丸子
周六	牛奶、蛋糕、水果	米饭、扒油菜、酸菜鱼	炒面、炒油麦菜
周日	牛奶、藕片、水果沙拉	米饭、海米白菜、炖鸡肉	二米粥、肉炒蒜苗、素炒冬瓜

孕25周跟踪指导

孕25周营养需求

孕25周，准妈妈已经面临了妊娠高血压综合的危险，所以在饮食方面需要额外小心。

不宜多吃动物性脂肪，减少盐的摄入量，日常饮食以清淡为佳，忌吃咸菜、咸蛋等盐分高的食品。水肿明显者要控制每日盐的摄取量，限制在2～4克之间。同时，要保证充足、均衡的营养，必须充分摄取蛋白质，适宜吃鱼、瘦肉、牛奶、鸡蛋、豆类等。忌用辛辣调料，多吃新鲜蔬菜和水果，适当补充钙元素。另外，要注意增加植物油的摄入。

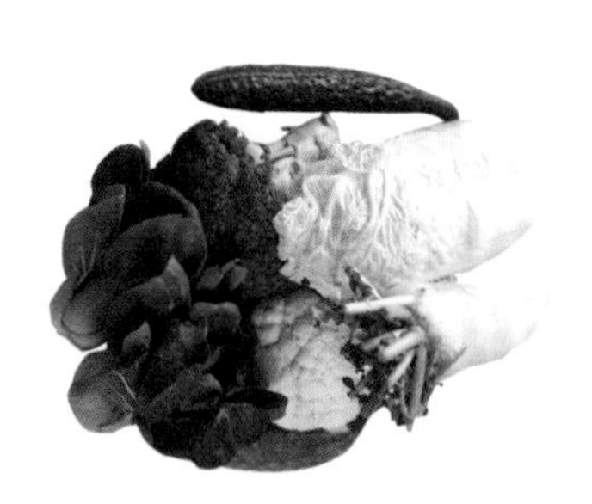

孕25周饮食专家建议

此时，胎儿机体和大脑发育速度加快，对脂质及必需脂肪酸的需要增加，必须及时补充。因此，增加烹调所用植物油即豆油、花生油、菜油等的量，既可保证孕中期所需的脂质供给，又提供了丰富的必需脂肪酸。孕妇还可吃些花生仁、核桃仁、葵花子仁、芝麻等油脂含量较高的食物，并将体重控制在每周增加350克左右，以不超过500克为宜。

孕25周怎么吃

孕25周的膳食应包括以下食品：

1.牛奶：牛奶中含有丰富的必需氨基酸、钙、磷、多种微量元素及维生素A、维生素D和B族维生素。有条件者每日可饮用250～500毫升牛奶。

2.鸡蛋：鸡蛋是提供优质蛋白质的最佳天然食品，也是脂溶性维生素及叶酸，B族维生素的丰富来源，铁含量亦较高。鸡蛋不仅烹调方法简单多样，甜、咸均可，并易于保存。凡条件许可的，应每天吃1～2个鸡蛋。

3.鱼、禽、畜肉及内脏：这些都是蛋白质、无机盐和各种维生素的良好来源，每日的膳食中应供给50～150克。如条件不许可，可用蛋类、大豆及其制品代替。鱼和蛋是最好的互换食品，可根据季节选用。动物肝脏是必需的维生素A、维生素D，叶酸、B族维生素及铁的优良来源，也是供应优质蛋白质的良好来源，每周至少吃1～2次，每次100克左右。

4.大豆及其制品：大豆及其制品是植物性食品中蛋白质、B族维生素及无机盐的丰富来源。豆芽含有丰富的维生素C。农村或缺少肉、奶供应的地区，每天应进食豆类及其制品50～100克。

5.蔬菜、水果、黄绿色蔬菜都含有丰富的维生素、无机盐和纤维素：每天应摄取新鲜蔬菜250～750克，绿色蔬菜应占其中的一半以上。水果中带酸味的，含有较多的维生素C，还含有果胶，每天可摄取150～200克。瓜果类蔬菜中黄瓜、番茄等生吃更为有益。蔬菜、水果中所含的纤维素和果胶对防治便秘也十分有利。

6.海产品：应经常吃些海带、紫菜、海鱼、虾皮、鱼松等海产品，以补充碘。内陆及缺碘地区应食用碘盐。

7.硬果类食品：芝麻、花生、核桃、葵花子等，其蛋白质和无机盐含量与豆类相似，也可经常食用。

孕26周跟踪指导

孕26周营养需求

孕26周，孕妇对血红素铁、核黄素、叶酸、维生素A等营养素的需要量明显增加，为此建议此时期的孕妇至少每周吃一次一定量的动物内脏。准妈妈可以把“糯米红枣”当做加餐，但注意每次吃10个左右，不要过量。在饮食上除了多吃一些含铁丰富的食物外，还应注意多吃一些含维生素C较多的食品，以帮助身体吸收更多的铁质。

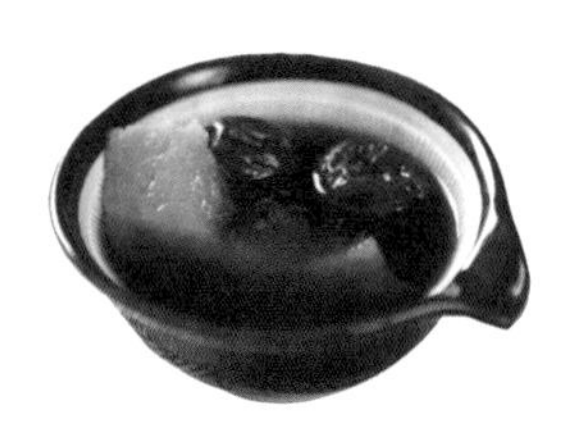

孕26周怎么吃

孕26周，可以说喜忧参半。准妈妈体内激素分泌增加会让很多女人看起来更性感，不过，不断长大的胎儿会压迫你的胃，引起胃部灼热，你也可能会便秘。

怀孕期间，准妈妈的新陈代谢的速度要增加大概20%，也就是说，即便你在休息，你的体温也比以往要高。如果你觉得体温过高，多喝水，以补充排汗丧失的水分。如果这期间你做过血检，你会发现血液中胆固醇含量升高了，这很正常，因为胆固醇是形成很多激素的基础，所以含量会增加。不要吃那些宣称可以降低胆固醇的食品，除非医生建议这么做。

纤维对保证消化系统的健康很重要，也能够减轻便秘。它还有助于维持稳定的血糖水平。食物纤维分为两种可溶纤维和不可溶纤维。可溶纤维能让你更久保持吃饱的感觉，让糖分稳定地进入血液。不可溶纤维让食物更快地通过身体，防止便秘，借助排便清除体内废物。可溶纤维主要包括：苹果、豆类、燕麦、梨和黑面包。不可溶纤维主要包括：水果、绿叶蔬菜、扁豆和全麦麦片。

孕26周饮食专家建议

本周准妈妈需要增加营养，要保证食物的质量，使营养均衡。从各种食物中普遍吸收各种营养元素。对生成胎儿的血、肉、骨骼起着重要作用的蛋白质、钙、铁等成分，这个阶段的需求量比平时大得多。由于维生素与钙的作用，促进骨骼生长的维生素D比平常的需要量多出4倍，热量只需增加5%～10%。

准妈妈要多吃含钙的食物，让孩子在胎内就长上坚固的牙根。注意少吃含白糖多的食物，因为白糖有消耗钙的不良反应，且易引起发胖。可选用红糖，红糖中钙的含量比同量的白糖多2倍，铁质比白糖多1倍，还有人体所需的多种营养物质，并且有益气、补中、化食和健脾暖胃等作用。少吃含盐多的食品，盐分吸收太多，会在后期引起水肿和妊娠高血压综合征。

节制冷饮，多吃粗粮及粗纤维蔬菜，多饮水，多活动。还可以饮些酸牛奶和蜂蜜，起到润肠通便作用。切不可滥用泻药，有可能引起子宫收缩而导致流产、早产。

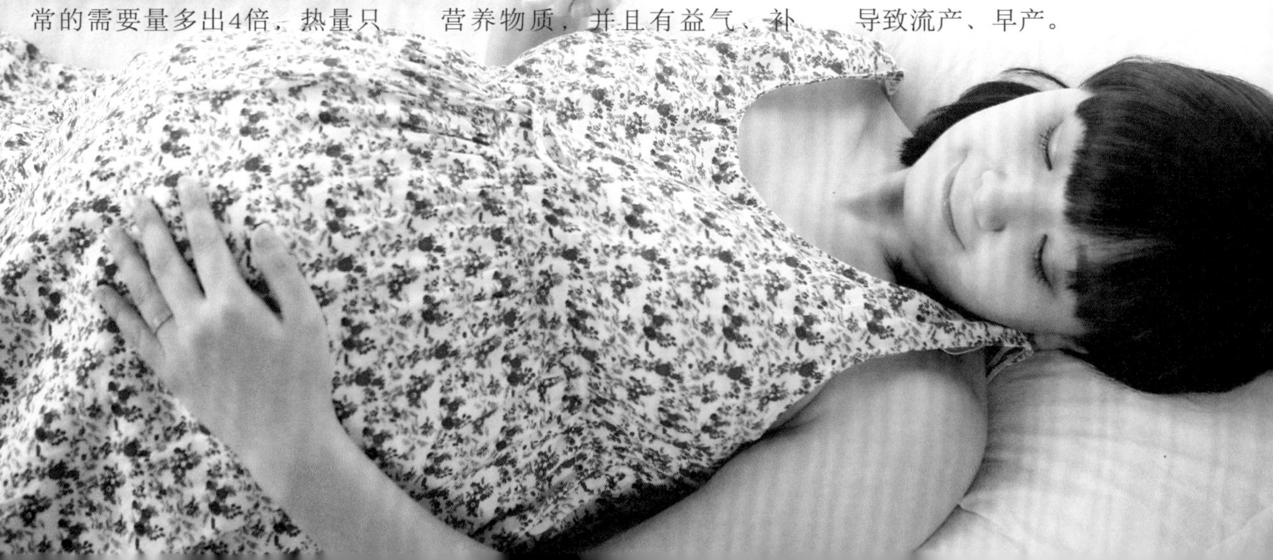

孕27周跟踪指导

孕27周营养需求

从现在开始到分娩，应该增加谷物和豆类的摄入量，因为胎儿需要更多的营养。富含纤维的食品中B族维生素的含量很高，对胎儿大脑的生长发育有重要作用，而且可以预防便秘。比如：全麦面包及其他全麦食品、豆类食品、粗粮等，准妈妈都可以多吃一些。

孕27周怎么吃

在整个怀孕期间，准妈妈如果能有意识地吃某些食物，会对腹中的胎儿发育起到很微妙的作用，科学地调配饮食，均衡营养，会帮助准妈妈生个漂亮聪明的宝宝。

生个皮肤好的宝宝：如果妈妈想要宝宝皮肤白些，就可以多吃一些富含维生素C的食物。因为维生素C对皮肤黑色素的生成有干扰作用，从而可以减少黑色素的沉淀，生下的宝宝皮肤会白嫩细腻。含维生素C丰富的食物有番茄、菜花、冬瓜、洋葱这些日常比较常见的蔬菜，柑橘、苹果、鲜枣这些水果也含有很多的维生素C，其中苹果是最佳的食物。准妈妈还应该经常吃些富含维生素A的食物，因为维生素能保护皮肤上皮细胞，使日后宝宝的皮肤细腻有光泽。

拥有明亮的眼睛：如果想让宝宝拥有一双明亮的大眼睛，准妈妈可以在孕期多吃些富含维生素A的食物，富含维生素A的食物有动物的肝脏、蛋黄、牛奶、胡萝卜、番茄以及绿色蔬菜、水果、干果和植物油等。其中鸡肝中含的维生素A为最多，胡萝卜还可以促进血色素的增加，从而提高血液的浓度。

拥有聪明的大脑：相信所有的父母都希望自己的宝宝聪明伶俐，那么，准妈妈就应该在怀孕期间多吃些含碘丰富的食物，比如海带等海产品，用以补充胎儿对碘的需要，促进胎儿甲状腺的合成，也有利于胎儿大脑的良好发育。

这类食品中尤以海带为最佳，海带含有丰富的蛋白质、脂肪酸和钙、铁等微量元素。食用海带不仅可以补碘，还可以促进人体新陈代谢、提高机体抗感染能力，起到补脑健脑的作用。

另外妊娠后三个月是胎儿脑细胞和脂肪细胞增殖的“敏感期”。在这个时期，准妈妈一定要注意增加蛋白质、磷脂和维生素的摄入，应多吃奶类、蛋类、瘦肉、肝、鱼、豆类、制品和青菜，保证食品的充足供应。

孕27周饮食专家建议

夏季孕妇的饮食原则是清淡而有营养。首先，牛奶和鸡蛋是必不可少的，因为它们含有丰富的蛋白质，一般女性每天约需蛋白质60克，而孕妇则需80克。其次，粗、细粮兼用。再次，夏季蔬菜水果丰富，宜多吃，因为瓜果蔬菜中含有丰富的维生素。另外，为了解暑，也可喝些绿豆汤。夏季补充营养很重要，但也不要营养过头了。切忌口渴才饮水，应每隔两小时喝1次。同时孕妇一定要注意饮食卫生，饮食不洁会引起消化道感染。

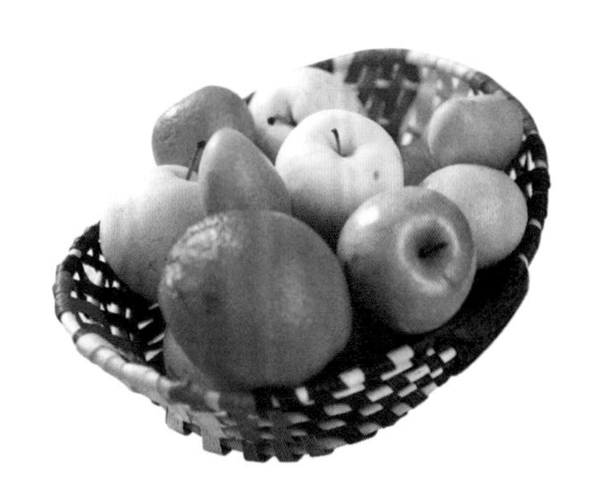

孕28周跟踪指导

孕28周营养需求

本周开始，是胎儿生长最快的阶段，孕妇的膳食要保证质量、品种齐全。在前期阶段，适当增加热量、蛋白质和必需脂肪酸的摄入，适当限制糖类和脂肪的摄入。适当补充维生素A和维生素D，注意体内钙、磷平衡。还要保持食物的酸碱平衡，两类性味不同食物合理搭配，才能满足身体的需要。为了防止下肢水肿，准妈妈可以多吃些鲤鱼、鲫鱼、黑豆等有利水作用的食品，以缓解水肿症状。这一时期胎儿大脑发育进入高峰期，孕妇在此时可多吃些健脑的食品如核桃、芝麻、花生等。

孕28周怎么吃

为预防准妈妈孕期贫血，以下有五大对策可供参考。

1.多吃富含铁食物：从孕前及刚开始怀孕时，就要开始注意多吃瘦肉、家禽、动物肝及血（鸭血、猪血）、蛋类等富铁食物。豆制品含铁量也较多，肠道的吸收率也较高，要注意摄取。主食多吃面食，面食较大米含铁多，肠道吸收也比大米好。

2.多吃有助于铁吸收的食物：水果和蔬菜不仅能够补铁，所含的维生素C还可以促进铁在肠道的吸收。因此，在吃富铁食物的同时，最好一同多吃一些水果和蔬菜，也有很好的补铁作用。

3.做菜多用铁炊具烹调：做菜时尽量使用铁锅、铁铲，这些传统的炊具在烹制食物时会产生一些小碎铁屑溶解于食物中，形成可溶性铁盐，容易让肠道吸收铁。

4.多吃富含叶酸食物：饮食上注意进食富叶酸食物，如肝脏、肾脏、绿叶蔬菜及鱼、蛋、谷、豆制品、坚果等。并且，在做菜时注意不要温度过高，也不宜烹调时间太久。

5.按时去做产前体检：至少要在妊娠的中期和后期检查两次血色素，多次反复化验血能够及早发现贫血，采取相应措施纠正贫血。

孕28周饮食专家建议

准妈妈在妊娠期间出现抑郁不乐，或烦躁易怒等症状者，称“子烦”，又称“妊娠心烦”。常伴血压升高，有时伴轻度水肿。本病相当于西医妊娠高血压综合征的单纯高血压。主要发病机制是火热乘心，临床分为阴虚肝旺、痰火内蕴、肝经郁火三类。

常用食疗方如下：

1.菊花茶：每次取菊花3克，代茶饮用，每日两次。有胃病属虚寒者忌用。

2.枸杞子茶：每次取3克枸杞子，代茶饮用。每日两次。有胃病者可每日服1次。

3.芹菜汁：芹菜榨汁饮用，每日两次，每次50毫升。用于高血压心烦者。

4.海带冬瓜汤：海带30克，冬瓜100克，薏苡仁10克，同煮，熟后加白糖少许调味。

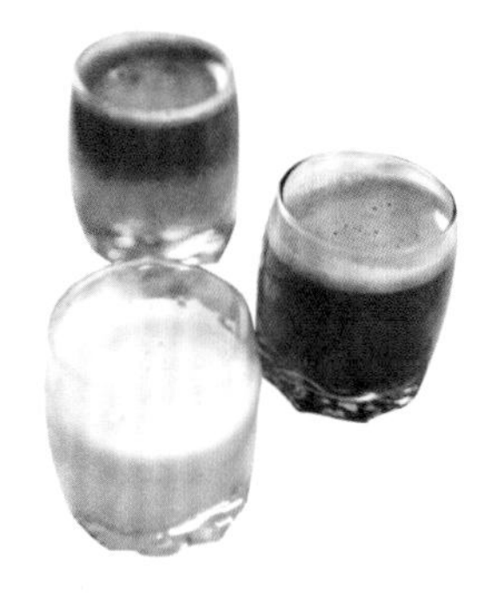

孕7月食谱举例

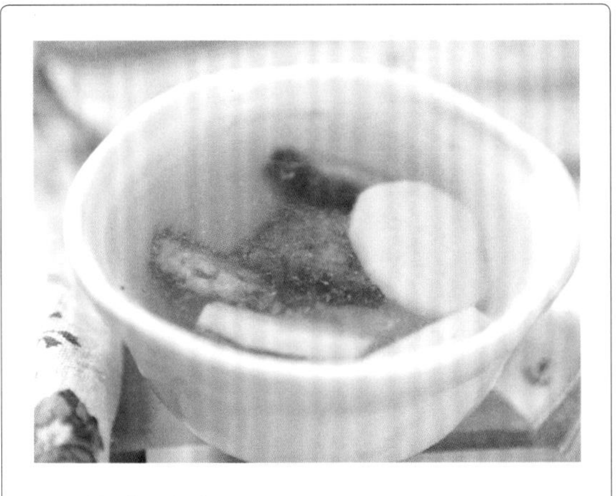

山药鱼肉汤

材料　山药1段，石斑鱼肉240克。

做法　1.山药削皮，切成丁以备用。

2.药材放入高汤内，用大火煮开后，转中小火煮15分钟至山药熟软。

3.放入石斑鱼片续煮3分钟即可食用。

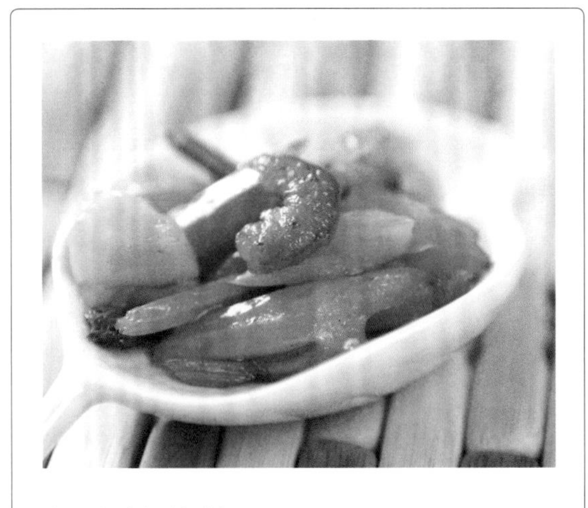

虾米炒芹菜

材料　芹菜200克，虾米10克，植物油15克，酱油10克，鸡精3克，盐适量。

做法　1.将虾米用温水浸泡；芹菜去老叶（保留大部分叶子）后洗净，切成短段，用开水烫过。

2.锅置火上，放油烧热，下芹菜快炒，并放入虾米、酱油，用旺火快炒几下，出锅前撒些鸡精和盐（因为虾米已有咸味，盐需少放）即可。

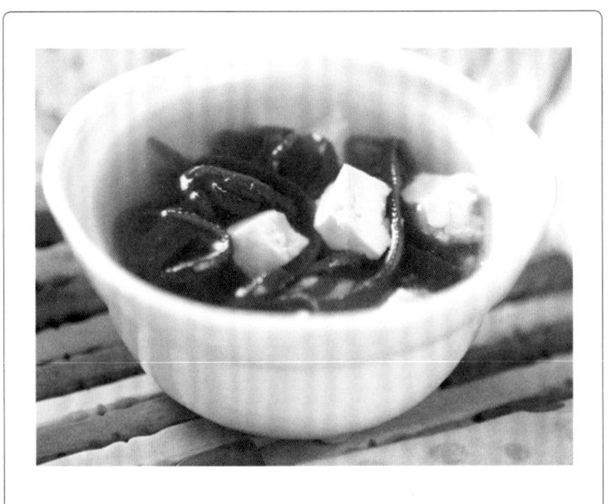

海带豆腐汤

材料　豆腐1块，海带4片，葱1根，柴鱼2大匙，姜末2小匙，高汤3杯，柴鱼酱油1大匙，萝卜泥少许。

做法　1.海带洗净，豆腐切小块，汆烫，捞出放凉。

2.将海带平铺在砂锅上，加入豆腐，再倒入高汤、葱、姜及柴鱼煮15分钟，食用时蘸萝卜泥及柴鱼酱油即可。

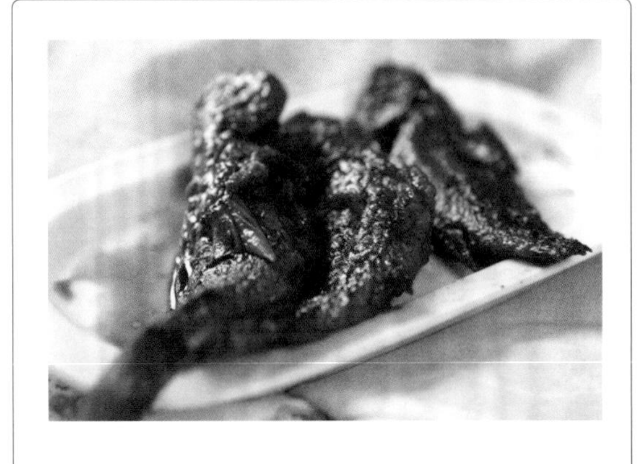

糖醋黄鱼

材料　新鲜黄鱼1条，青豆30克，胡萝卜1根，鲜笋20克，水淀粉，酱油、白糖、醋、料酒、葱各适量。

做法　1.将胡萝卜、鲜笋洗净，切成小丁，与青豆一起放入沸水中烫，葱切末，黄鱼去鳞、内脏及鳃，用清水洗净，改花刀腌制。

2.将鱼放入油锅中，炸至金黄色时捞出，加入调料，用水淀粉勾芡，把汁浇在鱼身上即成。

第三节 孕期生活指导

本月保健要点

★远离高血压

在怀孕20周以后，如果有血压升高、水肿，准妈妈就应该注意了。血压高的准妈妈，血液流通不畅，会出现头晕、眼花、胸闷及恶心呕吐的症状，而且母体不能顺利向胎盘供给营养，从而导致胎盘功能低下，造成胎儿所需的营养和氧气的不足、发育不全，甚至会出现死胎。

定期检查

定时做产前检查是及早发现妊娠高血压综合征的最好方法。每一次检查，医生都会量体重、测量血压并验尿，还会检查腿部水肿情况。这些都是判别妊娠高血压综合征的重要指标，如有异常，医生会及早诊治，使病情得到控制。

避免过劳

避免过度劳累，保障休息时间，每天的睡眠时间应保证8小时左右，这样可以避免出现低蛋白血症和严重贫血，降低妊娠高血压综合征的发生概率。

保证营养

大量摄取优质蛋白质、钙和植物性脂肪，蛋白质不足时会弱化血管，加重病情。同时，应注意摄取有利于蛋白质吸收的维生素和无机盐。

减少盐分

盐分摄入过多会导致血压升高，影响心脏功能，引发蛋白尿和水肿。因此要严格限制食盐的摄取，每天不要超过7克。

及时就医

如果出现妊娠高血压综合征症状，需用药物治疗。若胎盘功能不全日益严重并接近围产期，医生可能会决定用引产或剖宫产提前结束怀孕。

★孕中期不需担心的症状有哪些

感到眩晕

怀孕初期，由于血液量的增加，孕妇很容易出现晕眩症状。随着子宫的增大，阻碍大静脉内的血液流动，可能降低心脏的活动。怀孕后期，孕妇会经常出现晕眩症状。另外，孕妇缺铁时还会导致贫血，这也会导致眩晕。

暂时性地出现晕眩症状时，可以打开室内门窗让自己呼吸新鲜空气，然后躺在床上安静休息。当因为缺铁儿出现贫血时，则应根据医生的处方服用补铁口服液，同时多食用富含铁质的食品。

手指、手腕发麻酸痛

进入怀孕中期，手指或手腕会肿胀并且伴随发麻酸痛。尤其是早晨起床后到整个上午这段时间症状更为严重。有时手会突然抽筋，连手指都伸不直。这是由于怀孕引起的全身水肿顺着手腕到达运动神经，使手腕和手指发生轻度麻痹。这些只是暂时性的现象，分娩后都会随着水肿的消失而自然消除。为了缓解疼痛，尽量减少盐分和水分的摄入量，经常活动手腕、手指或按摩这些部位。

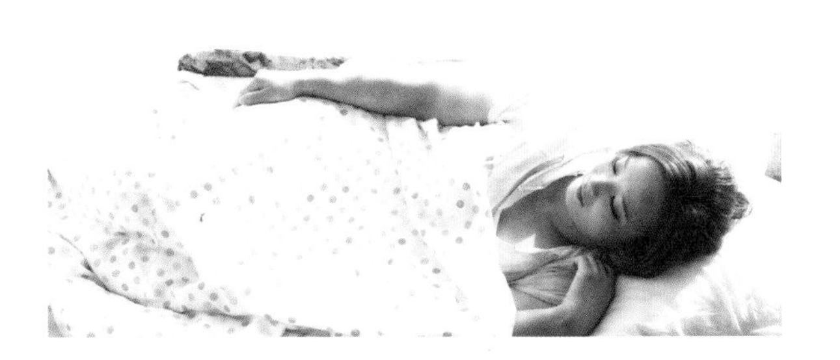

腹部瘙痒

增大的子宫牵拉腹部的皮肤导致的皮肤肌纤维断裂，从而形成的腹部瘙痒，这种是正常生理现象，不用担心，另外，孕妇新陈代谢旺盛，出汗多，也容易导致皮肤瘙痒。但是，若孕妇的瘙痒源于胆汁淤积则需要警惕，要及时查肝功、胆酸，看是否有异常。

出现静脉曲张

怀孕中，孕妇膝盖后侧、大腿内侧、脚踝、外阴部、阴道壁、肛门等地方容易出现静脉曲张。随着子宫进一步增大，它会压迫大静脉导致血液循环不顺，而停滞的血液会扩大静脉并形成静脉曲张。分娩后，静脉曲张会消失，所以不用担心。

预防妊娠糖尿病

在孕7月妊娠糖尿病达到高峰，不仅影响母体健康，对胎儿的生长发育也构成严重危害。

平时正常的血糖值突然变高，但准妈妈却没有任何不适感觉，这就是妊娠糖尿病。糖尿病是在身体自身不能有效分解和分泌胰岛素的情况下产生的。通常情况下，人体会把所吃的食物分解成葡萄糖，并制造胰岛素，用来提取血液里的葡萄糖，然后转运到体内的细胞满足胎宝宝的需求。尤其是在妊娠中期，必须分泌足够的胰岛素以满足体内胎宝宝生长的需要，如果胰岛素分泌不足，加上准妈妈在怀孕期间进食增多、运动减少、体重增加，所以大部分准妈妈极容易患上妊娠糖尿病。

妊娠糖尿病如果置之不理，准妈妈极容易发生感染、流产、早产、死产、羊水过多，而且由于母体血糖水平过高，胎宝宝长期处于高血糖环境中，体重过多增加，造成胎儿巨大，使其在子宫内的位置不正常，分娩也会比较困难。在婴儿出生后也可能患有低血糖及黄疸病（皮肤和眼睛发黄），患上新生儿呼吸窘迫综合征的风险也较高。所以，准妈妈最好在孕18周和孕32周到医院检查，并且要特别注意咨询妇产科和糖尿病专科医生。

★多摄取纤维质

多摄取高纤维食物，多吃蔬菜、水果，不要喝果汁等，可延缓血糖的升高，帮助血糖的控制，也比较有饱足感。但千万不可无限量地吃水果。

★严格控制热量

妊娠初期不需要特别增加热量，中、后期必须依照孕前所需的热量，再增加300千焦/天，但不要过量饮食。

★减少油脂摄入

烹调用油以植物油为主，减少油炸、油煎、油酥食物，以及动物皮、肥肉等。

★少量多餐

一次进食大量食物会造成血糖快速上升，且母体空腹太久时，容易产生酮体，导致血糖失衡。所以要少量多餐，将每天应摄取的食物分成5～6餐，特别要避免晚餐与隔天早餐的时间相距过长，睡前要补充点心。

★正确选择糖类

应尽量避免加有蔗糖、砂糖、果糖、葡萄糖、冰糖、蜂蜜、麦芽糖的含糖饮料及甜食，可避免餐后快速的血糖增加。尽量选择纤维含量较高的未精制主食，可更有利于血糖的控制。

★注重蛋白质摄取

如果在孕前已摄取足够营养，妊娠初期不需增加蛋白质摄取量，妊娠中期、后期每天需增加蛋白质的量各为6克、12克，多吃鸡蛋、牛奶、深红色肉类、鱼类及豆浆、豆腐等黄豆制品。最好每天喝至少两杯牛奶，以获得足够钙质，但千万不可以把牛奶当水喝，以免血糖过高。

Q 看书上说孕妇容易患糖尿病是怎么回事？怎么样避免？

A 孕期糖尿病多发于孕中晚期，多见于肥胖及高龄产妇，是怀孕期间孕妇体内不能产生足够水平的胰岛素而使血糖升高的现象。生活要有规律，忌暴饮暴食，吃饭时要细嚼慢咽，多吃蔬菜。另外，要多加锻炼身体，养成良好的睡眠规律。

警惕下肢静脉曲张

★怀孕时体内激素改变

妊娠期卵巢所分泌的雌激素增加，而雌激素对血管壁内的平滑肌有舒缓作用，使静脉壁更加松弛而容易发生下肢静脉曲张。

★胎儿和增大的子宫压迫血管

因妊娠后子宫增大，压迫盆腔血管，尤其是压迫髂外静脉，从而使得血液由静脉向心脏的回流过程受到阻碍，因此，往往出现下肢静脉曲张的现象。

★家族遗传或孕期体重过重

有家族遗传倾向，血管先天静脉瓣膜薄弱而闭锁不全，或是孕期体重过重等的准妈妈，都是下肢静脉曲张的高危险群。准妈妈最关心的莫过于下肢静脉曲张是否会对胎儿或母体造成影响。

对妊娠期静脉曲张最好的办法就是预防为主。如果准妈妈并发下肢静脉曲张，应减轻工作，避免长时间站立，睡眠时抬高双腿，也可以穿弹力袜或使用弹力绷带。还可按摩小腿，常用手法有：挤压小腿，准妈妈在靠背椅上，腿伸直放在矮凳上，准爸爸拇指与四指分开放在准妈妈小腿后面，由足跟向大腿方向按摩挤压小腿，将血液向心脏方向推进。搓揉小腿，准妈妈坐姿如上，准爸爸将两手分别放在准妈妈小腿两侧，由踝向膝关节搓揉小腿肌肉，帮助静脉血回流。

30%～50%的孕期静脉曲张在分娩后不会自行缓解，且下次怀孕时又会再度复发，甚至导致中年时期的严重静脉曲张症，因此平时的保健相当重要。

Q 孕妇在怀孕期间为什么会引起下肢静脉曲张？

A 怀孕时子宫增大会压迫下腔静脉，影响腿部静脉血液回流，这是下肢静脉曲张的主要原因；另外一个原因是，怀孕时心脏的负担加重，静脉的血液回流障碍，造成下肢静脉曲张。

妊娠水肿怎么办

水肿是孕期的常见现象，而体重增加也是产前检查时医生和准妈妈关心的问题。总之，只要不是突然肿得很厉害或体重增加得特别多、特别快，准妈妈大都可以安心地度过孕期。

约有75％的准妈妈，在怀孕期间或多或少会有水肿情形发生，且在怀孕七八个月后，症状会更加明显。水肿是由于子宫越来越大，压迫到下腔静脉，因而造成血液循环回流不畅。这是属于正常的现象，那么，还有哪些水肿是不正常的呢？

★生理性水肿

所谓生理性水肿，主要是由于子宫压迫造成的。增大的子宫会压迫从心脏经骨盆到双腿的血管，血液和淋巴液循环不畅，代谢不良，导致腿部组织体液淤积，一般多发生在脚踝或膝盖以下处，这是大多数准妈妈都会遇到的烦恼事。肿胀的手脚，做事和走路都觉得不方便。通常准妈妈在早晨起床时并不会有明显症状，但在经过白天久站和夜间活动量减少后，大约在晚上睡觉前，水肿症状就会比较明显，但生理性水肿大致是不会对胎儿造成不良影响的，这种水肿产后会自愈，所以准妈妈不用担心。

Q **怀孕26周就开始感觉四肢水肿，请问吃什么可以改善？**

A 准妈妈平时应该注意盐的摄入量，每日不能超过6克。另外，应多吃些利尿的食品。平时多注意休息，坐着时尽量找个东西把腿垫高。

★过胖的“肿”

孕中期准妈妈胃口大开，营养全面，没有切实地控制体重，到了孕后期，体重一下增加了不少，这样的准妈妈要注意饮食，不能让体重增加过多。

★病态性水肿

病态性水肿则由疾病造成，例如妊娠高血压综合征、肾脏病、心脏病或其他肝脏方面的疾病，这些疾病不仅会对准妈妈的身体造成不同程度的影响，对胎儿的健康也会有危害。且病态性水肿的症状，不仅呈现在腿部，双手、脸部、腹部等都有可能发生。

如果用手轻按肌肤，肌肤多会呈现下陷、没有弹性、肤色暗蓝等现象。水肿让很多准妈妈感到不适，但是有一些小方法对减轻水肿程度是非常有效的。

调整姿势

准妈妈晚上睡觉可多采用侧卧的姿势，这能更大限度地减少早晨的水肿。白天可以经常把双脚抬高、双腿放平，让腿部的血液循环通畅。

适当按摩

有两个简单的按摩方法。一个是屈膝坐在地上或坐在椅子上，用两只手捏住左脚，大拇指触到脚背，将两个大拇指并齐沿两根脚趾骨的骨缝向下按摩。按摩2～3分钟后换另一只脚。另一个是盘腿坐在地上或坐在椅子上，抬起左脚，将右手的四根手指（除大拇指外）从左脚的脚底方向全部插进脚趾缝里，刺激脚趾缝。做一分钟左右，换另一只脚。这两个方法对准妈妈消肿都很有效。

饮食缓解

准妈妈多吃一些有利尿消肿作用的食物，如西瓜、红豆、洋葱、薄荷、大蒜、茄子、芹菜等。喝温水（37℃左右）也可以减轻水肿的症状。

准妈妈远离便秘的苦恼

★保持正常的饮食习惯

准妈妈一定要加强对早餐的重视，避免空腹喝牛奶，在食物方面应选择纤维素比较多的糙米、麦芽、全麦面包等，或者食用新鲜的水果蔬菜。忌食辛辣或者碳酸饮料等。

★多喝水

准妈妈应保持补充适量的水，当人体中水分不足时，就会使便秘加重。如果身体中水分不足，粪便就无法形成。所以补充适量的水是减轻便秘的重要方法之一。

★养成定时排便的习惯

当大脑受到信号产生排便意向时，应及时去解决，因为粪便长时间存于身体，容易造成排便不畅或者食欲减退，因此准妈妈应每天喝些白开水或者新鲜的脱脂牛奶来刺激大肠的蠕动。

★保持充足的睡眠和适量的运动

孕中期的准妈妈在睡眠方面应注意睡眠的质量和睡眠的姿势，因为睡眠是减少疲劳最有效的方法。更为关键的是，疲劳减轻之后，准妈妈的精神会比较充沛，同时便秘的情况也会得到一定程度的缓解。

Q 我现在怀孕后，晚上一直都是胃胀，怎样才能减轻这种症状呢？

A 其实很正常，而且这种感觉会一直持续到胎宝宝出生，缓解的办法就是注意蛋白质的吸收，应多吃香蕉、肉类、豆腐等食物。

准妈妈妊娠记录

虽然对“妈妈”这个词还感到有些陌生，
闲着的时候，
我还是不敢相信我要成为妈妈了……

胎动越来越明显了：

给胎宝宝听的音乐：

现在我想吃的东西：

去哪里旅遊呢：

我看了哪些书：

第四节
孕期胎教方案

本月胎教课堂

★对胎儿进行光照训练

光照胎教可促进胎儿视觉功能发育，对日后视觉敏锐、协调、专注和阅读都会产生良好的影响。

准妈妈可以在每天早晨起床前，用手电筒的微光一闪一灭地照射腹部，告诉他："宝宝，从小就要养成早起的好习惯哦!"在晚上准备睡觉时，同样以用手电筒的微光一闪一灭地照射腹部，告诉胎儿："宝宝晚上需要休息的时间到了!"长此以往，宝宝就会和妈妈一样，养成白天活动，晚上休息的作息规律了，还可以促进胎儿视觉功能及大脑的健康发育。

★和准爸爸一起做抚摸胎教

孕7月后，准妈妈在腹部能明显地触摸到胎儿的头、背和肢体时，就可以增加推动散步式的抚摸胎教。

准妈妈平躺在床上，全身放松，轻轻地来回抚摸、按压、拍打腹部，同时也可用手轻轻地推动胎儿，让胎儿在宫内"散散步、做做操"。此种练习应在医生的指导下进行，以避免因用力不当或过度而造成腹部疼痛、子宫收缩，甚至引发早产。每次5～10分钟，动作要轻柔、自然，用力均匀适当，切忌粗暴。

如果胎儿用力来回扭动身体，准妈妈应立即停止推动，可用手轻轻抚摸腹部，胎儿就会慢慢地平静下来。

★适时进行联想胎教

准妈妈与胎儿具有心理与生理上的相通，准妈妈的想象是通过妈妈的意念构成胎教的重要因素，转化、渗透在胎儿的身心感受之中。

准妈妈在怀孕期间要经常设想宝宝的形象，那么，出生后的宝宝一定会与准妈妈所想象的有某些相似之处。

★做做运动心情好

运动能充分地摄取氧气，胎儿的脑即会因为充足的氧气而变得更加活泼。在这个月，胎儿状态较为安定，准妈妈可进行简单的运动，使未来的分娩过程更为顺利。适度的运动对胎儿非常重要，可以说，除了继续音乐胎教外，这个月妈妈多运动可以避免肥胖，以帮助将来能顺利分娩。适量的运动应作为这个月的部分胎教内容。

孕25周 刺激胎儿的听觉器官

刺激胎儿的听觉器官，确实能促进胎儿大脑发育。准妈妈在这一时期可以采用"朗诵抒情法"来进行音乐胎教。在音乐伴奏与歌曲伴唱的同时，朗读诗或词以抒发感情，是一种很好的胎教音乐形式。现代的胎教音乐也正是朝着这个方向发展，在一套胎教音乐当中，器乐、歌曲与朗读三者前后呼应，优美流畅，娓娓动听，达到有条不紊的和谐统一，具有很好的抒发感情作用，能给准妈妈与胎儿带来美的享受。

★准妈妈讲《雪孩子》

准妈妈一定还记得小时候的那个温情的动画片《雪孩子》吧。《雪孩子》是嵇鸿先生的作品，《雪孩子》被选入了《世界金奖童话库》《中国经典童话》，摄制成电影后获得了文化部1980年大奖。这里推荐准妈妈给胎儿讲第一部分。

这场雪下得真大。雪花把树枝盖得满满的，压得弯弯的；地面上粉白粉白，积雪已经有十几厘米厚了；小木屋顶上，像铺了一条厚厚的白绒被。不过，到晌午时候，雪就渐渐地停了。

小木屋里住着兔妈妈一家。这一家也不过两口人：除了兔妈妈以外，就是她的孩子——小白兔了。现在，兔妈妈趁着雪停，打算上外面去找些吃的回来。

“妈妈，我也去，我也去！”“不，你不能去。”兔妈妈哄着小白兔说，“外面冷，冷得尾巴都会冻掉哩！孩子，家里多暖和！”说着，她蹲下来往火塘里添了几根柴。“不，我要去，我要去！”小白兔扯住妈妈的衣角不放，并且哭起鼻子来了，“妈妈，你走了，我独个儿在家多寂寞呀！”

妈妈拉开屋门，凝望着外面一片白茫茫的积雪，忽然高兴地说：“小宝贝，妈妈给你堆个雪人，你有了伴儿就不寂寞啦！”

“好，堆雪人！”小白兔揩着眼泪笑起来，跳着、蹦着。

于是，兔妈妈放下篮子，挽着小白兔走到外面，七手八脚地堆起雪人来。小白兔当小助手，捧着雪传递给妈妈。

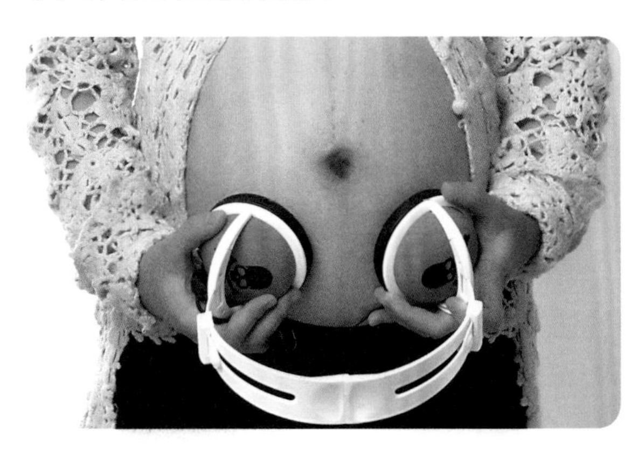

不久，一个胖鼓鼓的、漂亮的雪孩子就站在他们的面前了。他的头顶上还长着几根褐色的头发，那是冬天仅有的野草。

兔妈妈退后一步，对着雪孩子左看看，右看看，笑着说：“多可爱的雪孩子，可惜没有眼珠儿，要不，他就活啦！”

小白兔摸摸胸前的口袋，忽然说：“有，有眼珠儿啦！”说着，掏出那两颗龙眼核，攀住雪孩子的肩膀，小心地把它们安进他的眼眶。

雪孩子的眼珠儿刚刚安上，就转动起来了，他的鼻子和嘴唇也动起来。这时，一只翠鸟飞来，站在他的头顶上喘着气。雪孩子摇了摇头，举起了右手，想去抓住头上的东西——他怎么能知道那是一个受不住寒冷、没法飞回家去的可怜朋友呢？——翠鸟只得吃力地飞走了。

这一切，小白兔和兔妈妈都没注意，因为他们正低着头在扒开周围的积雪，好让雪孩子站在一块干干净净的空地上。小白兔顺手拾起一根小竹竿，想把它插在雪孩子的手里。雪孩子的右手抓了抓头，刚想放下，小白兔就已经来到他的面前。

“妈妈，快来！”小白兔奇怪地嚷着，“雪孩子的右手怎么举起来啦！刚才不是垂着的吗？”趁小白兔回过头去说话的时候，雪孩子赶忙把右手放下。

兔妈妈走近一步，抬着头，对雪孩子仔细详端了一会儿，对小白兔说：“小宝贝，刚才你说什么来着？雪孩子的右手不是好好地垂着吗？”她笑着继续说，“不过，我说得并不过分，他真像活了一样！”雪孩子眨眨眼，调皮地笑了笑。

小白兔似乎在雪孩子的脸上又发现了什么怪事，他凝视着。他并没有看到雪孩子的眨眼和笑，却发现了雪孩子的脸上缺少了一件重要的东西——一个鼻子，于是拔腿就往屋里奔去。

一会儿，他取来了半个红红的胡萝卜，往雪孩子的脸上一安，变成了一个往上翘的红鼻子。雪孩子早就看到，安在他脸上的是半个胡萝卜，短短的。这个鼻子一点儿也不神气。趁小白兔背转身去的时候，他把鼻子拔下，呼的一声扔出去，恰好扔在小白兔的面前。

“咦！鼻子怎么掉了？”小白兔拾起萝卜，回转身躯又安在雪孩子的脸上。雪孩子瞪了瞪眼，又把鼻子拔下来扔了。

小白兔再一次拾起萝卜，想了想，对雪孩子说：“噢，我懂了，雪孩子，你嫌鼻子太短，是吗？不要紧，妈妈会给你找个最好 的鼻子回来的；现在，你暂且用一用这个鼻子吧！”一面说，一面把萝卜又按上了雪孩子的脸。雪孩子不再扔鼻子了，并且还满意地点了点头，虽然小白兔并没有看到。

兔妈妈早就上屋里去了。这时候她正挎着篮子出门，对小白兔叫道：“孩子，回屋里烤烤火，别着了凉！”“噢！”小白兔大声说，“妈妈，给雪孩子找个最漂亮的鼻子回来！”“知道了，快回屋去吧！”兔妈妈答应着，渐渐地走远了。

小白兔回到屋里，推上门，向火塘里添了一大把柴，这才坐了下来。火苗热烈地跳跃着，火光给小白兔添上了一层玫瑰色。他浑身暖呼呼的，打起哈欠来。

★名画欣赏《天上的爱与人间的爱》

《天上的爱与人间的爱》是意大利画家提香的作品，描绘的是美狄亚与维纳斯的相会，有一种说法是裸体的维纳斯劝她身旁的美狄亚去协助伊阿宋盗取金羊毛。此画风格粗犷豪放，笔力雄健，但人物本身所具有的闲雅微妙的精神状态与纯洁高尚的品质，又使作品具有牧歌式的情调，宁静优美。

此画是提香描绘女性美的早期作品，这一阶段是他陶醉于乔尔乔奈的风格时期，在很大程度上是强调人的壮美与和谐。提香笔下的裸体美，具有生活与感情的因素，加之其独特的构图和雄浑辉煌的色彩，让此画有不朽的艺术魅力。

天上的爱，一个裸体女人，拿着一盏油灯，赤裸裸地亮着；世俗的爱，穿衣的女人，一点点的虚荣，一点点的富贵，天上的世间的女子，有不同的风韵；一个爱的小天使，淘气地在池子里戏水。天上的世间的爱都一样地成长，这就是提香色。

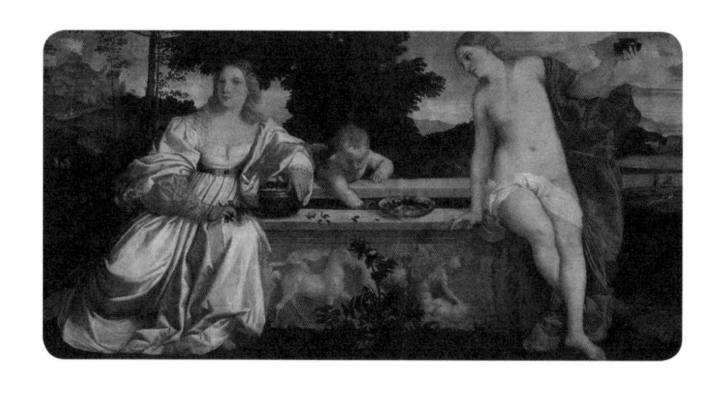

★胎教名曲《土耳其进行曲》

《土耳其进行曲》，为奥地利音乐家莫扎特的A大调第十一号钢琴奏鸣曲的第三乐章，又称为《土耳其风回旋曲》。这首乐曲曾被改编为香港动画片《麦兜故事》的插曲及香港无线电视情景喜剧《同事三分亲》的片头曲。

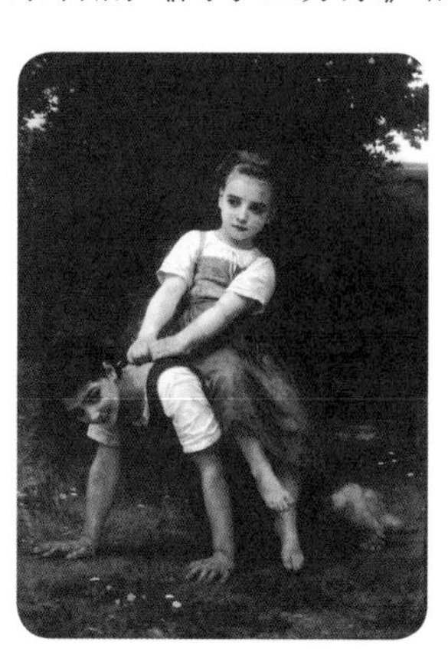

《土耳其进行曲》是一首驰名世界的变奏曲。实际上，乐曲的主题本身并非具有纯正的土耳其风格，只是反映了当时流行的一种“东方风格”，而在现代人看来，乐曲几乎没有什么东方味道。但是由于它具有十分通俗而流畅的旋律，故与莫扎特的同名作品齐名，成为不朽的古典小品。

孕26周 光照训练胎儿昼夜节律

孕26周，胎儿的听觉神经系统已发育完全，所以，准妈妈在本阶段最适合采用歌唱胎教法。唱歌胎教法是由准妈妈或准爸爸给胎儿唱歌，这会收到更为满意的胎教效果。令胎儿从中得到感情上和感觉上的双重满足。此法还可使胎儿熟悉父母的歌声，增进彼此间感情的交流。在音乐的气氛中，父母和胎儿之间会更和谐、融洽。

★心灵钢琴《月光边境》

《月光边境》是一张新世纪音乐类型的钢琴专辑，是由中国新世纪音乐作曲家林海创作及演奏。《月光边境》中的钢琴曲能够让准妈妈放松情绪，给人以流畅舒服的感觉，让人忍不住一听再听。

这是一张能让人完全释放情绪的心灵专辑。清新的钢琴曲，描绘出了一个纯洁的空间，让你卸下面具，尽情地感动。准妈妈仔细聆听，可以体会到清新的、玲珑的、如珠落玉盘的感觉。

★听《简单的礼物》

《简单的礼物》是一首欢快轻灵的曲子，曾经被选做美国VOA广播电台（美国之音）的节目背景音乐。

“这是一份简单的礼物，这是一份随手可得的礼物，这是一份留传在我们宿命当中的礼物。当我们找到自己该去的地方时，她就会出现在充满爱和欢乐的山谷里，当我们找到真正的简单时，我们转身就能找到幸福。”

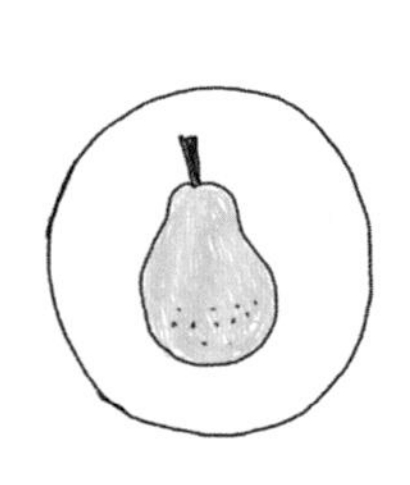
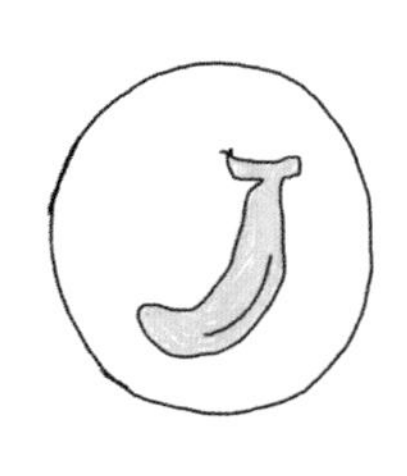

★读《小熊买糖果》

伴随着欢乐的旋律，准妈妈和胎儿一起放松一下吧！借由这段轻松的背景音乐，给胎儿讲一个《小熊买糖果》的故事，故事中的小熊一定会让胎儿感到很开心。

小熊买糖果

有只小熊记性很不好，什么话听过就忘记。一天，小熊家里来了客人，妈妈让小熊到商店去买苹果、鸭梨、牛奶糖。小熊担心忘了，一边走一边念叨：“苹果、鸭梨、牛奶糖……”他光顾着背那句话，一不留神，“扑通！”摔倒了。这一摔不要紧，小熊把刚才背的话全都忘了！“妈妈让我买什么来着？”他拍着脑门想呀，想呀，“噢，想起来了，是气球、宝剑、冲锋枪！”

小熊挎着宝剑，背着冲锋枪，牵着红气球回家了。妈妈说：“哟，你怎么买了玩具回来？”妈妈又给了小熊一些钱，对他说：“这回可别忘记了！”小熊点点头说：“妈妈放心吧！”“苹果、鸭梨、牛奶糖……”小熊一边走一边念叨，他光顾着背了，忘了看路，“咚！”一头撞在大树上。这一撞不要紧，小熊又忘了妈妈让买的东西了。“妈妈让我买什么来着？”他想呀，想呀，“噢，想起来了，是木盆、瓦罐、大水缸！”

小熊夹着木盆，顶着瓦罐，抱着大水缸呼哧呼哧地回到家。妈妈见了大吃一惊，知道他又把话忘记了。只好再给他一些钱，说：“这次可千万记牢啊！”小熊提着竹篮儿点点头说：“妈妈放心吧！”这回，小熊避开了石头，绕过了大树，来到食品店，总算买好了苹果、鸭梨、牛奶糖。小熊高高兴兴地朝家里跑去。正跑着，忽然，一阵风刮来，把他的帽子吹掉了。小熊连忙放下手中的竹篮去捡帽子。等他捡起帽子往回走的时候，忽然看见了地上的竹篮，里面还装着苹果、鸭梨、牛奶糖。他大声喊起来：“喂，谁丢竹篮子啦？快来领呀！”你瞧这个小熊，多好笑！

孕27周 准妈妈哼唱歌曲感染胎儿

准妈妈每天可以低声哼唱自己所喜爱的有益于自己及胎儿身心健康的歌曲来感染胎儿。哼唱儿歌也是完全可以的。准妈妈在哼唱时要凝思于腹内的胎儿，其目的是唱给胎儿听，使自己在抒发情感与内心寄托的同时，让胎儿得到美的享受。这是最简便易行的音乐胎教方式，适用于每一个准妈妈。

准妈妈要充分发挥自己的想象，让腹中的胎儿神奇地张开蓓蕾般的小嘴，跟着你的音乐和谐地"唱"起来，当准妈妈选好了一支曲子后，自己唱一句，随即凝思胎儿在自己的腹内学唱。可先将音乐的发音或简单的乐谱反复轻唱几次，让胎儿跟着"学唱"，然后再依次进行。本方法由于更加充分利用了母胎之间的"感通"途径，其教育效果是非常好的。

★勃拉姆斯的《第五号匈牙利舞曲》

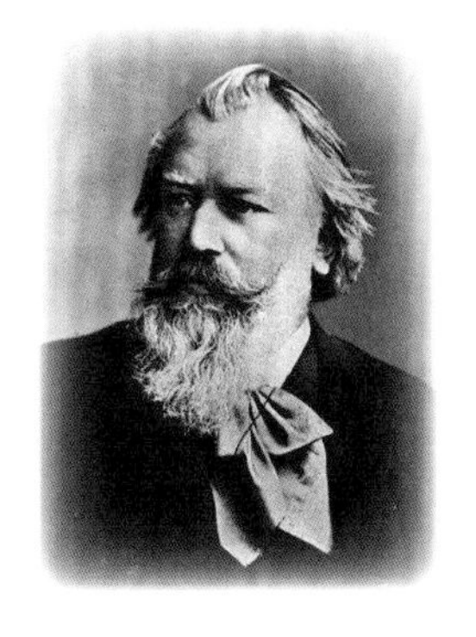

这是勃拉姆斯全部作品中最广为世人所知的乐曲，其粗犷而豪放的旋律具有明显的匈牙利"查尔达什舞曲"的特征，给每一位听众都留下了深刻的印象。

乐曲的结构十分严谨，第一段为升f小调，具有民间舞蹈风格，速度变化上的自由体现出不同的情趣；乐曲的中段转为明快的升F大调，速度变化依然自由，单纯的旋律与和声所表现的是一种欢快的情绪；乐曲的第三段是第一段的严格再现。推荐准妈妈在早晨起床后欣赏。

★名画欣赏《星月夜》

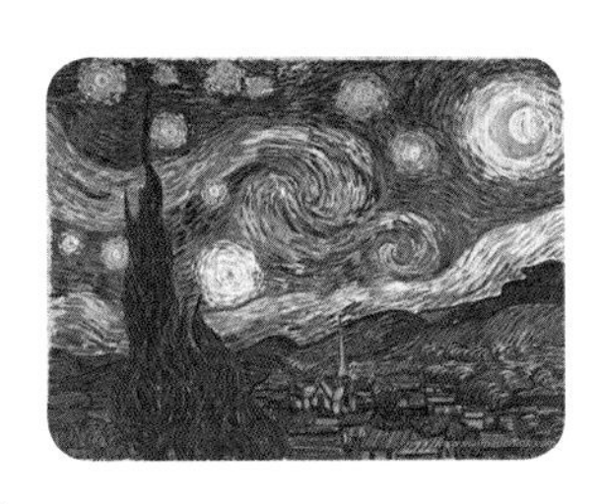

准妈妈平时可以静下心来读一首诗，也可以用心地感受一幅画，让胎儿和自己沉浸在欣赏艺术的快乐之中。

《星月夜》是荷兰后印象主义画家梵·高的油画名作。这幅画描绘了一个夸张变形与充满强烈震撼力的星空景象。那卷曲旋转的巨大星云，那一团团夸大了的星光，以及那一轮令人难以置信的橙黄色明月，大约是画家在幻觉和晕眩中所见。对梵·高来说，画中的图像都充满着象征的含义。那轮从月食中走出来的月亮，暗示着某种神性，让人联想到梵·高所乐于提起的一句雨果的话："上帝是月食中的灯塔"。而那巨大的、形如火焰的柏树，以及夜空中像飞过的卷龙一样的星云，也许象征着人类的挣扎与奋斗的精神。

这幅画在梵·高这里变成了一种深刻有力的呐喊，一种无法言表的精神的颤动。金黄色、深蓝色、橙色、绿色、紫色……画中的色彩都是梵·高一生钟爱的颜色，它们在画中如同一些凝固而孤独的圣者，象征着光辉、生命和永恒的神秘。

孕28周 胎教音乐与性格

经常进行音乐刺激也是对胎儿的音感训练。实验表明，受过音乐胎教的孩子有良好的音乐感，学习成绩也比没有受过音乐胎教的孩子好。

每一个孩子先天性格不同，选择胎教音乐时也不能生搬硬套，一切要以有利于胎儿身心发展为原则。对于胎动频繁、个性急躁的胎儿来说，可多选择那些轻柔舒缓的乐曲，如小夜曲，以平和胎儿的性情；对于胎动较弱、个性缓慢的胎儿来说，要多选择那些活泼跳跃的乐曲，如圆舞曲、协奏曲，以平衡胎儿的性格发育。

★琵琶曲《禅曰：一花一世界》

《禅曰：一花一世界》是一首清新脱俗的琵琶曲，仿佛一个活泼的少女沿着小溪跳跃着行走，喜悦地观看、嗅着周遭的花儿，这是一种无比纯净的感觉，即使身在闹市，这曲子也有能力让你毫无杂念，静下心来，清凉之意传遍全身。

准妈妈可以在双休小假，找个安静的庭院听听此曲，换一种心境，清扫内心的焦虑与疲乏，体会那种宁静以致远的情怀。

★胎教故事《三个和尚》

《三个和尚》

从前有一座山，山上有座小庙，庙里有个小和尚。他每天挑水、念经、敲木鱼，给观音菩萨案桌上的净水瓶添水，夜里不让老鼠来偷东西，生活过得安稳自在。

不久，来了个高和尚。他一到庙里，就把半缸水喝光了。小和尚叫他去挑水，高和尚心想一个人去挑水太吃亏了，便要小和尚和他一起去抬水，两个人只能抬一只水桶，而且水桶必须放在扁担的中央，两人才心安理得。这样总算还有水喝。

后来，又来了个胖和尚。他也想喝水，但缸里没水。小和尚和高和尚叫他自己去挑，胖和尚挑来一担水，立刻独自喝光了。从此谁也不挑水，三个和尚就没水喝。

大家各念各的经，各敲各的木鱼，观音菩萨面前的净水瓶也没人添水，花草枯萎了。夜里老鼠出来偷东西，谁也不管。结果老鼠猖獗，打翻烛台，燃起人火。三个和尚这才一起奋力救火，大火扑灭了，他们也觉醒了。从此三个和尚齐心协力，水自然就更多了。

★欣赏《四季·春》

推荐准妈妈欣赏维瓦尔第的小提琴协奏曲《四季·春》。小提琴协奏套曲《四季》是维瓦尔第协奏曲作品中最出色的一套。

维瓦尔第的《四季》套曲是一幅幅富有表现力的风景画。在这里我们推荐准妈妈欣赏《四季》的第一首《春》，全曲有三个乐章，以“快—慢—快”的形式安排。

第一乐章（快板）以回旋曲形式写成，其主题华丽而洒脱：“春天来了，无限欢欣。”在这支回旋曲中有四个插段。第一个插段表现的是“小鸟唱着欢乐之歌来迎春”。独奏小提琴以一连串尖锐的颤音生动地模仿出群鸟的啼鸣。第二个插段“微风轻拂清泉，泉水叮咚流淌”，这一诗意的意境是以独奏小提琴和整个小提琴声部奏出的连续不断的十六分音符来表现的。第三个插段——“天空乌云笼罩，电光闪闪，雷声怒号。”以低沉的三十二分音符同音反复和独奏小提琴的一连串三连音所形成的对比构筑起来的。接着，“雷鸣电闪转瞬即逝，鸟儿重又婉转歌唱”。最后，乐章以春天的主题作为结束。

第二乐章（广板）描写的是静谧而悠闲的田园风光。小提琴声部以很弱的音量奏出的附点节奏音型，中提琴那有点唐突的切分音型，仿佛是牧羊狗的吠叫。在这个背景上，独奏小提琴以优美而恬静的旋律牧歌般地唱了起来。

第三乐章（快板）描写在春天明媚的阳光下乡间的欢乐景象。乐章一开始独奏小提琴及小提琴声部，低音弦乐器奏出的和弦节奏和管风琴浑厚的音响则着意渲染了舞曲的欢快情绪。最后，全曲以基本主题的舞曲旋律作为结束。

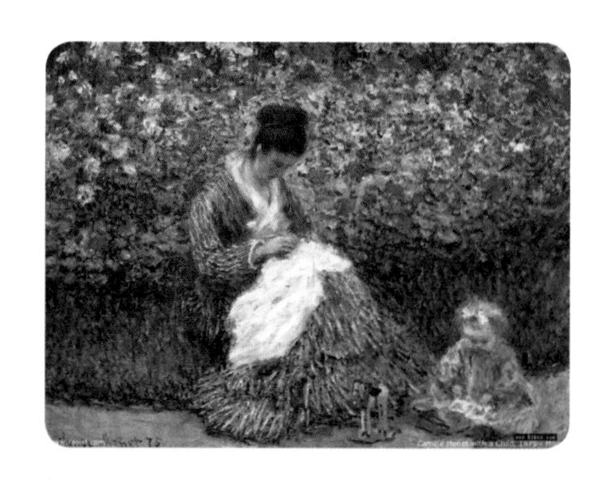

★给胎儿讲《小蝌蚪找妈妈》

准妈妈可以在临睡前给胎儿讲一则传统故事《小蝌蚪找妈妈》。准妈妈不必完全按照故事念给胎儿听，可以按自己的理解讲就行了。

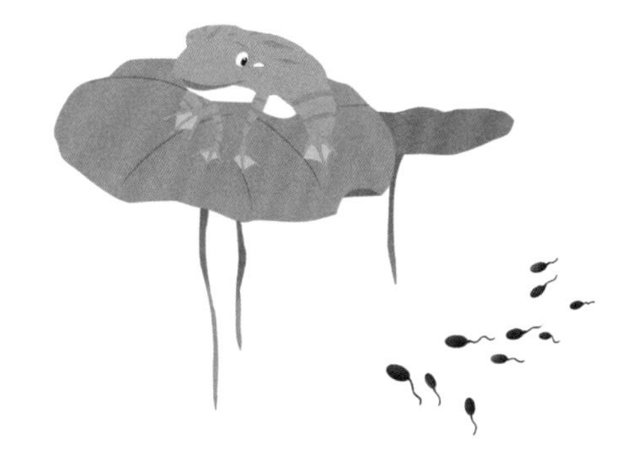

小蝌蚪找妈妈

暖和的春天来了，池塘里的冰融化了，柳树长出了绿色的叶子。青蛙妈妈在泥洞里睡了一个冬天，也醒来了。她从泥洞里慢慢地爬出来，伸了伸腿，扑通一声，跳进池塘里，在碧绿的水草上，生下了许多黑黑的、圆圆的卵。

春风吹着，阳光照着，池塘里的水越来越暖和了，青蛙妈妈生下的卵，慢慢地活动起来，变成一群大脑袋、长尾巴的小蝌蚪。小蝌蚪在水里游来游去，非常快乐。

有一天，鸭妈妈带着小鸭到池塘游水。小鸭们跟在妈妈后面，嘎嘎嘎地叫着。小蝌蚪看见了，就想起了自己的妈妈。

他们你问我，我问你："我们的妈妈在哪里呢？"可是谁也不知道。他们一齐游到鸭妈妈身边，问："鸭妈妈，鸭妈妈，您看见过我们的妈妈吗？您告诉我们，她在哪里？"

鸭妈妈亲热地回答说："看见过。你们的妈妈有两只大眼睛，嘴巴又阔又大。好孩子，你们到前面去找吧！""谢谢您，鸭妈妈！"小蝌蚪高高兴兴地向前面游去。

一条大金鱼游过来了，小蝌蚪看见大金鱼头顶上有两只大眼睛，嘴巴又阔又大。他们想：一定是妈妈来了，就追上去喊："妈妈！妈妈！"大金鱼笑着说："我不是你们的妈妈。我是小金鱼的妈妈。你们的妈妈肚皮是白的，好孩子，你们去找吧！""谢谢您，金鱼妈妈！"小蝌蚪又向前面游去。

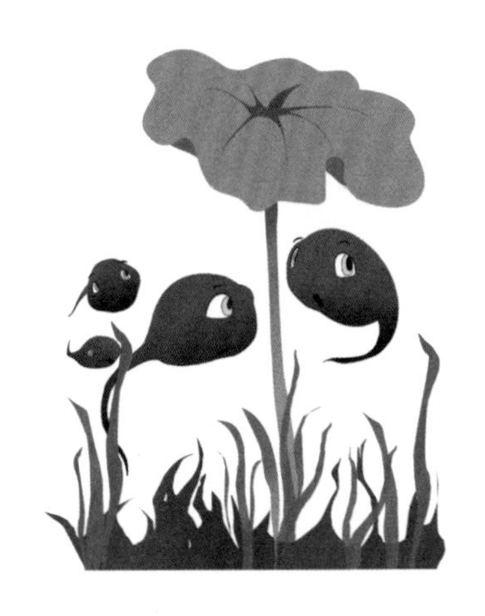

一只大螃蟹从对面游了过来。小蝌蚪看见螃蟹的肚皮是白的，就迎上去大声叫："妈妈！妈妈！"螃蟹摆着两只大钳子，笑着说："我不是你们的妈妈。你们的妈妈只有四条腿，你们看我有几条腿呀？"小蝌蚪一数，螃蟹有八条腿，就不好意思地说："对不起呀，我们认错了。"

一只大乌龟在水里慢慢地游着，后面跟着一只小乌龟。小蝌蚪游到大乌龟跟前，仔细数着大乌龟的腿："一条，两条，三条，四条。四条腿！四条腿！这回可找到妈妈啦！"小乌龟一听，急忙爬到大乌龟的背上，昂着头说："你们认错啦，她是我的妈妈。"大乌龟笑着说："你们的妈妈穿着好看的绿衣裳，唱起歌来'呱呱呱'，走起路来一蹦一跳。好孩子，快去找她吧！""谢谢您，乌龟妈妈。"小蝌蚪再向前面游过去。小蝌蚪游呀游呀，游到池塘边，看见一只青蛙，坐在圆圆的荷叶上"呱呱呱"地唱歌。小蝌蚪游过去，小声地问："请问您：您看见我们的妈妈吗？她有两只大眼睛，嘴巴又阔又大，四条腿走起路来一蹦一跳的，白白的肚皮绿衣裳，唱起歌来呱呱呱……"青蛙没等小蝌蚪说完，就"呱呱呱"大笑起来。她说："傻孩子，我就是你们的妈妈呀，我已经找了你们好久啦！"

小蝌蚪听了，一齐摇摇尾巴说："奇怪！奇怪！为什么我们长得跟您不一样呢？"青蛙笑着说：

"你们还小呢。过几天，你们会长出两条后腿来；再过几天，又会长出两条前腿。四条腿长齐了，脱掉尾巴，换上绿衣裳，就跟妈妈一样了。那时候，你们就可以跳到岸上去捉虫吃啦。”小蝌蚪听了，高兴得在水里翻起跟斗来：“呵！我们找到妈妈了！我们找到妈妈了！”青蛙扑通一声跳进水里，带着小蝌蚪一块儿游玩去了。

后来小蝌蚪长大了，变成了小青蛙。小青蛙常常跳到岸上捉虫吃，还快活地唱着：“呱呱呱，呱呱呱，我们长大啦！我们长大啦！我们会捉虫，捉尽了害虫，保护庄稼。”

★名画欣赏《椅中圣母》

对胎儿进行美学的熏陶既然如此重要，准妈妈只要有空就多看一些美好的作品。下面准妈妈就欣赏一下意大利画家拉斐尔的《椅中圣母》，看到这幅画，准妈妈会油然地产生一种对美好生活的联想。形象的自然美与结构的造型美将母子情爱的精神美表达得淋漓尽致。

为了展现圣母的亲子之情，拉斐尔非常仔细地把三个人物处理在一个狭小的圆形框内，布局极其巧妙。画中的人物紧凑，关系亲密：玛利亚紧抱儿子，低眉斜视画外，眼神里不仅有为自己宝宝感到喜悦、骄傲的神情，还透出一种女性的温情。依偎着玛利亚的小耶稣，调皮地用一只脚趾去挠另一只脚的脚跟，瞬间流露出孩童的纯真、自然。

看了这幅名画，准妈妈也许会有个疑问，为什么画家要把三个生动的形象塞在这已很少间隙的圆形框内呢？在这里有关于《椅中圣母》由来的神秘传说。《隐士传说》中说：从前有一德高望重的隐士在森林里遇到狼群，他急中生智，爬上橡树才幸免于难。后被一酒家女儿救下并受到款待。在酒店过了一宿后，翌日清晨离开了林子。走时他预言，救他的橡树与这位姑娘将得到永恒的善报。

若干年后，橡树被砍下做了酒店的酒樽，姑娘也结婚生了两个儿子。一天，拉斐尔路过这里，见到这两个天使般的孩子与年轻漂亮的妈妈，绘画的兴致油然而生。可眼前没有绘画工具，急切中他抓起地上的陶土片，在酒店门边一个橡树酒桶底上画下这母子三人的形象。

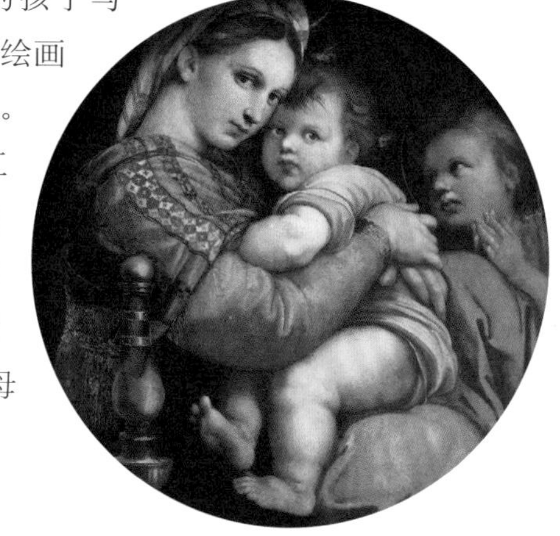

★儿歌《两只老虎》

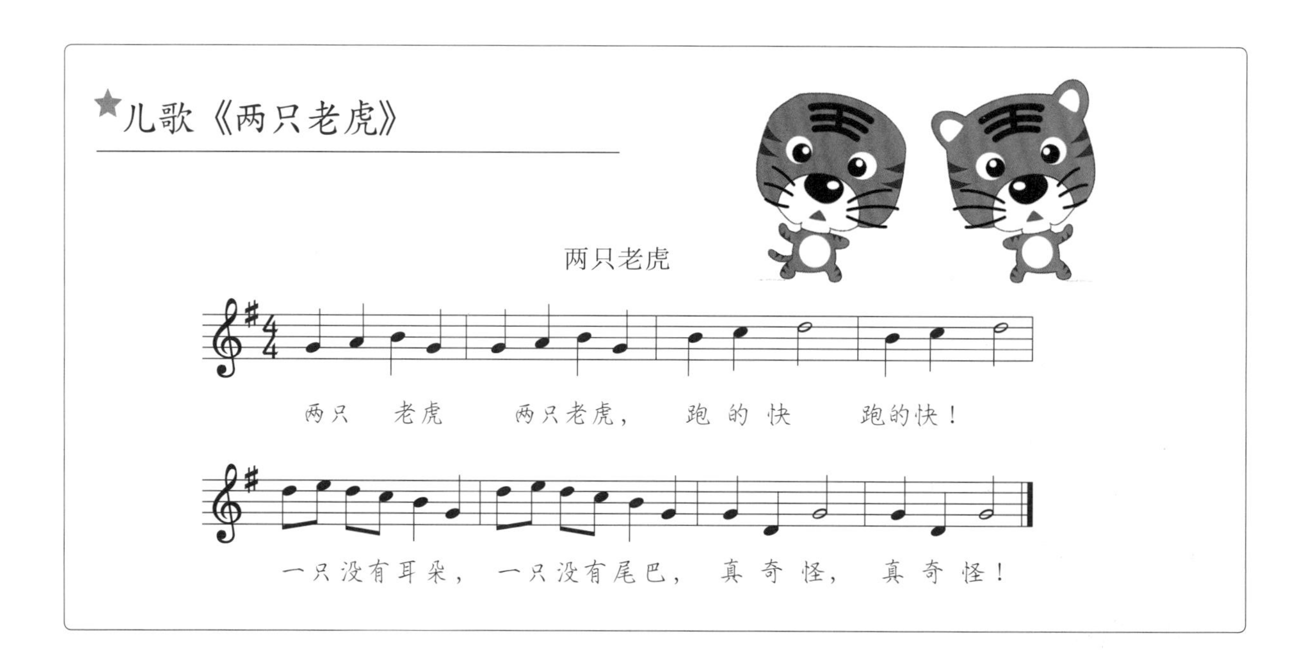

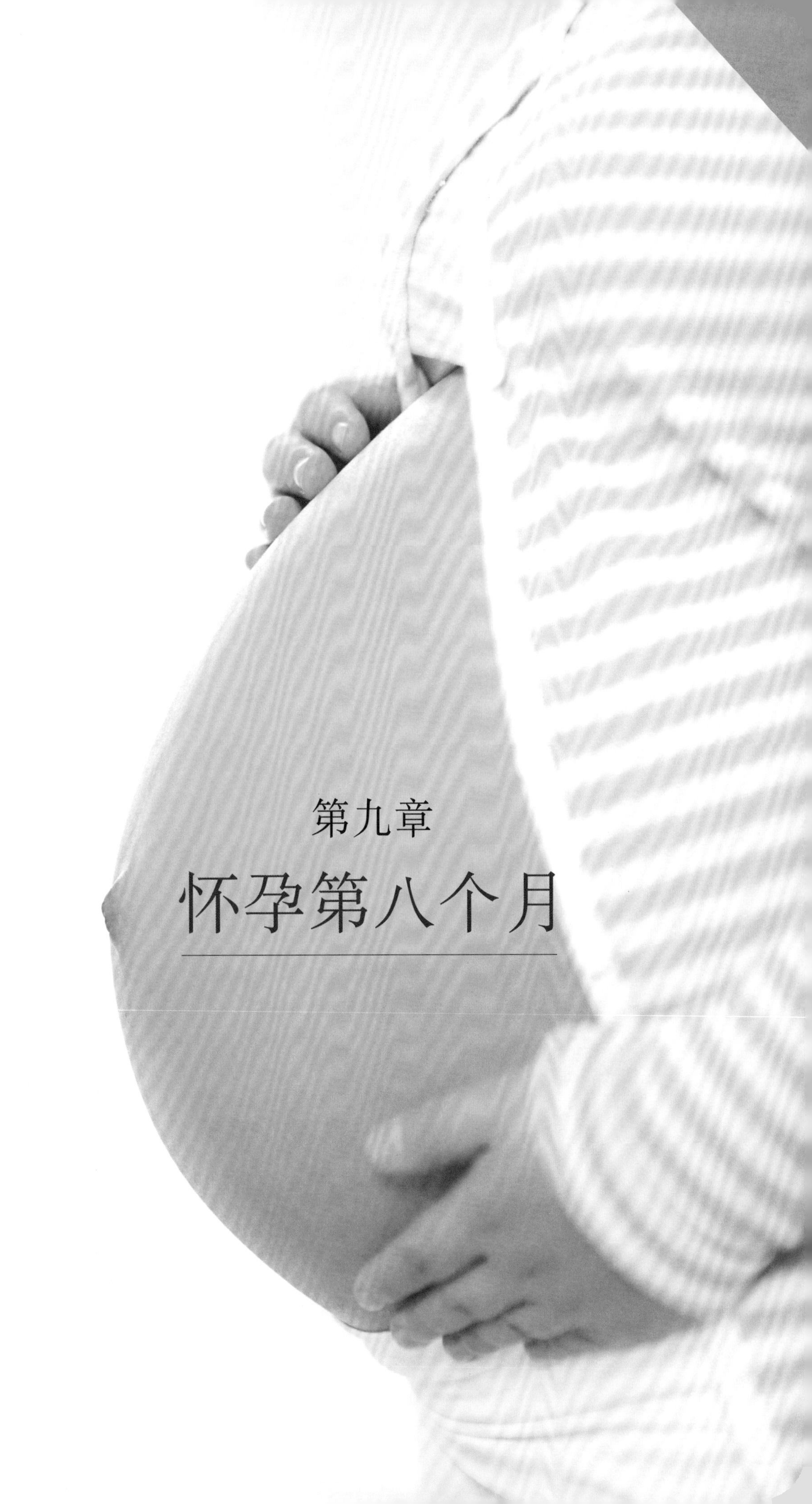

第九章

怀孕第八个月

第一节
进入孕晚期

孕8月的胎儿

头发变浓，骨骼变得结实。皮肤表面被胎脂这种奶油状的皮脂覆盖，皮肤富有弹性。胎儿很有精神，在妈妈腹中自由活动着。时常出现逆产现象，但不用担心。

★孕29周 胎儿能感受光线

此时胎儿能完全睁开眼睛，而且能看到子宫外的亮光，用手电筒照射时，胎儿的头会随着光线移动。胎儿对光线、声音、味道等更加敏感，能区别出日光和灯光。

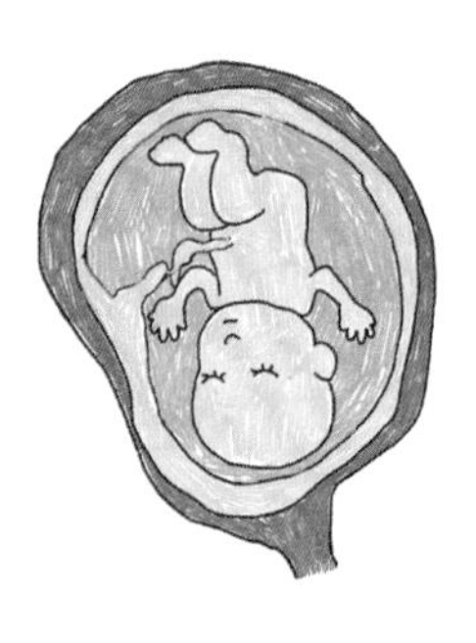

★孕30周 胎儿头位朝下

此时胎儿的胎毛正在消失，头发变得浓密了。虽然这时候不能自己呼吸，不能自己保持体温，但是已经具备身体所需的全部器官，所以此时即使早产，胎儿的存活率也很高。现在许多胎儿采取了头向下的姿势，这是最普遍、最容易出生的姿势。

★孕31周 肺和消化器官完全形成

胎儿29周大了，重约1.6千克。此时胎儿的生长速度全面减慢，子宫空间变窄，羊水量逐渐减少。胎儿脑的发育正在进行最后的冲刺，肺将是发育成熟最晚的器官。

★孕32周 胎儿的活动变得迟缓

现在胎儿的五种感觉全部开始工作，他能炫耀一项新本领了——将头从一边转向另一边。他的内脏器官正在发育成熟，脚指甲全长出，头发仍在生长。虽然他继续坚持练习睁眼、闭眼，但每天有90%～95%的时间在睡眠中度过。

孕8月的准妈妈

子宫底长到了心口窝和肚脐，变大的子宫挤压着胃和心脏，引起食欲不佳和心悸等症状。疲惫会引起腹部的不适，因而不要勉强工作。此外，容易出现水肿和麻痹症状。

★孕29周 子宫高度增加

一般情况下，准妈妈每天会有规律地出现4～5次的子宫收缩，这时最好暂时休息。为了顺利分娩，子宫颈部排出的分泌物增多。为了预防瘙痒，准妈妈要经常换洗内衣，保持身体的清洁。

★孕30周 呼吸变得困难

随着子宫的增大，它开始压迫横膈膜，所以准妈妈会出现呼吸急促的症状。为了缓解呼吸急促症状，坐立姿势要端正，这样有利于减轻子宫对横膈膜的压迫。睡觉时，最好在头部和腰部垫上靠垫。

★孕31周 有的会出现腰痛

这时支撑腰部的韧带和肌肉会松弛，所以准妈妈会感到腰痛。准妈妈打喷嚏或放声大笑时，会不知不觉出现尿失禁的现象，这是由于增大的子宫压迫膀胱而引起的，不用太担心。

★孕32周 体重快速增长

怀孕32周时，准妈妈的体重会快速增长。随着胎儿成长，腹部内的多余空间会变小，胸部疼痛会更严重，呼吸也越来越急促。不过，当胎儿下降到骨盆位置后，症状就会得到缓解。

本月细节备忘

为了保证胎宝宝的健康成长和维护准妈妈自身的健康，准妈妈在起立行走方面应注意。

1.准妈妈要保证生活的规律，不要长时间看电视和上网。

2.不要长时间保持同一个姿势。

3.不要过分刺激乳头与腹部，不要进行可能会对腹部造成冲击和震动的运动，以避免引起早产。

4.睡眠不好可以在脚下垫一个枕头。

本月大事记

妊娠纹明显多了，有的准妈妈脸上开始出现褐斑或雀斑，多在颜面部位，如耳朵、口周、额头等处的皮肤。

要提防胎儿早产。

准妈妈要保证均衡的营养，注意钙、铁、蛋白质、维生素等的摄入。少量多餐，并在睡觉前喝一杯牛奶。在孕晚期，每周的体重增加不超过500克都是正常的。

这个月胎宝宝能够根据爸爸妈妈声音的强弱感知他们的情绪。准妈妈可以找一些有意义的儿童故事读给胎宝宝听。

在孕晚期，准妈妈要更重视胎心监测。

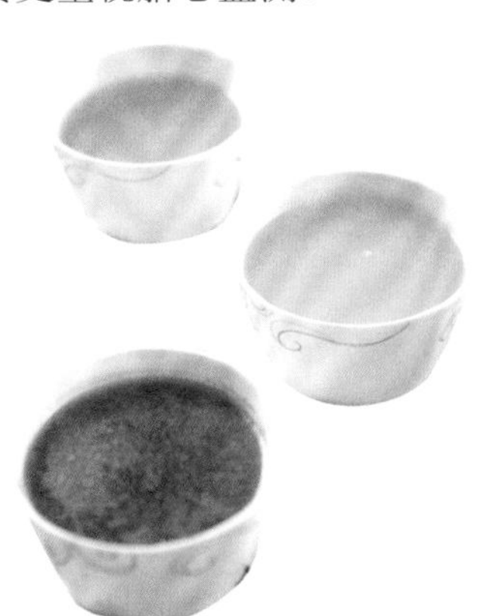

本月孕期检查

这个月要进行两次常规的孕期检查。为了评估患有妊娠高血压综合征的可能性，要进行一次尿蛋白检查。如果从小便中检查出蛋白或一天里水肿始终不消的话，患有妊娠高血压综合征的可能性就比较大。

准爸爸必修课

1	孕晚期应该停止性生活
2	要多抽时间陪在准妈妈身边，照顾她，提醒她要做的事
3	准爸爸要消除准妈妈的紧张感，缓解准妈妈的身体不适
4	保证准妈妈的睡眠与休息时间，并鼓励她做适当的活动

第二节

孕期饮食方案

本月营养关注

★需要重点补充哪些营养

糖类不能少

这个月，胎儿开始在肝脏和皮下储存糖原和脂肪，如果准妈妈摄入的糖类不足，就易造成蛋白质缺乏或酮症酸中毒。因此，要及时补充足够的糖类，其摄入量为每日350～450克。全谷类、薯类中均含有糖类。

重点补充α-亚麻酸，α-亚麻酸是组成大脑细胞和视网膜细胞的重要物质。如果摄取不足，会导致胎儿发育不良，准妈妈也会感到疲劳感明显，睡眠质量下降。由于α-亚麻酸在人体内不能自动合成，因此必须从外界摄取。怀孕的最后3个月，是准妈妈重点补充α-亚麻酸的时期。在日常生活中，用亚麻油炒菜或每天吃几个核桃，都可补充α-亚麻酸。

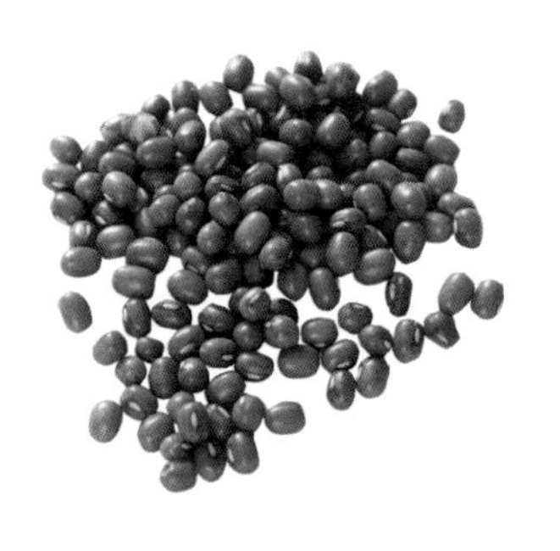

平衡补充各种维生素

维生素对胎儿的健康发育起着重要的作用，准妈妈应适量补充各种维生素，尤其是维生素B_1，如果缺乏，易引起呕吐、倦怠、乏力等不适症状，并易造成分娩时子宫收缩乏力，使产程延缓。

孕晚期准妈妈容易出现贫血症状。为了防止分娩时出血过多，应该及早多摄取铁质。

多晒太阳，摄入充足的钙

在孕晚期，由于胎儿的牙齿、骨骼钙化需要大量的钙，因此准妈妈对钙的需求量明显增加。准妈妈应多吃芝麻、海带、蛋、骨头汤、虾皮汤等富含钙质的食物。一般来说，孕晚期钙的供给量为每日1200毫克，是怀孕前的1.5倍。此外，还应多进行户外活动，多晒太阳。

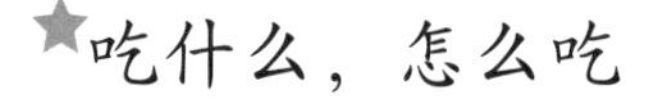

★吃什么，怎么吃

喝点五谷豆浆

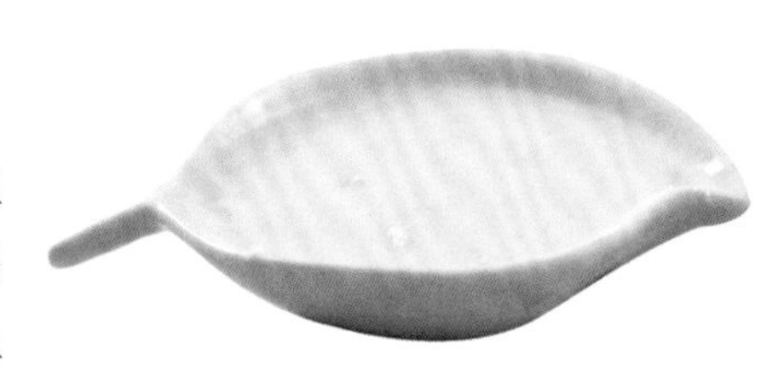

豆浆具有很高的营养价值，一直是我国传统的养生佳品。而五谷豆浆综合了五谷的营养价值，非常适合孕期食用。准妈妈每天喝一杯五谷豆浆，可增强体质、美容养颜、稳定血糖、防止孕期贫血和妊娠高血压等，可谓益处多多。

吃些紫色蔬菜

不同颜色的蔬菜，含有不同的营养。蔬菜营养的高低遵循颜色由深到浅的规律，排列顺序总的趋势为：黑色>紫色>绿色>红色>黄色>白色。在同一种类的蔬菜中，深色品种比浅色品种更有营养。

紫色蔬菜包括紫茄子、紫甘蓝、紫洋葱、紫山药、紫扁豆等。这类蔬菜中含有花青素，它能给人体带来多种益处，如增强血管弹性、改善循环系统、预防眼疲劳等。因此，准妈妈应该多吃紫色蔬菜。

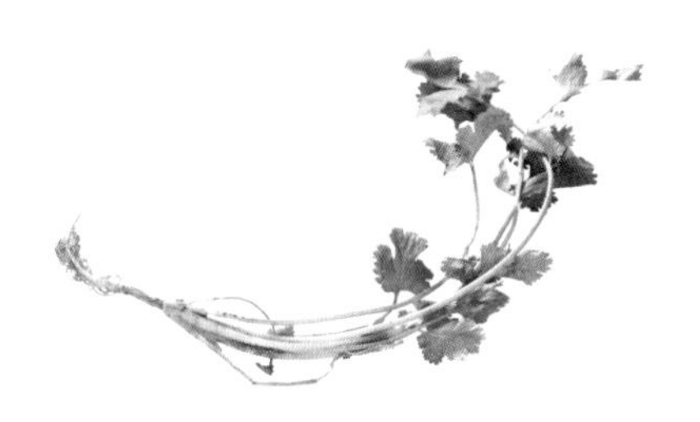

吃些野菜

野菜，就是非人工种植的蔬菜。它美味可口、营养丰富，如今已成为人们餐桌上的新宠。以蕨菜为例，含有的铁质为大白菜的13倍，维生素C为其8倍，胡萝卜素为其两倍。此外，野菜污染少，还可刺激食欲，帮助准妈妈克服孕早期的厌食症。

因此，在准妈妈的膳食中，可适当添加一些野菜，对准妈妈及胎儿的健康都很有好处。

少吃甜食

有的准妈妈特别喜欢吃甜食，孕期还是应该少吃甜食。甜食不仅指糖，米、面、糕点都属于甜食。甜食摄入过多会使母体内的血糖陡然升高又很快下降，不利于胎儿的生长发育。吃了太多的甜食后会感到口渴，而消渴则需要大量饮水，这样不仅增加心脏和肾脏的负担，还影响其他营养物质的摄入。

多吃番茄

番茄具有生津止渴、健胃消食、清热解毒、补血养血及增进食欲的功效。它含有多种维生素和营养成分，尤其是番茄中所含的茄红素，对人体的健康非常有益。

番茄生食、熟食均可，而要更多地摄取茄红素，则应对其进行烹煮加工，这样可提高茄红素的吸收利用率，抗氧化效果更好。如果生吃番茄的话，应该选择在饭后，因为空腹食用容易引起胃脘不适。

准妈妈常吃番茄，不仅能增强皮肤弹性，使脸色红润，还能减少甚至消除因激素变化而引起的面部妊娠斑。

值得注意的是，未成熟的番茄含有大量的有毒番茄碱，准妈妈食用后，会出现恶心、呕吐、乏力等中毒症状。

★吃什么减轻水肿

有些准妈妈在这一时期已经开始出现水肿了。许多食物具有一定的利尿作用，食用后可以去除体内多余的水分。水肿的准妈妈不妨尝试下面的食物，这些食物既可以提供各种营养素，同时又不会出现服用利尿药物后对准妈妈和胎儿产生的不利因素。

鲫鱼

鲫鱼是高蛋白、高钙、低脂肪、低钠的食物，经常食用，可以增加准妈妈血液中蛋白质的含量，改善血液的渗透压，有利于合理调整体内水分的分布，使组织中的水分回流进入血液循环中，从而达到消除水肿的目的。

鲤鱼

鲤鱼有补益、利水的功效，准妈妈常食可以补益强壮、利水祛湿。鲤鱼肉中含有丰富的优质蛋白质，钠的含量也很低，准妈妈常吃可消肿。

冬瓜

冬瓜具有清热泻火、利水渗湿、清热解暑的功效，可提供丰富的营养素和无机盐，既可泽胎化毒又可利水消肿，准妈妈可以常吃。

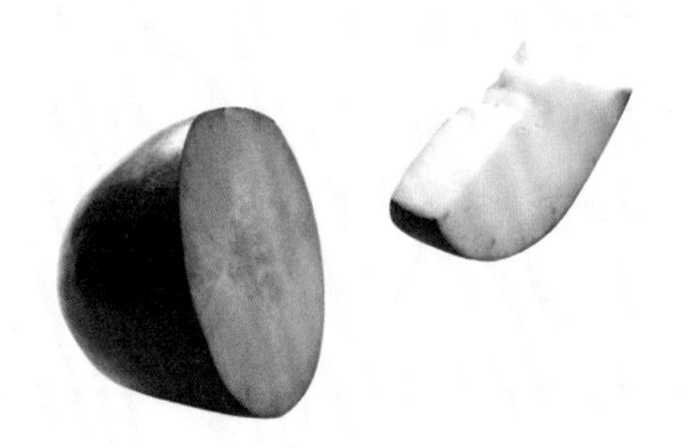

	下肢水肿怎么办
1	正常人水肿不超过踝关节以上，不需要特别处理
2	尽量避免长时间站立及蹲坐，睡眠时适当垫高下肢，采取左侧卧位
3	坐沙发或椅子上时可以把脚抬高休息，还可以转动踝关节和脚部，增加血液循环
4	把两手高举到头部，先弯曲再伸直每个手指，有助于减轻手指的肿胀
5	如果肿胀特别明显，腿部水肿超过膝盖，就需要去医院
6	吃低盐的饭菜，可减少水肿的发生

小贴士

替换方案

早餐可换为瘦肉粥1碗、豆包1个及蔬菜适量。

上午的加餐，可把牛奶换成酸奶。

午餐可换为山药五彩虾仁、炒白菜、豆芽鸭血汤。

下午的加餐，可把梨子换为香蕉。

晚餐可用宫保鸡丁代替肉末黄豆芽，用荞麦面条代替米饭。

★准妈妈一日的餐单建议

食物属性	食物种类
早餐	鸡丝粥1碗，肉包子1个，醋熘白菜适量
加餐	牛奶1杯，饼干适量
中餐	米饭100克，芹菜炒牛肉100克，蜜汁南瓜50克，小白菜肉片汤1碗
加餐	梨子1个，坚果适量
晚餐	肉末黄豆芽50克、豆豉炒苦瓜50克，蘑菇炒肉100克，米饭适量

★一周饮食搭配示例

	早餐	午餐	晚餐
周一	牛奶、面包、水果	米饭、清蒸鲫鱼、芹菜炒百合	米饭、水晶莴笋、椒盐墨鱼片
周二	豆浆、花卷、拌海带丝	米饭、肉丝炒芹菜、虾皮菠菜汤	米饭、乱炖鲫鱼、炒肉黄瓜干
周三	牛奶、玉米羹、糖醋番茄	米饭、清蒸茄子、什锦炒肉丁	米饭、鸡蛋炒香肠、韭菜豆芽
周四	豆腐脑、煎鸡蛋、水果	米饭、香菇油菜、海米冬瓜汤	米饭、肉丝芹菜、素炒菜心
周五	牛奶、面包、圣女果	米饭、清炖排骨、熘三样	二米饭、鱼香肉丝、双耳南瓜汤
周六	牛奶、芝麻饼、水果	米饭、猪肝炒菠菜、盐水毛豆	蒸饼、什锦炒牛肉、包菜汤
周日	牛奶、葱花卷、水果沙拉	米饭、肉炒金针菇、蒜蓉油麦菜	红豆粥、鱼香肉丝、炒三丝

孕29周跟踪指导

孕29周营养需求

孕晚期的准妈妈不要过多摄入糖类，也就是不要吃太多主食，以免胎儿过大，影响分娩。多吃些优质蛋白质，如鱼、虾类的食物。另外，要吃新鲜的蔬菜和水果，补充各种维生素和微量元素。到了孕29周，增大的子宫顶住胃部，吃一点儿就饱，你可以少吃多餐，每天吃7～8次。很多准妈妈有夜间饿醒的经历，夜间可以吃点粥，吃两片饼干喝1杯牛奶，或吃两块豆腐干，要记得漱口后再接着睡。

孕29周饮食专家建议

怀孕期间不要吃发芽、腐烂的土豆，因为土豆中含有一种叫龙葵素的毒素，而且龙葵素较集中地分布在发芽、变绿和溃烂的部分。孕妇若长期大量食用含生物碱较高的土豆，蓄积体内会产生致畸效应。

孕29周怎么吃

妊娠中晚期，准妈妈非常容易患缺铁性贫血。缺铁性贫血会影响腹中胎儿的健康成长，甚至可能引起胎儿宫内窘迫、早产等危险。

那么，准妈妈该怎么补铁呢？多吃含铁丰富的食物，动物肝脏是首选，像鸡肝、猪肝等，一周吃2～3次，每次25克左右。其次，动物血、瘦肉也很不错。

还原型维生素C广泛存在于新鲜蔬菜、水果中，但它非常娇嫩，常温下食物每存放24小时，其含量就衰减一半，被氧化成了氧化型维生素C，促进铁吸收的作用会大打折扣，而平常所吃的维生素C药品，就更差了。

此外，烹饪方法也能影响还原型维生素C。炒菜加热，水果榨汁，接触铁、铜容器等，都会导致还原型维生素C被氧化。对此，建议蔬果能生吃就不要烹炒，即便烹炒也是急火快炒，入锅即出，不能炒得太烂。烹饪时最好加点醋，酸性环境下，还原型维生素C稳定性较好，不易被氧化。

孕30周跟踪指导

孕30周营养需求

怀孕30周骨骼开始钙化，仅胎儿体内每日就需沉积约110毫克的钙，而这完全来源于母体，从这点看，每个准妈妈都需要补钙。按照《中国居民膳食营养素参考摄入量》建议，孕晚期钙的摄入量为1200毫克/天。如何吃才能保证钙的摄入量呢？准妈妈每天至少要喝250毫升牛奶或400～450毫升低脂牛奶，还要多吃乳酪、酸奶、豆制品、海带、虾皮、鱼类等。单纯补钙还不够，准妈妈要多晒太阳，常进行散步等较舒缓的运动，晒太阳能促进人体维生素D合成，帮助钙的吸收和利用。

孕30周怎么吃

准妈妈在此周应多喝一些牛奶，每天最好喝两杯（500毫升），也可喝豆浆，吃些豆制品、海带和紫菜。缺钙较严重的孕妇要根据医生建议补充钙剂。孕晚期胎儿的营养需求达到了最高峰，这时准妈妈需要摄入充足的蛋白质、维生素C、B族维生素、叶酸、铁质和钙质。同时，应避免食用含有着色剂、防腐剂的食物，含咖啡因、酒精的饮；高盐，油炸食品，辛辣调料，生肉、生鱼片、生鸡蛋等。

口服补钙，以清晨和临睡前各服一次为佳。如一日多次，最好在饭后1小时服用，以减少食物对钙吸收的影响。人的血钙在后半夜及清晨最低，若选用一日一次的钙制剂，最好临睡前服用，可使钙剂得到充分吸收和利用。至于补多少，最好请专业医师评估饮食当中的钙含量，再加上补充的钙制剂，每天补够1000毫克钙就够了。

孕30周饮食专家建议

日常有许多食物可供钙源补充，这里介绍一些富含钙的食品。

乳类与乳制品	牛、羊奶及其奶粉、乳酪、酸奶、炼乳等
豆类与豆制品	黄豆、毛豆、扁豆、蚕豆、豆腐、豆腐干、豆腐皮、豆腐乳等
海产品	鲫鱼、鲤鱼、鲢鱼、泥鳅、虾米、虾皮、海带、紫菜、蛤蜊、海参、田螺等
肉类与禽蛋	羊肉、猪脑、鸡肉、鸡蛋、鸭蛋、鹌鹑蛋、松花蛋、猪肉松等
蔬菜类	芹菜、油菜、胡萝卜、萝卜缨、芝麻、香菜、雪里蕻、黑木耳、蘑菇等
水果与干果类	柠檬、枇杷、苹果、黑枣、杏脯、橘饼、桃脯、杏仁、山楂、葡萄干、胡桃、西瓜子、南瓜子、桑葚干、花生、莲子等

孕31周跟踪指导

孕31周营养需求

人的一生都需要不饱和脂肪酸，怀孕期间尤其如此。不饱和脂肪酸中的Ω-3和DHA有助于胎儿眼睛、大脑、血液和神经系统的发育，整个孕期都需要这些元素，尤其是怀孕的最后三个月，胎儿大脑迅速发育的时候，要多吃鱼类，坚果类食物。晚上孕妇可能一两个小时就想上一次厕所，不要试图通过白天少喝水来防止晚上起夜，因为身体需要大量的水。

孕31周怎么吃

虽说“平衡膳食”是怀孕全过程中的饮食原则，但在孕期各阶段也会稍有侧重，尤其到了孕晚期，子宫的增大明显挤压胃部，让准妈妈食欲大减。但因有孕中期大量、全面的滋补基础，所以，孕晚期大可有的放矢地“进膳”。

有的放矢，即根据准妈妈面临分娩的需要和胎儿在最后的冲刺阶段的迫切的、特别的需求而对某些营养素进行有意识地摄取。那么，在孕晚期，哪些营养素更受准妈妈的青睐呢？

1.富含锌的食物可助自然分娩。

研究表明，产妇的分娩方式竟然与其在孕晚期饮食中锌的含量有关。锌对人体机能有着重要作用，它对分娩的影响主要是可以增强子宫有关酶的活性，促进子宫收缩，促使胎儿驱出子宫腔，以帮助准妈妈顺利地自然分娩。

富含锌的食物有肉类、海产品、豆类、坚果类等。

2.“止血功臣”维生素K可防止分娩时大出血。

维生素K经肠道吸收，在肝脏产生出凝血酶原及凝血因子，有很好地防止出血的作用。准妈妈在预产期的前一个月应有意识地从食物中摄取维生素K，可在分娩时防止大出血，也可预防新生儿因缺乏维生素K而引起的颅内、消化道出血等。

富含维生素K的食物有菜花、白菜、菠菜、莴笋、干酪、肝脏、谷类等。

3.给足钙和磷，因孕晚期胎儿全部乳牙均在牙床内形成。

胎儿牙齿的钙化速度在孕晚期增快，到出生时全部乳牙就都在牙床内形成了，第一恒牙也已钙化。如果此阶段饮食中钙磷供给不足，就会影响今后宝宝牙齿的生长。所以准妈妈要多吃含钙磷的食物。含钙的比如牛奶、蛋黄、海带、虾皮、银耳、大豆等。含磷的如动物瘦肉、奶类、蛋黄、虾皮、大豆、花生等。

★孕31周饮食专家建议

胎儿在最后的3个月储铁量最多，足够出生后3～4个月造血的需要。如果此时储铁不足，在婴儿期很容易发生贫血。而准妈妈若在此时因缺铁而贫血，就会头晕、无力、心悸、疲倦等，分娩时会子宫收缩无力、滞产及感染，并对出血的耐受力差。所以，在孕晚期一定要注重铁元素的摄入量，每天应达到35毫克。铁主要存在于动物肝脏、瘦肉和海鲜里。增加动物性食品摄入量的同时，要多吃含维生素C的水果、蔬菜，可促进铁的吸收。此外，增加叶酸、维生素B_{12}的摄入量，既可预防贫血，也可减少胎儿神经管缺陷的发生。

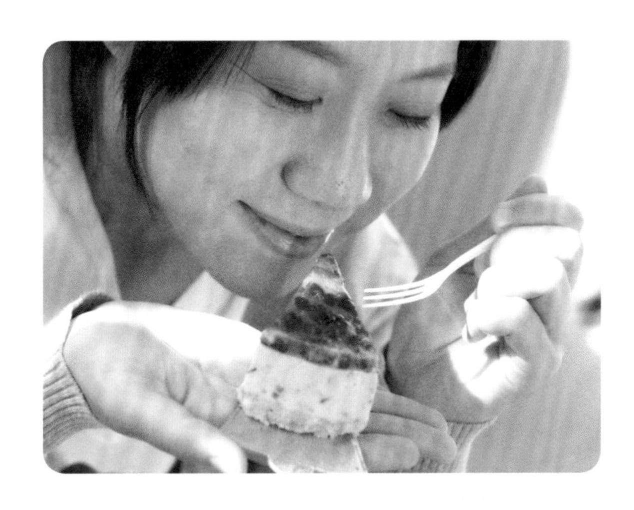

孕32周跟踪指导

★孕32周营养需求

维生素K是参与血液凝固的一种重要物质，如果人体缺乏维生素K，就等于缺乏凝血因子，容易出血或出血难止。在临床上，维生素K缺乏的患儿大多数是在出生后3个月内，这部分患儿绝大多数为母乳喂养，维生素K含量偏低。

据介绍，人体自身不能制造维生素K，只有靠食补或肠道菌群合成。由于维生素K比较难以通过胎盘吸收，所以婴儿体内原本就缺乏，同时，没有足够的菌群帮助合成。

★孕32周怎么吃

有些准妈妈在这一时期水肿症状严重。许多食物具有一定的利尿作用，食用后可以去除体内多余的水分。水肿的准妈妈不妨尝试下面的食物，这些食物既可以提供各种营养素，同时又不会出现服用利尿药物后对孕妇和胎儿产生的不利因素。

鲫鱼：鲫鱼是一种益脾胃、安五脏、利水湿的淡水鱼，可以消除妊娠水肿。鲫鱼肉是高蛋白、高钙、低脂肪、低钠的食物，经常食用，可以增加准妈妈血液中蛋白质的含量，改善血液的渗透压，有利于合理调整体内水的分布，使组织中的水分回流进入血液循环中，从而达到消除水肿的目的。

鲤鱼：鲤鱼有补益、利水的功效，准妈妈常食可以补益强壮、利水祛湿。鲤鱼肉中含有丰富的优质蛋白质，钠的含量也很低，准妈妈常吃可消肿。

冬瓜：冬瓜具有清热泻火、利水渗湿、清热解暑的功效，可提供丰富的营养素和无机盐，既可泽胎化毒，又可利水消肿，准妈妈可以常吃。

素烧茄子、什锦五香黄豆、鲜蘑豆腐汤、红枣鸡蛋汤、红烧蹄筋、鲫鱼汤、香菇炒菜花、红烧鲤鱼、荠菜粥、豆腐熬鲤鱼、红小豆米饭……这些都能帮准妈妈消除水肿，而且清淡可口。

另外冬瓜鱼汤、冬瓜蒸菌、冬瓜烧海米、冬瓜丸子汤等菜肴性寒味甘，水分丰富，有止渴利尿的功效，可以减轻孕妇的下肢水肿。

★孕32周饮食专家建议

医生建议，孕妇从32周至36周起，服用适量的维生素K，直至分娩，临产的孕妇分娩前1小时至4小时肌注或静滴维生素K，同时，新生儿也要补充维生素。除了口服和肌注的方式来补充维生素K，孕妇还可以多食维生素K含量丰富的食物，如菠菜、番茄及鱼类等。

孕8月食谱举例

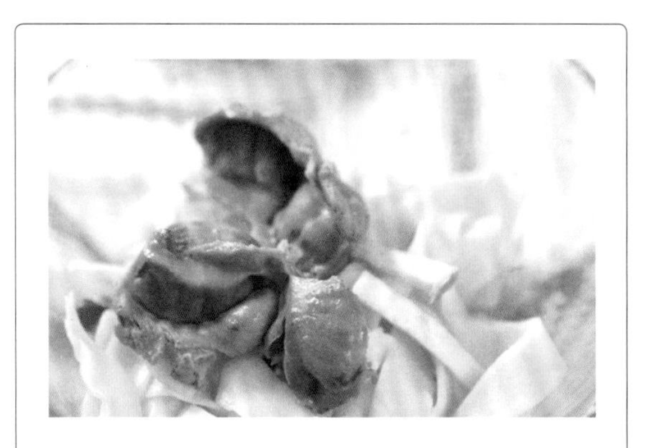

炒鸡胗肝粉

材料 面条300克，鸡胗肝150克，丝瓜100克，洋葱50克，花生油400克，白糖8克，盐5克，湿淀粉、葱花、料酒各6克，鲜汤少许。

做法 1.将鸡胗肝、丝瓜分别洗净，切成小薄片，加调料放入碗内。面条用开水烫熟。

2.下鸡胗肝、丝瓜片炒熟，将调好的汁再炒片刻，洒在面条上，起锅装入盘内即可。

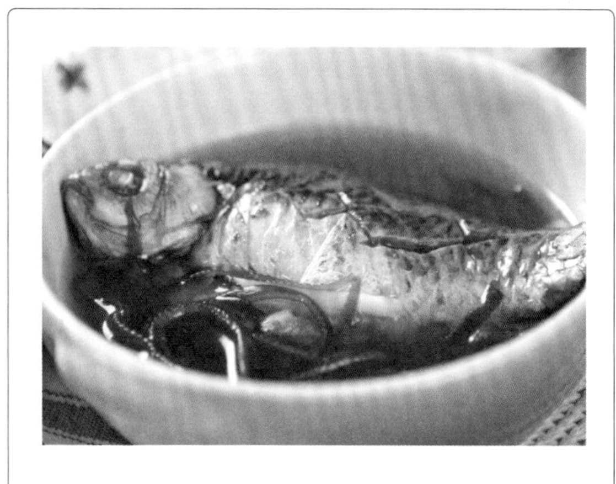

海带炖酥鱼

材料 小鲫鱼200克、海带80克，料酒、盐、酱油、醋、白糖、葱段、姜片各适量。

做法 1.将小鲫鱼去内脏洗净；干海带泡发后切宽条，上锅蒸20分钟后备用。

2.将鱼摆在小锅内，在上面码上一层海带，放上料酒、盐、酱油、醋、白糖、葱段、姜片。

3.加水没过菜面，大火煮开后，小火焖至汤稠即可。

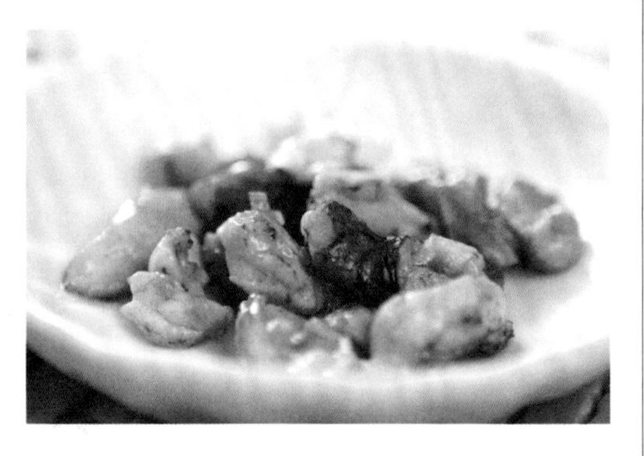

酥炸甜核桃

材料 核桃肉100克，盐1/4小匙，白糖、芝麻、柠檬汁各1小匙，植物油适量。

做法 1.核桃肉入开水中煮3分钟盛起，沥干；芝麻洗净，沥干，下锅炒香。

2.坐锅点火，锅内加水，加入白糖、盐及柠檬汁，放入核桃煮3分钟盛起，吸干水分。

3.另起锅，热油，当油热至七八成时，加入核桃炸至微黄色盛起，撒上芝麻即可。

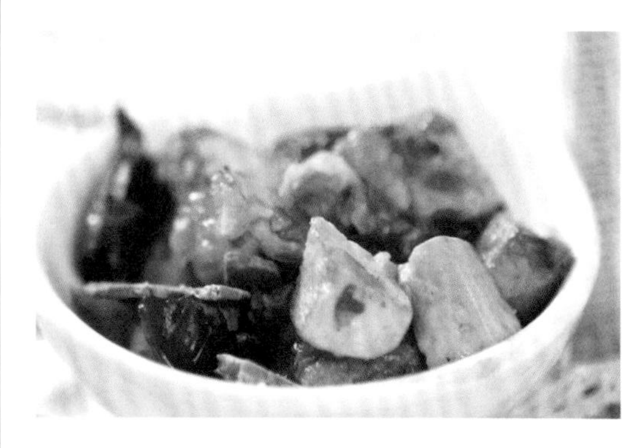

家常豆腐

材料 豆腐1块，猪肝150克，青椒、红椒、水发木耳、绍酒、酱油、辣椒酱、盐、味精、葱、蒜片、姜末各少许，淀粉适量。

做法 1.将猪肝、豆腐切成片，撒少许盐腌制10分钟，下油锅，煎至金黄色，倒入漏匙。

2.炒锅加油，下入猪肝煸炒至变色，添少许汤，再下入豆腐片、木耳，烧至入味，加味精，用水淀粉勾芡，淋明油即可。

第三节

孕期生活指导

本月保健要点

★开始制订分娩计划

大多数孕妇对分娩无经验、无知识，对宫缩、见红、破膜感到害怕、紧张，不知所措。如果准妈妈对分娩感到紧张，可以在家人的陪同下到准备分娩的医院去熟悉环境。在出现临产信号时，准妈妈就可以在家人协助下把入院所需的东西准备好，以免临产时手忙脚乱。平时休息时，做些轻松的事，慢慢地做呼吸训练、听听柔和的音乐、看看书或杂志，或者为小婴儿准备些东西。在如此平和的心态下，静静等待宝宝的降临。

准备住院用品

一般情况下，分娩日期跟预产期有2～3周的差距，所以应该在怀孕第三十周以后就做好分娩准备，以便临时住入医院。住院时所需的用品、婴儿用品、住院中产妇日常用品、出院用品等，将这些用品统统装入一个大旅行袋里，然后放在准妈妈或家人都知道的地方。自然分娩时，一般要住院3天；而剖宫产时，要住院5～7天。所以要悉数准备好这段期间所需的物品和出院时婴儿所需的物品。

需要准备的分娩必备品

住院期间准妈妈所需的物品	保健卡、门诊手册、毛巾、基本化妆品、换洗用品、纯棉内裤若干、内衣、袜子、哺乳用胸罩、产妇专用卫生巾、开襟毛衣等舒适的衣服、出院时要穿的外套
住院期间婴儿所需的物品	配方奶粉、奶瓶、尿布、婴儿短上衣
出院时婴儿所需的物品	婴儿睡衣、内衣、毛毯、尿布

进行助产呼吸技巧训练

准妈妈在做这个练习时，应采取仰卧、双膝弯曲、两腿分开、头和双肩抬高的姿势，准妈妈在每次宫缩开始时，深深吸气，并用力向下屏气，以推挤胎儿前进。当宫缩结束时，吸气应缓慢，并且加重，然后慢慢呼气，直到下次宫缩开始。

Q **我打算做剖宫产，听说会很疼，还要打点滴，排气也疼，请问要住几天院？**

A 需要打麻药，准妈妈睡着后感觉不到疼痛，相比最初宫缩时的痛，剖宫根本不算什么，恢复快的准妈妈一周以内便可出院。

★保持轻松的情绪

由于怀孕8个月的时候，胎儿区别声音强弱的神经已经完全，即使不知道言语中的意思，也能敏感地感受到母亲的情绪。当准妈妈感到不安或处于不愉快的激动状态时，体内会释放出肾上腺素。肾上腺素会导致心脏快速跳动，如果肾上腺素经由脐带传递给胎儿，可能会到达胎儿的脑部。结果，胎儿也会处于受压力冲击的状态。所以，准妈妈应随时调整心态，保持愉快、轻松的心情，以传达给胎儿良好的信息，促进胎儿身心和智力的发育。

★合理使用补品

人参、桂圆、鹿茸、蜂王浆等都属于补品，有些准妈妈为了胎儿大脑的发育，大量食用。其实，补品是不可滥用的，用多了往往会起到相反的作用，可能造成流产或死胎。女性怀孕后身体出现一系列的生理变化，如内分泌旺盛、血流量增加、心脏负担加重、胃肠功能不好等，这也就是“阳常不足，阴常有余”的道理。特别是人参，准妈妈服用易导致气盛阴耗，阴虚火旺，会加重妊娠呕吐、水肿和妊娠高血压综合征等。准妈妈妊娠后期原本就很容易出现水肿、妊娠高血压综合征等症状，而人参有抗利尿的作用，会使钠滞留而减少排尿，导致羊水过多，这些都可引起阴道流血、流产或死胎。有些准妈妈发生先兆流产就是因为服用了人参、桂圆等补品引起的。

桂圆也要少用或不用，就连鹿茸、鹿胎膏、鹿角胶等温热大补之品在怀孕期间也不宜使用。准妈妈适宜的补品就是饮食中的蛋白质、维生素、微量元素。只要日常饮食全面、营养充足，准妈妈是不需要使用大补之品的。

Q 有人对我说，怀孕不能吃鸡，因为鸡是化胎的，这样的说法正确吗？

A 没什么道理，请不必担心。鸡肉含有丰富的营养物质，鸡汤也是滋补品，可以适当吃。

★耻骨疼痛

妊娠后在激素的作用下骨盆关节的韧带松弛，耻骨联合之间的缝隙可加宽0.3～0.4厘米，使骨盆容积在分娩时略有增加，便于胎头通过，这是正常现象。如果韧带松弛超过了限度，耻骨间隙能够插进指尖，说明耻骨联合分离，就不正常了。有时并发纤维软骨炎，往往痛得很厉害，这种现象多出现在怀孕最后1～2个月。

出现这种情况，一定要让准妈妈减少活动甚至卧床休息直到分娩，临近产期时估计胎儿大小，正常大小的胎儿可从阴道分娩，但要避免使用产钳、胎头吸引器等助产手术，以免加重分离。如果胎儿过大，或骨盆狭窄则应考虑剖宫产。产后激素作用消退，韧带张力逐渐恢复，产妇仍要卧床1～2个月才能正常活动。另外，用弹性腹带或弹性绷带固定骨盆可有所帮助。

Q 孕30周，我的耻骨联合最近开始疼，这正常吗？

A 孕晚期耻骨联合异常疼是正常的。还是听大夫的，现在多休息多卧床，怀孕晚期主要是胎儿发育大脑和提升免疫力的时候。

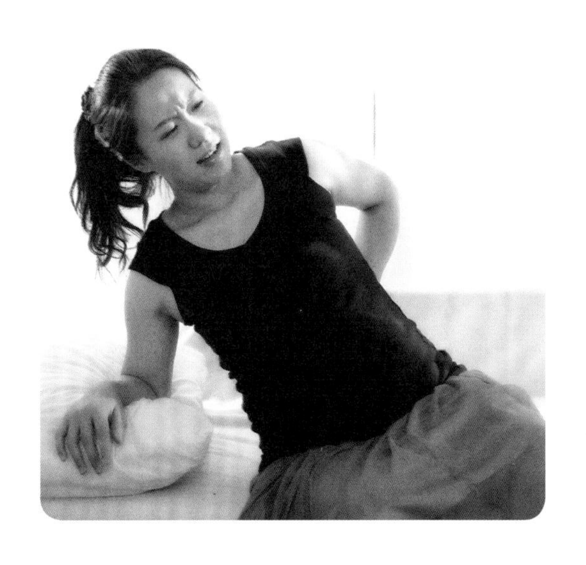

孕晚期正确认识假宫缩

宫缩	出现时间	持续时间	子宫颈状态	疼痛感
真宫缩	临产前	初期间隔时间大约是10分钟一次，随后阵痛的持续时间逐渐延长，至40～60秒钟	子宫颈口张开	阵阵疼痛向下腹扩散，有腰酸或排便感。开始宫缩的疼痛有的产妇是在腹部，有的产妇感觉在腰部。其实不强烈的宫缩可以没有感觉或者与来月经时的小腹疼痛一样。疼痛的强弱也因人而异
假宫缩	分娩前数周	持续的时间短	经数小时后又停止，不能使子宫颈口张开	不会有疼痛感

尿频怎么办

怀孕初期与后期尿频比较明显的原因

女性的子宫位于小骨盆的中央，前面是膀胱，后面是直肠，子宫体可随膀胱和直肠的充盈程度不同而改变位置。通常膀胱贮尿400毫升时才有尿意，约4小时排尿一次。

妊娠早期，子宫体增大又未升入腹腔，在盆腔中占据大部分空间，将膀胱向上推移，刺激膀胱，引起尿频。到了孕期的第4个月，由于子宫出了骨盆腔进入腹腔中，因此症状就会慢慢地减缓，但是，进入怀孕后期，大约38周，由于胎头下降，使得子宫再次重回骨盆腔内，尿频的症状就又变得较明显，甚至有时会发生漏尿。

缓解尿频的方法

准妈妈要缓解孕期尿频现象，可从日常生活和饮水量改变做起。也就是说，平时要适量补充水分，但不要过量或大量喝水。外出时，若有尿意，一定要上厕所，尽量不要憋尿，以免造成膀胱发炎或细菌感染。另外，准妈妈要了解尿频是孕期很正常的生理现象，忍耐力自然会增强。

Q 我怀孕31周，尿频，正常吗？

A 孕晚期发生尿频是很正常的。到了怀孕晚期，有将近80%的孕妇为尿频困扰，晚上会经常起床跑厕所，因而严重影响了睡眠质量。

适合孕晚期的运动

孕晚期由于腹部和胸部变大，准妈妈的后背和肩部有可能疼痛。这时可以进行上半身和颈椎训练，这样可以防治颈部疼痛。但需要注意，在最后的12周内，不要做压迫静脉或者阻碍血液循环的运动。

★上下举手臂的运动

准妈妈舒适地坐在地板上，然后上举起双臂，并反复地做弯曲或伸直肘部的运动。向上举起手臂时吸气，向下放手臂时呼气。用同样的方法重复做该动作。

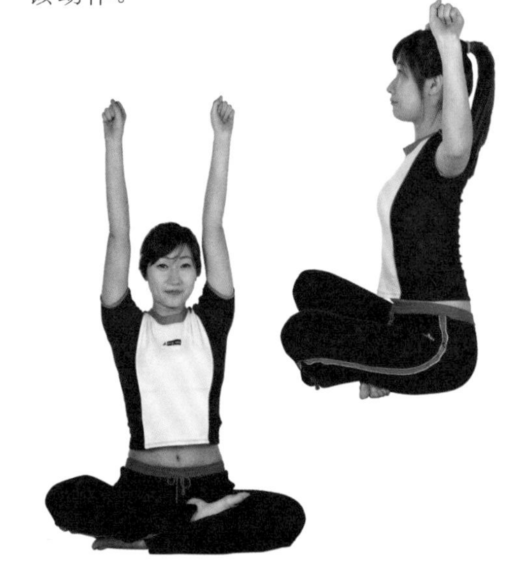

★前后活动骨盆

在站立状态下，双脚分开与肩同宽，然后稍微屈膝。固定上半身后，用力向前推骨盆，然后再向后推骨盆。该运动能锻炼骨盆下方的肌肉。

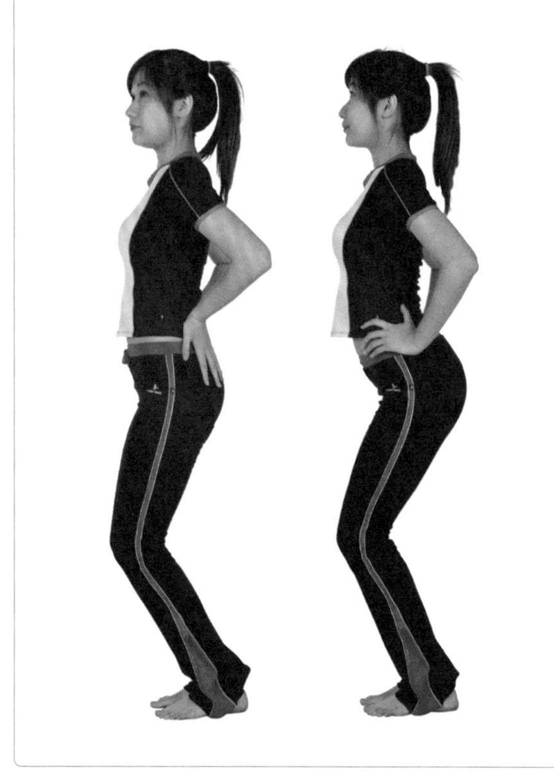

★抖手运动

用力握拳，然后慢慢地松手。从上到下放下手臂，同时用力抖动双手。该运动能促进血液循环，而且能缓解手部紧张的肌肉。

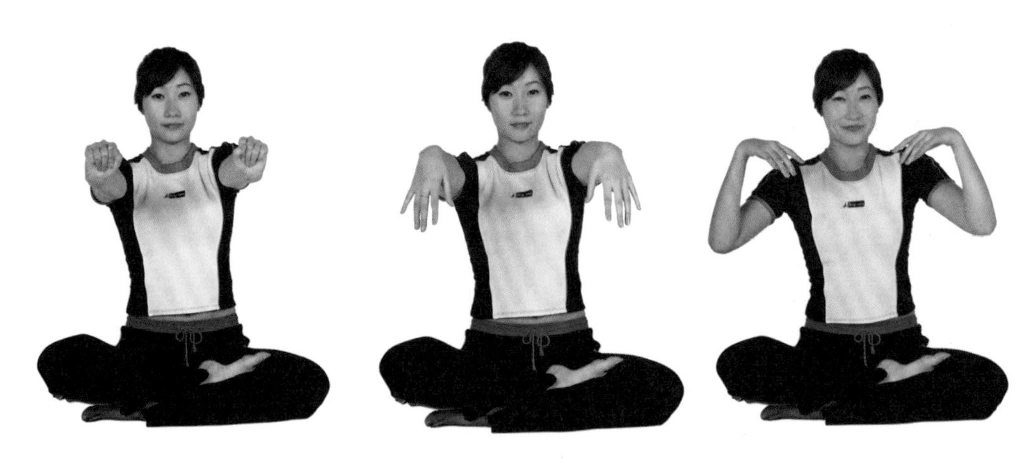

当心胎宝宝提前来报到

每个怀孕的准妈妈都希望自己的宝宝在焦急的等待之后，按时来到这个世界。但是，有的宝宝尚未足月，就提前来报到了。睡眠不好、劳累、食欲旺盛，平常人倒没事，准妈妈可就麻烦了，对于快要临产的准妈妈来说要格外小心，可别让宝宝“提前报到”。

早产是指准妈妈在妊娠28～37周分娩。这时的胎儿还未发育成熟，皮肤红嫩红嫩的，皮下脂肪少，各个脏器功能都不完善，呼吸也不规则，四肢肌肉疲软无力，体重也轻，因而生命力很弱，必须进行特殊照料。护理上稍有不当，便容易使准妈妈多少个日夜“苦心经营”的“爱果”出现包括肺部感染在内的各种危及生命的症状，且这些高危因素还极易导致脑损伤。因此，预防早产极为重要。约30%的早产无明显原因。常见诱因有：

★准妈妈方面

并发子宫畸形（如双角子宫、纵隔子宫）、子宫颈松弛、子宫肌瘤。

并发急性或慢性疾病，如病毒性肝炎、急性肾炎或肾盂肾炎、急性阑尾炎、病毒性肺炎、高热、风疹等急性疾病；心脏病、糖尿病、严重贫血、甲状腺功能亢进、原发性高血压病、无症状菌尿等慢性疾病。

并发妊娠高血压综合征。

吸烟、吸毒、酒精中毒、重度营养不良。

其他，如长途旅行、气候变换、居住高原地带、家庭迁移、情绪剧烈波动等精神体力负担；腹部直接撞击、创伤、性交或手术操作刺激等。

★胎儿胎盘方面

1.胎盘前置和胎盘早期剥离。

2.羊水过多或过少、多胎妊娠。

3.胎儿畸形、胎死宫内、胎位异常。

4.胎膜早破、绒毛膜羊膜炎。

准妈妈在发生早产之前7天内，尤其是发生前24小时，子宫收缩的次数会增加。因此在子宫收缩次数明显增加，而卧床休息也无济于事的时候，应快速与医护人员联络或去医院就诊。

另外有些准妈妈在发生早产前，会出现下腹胀痛、下坠感，像月经来潮时的胀痛或痉挛腰酸、阴道分泌物增加甚至出血的症状，千万不可麻痹大意。这些症状都是在子宫规则收缩发生早产之前常见的警讯，应该尽快处置。除了服用安胎的药物之外，准妈妈在就诊之前或安胎治疗出院后，仍应多卧床休息，早晚最少各卧床1小时。尽量左侧躺，但以舒适为原则，视情况需要增加卧床时间及次数。若有早期破水、子宫颈扩张或羊膜膨出至子宫颈或阴道的现象均应住院治疗。预防早产，准妈妈要心情愉快轻松，饮食要清淡、不油腻；避免高糖食品，在选择水果时应尽量选择含糖量低的水果，千万不要无限量吃西瓜等高糖分水果；选择宽松的孕妇装；每天洗澡，洗澡水的温度不要太高，洗澡时间也不要太长。

Q 怀孕后，是不是睡得越多越好？

A 孕妇不能过于贪睡，否则容易引起体内热量蓄积，只有那些有先兆流产、先兆早产、胎盘位置异常，医生建议进行保胎治疗者，才被限制活动，最好在床上休息。

长痔疮怎么办

★怀孕前没有痔疮的准妈妈

怀孕前没有痔疮的准妈妈，在怀孕后也不要麻痹大意，一样要做好预防：

首先要养成良好的饮食习惯，在此基础上，可以每天早晚进行一次提肛运动，每次30下，有助于肛周组织的血液循环，可以避免痔疮的发生。要保持肛周的清洁，每晚进行局部洗浴，可以避免肛周皮肤褶皱区滋长细菌而发生感染，同时做到生活规律，养成良好的排便习惯，不崇尚“厕所文化”，如厕时不读书看报。

少量多次地饮水，多吃水果和新鲜的蔬菜，尤其是富含粗纤维的蔬菜、水果。辣椒、胡椒、生姜、大蒜、大葱等刺激性食物尽量少吃。准妈妈别老坐着，应适当运动，以促进肛门直肠部位的血液回流。三餐饮食正常，特别是早餐一定要吃，避免空腹，并多吃含纤维素多的食物，比如糙米、麦芽、全麦面包、牛奶。

多活动可增强胃肠蠕动，另外，睡眠充足、心情愉快、精神压力得到缓解等都是减轻便秘的好方法。

孕期痔疮重在预防和自我调节，正确地坐、立，改善饮食及调养方法可有效缓解症状，安全度过孕期。

Q 我排便时有少量出血，是怎么回事？

A 排便带血的原因是很多的，常见的有肛裂、痔疮及直肠息肉等。偶尔出现一次不必紧张，可继续观察，多食蔬菜、水果，避免便秘。

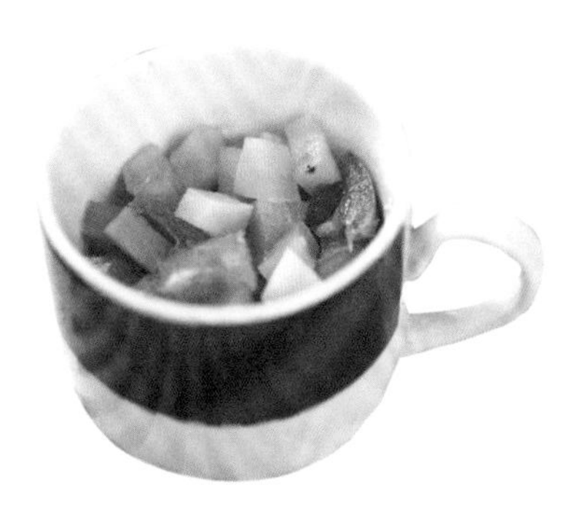

★孕前已经有痔疮的准妈妈

如果准妈妈在孕前已经出现了痔疮，一定不要让症状再进一步扩大。

合理饮食，不要暴饮暴食，以免造成直肠的压力过重，可以少量多餐，避免吃辛辣及酸性等刺激性食物。不要吃过精过细的食物，因为精粮会造成便中的残渣过少及便质发黏，导致便秘。

一旦有便意的时候，就尽快去厕所排便。因为粪便在体内积存久了，不但造成排便不易，也会影响食欲。建议有便秘问题的准妈妈每天多喝凉开水或牛奶刺激大肠蠕动，或是早晨起床后马上喝一杯凉开水或牛奶，这都是帮助排便的好方法。

注意局部清洁。坚持进行局部洗浴，并按摩肛周组织3～4分钟，以加快血液循环。

孕期避免坐沙发，并避免在电脑前久坐不起。

练习肛门收缩，每天有意识地进行3～5次提肛，可以加强肛周组织的收缩力，改善淤血状况。

怀孕的过程是非常辛苦的，常常会伴有许多不适，准妈妈要掌握正确的方法来避免或减轻这些不适，顺利度过妊娠期。

不要自行滥用刺激性的药物，如麝香、冰片、益母贴、止血剂。如症状加重一定要及时到正规医院的肛肠门诊就医，在医生的指导下使用对胎儿没有影响的药物，不要擅自处理或是轻信广告所说的无痛激光治疗，以免影响胎儿的健康。

Q 为什么孕期容易生痔疮？

A 怀孕中期至末期孕妇很容易生痔疮，这是孕期血液循环量增加造成直肠、阴道血管的扩张，加上日益增大的子宫所造成的压力所致。

警惕后期异常

每个准妈妈都希望顺利地走过十月怀孕，生个健康聪明的宝宝，但是实际上常常会发生一些意外情况，给分娩造成困难。特别是怀孕后期，更应该小心每一个异常细节，不要让前期计划功亏一篑。

★羊水过多或过少

羊水的量必须适度，过多、过少均会出现问题。羊水量超过2000毫升，称为羊水过多。其中30%～40%的患者是不明原因的，另外一部分则可能是并发有胎儿畸形或者是多胎妊娠，通过B超检查可以进一步明确原因。羊水量少于300毫升，称为羊水过少。在过期妊娠或者胎儿畸形时可以发生，对胎儿影响较大，甚至发生死亡，所以要十分重视。

★前置胎盘

前置胎盘最主要的表现是在怀孕晚期或临产时，发生无痛性、反复阴道出血。如果处理不当，将会危及母子生命安全，需格外警惕。

为了预防前置胎盘的发生，准妈妈应注意充分休息，并保证充足的营养、同时还应坚持产前检查，尽量少去拥挤的场所，避免猛起猛蹲、长时间仰卧等。

★胎盘早剥

孕晚期正常位置的胎盘在胎儿娩出前，部分或全部从子宫壁剥离，叫做胎盘早剥。其主要表现为剧烈腹痛、腰酸背痛、子宫变硬，可伴少量阴道出血。剥离面出血过多时，还会出现恶心、呕吐、面色苍白、出汗、血压下降等休克征象。如果不及时处理，会危及母子生命，因此要引起重视。

★胎膜早破

胎膜早破后，子宫内部与外界相通，容易导致宫内感染。腹部外伤、宫颈内口松弛、孕晚期粗暴性交、胎膜感染、胎膜发育不良，以及缺乏微量元素锌、铜等都有可能出现胎膜早破。一旦发生胎膜早破，应马上住院待产。

> **小贴士**
>
> **臀位分为哪几种**
>
> 臀位是最常见的胎位异常，可分为以下几种：复合臀先露、单臀先露、单足先露和双足先露。如果确定为臀位，需考虑择期行剖宫产术分娩；如果B超显示是混合臀位，需要比预产期提早两周左右住院，以剖宫产结束怀孕。

注意仰卧综合征

准妈妈在妊娠晚期常愿意仰卧，但长时间仰卧，很容易出现心慌、气短、出汗、头晕等症状，如将仰卧位改为左侧卧或半卧位，这些现象将会消失，这就是仰卧综合征，也称低血压综合征。这是由于准妈妈在仰卧时，增大的子宫压迫下腔静脉及腹主动脉，下腔静脉可完全被压扁长达6～8厘米，血液只能从较小的椎旁静脉、无名静脉回流。回流不畅，回心血量减少，心脏向全身输出血量也就随之减少，于是血压下降并出现上述一系列症状。

仰卧综合征的发生不仅影响准妈妈生理功能，对胎儿也有危害。心脏输出排血量减少，腹主动脉受压引起的子宫动脉压力减小，都直接关系着胎盘血液供应，对胎儿供氧不足，很快就会出现胎心或快或慢或不规律，胎心监测可显示胎心率异常的图形，以及羊水污染、胎儿血有酸中毒变化等宫内窘迫的表现，甚至带来不幸后果。

脐带绕颈并不可怕

脐带绕颈是因为胎儿在子宫内活动空间稍大，脐带就会像绳索一样悬浮在宫内，在胎儿进行活动时将胎儿的肢体以及颈部进行缠绕。但是一旦缠绕过紧，就会发生胎死宫内的悲剧。如果脐带比较长，并且只是轻微缠绕着胎儿，那么对胎儿就没有什么不利影响。即便出现脐带绕颈的情况，准妈妈也不必过于惊慌。在这种情况下，准妈妈可以根据数胎动的次数来判断胎宝宝在腹内的情况。准妈妈需要在早晚各测试一个小时，如果胎动的次数总和乘以4得出的结论是12小时的胎动总数，而胎动的总数也大于20次，那么这说明胎儿一切都很正常。但如果12个小时的胎动少于10次，或者每个小时胎动都少于3次，这个时候准妈妈一定要及时找医生处理。

做好乳房保健

从这时起，做哺乳的准备，开始乳头的保养。为了做到有备无患，这时可制订出必需的育儿用品和产妇用品的计划，并开始一点点地做准备。

这个时期孕妇要加强对乳房的保养，因为这时如果乳房保养不好，将不利于哺育时乳汁分泌，所以，孕妇要采取各种方法护理好乳房。

怀孕以后，乳房明显增大。这时孕妇应选用大小适宜的胸罩，将变大的乳房托起。胸罩应随妊娠月份随时更换、调整。有些孕妇嫌麻烦不愿更换胸罩，有的则担心乳房太大影响美观，而将大的乳房紧紧包裹在小的胸罩内，甚至穿紧身内衣束缚胸部。这样乳房的血液供应受到阻碍，易导致乳房发育不良、乳汁分泌减少而产后少奶、缺奶。

也有些孕妇干脆不戴胸罩，任乳房自然悬垂，以为这样便不会压迫乳房而影响乳房的发育，其实这种观念是不对的。因为失去胸罩的固定和支持，那么增大的乳房就会因重力作用而向下垂坠，乳房上半部的腺体受到牵拉，发育不好；下半部则受压而造成腺体扭曲，腺泡细小。乳房的悬垂还会引起淋巴和静脉回流障碍。胸罩的质料以柔软的棉布为好。

准妈妈妊娠记录

如果说孩子的模样长得像父母，
那么可以说孩子的习性也会像父母的。
想要一个你所希望的孩子吗?
请自己先成为榜样。

我的体重：

我的腰围：

腰痛怎么办：

我想象中生宝宝当天的情景：

有了孩子以后我会怎么样呢：

第四节

孕期胎教方案

本月胎教课堂

★给宝宝取正式名

现在应该给宝宝取大名了，准妈妈应该跟准爸爸一起商量给宝宝取一个大名。

给宝宝取名字没有什么具体规则，但一定要用方言和普通话都反复念一下，只要朗朗上口就行了。取好以后就跟宝宝讲讲你们为什么要给他取这个名字，寄托了怎样的美好愿望。

★给胎儿讲述你期待的心情

准妈妈和准爸爸应该给胎儿讲述你们期待他到来的心情。你们都为他准备了些什么，你们是如何爱他。

宝贝，我期待着你的到来，虽然你还很骄傲地躲在我肚子里。你知道吗？你是这世上最美的天使送给我的礼物，世上的一切珍奇都没法和你相比。你的眉毛是天上的一弯新月，你的眼睛是最闪亮的星星。

虽然我们还未曾谋面，但你却一直都在我心里最温暖的地方。

宝贝，我期待着你的到来。

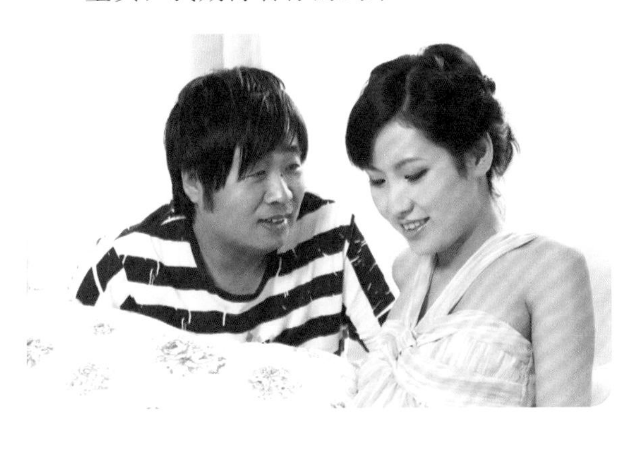

★适时进行美育胎教

到这个月份，胎儿初步的意识萌动已经建立，所以，对胎儿心智发展的训练可以较抽象、较立体的美育胎教法为主。美育胎教要求孕妇通过看、听、体会生活中一切的美，将自己的美的感受通过神经传导输送给胎儿。

看，主要是指阅读一些优秀的作品和欣赏优美的图画。孕妇要选择那些立意高、风格雅、个性鲜明的作品阅读，尤其可以多选择一些中外名著。孕妇在阅读这些文学作品时一定要边看、边思、边体会，强化自己对美的感受，这样胎儿才能受益。

听，主要是指听音乐，这时孕妇在欣赏音乐时，可选择一些内容丰富、意境饱满、主题鲜明的作品，它们能促使人们美好情怀的涌动，也有利于胎儿的心智成长。

体会，既指贯穿看、听活动中的一切感受和领悟，也指孕妇在大自然中对自然美的体会。

★翻看前面写的孕期日记

准妈妈还在坚持写孕期日记吗？一定要坚持哦！准妈妈不妨多多翻看前面写的孕期日记，回味其中的甜蜜，比如第一次感觉到胎动是什么时候，当时你的心情如何。

孕29周 用变化的音调给胎儿讲故事

本周准妈妈可配合舒缓的背景音乐给胎儿讲故事，讲故事时，准妈妈应把腹内的胎儿当成一个大孩子，娓娓动听地对他述说。还可结合实际生活中出现的各种事情，不断扩大对话的内容和对话的范围。

讲故事的时候既要避免尖声尖气的喊叫，又要防止平淡乏味的语调，方式可以根据准妈妈的具体情况而定。准妈妈给胎儿读故事时，音调要有起伏变化，要首先做到打动自己，才有可能打动胎儿。

★胎教名曲《天鹅湖》

准妈妈可以在听《天鹅湖》的同时，展开丰富的想象力，想象着有关天鹅高贵、圣洁的形象以及美丽动人的传说。

序幕：森林湖畔

美丽的公主奥杰塔在湖边山冈采花时惊动了魔王罗特巴尔特，他现出了怪鸟本相，将公主和随从变成了天鹅。

第一幕：皇宫花园

王子齐格弗里德成年了，但他仍每日沉湎于玩耍。母后突然驾到，勃然大怒，决定尽快给王子完婚。母后走后，王子看到一群天鹅从天空飞过，就告别朋友追随而去。

第二幕：湖畔相见

美丽的天鹅就是被魔法禁锢的公主。王子举弓欲射，美丽的公主走上岸变回了人形向王子讲述自己的悲惨遭遇，并告诉他只有忠贞不渝的爱情才能使她摆脱魔王的统治。王子立下重誓将永远爱着公主。在魔王的召唤下，公主与王子依依惜别，王子将公主留下的羽毛贴于胸口，决心拯救公主摆脱苦难。

第三幕：皇宫大厅

宫廷宴会上美女如云，王子的心中只有奥杰塔，对其他候选者视而不见。魔王假扮成奥吉丽雅，冲过皇宫的卫士出现在宴会上。在奥杰丽雅的百般诱惑下，王子终于违背了誓言，魔王得意的现形，王子悔恨万分，绝望地向湖畔奔去。

第四幕：幸福的结局

知道真相的奥杰塔无限感伤，决心不再宽恕王子。魔王狂喜地露出狰狞的凶相，王子不顾一切地向魔王冲去，在公主和群鹅的帮助下战胜了魔王。乌云消散，大地生辉，公主和随从恢复了人形。

★钢琴曲《忧伤还是快乐》

《忧伤还是快乐》是一首钢琴曲，原名《My Soul》，由韩国两人组合JulyJuly创作，在中国被叫做《忧伤还是快乐》。之所以被翻译成“忧伤还是快乐”，是因为其主旋律带着一种淡淡的忧伤，而副旋律又带着欢快的节拍。两种看似矛盾的节拍，却升华了这支钢琴曲的意境。

★欣赏《蓝色多瑙河圆舞曲》

《蓝色多瑙河圆舞曲》是小约翰·施特劳斯的作品，美丽的蓝色多瑙河启发了施特劳斯。他在半年左右的时间里创作了这首振奋人心、鼓舞士气的曲子。这首曲子受到了全世界人民的喜爱，在每年元旦维也纳举行的“新年音乐会”上都是保留曲目。

小提琴的颤音开始了长长的序奏。音量并不高，仿佛是清晨的多瑙河在白雾笼罩下泛着细微的涟漪，又仿佛是朝阳冲破了地平线冉冉升起，昭示着新一天开始了，一切都是那么的安宁。

这支著名的圆舞曲适合准妈妈在怀孕中、晚期听，准妈妈在欣赏这首作品时，通过想象能感受鲜明的音乐形象，仿佛音乐之声穿透空气萦绕在蓝色的多瑙河旁，这实在是一件好惬意的事情。

孕30周 坚持给胎儿讲童话故事

当准妈妈感到情绪焦躁不安的时候，可以静下心来跟胎儿说说话，读个故事。童话的“天马行空”可以很好地培养胎儿的想象力、创造力，选择一个固定的时间，坚持给胎儿讲一个你精心准备的童话故事，将图像描述给胎儿听，让胎儿不仅能听到故事，还能“看”到故事书上所绘的图画。这样做也能帮助准妈妈缓解焦虑，犹如自己也回到童年时光。

你还可以把自己一天经历的变成歌曲唱给胎儿听，或者让准爸爸一边抚摸你的肚子，一边给胎儿哼唱歌曲，并告诉胎儿，这是爸爸在唱歌，让胎儿熟悉爸爸的声音，当他听到爸爸的声音，他会很开心的。

★唱儿歌《小白兔乖乖》

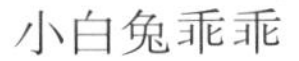

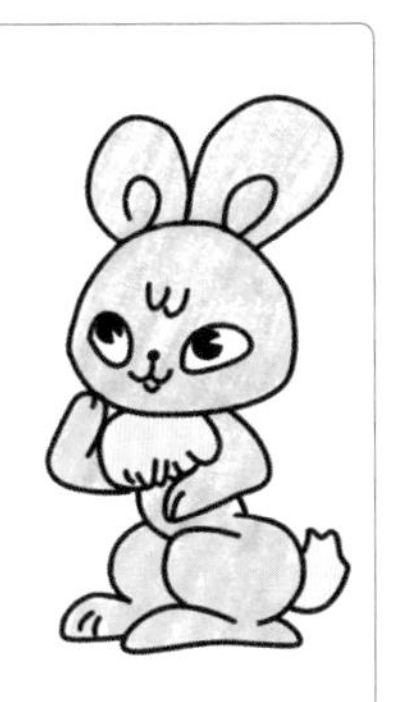

当胎儿听到好听的音乐时也会感到幸福。对于胎儿来说，听到妈妈愉快的歌声是最幸福的时刻，现在就给胎儿唱这首传统儿歌《小白兔乖乖》吧，两个人共享这欢快的时光。

小白兔乖乖

小 兔 子 乖 乖 ， 把 门 儿 开 开 ，
小 兔 子 乖 乖 ， 把 门 儿 开 开 ，
快 点 儿 开 开 ， 我 要 进 来 ，
快 点 儿 开 开 ， 我 要 进 来 ，
不 开 不 开 我 不 开 ，
就 开 就 开 我 就 开 ，
妈 妈 不 回 来 ， 谁 来 也 不 开 。
妈 妈 回 来 了 ， 我 就 把 门 开 。

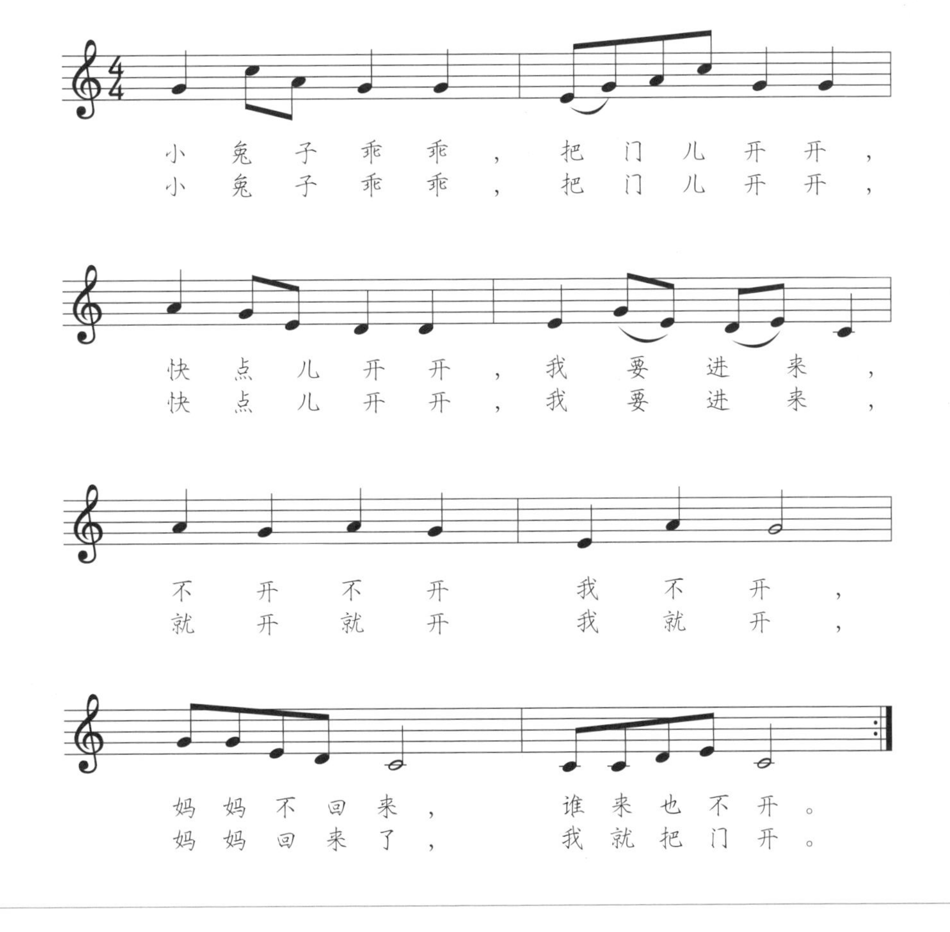

★名画欣赏《枫叶寒蝉》

推荐准妈妈欣赏齐白石的《枫叶寒蝉》。

《枫叶寒蝉》是齐白石工笔兼写意风格的代表作之一。画面取枫叶一枝，以大写意手法画出，简约、传神。一只寒蝉伏于叶上，正感知着浓浓的秋意，蝉笔法工致，呼之欲出，境界新奇而充满诗意。写意的树叶与工笔的寒蝉相互对比，其格调超脱高妙，力显神韵，洋溢着健康、有趣、自足和蓬勃的生命力。画面构图简洁，流露着画家对日常生活情景的热爱和朴实深厚的人生体验，通过水墨和色彩表达出真挚的情感。

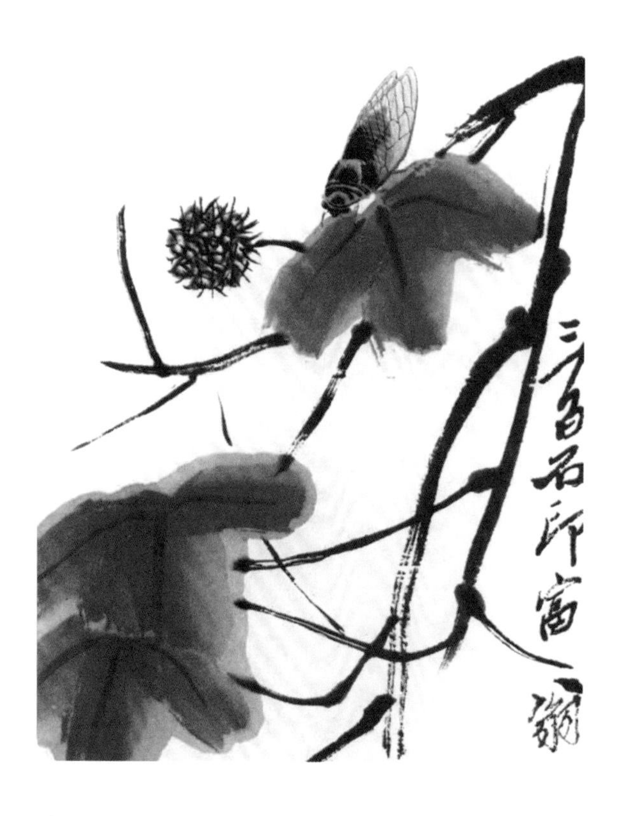

★欣赏《玩具会唱歌》

《玩具会唱歌》出自创意狂想曲这张CD，这首简单的乐曲会把你带入玩具的世界，你听它们在唱歌，发条的声音、汽车开动起来的声音，简直就像一场玩具音乐会。这首乐曲也适合宝宝出生后听。

孕31周 父母共同参与阅读胎教

最新的研究显示，胎儿在31周左右，大脑就可以捕捉到外界的信息，所以胎儿是有记忆的，如果准爸妈定时给胎儿听音乐、念故事，就可以让胎儿有一种安全与温暖的感觉，若一直反复念同一则故事给胎儿听，会令其神经系统变得对语言更加敏锐。不论是欣赏一段音乐或给胎儿读一段故事，准妈妈都要在心情愉悦的情况下进行，不仅如此，还要把音乐和故事“视觉化”地传达给胎儿，“视觉化”就是将看到或想象出来的画面影像印在脑海中的行为。

★学唱《卖报歌》

天气晴朗的星期天，准妈妈外出散步时就开始哼唱《卖报歌》吧！这会让你的心情更加舒畅。

啦啦啦！啦啦啦！
我是卖报的小行家，
不等天明去等派报，
一面走，一面叫，
今天的新闻真正好，
七个铜板就买两份报。
啦啦啦！啦啦啦！
我是卖报的小行家，
大风大雨里满街跑，
走不好，滑一跤，
满身的泥水惹人笑，
饥饿寒冷只有我知道。
啦啦啦！啦啦啦！
我是卖报的小行家，
耐饥耐寒地满街跑，
吃不饱，睡不好，
痛苦的生活向谁告，
总有一天光明会来到。

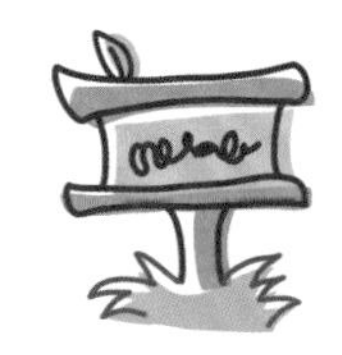

★准爸爸讲《最好吃的蛋糕》

准爸爸可以抚摸着准妈妈的肚子，给胎儿讲一个故事——《最好吃的蛋糕》。

最好吃的蛋糕

鼠老大说："今天是妈妈的生日，我们给她买个蛋糕，让她高兴高兴。"

"好呀，好呀！"鼠老二和鼠老三齐声说。

老大、老二、老三好不容易凑起了一小把硬币。

来到商店，鼠老大说："我们要买个最好吃的蛋糕。"

售货员数了数硬币，说："钱不够呀，不过可以卖给你们一张大饼"。好心的售货员给了他们一张挺不错的大饼。

老大、老二、老三垂头丧气地回了家。

鼠老三叹了口气说："咳……"

鼠老二也叹了口气说："咳……"

鼠老大拍拍脑袋说："我们想办法把大饼变成蛋糕！"

"怎么变？怎么变？"鼠老二、鼠老三瞪圆了小眼睛。

鼠老大拿出自己一直舍不得吃的奶糖，融化开浇在大饼上。嗨，多好呀，一股香甜香甜的奶油味儿。

鼠老二想了想，拿来一大片红肠，轻轻地放在大饼上，他不好意思地说："嘿嘿，我只咬过一点点……"

"妈妈看不出的！"鼠老大很肯定地说。

鼠老三采来一把五彩缤纷的野花，一朵朵摆在大饼上。

哎呀，好像看不出这是一张大饼啦！三只小老鼠非常满意，越看心里越高兴。

轻轻推开妈妈的门，三只小老鼠齐声唱起来："祝你生日快乐……"

"哟，哪儿来的蛋糕呀？"鼠妈妈惊奇地说。"我们做的！"鼠老大说。"快尝尝吧！快尝尝吧！"鼠老二、鼠老三一起说。

妈妈轻轻地咬了一口，她一下子就明白了："喔，真好！真好！这是我吃过的最好的蛋糕！"妈妈开心地笑起来。"是吗？"三只小老鼠也开心地笑起来。

★新世纪音乐《你眼中的奇迹》

《你眼中的奇迹》是来自瑞士的班得瑞乐团创作的音乐。班得瑞的音乐，从头到尾只强调一种轻柔的绝对性，没有艰涩难懂的曲风，没有生硬的个人风格，不只是悦耳好听，同时也是最纯净、最一尘不染的新世纪音乐典范。

准妈妈既可以专门聆听乐曲，让自己的心灵得到洗礼，又可以作为给胎儿讲故事时的背景音乐。这两种做法都能让胎儿接收到你的情绪，你平静而祥和的心情，一定会让胎儿感受到从未有过的温暖，他也将变成你眼中的奇迹。

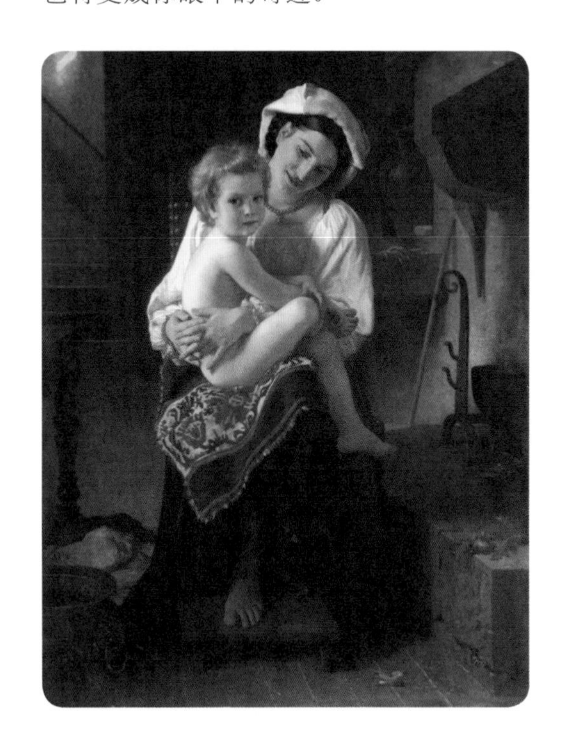

孕32周 多听音乐促进右脑发育

现在，胎儿开始能感受到胎外音乐节奏的旋律。胎儿可以从音乐中体会到理智感、道德感和美感，准妈妈也可以从美妙的音乐中感到自己在追求美、创造美，感受生活的美。此时胎儿的身心正处于迅速发育生长时期，多听音乐对胎儿右脑的细胞发育很有利。

孕晚期的准妈妈面临分娩，难免有些忧虑和紧张的情绪。为此，这时期播放的音乐，音色上要柔和一些、欢快一些，这样对准妈妈是一种安慰，可以增强准妈妈战胜困难的信心。

★朗诵雪莱的《给爱恩丝》

《给爱恩丝》是雪莱赞美他的新生女儿爱恩丝的，从诗句中表达出了雪莱对女儿的喜爱及赞美之情。

你可爱极了，
婴孩，
我这么爱你！
你那微带笑靥的面颊，
蓝眼睛，
你那亲热的、柔软动人的躯体，
教充满憎恨的铁心都生出爱心；
有时候，
你要睡就马上睡着了，
你母亲俯身把你抱紧在她清醒的心上，
你默默的眼睛所感到的一切动静就把她喜悦的爱怜传到你身上；
有时候，
她把你抱在洁白的胸口，
我深情注视你的脸，她的面貌就在你脸上隐现——这样的时候，
你更可爱了，
美丽纤弱的花苞；
你母亲的美影借你温柔的神态充分呈现后，
你就最最可爱！

★欣赏《水上音乐》

《水上音乐》是著名的英籍德国作曲家亨德尔所作。它以优美的旋律、轻巧的节奏而流传于世。全部组曲演奏时间长达1小时，目前已很少有人演奏它的全部，现在常常被演奏的是《G大调第一圆号组曲》。

音乐中碧波荡漾的泰晤士河呈现在眼前，朴实优美，又富有韵味。音乐虚实结合，意境幽远，明快的节奏和清晰的旋律线条，具有豪爽自信的气质，而中间部分则柔美抒情。

在曲目的最后，又给人一种坦然自若，逍遥自在的感觉。这首巴洛克风格的乐曲特别适合准妈妈在疲劳时听，它能使准妈妈尽快消除疲乏，充分体验轻松柔美的音乐境界。

★肖邦的《小狗圆舞曲》

肖邦：伟大的波兰音乐家，年少成名，后半生正值波兰亡国，在国外度过，创作了很多具有爱国主义思想的钢琴作品，以此抒发自己的思乡情、亡国恨。晚年生活非常孤寂，痛苦地自称是“远离母亲的波兰孤儿”。他临终时嘱咐亲人把自己的心脏运回祖国。舒曼称他的音乐像“藏在花丛中的一尊大炮”，向全世界宣告：“波兰不会亡”。其一生不离钢琴，被称为“钢琴诗人”。

波兰音乐家肖邦创作的《小狗圆舞曲》是一首优秀的钢琴作品，它的艺术性很强，生活气息浓郁，雅俗共赏。这首圆舞曲描述了小狗咬着自己的尾巴原地打转的有趣情景，乐曲亲切活泼、短小通俗，旋律悦耳动听、富有动感。因为篇幅短小、演奏速度快，这首乐曲又被称为《一分钟圆舞曲》，而实际演奏时间则在一分钟以上。

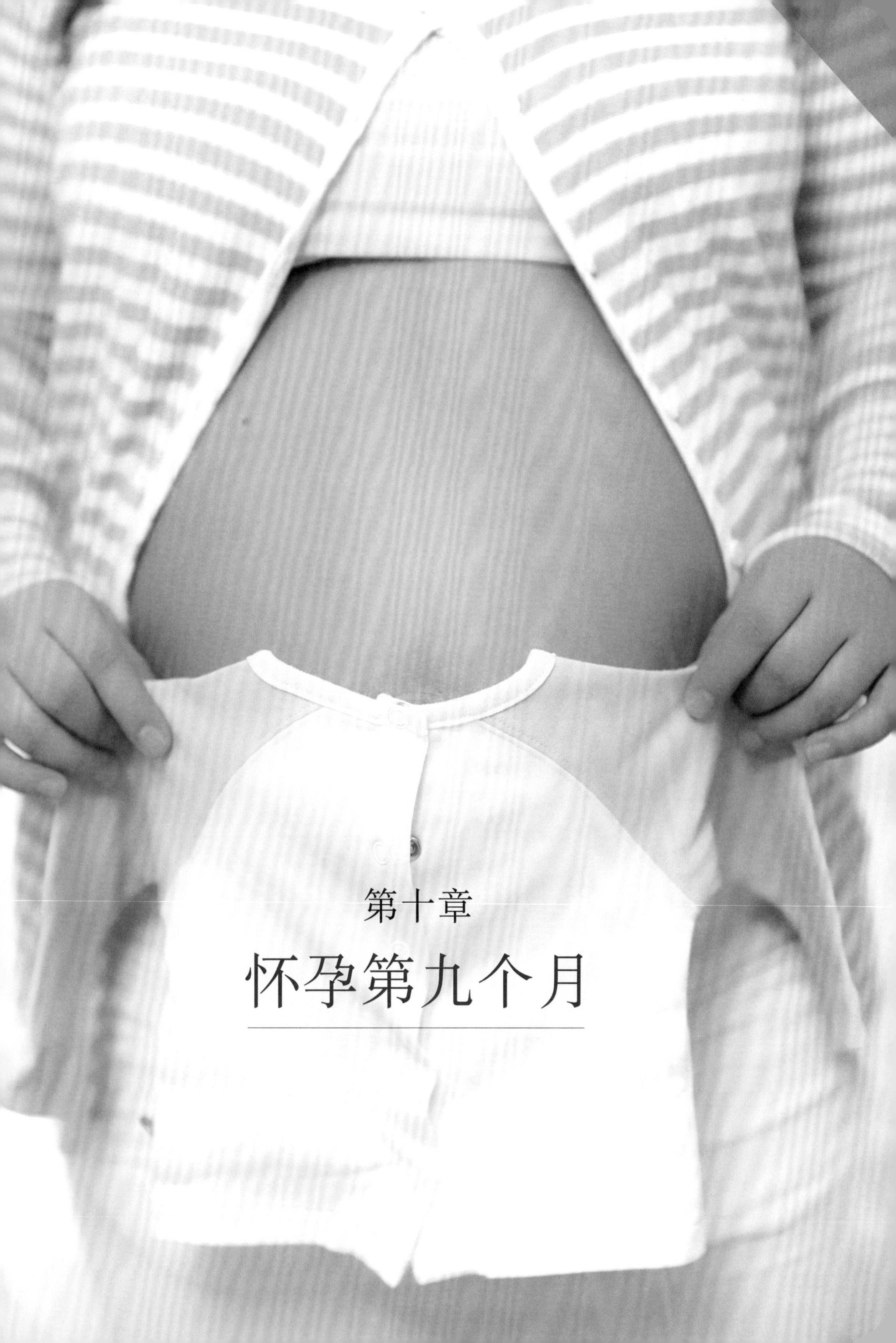

第十章

怀孕第九个月

第一节 为出生积极准备

孕9月的胎儿

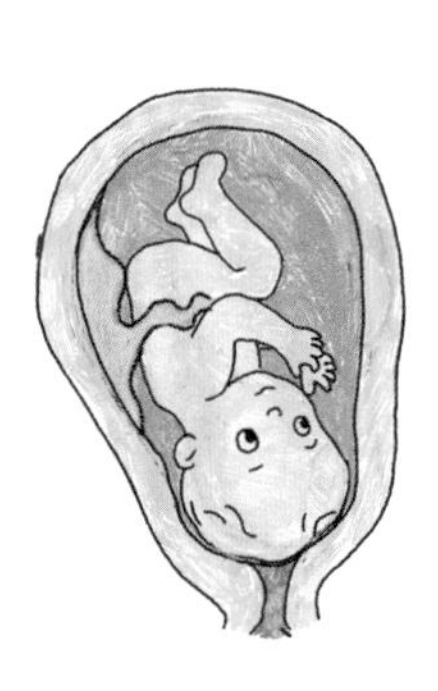

小脸胖胖的，皮肤变成淡淡的粉红色。怀孕35周时长到约2.5千克，看起来就像是新生儿一样。胎儿在准妈妈腹中活跃地运动着，但尽管发育很好还是不会旋转身体。

★孕33周 皮肤变成了粉红色

胎儿31周大了，重约2千克。除了肺部以外，其他器官的发育基本上接近尾声。为了活动肺部，胎儿通过吞吐羊水的方法进行呼吸练习。羊水量达到了最高峰，并一直维持到分娩结束。胎儿的皮肤由红色变成了粉红色。

★孕34周 骨骼都会变得结实

此时大部分胎儿把头部朝向妈妈的子宫，开始为出生做准备。胎儿的颅骨还比较柔软，尚未完全闭合。这种状态有利于胎儿顺利滑出产道。除了颅骨，其他的骨骼都会变得结实。

★孕35周 呼吸系统基本发育完毕

胎儿33周大了，胎儿拥有了完整的手指甲，手指甲又长又尖，子宫内的胎儿活动双臂时经常被指甲划伤，所以刚出生时，很多婴儿的脸上有被划伤的痕迹。这时出生的宝宝，存活率在90%以上。胎儿的中枢神经系统、消化系统、呼吸系统基本发育完毕。

★孕36周 胎毛几乎脱落

胎儿34周大了，重约2.8千克。各器官发育成熟，等待降生时刻的到来。肺部功能基本成熟，但是还不能靠自身的力量呼吸，所以这时期出生，还要依赖人工呼吸器。剩下的1个月内，胎儿的胎毛几乎全部脱落，仅在肩部、手臂、腿或者身体有皱褶的部位残留一些。

孕9月的准妈妈

腹部变得更大了，压迫着心脏、肺等器官，容易导致食欲不佳、呼吸困难。此外，阴道和子宫口变得柔软，月经增多，感到腹部发胀或大腿根部疼痛时要立刻休息。

★孕33周 性欲明显下降

这个时期，腹部的变化特别明显，又鼓又硬，使得肚脐都凸露出来。这时排尿次数会增多，而且有排尿不净的感觉。随着分娩期临近，准妈妈的性欲也明显下降。

★孕34周 容易出现痉挛或疼痛

为了支撑硕大的腹部，腿部总会承受很大的重量，所以容易出现痉挛或疼痛，有时还会感到腹部抽痛，一阵阵紧缩。这时应该避免劳累，尽量躺下休息，而且把腿稍稍架高一点儿。工作时需长时间站立的准妈妈感到劳累时，会出现腹部紧缩或胯部肌肉疼痛。

★孕35周 呼吸困难

进入怀孕35周时，子宫底高度达到最大，已经上移到胸口附近。子宫会挤压胃部或肺部，同时压迫心脏，所以此时呼吸困难和胸部疼痛的程度最为严重。日益临近的分娩会使准妈妈忐忑不安，和丈夫、朋友或父母多聊聊，也许可以稍微缓解一下内心的压力。

★孕36周 腹部下坠感增强

本周准妈妈肚脐到子宫顶部的距离缩短，会有腹部下坠感，这是胎儿头部进入产道引起的。随着胎儿下降，上腹部会出现多余空间，准妈妈的呼吸终于变得顺畅，但是骨盆及膀胱的压迫感会加重。腹部下坠感因人而异，有些准妈妈在分娩前几周就有感觉，有些准妈妈则在阵痛开始后才有感觉。

本月细节备忘

1.孕晚期是阴道感染的高发期。

2.避免单独外出，更不要外出太久。

3.要控制好体重，可参与一些轻微的运动。

4.晚间要注意提高睡眠的质量，睡得越深沉越好，如果夜间醒过几次，最好第二天早上晚起两小时左右。

5.不要害怕分娩。分娩几乎是所有女性都要经历的事，并且在现代的医疗条件下，绝大多数女性的分娩过程都比较顺利。

本月大事记

1.还在上班的准妈妈，在这个月末就要考虑休产假了。

2.胎动每12小时在30次左右为正常，如果胎动少于20次预示胎儿可能缺氧，少于10次胎儿有生命危险。

3.发现出血，或出现周期性腹痛、剧烈腹痛、羊水破裂等情况，应该尽快去医院。

4.准妈妈这时就要开始做宝宝出生后的准备了。在孕晚期要重视维生素的摄入。

5.适当地为胎儿进行音乐胎教、语言胎教、抚摩胎教等多种胎教。

6.准妈妈要保持幸福、愉快、平静的心态，只有良好的精神状态对胎儿来说才是最好的。

本月孕期检查

本月要进行两次孕期检查，除了常规检查外，医生会建议准妈妈开始着手进行分娩前的准备工作。

为了给分娩出血做准备，要进行血红蛋白检查，还要进行阴道分泌物涂片检查，这是为了对细菌性阴道炎和滴虫性阴道炎进行诊断，如发现异常要及时治疗，或在分娩时采用剖宫产，以免感染新生儿。

准爸爸必修课

1	消除产前焦虑，这需要准爸爸和准妈妈的共同努力
2	准爸爸要学习分娩的相关知识，首先要消除自己的紧张情绪，才能消除准妈妈的紧张情绪
3	准爸爸要把自己的工作安排好，在此阶段尽量不要安排出差
4	提前为妻子准备好分娩的必需用品
5	准爸爸要和准妈妈讨论照顾胎宝宝的事情，安排好分娩后的生活
6	准爸爸要联系几个可以在紧急情况得到他们帮助的人，以备不时之需

第二节
孕期饮食方案

本月营养关注

★需要重点补充哪些营养

此时应补充足够的铁和钙，饮食上采取少食多餐，多摄取容易消化且营养成分高的食物。

加大钙的摄入量

胎儿体内的钙一半以上都是在怀孕期最后两个月储存的，如果此时摄入的钙量不足，胎儿就会动用母体骨骼中的钙，容易导致准妈妈发生软骨病。富含钙质的食物有牛奶、虾皮、核桃、南瓜子、鱼松等。

脂类摄入量控制在60克

这个时期，胎儿大脑中的某些部分还没有成熟，准妈妈需要适量补充脂类，尤其是植物油仍是必需的。每天摄入的总脂肪量应为60克左右。

适当增加铁的摄入

现在胎儿的肝脏以每天5毫克的速度储存铁，直到存储量达到540毫克。若铁的摄入量不足，就会影响胎儿体内铁的存储，出生后易患缺铁性贫血。动物肝脏、黑木耳、芝麻等含有丰富的铁。

膳食纤维不可少

孕后期，逐渐增大的胎儿给准妈妈带来负担，准妈妈很容易发生便秘。由于便秘，又可发生内外痔。为了缓解便秘带来的痛苦，准妈妈应该注意摄取足够量的膳食纤维，以促进肠道蠕动。全麦面包、芹菜、胡萝卜、地瓜、土豆、豆芽、菜花等各种新鲜蔬菜和水果中都含有丰富的膳食纤维。准妈妈还应该适当进行户外运动，并养成每日定时排便的习惯。

★吃什么，怎么吃

做好饮食保健

为了预防分娩时大出血，必须从这个时期开始摄取富含维生素C的食物，如柑橘、紫菜、大白菜、菠菜等。必须尽量避免食用影响情绪的食物，如咖啡、茶、油炸食物等。注意产前不要再服用各类维生素制剂，以免引起代谢紊乱，尽量从食物中获取所需营养。

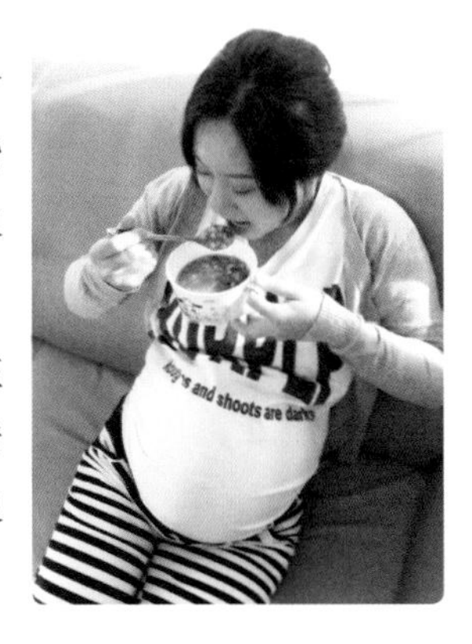

储备能量

准妈妈可以多吃一些脂肪和糖类等含量较高的食品，为分娩储备能量。脂肪每天补充60克，糖类每天补充500克左右。多吃一些粥、面汤等易消化的食物。还要注意粗细粮搭配、蔬菜搭配，预防便秘。

这些食物要多吃

只有母体的膀胱功能完善，才能分娩出骨骼和身体各器官健全的宝宝，因此要多食用能强化膀胱功能的食品。海藻和益母草都具有此功效。准备喂养母乳的准妈妈该从这个时期开始比平时多摄取40毫克左右的维生素。多食用大白菜、辣椒、菠菜、生菜、橘子等食物。

重视食物的质量

这个月，准妈妈的食欲会有所增加。

可多食富含蛋白质、糖类等能量较高的食物，以保证充足的营养，为分娩储备能量。饮食的关键在于重视质量，而不是数量，没必要额外进食大量补品。对于增重过多的准妈妈，则要适当限制脂肪和糖类等能量的补充，以利于分娩。

多吃能提高睡眠质量的食物

大部分准妈妈在怀孕最后几周睡眠不好。一方面是由于增大的子宫造成身体不适，另一方面也可能是怀着对宝宝即将到来的期待。这时期必须避免食用影响睡眠的食物，如茶、咖啡等富含咖啡因的食物。多吃蔬菜和水果，睡前准妈妈不要大吃大喝，以免影响睡眠。

小贴士

孕晚期保证睡眠很重要

孕晚期准妈妈由于机体损耗极大，容易疲劳，就更需要充足的睡眠来保证。准妈妈不要熬夜工作。睡眠不好会使准妈妈心情烦躁、疲乏无力、精力不集中，影响胎儿的身心健康。准妈妈吸烟、酗酒、通宵打麻将等不良的行为方式，会影响胎儿的健康，严重时甚至使胎儿感到无法忍受，从而发生流产、死产等事故。

★科学补充DHA

孕妇适合补充哪种DHA

DHA其实是一种Ω-3不饱和脂肪酸，它能给婴儿一双明亮的眼睛。脑营养学家研究发现，DHA和胆碱、磷脂一样，都是构成大脑皮层神经膜的重要物质，能维护大脑细胞膜的完整性，并有促进脑发育、提高记忆力的作用。最新的研究还显示，DHA有助于胎儿的大脑椎体细胞和视网膜视杆细胞生长发育，打下良好的视力基础，因此建议孕妇从妊娠4个月起适当补充DHA。

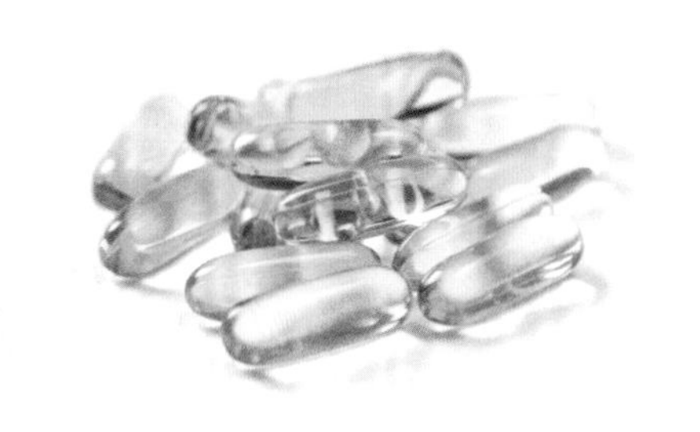

促进视网膜光感细胞的成熟

DHA不仅对胎儿大脑发育有重要影响，而且对视网膜光感细胞的成熟有重要作用。孕妇在孕期的最后3个月，可利用母血中的α-亚麻酸合成DHA，然后输送到胎儿大脑和视网膜，使那里的神经细胞成熟度提高。

所以，孕妇在孕期应多吃一些含DHA的食物（如海鱼），在孕期最后3个月，还应多吃含α-亚麻酸的食物（如硬果类），有条件者可直接从α-亚麻酸或DHA营养品中补充。

能优化胎儿大脑椎体细胞的磷脂构成

怀孕期间，DHA能优化胎儿大脑椎体细胞的磷脂的构成成分。尤其胎儿满5个月后，如人为地对胎儿的听觉、视觉、触觉进行刺激，会引起胎儿大脑皮层感觉中枢的神经元增长更多的树突，这就需要母体同时供给胎儿更多的DHA。

孕9月不可以吃的食物

冷饮

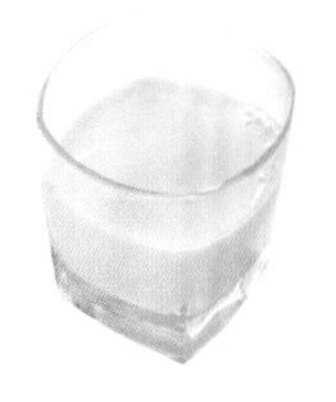

各种含糖高的饮料包括冷饮、冰棍儿等，主要是水和糖，多吃影响食欲，且冷的刺激还可使肠道痉挛引起腹痛、腹泻。食用过量的话，怀孕前期容易引起先兆流产，怀孕后期容易引起早产。

膨化食品

膨化食品如饼干、虾条等，主要是淀粉、糖类和膨化剂制成，蛋白质含量很少，多吃可致肥胖，且没有任何营养。

甜食

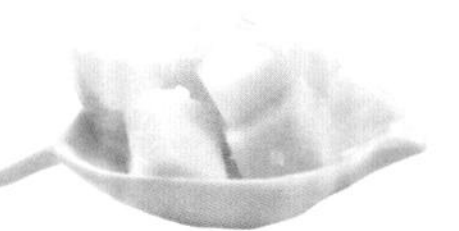

巧克力、果冻、蛋糕这类甜点热量高，成分复杂，含有大量的甜味剂、人工合成香料、增稠剂等，不但能够导致准妈妈体重直线飙升，同时还会影响胎儿的发育，造成巨大儿。对于患有妊娠期糖尿病的准妈妈来讲，甜食更是雷区！

街头食品

包括烤羊肉串、酸辣粉、烤地瓜等食品。烧烤、煎炸类食品含有致癌物质——苯并芘，这点大家都知道。对于准妈妈来说，烧烤、煎炸类肉食，若没有彻底熟透，还存在弓形虫的威胁。街头小贩制作的低成本酸辣粉，更是含有明矾，学名硫酸铝钾的物质，其在水溶液中游离出大量易被人体吸收的铝离子，摄入过量的铝，能直接破坏神经细胞的遗传物质和脱氧核糖核酸的功能，使脑细胞发生退化性病变。并可以通过胎盘侵入胎儿大脑，增加痴呆儿的发生率。

准妈妈一日的餐单建议

食物属性	食物种类
早餐	南瓜粥1碗，鸡蛋1个，糖拌番茄适量
加餐	酸奶150毫升，香蕉1根
中餐	米饭100克，蘑菇炒青菜100克，板栗烧鸡80克，清炖鲤鱼适量
加餐	苹果1个，坚果适量
晚餐	熘肝片100克，家常豆腐100克，荞麦面1碗

一周饮食搭配示例

名称	早餐	午餐	晚餐
周一	牛奶、面包、苹果	米饭、蒸鱼片豆腐、清炒青菜	紫米饭、鸡汤蘑菇、炒合菜
周二	牛奶、面包、水果	米饭、猪肉海带、苦瓜煎鸡蛋	鲤鱼饭、虾子豆腐羹
周三	牛奶、发糕、水果	米饭、蘑菇鸡块、醋熘白菜	米饭、口蘑鸭子、蔬菜沙拉
周四	豆浆、芝麻火烧、炝芹菜	米饭、红烧海参、糖醋白菜丝	玉米面粥、苦瓜炒肉、水果
周五	牛奶、面包、水果	米饭、炒鸡杂、南瓜汤	米饭、窝窝头、排骨汤
周六	牛奶、蛋糕、水果	米饭、酸炒鱼片、虾皮黄瓜汤	米饭、茄汁青鱼、蔬菜沙拉
周日	酸奶、果味面包、水果羹	米饭、浇汁鱼、栗子烧白菜	紫豆粥、蒸饼、咸蛋黄南瓜

孕33周跟踪指导

孕33周营养需求

孕33周胎儿的营养需求达到了最高峰，准妈妈需要摄入大量的蛋白质、维生素C、叶酸、B族维生素、铁质和钙质，每天大约需要200毫克的钙用于胎 儿的骨骼发育。这时胎儿的骨骼、肌肉和肺部发育正日趋成熟，应合理饮食，适当运动。选择含纤维丰富的食物，预防便秘。

孕33周怎么吃

准妈妈每天需要摄入的营养包括：

1.每天食用多种蔬菜和适量的水果以满足维生素和无机盐的需要。

2.每天多食用谷物类食品，以提供能量，谷物食品包括：馒头、米饭、面条、面包等。

3.每天食用低脂或脱脂的奶制品。如：牛奶、酸奶、奶酪或其他奶制品。奶制品能够提供给孕妇和胎儿骨骼和牙齿强壮所需的钙，同时也是维生素A、维生素D，B族维生素和蛋白质的重要来源。

孕33周饮食专家建议

1.准妈妈比未孕女性每天要多10克蛋白质的需要，因此每日需要摄入60克蛋白质。

2.每天至少需要400毫克叶酸，孕早期可以预防胎儿神经管畸形，孕晚期可以预防孕妇贫血。

3.每天需要30毫克的铁，是一般女性正常的两倍。

4.每天需要至少1000毫克的钙。

5.每天至少要喝约2升的水。如果运动，每一小时要额外再补充一杯水。

孕34周跟踪指导

孕34周营养需求

本周营养原则为：食品多样化、量适当、质量高、易消化、低盐、低脂。注意晒太阳，有利于钙的吸收。这一段时间的饮食卫生尤其重要，因为此期随时可能分娩。如果因饮食不当造成孕妇出现其他疾病，都会影响分娩和产后妈妈及宝宝的健康。这个时候，准妈妈消化功能减退，容易引起便秘，因此，要多吃玉米、蔬菜等含纤维的食品。

孕34周怎么吃

这个时期的孕妇需要补气、养血、滋阴，所以营养一定要跟得上。如果营养不足孕妇往往会出现贫血、水肿、高血压等并发症；如出现腰酸、小腹坠胀、宫缩频繁，可服桂圆鸡蛋羹；若发生水肿、高血压，应吃些红豆粥、冬瓜汤、鲤鱼汤等少盐、利尿的食物；若血蛋白低，可多吃些蛋黄、猪肝、红豆、油酥、菠菜等含铁量高的食物。

孕34周饮食专家建议

最有效的防治孕期便秘的食物有：

1.玉米是粗粮中的保健佳品。其膳食纤维含量很高，能刺激胃肠蠕动，加速粪便排泄，对妊娠便秘大有好处。当然，其还具有利尿、降压、增强新陈代谢，细致皮肤等功效。

2.黄豆的营养价值很高，又被称为“豆中之王”“田中之肉”，它含有非常优质的蛋白质和丰富的膳食纤维，有利于胎儿的发育，并促进孕妇的新陈代谢。同时，丰富优质的膳食纤维能通肠利便，利于改善孕妇便秘。

3.草莓营养丰富，其含有多种人体所必需的维生素、无机盐、蛋白质、有机酸、果胶等营养物质，其中的胡萝卜素有明目养肝的功效。最主要的是其所含果胶和膳食纤维可以助消化，通大便，对胃肠不适有滋补调理作用。

4.地瓜富含利于胎儿发育的多种营养成分，同时其所含的食物纤维能有效刺激消化液分泌和胃肠蠕动，促进通便。

5.酸奶富有营养，含有新鲜牛奶的全部营养，其中的乳酸、醋酸等有机酸，能刺激胃分泌，抑制有害菌生长，清理肠道。

孕35周跟踪指导

孕35周营养需求

准妈妈的饮食中要包含多种不同的植物性蛋白质，可以使氨基酸的组成更趋于完全。例如谷类与豆类加以调配，像胚芽米配黄豆煮成饭；豆类与核果类或种子类一起食用，也可以互相弥补各自的不足。准妈妈每天可以安排5～6餐，要注意营养均衡。如果上一餐你只吃了主食和牛奶，下一餐就一定要吃一些肉类、蔬菜和水果。牛肉具有补脾胃、益气血、强筋骨等作用，可以适度缓解肌肉疼痛。

孕35周怎么吃

日常饮食中有很多食物看似平常，其实对孕妇具有非常好的保健作用。如果注意摄取这些食物，可以帮助孕妇健康地孕育胎儿。

蜂蜜——促进睡眠并预防便秘

在天然食品中，大脑神经元所需要的能量在蜂蜜中含量最高。睡前饮上一杯蜂蜜水，可改善睡眠质量。孕妇饮水时，在水中放入数滴蜂蜜，还能有效地预防便秘及痔疮。

鱼类——避免胎儿脑发育不良

鱼肉中含有的DHA在胎儿的脑细胞膜形成中起着重要作用。孕妇一周内至少。吃1～2次鱼，以吸收足够的DHA，满足胎儿的脑发育需求，而且有助于降低早产的可能性。

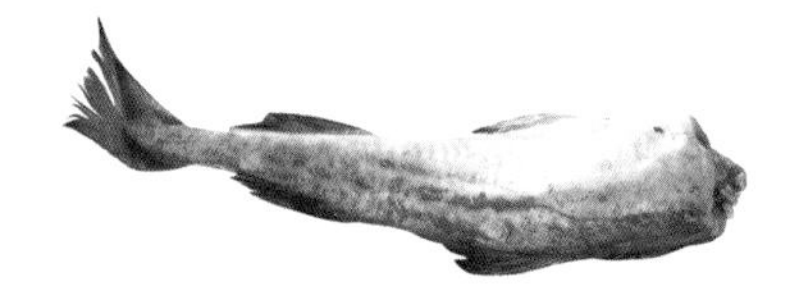

黄豆芽——促进胎儿组织器官建造

黄豆芽中富含胎儿所必需的蛋白质，还可在孕妇体内进行储备，以供应分娩时消耗及产后泌乳，同时可预防产后出血、便秘，提高母乳质量，所以黄豆芽是孕妇理想的蔬菜。

冬瓜和西瓜——帮助消除下肢水肿

西瓜性寒味甘，水分丰富，可以止渴利尿。冬瓜具有清热解毒、利尿消肿的作用，经常食用能帮助消除下肢水肿。

鸡蛋——促进胎儿的大脑发育

鸡蛋营养成分全面而均衡，尤其是蛋黄中的胆碱被称为“记忆素”，对胎儿的大脑发育非常有益。所以，鸡蛋也是孕妇的理想食品。每天3～4个为宜，不可多吃。

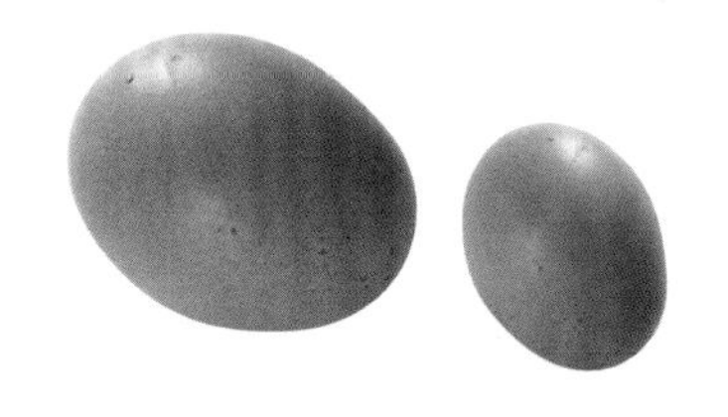

葵花子——降低流产的危险性

葵花子里富含维生素E，而维生素E能够促进脑垂体前叶促性腺分泌细胞功能，增强卵巢机能，增强黄体酮的作用。如果孕妇缺乏维生素E，容易引起胎动不安或流产后不容易再孕。

南瓜——防治妊娠水肿和高血压

孕妇食用南瓜不仅能促进胎儿的脑细胞发育，增强其活力，还可防治妊娠水肿、高血压等孕期并发症，促进血凝及预防产后出血。

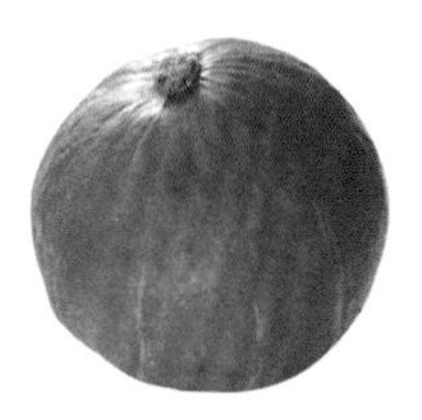

孕36周跟踪指导

孕36周营养需求

进入本周，你的胃部仍会有挤压感，所以每餐可能进食不多。不能充分摄取维生素和足够的铁、钙，这时，可以适当加餐，以保证营养的总量。

孕36周里，必须补充维生素和足够的铁、钙，充足的水溶性维生素，以硫胺素最为重要。此时如果硫胺素不足，易引起呕吐、倦怠、体乏，还可影响分娩时子宫收缩，使产程延长，分娩困难。另外，胎儿肝脏以每天5毫克的速度储存铁，直到存储量可达300～400毫克。此时铁摄入不足，可影响胎儿体内铁的存储，产后易患缺铁性贫血。妊娠全过程都需要补充钙，但胎儿体内的钙一半以上是在怀孕期最后2个月储存的。如9个孕月里钙的摄入量不足，胎儿就要动用母体骨骼中的钙，致使孕妇发生软骨病。

此外在孕36周，请继续控制盐的摄取量，以减轻水肿带来的不适。由于孕妇的胃部容纳食物的空间不多，所以不要一次性地大量饮水，以免影响进食。

孕36周怎么吃

孕36周每日膳食构成	
1	米、面主粮：350～450克
2	鸡蛋1～2个
3	禽、畜、鱼肉200克
4	动物肝脏50克
5	豆类及制品50～100克
6	新鲜蔬菜500～750克
7	时令水果100克
8	奶类250～500克
9	植物油30克

孕36周饮食专家建议

膳食要科学调配，合理烹饪。我们平时的食品可分为粮谷类、动物类、蔬菜水果类、奶类及其制品这四类。这些食物可供应人体所需的各种营养素。准妈妈每日的膳食要均衡上述四大类食品，不可挑食偏食，就可使膳食多样化，保证营养得当。除了合理的调配以外，掌握正确的烹饪方法也是很重要的。

1	淘米时，搓洗要轻，减少用水量和淘米次数
2	做面食尽量用蒸、烙的方法，少用油炸
3	蔬菜越新鲜越好，清洗前可用清水先浸泡1～2小时，先洗后切，切完立即下锅，急火快炒
4	蛋类要煮熟后吃
5	炒菜最好用生铁锅，有助于防治缺铁性贫血
6	烧小排汤或煮鱼时，可加少量醋，以增加钙质的吸收

孕9月食谱举例

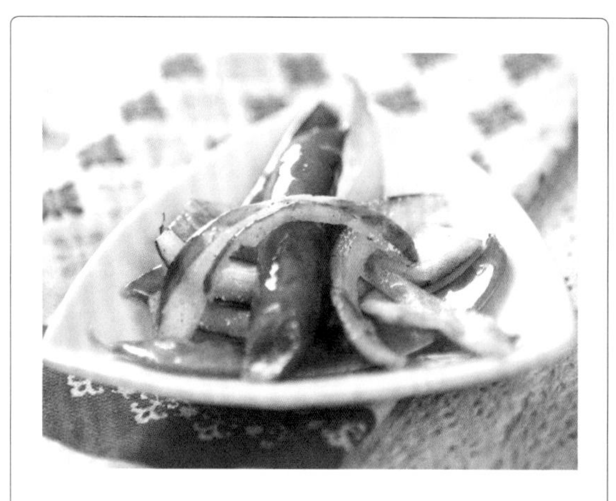

豌豆荚炒洋葱

材料　豌豆荚60克，洋葱80克，青蒜60克，豆瓣酱2茶匙。

做法　1.所有材料洗净；豌豆荚去蒂；洋葱切丝；青蒜切片。

2.热锅入油，爆香洋葱，放少许水及豆瓣酱，最后放豌豆荚及青蒜，炒至熟即可。

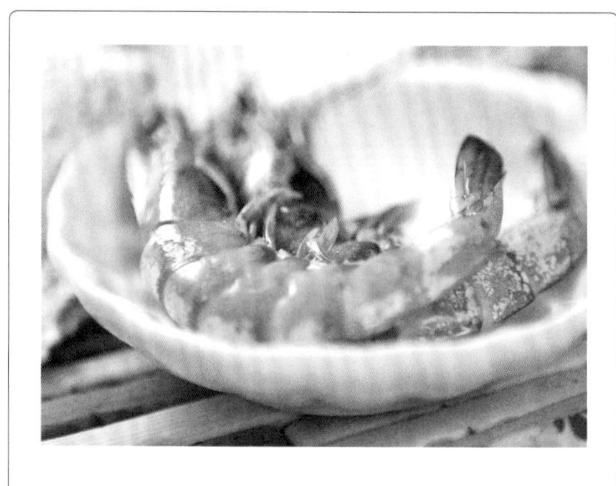

红烧大虾

材料　大虾500克，生抽2匙，白糖1匙，大蒜4瓣，水适量。

做法　1.将虾洗净后，剪去虾枪，沥干水后待用。

2.锅中放油，四成热后放入大蒜爆锅，至蒜瓣呈金黄色，倒入大虾爆炒半分钟。

3.放入生抽、白糖炒匀，倒入没及一半虾身的水，盖盖儿煮开后，再煮两分钟即可。

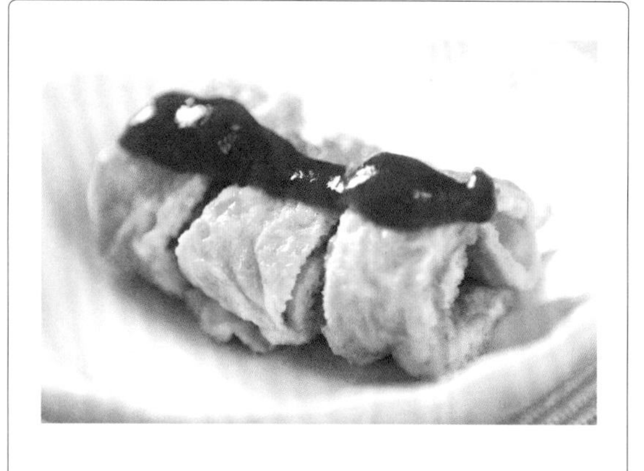

番茄蛋卷

材料　鸡蛋2个、番茄酱30克、盐、胡椒粉各适量。

做法　1.将蛋打匀，加入盐、胡椒混合均匀。

2.盘上先铺上保鲜膜，上面放上做法1中的材料，再盖上保鲜膜后用微波加热40秒钟。

3.取出后混拌一下，盖回保鲜膜再加热40秒钟，取出后撕去保鲜膜，将鸡蛋饼卷成卷。

4.蛋卷放入盘中，滴上番茄酱即可。

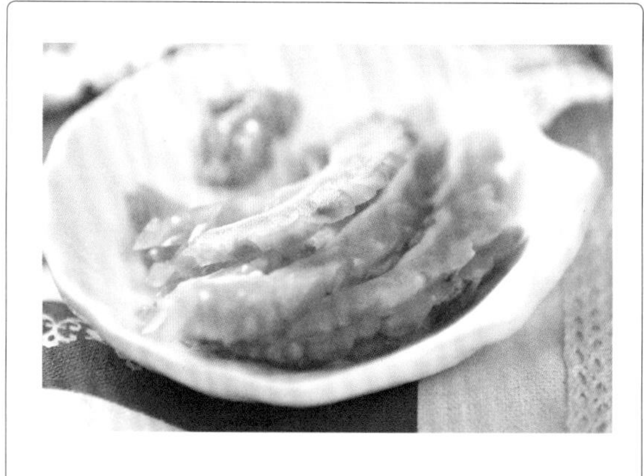

翠瓜小菜

材料　绿苦瓜半条，芥末酱1小匙，沙拉酱5匙，糖1匙，海鲜酱油1匙。

做法　1.苦瓜洗净对剖两半，去籽，再切对半，用锋利的小刀去净白色内瓤。

2.将苦瓜斜切薄片，泡入加盐的冷开水中，放入冰箱冷藏至呈透明状。

3.取出，完全沥干水分装盘，调味料与沙拉酱和匀，蘸作料食用。

第三节
孕期生活指导

本月保健要点

★有助顺产的产前运动

为了迎接分娩，这时期准妈妈应该坚持做一些强化骨盆肌肉的运动。另外，在预产期的前两周练习分娩促进运动，将有助于顺产。

下肢运动

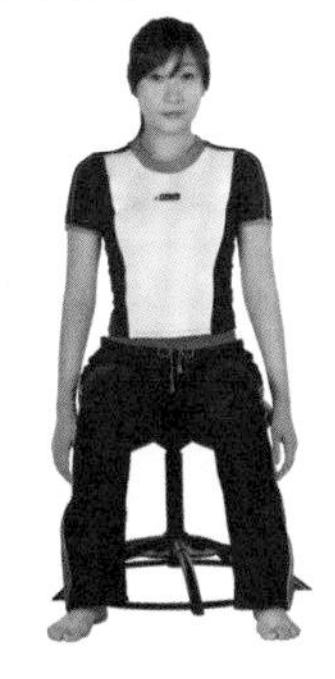

坐在椅子上，双脚尽量分开，每次持续10分钟即可。

提臀运动

在仰卧状态下屈膝，然后向上推臀部。推上或放下时，大腿和臀部应该用力。通过此运动能强化骨盆周围的肌肉。

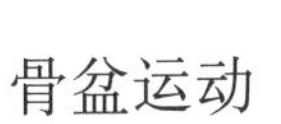

骨盆运动

准妈妈张开双腿，身体下蹲，同时身体往前倾，以不压迫腹部为准。注意掌握力度，不要过于用力，以免摔倒。

抬腿运动

自然站立，将一条腿用力提至45度，脚踝稍微往上提，换腿，重复做。

★乳头凹陷短平如何调理

准妈妈出现了乳头凹陷或者过于短小等异常现象，如果在孕期内得到了及时纠正和护理，这种状况还是可以得到很好的改善和缓解的。如下将给出几点提示，希望可以帮助各位准妈妈较为完美地做好产前乳头护理工作。

用温水清洁

怀孕六个月之后，宜每日用温湿毛巾擦洗乳头、乳晕，通过适度清洁保持上皮组织的健康；有针对性地进行伸展和牵拉练习。

做乳头牵拉伸展练习

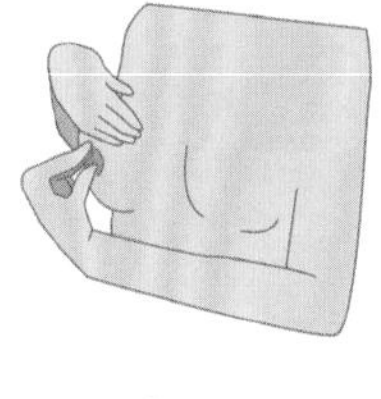

1.将拇指平行放在单侧乳头左右两旁。

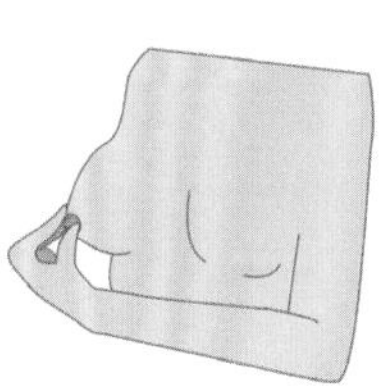

2.以乳头为中心，慢慢向两侧外方用力，将周围皮肤组织展开，令乳头外凸。

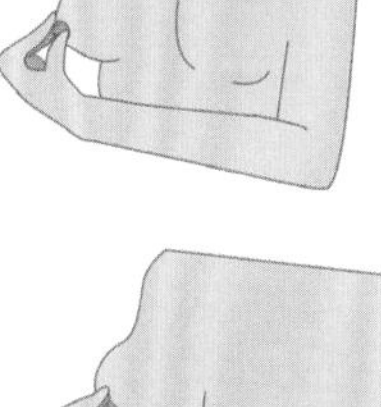

3.将拇指分别放在单侧乳头的上下两旁，将乳晕纵向拉开。

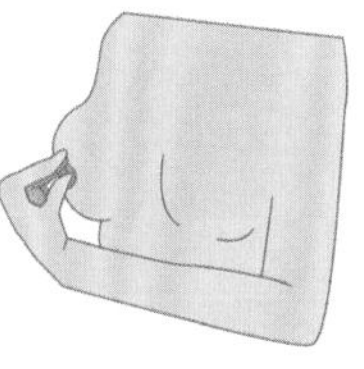

4.拇指、中指和示指抓住乳头同时向外牵拉。

★克服孕期抑郁症

随着怀孕的推进，准妈妈对变形的身材、分娩、育儿等都会产生恐惧心理。和丈夫关系的相对疏远也可能使本应愉快幸福的怀孕生活变得忧郁烦躁。下面，让我们了解一下孕期抑郁症产生的原因和摆脱孕期抑郁症的方法。

产生抑郁症的原因	
体形的变化	随着怀孕后腹部鼓起，皮肤上长出粉刺和色斑，即使是平常对自己的外表信心十足的女性也会开始对自己的外貌失去自信
激素的变化	受孕之后，准妈妈体内的女性激素增多，这种激素使准妈妈的情感起伏变得强烈，有时连一点儿小事也会令准妈妈神经过敏，甚至大发脾气
和丈夫的关系	怀孕开始后，无论如何都不能像以前那样经常过性生活，这时准妈妈就会觉得和丈夫的关系疏远了
对分娩的恐惧	随着产期的临近，她们内心的不安愈加高涨
对育儿的心理负担	急切地想见到宝宝的同时，对于将来养育宝宝的压力也在增加

摆脱抑郁症的方法	
找回自己的兴趣爱好	怀孕初期一举一动都要小心，但也不必为此停止一切活动。良好、适度的兴趣爱好不但会使怀孕这件事变得令人愉快，而且对胎教也很有帮助
收集有关怀孕和分娩的资料	怀孕后身体会发生哪些变化，分娩时应该怎么做，如果事先了解情况，心理上的负担就会减轻。最好积极阅读相关书籍，也可以向身边有过分娩经验的人了解有关知识
准爸爸的爱情是最佳处方	克服孕期抑郁症最有效的处方是准爸爸的爱。准妈妈怀孕后，准爸爸应该主动帮忙准妈妈分担家务，一起学习有关怀孕和分娩的知识
适当运动，保持身材，增进身体健康	孕期的适度运动不但可以增进健康、控制体重，还有助于准妈妈保持稳定的精神状态。另外，维持适当运动也有助于产后身体状况的恢复
积极乐观的生活态度	平时应该精心打扮，尽量遮掩皮肤上长出的小疙瘩。休闲时可以听一些柔和轻快的音乐来改善心情

孕晚期运动好处多

怀孕晚期时，即怀孕八个月以后，运动以“慢”为主，因为此时要防止早产。另外，孕晚期的准妈妈，因为体重增加，身体负担重，运动时一定要特别注意安全，运动尤其以慢为主，不能过于疲劳，凡事要注意安全。在整个妊娠期，准妈妈要根据自己的基本状况来选择何种运动，同时在运动中要根据自己感觉的舒适程度及时调整，如果身体感到不适必须立即停止运动，向医生咨询。孕10月的准妈妈可以做一些临产前的准备。可以进行下蹲运动，使骨盆关节灵活，增加背部和大腿肌肉的力量和会阴的皮肤弹性，有利于顺利分娩。

盘腿坐练习：此项练习可以增加背部肌肉，使大腿及骨盆更为灵活，并且能改善身体下半部的血液循环，使两腿在分娩时能很好地分开。

具体做法：保持背部挺直坐下，两腿弯曲，脚掌相对，尽量靠近身体，抓住脚踝，用两肘分别向外压迫大腿的内侧，使其伸展，这种姿势每次保持20秒钟，重复数次。如果感到盘腿有困难，可以在大腿两侧各放一个垫子，或者背靠墙而坐，但要尽量保持背部挺直，也可以两腿交叉而坐，这种坐姿，也许会感到更舒服，但要注意不时地更换两腿的前后位置。

Q 孕晚期需要多运动，请问每天什么时间是孕妇运动的最佳时间呢？

A 清晨运动最好，时间7：30到9：00。孕妇运动15～30分钟，孕妇体质好的可以运动时间长点。

准妈妈的心理调试

准妈妈的妊娠生理过程是相同的，但是她们的心理变化却显示出千差万别。在妊娠的不同阶段，准妈妈往往会有不同的情绪体验，有时兴奋、有时平静、有时积极、有时消沉。出现这些情绪很自然，因为这时身体的变化可能已经超出了理性可以控制的范围。进入孕晚期以后，准妈妈子宫已经极度胀大，各器官系统的负担也接近高峰，因此，准妈妈心理上的压力也是比较重的。但准妈妈此时应该学会调节自己的情绪，给自己一个愉快的心情，也给胎儿一个良好的发育环境。

★孕晚期的种种忧虑

造成准妈妈的心理压力的，往往不是别人，而是自己的各种忧虑和焦躁情绪，主要有以下几种：

1.胎儿在肚子里一天比一天大了，他动得更厉害了，而且现在出现了白带增多、消化不良、下肢静脉曲张和水肿等现象，日常生活越来越不便，心里非常焦躁不安，急盼快些分娩，快点结束这段痛苦的日子。

2.越临近分娩就越担心分娩时会不顺利，会有危险。害怕分娩的疼痛，因为没有勇气自然分娩，又害怕剖宫产的种种弊端，因此难以抉择是选择自然分娩还是剖宫产，矛盾重重。

3.虽说母乳喂养对宝宝来说是最好的，总是担心这样会破坏自己优美的身材，因此在选择母乳喂养还是人工喂养的问题上举棋不定。

4.担心住院以后看到医护人员的恶劣态度及其他产妇的痛苦状况，会影响自己的情绪和顺利分娩。

Q 总是感觉心里不踏实，能吃点什么缓解吗？

A 美食的力量非常强大，粗粮、全麦、麦芽、花生、土豆、大豆、核桃、瓜子、新鲜绿叶蔬菜、海产品、蘑菇及动物肝脏等食物，含有多种缓解紧张和忧虑的营养素。

★准妈妈的心理自救

10个月的孕育过程对每个女人都是一种考验，心理素质弱的准妈妈很容易会耐不住压力，觉得自己拖着个大肚子熬时光是一种负担。

由于临近预产期，准妈妈对分娩的恐惧、焦虑或不安会加重，有些准妈妈一有“风吹草动”就赶到医院，这些都对准妈妈的身心健康造成了很多影响，对于分娩来说也是极为不利的。比起其他时期的心理保健来说，孕晚期的心理又显得很独特，准妈妈要保持良好的情绪需要注意下面的问题。

保持平和的心态

想办法让自己独立、坚强、快乐起来，从而学会自我调适，七情都别太过度。遇到不尽如人意的事也不要自怨自艾，一蹶不振，要以开朗明快的心情面对问题。对家人要善解人意、心存宽容和谅解，不是很原则的事情就可以大事化小、小事化了，协调好家庭关系。

了解分娩，克服恐惧

克服分娩恐惧，最好的办法是让准妈妈自己科学地了解分娩的全过程以及可能出现的情况，可以对准妈妈进行分娩前的有关训练，也可以多阅读一些有关妊娠、分娩的书籍。这会有效地减轻心理压力，解除思想负担以及做好孕期保健，及时发现并诊治各类异常情况等对克服恐惧均有很多帮助。

Q 我快要生了，但是丈夫总是不上心，我该怎么办？

A 和丈夫谈一谈自己的感觉，让丈夫体谅。这个时候作为丈夫要给予体贴入微、无微不至的关怀，主动承担家务活，避免妻子进行剧烈的劳作，以免引起早产。

★改变单一枯燥的生活

不要每天躺着不动，这样只会令人更加懒散，快乐不起来。做点力所能及的家务，或者和丈夫一起做些DIY手工制作，不但对准妈妈和胎儿都有好处，还可增加家庭情趣，使自己的生活丰富起来，减少了胡思乱想的时间。

不要老是待在家里，走出去与其他准妈妈或妈妈多交流，从别人身上寻找自己缺少的快乐理由，或者多读一些书，让心沉静下来，平缓不安、焦躁的情绪。

★为分娩做好准备

分娩的准备包括孕晚期的健康检查、心理上的准备和物质上的准备。这一切准备的目的都是为了确保母婴平安，同时这一准备的过程也是对准妈妈情绪的安抚。

如果准妈妈了解到家人及医生为自己做了大量的工作，并且对意外情况也有所考虑，那么，她心中的恐惧就会减少许多。

★不要太早到医院

临产时身在医院，应该是最保险的办法。可是，提早入院等待时间不是越长越好。

医院里医疗设置的配备是有限的，如果每个准妈妈都提前入院，结果可能比较糟糕。而医院不可能像家中那样舒适、安静和方便。准妈妈入院后较长时间不临产，更会产生一种紧迫感。如果准妈妈看到后入院的已经分娩，会造成精神上的刺激。

另外，产科病房内发生的一些事情都可能影响住院者的情绪，这种影响有时候并不十分有利。所以，准妈妈应稳定情绪，保持心绪的平和，安心等待分娩时刻的到来。不是医生建议提前住院的准妈妈，不要提前入院等待。

★学会倾诉

当有不良情绪郁结时，千万不要憋在心里，否则会越积越多。倾诉本身就是一种减压方式，找个合适的时机向家人、朋友、医生倾诉，会让心情逐渐开朗。

胎位不正

★如何确定胎位

1.可以通过测量子宫底的高度（即从子宫底至耻骨联合之间的距离），来判断胎儿身长的发育情况。一般情况下，在孕16周时，宫底约在耻骨及肚脐的中央部位；当孕20～22周时，宫底基本上达到脐部；孕32周时，宫底则达到剑突下2～4厘米处。过分超过或明显落后于相应指标时，则显示胎儿发育不正常，应在医生的指导下查找原因。

2.可以通过超声波的检测明确了解胎头的位置。

3.也可以通过医生的四步触诊法了解胎头的位置。

★矫正胎位不正的方法

多数胎儿在子宫内的位置都是正常的，但也有少数属胎位不正，约占5%。常见的不正常胎位有枕横位、枕后位、臀位；也有因胎头俯屈程度不同的异常，如额先露、面先露，以及横位、复合位先露等不正胎位，但比较罕见。

有些胎位不正是可以矫正的，如枕横位、枕后位、臀位、横位等。一般横位应随时发现及时矫正；臀位在妊娠7个月后矫正；枕横位则需在临产后宫口开大到一定程度或接近全开而产程受阻时再矫正。孕30周前，大部分胎儿为臀位，孕30周后多数可自动转为头位。故即使是臀位，也没必要在30周前矫正；孕30周后仍为臀位或横位者，是需要矫正的，其方法主要有以下两种：

膝胸卧位矫正法

此法借胎儿重心的改变及准妈妈横向阻力，增加胎儿转为头位的机会，7天为一疗程，如没有成功可再做7天，有效率60%～70%，少数准妈妈在做膝胸卧位时出现头晕、恶心、心慌，不能坚持，则需改用其他方法矫正胎位。分娩后子宫韧带松弛，仰卧过久，子宫因重力关系容易向后倒，如不矫正，日后可引起腰痛、痛经、月经流向腹腔。从产后10天开始做膝胸卧位，每日两次，对于预防子宫后倾位有一定作用。

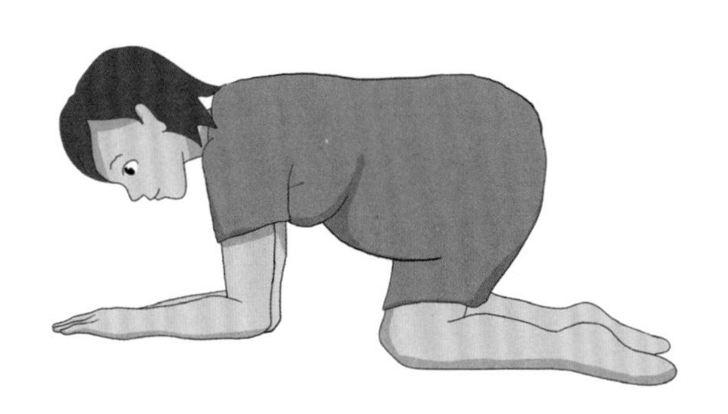

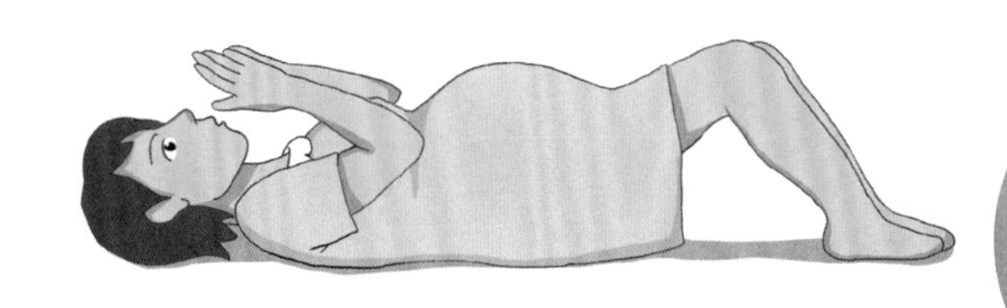

臀位自行矫正法

这是一种简便有效的矫正胎位的方法，其有效率可达92%，它的做法是这样的：准妈妈仰卧床上，腰部垫高20厘米（1～2个枕头），双小腿自然下垂在床沿。每日早晚各做1次，每次10～15分钟，3天为一疗程。在做臀位自行矫正法时要注意：矫正方法安排在孕30～34周内效果最好；矫正宜在饭前进行，矫正时要平静呼吸，肌肉放松；垫子应柔软、舒适，高度适中；如出现阴道流水、流血或胎儿心音突然改变（有条件者可监听），应停止此法。

矫正胎位除可用以上两种方法外，还可用艾卷灸至阴穴和三阴交穴、激光穴位治疗、手法倒转、侧卧位等方法，但均为临产前应用。若临产后胎位仍无变化，可在消毒情况下采取阴道内手转胎头或内倒转术。目前大多数医生已基本淘汰内侧转与外侧转法，因为可致脐带缠绕。

Q **胎儿一般在腹部哪里算是正常的？**

A 一般好的胎位是头朝下。最标准的是左枕前位，有利于自然分娩。如果头朝上，就是胎位不正，月份小的时候也许会自己转过来。

Q **胎位不正能做矫正操吗？**

A 不建议做操，怕越勒越紧，顺其自然，多休息休息。

慎重选择分娩的医院

实地考察，了解情况，选择最合适自己的医院。最好选择进行产前检查的医院，因为医生对准妈妈的情况比较了解。

★妇幼保健院更专业

专业妇幼保健院的医师面对的就诊群体相对比较单一，因此一些中型妇幼保健院所配置的产科医疗器械比一般大型的综合医院会更齐全。如孕期的B超检查、唐氏综合征筛查，妇幼保健院在此方面的设备和专业能力，无疑会比综合性医院的产科更完善。另外，专业妇幼保健院的产科医师每天负责的就是从孕期、产期、到出院这一循环过程，技术实力相对较高，医护人员的操作更为熟练。

★综合性医院的优势

现在许多大型的综合性医院科室齐全，各科专业人员技术水平高，对于那些容易出现异常并发症的孕妇来说，一旦出现并发症，可以及时地在综合性医院各门诊科室得到会诊和处理。所以，容易出现异常并发症的孕妇都适合选择综合性医院。怎样选择合适的医院，要根据家庭经济实际状况和孕妇的身体状况决定。

如果孕妇在怀孕时伴有异常或出现严重的并发症，就要选择大型综合性医院。

★其他因素

能否自主选择分娩方式

当准妈妈到产科待产时，应进行一次综合检查，然后决定分娩方式。决定后跟医生商量意外情况，比如要不要做阴道侧切手术，是不是在夜间提供麻醉服务等，都应该事先咨询。

口碑如何

先通过多种渠道收集一下相关信息，了解医生情况。可以先听听护士的介绍，向同事、朋友和亲戚中生过孩子的人打听一下，不要被广告所迷惑。如果属于高危产妇，要了解一下是否可以提前住院待产。

有的医院可以提供丈夫陪产服务，如果准妈妈心理压力比较大，分娩时需要丈夫的陪伴，那就要选择有陪产条件的医院了。同时，还应了解医院是否提供助产分娩、产后有无专人护理等。

对新生儿的处理

在分娩过程中医院是否提供胎心监护，在胎宝宝出生后，母子是否同室，是否有新生儿游泳和按摩、抚触等服务，此外，还应注意针对新生儿的检查制度是否完善。

选择医院应注意的事项	
选择离家近的医院	选择交通便利，即使堵车也能在1个小时以内到的医院
考虑分娩及产褥期	最好是初诊到分娩及产褥期都在同一个医院做诊察。主治医生是固定的，对医生的信赖感会增加，可以安心分娩
考虑自己的健康状态	35岁以上的大龄孕妇、家族中有遗传性疾病的孕妇、孕妇本身的健康不太好或胎儿有异常时，要选择综合性医院或专科医院
观察医院的卫生状态	刚分娩后，新妈妈和新生儿的身体免疫力非常弱，对细菌毫无防御力，所以要好好观察住院室、手术室、新生儿室、卫生间等设施的卫生状态
决定分娩方式	观察是否具备水中分娩、无痛分娩等自己喜欢的分娩方式的设施和条件

进入待产期

★提前入院的情况

如果选择的医院可以提前入院，即使没有临产征兆，也可以在预产期前后1～2天入院。稍早入院待产，尽早适应医院环境，避免过期妊娠的出现。

患有妊娠并发症或有其他异常的准妈妈，要先咨询医生并根据病情决定其入院时间，提前住院，由医生严密监护，及时掌握病情，以便及时处理。

Q 羊水少需要入院吗？

A 你要格外注意了，不要在这个时期大意。羊水少会引起很多意想不到的意外和危害。

★做好产前准备

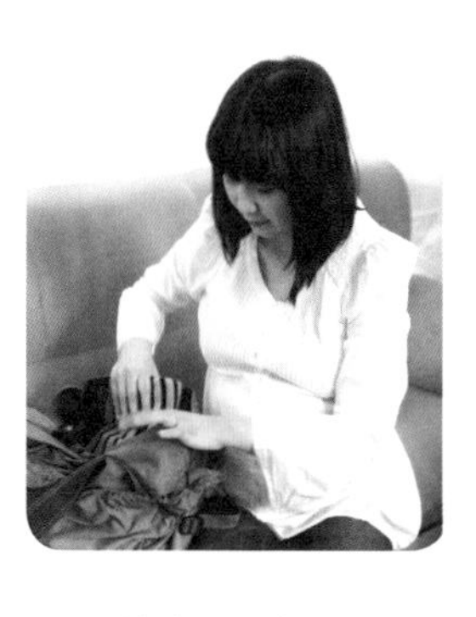

怀孕后期是为生产做好心理准备，并开始筹备婴儿用品的时期。随时做好住院的准备，准时做产检。如果发现任何异常，或在这个时期分娩，以现代的医疗技术来说，存活的可能性比较大。但是，由于胎儿的肺部功能约在37周之后才能完全发育成熟，所以最好还是等到足月再分娩。

此外，即使只有少量的出血，也要尽早去医院做检查。因为有早产、前置胎盘、胎盘早剥的可能性。

★分娩前在家需要做的事情

在经历过了阵痛、见红、破水之后，还需要再耐心地等待一段时间才能够分娩。如果是初次分娩的产妇大概要经历十多个小时，非初次分娩的产妇大概要经历五个小时左右。所以，一定要在分娩前的一段时间，保持充足的体力和良好的精神状态去迎接分娩。知道自己要分娩了，在家这段时间需要做的事情有：

具体事项	做法
吃容易消化的食物	在产床上，要消耗很多的体力和精力，所以分娩前的临时能量补充非常重要，在能吃的时候，尽量多吃一些东西，进食的时候要注意吃容易消化的，不吃油性大的食物
进入浴缸洗澡或者是淋浴	产前要记得进行一次洗澡，分娩时会排出很多汗，产后在身体恢复一段时间之后才可以用淋浴清洗。破水的时候是不可以洗浴的
通知自己的丈夫和朋友	在第一时间告诉最惦记自己的人，比如丈夫、双方的父母、自己的好朋友
清扫房间	因为产妇在回家的时候，应该是和刚出生的宝宝一起回来，从医院到家，宝宝在出生之后将要接触到的第一个新环境，所以在去医院之前一定要打扫好家中的卫生
感觉疲劳可以坐下来休息	阵痛的时间间隔会逐渐地变长，产妇可以利用这个时间间隙，在不疼痛的时候活动身体，比如洗衣服、扫地等家务活
记住分娩的流程	很多产妇会由于过于疼痛而变得紧张，紧张会带来很多不必要的麻烦，所以尽量保持冷静，和胎儿一起加油！冷静地面对分娩的过程，保持积极的心态

为分娩储备能量

恭喜你，已经进入最后一个月的倒计时阶段了！同时提醒你不要因对新生命的即将来临过于激动而忽略了营养。进入冲刺阶段后，你的胃部不适感会有所减轻，食欲随之增加，因而各种营养的摄取应该不成问题。

最后阶段，准妈妈往往因为心理紧张而食欲缺乏，许多准妈妈会对分娩过程产生恐惧心理，觉得等待的日子格外漫长。这时要注意调整心态，以减轻心理压力，正常地摄取营养。

孕晚期除保证畜禽肉、鱼肉、蛋、奶等动物性食物摄入外，可多增加一些豆类蛋白质如豆腐和豆浆，这两种食物包含了大豆的全部营养成分。目前市场上供应的豆奶，所含大豆优质蛋白质达40%，含油脂20%，而且多数是不饱和脂肪酸，具有健脑补胃的功能，还富含钙、磷、铁等无机盐和B族维生素，孕晚期准妈妈应多食用。

在这个月应该限制脂肪和糖类等热能的摄入，以免胎儿过大，影响顺利分娩。为了储备分娩时消耗的能量，应该多吃富含蛋白质、糖类等能量较高的食品。在这个月里，由于胎儿的生长发育已经基本成熟，如果还在服用钙剂和鱼肝油的话，应该停止服用，以免加重代谢负担。多吃含钙丰富食物，如海带、虾皮、紫菜、发菜、芝麻酱、虾米等。

多吃植物油，植物油不仅富含丰富的必需脂肪酸，还富含维生素E。维生素E可预防胎儿发育异常和肌肉萎缩。

膳食安排应富含各种营养素，粗细搭配，合理调配，食物多样化。另外应注意动物肝脏的摄入量。孕晚期的铁元素补充也是很重要的。

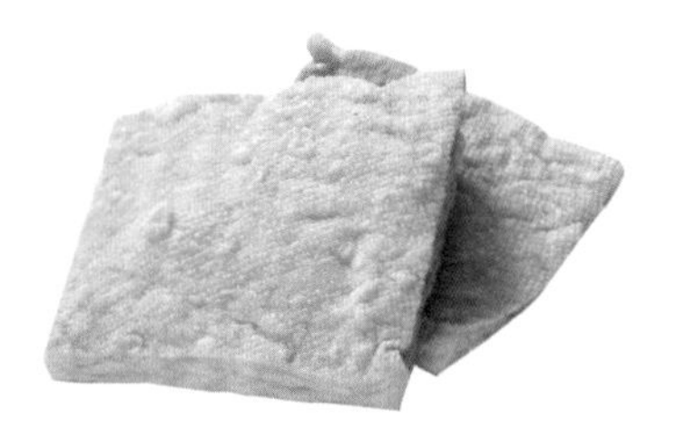

有助顺产的产前运动

会阴肌肉运动：增加会阴肌肉韧力及控制力，对分娩及复原有帮助。

1.仰卧，屈曲双脚并微微分开，收缩骨盘底的会阴肌肉，数4下放松，再数4下收缩。重复做10次。

脚部运动：有助促进血液循环，预防抽筋，减轻脚肿。

1.仰卧，双脚用两个枕头垫高。腹肌运动矫正腰部及盘骨的姿势。

2.仰卧，屈曲双膝，收缩腹部及臀部肌肉至腰部压着准爸爸的手，数5下放松，再数5下收缩，伸直双脚，休息一会儿。重复做5次。

准妈妈妊娠记录

这天晚上，
爸爸和妈妈就像小时候过家家一样拉钩约定：
我们一定要成为最棒的父母！

选择的医院：

选择的医生：

选择的分娩方式：

男孩还是女孩？

越来越想见到你：

第四节
孕期胎教方案

本月胎教课堂

音乐是给胎儿的另一种语言，让宝宝在准妈妈体内就接受音乐的熏陶，不但可以促进胎儿的大脑发育，可尽早开发他的音乐潜能，对其性格培养也有重要作用。实践证明，受过音乐胎教的宝宝，出生后喜欢音乐，反应灵敏，性格开朗，智商较高。

★合理进行音乐胎教

妊娠后期是胎儿脑细胞急速增长和记忆力提高的阶段，所以在曲目的选择上一定要注意。可以给大脑积极刺激的、震动幅度大的弦乐音乐是比较好的选择，节奏变化不大，比较柔和自然的音乐也是不错的选择。但是，与过度偏重于某种特别的乐器相比，听一些多种乐器集合的音乐反而可以扩大情绪的空间。在下面推荐的音乐中，请考虑音乐的特性来欣赏这些音乐。

推荐音乐	
1	莫扎特交响曲第四十篇章中的第一乐章
2	柴可夫斯基花的圆舞曲
3	贝多芬F大调浪漫
4	莫扎特单簧管协奏曲第二乐章
5	莫扎特小夜曲G大调K525第二乐章浪漫
6	巴赫无伴奏大提琴组曲1号
7	维尔瓦第第三号长笛协奏曲金丝雀

★准爸爸参与效果更好

夫妻一起进行胎教的话效果最好。如果夫妻一起来欣赏胎教音乐的话，不仅对胎儿有益，还会增进夫妻之间的幸福感。选择胎教音乐时，最好是夫妻一起去选。夫妻在一起聆听胎教音乐的时候，如果可以的话，丈夫最好一边照顾怀孕的妻子，一边爱抚妻子腹中的胎儿，保持这样温馨的气氛胎教效果会更好。

★调节情绪

有的准妈妈到了这一周就开始紧张了，对分娩充满了期待也充满了担心。这时准妈妈要学会调节自己的情绪，如果觉得紧张可读一些笑话来调节情绪。

一天，有三个男人的老婆刚好被送去同一家妇产医院生宝宝。第一个男人说：“我在双喜临门公司上班，生了一对双胞胎。”第二个男人说：“我在三三百货公司上班，我老婆生了三胞胎。”第三个想：“我在七星公司上班，该不会生……七个吧!”

★想象胎儿的模样

意念从某种意义上来说就是想象力，想象力每个人都有，准妈妈可以运用这种力量，将美好的愿望、祝愿传递给胎儿。

准妈妈可以反复在心中勾勒出胎儿的形象。细细地想，什么样的眼睛、什么样的鼻子、什么样的嘴巴。

以乐观的情绪迎接新生命

应该以愉快的心情去面对新的开始，迎接新生命的降临将是一件非常美妙的事情。

准妈妈在这一周就要临产了，一定要保持乐观、积极向上的精神，要相信自己能够顺利地生下一个健康的宝宝，孕期的所有不适也将随着分娩而结束。

学习腹式呼吸

准妈妈在这一周要学习腹式呼吸，为分娩做准备。在阵痛开始时，腹式呼吸可松弛腹部肌肉、减轻产痛，并能分散对产痛的注意力。

腹式呼吸做法：平躺，双腿微弯，用鼻深吸气使腹部凸起、胸部保持不动，再慢慢用口吐气并松弛腹部肌肉。早晚各做10～15次。

多听听舒缓的音乐

音量一定不能太大，为了防止有回音，可以拉上窗帘，或者在地上铺上地毯，营造一个幽静的环境。

选择特定的曲子、特定的时间来欣赏的方法。此时，精神不要过度集中，要尽量消除自己的紧张感。欣赏音乐的时候尽量选择比较舒适的姿势，如靠墙而坐或者坐在沙发上都可以。

孕33周进行交流式接触胎教

音乐是给胎儿的另一种语言，让宝宝在准妈妈体内就接受音乐的熏陶，不但可以促进胎儿的大脑发育，可尽早开发他的音乐潜能，对其性格培养也有重要作用。实践证明，受过音乐胎教的宝宝，出生后喜欢音乐，反应灵敏，性格开朗，智商较高。

晚安曲《人间天上》

这首《人间天上》选自班得瑞的《微风山谷》，班得瑞乐团花了三年时间，埋首于瑞士南方的萨斯菲山谷之中，不仅实地撷取自然原声为素材，并以音乐忠实呈现不同时空的时节变化。

《人间天上》是一首适合夜晚的摇篮曲，能让人安然入眠。如果孕晚期增大的腹部让你寝食难安，那么此刻就静静地斜靠在舒服的靠椅上，让明亮的月光投影在你的周身，你逐渐放松着身体的各个部位，心也跟着放松了下来。伴着若有若无的乐曲，你会感到身体在慢慢地变轻，像一片飘落的羽毛摇曳在空气中，悠闲极了。

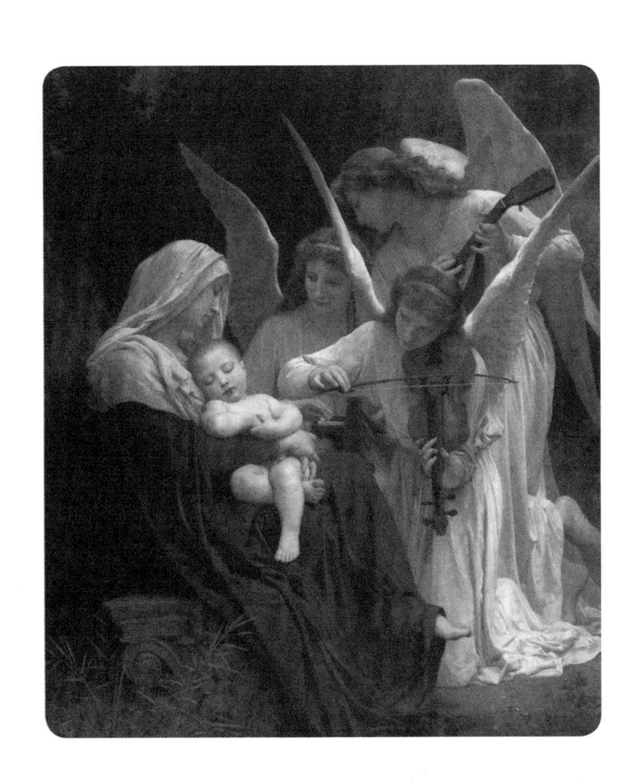

胎教故事《小猴子照镜子》

今天，森林学校开学了，小动物都打扮得整整齐齐去上学。小兔子跑呀跑地上学了；小松鼠跳呀跳地上学了；小狗熊淌着汗赶着上学去了。小猴子也背上书包，高高兴兴地上学去了，路上还和小蝴蝶玩捉迷藏哩！唉，他发觉人家都上学去了，才半跑半跳地赶到学校……

到了教室，长颈鹿老师已经在上课了。老师温和地说："小猴子，怎么迟到了？快到座位上去吧。"小猴子一下坐到桌子上去了。

老师又温和地说："小猴子，看其他小朋友是坐在哪里的？"小猴子看见别人都坐在椅子上，只好乖乖地回到座位上去。长颈鹿老师叫小朋友，把双手放在膝盖上，可是，小猴子只顾玩自己的玩具。长颈鹿老师仍然温和地说："小猴子，看看周围的小朋友双手放在哪里？"小猴子只好放下玩具，把双手放在膝盖上。

长颈鹿老师讲完了一个好听的故事，大家唱了歌，又玩了游戏，之后，老师让大家伏在桌上，闭上眼睛休息一下。

小兔子第一个伏在桌上，闭上眼睛；小猴子东张西望，不愿伏在桌上。长颈鹿老师再次温和地说："小猴子，看看别人怎样做的？"小猴子突然大声哭起来。

长颈鹿老师拿了个镜子给小猴子。镜子里出现一个丑八怪，眼睛斜斜、嘴巴歪歪、鼻子扁扁，多难看！小猴不愿看。

一会儿，长颈鹿老师叫小猴子笑笑，咦？真奇怪，丑八怪不见了，只见眼睛咪咪、嘴巴咧咧、鼻子圆圆，好可爱的小猴子！

小猴子想看清楚，老师不给了，急得小猴子直叫！老师又把镜子放在小猴子的面前。老师叫小猴子对镜子再笑笑，小猴子一笑，那小猴子也笑了。小猴子可乐了，手舞足蹈，镜子里那只小猴子也乐得手舞足蹈。

长颈鹿老师微笑着告诉小猴子："镜子里面的正是你自己。你哭，样子就丑了；你笑，样子就可爱了。"老师又说："如果想谁都喜欢你，就要乖，要不，连自己都不喜欢自己啦！"小猴子乖乖地和其他小朋友一样，伏在桌上闭上眼睛，睡着了。

镜子里的小猴子也闭上眼睛，睡着了。

孕34周准妈妈的歌声是很好的胎教

孕34周，胎儿能通过声音的波长和频率产生直接的记忆，接受母亲的情感。准妈妈在怀孕期间的所作所为都可以直接影响到胎儿出生后的性格、习惯、道德水平、智力等各个方面。所以，鼓励准妈妈大声唱歌，歌声不仅仅能平复心中的焦虑，而且对于胎儿来说也是很好的胎教。

有的准妈妈认为，自己五音不全，没有音乐细胞，哪能给胎儿唱歌呢。其实，完全没有必要把唱歌这件事看得过于严格。要知道给胎儿唱歌，并不是登台表演，不需要什么技巧和天赋，要的只是母亲对胎儿的一片深情。只要你带着对胎儿深深的母爱去唱，你的歌声对于胎儿来说，就一定十分悦耳动听。

胎教名曲《生之喜》

本周已经临近预产期了，准妈妈一定急切地盼望着胎儿的降生。《生之喜》这首胎教音乐令人充满希望，置身其中，准妈妈一定能感受到那种新生命即将诞生的憧憬和喜悦。《生之喜》选自胎教音乐专辑《妈咪的爱》，乐曲配合准妈妈的生理节律，以宁静、优美、典雅的旋律为主，创造出一个充满母爱又没有压力的温馨空间，可以适当调节准妈妈紧张和焦虑的情绪。

准爸爸给胎儿讲寓言故事

准爸爸可以抚摸着准妈妈的肚子，给胎儿讲一些寓言故事。

狐狸和葡萄

在一个炎热的夏日，一只狐狸走过一个果园，他停在了一大串熟透而多汁的葡萄前。他从早上到现在一点儿东西也没吃呢！狐狸想：“我正口渴呢。”于是他后退了几步，向前一冲，跳起来，却无法够到葡萄。狐狸后退又试。一次，两次，三次，但是都没有得到葡萄。狐狸试了又试，都没有成功。最后，他决定放弃，他昂起头，边走边说：“我敢肯定它是酸的。”正要摘葡萄的孔雀说：“既然是酸的那就不吃了，”孔雀又告诉了准备摘葡萄的长颈鹿，长颈鹿也没有摘，长颈鹿又告诉了树上的猴子，猴子说：“我才不信呢，我种的葡萄我不知道吗？肯定是甜的，”猴子说着便摘了一串吃了起来。

——摘自《伊索寓言》

善与恶

力量弱小的善，被恶赶走，到了天上。善于是问宙斯，怎样才能回到人间。宙斯告诉他，大家不要一起去，一个一个地去访问人间吧。恶与人的距离近，所以接连不断地去找他们。善因为从天上下来，所以就来得很慢很慢。

——摘自《伊索寓言》

公鸡与宝玉

一只公鸡在田野里为自己和母鸡们寻找食物。他发现了一块宝玉，便对宝玉说：“若不是我，而是宝石商找到了你，他会非常珍惜地把你捡起来，但我发现了你却毫无用处。我与其得到世界上一切宝玉，倒不如得到一颗麦子好。”

这是说自己需要的东西才是真正珍贵的。

——摘自《伊索寓言》

孕35周 用音乐缓解紧张情绪

日益临近的分娩会使准妈妈感到忐忑不安，甚至有些紧张。想象分娩时的疼痛，担心分娩不顺利，忧虑胎儿是否正常，以及胎儿的性别和长相是否理想等等，存在着这样那样的顾虑。

所以现在，请准妈妈一定要想办法使自己振奋起来，高高兴兴地迎接小宝宝的到来。因为胎儿随时可能出生，你肯定不希望把抑郁情绪带到孩子的记忆中吧。可以和丈夫或自己的妈妈聊一聊，还可以欣赏胎教音乐，聆听和感受音乐带来的恬静、安宁，以舒缓自己的情绪。

胎教名曲《开心的笑》

《开心的笑》是一首快乐的胎教音乐，选自经典胎教音乐《天使宝贝》专辑。

临近分娩，虽然准妈妈顶着巨大的压力，但一定要对自己有信心，也要对你的胎儿有信心。听到这首《开心的笑》，你仿佛已看到了自己的小宝贝来到面前，他是那么粉嫩、那么聪明、那么可爱，他是一个逗人喜爱的小宝宝！胎教中的“音乐形象”，将使你和胎儿沉浸在无限美好的艺术享受之中。

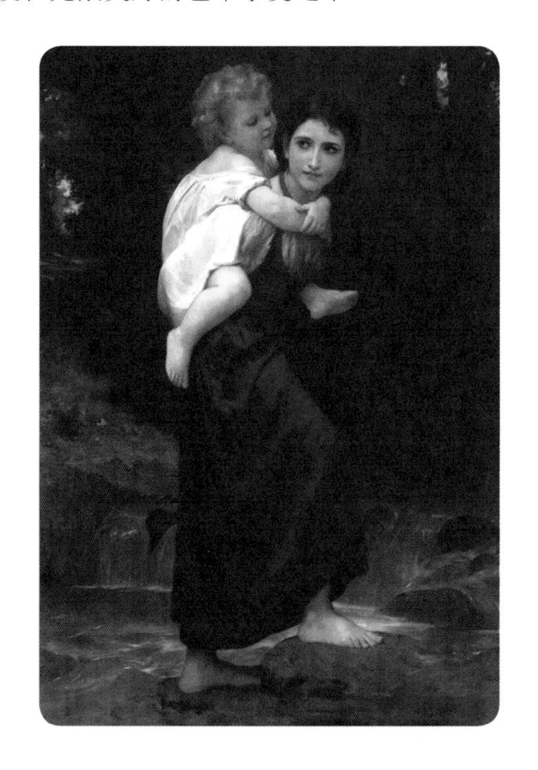

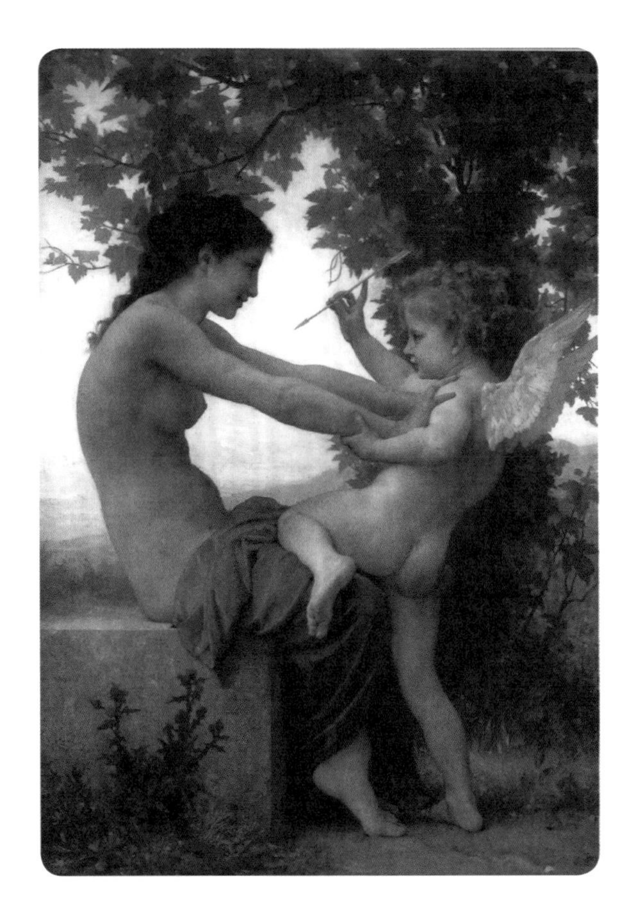

孕36周 欣赏音乐时要富有感情

适量的光线和来自外界温柔的声音，对即将出生的胎儿而言，都是一种舒服的刺激。在欣赏胎教音乐前，准妈妈要在舒适安静的环境中选择舒服的姿势坐好，放松身心，以保心情的轻松愉悦。在欣赏音乐时还需要加入丰富的感情色彩，在脑海里形成各种生动感人的具体形象。例如碧空万里的蓝天、悠悠飘浮的白云、绚烂美丽的晚霞、连绵起伏的青山翠竹、清澈见底的小河流水、夜色中宁静的月光、摇篮边年轻的母亲、摇篮内逗人喜爱的小宝宝……胎教中的“音乐形象”，将使你和胎儿沉浸在无限美好的艺术享受之中。

★莫扎特的《小步舞曲》

莫扎特的《小步舞曲》创作于1779～1780年，原本是《D大调第十七嬉游曲》的第三乐章，后来常用作单独演出，是莫扎特著名的音乐小品之一，曾被改编为钢琴、小提琴、长笛等乐器的独奏曲，这里推荐准妈妈听小提琴改编曲。据说，本曲是为庆贺萨尔兹堡贵族罗比尼希的长子齐格蒙德从萨尔兹堡大学毕业而作，是为人们所熟知的小步舞曲中最著名的一首，具有明显的十七世纪宫廷音乐风格。

乐曲采用三部曲式，D大调，小步舞曲速度，3/4拍，乐曲的主题由第一小提琴和中提琴的八度齐奏呈现，音乐优美典雅。随后出现的主旋律，宛如连绵不断的涓涓细流，柔和而舒展。后来出现的中间部主题，以流畅的十六分音符组成的旋律，具有华丽而典雅的色彩。最后，乐曲再现第一部分，在明快的气氛中结束。

★欣赏民乐《喜洋洋》

准妈妈应该非常熟悉《喜洋洋》这首曲子，这首曲子是中国著名民族音乐家、民族弓弦乐大师、作曲家、教育家刘明源先生的作品。刘明源先生的作品题材广泛，风格多样，具有浓厚的地方色彩，贴近百姓情感，所以深受广大群众的喜爱。

相信准妈妈听了这首曲子后，一定可以一扫内心的阴云。推荐准妈妈欣赏“喜洋洋室内乐团”演奏的这首民乐。

《喜洋洋》全曲共分三段，是ABA结构。A的主题取材于山西民歌《卖膏药》，作者以两个笛子声部的重叠、顿音和加花的手法，充分发挥了原曲轻快活泼的特点，并增加了热烈的气氛。B的主题根据另一首山西民歌《碾糕面》改编，作者保持了原曲舒展的特点，将上下两句发展成起承轻合的四句，加上笛子、二胡板胡以各种技巧润饰旋律，木鱼则以规整的节奏衬托曲调，喜悦的歌声犹闻在耳。第三段完整重复了A的旋律。

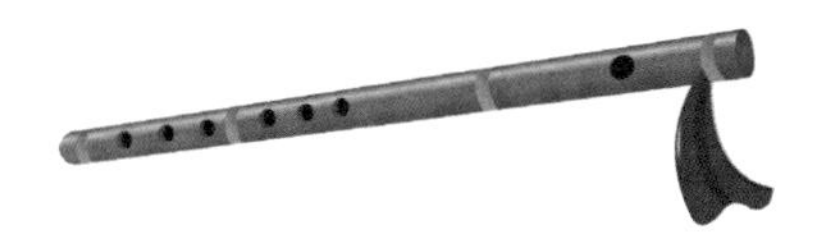

给胎儿哼唱《摇篮曲》

《摇篮曲》顾名思义是妈妈抚慰宝宝入睡的歌曲，通常旋律轻柔甜美，伴奏的节奏则带有摇篮的动荡感。许多大作曲家如莫扎特、舒伯特、勃拉姆斯都写过摇篮曲。

舒伯特的这首《摇篮曲》是众多摇篮曲中最流行的一首，广为传唱。舒伯特的《摇篮曲》是利用稳定和弦和不稳定和弦的不断交替，来体现摇篮摆动的效果的。这是一首民歌风格的歌曲，音乐充满无限的温存和抚爱。

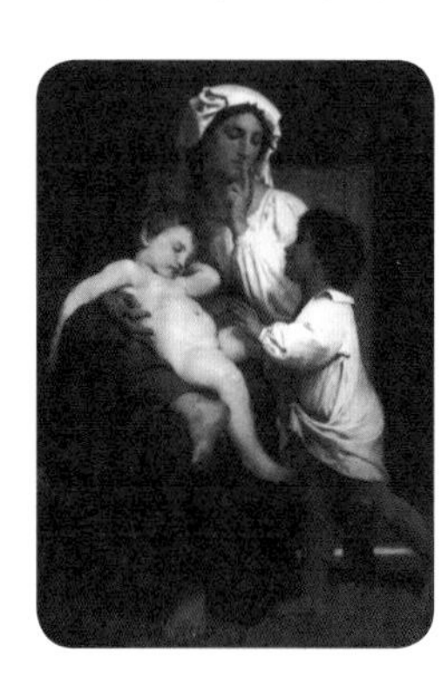

睡吧，睡吧，我亲爱的宝贝，
妈妈的双手轻轻摇着你。
摇篮摇你，快快安睡，
夜里安静，被里多温暖。
睡吧，睡吧，我亲爱的宝贝，
妈妈的手臂永远保护你。
世上一切，快快安睡，
一切温暖，全都属于你。
睡吧，睡吧，我亲爱的宝贝，
妈妈爱你，妈妈喜欢你。
一束百合，一束玫瑰，
等你醒来，妈妈都给你。
睡吧，睡吧，我亲爱的宝贝，
妈妈爱你，妈妈喜欢你。

名画欣赏《小园丁》

推荐准妈妈欣赏一幅油画《小园丁》。《小园丁》是俄国19世纪上半期最杰出的肖像画家吉普林斯基的作品，他毕业于彼得堡美术学院。从他的肖像画中可以看出他豪放的笔触和熟练的油画技法。他所画的肖像都力图刻画人物的精神世界并揭示出人物个性，具有一定的浪漫情调。他注重光和色彩的处理，画面明暗对比强烈，也对人物的眼神、表情以及所处的精神状态刻画得细致入微。

1816年，吉普林斯基有机会去意大利留学，他在罗马时创作了这幅《小园丁》。

这是一位意大利小园丁，他手执弯刀趴在石头上歇息，睁大一双眼睛陷入深深的沉思之中，画中人物有着柔和的轮廓线和富有表现力的造型。看了这幅画后准妈妈不禁会想，他在想什么呢?

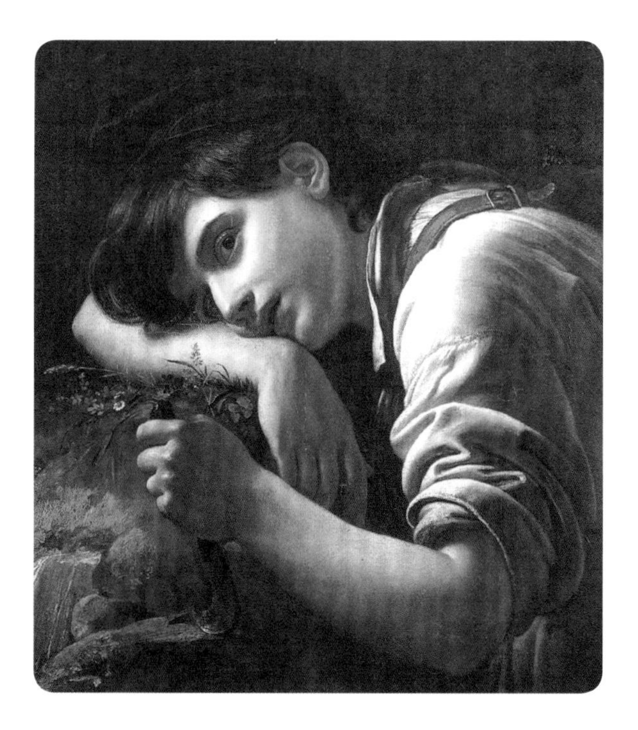

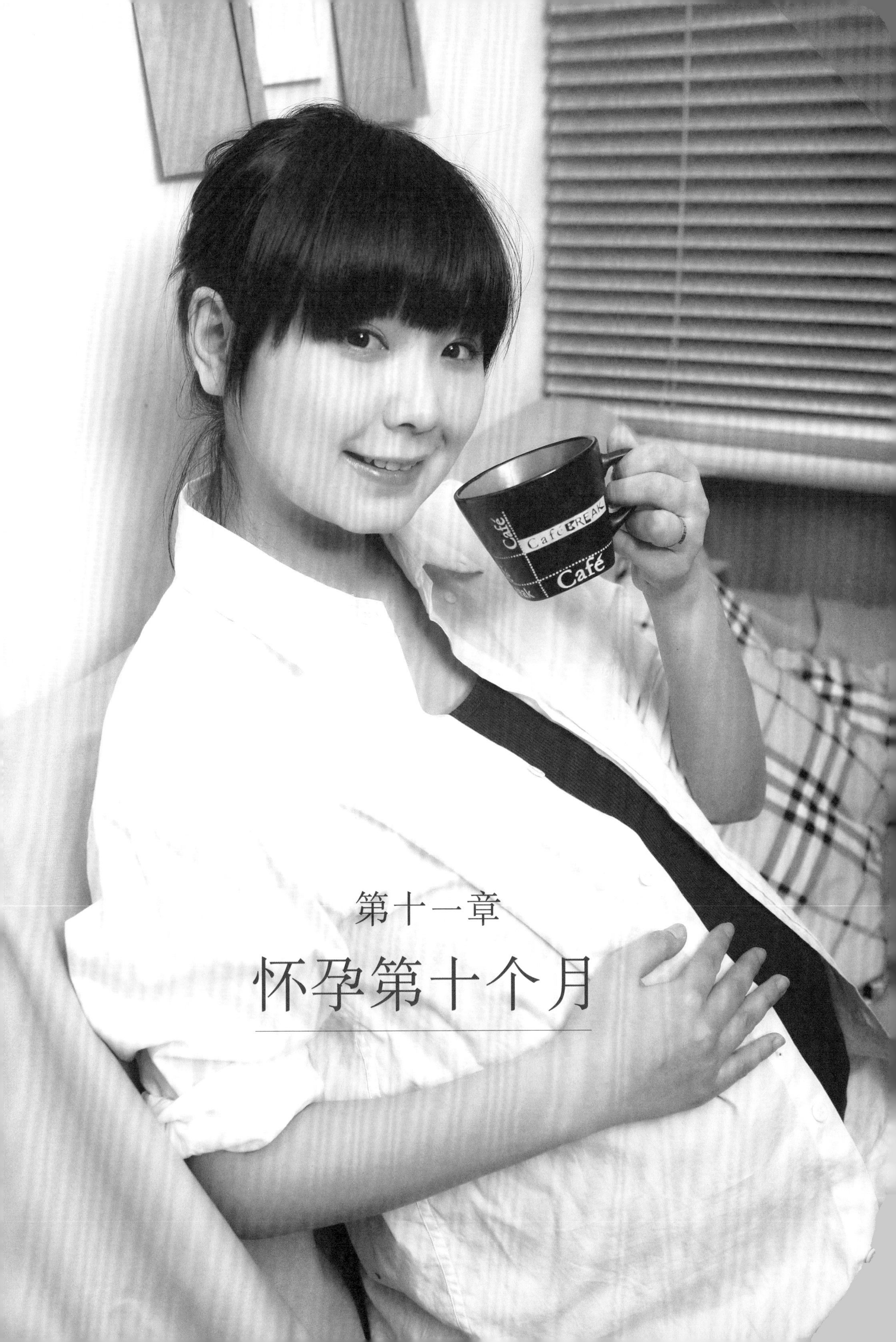

第十一章

怀孕第十个月

第一节 分娩倒计时

孕10月的胎儿

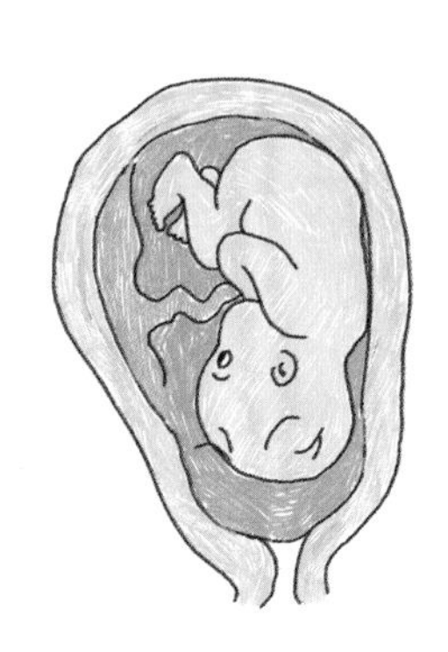

胎儿骨骼、脑神经、内脏器官等身体的全部组织都发育好了。宝宝通过胎盘得到了充分的免疫物质，具有抵抗力，什么时候出生都没问题。

★孕37周 胎儿随时可以出生

现在胎儿足月了，也就是说，他随时可以出生。如三维超声扫描所示，胎儿看起来像个新生儿。如果胎儿是臀先露，医生现在可能会使用体外胎位倒转术。

★孕38周 准备出生

这个时期，胎儿身体各部位的骨骼均匀发育，所以刚出生的婴儿可以马上放声大哭，或者活动手脚。胎儿的身体充满了整个子宫，所以胎儿要弯曲身体，双手向前合拢。胎儿的头部会朝向骨盆内的方向，准备出生。准妈妈的骨盆腔包围着胎儿，会好好地保护胎儿。

★孕39周 指甲完全形成

此时胎儿的大部分胎毛会脱落，指甲完全形成。另外，胎儿的肠道内充满暗绿色胎便。胎便是由胎儿肠道内掉落物和胎毛、色素等物质混合而成。一般情况下，在分娩过程中被排出，或者出生后几天内变成大便排到体外。

★孕40周 坚持到最后

虽然分娩主要是通过准妈妈的痛苦与努力完成的，但从分娩开始的瞬间直到来到世上，胎儿也付出了相当大的努力。配合子宫的收缩和准妈妈的用力，胎儿为了从狭窄且弯曲的产道里挤出，也在不停地转动身体、变换姿势。

孕10月准妈妈的变化

胎儿位于骨盆中下部，胃的压迫感消失了，食欲恢复。但是，压迫着膀胱和直肠，可能导致尿频和便秘。要是腹部频繁产生不适反应，子宫反复不规则地收缩，就是即将分娩的信号了！

★孕37周 耐心等待分娩的来临

随着预产期的临近，准妈妈下腹部经常出现收缩或疼痛，甚至会产生阵痛的错觉。疼痛不规则时，这种疼痛并非阵痛，而是身体为适应分娩时的阵痛而出现的正常现象。随着分娩期的接近，子宫口开始变得湿润、柔软、富有弹性，有助于胎儿顺产。

★孕38周 分辨真假宫缩

宫缩是即将分娩的信号，而大部分准妈妈在子宫收缩前，会经历假阵痛收缩。假阵痛收缩类似阵痛，但是不同于子宫收缩。假阵痛收缩没有规律，而且稍微活动，疼痛就会消失。

孕39周 留意分娩征兆

准妈妈出现有规律的子宫收缩之外，还会出现其他分娩的征兆。由于羊膜的破裂，会流出羊水、堵住子宫颈管的黏液、血液的混合物，这种液体叫做恶露。出现恶露就预示着即将开始分娩，所以应该尽快去医院。

孕40周 做好入院准备

准妈妈腹部感到针刺似的疼痛，并且这种疼痛以30分钟或1小时为间隔持续发生，那么这时就可以认定阵痛开始。阵痛的时间间隔因人而异。一旦阵痛间隔时间小于30分钟，不要慌张，应沉着地做好住院准备。

本月孕期检查

这个月每周都要进行一次检查，除了常规的一些检查外，有些检查是在为即将到来的分娩做准备。

B超检查	为准确掌握胎宝宝的位置和大小，以及胎盘的位置、羊水量、胎宝宝的呼吸动作等情况，要再进行一次超声波检查
内生殖器检查	此项检查可以确定宫颈状态、胎宝宝下降程度、产道状态等，为决定分娩方式提供依据
心电图	检查心脏功能
血常规	提供了静脉血、指血之后，准妈妈还得贡献出一点儿耳血，以检测其体内激素水平是否在正常范围内，从而间接地了解胎盘功能是否正常
胎心率监测	借助仪器记录下瞬间的胎儿心率的变化，这是了解胎动、宫缩时胎心反应的依据，同时可以推测出宫内胎儿有无缺氧

本月细节备忘

准妈妈要避免独自外出，需要外出时，要保证家人随时能够联系上。这个月适当的运动仍不可缺少，但不可过度。要避免长期站立。洗澡的时候避免滑倒。

要保持坦然的心理、平稳的情绪，相信分娩一定会非常顺利。

本月大事记

准妈妈要和医生及准爸爸共同确定分娩方式。如果自身条件和胎儿条件允许，最好选择自然分娩。

密切注意自己身体的变化，随时做好临产的准备。

预产期未必就是分娩日期，在预产期前两周到预产期后两周之内分娩都是正常的。

学习有利于分娩的呼吸方法和用力方法，在分娩前练习一下。

发生规律的阵痛，并且间隔时间越来越短，强度越来越大；见红；破水，这都要及时去医院。

这个月应该限制脂肪和糖类等热量的摄入，以免胎儿过大，影响顺利分娩。

在临产的前几天，可以适当吃一些能量比较高的食物，为分娩储备更多的体力。

准妈妈要保持正常的生活节奏，胎宝宝出生后也更容易养成规律的生活习惯。

准爸爸必修课

1	准爸爸要注意准妈妈的情绪变化，让她保持良好的乐观开朗的情绪。和准妈妈说说话，要尽可能地消除准妈妈的紧张与恐惧
2	要在分娩前给胎宝宝起好名字，在办理出生证明时就要填写胎宝宝的名字
3	陪准妈妈做最后一次产检，了解入院时间、病房的环境、联系医生
4	为准妈妈做好出院准备，布置房间，检查胎宝宝的用品，备足生活用品及营养品等

第二节
孕期饮食方案

本月营养关注

★需要重点补充哪些营养

准妈妈要多吃富含蛋白质、糖类等能量较高的食物，饮食的关键在于重视质量，少食多餐，并选择口味清淡、易于消化的食物。

补充足够的铁

分娩会造成准妈妈血液的流失：阴道生产的出血量为350～500毫升，而剖宫产的出血量最高可达到750～1000毫升。因此，这个阶段的补铁绝不可怠慢，补充量应为每日20～30毫克。

富含锌的食物

在孕期，锌能维持胎儿的健康发育，并帮助准妈妈顺利分娩。而胎儿对锌的需求量在孕晚期达到最高。因此，准妈妈需要多吃一些富含锌元素的食物，如瘦肉、紫菜、牡蛎、鱼类、黄豆、核桃等，尤其是牡蛎，其含锌量非常丰富。

重点补充维生素B_{12}

维生素B_{12}是人体三大造血原料之一。若摄入量不足，会有身体虚弱、精神抑郁等状况，还可能引起贫血症。这种维生素几乎只存在于动物食品中，如牛肉、鸡肉、鱼、牛奶、鸡蛋等。

维生素K可防止分娩时大出血

维生素K经肠道吸收，在肝脏产生出凝血酶原及凝血因子，有很好地防止出血的作用。准妈妈在预产期的前一个月应有意识地从食物中摄取维生素K，可在分娩时防止大出血，也可预防新生儿因缺乏维生素K而引起的颅内、消化道出血等。富含维生素K的食物有菜花、白菜、菠菜、莴笋、干酪、肝脏、谷类等。

★吃什么，怎么吃

吃容易消化的食物

孕10月吃的时候，尽量多吃一些东西。进食的时候要吃容易消化的，不吃油性大的食物。此时要吃一些易消化吸收，少渣味鲜的食物，如面条鸡蛋汤、牛奶、酸奶、巧克力等，准妈妈要吃饱吃好，这样才能为分娩准备足够的能量。

这些食物要多吃

只有母体的膀胱功能完善，才能分娩出骨骼和身体各器官健全的宝宝，因此要多食用能强化膀胱功能的食品。海藻和益母草都具有此功效。准备喂养母乳的准妈妈该从这个时期开始比平时多摄取40毫克左右的维生素。多食用大白菜、辣椒、菠菜、生菜、橘子等食物。

如何根据产程安排饮食

产程，是指女性分娩婴儿的全过程。分娩的过程分为3个产程。

第一产程：在整个分娩过程中所占的时间最长。虽然阵痛会影响到正常进食，但为了保证体力，准妈妈应吃些蛋糕、稀饭、烂糊面等柔软、清淡且易消化的食物，应多次进食，每次不宜太多。

第二产程：准妈妈可喝些糖水、果汁、菜汤、牛奶、藕粉等，以补充能量。这个阶段，鼓励吃一些高热量的流食或半流食。

第三产程：通常时间较短，不必勉强进食。若出现产程延长的现象，应给准妈妈喝些糖水、果汁。

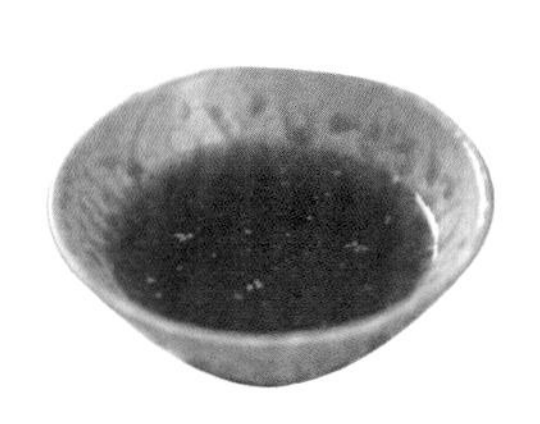

哪些食物适宜临产的准妈妈

临产之时，准妈妈要有足够的能量供给，才能保障分娩顺利。以下这些食物，会对分娩有所帮助。

食物名称	功效
巧克力	享有“助产大力士”的美誉。在分娩时，巧克力可助准妈妈一臂之力
红糖水	在第二产程时，准妈妈会消耗很多能量，而食用红糖水可补充体力
牛奶	准妈妈在分娩期间喝点牛奶，可补充能量
藕粉	含有大量的淀粉，可在人体内转变为糖，为准妈妈提供能量
苋菜粥	具有清热、滑胎的功效，可帮助准妈妈顺利分娩
空心菜粥	准妈妈在临产时食用，可滑胎易产
坚果	如花生、核桃、松子等，富含脂肪和蛋白质，对顺利分娩非常有益

★孕10月不可以这么吃

吃双倍的食物

如果准妈妈的膳食均衡，而且量比较合理的话，那只需要继续保持就可以了，没有必要多吃。为了保证腹中的胎儿更好地发育，我们确实需要比平时摄入更多的热量，但是，并不是说改变了饮食习惯就能满足胎儿的需要。

过量喝水

实际上，1.5升的水量只是一个象征性的数字。不同的人、不同的饮食、不同的体力活动和不同的气温环境下，需要的水量是不同的。那么，如何知道自己饮水的量是不是够呢？准妈妈可以观察自己的排尿量，如果24小时内排出1.5升的尿液，就说明饮水量是足够的。但是，现在的问题是无法测量自己的尿量。那么，可以变通一下，观察自己去卫生间的次数也是可以的。

为补钙吃很多奶制品

因为胎儿的成长发育需要吸收大量的钙质，从而使得准妈妈的血钙含量也会降低。此时，一旦准妈妈的机体中负责调节磷和钙含量的副甲状腺发现了这一情况，它就会分泌一种激素，这种激素使肾脏产生维生素D，从而提高钙的肠吸收率。这样，母亲的血钙很快就会恢复正常。当然，我们并不是说准妈妈因此就可以不吃奶制品。不过，每天2～3次的奶制品就足够了。

不吃脂肪

孕期不应该拒绝脂肪，因为脂肪对胎儿神经系统以及细胞膜的形成是必不可少的。如果在孕期的某个阶段，胎儿缺乏本应该得到的某种脂肪，在以后的时间里是无法弥补的。

★准妈妈一日的餐单建议

食物属性	食物种类
早餐	香菇鸡汤面1碗，生菜卷饼1个
加餐	牛奶250毫升，坚果适量
中餐	米饭100克，清炒茼蒿100克，西蓝花烧双菇100克，番茄牛肉煲适量
加餐	香蕉一根，坚果适量
晚餐	小米粥1碗。茶树菇木耳炒肉片100克，肉末茄子100克

★一周饮食搭配示例

名称	早餐	午餐	晚餐
周一	牛奶、面包、水果羹	米饭、酸鱼汤、炒白菜片	软饭、素炒三丁、干烹鱼段
周二	牛奶、红烧鲤鱼、扒白菜条	米饭、炒肉黄瓜干、浇汁鱼	炸酱面、蔬菜沙拉
周三	牛奶、馒头、果味黄瓜	米饭、扒翅根、糖醋藕片	米饭、牛肉番茄、蒜蓉苦瓜
周四	牛奶、面包、水果	米饭、芝麻牛排、菠菜汤	小米粥、油饼、炝炒土豆丝
周五	豆浆、馒头、拌三丝、水果	米饭、酸菜鱼、素炒蒜苗	酸奶烙饼、清炒西葫芦
周六	牛奶、面包、煎鸡蛋、水果	米饭、爆鱿鱼卷、醋熘白菜	酸奶烙饼、清炒西葫芦
周日	牛奶、手抓饼、菠萝沙拉	米饭、葱椒茄条、干炸丸子	二米粥、肉片扁豆、炝黄瓜

孕37周跟踪指导

★孕37周营养需求

孕37周，铁质若是摄取不足，胎儿出生后容易得缺铁性贫；缺钙时，准妈妈可能出现软骨病，导致胎儿畸形。在食用富含钙质食品的同时，也要多摄取含有维生素D的食物，促进钙质吸收。另外，如果准妈妈糖类摄取不足，可能导致蛋白质缺乏或酮症酸中毒。不过，孕37周开始必须稍加限制糖类的摄取，以免胎儿过大。现在，你要吃一些有补益作用的膳食，你可以更好地蓄积能量，迎接宝宝的到来。还可以吃一些淡水鱼，有促进乳汁分泌的作用，可以为宝宝准备营养充足的初乳。

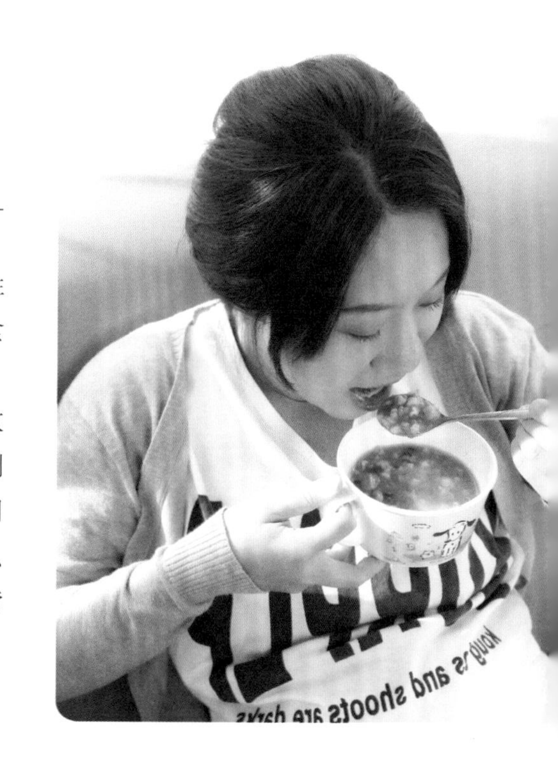

★孕37周怎么吃

想帮助准妈妈顺产总的饮食原则就是合理营养，控制体重。准妈妈都很重视饮食营养，如果暴饮暴食，不注意控制体重，营养补充过多、脂肪摄入过多就会造成腹中胎儿发育过大，分娩时就不容易顺利通过产道。

胎儿的体重如果超过4千克，就被医学上称为巨大儿，准妈妈的难产率就会大大增加。如果在分娩前的检查中医生预测胎儿体重超过4千克，一般就会建议准妈妈以剖宫产的方式进行分娩。

为了控制新生儿的体重，在妊娠期间，孕妇应适当参加活动，不要整天坐着、躺着。多吃新鲜蔬菜和含蛋白质丰富的食物，少吃含糖类、脂肪量很高的食品，如甜品、油炸食品、甜饮料、水果等。最理想的怀孕体重在孕早期1～3个月增加2千克，中期怀孕3～6个月或末期怀孕7～9个月各增加5千克，前后共12千克左右为宜。如果整个孕期增加20千克以上，就有可能使胎儿长得过大。

★孕37周饮食专家建议

补锌有助于顺产。很多准妈妈不了解锌有一个更为重要的作用，那就是孕妇分娩方式与其孕期的饮食中锌含量有关。换句话说，孕妇每天摄取的锌越多，其顺产的机会越大，反之，准妈妈剖宫产或借助产钳的机会就会增加。

对于大多数准妈妈来说，通过食物补充锌是最有效也是最安全的。因此，准妈妈在日常饮食中一定要注意补充锌元素。

准妈妈可以经常吃些动物肝脏、肉、蛋、鱼以及粗粮、干豆，这些都是含锌比较丰富的食物。另外，像核桃、瓜子、花生都是含锌较多的小零食，每天最好都吃些，这样能起到较好的补锌作用。

还有一种水果是补充锌非常好的来源。那就是苹果，它不仅富含锌等微量元素，还富含脂质、糖类、多种维生素等营养成分，尤其是细纤维含量高，有助于胎儿大脑皮层边缘部海马区的发育，同时也对胎儿后天的记忆力有帮助。孕妇每天吃1～2个苹果就可以满足锌的需要量。还有一点准妈妈要注意：要尽量少吃或不吃过于精致的米、面，因为，小麦磨去了麦芽和麦麸，成为精面粉时，锌已大量损失，只剩下五分之一了。

孕38周跟踪指导

★孕38周营养需求

本周要继续频繁地吃东西，每次少吃，要吃得有营养。用水、牛奶和果汁来保持体内水分，不要喝碳酸饮料，会引起肿胀。饮食习惯的改变也会影响孕期睡眠质量，均衡的饮食很重要。必须尽量避免食用影响情绪的食物，如咖啡、油炸食物，尤其是食品中的饱和脂肪酸会改变体内的激素分泌，造成许多不适。

★孕38周怎么吃

分娩是一项重体力活，产妇的身体、精神都经历着巨大的能量消耗。其实，分娩前期的饮食很重要，饮食安排得当，除了补充身体的需要外，还能增加产力，促进产程的发展，帮助产妇顺利分娩。在中国，一直以来就有在分娩前进补以帮助顺利分娩的做法。

在第一产程中，由于时间比较长，产妇睡眠、休息、饮食都会由于阵痛而受到影响，为了确保有足够的精力完成分娩，产妇应尽量进食。食物以半流质或软烂的食物为主，如鸡蛋挂面、蛋糕、面包、粥等。快进入第二产程时，由于子宫收缩频繁，疼痛加剧，消耗增加，此时产妇应尽量在宫缩间歇摄入一些果汁、藕粉、红糖水等流质食物，以补充体力，帮助胎儿的娩出。

分娩时的食物，应该选择能够快速消化、吸收的高糖或淀粉类食物，以快速补充体力。不宜吃油腻、蛋白质过多、需花太久时间消化的食物。

★孕38周饮食专家建议

增加产力小偏方

优质羊肉350克，红枣100克，15～20克黄芪，15～20克当归加1000毫升水一起煮，在煮成500毫升后，倒出汤汁，分成两碗，加入红糖。在临产前三天开始早晚服用。这个方法能够增加孕妇的体力，有利于顺利分娩。同时还有安神、快速消除疲劳的作用。

孕39周跟踪指导

★孕39周营养需求

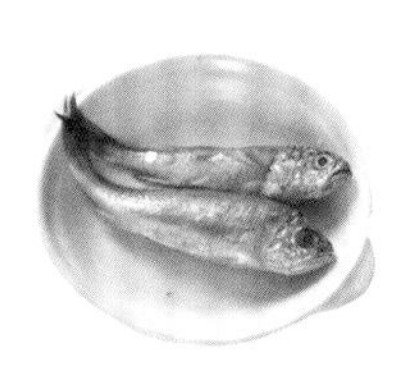

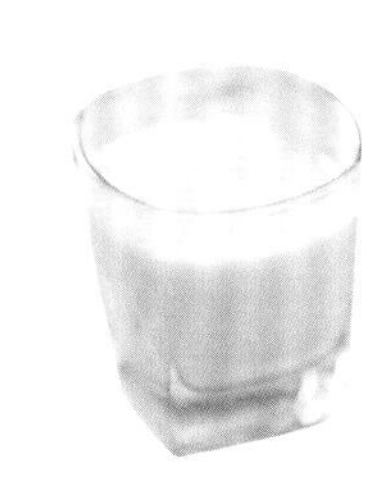

蛋白质

蛋白质是人体所需主要营养物质之一，摄入体内后在肝脏分解为氨基酸。蛋白质是胎儿组织发育和健康成长的必需成分。孕期你除了每天摄入45克蛋白质以满足母体需要外，还应额外摄入6克。蛋、鱼、肉、奶和乳制品中含有大量蛋白质。

糖类

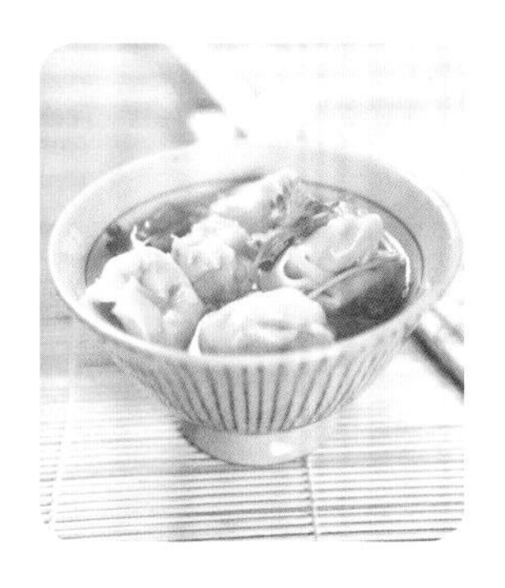

人体所需要的能量是由糖类提供的，糖类多以蔗糖和淀粉的形式存在于食物中。多食用富含淀粉的食物(如土豆)少食含蔗糖较多的食物，因为淀粉类食物水解缓慢，热量较少。这些热量供给孕妇平时的活动及机体的消耗，还供给胎儿活动及新陈代谢所需要的能量。

脂肪

脂肪是构成细胞膜的重要成分，同时对胎儿神经系统的发育会起很大作用。另外非常重要的是维生素，要保持健康，人体需要多种维生素（如B族维生素、维生素C等）。但由于维生素在体内无法贮存，因此每天都应该适量摄取。无机盐也是人体必需的，如人体内各种化学变化都离不开铁元素，铁还是构成血红蛋白的主要成分。

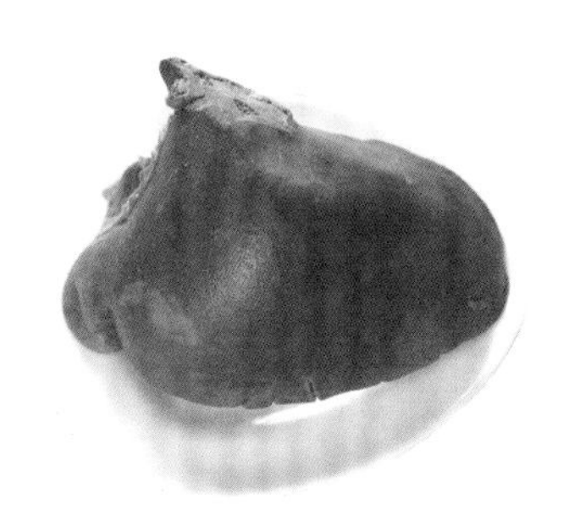

★孕39周怎么吃

为了储备分娩时消耗的能量，你应该多吃富含蛋白质、糖类等能量较高的食品。还要注意食物口味清淡、易于消化。蜂蜜是糖类物质精品，准妈妈食用后能有效预防或改善妊娠高血压综合征、妊娠贫血、妊娠并发肝炎、痔疮、便秘以及失眠等疾病。

饮食要平衡，适当增加一些副食品的种类及数量。提倡吃鸡蛋，每天1～2个，蛋类富含蛋白质、钙及各种维生素。多吃蔬菜水果、动物肝脏、海带等，以补充维生素A及维生素C及钙、铁。多吃豆类、花生及芝麻等丰富含B族维生素、维生素C、铁和钙的食品。适当吃些杂粮，如糙米、小米、玉米等补充B族维生素。

每日膳食要注意“两搭配，一注重”：两搭配——粗细粮搭配，荤素菜搭配；一注重——注重“早餐吃得好，午餐吃得饱，晚餐吃得少”。

孕39周饮食专家建议

吃素的孕妇一定要保证摄入的热量能满足分娩的需要。因为素食所能提供的热量明显要比肉类少。如果热量摄入不足，身体就会分解自身的蛋白质，从而影响孕妇自身及胎儿的生长发育。

同时，孕妇还应注意食物的营养价值，多吃富含维生素、微量元素的新鲜蔬菜、豆类、干果、麦芽等。

孕40周跟踪指导

孕40周营养需求

如果你准备给宝宝哺乳，孕40周时就要保证每天80～100克的蛋白质。产前可以常喝莲藕、红枣、章鱼干、绿豆、猪爪一起煲的汤。莲藕性平，健脾开胃，益血生肌；红枣性温，补脾合胃，益气生津。临产前还可以准备一些容易消化吸收、少渣、可口味鲜的食物，如面条鸡蛋汤、面条排骨汤、牛奶、酸奶、巧克力等食物，同时注意补充水分，让自己吃饱吃好，为分娩准备足够的能量。否则吃不好睡不好，紧张焦虑，容易导致疲劳，很可能引起宫缩乏力、难产、产后出血等危险情况。

孕40周怎么吃

临产时产妇要吃饱喝足，对母婴双方的健康及分娩能否顺利进展，有着特殊的意义。

那么产妇在临产前应该怎么吃呢？由于此时产妇阵阵发作的宫缩痛，常影响产妇的胃口。饮食应以富于糖分、蛋白质、维生素、易消化的为好。根据产妇自己的爱好，可选择蛋糕、面汤、稀饭、肉粥、藕粉、点心、牛奶、果汁、苹果、西瓜、橘子、香蕉、巧克力等多样饮食。

孕40周饮食专家建议

每日进食4～5次，少吃多餐。产妇肌体需要的水分可由果汁、水果、糖水及白开水补充。注意既不可过于饥渴，也不能暴饮暴食。有些不懂营养学的产妇认为“生孩子时应多吃鸡蛋长劲”，于是便一顿猛吃十个八个的，甚至更多。这种做法是十分愚昧的，常常适得其反。殊不知人体吸收营养并非是无限制的，当过多摄入时，则“超额”部分经肠道及泌尿道排出。多吃浪费是小事，由于加重了胃肠道的负担，还会引起“停食”、消化不良、腹胀、呕吐等。产妇每顿吃1～2个鸡蛋就足够了，可再配些其他营养品。

临产期间，由于宫缩的干扰及睡眠的不足，产妇胃肠道分泌消化液的能力降低，蠕动功能也减弱，吃进的食物从胃排到肠里的时间（胃排空时间）也由平时的4小时增加至6小时，极易存食。因此，最好不吃不容易消化的油炸或肥肉类油性大的食物。临产时，若产妇恶心、呕吐、进食过少时，应及时报告医生。

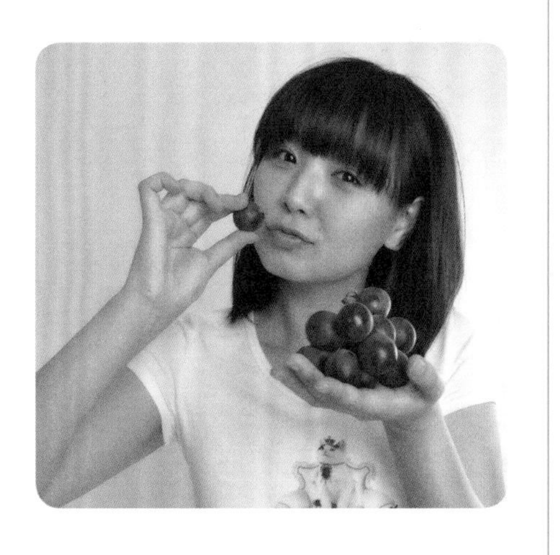

孕10月食谱举例

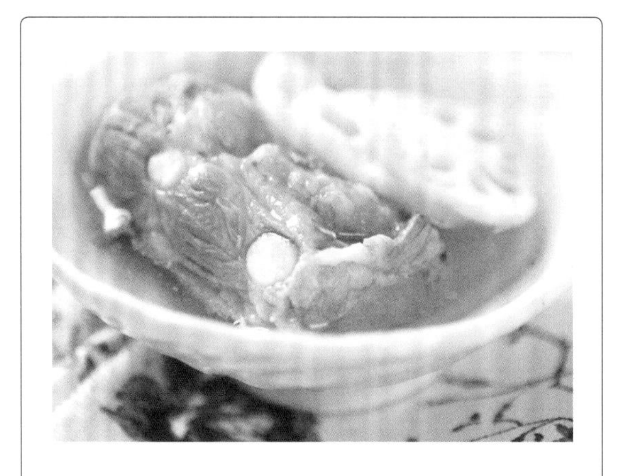

莲藕排骨汤

材料　莲藕、排骨各300克，盐1小匙。

做法　1.排骨洗干净，放入滚水中汆烫，捞出。

2.莲藕去皮，切约1厘米厚片。

3.排骨、莲藕放入锅中加入半锅冷水，中火煮开，改小火慢熬1～1.5小时，熬煮至排骨熟烂，加入盐调匀即可盛出。

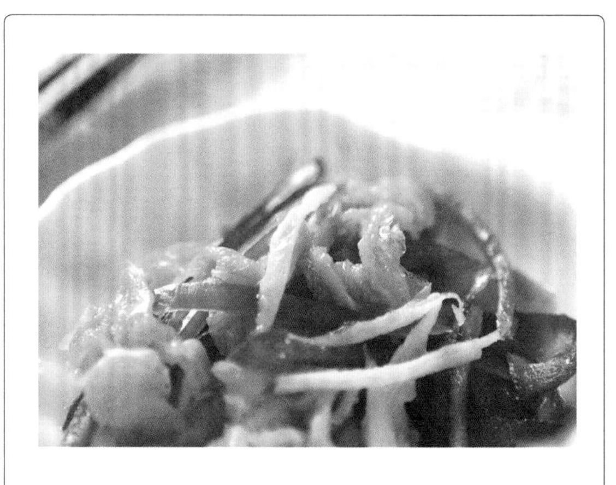

三色蜇丝

材料　海蜇皮200克，红椒、青椒各1个，盐、白糖、姜、香油各适量。

做法　1.将海蜇皮洗净，切细丝，用温水略浸泡，沥干；红椒、青椒、姜分别洗净，切丝，备用。

2.将海蜇丝放入盘中，加入盐、白糖、香油、红椒丝、青椒丝拌匀，最后撒上姜丝即可。

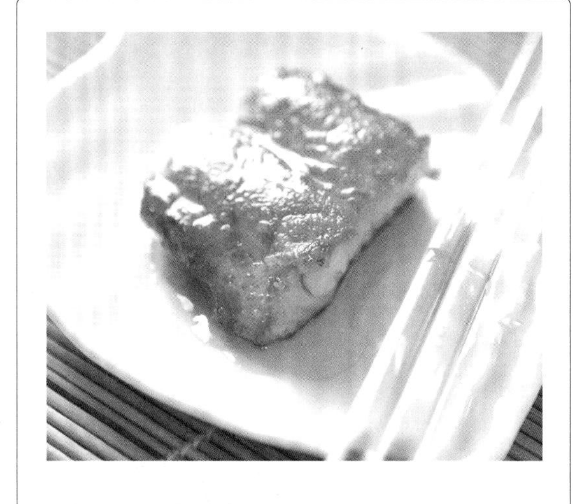

酸甜三文鱼

材料　三文鱼60克，柠檬汁15克，橄榄油10克，盐3克，胡椒粉3克。

做法　1.将柠檬汁、橄榄油混合搅拌均匀。

2.将三文鱼放入混合汁中，同时撒上盐及胡椒粉，腌制约10分钟备用。

3.用橄榄油起锅，放入三文鱼两面煎熟，然后将腌汁一起加热后淋上即可。

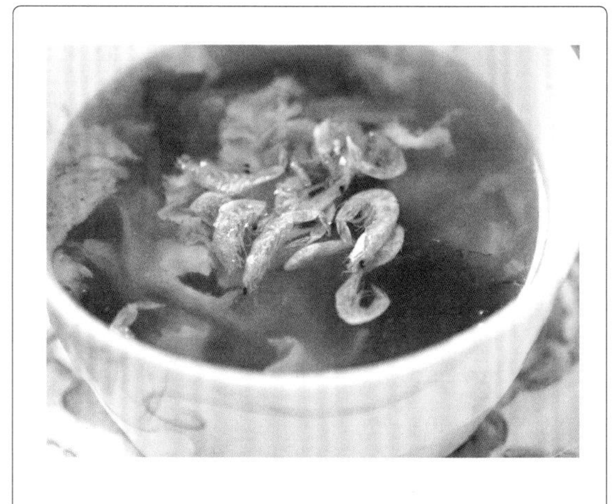

虾皮紫菜蛋汤

材料　紫菜10克，鸡蛋1个，虾皮、香菜、花生油、盐、葱花、姜末、香油各适量。

做法　1.将虾皮洗净，紫菜用清水洗净，撕成小块，鸡蛋磕入碗内打散，香菜择洗干净，切成小段。

2.将炒锅置火上，放油烧热，下入姜末略炸，放入虾皮略炒一下，添水200克，烧沸后，淋入鸡蛋液，放入紫菜、香菜、盐、葱花即可。

第三节
孕期生活指导

本月保健要点

★突发情况的应急

临近分娩身边没有亲人怎么办

如果临近分娩的时候身边没有家人的话，一定不要过于紧张。可以事先自己模仿一遍当自己一个人在家将要分娩时候的情景，将分娩顺序记录下来。

在外出时突然要分娩怎么办

即使进入了临产期，真正分娩的时间也是很难把握的，所以一旦外出的时候必须带着自己的医疗保健卡、手纸、毛巾、医院的地址记录本、家人的联系电话等必备品。

胎动异常时要马上去医院

疼痛的时间间隔是：第一次分娩的人会每隔10分钟阵痛，非初次分娩的孕妇每隔15分钟阵痛。一旦阵痛的间隔在10～15分钟时就要马上去医院，因为张力的间隔缩短了，分娩就接近了，准妈妈需要及时检查。如果阵痛发生仅有5～7分钟的间隔，这时候就要立刻把准妈妈送往医院，因为准妈妈马上要分娩了。

羊水大量流出时要马上去医院

胎盘中包裹胎儿的羊膜破裂，接着羊水流了出来，流出来破裂的羊膜会弄脏衣服。当羊膜真正破裂的时候，羊水会“哗”地一下子大量流出，这时应立刻与产院联系。

★泌尿系统感染的防治

孕妇泌尿系统感染主要指的是肾盂肾炎，主要致病菌是大肠杆菌，主要是由下列因素造成的：

1.妊娠期孕激素分泌增加，使输尿管肌肉张力降低、蠕动减弱，增大的子宫压迫输尿管造成输尿管、肾盂、肾盏的扩张，尿液淤滞，使细菌易于繁殖。

2.尿道口与阴道、肛门邻近，阴道分泌物、粪便及皮肤的细菌容易污染尿道口，细菌向上蔓延引起感染。

3.经调查有5%～10%的孕妇尿中含有细菌，但其感染症状不明显，如不治疗，不但孕期会持续有细菌尿，产后亦大都不会消除，其中一些孕妇妊娠后期和产褥期可发生有症状的泌尿系统感染，大部为急性肾盂肾炎。高热及细菌毒素可引起早产、胎儿宫内窘迫。对此，注意外阴部清洁；采取左侧卧位，以减轻子宫的压迫；多饮水，以便有足够的尿液冲洗膀胱，降低细菌含量。一旦发生有症状的泌尿系统感染必须积极治疗。

Q 怀孕38周，泌尿系感染怎么办？

A 多饮水、多排尿，利用尿液的冲刷作用可以在很大程度上促进疾病的恢复。

★练“奇招”缓解产妇痛苦

在妻子分娩的过程中，你是不是比她还要焦虑和恐惧呢？学好几招吧，聪明的男人在女人的关键时刻一定要表现出色，当好配角，让妻子在分娩过程中享受你的体贴，增加自信心，让胎宝宝健康顺利地和你见面。

方法	做法
营造气氛	在分娩过程中，妻子正忍受着极大的痛苦。为了转移她的注意力，鼓励她忍住疼痛，在阵痛间隙可以和她一起回忆以前可笑的生活事件，畅想即将诞生的胎宝宝的模样，调侃胎宝宝会像彼此的缺点，以及将来怎样培养他，会如何调皮，如何可爱，生活会如何精彩等，竭尽全力制造轻松气氛
语言鼓励	你的语言鼓励是产妇的“安心丸”。在陪产的过程中坚持鼓励她表现出色，表现出对她能够顺利分娩具有信心，一再表白对她的感情和感激之情，一定要让她知道她将带给你们的生活一个崭新的开始
学几招按摩	在产妇整个分娩的过程中，通过对产妇不同身体部位的按摩，可以达到放松肌肉、缓解疼痛的效果。你可以学几招管用的按摩手法，比如背部按摩、腰部按摩及腹两侧按摩等，缓解她的疼痛
点滴关怀	产妇在分娩过程中，体力消耗巨大，汗水淋漓，虽然没有胃口吃什么东西，但是需要喝水。对于产程长的产妇，有时候需要强迫她进食，要准备好充足的水或点心，随时准备给她补充能量。在整个过程中温柔地帮她擦干汗水，也是给她最好的关怀
包容责备	准妈妈在分娩过程中可能会有过激或反常的表现，比如大哭大叫，准爸爸常常会成为攻击对象。在这种情况下，你千万不可流露出任何责备，对一些生理的异常反应要表现出极大的理解和容忍。这个时候男人的表现甚至会影响以后的夫妻感情和家庭生活，所以这时一定要沉住气，尽量安慰她，协助她度过这一艰辛的过程

合理安排准妈妈的产假

如果准妈妈是上班族，在漫长的十月孕期里坚持工作，这时也要好好享受一段特别的假期了。但是要提醒她，只有处理好产假与工作的关系，事先做好准备，才能让产假无后顾之忧。

★何时开始休产假

何时开始休产假，这在一定程度上取决于准妈妈自己的意愿，她可以只工作到孕期的36～38周，也有权一直工作到临盆。不过，准妈妈在孕期休假的时间越长，就意味着产后照顾宝宝的休假时间越短。这时准爸爸一定要和准妈妈好好商量一下，在充分考虑她的身体状况和工作性质的同时，合理安排产假。

★请产假前的准备

确定要请产假后，准妈妈要与主管沟通，确定代理人。属于自己负责部分的工作可先详细制订一份计划表，告知主管工作进程，做好交接，保持联系。在今后的产假中，可让准妈妈与代理人通通电话，关心一下代理人的工作状态。不要吝惜这点时间与耐心，这对重返职场将有很大的帮助。

分娩前兆

随着预产期的临近，准妈妈随时会面临分娩。在预产期前3周或后两周内分娩均属正常，一般情况下，分娩前是会有一些征兆的。在确定自己以何种形式分娩之后，无论最后的决定是怎样的，都要保持内心的平静、心情的舒畅。怎么才能让自己平安、顺利地度过一生中最辛苦、但是最具有幸福感的时刻呢？事先要对分娩过程的各个阶段有所了解。

症状	原因
宫底下降	堵在胃部的宫底有下降的感觉，减轻了对横膈的压迫，胃的压迫感消失，食欲有所增加
阴道分泌物增加	一般情况下，分泌物的量不多，无异味。即将分娩时，子宫颈管张开，所以分泌物增多。这些分泌物呈透明或白色黏稠状
尿频	由于下降的胎头压迫，导致膀胱存尿量少，常会感到憋尿要上厕所，并非有泌尿系统疾病，而是临近分娩征兆之一
胎动减少	胎动较以前减少，这是因为胎头已入骨盆，位置相对固定，且宫缩使胎儿难以活动。胎动有减少的趋向，但12小时内胎动的次数应该在20次以上。如有胎动明显减少，应及时赶到医院就诊。每个准妈妈对胎动的感觉不一样，但胎动绝不应该突然消失，若不能断定是否异常，应到医院检查
腹坠腰酸	由于胎头的下降，使盆腔的压力增加，会感到腹坠腰酸，耻骨联合部位有撑胀感。除了腰痛以外，大腿根胀、抽筋、趾骨部痛、步履艰难
不规则的子宫收缩	从孕七个月开始，会感到腹部有时发硬，出现一个明显的子宫轮廓，孩子出生的日子快要到时，产妇会感到腹部有比较频繁的子宫收缩的感觉。这种宫缩没有规律，强度也时强时弱，没有疼痛的感觉。临产前这种宫缩会越来越频繁，夜间明显。当出现有规律的子宫收缩，每隔10～15分钟一次，每次持续时间几十秒钟，即使卧床休息宫缩也不消失，而且间隔时间逐渐缩短，持续时间渐渐延长，收缩的强度不断增强，这才是临产的开始，应该立即去医院待产
见红	准妈妈临产前分泌物也会增多，大多是白色的水性，当然也可能出现血性分泌物，即见红。一般见红以后时间不长，有规则的宫缩就会开始，宫缩开始后要立即住院
阵痛	分娩初期，当准妈妈感觉出现有规律的子宫收缩，每隔10～15钟一次，每次收缩时间持续几十秒钟，即使卧床休息后宫缩也不消失，而且间隔时间逐渐缩短，每隔3～5分钟收缩一次，持续时间渐渐延长，收缩强度不断增强，这才是临产的开始，要立即准备分娩
破水	伴随宫缩加剧，宫口渐开，有大量羊水流出，即破水，分娩即将开始了。在了解了这些分娩的征兆后，就可以根据情况，选择适当的时机到医院待产，有助于安全分娩。需要提醒的是：这些分娩开始的先兆，出现的顺序不是一定的。不管是哪个，只要出现一个先兆，就应去医院，并准确地说出子宫收缩何时开始的，现在的间隔和持续时间，有无见红、破水等情况。医生会根据情况，合理安排分娩

分娩前准备

★产前要做好外阴清洁卫生

准妈妈在见红后，应注意保持阴部清洁，会阴部放置消毒垫，且应绝对禁止同房，以防引起产道及宫内胎儿产前感染。

★产前要排空大小便

准妈妈临产时，医生都要提醒其排空膀胱。因为子宫的位置在膀胱之后，直肠之前，膀胱过度充盈影响子宫收缩及先露部下降。怀孕后子宫随着胎儿的生长发育而长大，足月孕妇子宫重量达1000～1200克，容积可达5000毫升。

分娩时，子宫强力而有节律地收缩，促进胎儿娩出，此时产妇不排空大小便，使子宫周围挤压过紧，必然影响子宫收缩，使胎儿先露部受阻而难以下降，以致宫口迟迟不开，这就会使胎头在盆底较长时间地压迫膀胱和肛门括约肌，以致括约肌麻痹而导致产后尿潴留和产后大便困难等问题。另外，还可致产妇在分娩过程中不自主地将大便溢出，污染外阴。

准妈妈，临产时医生多鼓励产妇每2～4小时排尿一次，以免膀胱充盈影响宫缩及胎头下降。因胎头压迫引起排尿排便困难者，排除头盆不称，必要时导尿或温肥皂水灌肠，既能清除粪便避免分娩时排便污染，又能通过反射作用刺激宫缩加速产程进展。

★应给分娩过程中的产妇准备食品

这是每位产妇及其亲人所关心的事情。此期，由于阵阵发作的宫缩痛，常影响产妇的胃口。产妇的饮食以富有糖分、蛋白质、维生素，易消化的为好。根据产妇自己的爱好，可选择蛋糕、面汤、稀饭、肉粥、藕粉、牛奶、果汁、西瓜、橘子、苹果、香蕉、巧克力等多样饮食。每日进食4～5次，少量多餐。机体需要的水分可由果汁、水果、糖水及白开水补充。注意既不可过于饥渴，也不能暴饮暴食。

Q 孕妇产前能不能喝蜂蜜？

A 可以每天早上一杯蜂蜜水，但最好是纯的，不含激素，且不要过量，否则血糖容易升高。

分娩呼吸法

★腹式呼吸法

腹式呼吸法就是使腹部鼓起，呼气后又恢复原状的呼吸法。适合于第一产程阵痛开始之时。通过使腹部紧张，压制子宫收缩感，缓和阵痛引起的疼痛，有助于缓解全身的紧张，防止体力的消耗。

平时就练习这个呼吸法可以防治怀孕期间常见的便秘。但不可过于频繁地练习，因为是深呼吸，所以一般以一次练习4～5遍为基准。练习过多，会引起头晕，一定要注意。

呼吸方法：以3秒钟一次为节奏，吸气使下腹鼓起，然后呼气，同时腹部恢复原状。即吸气3秒钟，呼气也是在3秒钟内完成。腹式呼吸法只适用于阵痛发生的情况，当阵痛消失时应侧卧休息。

★胸式呼吸法

胸式呼吸法也是在第一产程实行的动作。到了怀孕后期，就会很自然地用到胸式呼吸法。这种呼吸法使准妈妈和胎儿获得足够的氧气。

呼吸方法：仰卧，两腿膝盖稍微蜷曲，把手放在胸上，从鼻孔慢慢吸气，然后由口中慢慢呼出，和深呼吸是同一道理，可以用手来感觉胸的上下起伏。

临产前的心理调试

★不怕难产

大多数准妈妈对分娩无经验、无知识，对宫缩、见红、破膜害怕紧张，不知所措，不吃少睡。怕痛、怕出血、怕胎儿意外、怕生不下来再剖宫产。是顺产还是难产，一般取决于产力、产道和胎儿三个因素。对后两个因素，一般产前都能作出判断，如果有异常发生，肯定会在此前决定进行剖宫产。

所以，只要产力正常，自然分娩的希望很大。如果每天担心自己会难产，势必会造成很大的心理负担，正确的态度是调动自身的有利因素，积极参与分娩。即使因为特殊的原因不能自然分娩，也不要情绪沮丧，还可以采取别的分娩方式。

★不怕痛

受亲属、母亲、姐妹的影响，周围环境发生的事情，病房内其他产妇的分娩经过，待产室内其他产妇的嚎叫或呻吟等刺激造成。

子宫收缩可能会让你感到有些疼，但这并非不能耐受。如果出现疼痛，医生会让你深呼吸或对你进行按摩减少疼痛，如果实在不行，还可以用地西泮等药物来镇痛。

★生男生女都一样

带着沉重的思想负担进入产房会使产妇大脑皮层形成兴奋灶，抑制垂体催产素的分泌，使分娩不能正常进行。其实只要孩子平安降生，生男孩还是女孩都一样。千万不要对孩子的性别过分地期盼，一旦事与愿违，则有可能成为产后出血的诱因。

认识分娩的三个阶段

分娩前的历程虽漫长难挨，却是必经的，如果对分娩有事前认识、事先准备及心理准备，那么当分娩真正来临时，就不会因不了解而忧心忡忡，也就有足够力量去渡过阵痛的难关。相信当看到期待已久的小宝贝的可爱模样时，妈妈会感到之前所有的辛苦都是值得的。

分娩过程由子宫收缩开始，到子宫口开全至胎儿、胎盘娩出。按照产程进展的不同阶段，一般分为三个阶段。

★第一阶段：宫口扩张期

这一阶段是指从产妇出现规律性的子宫收缩开始，到宫口开大10厘米为止。这一阶段时间很长，随着产程进展宫缩越来越频、越强，宫口扩张速度也会加快。一般初产妇8～12小时，经产妇6～8小时，宫口扩张的速度不是均匀的。子宫收缩每隔2～3分钟出现一次，每次持续60～90秒钟。通常是身体、精神最为紧张的阶段。产妇应该做的心理准备是正确对待宫缩时的疼痛，因为宫缩带来疼痛也带来希望，应该想到的是每次宫缩都是胎儿向目的地又前进了一步。助产士会随时检查宫缩口扩张的情况，在子宫收缩间隙的时候，产妇可以在房间里适当走走，放松一下，在子宫收缩时，可以反坐在靠背椅上，双膝分开，手臂放在靠背椅上，将头靠在手上。多与助产士交换意见，取得助产士指导。

准妈妈应照常吃些高热能的液体或半流质食物。在我国有一良好的传统习惯，这就是产妇在临产前要吃一些红糖水加鸡蛋、鸡枣汤、桂圆汤等营养丰富、热能高的食物，这是一种很好的营养与热能的补充方法，因为产妇分娩顺利与否，除了胎儿大小、胎位如何、骨盆大小及形态的因素以外，还有一个很重要并起决定性的因素，这就是产力。所谓产力即指子宫肌肉和腹肌的收缩力而言，子宫收缩需要一定的能量。因此，增加一定量的热能以补充体力消耗是很有必要的。对不能进食者，应给予10%的葡萄糖液500～1000毫升静脉滴注，内加维生素C500毫克。另外产妇经过一段时间熟睡，改善全身状态后，也能使体力恢复，子宫收缩力转强。如若做不到产妇临产后和产程中及时补充营养和热能，势必影响产力的正常发挥，使产妇过于疲劳，导致产程延长，给产妇和未出世的孩子带来不利。巧克力是由奶油或牛奶、白糖、可可粉等精制而成的营养丰富、热能较高的食品。因此，产妇在临产后和产程中吃些巧克力，无疑是一种简便、易行、增强产力的方法。

★第二阶段：胎儿娩出期

这一阶段是指从宫口开全到胎儿娩出为止。此时子宫口开全，产妇有一种急欲生下孩子的感觉，这完全是一种不由自主的行为。这一阶段初产妇需1～2小时，经产妇1小时以内。此时，产妇会感觉宫缩痛减轻，但在宫缩时会有不由自主的排便感，这是胎头压迫直肠引起的。每次子宫收缩的过程中，胎儿的头顶会从阴道口露出，子宫收缩停止，胎头即缩回，这样反复几次，胎儿的头慢慢地娩出直至胎儿身体全部娩出。此时，产妇应做的心理准备是，学会宫缩时正确屏气向下用力，调动腹直肌和肛提肌的力量帮助胎儿顺利娩出。宫缩间歇时停止用力，抓紧休息。当胎头即将娩出时要张嘴哈气，避免猛劲使胎头娩出过快，造成会阴撕裂。

★第三阶段：胎盘娩出期

这一阶段是指从胎儿娩出到胎盘娩出的过程，一般在10～20分钟。第二产程结束后，子宫会有几十分钟的休息时间，然后再度出现宫缩，这时子宫收缩的幅度明显增加，宫腔内部面积不断缩小，胎盘无法继续存在下去，随着最后的几次宫缩，胎盘最终与子宫分离、娩出。经过了前两个产程，产妇可能感觉不到这一阶段宫缩的疼痛。如果胎儿确实难以从阴道娩出，例如骨盆狭窄、胎儿过大或胎位异常、宫缩乏力及妊娠并发心脏病等的准妈妈最好采用剖宫产的办法，这对准妈妈的健康、胎儿的平安都十分有利。胎儿娩出后不久，随着轻微的疼痛胎盘剥离排出。胎盘排出后，要检查产道有无裂伤并缝合伤口。

Q 有什么技巧可加速分娩的过程，减少分娩的痛苦呢？

A 有以下几种方法：由助产士陪伴孕妇分娩；产妇可以选择舒缓的音乐帮助分娩；调节呼吸的频率和节律。

Q 顺产时第一产程和第二产程哪一段痛苦小一些？

A 因人而异，这个时候是很讲究用力的方法的，肚子痛的时候用力，不痛的时候休息，预产期还有一个月左右的时候可以开始练习用力，到时会有帮助的。

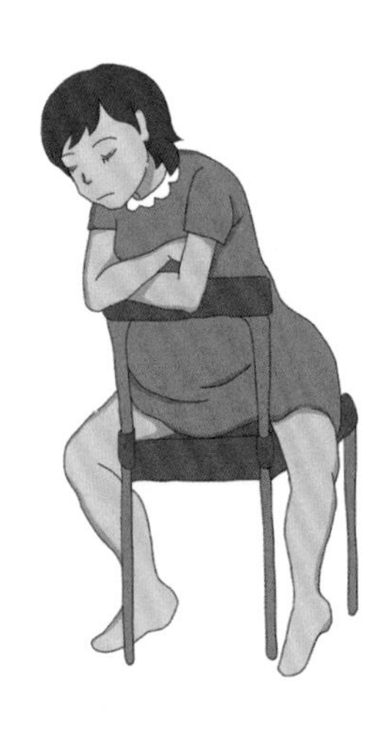

分娩会不会需要很长时间

分娩是一个非常复杂的过程，受着多种因素的影响，因此，分娩所用的时间也因人而异。

一般来说，经产妇所用的时间较短，初产妇所用的时间长些。统计数据表明女性在分娩第一胎的时候平均花费大约12个小时，第二胎平均需要8.5个小时。但是这并不意味着女性在这十多个小时里要一直忍受没有间断的疼痛。每个人的情况也不尽相同。

分娩究竟需要多长时间因人而异，遗传因素也会起到一定的作用。因此，不妨询问母亲、姨妈和外祖母的分娩过程，提前做好心理准备多少会有所帮助。

有的产妇宫缩特别强，产程也明显地缩短，不到3小时就分娩，称为“急产”。还有的产妇，因为年龄和精神因素，对分娩充满了畏惧，还没有正式临产，生活节奏就已经被打乱，吃不好，睡不好，结果消耗了体力，到正式临产时则疲乏无力，因而产程延长了，如果产程超过24小时则称为“滞产”。

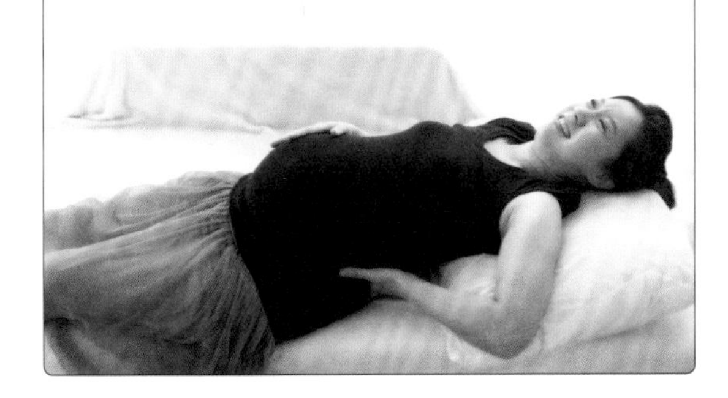

产后医院生活备忘

刚分娩后	还有阵痛和会阴的痛感，要好好休息，尽量频繁地哺乳
住院1～2天	每隔1～3小时，宝宝就会想喝奶，这时就要进行哺乳
住院3～4天	进行会阴开切的妈妈可以看情况拆线了
住院5～6天	接受出院后的生活指导。进行血液检查，来检测婴儿是否有先天性异常

准妈妈妊娠记录

我终于见到你了，

我最最亲爱的宝贝！

胎宝宝的生日：

出生时间：

体重：

身长：

当时还有谁在那里：

第一次抱胎宝宝的感觉：

胎宝宝出生的经过：

第四节 孕期胎教方案

本周胎教课堂

★读一本好书

哲人说："读一本好书，就像是与一位精神高尚的人在谈话。"书中精辟的见解和分析、丰富的哲理、风趣幽默的谈吐，都会使人精神振奋，耳目一新。准妈妈相对休息时间较多，闲暇时欣赏一本好的文学作品，母子都会受益。准妈妈通过阅读书籍，可以产生敏捷的思维和丰富的联想。医学研究表明：母亲的思维和联想能够产生一种神经递质，这种神经递质经过血液循环进入胎盘而传递给胎儿，然后分布到胎儿的大脑及全身，并且给胎儿脑神经细胞的发育创造一个与母体相似的神经递质环境，使胎儿的神经向着优化方向发展。因此，准妈妈阅读有益的书刊，就犹如为子宫中的胎儿服用了超级维生素，使胎儿健康发育。

★看一幅美丽图片

一幅美丽的图片，足以让人展开丰富的联想了。为了培养胎儿丰富的想象力、独创性以及进取精神，最好的教材莫过于幼儿画册。准妈妈可以将画册中每一页所展示的幻想世界，用准妈妈富于想象力的大脑放大并传递给胎儿，从而促使胎儿的心灵健康成长。可选择色彩丰富、富于幻想的内容，或是提倡勇敢、理想、幸福的，只要适合胎儿成长的主题都可以采用。利用图片做教材进行胎教时，一定要注意把感情倾注于故事的情节中去，通过语气声调的变化使胎儿了解故事是怎样展开的。单调和毫无生气的声音是不能唤起胎儿的感受性的，一切喜怒哀乐都将通过富有感情的声调传递给胎儿。

★准妈妈这样获得好心情

保持好心情的办法	
保持心情愉快	把生活环境布置得整洁美观，赏心悦目。还应挂几张漂亮的娃娃头像，准妈妈可以天天看，想象腹中的胎儿也是这样美丽、可爱、健康。多欣赏花卉盆景、美术作品和大自然美好的景色，多到大自然中呼吸新鲜空气
优化生活环境	饮食起居要有规律，按时作息，行之有效地劳动和锻炼
坚持健康阅读	常听优美的音乐，常读诗歌、童话和科学育儿书刊。不要看恐惧、紧张、色情、斗殴的电视、电影、录像和小说。不要看刺激性强烈的杂志、刊物、报纸、电影，以免出现准妈妈心理过于激动的现象
坚持语言胎教	每天和胎儿固定地说话，如早晚同胎儿打招呼，对胎儿讲讲话，把胎儿当做一个能听、能看、能理解父母的、有思想、有生命、有感情的谈话对象

夫妻关系和谐才会有好心情

保持夫妻关系和谐的办法	
引导	妻子出现失常的心理状态时，丈夫要善于引导，帮助其恢复到正常的心境
关心	丈夫要给予妻子足够的关心，帮助妻子尽快适应怀孕所带来的不便与不安，使之保持平和的心情。丈夫应了解怀孕会使妻子产生一系列生理、心理变化。加倍爱抚、安慰、体贴妻子，做她有力的心理支柱，尽可能使妻子快乐
容忍	夫妻双方在解决某些问题时要能够大度地“容忍”对方，以免发生激烈的争吵
生活规律	双方共同安排有规律的生活程序，以消除某种容易导致心理失调的状况。孕期要节制性生活，怀孕前3个月和产前3个月要禁止性生活

不断提高自身修养

修养包括学识、礼仪、审美、情操等方面。自身的修养是可以不断提高的，准妈妈的修养，对胎儿均有某种程度上的影响，尤其是妊娠后期，胎儿已具备了听觉、感知等能力，并能做出一定的反应，因而孕期加强情操言行修养，是很有必要的。

怀孕后，许多准妈妈往往容易变得懒散，什么也不想干，什么也不愿想。于是有人认为，这是准妈妈的特性，随它去好了。殊不知这是非常不利于胎教的。我们知道，准妈妈与胎儿之间有信息传递，胎儿能够感知母亲的思想。如果怀孕的准妈妈既不思考也不学习，胎儿也会深受感染，变得懒惰起来。显然，这对于胎儿的大脑发育极为不利。如果准妈妈过分苛求胎儿的性别及容貌，重男轻女，或希望宝宝出生时把父母相貌上所有的优点都具备，这种期望太大，会给准妈妈造成不必要的心理压力，使她无法保持平静的心态。

微笑也是胎教

人的情绪变化与内分泌有关，在情绪紧张或应激状态下，体内一种叫乙酰胆碱的化学物质释放增加，促使肾上腺皮质激素的分泌增多。在准妈妈体内这种激素随着母体血液经胎盘进入胎儿体内，而肾上腺皮质激素对胚胎有明显破坏作用，影响某些组织的联合，特别是怀孕的前3个月，正是胎儿各器官形成的重要时期，如准妈妈长期情绪波动，就可能造成胎儿畸形，所以，准妈妈每天都开心一点儿吧，不要吝啬你的微笑。

准爸爸应该为自己的小宝宝创造一个安定、舒适的环境。准妈妈更应该注意心理保健，控制各种过激情绪，始终保持开朗、乐观的心情；做丈夫的也应该在精神上给妻子以安慰。怀孕期间，不仅准妈妈要常常微笑，准爸爸也要常常微笑，因为你的情绪常常影响着妻子的情绪。妻子快乐，这种良好的心态，会传递给腹中的胎儿，让胎儿也快乐。胎儿接受了这种良好的影响，会在生理、心理各方面健康发育。因此，微笑也是你给予宝宝最好的胎教。

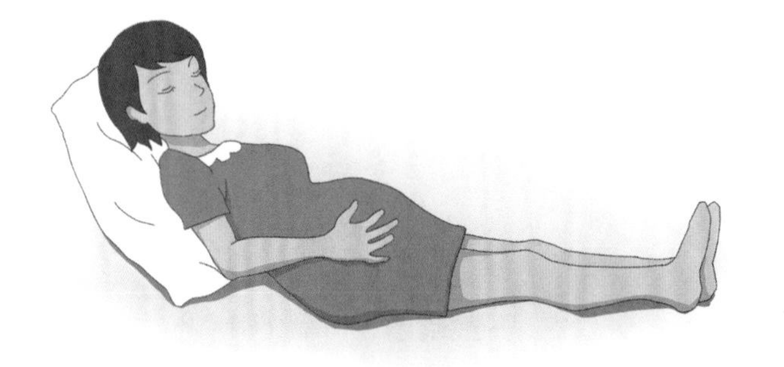

孕37周 强化美育胎教

★老鹰乐队的《加州旅馆》

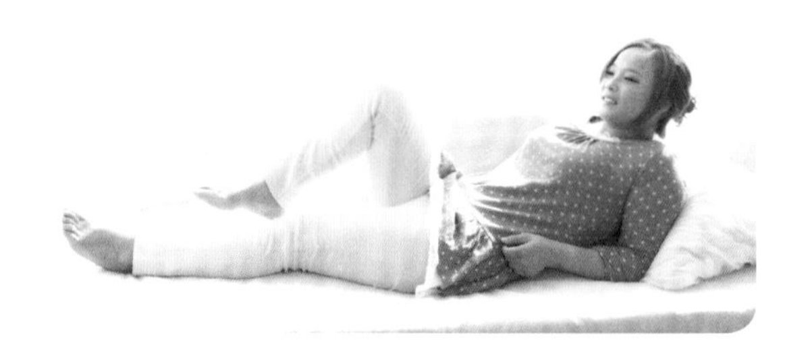

老鹰乐队是20世纪70年代早期成立于美国洛杉矶的一支摇滚乐团。喜爱英文歌曲的人几乎没有不知道老鹰乐队的《加州旅馆》和《Take It Easy》的，这两首空前绝后的钻石级金曲是20世纪最著名的流行音乐作品。

准妈妈欣赏《加州旅馆》这样的经典音乐，在怀旧之余一定可以放松心情，减轻产前的恐惧，在音乐中汲取信心和力量。

★朗诵《我为少男少女歌唱》

《我为少男少女歌唱》这首诗是现代诗人、散文家何其芳所作。在诗中诗人满腔热情地为少男少女歌唱未来，歌唱正在生长的力量，从而表达出对新生活的热爱和对青年一代的美好祝愿。

推荐准妈妈在早上起来朗诵这首充满了热情、洋溢着青春的诗歌。

我为少男少女歌唱。
我歌唱早晨，我歌唱希望，
我歌唱那些属于未来的事物，
我歌唱正在生长的力量。
我的歌呵，你飞吧，
飞到年轻人的心中，
去找你停留的地方。
所有使我像草一样颤抖过的，
快乐或者好的思想，
都变成声音飞到四方八面去吧，
不管它像一阵微风，
或者一片阳光。
轻轻地从我琴弦上，
失掉了成年的忧伤，
我重新变得年轻了，
我的血流得很快，
对于生活我又充满了梦想，
充满了渴望。

★轻音乐《爱是唯一的梦》

曼托瓦尼轻声乐团成立于1935年，是轻音乐诞生的标志。它以柔和动听、优美醉人的旋律和绝妙的演奏风格，使轻音乐迅速在介于古典与通俗的乐坛上奠定了自己的地位。

欣赏《秋叶》这张专辑时，仿佛每一个音符都渗透着法兰西特有的浪漫情调，葡萄酒、玫瑰、郁金香，以及地中海热情的阳光，情人的欢笑和眼泪。一首首音乐展现了浪漫的情思和生活中的诗意，令人陶醉。准妈妈一定不要错过其中的一首非常有名的音乐《爱是唯一的梦》。

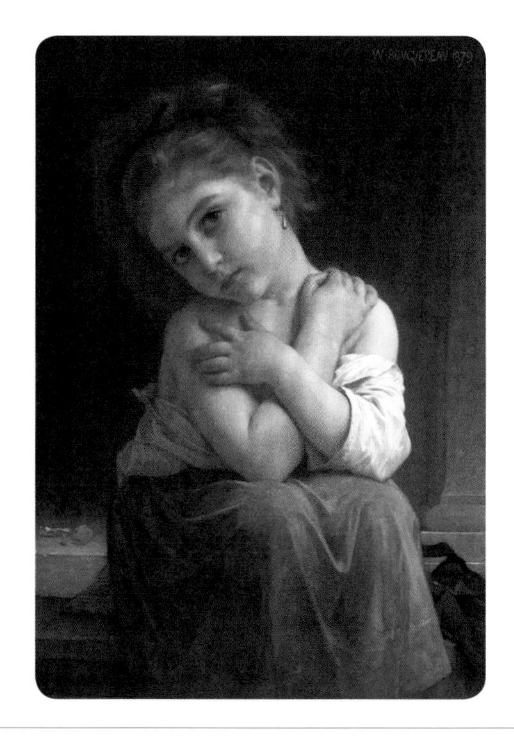

孕38周 开始意想胎教

这个时期，准妈妈子宫已经极度胀大，各器官、系统的负担也接近高峰，因而，心理上的压力也是比较重的。多数准妈妈会产生一种兴奋与紧张并存的矛盾心理，既盼着宝宝早点出生和自己见面，又非常害怕分娩时的疼痛。

日渐临近的分娩使准妈妈感到忐忑不安，这时准妈妈可以开始意想胎教。首先摆出舒服的姿势让身体放松，然后想象最令人愉悦和安定的场景。准妈妈沉浸在美好的想象之中，格外珍惜腹中的胎儿，以博大的母爱关注着胎儿的变化。胎儿通过感官得到这些健康的、积极的、乐观的信息，这就是意想胎教最好的过程。

通过意想胎教，准妈妈可以获得自在的智慧和宁静，使胎儿与你在心灵和身体上都得到放松，并能最大限度地激发胎儿的潜能。

★舒曼的《梦幻曲》

舒曼的钢琴曲《梦幻曲》，是舒曼所作十三首《童年情景》中的第七首，也是最著名的一首。

舒曼以他天才的乐思和高超的作曲技巧，将这首小曲写得非常动听、极具色彩又耐人寻味。《梦幻曲》主题异常简洁，只是追求童年的那份天然纯粹的自然之美，她充满了浪漫梦幻的旋律。娴熟的浪漫主义手法，把我们带进了温柔优美的梦幻境界。曲子动人的抒情风格、起伏变幻的旋律、婉转的格调，使人不觉中被引入轻盈缥缈的梦幻世界。

★胎教故事《小熊过桥》

有一只小熊对妈妈说：“妈妈，我好些日子没看见姥姥了，我想去看看姥姥。”妈妈说：“好啊，你去的时候，把咱们那束鲜花给姥姥带去，把那一包点心也给姥姥带去！”小熊抱起点心盒子，拿起那束鲜花，说：“妈妈，我走了！”妈妈说：“早去早回啊，替我问姥姥好！”小熊说：“嗯，妈妈再见！”说着就走了。

小熊走着走着，来到一条小河边。河上有一座桥。这桥是用竹子搭的，小熊走到上面就不敢动了，因为走起来左一摇右一晃的，河水还在下边哗哗地响哩！

小熊正害怕，天上飞过来一只乌鸦。这乌鸦不但不帮助小熊，还吓唬他。乌鸦高声喊道：“呱呱呱，坏啦，坏啦！你们瞧啊，小熊要掉下河啦，小熊要掉下河啦！”。

小熊本来就害怕，被乌鸦这一吓唬，就更不敢动了。他低头一看河水，河水也在笑话他：“哗哗哗哗，小熊小熊，你怎么这么不勇敢呢，小竹桥都不敢过！这么胆小，太没出息啦，太没出息啦！”。

小熊一想：乌鸦吓唬我，河水笑话我，这，这可怎么办呢？小熊着急得哭喊起来：“妈妈，妈妈，快来呀！”可是，妈妈离这儿远哪，听不见呀。熊妈妈听不见，可是水里的小鱼儿听见了，他们“扑噜，扑噜”从水里钻出头来，对小熊说：“小熊，小熊，你别害怕，把眼睛往前瞧，别往水下看，你挺起胸，直起腰，迈开步，一二，一二，就过去啦！”。

小熊听了小鱼儿的话，抬起头，眼睛向前看，挺起胸，直起腰，迈开大步，一二，一二！嘿，真过去了。

过去以后，眼泪还没干，小熊就高兴地笑了。小熊回过头来，冲着小鱼儿直点头：“小鱼儿，小鱼儿，谢谢你们了，再见吧！”。

小鱼儿一看小熊平平安安地过去了，都挺高兴，“鼓儿，鼓儿”，全都钻到水里去了。

孕39周 意想顺产法让准妈妈放松

准妈妈马上要临产了，内心肯定有些紧张，即便是产前的孕检结果显示骨盆条件很适合顺产，但还是有很多准妈妈担心自己忍受不了分娩时的阵痛。

为了减少痛苦和恐惧，将要临产的准妈妈应该多看看关于分娩过程的宣传片，多学习减少痛苦的临产动作、呼吸方式等，在接受了这些学习后，内心可以多次冥想真正分娩时的样子。冥想时两腿盘起，放松呼吸，腰部挺直，双手自然放在膝盖上，深吸气然后慢慢呼出。冥想时如果听着舒缓的音乐，效果会更好。

冥想除了以上的作用外，还是贯穿孕期的一种调节准妈妈身心的活动。准妈妈的冥想是指进入冥想状态时，另一个自我在静静端详怀孕的你和你腹中的胎儿。通过冥想排空杂念，准妈妈可以获得自在的智慧和宁静，使胎儿与你在心灵和身体上都得到平和，这才是怀孕期间我们最想要的胎教和达到和谐的状态。

★名画欣赏《小淘气》

《小淘气》是威廉·阿道夫·布格罗的作品，威廉·阿道夫·布格罗是法国19世纪上半叶至19世纪末法国学院派艺术绘画的最重要人物。布格罗追求唯美主义，擅长创造美好、理想化的境界。布格罗的作品已经完全摆脱了古典主义手法的束缚，从生活出发，表达一种博爱的人性思想。他强调形式之美，关注母爱，善于运用幻想的方式，注重女性美感的塑造。因此，这种完美的风格吸引了大批艺术追随者，他一生获得多种殊荣，成为当时法国最著名的画家。

《小淘气》中的画面表现的是妈妈将孩子从栏杆上抱下来的一瞬间。孩子粉红的脸庞（在周围墨绿的浓荫中，这抹粉红让整个画面显得极其生动）正对着画面，像天使一般美丽；母亲把脸庞侧面留给观赏者，留下巨大的想象空间。母亲与孩子对视的那一瞬间，正是心灵的无声交流。尤其值得揣摩的是画面的背景。正是这浓密的绿荫，让母子与外面世界隔离开来，形成一个相对封闭的空间。这个空间，在这一时刻，只属于充溢着温情的母子俩……

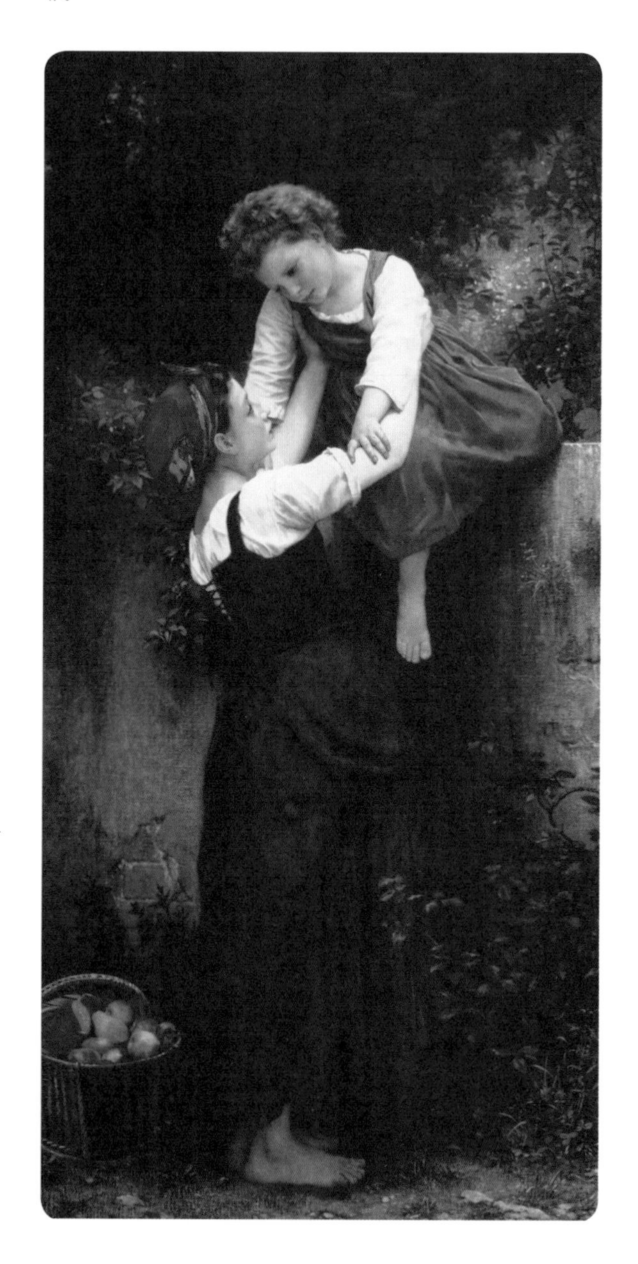

★冥想音乐《雨中漫步》

如果准妈妈为胎儿是否能顺利分娩而担心，甚至因情绪紧张而影响睡眠，那么此时沉浸在音乐中是最好的解决方法。准妈妈可以一边练习分娩动作，一边播放冥想音乐《雨中漫步》，想象最令人愉悦和安定的场景，绝对可以舒缓你的紧张情绪，让你信心倍增。

孕40周 坚强地迎接宝宝的到来

到了孕40周，准妈妈很快就要分娩了，心理上会处于高度紧张的状态，这当然也会影响到胎儿。这个时候，准妈妈应当选择优雅、柔和、抒情的音乐来实施音乐胎教。在欣赏音乐时，准妈妈可以放松精神，想象胎儿在羊水中自由自在地游玩的情景，然后进一步感觉，胎儿透过脐带将很多氧气泡、维生素和其他营养素都吸纳进小小的身体里。此时，准妈妈会感到与胎儿的联系更加紧密了，你可以对胎儿说："亲爱的宝宝，你感受到妈妈释放给你的能量了吗？我们一起努力，到时候一定要顺利地出生啊！"

★胎教名曲《渔舟唱晚》

古筝独奏曲《渔舟唱晚》是一首著名的北派筝曲。《渔舟唱晚》的曲名取自唐代诗人王勃在《滕王阁序》里："渔舟唱晚，响穷彭蠡之滨"中的"渔舟唱晚"四个字。《渔舟唱晚》形象地描绘了夕阳西下，晚霞斑斓，渔歌四起，渔夫满载着丰收喜悦的欢乐情景，表现了作者对祖国美丽河山的赞美和热爱。

第一段悠扬如歌、平稳流畅的抒情乐段，配合左手的揉、吟等演奏技巧，展示了优美的湖光山色：渐渐西沉的夕阳，缓缓移动的帆影，轻轻歌唱的渔民……给人以"唱晚"之意，抒发了作者内心的感受和对景色的赞赏。

第二段旋律从前一段音乐发展而来，从全曲来看，"徵"音是旋律的中心音，这段音乐形象地表现了渔夫荡桨归舟、乘风破浪前进的欢乐情绪。

第三段在旋律的进行中，运用了一连串的音型模进和变奏手法。形象地刻画了荡桨声、摇橹声和浪花飞溅声。随着音乐的发展，速度渐次加快，力度不断增强，加之突出运用了古筝特有的各种按滑叠用的催板奏法，展现出渔舟近岸、渔歌飞扬的热烈景象。

★胎教故事《豌豆上的公主》

有一位王子，他想找一位真正的公主做妻子，可是他走遍了全世界，也没有找到意中人。那些公主总有些地方不大对劲，使他不得不怀疑她们是不是真正的公主。王子闷闷不乐地回到家中，国王和王后都很替他担忧。

一个暴风雨的夜晚，一位姑娘敲开了王宫的大门，她的衣服全湿透了，长发散乱地贴在脸上，样子非常难看。可她说她是一位真正的公主。

许多人都不相信，王后决心验证一下。她走进卧室，在床上放了一粒小小的豌豆，然后把二十床垫子和二十床鸭绒被压在豌豆的上面。最后她把那位姑娘领进了卧室，让她好好睡上一觉。

第二天早晨，大家都跑来问姑娘休息得怎么样。姑娘皱着眉打着哈欠说："哦，我几乎整夜没有合眼，天晓得床上有个什么硬家伙，弄得我浑身难受极了！"

王后暗暗高兴，心想：那粒小小的豌豆是被压在二十床垫子和二十床鸭绒被底下的呀，可她居然能感觉出来，假如不是真正的公主，能有这么娇嫩的皮肤吗？

于是，王子就和公主举行了盛大的婚礼。

★神秘园《追梦人》

胎儿在预产期前后两周出生都是正常的，此时，也许你的宝宝已经出生，他正躺在你的身边沉沉的熟睡；又也许你的宝宝还要再过几天才与你见面。无论哪种情况，准妈妈都可以听听让人感觉舒服的音乐，这里推荐神秘园的《追梦人》，此曲选自《新世纪的晨曦》，新生命的到来，意味着准妈妈的人生将面临一个崭新的开始，那干净如金属般的音符，撒在我们心灵的每一处角落，让准妈妈变得更沉静、更坚强、更自信。

Yu'er Pian

育儿篇

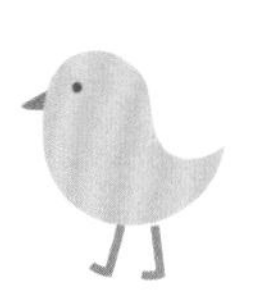

每个宝宝都是天生的聪明宝宝，关键在于父母如何影响与引导他们，
只要父母掌握了正确的育儿方法，都能轻松地养育出健康的聪明宝宝。

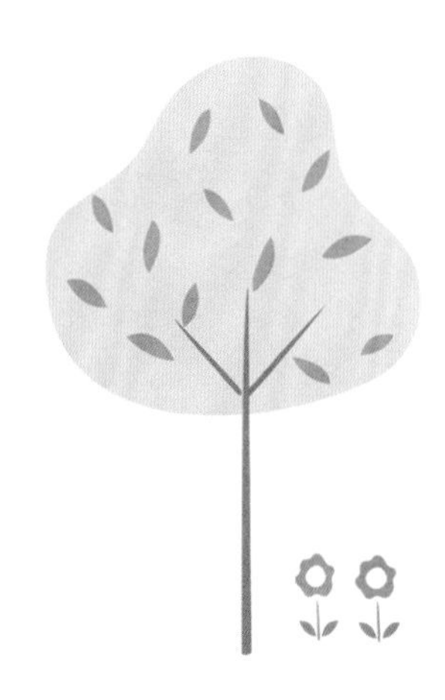

第一章

新生儿的生长发育与保健

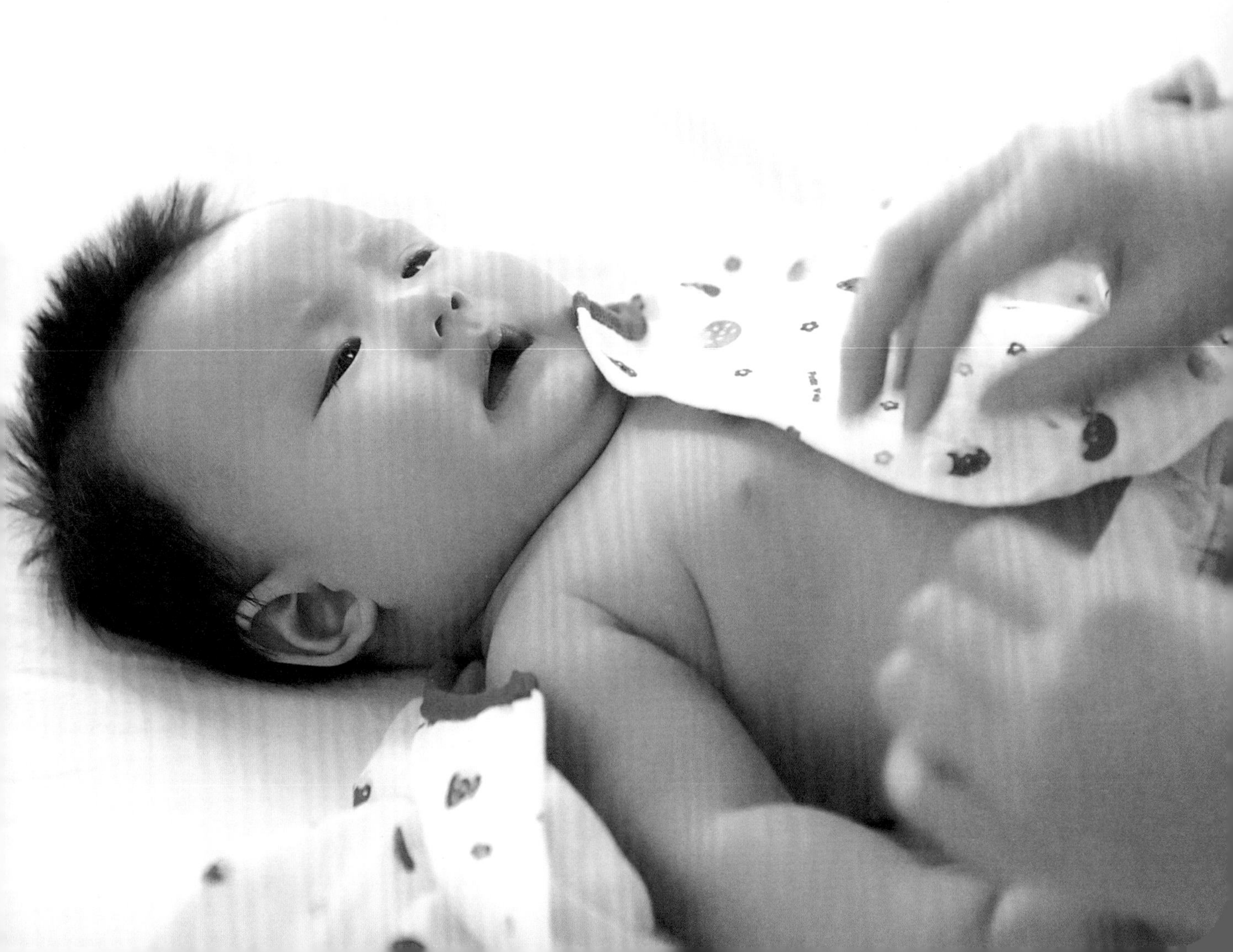

第一节
新生儿生理特征

新生儿的呼吸

新生儿的呼吸主要靠膈肌升降来完成，所以以腹式呼吸为主。新生儿的呼吸中枢发育不健全，调节功能尚不成熟，呼吸道又较狭小，呼吸表现为浅快，常不规则，但不能超过每分钟60次，也不能低于每分钟30次。

新生儿的血液循环

新生儿出生后随着胎盘循环的停止，改变了胎儿右心压力高于左心的特点。卵圆孔和动脉导管从功能上的关闭逐渐发展到解剖学上的完全闭合，需要2～3个月的时间。新生儿出生后的最初几天，偶尔可以听到心脏杂音。新生儿心率较快，每分钟可达120～140次，且易受摄食、啼哭等因素的影响。新生儿的血流分布多集中于躯干和内脏，所以肝、脾常可触及，四肢容易发冷或出现青紫。

新生儿的体温

新生儿不能很好地调节体温，因为他们的体温中枢尚未成熟，皮下脂肪薄，体表面积相对较大而易于散热，体温会很容易随外界环境温度的变化而变化，所以针对新生儿，一定要定期测体温。每隔2～6小时测一次，做好记录，出生后常有过渡性体温下降，经8～12小时渐趋正常。新生儿一出生便要立即采取保暖措施，防止体温下降，尤以寒冬时更为重要。室内温度应保持在24℃～26℃，新生儿保温可采用热水袋或用装热水的密封瓶，将其放在两被之间，以新生儿手足暖和为适宜，在换尿布时，注意先将尿布用暖水袋加温。如无上述条件，可将新生儿直接贴近大人身体保温。

新生儿的睡眠

在新生儿期，除哺乳时间外，新生儿几乎全处于睡眠状态，新生儿每天需睡眠20小时以上。睡眠的时长和质量在某种程度上决定这一时期他的发育良好与否。因此，新生儿的睡眠护理工作也很重要。

新生儿的脐带

新生儿出生后7～10天，脐带会自动脱落，在脐带脱落之前，为了避免脐部感染，一天至少要帮宝宝做2～3次脐带护理。具体护理方法：

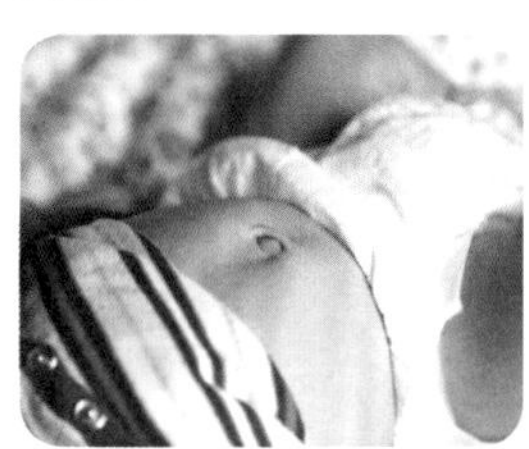

1.洗净双手，将脐带轻轻拉起。

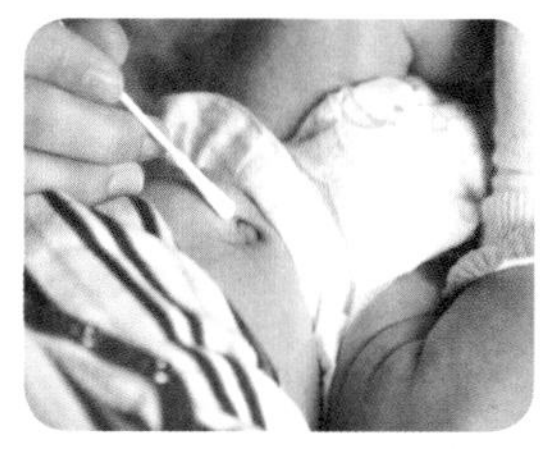

2.用酒精将棉签蘸湿，然后从脐带根部开始消毒。

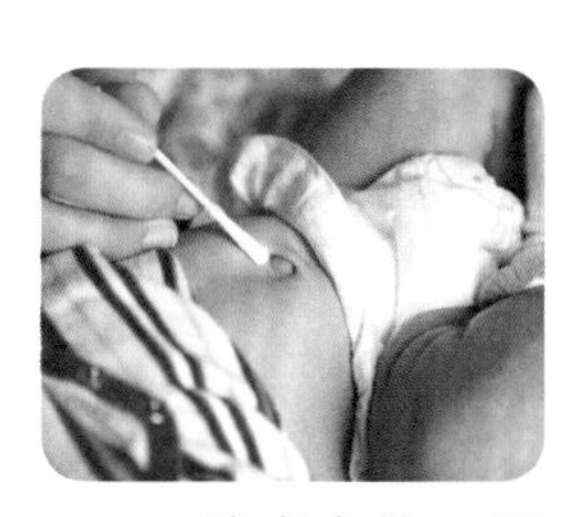

3.消毒完毕，覆盖上几层叠好的无菌纱布，然后用胶带固定脐周。

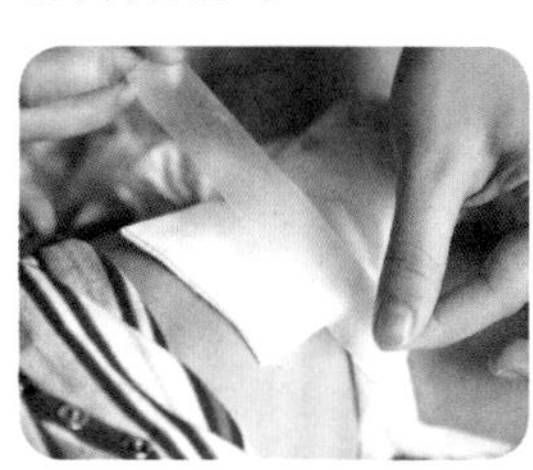

4.脐带脱落后，仍要继续护理脐部，每次先消毒肚脐中央，再消毒肚脐外围。

新生儿的泌尿系统

新生儿一般在出生后12小时开始排胎便。胎便呈深、黑绿色或黑色黏稠糊状，这是胎儿在母体子宫内吞入羊水中胎毛、胎脂、肠道分泌物而形成的大便。3～4天胎便可排尽，吃奶之后，大便逐渐呈黄色。吃配方奶的宝宝每天大便1～2次，吃母乳的宝宝大便次数稍多些，每天4～5次。若新生儿出生后24小时尚未排胎便，则应立即请医生检查，看是否存在肛门等器官畸形的情况。

新生儿第一天的尿量为10～30毫升。在出生后36小时之内排尿都属正常。随着哺乳摄入水分，新生儿的尿量逐渐增加，每天可达10次以上，日总量可达100～300毫升，满月前后可达250～450毫升。

小贴士

如果出生后24小时仍未排便或排出的胎便呈咖啡色或柏油样，那就要请医生检查新生儿是否患有先天性肛门闭锁等疾病。此后，由母乳喂养的新生儿一般在24小时以内排尿。有的新生儿是在48小时以后才会排尿，这都是正常的。

新生儿的听觉

由于刚出生的新生儿耳鼓内充满液状物质，妨碍声音的传导。慢慢地，耳内液体逐渐被吸收，听力也会逐渐增强。醒时，近旁10～15厘米处发出响声，可使其四肢躯体活动突然停止，似在注意聆听声音。注意：不要在新生儿周围制造出过大的响声，要知道，听到巨大的声音后，新生儿会哭。

新生儿的触觉

新生儿对妈妈的触摸、抚抱感觉灵敏。因此：妈妈要多抚抱新生儿，这对宝宝的心理发育及感觉发育都非常有好处。

新生儿的视觉

新生儿的视觉发育较弱，视力不清楚，但对光是有反应的，眼球的转动却无目的。半个月以后，宝宝对距离50厘米的光亮可以看到，眼球会追随转动。

新生儿的嗅觉和味觉

味觉神经发育较完善，对各种味道都能引起反应，如吃到甜味，可引起新生儿的吸吮动作；对于苦、咸、酸等味，则可引起不快的反应，甚至停止吸吮；对母乳的香气感受灵敏，并显示出喜爱。别看新生儿人小，但他出生后即有吸吮、吞咽的本能，味觉是很灵敏的。

新生儿的气质

新生儿时期还谈不上有稳定的性格，但新生儿降生以后，就表现出一些行为上的特性。有的宝宝生来好动、有的活泼、有的安静、有的急躁，这些特性也就是与生俱来的气质差异。可以把宝宝归纳为三种主要的气质类型：

容易护理的宝宝	他们的行为比较有规律，容易感到舒适和满足，有安全感，容易适应，一般会对新的刺激产生积极的反应
慢慢活跃起来的宝宝	他们很少表现强烈的情绪，总是缓慢地适应新环境，开始时会有点害羞和冷淡，一旦活跃起来，就会适应得很好
不易护理的宝宝	他们的吃、睡等活动没有规律，属于情绪型的，对新事物往往有强烈的反应，安全感较差

新生儿的语言能力

新生儿可以发出不太清楚的声音。3周以后，他开始发出新生儿“词汇”，4周以后，新生儿能够了解到谈话中的交替，并且知道如何回应你的对话。所以对新生儿交流要尽早。

第二节 新生儿特殊生理状态

胎记

新生儿出生后，可在皮肤或黏膜部位，出现一些与皮肤本身颜色不同的斑点或丘疹，称为新生儿胎记。

常见的新生儿胎记

名称	特点
粉红色斑	粉红色斑是粉红色的斑点，颜色淡，压迫会使之变白，而且会迅速消退。常见于浅肤色新生儿的眼睑和胸枕骨部位，一般会在1岁消失
草莓斑	草莓斑又称血管痣，是一种突出于皮肤表面、界限清楚、鲜红或暗红色的肿物。于出生时或头两个月可见，经一段时间的成长后，痣的大小会固定下来（8个月时），大多在10岁以前消失，不消失者需给予冷冻及敷贴治疗
永久性红斑	如葡萄酒痣，又称为焰火痣，是一种红紫色的斑点，通常于出生时可以观察到。此种斑点是平坦的，不会随压迫而变白，也不会自然消失。葡萄酒痣一般沿着三叉神经分布，可能与视网膜或颅内疾病有关
蒙古斑	蒙古斑出现于臀部、腰部或背部的一些界限分明的色素沉着区域，通常是蓝色带状，此胎记没有什么特殊意义，通常在1～5岁时消失

新生儿的哭喊

由于新生儿不会说话，所以他的任何需求 都用哭喊来表达。爸爸妈妈要正确认识新生儿的哭喊，了解每次哭喊所要表达的意思。

饿的哭喊

一般发生在将要进食时，此时如果抱起宝宝，他会主动把头贴近妈妈的胸部，寻找乳头，在他找到乳头之后，哭声就会马上停止，且用力地吮吸乳头。奶粉喂养的宝宝，寻找到奶嘴之后便停止哭喊。

不舒服的哭喊

如果是排尿了或者排便了，新生儿都会感觉到不舒服，所以会用哭来表达。有时候，衣服不舒服、被包得太紧、硬物碰到他的身体、太强的光、太响的声音……他都会哭喊，此时，妈妈要仔细寻找他哭喊的原因，找到这些原因并解决好，哭喊就会马上停止。

因病而哭喊

除了上述原因之外，就是因病而哭喊，一般常见的是腹部不适引起的，需要对新生儿全身进行检查，如果无异常，他仍哭喊不停，就需要去医院诊治。

生理性体重降低

新生儿出生后的最初几天，睡眠时间长，吸吮力弱，吃奶时间和次数少，肺和皮肤蒸发大量水分，大小便排泄量也相对多，再加上妈妈乳汁分泌量少，所以新生儿在出生后的头几天，体重不增加，甚至下降，是正常的生理现象，俗称“塌水膘”，不用着急。在随后的日子里，新生儿体重会迅速增长。

假月经

有些女婴的家长可能会发现，刚出生的女婴就出现了阴道出血，有时还有白色分泌物自阴道口流出。这是怎么回事呢？这是由于胎儿在母体内受到雌激素的影响，使新生儿的阴道上皮增生，阴道分泌物增多，甚至使子宫内膜增生。胎儿分娩后，雌激素水平下降，子宫内膜脱落，阴道就会流出少量血性分泌物和白色分泌物，一般发生在宝宝出生后3～7天，持续1周。家长不必惊慌失措，也不需任何治疗。

鼻尖上的小丘疹

新生儿出生后，在鼻尖及两个鼻翼上可以见到针尖大小、密密麻麻的黄白色小结节，略高于皮肤表面，医学上称粟粒疹。这主要是由于新生儿皮脂腺潴留所引起的。几乎每个新生儿都可发生，一般在出生后1周就会消退，这属于正常的生理现象，不需任何处理。

先锋头

在分娩过程中随着母体的阵阵宫缩，胎儿头部受到产道的挤压，使颅骨发生顺应性变形。同时，头皮也由于挤压而发生先露部分头皮水肿，用手指压上去呈可凹陷性鼓包，临床称产瘤。一般宝宝出生后1～2天自然消退。对新生儿健康无影响，不需要处理。

四肢屈曲

细心的家长都会发现自己的宝宝从出生到满月，总是四肢屈曲，有的家长害怕，宝宝日后会是O形腿，干脆将宝宝的四肢捆绑起来。其实，这种做法是不对的，正常新生儿的姿势都是呈英文字母“W”和“M”状，即双上肢屈曲呈“W”状，双下肢屈曲呈“M”状，这是健康新生儿肌张力正常的表现。随着月龄的增长，四肢逐渐伸展。O形腿，是由于佝偻病所致的骨骼变形引起的，与新生儿四肢屈曲毫无关系。

新生儿的“笑”

新生儿的笑，往往出现在睡眠中，微微地笑，或只是嘴角向上翘一下。新生儿清醒时，不易发笑，也不易被逗笑。长期以来人们就会认为，新生儿的笑并无明确意义。

其实新生儿的笑有一定意义。妈妈在护理新生儿时，已经体会到，宝宝吃饱后舒适地睡去，睡眠中常会出现微笑，甚至能笑出声来。有时在清醒状态下，宝宝看到妈妈的脸，也会出现笑的表情。当妈妈对着宝宝笑时，宝宝的脸会出现开心的样子；当妈妈变得严肃时，宝宝会瞪着眼睛，一眨不眨地望着妈妈，好像要哭了；当看到奶瓶时，宝宝的表情会很愉悦……这些都说明，新生儿的笑是有意义的。当新生儿的身体不舒服时，笑的时候就少，甚至会皱眉，严重时就哭闹、呻吟。新生儿也有自己的喜怒哀乐，妈妈可以通过宝宝的表情，初步判断宝宝的健康状况。

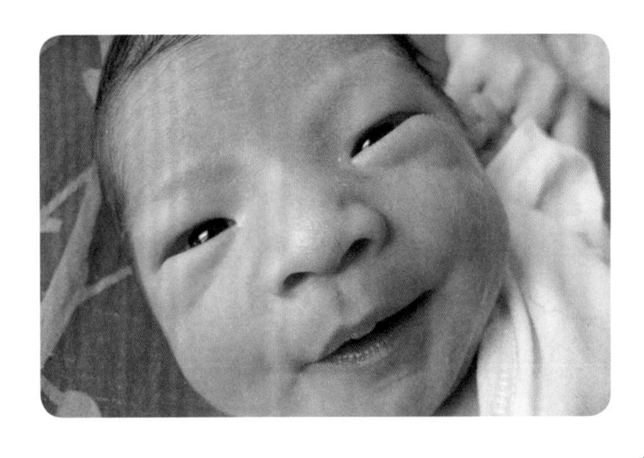

头颅血肿

有时可以看到部分新生儿的一侧头部或双侧头顶有一个鼓包，其大小从枣子到苹果大小不等。摸上去有波动感，宝宝不痛，鼓包不跨过骨缝。这是由于在娩出产道过程中，颅骨骨膜下血管破裂出血造成的。淤血一般在40天会钙化，形成硬壳，3～4个月才能渐渐被吸收。但需注意：存在期间，要注意头部清洁，洗头洗澡时，勿用手揉搓，更不能用空针穿刺抽血，以免引起细菌侵袭，形成脓肿。

皮肤红斑

新生儿出生头几天，可能出现皮肤红斑。红斑的形状不一，大小不等，颜色鲜红，分布全身，以头面部和躯干为主。新生儿有不适感，但一般几天后即可消失，很少超过1周。有的新生儿出现红斑时，还伴有脱皮的现象。

新生儿红斑的产生原因，目前医学上还不能解释清楚。有学者认为，新生儿红斑是新生儿出生后，受光、空气、温度等环境影响和机械刺激而产生的，比如新生儿洗澡后，红斑可加重。不管医学上有什么争论，有一点是明确的。新生儿红斑对健康没有任何威胁，不用处理，可自行消退。

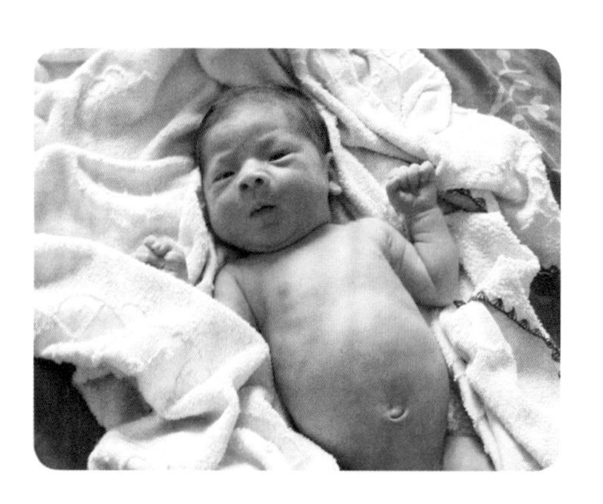

出汗

新生儿手心、脚心极易出汗，睡觉时头部也微微出汗。因为新生儿的中枢神经系统发育尚未完善，体温调节功能差，易受外界环境的影响。当周围环境温度较高时，宝宝会通过皮肤蒸发水分和出汗来散热。所以，妈妈要注意居室的温度和空气的流通，要给宝宝补充足够的水分。

打嗝

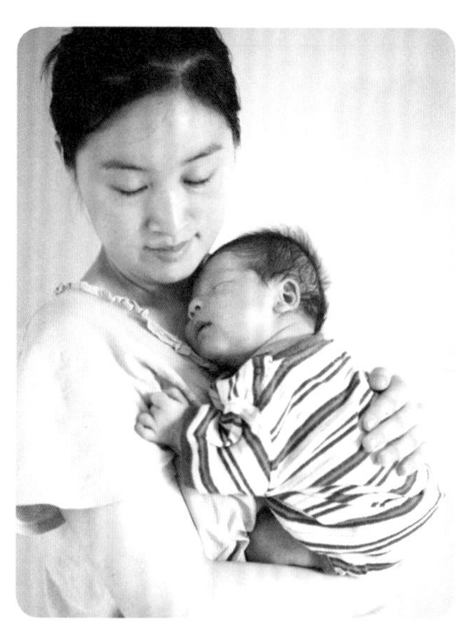

新生儿吃得急或吃得不舒服时，就会持续地打嗝。有效的解决办法是，妈妈用中指弹击宝宝足底，令其啼哭数声，哭声停止后，打嗝也就停止了。如果没有停止，可以重复上述方法。

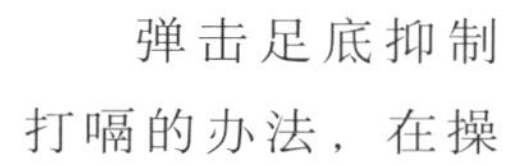

弹击足底抑制打嗝的办法，在操作中常常失败，原因往往是妈妈心疼孩子，不舍得用力，宝宝哭的程度和时间都不够。宝宝哭上几声，比宝宝持续打嗝要好受得多。而且新生儿的哭，还有利于锻炼身体。想想看，如果助产士不拍打新生儿的足底，不刺激新生儿大声地哭，新生儿的肺脏就不可能完全张开，就不会有充分的气体交换，就可能出现湿肺的病变。所以说，当宝宝打嗝时，弹击宝宝足底，使小家伙放声大哭，不仅抑制了打嗝，还锻炼了身体，有百利而无一害，妈妈放心去做吧。

枕秃

新生儿的枕秃，并不是新生儿缺钙的特有体征，枕头较硬、缺铁性贫血、其他营养不良性疾病，都可导致枕秃。

第三节

新生儿的喂养

为什么选择母乳喂养

母乳的营养价值高，所含的各种营养素的比例搭配适宜。母乳中还含有多种特殊的营养成分，如乳铁蛋白、牛磺酸、钙、磷等，母乳中所含的这些物质，对宝宝的生长发育以及增强抵抗力等都有益。此外，母乳近乎无菌，加之经济方便，所以对宝宝来说，母乳是最好的食物。

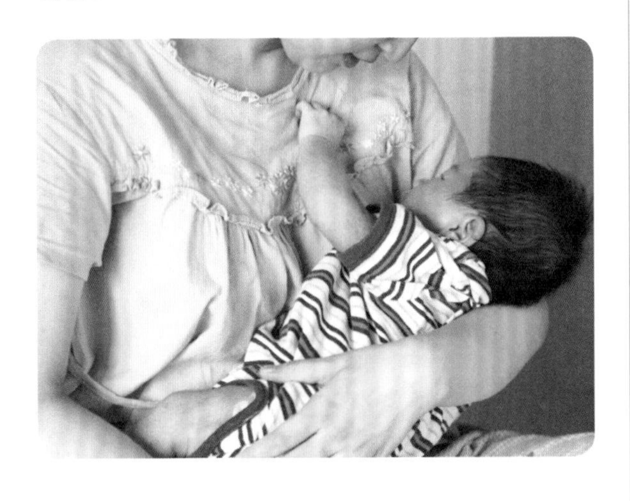

母乳的主要营养成分

成分	表现
蛋白质	主要是易于消化的乳清蛋白，及抵抗感染的免疫球蛋白和溶菌素
脂肪	含有不饱和脂肪酸。因母乳中的脂肪球较小，易于宝宝吸收
牛磺酸	母乳中含量适中，牛磺酸和胆汁酸结合，可以促进宝宝消化
钙、磷	虽然含量不多，但比例适宜，易吸收

多长时间可以哺乳

宝宝出生后，应尽早进行哺乳，这样可以促进妈妈乳汁分泌。初乳含有丰富的抗体，应该及时让宝宝吃上妈妈的初乳。一般情况下，经顺产分娩的妈妈和宝宝一切正常，0.5～2小时就可以喂奶。

母乳喂养的姿势

哺乳时妈妈应采取正确的姿势，使自己体位舒适，肌肉松弛。

★坐位

妈妈把新生儿儿横抱在怀中，宝宝头肩枕于妈妈一侧前臂上，妈妈一只手托起乳房。椅子高度要适中，使妈妈感到舒适，也可以在足下加脚凳以帮助肌体舒适、松弛。椅背不要后倾，否则宝宝含吸不易定位。坐位是最多见的喂奶姿势。

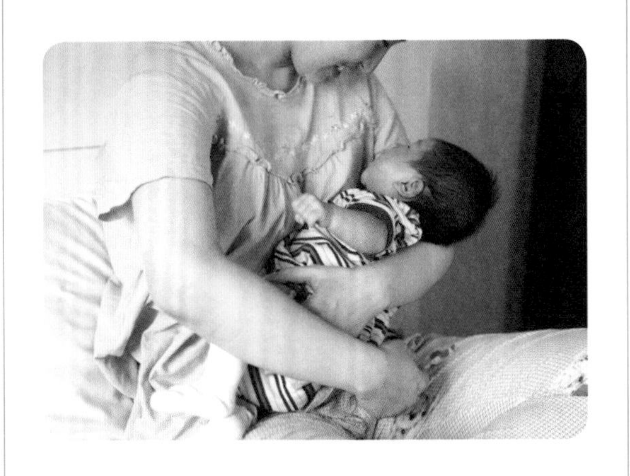

★坐位环抱式

将宝宝抱在妈妈身体一侧的喂奶姿势，如双胎儿，剖宫产后，均可采用这种姿势。

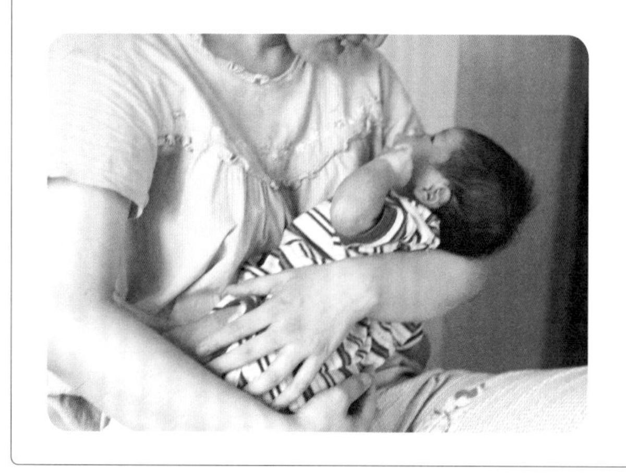

★卧位

妈妈躺在床上采取侧卧或仰卧姿势，与新生儿面对面，宝宝可躺一侧或俯卧吃奶。

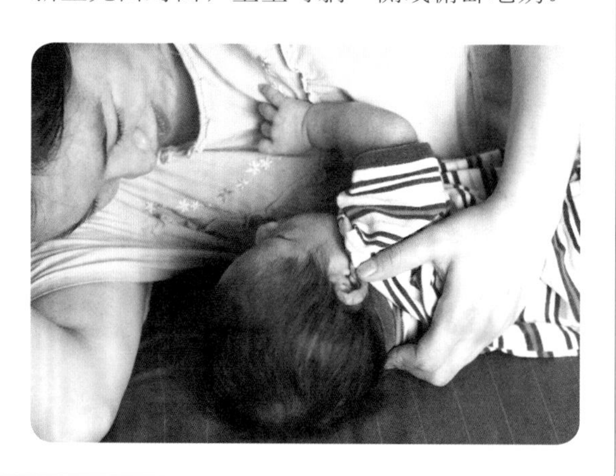

吐奶的处理

★吐奶的原因

吐奶即溢乳，是宝宝常见的现象，就好像宝宝吃多了，有时顺着嘴角往外流奶，或有时一打嗝就吐奶，这些一般都属生理性的反映。这与宝宝的消化系统尚未发育成熟及其特点有关。正常人的胃都是斜立着的，并且贲门肌肉与幽门肌肉一样发达。而新生儿的胃容积小，胃呈水平位，幽门肌肉发达，关闭紧，贲门肌肉不发达，关闭松，这样，当新生儿吃得过饱或吞咽的空气较多时就容易发生溢乳，但对宝宝的成长并无影响。

如何避免吐奶

序号	方法
1	不要让宝宝吃太急。如果奶胀、喷射出来，会让宝宝感到不舒服
2	在哺乳中以及吃饱后注意拍嗝
3	哺乳后最好让宝宝竖立20～30分钟，也别急着逗宝宝玩

★处理方法

每次哺乳后，竖抱起宝宝轻拍后背，即可把咽下的空气排出来，且睡觉时应尽量采取头稍高右侧卧位，便会克服溢乳的发生。侧卧位可预防奶汁误吸入呼吸道和由此引起的窒息。为了防止宝宝头脸睡歪，应采取这次右侧卧位，下次左侧卧位。若发生呛奶，应立即采取头俯侧身位，并轻拍背，将吸入的奶汁拍出。一般情况下，吐出的奶远远少于吃进的奶，家长不必担心，只要宝宝生长发育不受影响，偶尔吐一次奶也无关紧要。若每次吃奶后必吐，就要做进一步检查，以排除疾病而致的吐奶。

小贴士

以下这些情况需要就医

1. 高热、精神恍惚
2. 样子发呆，呼唤没有反应
3. 发生痉挛
4. 肚子疼痛，总是哼哼唧唧的
5. 粪便呈白色或者是大量的血便
6. 每次吃奶后都会喷泉似的吐奶
7. 因头部受到撞击而引起的呕吐
8. 持续呕吐，没有排尿

如何让宝宝含住乳头

宝宝第一次吮吸乳头的小嘴含接姿势要正确，如果第一次就错误吮吸，往后要纠正困难较大。开始喂奶时用乳头触碰宝宝的嘴唇，此时宝宝会把嘴张开。让乳头尽可能深地放入宝宝口内，使宝宝身体靠近自己，并且使其腹部面向并接触你的腹部。宝宝的嘴唇和牙龈要包住乳晕（乳头周围的深色区域）。一定不要让宝宝只用嘴唇含住或吸吮乳头，这样可以避免妈妈的不舒适。如果宝宝吃奶位置正确，嘴唇应该在外面，而不是内收到牙龈上。可以看到宝宝的下颚在来回动，并听到轻微的吞咽声。宝宝的鼻子会接触乳房，但是可以呼吸到足够的空气。如果觉得疼痛，说明姿势错了。将手指轻轻放在宝宝的嘴角让宝宝停止吮吸乳房。将宝宝从乳头上移开，再试一次。

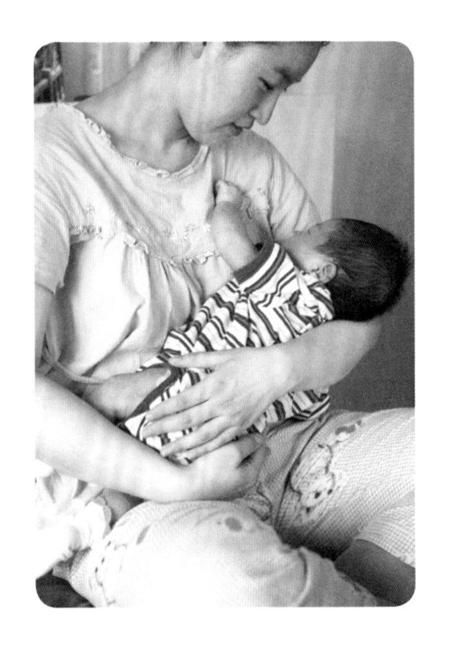

怎么挤奶

挤奶的正确姿势是用拇指和其余的4个手指夹住乳头下的乳晕部分，轻轻地推揉，然后用拇指和其他4个手指勒紧乳房往前挤。如果是用吸奶器挤奶，一定要注意卫生，每次清洗干净后要注意消毒。

使用吸奶器的注意事项	
让乳房充分放松	吸奶前可以适当按摩或热敷乳房，从而使乳腺扩张，使乳汁顺利吸出
做好乳房的清洁	吸奶前先洗净双手，用专业的乳头清洁棉擦拭乳房；吸奶后要再次清洁乳房，还可以用防溢乳垫保持乳房的清洁和干爽
使用吸奶器时，要掌握节奏	使用吸奶器时，要掌握适当的节奏。若感到乳头疼痛或吸不出乳汁时，不要强行使用吸奶器。使用手动吸奶器时要由慢到快循序渐进。使用后要对吸奶设备进行沸水消毒或用微波消毒

乳汁过多怎么办

母乳过多就是指妈妈的乳汁多得不是漏就是喷，宝宝经常会被奶呛到，宝宝有可能因此变得不愿意吃奶。出现母乳过多的情况时，首先妈妈要检查宝宝含乳头的方法是否正确，因为母乳过多很有可能是由于宝宝含乳头方法不当引起的。

妈妈在漏奶或喷奶的时候，宝宝很难含住乳头，所以妈妈可以在喂奶前，用手挤出一些奶，让奶流得慢一些或者改变喂奶姿势，或用剪刀式托乳房的姿势喂奶，可使乳汁流速变缓，让宝宝能够很好地含住乳头。

如果宝宝乳头含得很好，但是母乳仍然过多，妈妈可以试试用一侧乳房喂上2～4次。在两个小时之内只用同一侧的乳房喂养宝宝，适当挤出一点儿另一侧乳房的奶，缓解胀奶的不适。

如何增加奶水供应

此时的妈妈大多会有乳汁分泌不足的现象，称之为暂时性母乳缺乏。这种情况一般不会一直持续下去，多数随着宝宝吸奶过程逐渐增多。产后3～4天，新妈妈乳房明显发胀、发硬，这是泌乳的前兆。可以用热毛巾热敷乳房，每次3分钟，然后从乳房周围向乳头方向轻柔5分钟，力度要适当，这样可以促进乳汁分泌。让丈夫吸吮刺激乳房，也是促进乳汁分泌的方法之一。

在母乳分泌不足的时候，就要选择其他的乳品，4个月以内的宝宝最好的母乳替代品就是配方奶。配方奶的营养成分接近于母乳，配方奶内添加了宝宝需要的氨基牛磺酸、不饱和氨基酸、无机盐和维生素等等，所以说按照世界卫生组织要求配置的配方奶，在成分上更适合于宝宝在母乳不足的时候使用。

母乳喂养的技巧

★洗净双手

每次哺乳前应先洗净双手，轻轻按摩乳房，用温开水清洗乳头和乳晕。将乳头洗净后要挤掉前面几滴奶，因为乳管前面的奶可能含有细菌。

★哺乳姿势要正确

如果是坐着哺乳，搂抱新生儿入怀，使宝宝的头与身体呈一条直线，脸要对着乳房，使宝宝贴近妈妈下颊，贴着乳房，妈妈一手应托着宝宝的头，肩及臀部，另一只手需把拇指靠在乳房的上部，其他四指向上托起乳房。

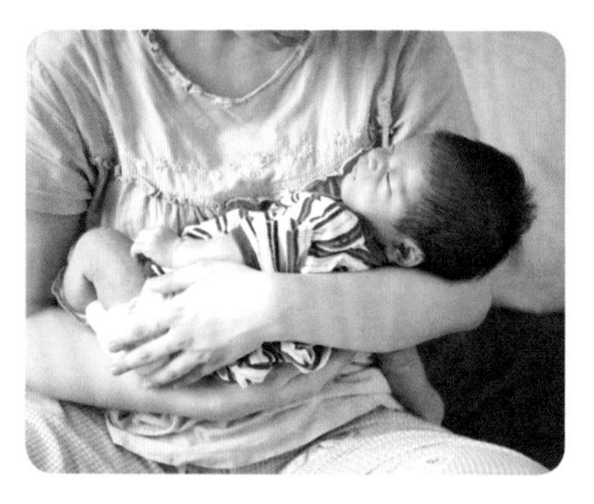

★用乳头诱发宝宝觅食反射

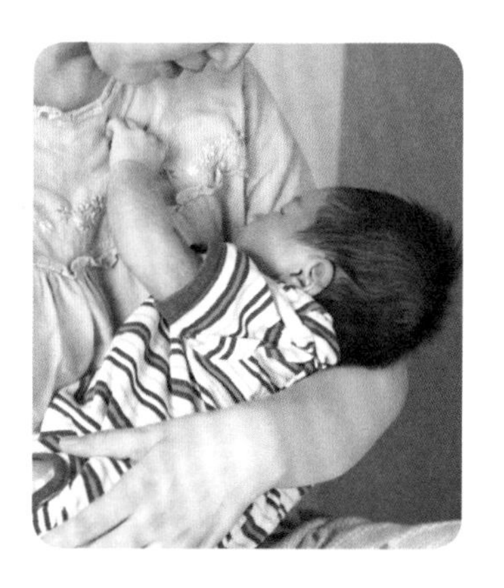

哺喂时，先用乳头去触及新生儿口唇，以诱发觅食反射，待新生儿口张开，舌向下的一瞬间，及时将乳头送入口中被其含住开始吸吮。每次哺乳时两侧要交替喂，要吸尽乳汁。

★哺乳后要及时拍嗝

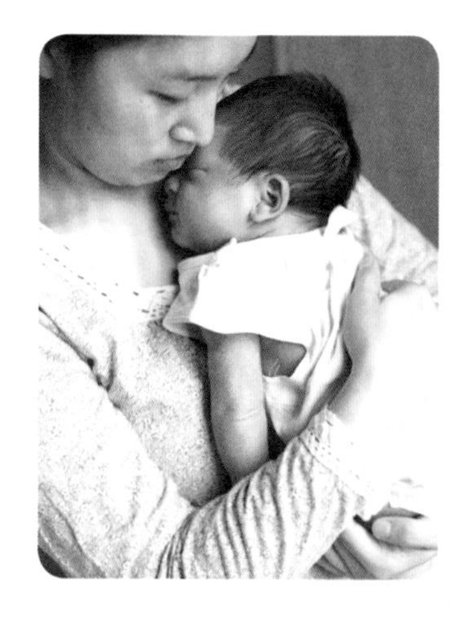

哺乳结束后，应该将新生儿竖抱，趴卧在妈妈肩部，轻拍其背的中部，使哺乳时进入胃内的空气排出，然后让新生儿略向左侧卧下。另外，妈妈还应再挤出几滴乳汁，来擦洗乳头，以保护皮肤。

上班族妈妈怎样给宝宝哺乳

★让宝宝适应奶瓶

新妈妈上班前应该提前1～2周的时间让宝宝适应奶瓶，以免宝宝一时无法接受奶瓶喂养。如果宝宝拒绝奶瓶，不要勉强，可在宝宝饥饿时再进行奶瓶喂养。

★合理安排好挤奶时间

单位的远近、工作的紧张度以及新妈妈自身奶水的多少，都会对挤奶时间有所影响。新妈妈一定要合理安排好挤奶的时间，一般情况下每天可挤奶3次。挤奶太频繁容易影响乳汁的质量。

参考挤奶作息表

时间	作息安排
9:00	上班
12:00	利用午休这个时间，选择一个合适的挤奶地点挤奶
15:00	选择一个适当时机挤奶
17:00	下班能不加班时，尽量选择不加班，最好能回家亲自喂宝宝

★准备好备奶工具

吸奶器:电动吸奶器和手动吸奶器都是上班族妈妈的好帮手，可选择方便携带的迷你款型。

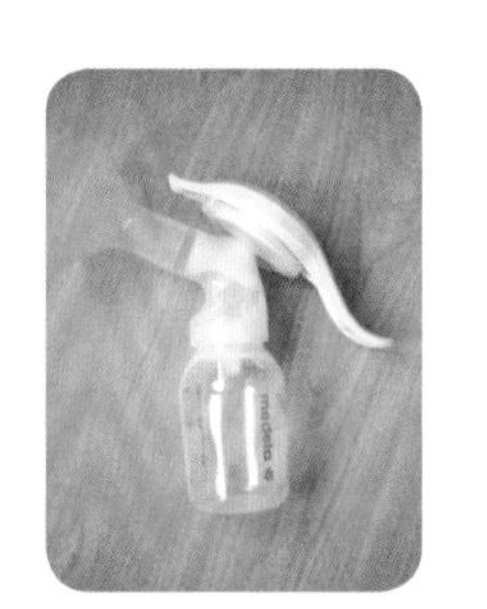

储奶容器:将挤出的母乳放入事先准备好的储奶容器后，要在容器上标注日期，以方便管理。

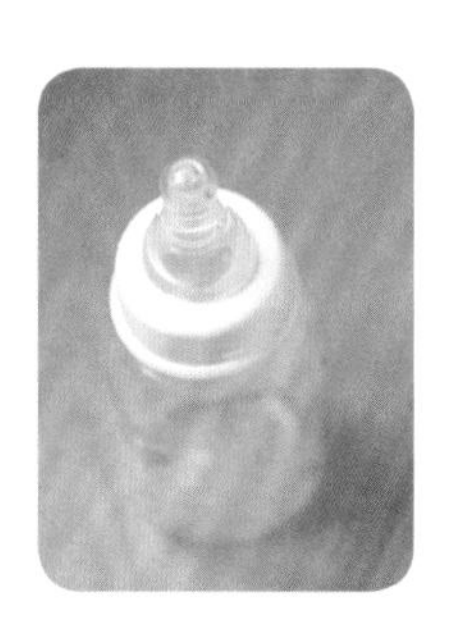

哺乳衣:哺乳衣是上班族妈妈必备的物品。要选择开口隐蔽并且使用方便的哺乳衣。

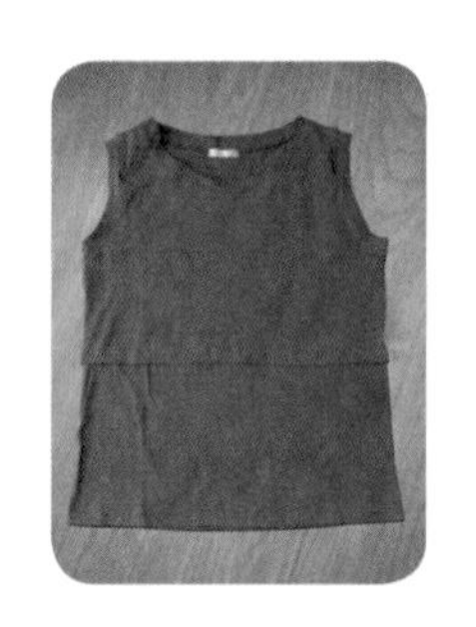

夜里如何给新生儿哺乳

★延长哺乳时间间隔

如果宝宝在夜间熟睡不醒，不必弄醒他，把喂奶的间隔时间延长。一般来说，这个阶段的宝宝一夜吃两次奶就可以了。

★不要让宝宝含着乳头睡觉

如果宝宝含着乳头睡觉，会影响宝宝的睡眠，也不利于宝宝养成良好的进食习惯。而且还有可能在新妈妈睡熟后，不小心使乳房压住宝宝的鼻孔，造成宝宝窒息死亡的危险。

黄疸型新生儿母乳喂养要注意什么

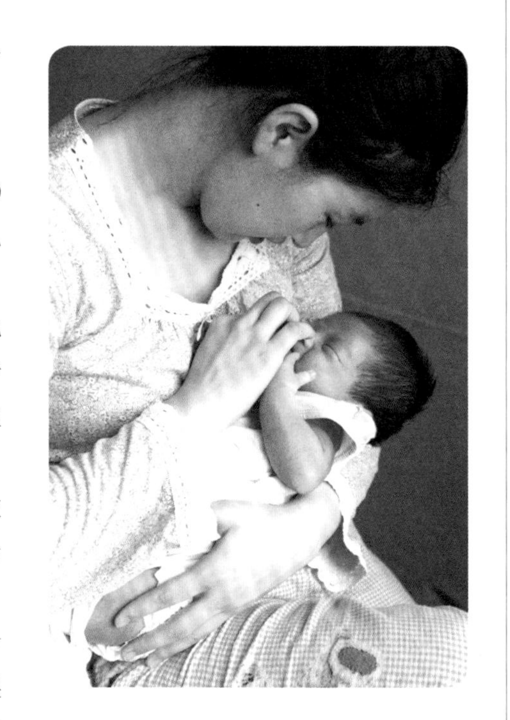

要学会区分母乳喂养型黄疸与母乳型黄疸综合征。只有这样才能有利母乳喂养，使小儿健康生长。

母乳喂养型黄疸，也称为“缺乏”母乳的黄疸，发生在新生儿出生后3～4天，持续时间一般不超过10天，并多为初产妇的宝宝。母乳喂养型黄疸，在哺乳时妈妈一定要勤喂乳，要在24小时内哺乳8～12次，或者更多；要仔细观察新生儿，观察到他确实有效地吮吸乳汁；注意大便性状，对延迟排便的新生儿可行灌肠处理；限制辅助液体的添加，使宝宝充足地摄取乳汁。

母乳型黄疸综合征，其发生率为1%，一般发生在出生后7天。黄疸可能持续3～12周。究其病因，认为是母乳中的β-葡萄糖酰酶分裂肠道内的结合胆红素，增加了胆红素的肝肠循环，升高了血中的胆红素含量，如胆红素小于20毫克，不必暂停母乳喂养，如果超过20%毫克，可暂停母乳喂养24～48小时，但妈妈要挤尽乳房内乳汁，以免日后乳汁减少。

如何喂养早产儿

喂哺方法按早产儿成熟情况不同而异，对出生体重较重，吸吮能力较强的，可直接进行母乳喂养。目前研究表明，早产妈妈的乳汁成分完全适于早产儿的生长发育需要及消化能力，因此，要让早产儿早吸吮，勤吸吮，使母乳乳汁分泌增加。早产儿如吸吮力差，可将母乳挤出用匙喂；母乳不足可进行人工喂养；体重较轻，吸吮能力不全的早产儿，可用滴管或胃管喂养。

早产儿摄入量计算公式可供参考：最初10天内早产儿每日哺乳量（毫升）=（宝宝出生实际天数+10）×体重（克）÷100；10天后每日哺乳量可以逐渐增加。以上为最大量，有的宝宝也许吃不完。

一般来说，体重在1000克以下每小时喂1次；体重在1000～1500克的，每1.5小时喂1次；体重在1500～2000克的，每两小时喂1次，体重在2000克以上的，每3小时喂1次。

怎样进行混合喂养

在分娩后，经过尝试与努力仍然无法保证充足的母乳喂养，或因妈妈的特殊情况不允许母乳喂养时，可以选择一些适当的母乳替代品加以补充，如配方奶等。在混合喂养中应当注意以下两点：每次哺乳时，先喂母乳，再添加其他乳品以补充不足部分，这样可以在一定程度上促进母乳分泌，让宝宝吃到尽可能多的母乳.

在调配方奶时，按照奶粉包装上的说明为宝宝调制奶液，奶粉罐的小匙有的是4.4克的，有的是2.6克的，一定要按包装上的说明调配，不要随意增减量影响浓度。

如何选择奶粉

宝宝还小，还是主要以奶粉为主，所以妈妈在选择上一定要慎重。建议妈妈不妨选一些专业生产宝宝奶粉的老品牌，1岁以内的宝宝，适合喂养母乳替代品奶粉，也就是配方奶粉。

在选择奶粉时还要注意包装要完好无缺；包装袋要注明生产日期、生产批号、保存期限；保存期限最好是用钢印打出的。奶粉外观应是乳黄色粉末，颗粒均匀一致，没有结块，有清香味道，用温开水冲调后，能够完全溶解，静止后没有沉淀物，奶粉和水没有分离现象。如果出现相反的情况，说明奶粉的质量可能有问题。建议爸爸妈妈在挑选奶粉的时候可以先咨询儿科医生，或者是通过其他孩子妈妈建议的方式来确定选择的奶粉。这样可以避免不必要的弯路，一般情况下，多数人推荐的奶粉，宝宝也会很喜欢喝的。

如何选择奶嘴

奶嘴孔的大小可随宝宝的月龄增长和吸吮能力的变化而定，新生儿用的孔不宜过大，一般在15～20分钟吸完为合适。若太大，乳汁出得太多容易呛着宝宝，应买孔小一点儿的奶嘴，但也不能太小，以免宝宝吃起来太费劲。小孔奶嘴的标准是：将奶瓶倒过来，1秒钟滴一滴为准。此外，橡胶奶嘴也不能太硬，发现不好时应马上换掉。随月龄增加乳头孔可以加大一些，宝宝4～5个月时，奶嘴大小以每次在10～15分钟内吸完奶，不呛奶为合适。

如何选用奶瓶

奶瓶的材质分为玻璃和塑料两种。玻璃奶瓶耐热易清洗，比较实用；塑料奶瓶轻便，外出携带方便。一定要选择合格的塑料奶瓶，不合格的塑料奶瓶对宝宝有致癌作用。奶瓶的规格有所不同，容积也不同。比如用于盛装果汁和白开水的奶瓶就有50毫升的，也有240毫升的，具体可以根据宝宝的饮用量加以选择。

调配配方奶的注意事项

妈妈在调配配方奶前应用香皂将手洗干净，以免手上的细菌在奶粉调配过程中混入奶粉中。奶瓶和橡胶乳头要用开水消毒（在锅中加水煮沸10分钟）后晾干，不要用抹布擦干。若觉得配一次奶消毒一次比较麻烦，可以同时准备2～3组奶瓶进行消毒，然后一次取出一组进行调配。用完奶瓶后应马上将残留的乳汁倒掉，冲洗干净，口朝下立起来备用。橡胶奶嘴也应马上冲洗干净。

哺乳时如何判断是否吃饱

饥饿的宝宝会变得急躁，活动增多，拱嘴或是扮怪脸，哭泣是饥饿晚期的表现。

其实大多数妈妈的母乳都能满足宝宝的需要。如果你还是担心宝宝吃不饱，这里有七个标准让你知道你的母乳已经足够宝宝食用：

1	哺乳前乳房丰满，喂奶后乳房较柔软
2	哺乳时可听见吞咽声（连续几次到十几次）
3	新妈妈有下乳的感觉
4	尿布24小时湿6次或6次以上
5	宝宝大便软，呈金黄色、糊状。每天2～4次
6	在两次哺乳之间，宝宝很满足，也安静
7	宝宝体重平均每天增长18～30克或每周增加125～210克

有时候宝宝会无时无刻不想吃奶，但也不能完全意味着他饿了。更多时候他只是渴望和妈妈亲近，希望被关注。

奶瓶的清洗和消毒

洗奶瓶是件很麻烦的事情，可以提前准备好盛满水的大碗，将用后的奶瓶浸泡到碗里，过一会儿再洗。也可以将使用过的奶瓶里灌满干净的水，就不会使配方奶黏到瓶壁上，以后再清洗也会很容易。清洗过后一定要注意给奶瓶消毒。

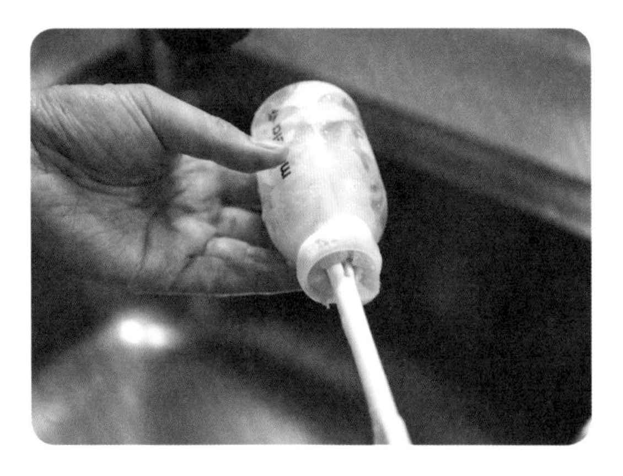

1.可以用专用的奶瓶洗涤剂，也可以使用天然食材制的洗涤剂，用刷子和海绵彻底地清洗干净。

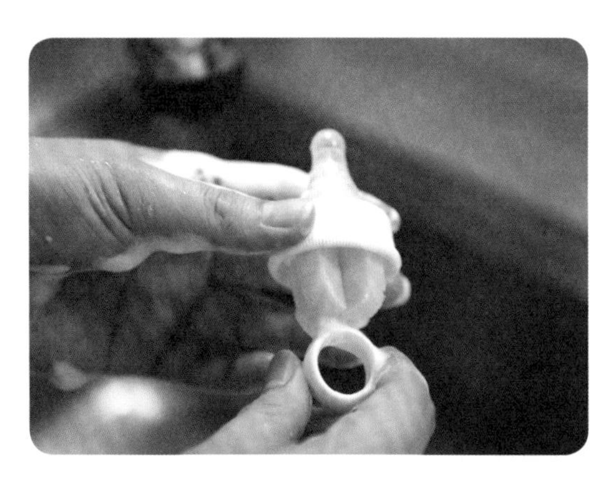

2.奶嘴部分很容易残留奶粉，无论是外侧还是内侧都要用海绵和刷子彻底清洗。

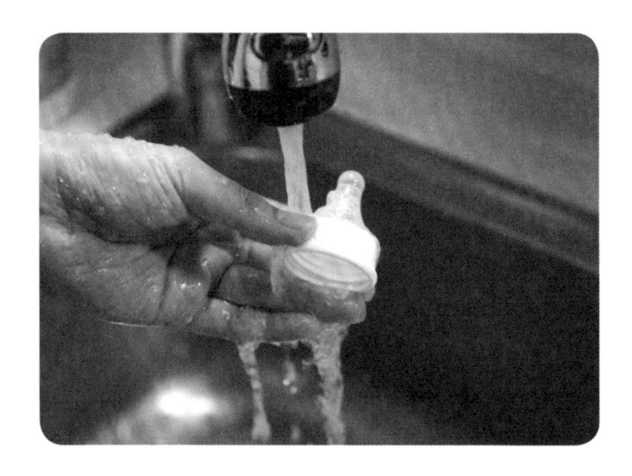

3.为了防止洗涤剂的残留，奶嘴要冲洗干净，最好能将奶嘴翻转过来清洗内部。

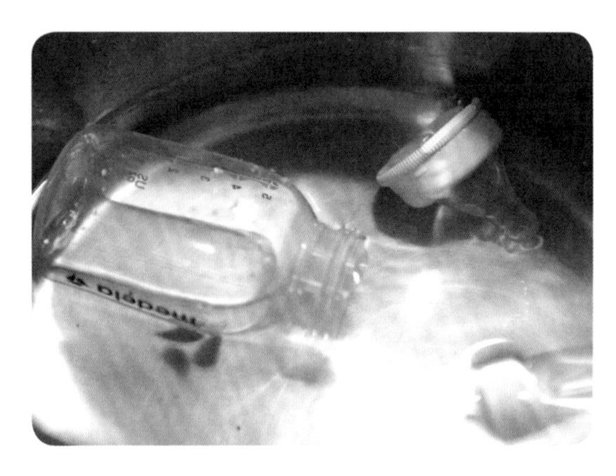

4.锅里的水沸腾以后，可以用于消毒干净的奶瓶和奶嘴。奶瓶容易浮起，将奶瓶内注满水即可沉没。

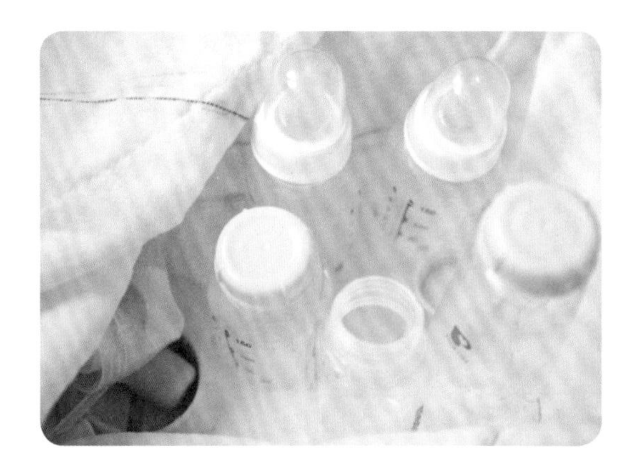

5.在煮沸3分钟可将奶嘴取出；奶瓶煮沸5分钟取出。煮沸结束后，放在干净的纱布上沥水，然后放在无菌盒子内即可。

第四节 新生儿的日常照顾

新生儿的五官清洁

★眼睛

选择一个宝宝专用方巾，浸湿方巾的一角卷在手指上，由内眼角到外眼角，轻轻地帮宝宝擦拭眼睛。为了避免交互感染，父母必须记清楚分别是用四角方巾的哪一个角，来清洁宝宝的右眼和左眼，千万不要搞混。

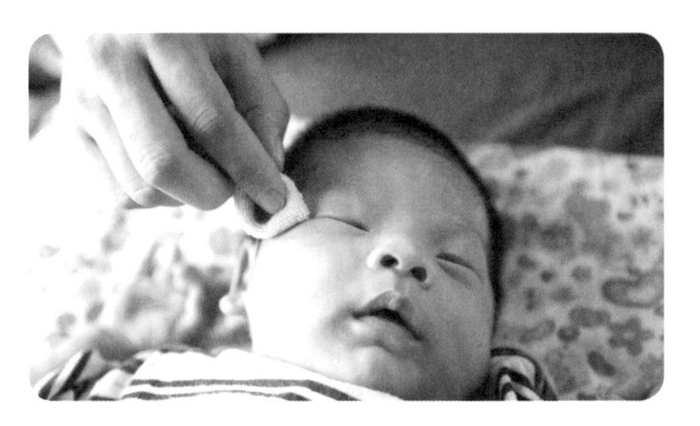

★鼻子

只需要用方巾擦拭宝宝的鼻腔外侧就可以了。如果宝宝的外鼻孔道出现鼻屎，则可以用细棉棒在宝宝的鼻孔外侧稍微转一下。一般来说，鼻孔不用特别处理，只在需要时清洁宝宝的鼻孔外侧就可以了。

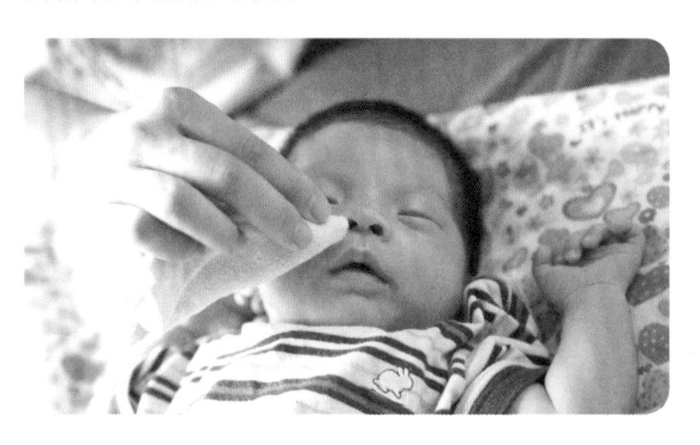

★耳朵

将四角方巾浸湿后拧干，将其中一个角卷在手指上，再轻轻擦拭宝宝的外耳部位。在清洁宝宝的耳朵时，为了避免交互感染，必须避开使用帮宝宝清洁眼睛时用过的方巾两角，分别利用另外两角，帮宝宝擦拭右耳和左耳。

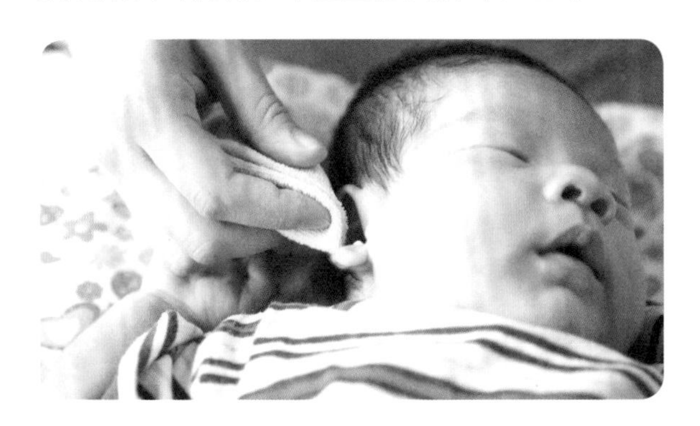

★口腔

将纱布蘸湿裹在手指上，帮宝宝擦拭舌头和牙龈。当宝宝喝完奶后，可以让他喝一点儿白开水来清洁口腔。如果宝宝不愿意喝开水，可以利用纱布帮宝宝清洁口腔。清洁时手不要放入宝宝的口中太深，以免引起宝宝的不适。

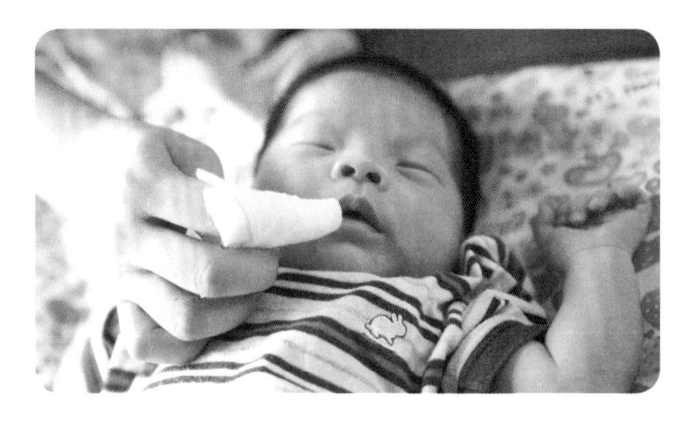

新生儿皮肤的清洁

正常新生儿的皮肤柔嫩，表面的角质层薄，皮层下毛细血管丰富，因此皮肤呈玫瑰红色。初生时，新生儿皮肤表面覆盖一层灰白色的胎脂，是由皮脂腺分泌的皮脂等组成的，具有保护皮肤、防止感染等作用。出生后数小时，胎脂开始逐渐被皮肤吸收，一般不要人为地用水洗去或用纱布等东西将它擦去，如果头顶部胎脂较厚，可擦一点儿植物油，待其自然干燥脱落即可。有的新生儿初生时脸好像有些肿，进入这段时间，脸部水肿一般已消失。胎毛通常在生后一周开始脱落，给新生儿洗澡时可看到水中漂着许多细绒毛。新生儿在出生后的10～15天中，全身皮肤会呈现干燥、鱼鳞状纹路，以后会脱皮，脐带一般已脱落。

有的新生儿起初头上长有黑发，但不久就陆续脱落，这是正常的，新的头发一般会迟些长出来，这与胎毛完全不同。

这段时期的新生儿皮肤的卫生清洁很重要。头、颈、腋窝、会阴部及其他皮肤皱褶处应勤洗并保持干燥，以免糜烂。每次换尿布后，特别是在大便后，应以宝宝护肤柔湿巾清洁臀部，再用护臀霜涂抹，以防发生尿布疹（即红臀）。

冬季怎样照顾新生儿

★冬季室温多少比较合适

新生儿是和妈妈同住一室的，室内温度应保持在24℃为宜。如果温度过高，可能引致新生儿体温升高，出现发热现象，此时应当及时给宝宝补充水分。如果室温达不到20℃，可能会使新生儿出现鼻子不通现象，更重的会出现“硬肿症”。室温过低对新生儿的健康是不利的，此时应该设法使室内温度升高，并把暖水袋放在宝宝的棉被或睡袋外面，不要紧挨着，让小环境暖和起来就可以了。

★给宝宝穿多少合适

一般来说，上述室温条件下，宝宝穿着薄薄的棉衣，内有一件细薄的小棉毛衫即可，不必再添加毛衣等衣物。盖被子或包裹着都不要太紧太严，要宽松，适当，留有余地。

一天应保证测量两次体温。宝宝的体温应在37℃，体温过高就可能是发热了。如果体温超过37.5℃，接近38℃，最大的可能是室温过高或穿着过多，包裹过严，最好的做法是松散宝宝的包裹。体温过高还意味着宝宝缺水，应及时喂水。对月子里的新生儿，不可采用枕冰袋、用酒精擦拭的方法给其降温。假如温度半小时以后仍然不退，应该和医生联系，请医生上门诊断治疗。

★天气寒冷时，怎样给宝宝洗澡

洗澡是新生儿不可缺少的项目，可适当升高室内温度，动作要快，时间要短，水要准备多些，水温在37℃～43℃，10分钟以内洗完，迅速擦干，迅速穿衣，一般不会出问题。

新生儿皮肤娇嫩，尤其皱褶部位容易出现糜烂、炎症，而炎症又容易导致败血症，所以不能马虎。即使不能保证洗澡，也应该给宝宝分上半身、下半身地擦身；特别是用尿不湿的宝宝，要及时洗屁股。

清洗或洗澡后涂抹润肤油的正确做法，是妈妈把润肤油倒在手心里抹开，然后均匀地擦在宝宝的皱褶处或小屁股上。直接倒在宝宝的皮肤上是很难擦拭均匀的，况且冰凉的乳液也令宝宝非常不舒服。

★在饮食上需要注意什么

在冬天喂养宝宝，更看出母乳的重要。因为冬天是呼吸道感染等疾病的多发时期，而母乳中含有的抗体能帮助宝宝减少生病的可能。有条件的妈妈一定要坚持给宝宝哺喂母乳。

夏季新生儿护理

母乳是新生儿夏季的最好食品，营养成分丰富，易于消化，温度适宜，不易被污染，母乳中含有抵抗病毒和细菌的各种抗体和溶解微生物的溶菌酶。如果必须人工喂养，一定要注意卫生，奶具要消毒，不要喂剩奶，要现吃现配。

★补充水分

保证充足的水分供应，妈妈要多饮水，新生儿也要适当饮水，人工喂养的新生儿更应注意补充水分。

★注意皮肤护理

注意皮肤护理，新生儿的皮肤柔嫩，防御能力差，每天要用温水洗浴。要预防尿布皮炎，最好不用尿布兜臀部，可在凉席上铺一层薄被，在臀部下面垫上尿布，更不要使用塑料布。

★预防脱水热

脱水热是夏季新生儿易患的疾病，新生儿体温调节中枢发育尚不完善，不能通过皮肤来散热，如果环境温度过高，水分补充不足，又给孩子包裹得太紧、太严，就会出现脱水热，甚至引起新生儿惊厥。

容易伤害到宝宝的坏习惯

★摇晃

当宝宝哭闹不止或睡眠不安时，将宝宝抱在怀中或放入摇篮里摇晃，是年轻妈妈的首选之举。宝宝哭得越凶，妈妈摇晃得就越猛烈。

如果长期过度摇晃，可能使宝宝（尤其是10个月以内的小宝宝）的大脑在颅骨腔内不断晃荡，未发育成熟的脑组织会与较硬的颅骨相撞，造成脑震荡、脑水肿，甚至颅内出血等。

注意：不要以摇晃来哄宝宝。宝宝哭的时候只要抱着他，让他觉得安全就好了；市面上买的摇摇床，也尽量不要长时间使用。

★搂睡

如果父母感染了疾病，搂着宝宝睡觉时，面对面呼吸，很容易将病毒和细菌传给宝宝。而且，搂着宝宝睡，使宝宝难以呼吸到新鲜空气，容易生病。如果妈妈睡得过熟，把宝宝压到身下，或是不小心堵塞了宝宝的鼻孔，更可能造成窒息等严重后果。

注意：如果实在担心宝宝，可以跟宝宝同睡，但是要“保持距离”，切忌将宝宝抱得紧紧的。最好跟宝宝分开睡，做好安全措施，宝宝就不会跌下床或磕碰到。

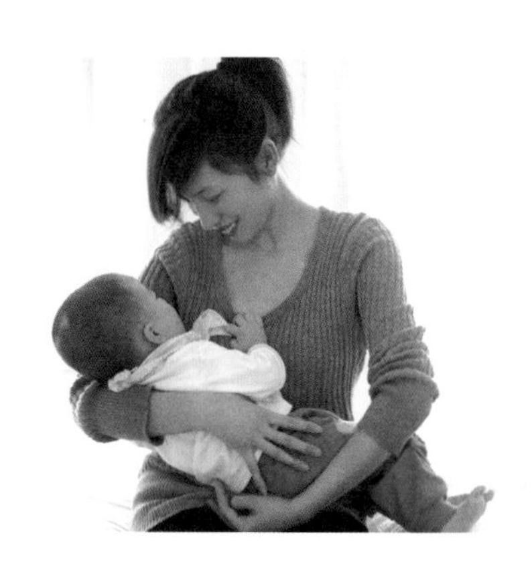

★睡前哺乳

在宝宝睡前哺乳，很容易造成宝宝乳牙龋齿。这是因为，唾液在睡眠时的分泌量减少，对口腔清洗的功能减弱，加上奶水长时间在口腔内发酵，很容易破坏宝宝乳齿的结构。此外，睡前给宝宝哺乳还可能造成宝宝呛咳，因为宝宝在意识不清时吃奶，口咽肌肉的协助性不足，不能有效保护气管口。

注意：要避免龋齿的发生，可在吸完奶水后再给宝宝吸两口温开水，稍微清洗口腔内的余奶。而要避免呛咳的危险，喂奶的速度一定要控制得恰当适宜，千万不要过于急躁。

第五节 新生儿的抚触

选择抚触的时间

给宝宝做抚触的最好时间：宝宝的情绪稳定，两次哺乳之间，没有身体不适或哭闹时。在宝宝过饱、过饿、过疲劳的时候切忌抚触，否则亲子之间的快乐，宝宝不但不能享受，反而对此很反感。每个抚摸动作不能重复太多，因为小宝宝不能长时间的集中注意力。所以应该先从5分钟开始，然后延长到15～20分钟。每日3次，刚开始做的时候，可以少一点儿时间、次数，以后逐步增加。第一次给宝宝做抚触时，特别是做胸部抚触时，宝宝不一定会配合，甚至发生哭闹，因突然裸露身体而感到不安，坚持做几次以后，抚触就会成功。

抚触的内容

宝宝抚触的内容要按照年龄需要而定。长牙的宝宝，可以让他仰面躺下多帮他按摩小脸；到了要爬的时候，再让他趴下帮他练习爬；学习走路的时候，除了给他做些腿上按摩外，小脚丫按摩也很重要。另外，除了让宝宝心情上得到放松外，更重要的是让新生儿身体放松。对宝宝进行更温柔的抚触。

开始前的准备

每次抚触时，所有部位的全程时间总计控制在15～20分钟。可以从任何部位开始，也可以反复地抚触同一部位。基本是在宝宝身体裸露或穿着尿布的状态下抚触。室温控制在25℃即可。抚触的过程中妈妈别忘了跟宝宝说笑。

抚触的具体步骤

★头部

双手固定宝宝的头，两拇指腹由眉心部位向两侧推依次向上滑动，止于前额发际。两手拇指由下颏中央分别向外上方滑动，止于耳前。并用拇指在宝宝上唇画一个笑容。

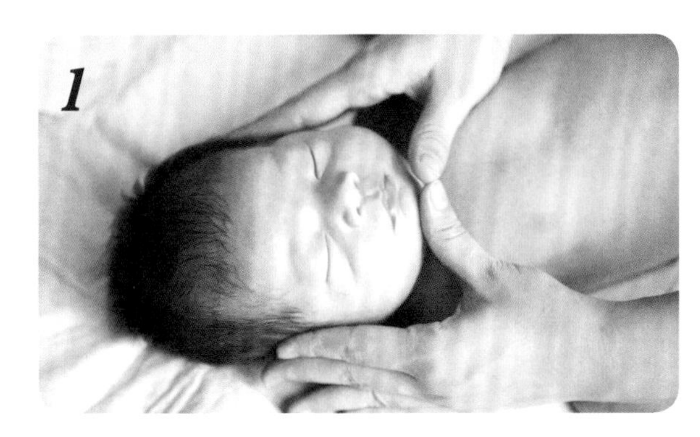

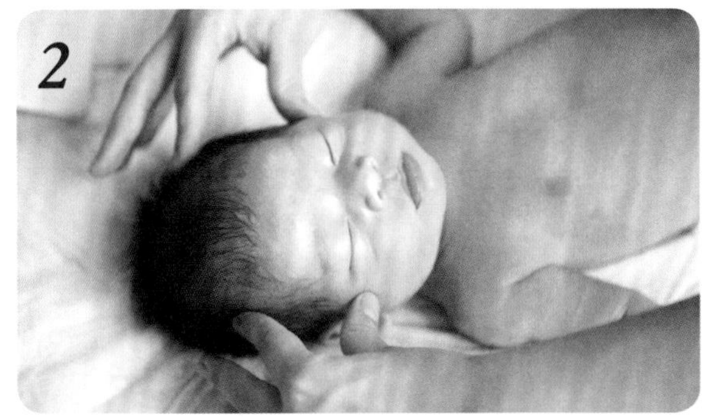

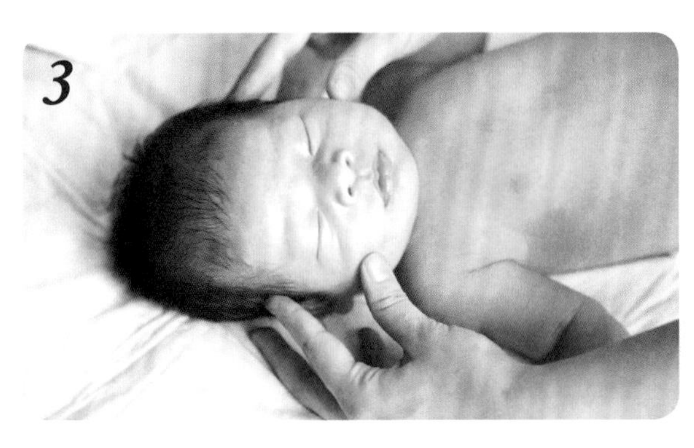

胸部

左手放在宝宝的胸廓右缘，左手示指、中指腹由右胸廓外下方经胸前向对侧锁骨中点滑动抚触。

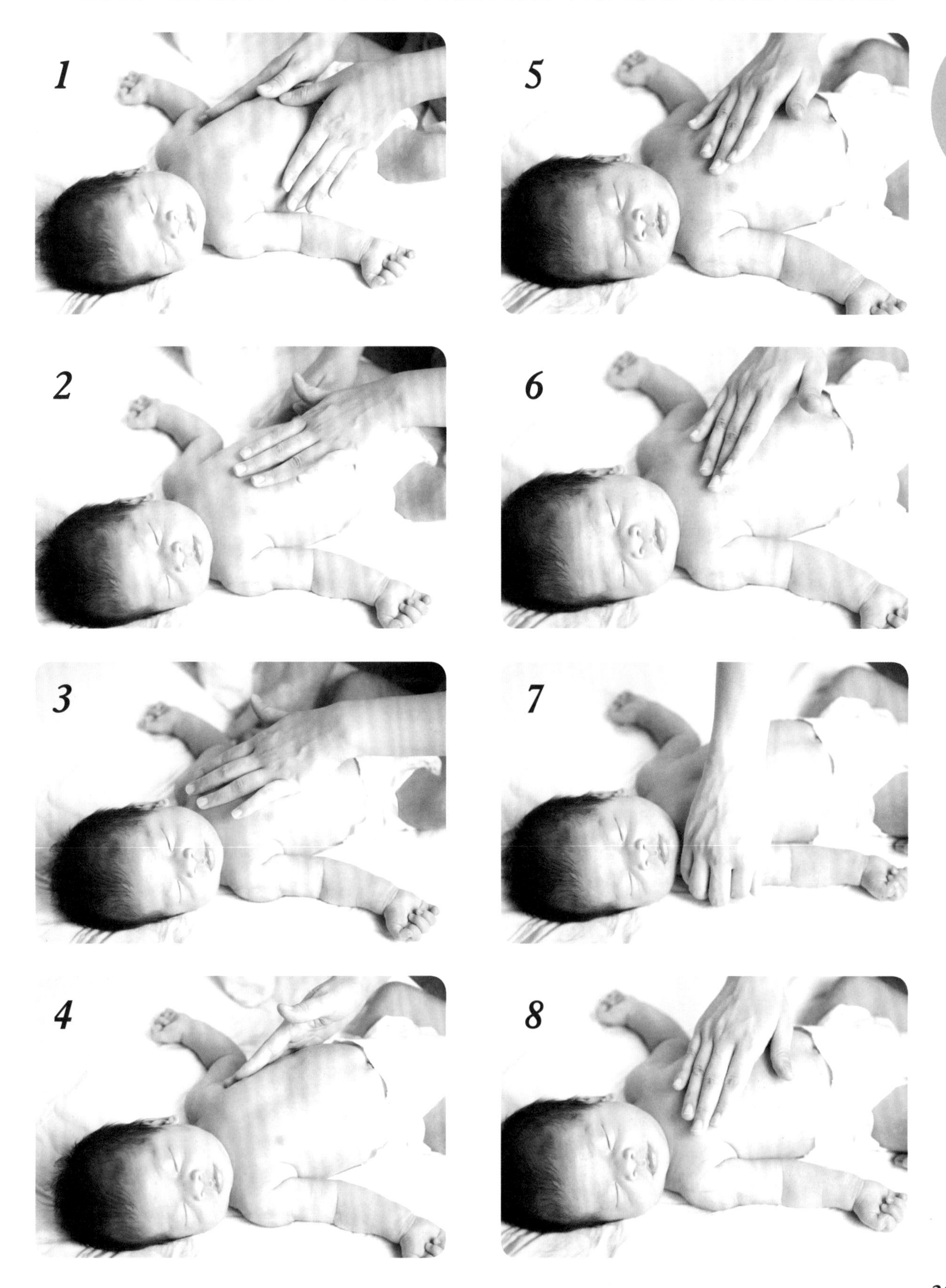

足部

沿着宝宝的脚纹方向抚触宝宝的脚心，用拇指的指腹从脚跟交叉向脚趾方向推动。然后轻轻揉搓牵拉每个脚趾。

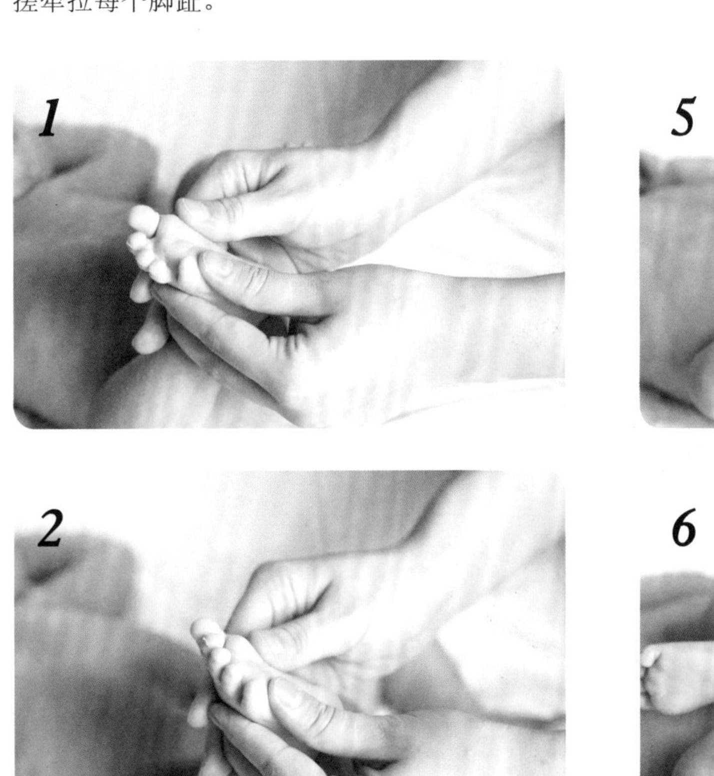

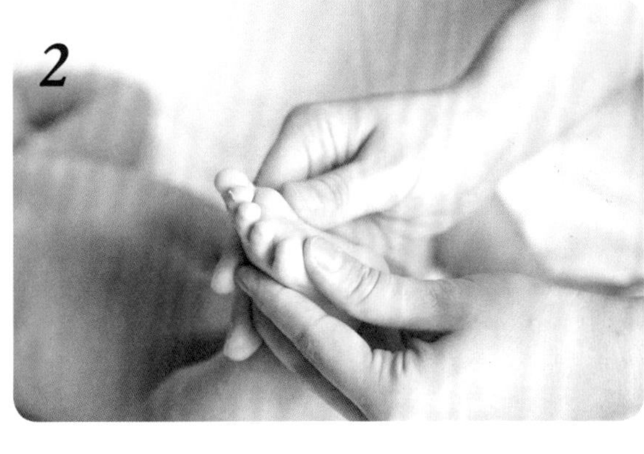

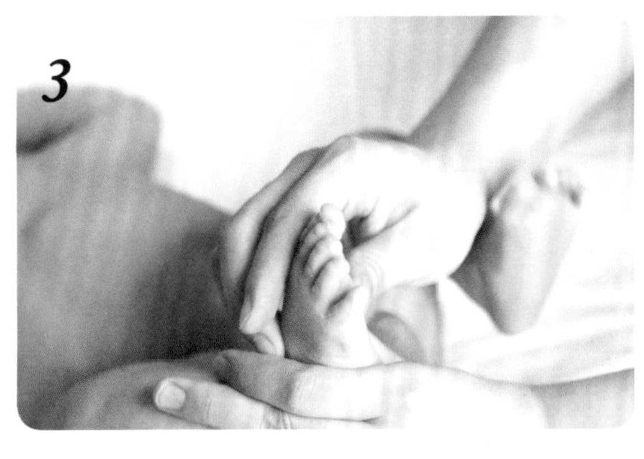

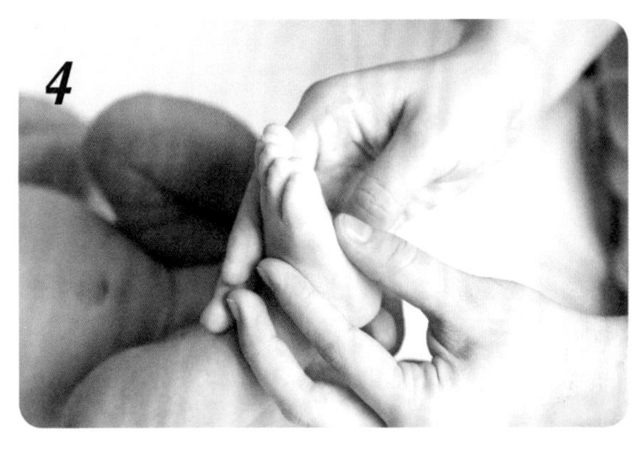

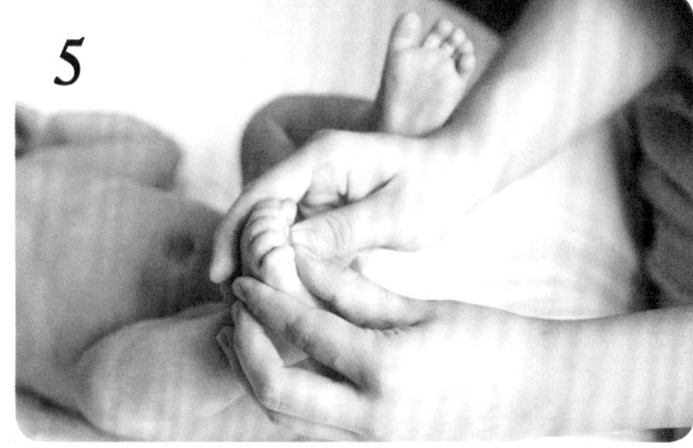

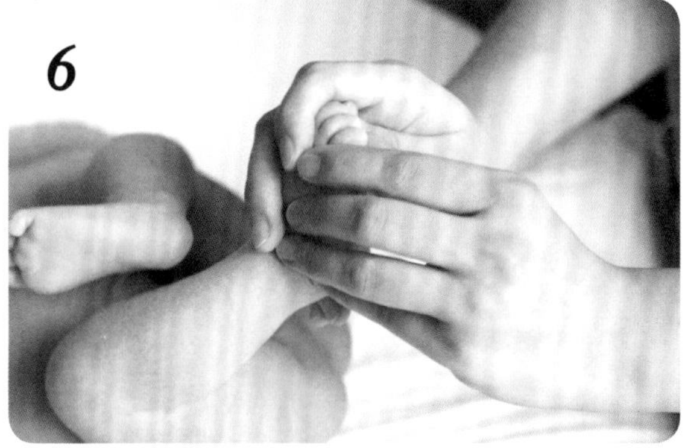

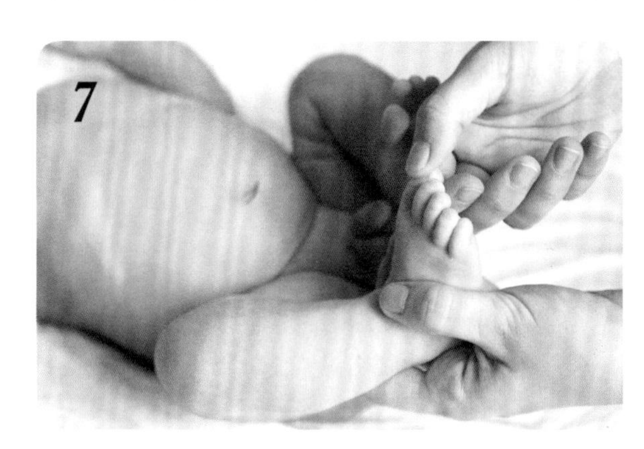

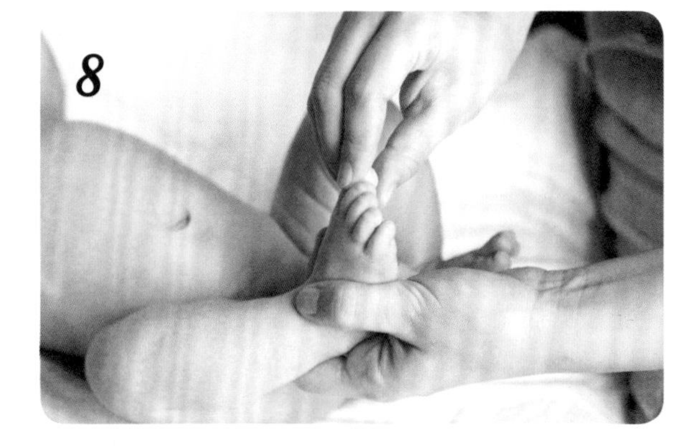

★上肢

用右手握住宝宝右手，虎口向外，左手从近端向远端螺旋滑行达腕部。反方向动作，左手拉住宝宝左手，右手螺旋滑行到腕部。然后重复滑行，过程中阶段性用力，轻轻挤压肢体肌肉，然后从上到下滚搓。重复另一侧手臂。

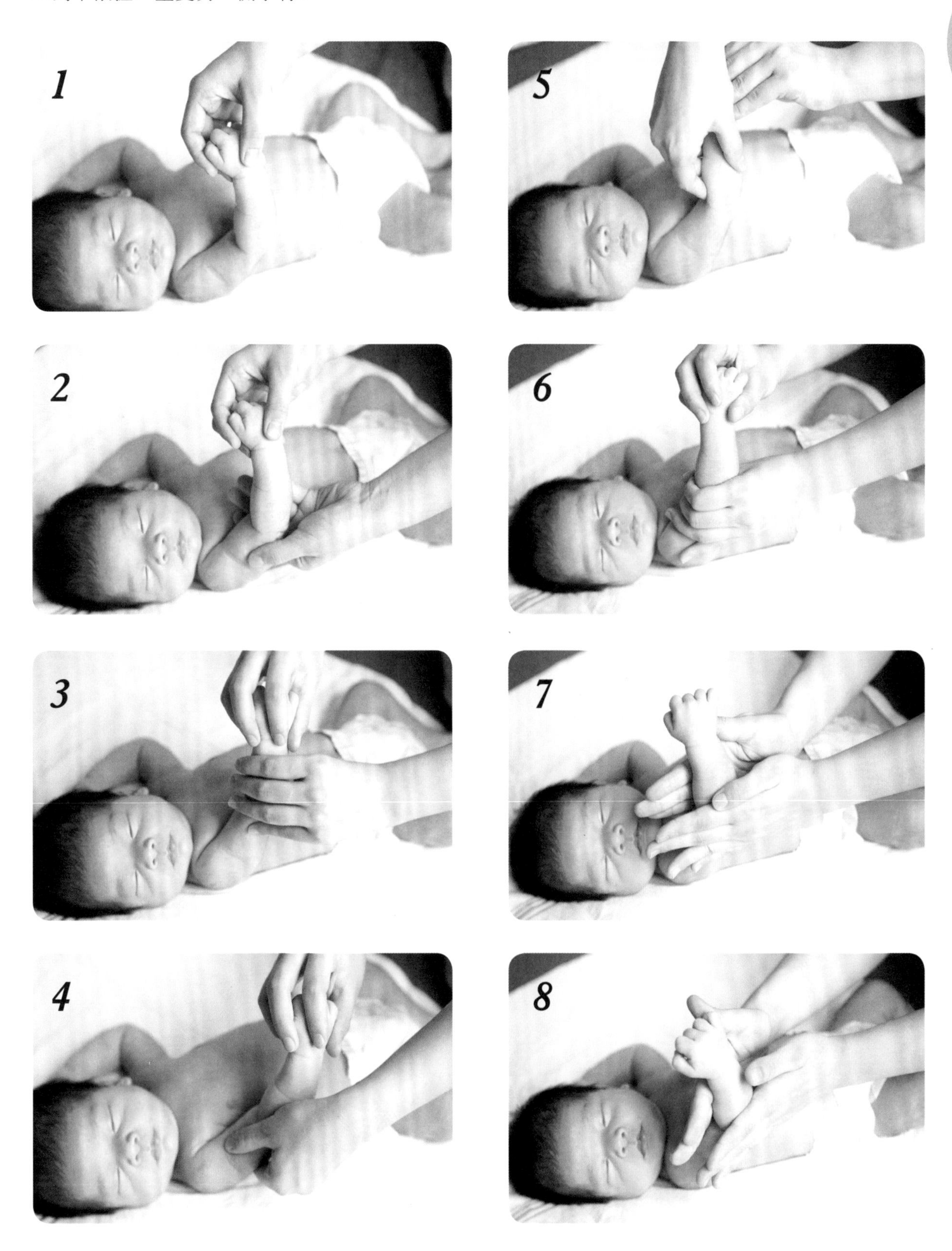

★腹部

腹部抚触可以刺激肠激素的分泌，让迷走神经活动更旺盛，有助于增加宝宝食量，促进消化吸收和排泄，加快体重增长。

左手固定宝宝的右侧髋骨，右手示指、中指腹沿升降结肠做“∩”形顺时针抚触，避开新生儿脐部。右手抚在髋关节处，用左手沿升降结肠做“∩”形抚触。

右手抚在髋关节处，用左手沿升降结肠做“∩”形抚触。

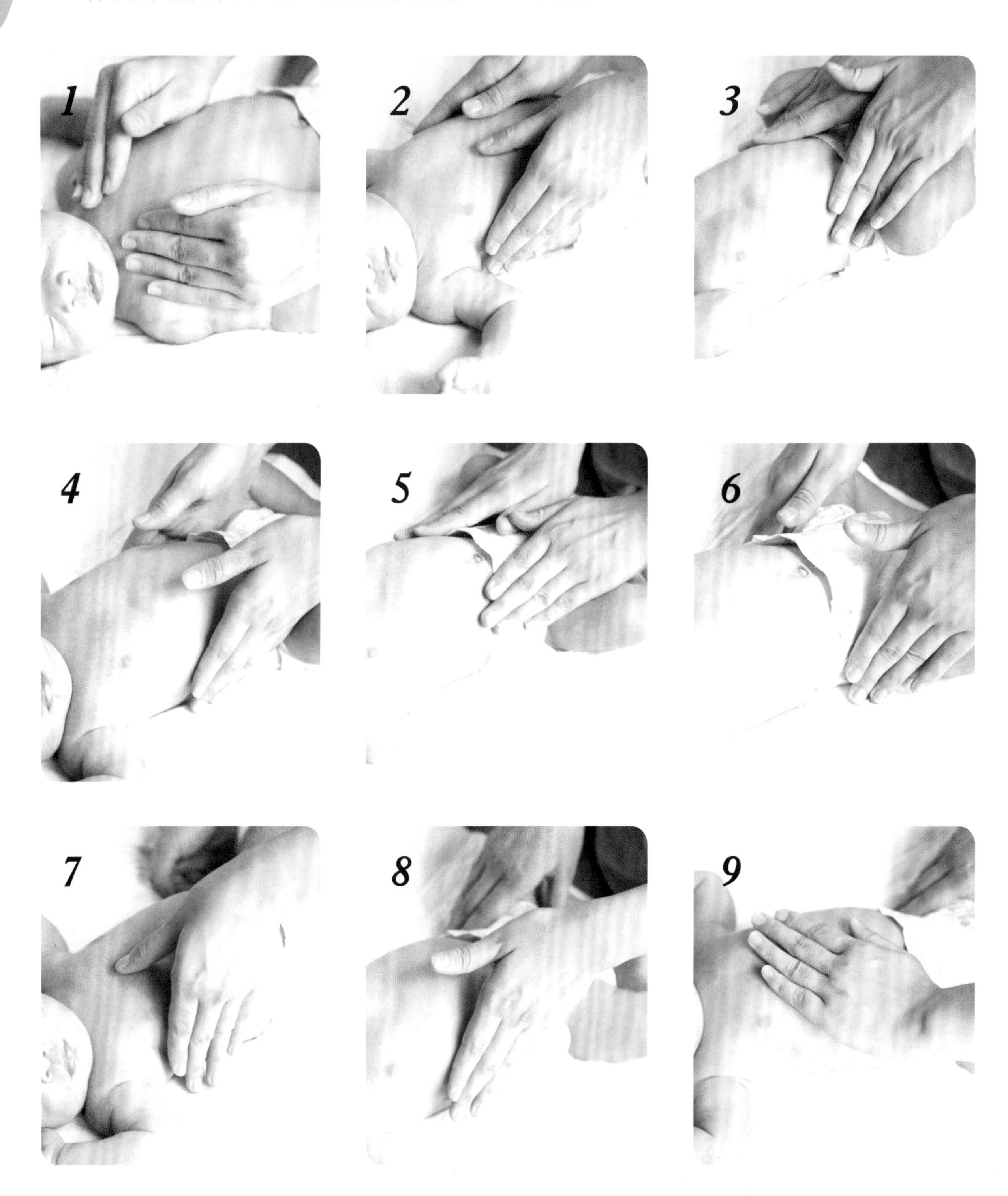

★下肢

用右手拎住宝宝的右脚，左手从大腿根部向脚腕处螺旋滑行。

用左手拎住宝宝的左脚，右手从大腿根部向脚腕处螺旋滑行。

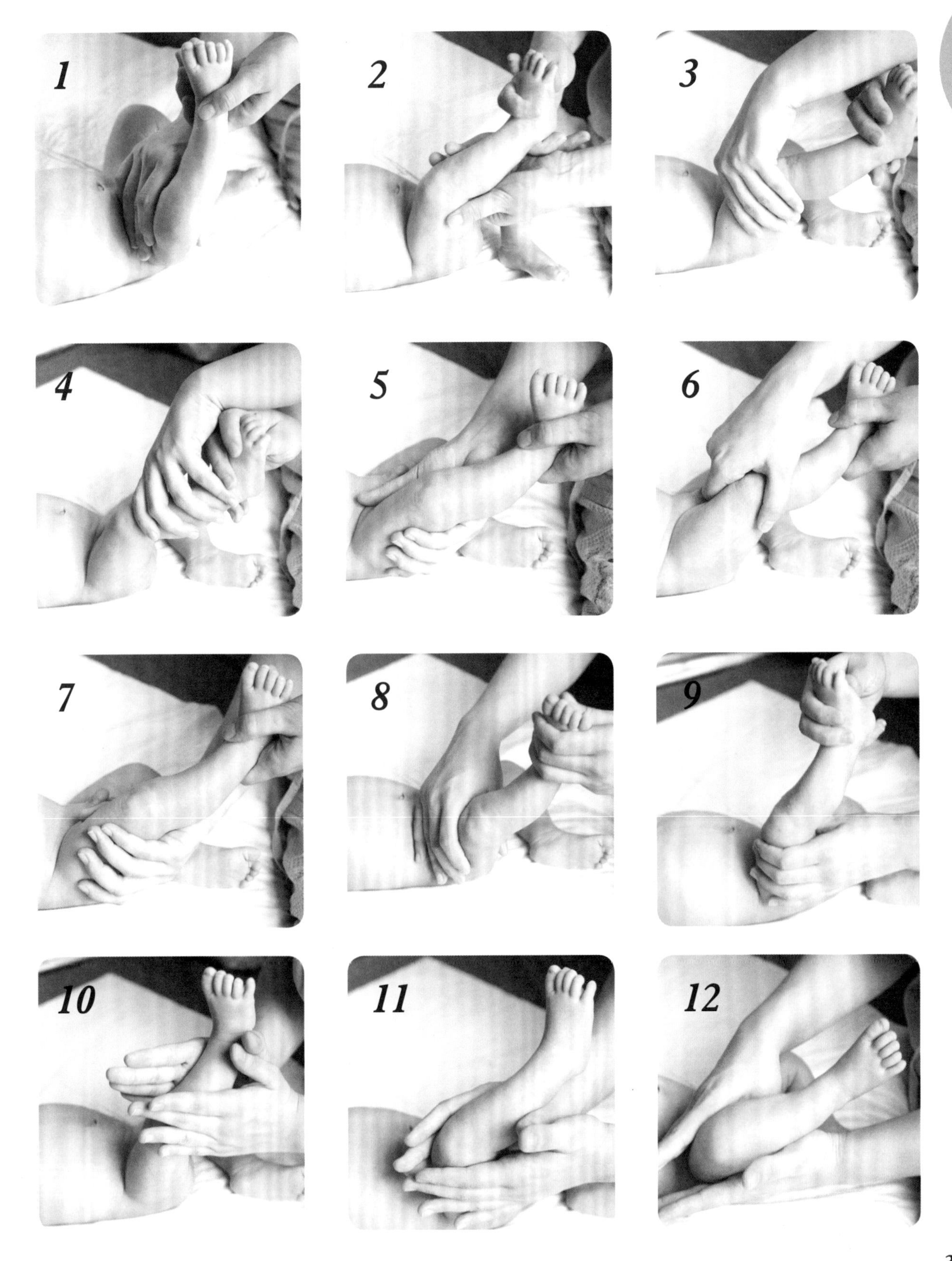

★背部

妈妈为宝宝做背部抚触时，宝宝取俯卧位，双脚紧贴着妈妈，这样不仅可以让宝宝感到舒适，而且有利于增加宝宝的运动量。背部抚触时由于宝宝看不到妈妈的身影，所以，在抚触过程中，要注意手法稳、准，始终保持一只手与宝宝的肌肤接触，妈妈应该不断地与宝宝说话，与宝宝保持身体的接触和情感的交流。

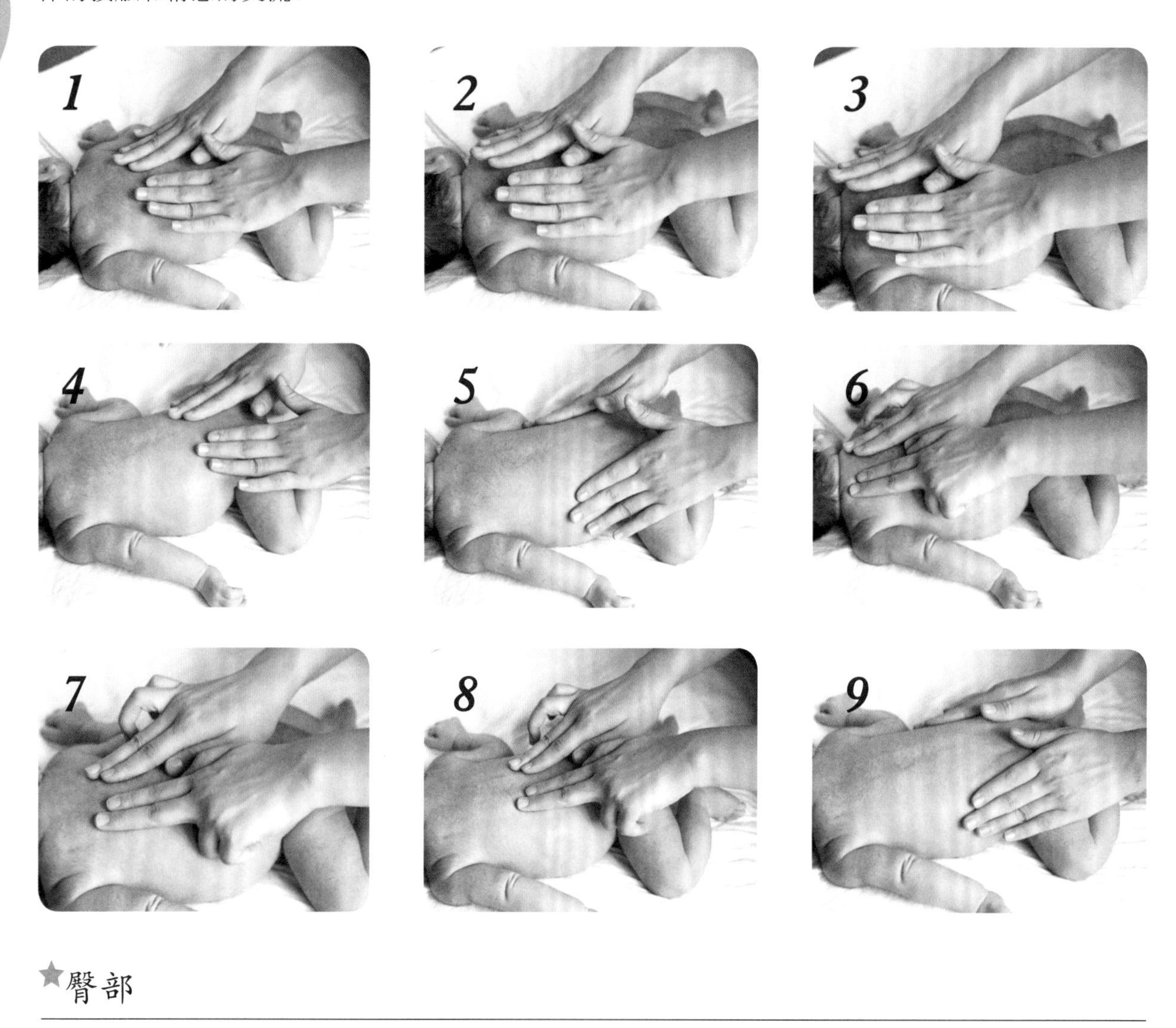

★臀部

新生儿臀部皮肤被尿、便污染后，容易出现臀部皮肤的感染，这会使小宝宝感到非常不适，因而，为宝宝做臀部抚触既是一种关爱，也是一种治疗，它将为宝宝带来欢乐和健康。

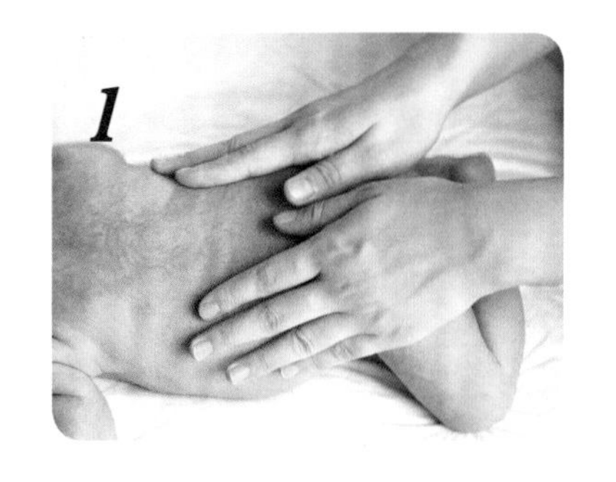

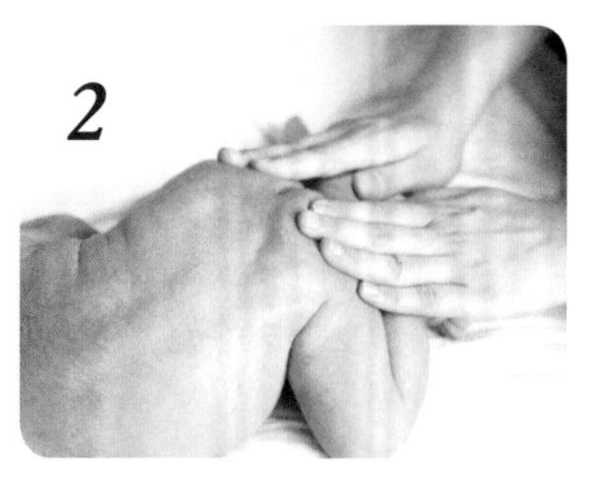

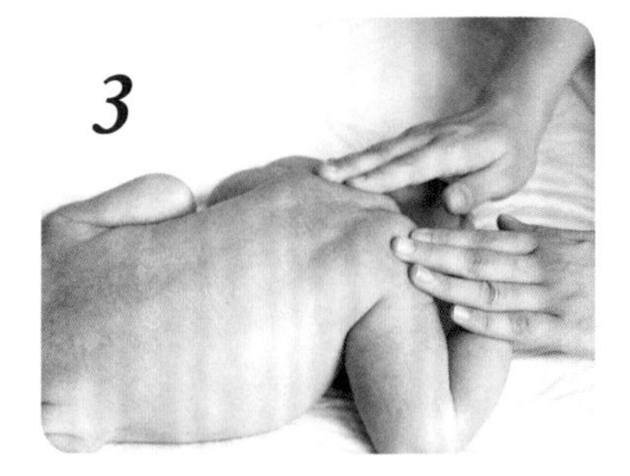

第六节
新生儿的智能

新生儿的智能训练

自从宝宝出生后，其大脑的发育呈现递减曲线，每一天的成长都小于前一天。宝宝出生后的前30天内，宝宝的大脑发展最迅速，宝宝能以令人吃惊的速度从外界获取未加工的信息。之后这一功能便逐渐降低。因此，在新生儿时期要抓住机会给宝宝施以视觉、听觉、触觉等各方面的良性刺激，并提供给宝宝大量的运动机会，以充分开发利用宝宝的大脑。只有外界给予宝宝的良性刺激越丰富，宝宝的大脑细胞才会被调动起来，动则不衰。

★语言交流

虽然几个月之后，宝宝才能说出第一个字，但其实他在刚出生几周的时候就已经开始学习语言了。很小的时候，宝宝就能够辨别语言和其他声音之间的差别，特别是男性与女性声音的差别，他们甚至能够区分自己的妈妈和其他女性的声音。宝宝早在会说话之前就能够沟通了，他往往使用行动和声音来告诉你他想要什么，不想要什么。有人把这称为宝宝与外界沟通的“信号”。

★声音反应

新生儿的哭声具有与人沟通的作用。宝宝哭了，是为了让妈妈知道他的需求。当宝宝哭的时候，父母可通过仔细观察，了解他哭声的含义究竟是不舒服了、饿了，还是只想得到关注。当宝宝哭的时候去照顾他，这并不是在宠他，因为这样做能够让宝宝感受到爱并获得安全感。尽可能多地与他交谈，多对他微笑，多抚摸他。父母可探究性地询问宝宝：“哦，宝宝饿了呀，妈妈给你喂奶。”同时配合喂奶的动作，或如“宝宝想让妈妈抱了呀，来妈妈抱一抱”，同时配合抱的动作。

培养宝宝的运动能力

宝宝动作的协调能力，对心理与智力的发育有着重要的意义。父母最好能从宝宝出生起，就开始训练他的动作能力。妈妈在给宝宝哺乳时，要尽量多让新生儿触摸你的身体，使他的一双小手能自由摆动或随意抓东西。同时，也要让一双小脚能随意伸缩、自由地活动。

大动作游戏

★盘盘小腿

给宝宝穿上暖和、宽松的衣服，将宝宝平放在床上躺着，室内要暖和。妈妈轻轻握住宝宝同侧的脚踝和大腿，盘向另一只腿，让宝宝的身体和屁股跟着盘过去，然后再将宝宝放回平躺姿势，换成另一只腿，做盘转运动，如此反复几次。刚开始做时应该将时间控制在两分钟内，随着宝宝的生长时间可适量增加。如此经常给宝宝翻身，可提高腿部活动能力。

摇摇小手

妈妈可提前准备几首简单的儿歌，或者自己随意编几句有节奏感的句子，如“小手真乖，小手摇一摇，小手快跑”“小手飞呀飞，小手摇呀摇，小手跳呀跳”等，然后一边哼着儿歌，一边举起宝宝的一只小手轻轻晃动，让宝宝的小手跟着儿歌的节奏摇动。在念“小手快跑”时可以加快速度，将宝宝的小手放在宝宝的体侧；在念“小手飞呀飞”时，可拉着宝宝的小手做小鸟飞翔状；当念“小手跳呀跳”时，可拉着宝宝的小手上下“跳动”等。拉着小手做各种动作时一定要轻柔，以免扭伤宝宝的小胳膊。这个游戏，可以让宝宝感受到肢体运动的节拍和速度，锻炼宝宝胳膊的力度，从而培养胳膊的活动能力。

触觉有助于宝宝智力发育

当新生儿以其最为敏感的嘴角、唇边和脸蛋，依偎着妈妈温暖的乳房时，能在宝宝大脑中产生安全、甜蜜的信息，对其智力发育可以起到催化作用。妈妈经常抚摸、拥抱宝宝所产生的肌肤接触，也会获得同样的效果。而那些一生下来就缺乏感触交流的宝宝，在成长过程中往往会表情冷淡、发音迟缓、性格孤僻，从而难以与同龄宝宝和睦相处。

吮吸乳头

虽然在前两天妈妈可能还没有母乳，但也要让宝宝来吮吸妈妈的乳头，以此让宝宝记住妈妈的体香，同时也会刺激母乳尽快出现。

肌肤接触

当新生儿和妈妈在一起时，最好让宝宝躺在你胸前，让他听到在妈妈的腹内时已听惯了的心跳声。这样可以缓解宝宝不安的情绪。

注视眼睛

由于本能，新生儿会对自己的妈妈很感兴趣，所以，他可能会长时间注视着妈妈的脸。这时，你一定要把他抱在15厘米的距离之内，以使他能看清楚。同时，妈妈用充满爱意的目光注视他的眼睛，他会感受到妈妈的爱意，并且心情愉快。

触觉游戏

小手回来了

准备一块布片或手帕，颜色要浅一点儿。妈妈摸摸宝宝的小手，引导宝宝举着小手玩，然后突然将布块挡在宝宝的眼睛和小手之间，好奇地问宝宝：“宝宝的小手不见了，去哪里了呢？”当宝宝出现惊异的表情时妈妈再将布块拿开，让宝宝看到自己的小手，告诉宝宝：“宝宝看，小手在这里呢！”并反复游戏。

快满月的宝宝已经会玩自己的小手了，因此妈妈应该不失时机地为宝宝创造机会。通过游戏可以帮助宝宝发现自己与空间的位置关系，开发宝宝的空间智能，提高宝宝的空间知觉能力。

移动的套环

准备6个直径5～7厘米的套环，颜色分别为红、橙、黄、绿、蓝、紫，准备一个50～60厘米的轴（轴的粗细正好能将环套进为佳）。在宝宝睡醒后或吃奶后进行游戏，因为这时候宝宝的精神状态最好，最适合玩游戏。

让宝宝仰卧在床上，妈妈先晃动套环吸引宝宝的注意力，然后在距宝宝面部中央50～60厘米处缓缓移动一种颜色的套环（左右移动幅度为5～7厘米，移动频率为1～2次/秒），让宝宝的目光跟着套环移动的速度。每天可进行1～2次，不可超过两次，每次1～2分钟。这个游戏可以锻炼宝宝的视觉，培养宝宝的空间知觉能力。

第七节
新生儿常见疾病

新生儿黄疸

生理性黄疸

正常的生理性新生儿黄疸一般在出生后的3～5天出现，到10天就基本消退，最晚不会超过3周。生理性黄疸通常是由于新生儿的肝脏功能不成熟而造成的。随着新生儿肝脏处理胆红素能力的加强，黄疸会自然消退，所以生理性的黄疸，家长一般不需要额外的护理，在宝宝黄疸期间可以适量多喂温开水或葡萄糖水。

病理性黄疸

病理性黄疸可并发脑核性黄疸，通常称“核黄疸”，造成神经系统损害，导致儿童智力低下等严重后遗症，甚至死亡。针对此病，重在预防。对黄疸出现早的、胆红素高的应及时治疗，疑有溶血病的做好换血准备，防止核黄疸的发生。大部分的新生儿黄疸都会在第二周消退，假如在第二周，父母依然发现宝宝出现比较明显的黄疸，这个时候就需要多留心，及时区分生理性黄疸与病理性黄疸对宝宝治疗大有帮助。

处理方法

针对此病，重要的是预防为主，对黄疸出现早的、胆红素高的应积极治疗，疑有溶血病的作好换血准备，防止核黄疸的发生。

肠绞痛

新生儿夜啼，除了肚子饿、尿布潮湿、对气温冷热的不适应外，最常见的原因就是“肠绞痛”所引起。虽然名为“肠绞痛”，严格来说，它并不是一个病名，而是一种“综合征”，它是由许多因素不协调所引起，常发生在三个月以内的新生儿，不过约有10%的新生儿发病期会延长至4～5个月以上。新生儿长大之后，随着神经生理发育的逐渐成熟，肠绞痛的情形自然就会逐渐改善。

症状与护理

当新生儿因肠绞痛发作而哭闹不安时，可将新生儿抱直，或让其俯卧在热水袋上，以缓解疼痛的症状。在肚子上涂抹薄荷等挥发物可促进肠子排气，或给予通便灌肠，有时也会有效。若是仍无法改善，或连续几个晚上都会发作，就必须找医生做详细检查。

预防措施

可以改善喂食技巧，每次哺乳后要注意轻拍排气，并给予新生儿稳定的情绪环境，这些都可以减少发作的频率。若尝试了主要的方法均无效的话，可以改喂低过敏的新生儿奶粉，有时也可以起到良好的效果。

脐疝

不少宝宝在哭闹时，脐部就明显突出，这是由于宝宝的腹壁肌肉还没有很好地发育，脐环没有完全的闭锁，如增加腹压，肠管就会从脐环突出，而形成脐疝。

如果宝宝患有脐疝，应注意尽量减少其他腹压增加的机会，如：不要让宝宝无休止地大哭大闹；有慢性咳嗽病症及时治疗；调整好宝宝的饮食，不要发生腹胀或便秘。随着宝宝的长大，腹壁肌肉的发育坚固，脐环闭锁，脐疝在1岁以内便完全自愈。

鹅口疮的护理和防治

鹅口疮是儿童口腔的一种常见疾病，在口腔里发生白色的假膜，有时这种假膜白得像一片雪花一样。这种疾病是由白色念珠球菌所引起的，多发生于口腔不清洁或营养不良的宝宝，白色念珠球菌在健康儿童的口腔里也存在，但并不致病。

★鹅口疮的防治方法

具体的预防措施有以下几点：

1	妈妈讲究卫生，喂奶前要清洗乳头，必要时哺乳前后用2%的苏打水涂抹乳头
2	宝宝的餐具奶瓶必须要清洁，定期煮沸消毒或热开水浸泡
3	做好宝宝的口腔卫生工作，经常用温盐水清洗口腔，使真菌不易生长和繁殖
4	发病后，可用消毒棉签蘸2%苏打水清洗患处后，再涂2%甲紫，每日3～5次。轻症者2～3次即愈。同时给患儿口服维生素C和B族维生素
5	病情严重者可遵医嘱，外涂制真菌素液

★哪些情况可引起鹅口疮

1.奶瓶、奶嘴消毒不彻底，或在母乳喂养时，妈妈的乳头不清洁，都可能是感染的原因。

2.接触感染念珠菌的食物、衣物或玩具。宝宝在6～7个月时开始长牙，此时，牙床会有不适，宝宝便爱咬手指，咬玩具，这样就容易引起感染。

3.在宝宝园过集体生活，有时因交叉感染可患鹅口疮。

尿布疹

宝宝的皮肤特别娇嫩敏感，很多的刺激物质，包括尿液、粪便、或是潮湿环境，都会对宝宝的皮肤产生刺激，进而发炎、溃烂而形成尿布疹。为了预防尿布疹，专家给我们支了以下几招：

★选择好纸尿裤

最好是全纸的，或棉柔材质、吸汗和透气性佳的款式，搓一搓，听听声音；然后要比较薄的，大概一块饼干的厚度，要有松紧搭扣的，腰围有部分加宽，或是大腿附近的剪裁有增加伸缩功能的，不会把宝宝弄疼。

★温水洗屁股

在宝宝排泄完后，用温水轻轻冲洗宝宝的小屁股，再用纯棉布轻轻按压即可。等小屁股干爽后，再用较油性的润肤乳涂抹，以形成保护膜。

★勤换尿布

患尿布疹的宝宝，小屁股最好保持干爽，要经常换尿布而且清水洗净，避免尿便液留在宝宝的皮肤上，造成刺激伤害。如果宝宝皮肤有发炎要带宝宝到正规的医院，让医生诊断处理，千万不要自己购买药膏涂抹，避免延误治疗的黄金时间。

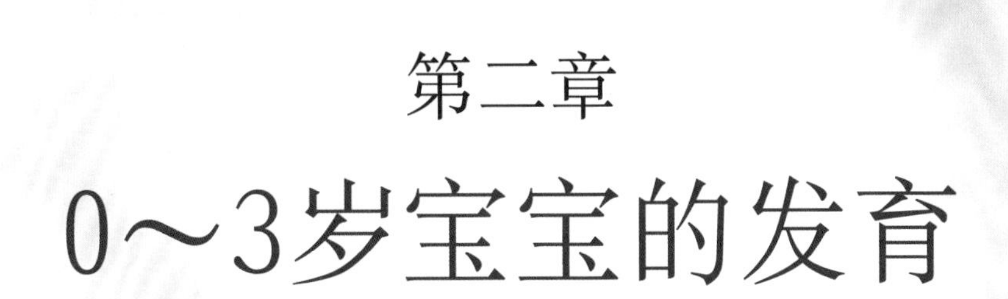

第二章

0～3岁宝宝的发育

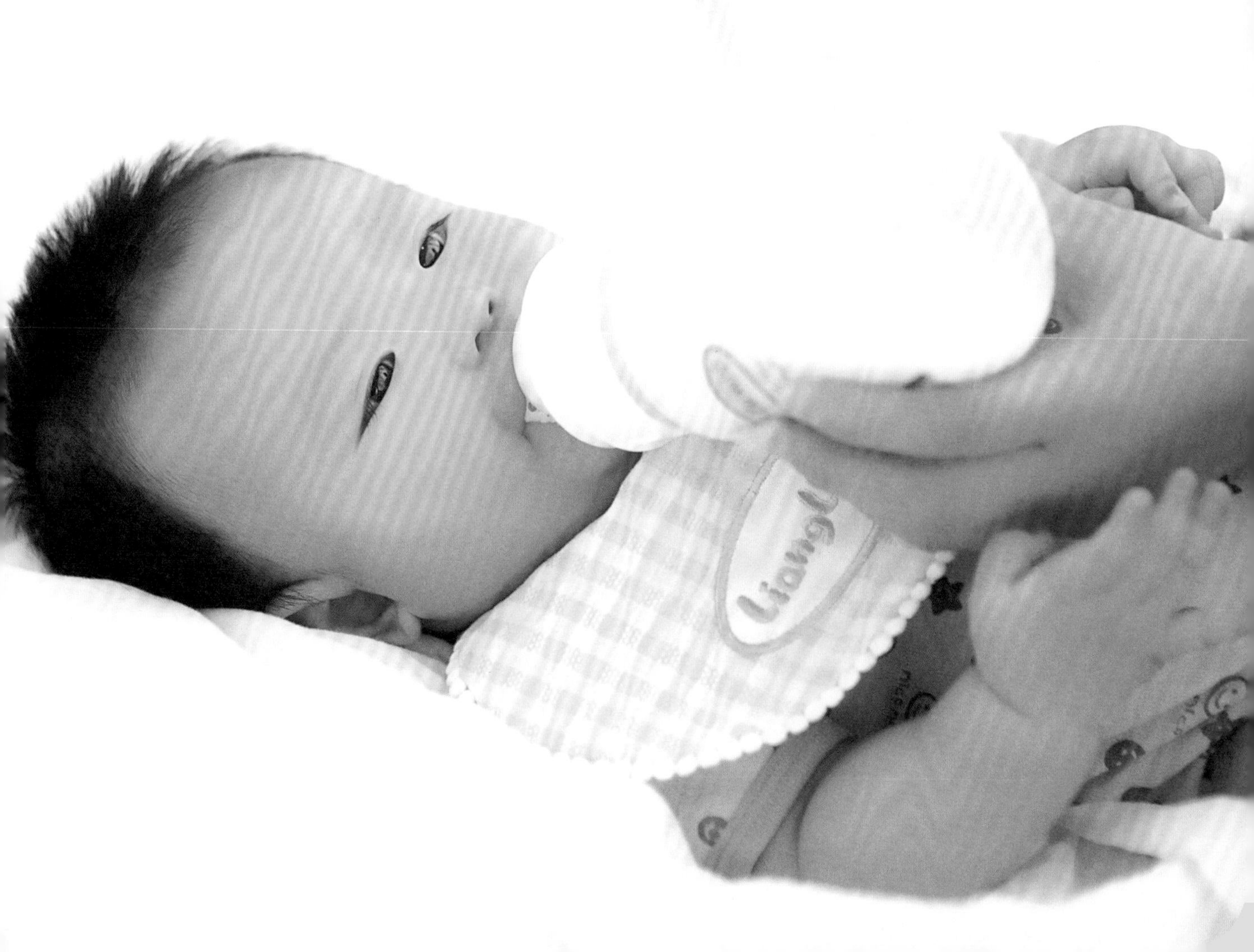

第一节
0～1个月

宝宝的发育指标

出生时	男宝宝	女宝宝	1月龄	男宝宝	女宝宝
体重	约3.2千克	约3.1千克	体重	约5.2千克	约4.8千克
身长	约50.3厘米	约49.5厘米	身长	约56.8厘米	约56.1厘米
头围	约34.0厘米	约33.5厘米	头围	约38.2厘米	约37.5厘米
胸围	约32.3厘米	约32.2厘米	胸围	约37.4厘米	约36.4厘米
坐高	约36.8厘米	约36.5厘米	坐高	约37.5厘米	约37.2厘米

宝宝发育特点

1.可以本能的吮吸。

2.无法随意运动，不能改变自己身体的位置。

3.俯卧位时，臂部高耸，两膝关节屈曲，两腿蜷缩在下方。

4.宝宝的手经常呈握拳状。

5.将物体从宝宝头的一侧，慢慢移动到头的另一侧(移动180度)，当物体移动到中央时（90度），宝宝会两眼随着看，眼的追视范围小于90度。

6.会短时间握住手中的物体。

7.能自动发出各种细小的喉音。

8.双眼能追视在身体前边走动的人。

9.头部能竖起大约两秒钟。

宝宝照顾要点

1.接受第一次健康检查。

2.保证充足的睡眠。

3.精心呵护小肚脐。

4.注意新生儿黄疸是否退去。

5.注意观察宝宝的大小便颜色、状态和次数。

6.注意随时变换宝宝的视角。

7.注意为宝宝保暖。

8.多搂抱、抚摸宝宝，让宝宝开心。

9.常常和宝宝对视，逗宝宝笑。

10.要常常帮助宝宝练习抬头和翻身等各个动作。

小贴士

刚出生的新生儿就能注视人脸和色彩鲜艳的物体和图画，听到成人说话声会表现出愉快或张开嘴，学成人说话的样子。

第二节
1～2个月

宝宝的发育指标

2月龄	男宝宝	女宝宝
体重	约6.1千克	约5.7千克
身长	约60.4厘米	约59.2厘米
头围	约39.6厘米	约38.6厘米
胸围	约39.8厘米	约38.7厘米
坐高	约37.9厘米	约37.4厘米
囟门	1.5～2.0厘米，一般不超过2.5厘米	
皮下脂肪	较刚出生时要厚，超过1厘米	

宝宝发育特点

1.所有的回答都用哭来表达。

2.会露出没有任何含义的微笑。

3.能发出“u”“a”“e”的声音。

4.可以张开手，有意识地抓住东西。

5.宝宝的后背仍很软，但略有一点儿力气了。即使宝宝能努力挺只待一会儿，妈妈也必须马上就扶住他，不然他就会摔倒。

6.宝宝会回报妈妈的微笑。

7.宝宝的眼球能追视一只移动的玩具。

8.俯卧时，宝宝头开始向上抬起，使下颌能逐渐离开平面5～7厘米。

9.用拨浪鼓柄碰手掌时，宝宝能握住拨浪鼓2～3秒钟不松手。

宝宝照顾要点

1.会出现三四个小时的睡眠周期。

2.可以开始练习把大小便。

3.要防止出现尿布疹。

4.勤加练习俯卧抬头。

5.要有耐心地逗引宝宝发音。

6.多多抚摸宝宝的身体。

7.天气好时，可以每天坚持户外活动，进行日光浴。

8.坚持母乳喂养。

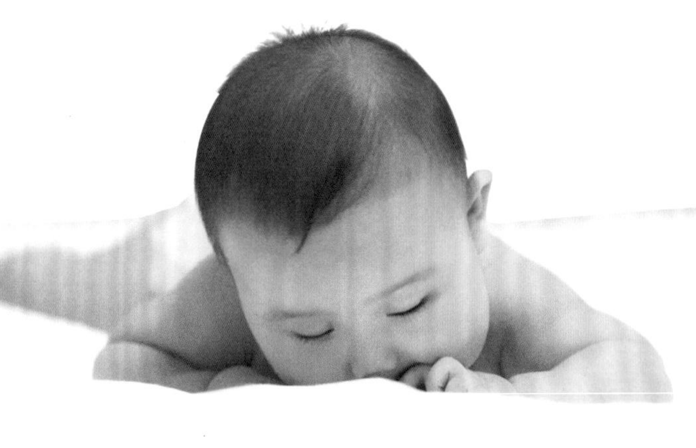

小贴士

宝宝经常观看自己的手或送入口中吸吮，双手握拳，无意识地抓握住玩具并放进口中。俯卧位时抬头呈45度角，竖抱时头能竖立片刻，逗引时能发声。视觉集中更频繁，喜欢看运动着的物体和人脸，视觉距离加大。能安静地听轻快柔和的音乐。

第三节

2～3个月

宝宝的发育指标

3月龄	男宝宝	女宝宝
体重	约6.03千克	约5.48千克
身长	约60.30厘米	约58.99厘米
头围	约39.84厘米	约38.67厘米
胸围	约39.10厘米	约38.76厘米
坐高	约40.00厘米	约39.05厘米

宝宝发育特点

1.拉住宝宝的双手就能将他拉起，不需要任何帮助，宝宝自己就能保持头部与身体呈一条直线。

2.能平整地趴着，并长时间地抬起头。可以把上肢略向前伸，抬起头部和肩部。

3.用双手扶腋下让宝宝站立起来，然后松手，宝宝能在短时间内保持直立姿势，然后臀部和双膝弯下来。

4.能用手指抓自己的身体、头发,。

5.他能自己握住拨浪鼓。

6.多多练习翻身动作。

7.当宝宝高兴时，会出现呼吸急促，全身用劲等兴奋的表情。

8.会向出声的方向转头。当妈妈讲话时，他能微笑地对着妈妈，并发出叫声和快乐的咯咯声。

宝宝照顾要点

1.多进行日光浴和空气浴。

2.不要让宝宝趴着睡觉。

3.有的宝宝会出现睡眠早晚颠倒的现象。

4.养成规律的大便次数。

5.要经常给宝宝洗头。

6.重点训练俯卧抬头、四肢运动和触握能力。

7.注意预防佝偻病，补充维生素AD。

小贴士

大脑进入了第二个发育的高峰期。在这个阶段，仍要以母乳喂养为主，并且要开始补充维生素C和维生素D。维生素C可以对抗宝宝体内的自由基，防止维生素C缺乏症，而维生素D可以促进钙质的吸收。

第四节 3～4个月

宝宝的发育指标

4月龄	男宝宝	女宝宝
体重	约6.93千克	约6.24千克
身长	约63.35厘米	约61.53厘米
头围	约41.25厘米	约39.90厘米
胸围	约41.75厘米	约40.05厘米
坐高	约41.69厘米	约40.44厘米

宝宝发育特点

1.平卧时，宝宝会做抬腿动作。

2.宝宝会出现被动翻身的倾向。

3.扶宝宝坐起，他的头基本稳定，偶尔会有晃动。

4.在喂奶时间，宝宝会高兴得手舞足蹈。

5.当有人逗他玩时，他爱咯咯大笑。

6.他喜欢别人把他抱起来，这样，他能看到四周的环境。

7.周围有声响，他会立即转动他的脑袋，寻找声源。

8.宝宝可能会同时抬起胸和腿，双手伸开，呈游泳状。

9.咿呀作语的声调变长。

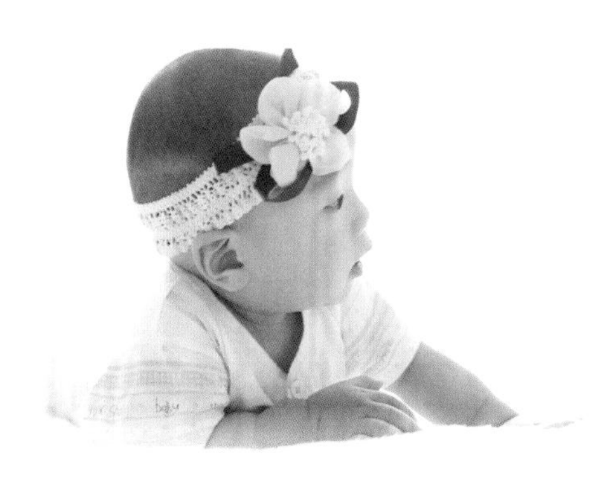

10.将宝宝放在围栏床的角落，用枕头或被子支撑着，宝宝能坐直10～15分钟。

宝宝照顾要点

1.可以尝试给宝宝添加果汁、蔬菜汁。

2.要防止宝宝消化不良。

3.训练宝宝抬头、翻身。

4.引导宝宝抓悬吊玩具。

5.宝宝会翻身后就要加强看护，避免他掉到地上。

6.不要强行制止宝宝吮手指头。

7.保持宝宝手部的洁净。

8.开始流很多口水，所以要给宝宝带围嘴。

9.要经常给宝宝看彩色的图片，开发视觉。

10.逐步养成规律的睡眠习惯。

11.多给宝宝说儿歌。

小贴士

宝宝从4个月开始翻身，当你用带响声的玩具逗引他时，宝宝能从仰卧位翻到俯卧位。4个月的宝宝视力和成人相似，能注视远距离的物体，如天上的飞鸟、月亮等。

第五节
4~5个月

宝宝的发育指标

5月龄	男宝宝	女宝宝
体重	约7.52千克	约6.87千克
身长	约65.46厘米	约63.88厘米
头围	约42.80厘米	约41.80厘米
胸围	约42.20厘米	约41.85厘米
坐高	约42.25厘米	约41.45厘米

宝宝发育特点

1.扶宝宝坐起来时，他的头可以转动，也能自由地活动，不摇晃。

2.可以用两只手抓住物体，还会吃自己的脚。

3.能意识到陌生的环境，并表示害怕、厌烦和生气。

4.哭闹时，大人的安抚声音，会让他停止哭闹或转移注意力。

5.能从仰卧位翻滚到俯卧位，并把双手从身下掏出来。

6.让宝宝站立，宝宝的臂部能伸展，两膝略微弯曲，支持起大部分体重。

7.宝宝能一手或双手抓取玩具。

8.宝宝会将玩具放到嘴里，明确做出舔或咀嚼的动作。

9.会注意到同龄宝宝的存在。

宝宝照顾要点

1.可逐渐添加辅食。

2.帮助宝宝顺利接受新食物。

3.多抱宝宝出去玩耍。

4.训练宝宝手的抓握能力。

5.多逗引宝宝发音。

6.引导宝宝抓够悬挂的玩具。

7.多训练宝宝扶蹦。

8.宝宝已经开始接受匙子里的食物。

9.让宝宝对着镜子，训练他分辨面部表情的能力。

小贴士

宝宝看到大人吃东西时会流口水，也会挥手表示要拿，或者在大人吃饭时哭叫不止，表示也想尝尝，这就到了宝宝需要添加辅食的重要时期，这时单一的母乳已经满足不了宝宝的营养需求了。

宝宝5个月时开始“认生”，看见陌生人会特别注视，对妈妈开始产生依恋。

第六节
5～6个月

宝宝的发育指标

6月龄	男宝宝	女宝宝
体重	约8千克	约7.35千克
身长	约66.76厘米	约65.90厘米
头围	约43.10厘米	约41.90厘米
胸围	约43.40厘米	约42.05厘米
坐高	约43.57厘米	约42.30厘米

宝宝发育特点

1.已经出牙0～2颗。

2.双手支撑着坐。

3.物体掉落时，会低头去找。

4.能发出四五个单音。

5.会玩躲猫猫的游戏。

6.能熟练地以仰卧位自行翻滚到俯卧位。

7.坐在椅子上能直起身子，不倾倒。

8.大人双手扶宝宝腋下，让宝宝站立起来，能反复屈曲膝关节自动跳跃。

9.不用扶着就能坐立，但只能坐几秒钟。宝宝这时开始喜欢坐在椅子上，所以宝宝周围要用东西垫好。

10.能用双手抓住纸的两边，把纸撕开。

11.变得爱照镜子，常对着镜中人出神。他将开始对喂他的食物表现出某种偏爱。

12.可以双手对击积木。

宝宝照顾要点

1.培养好情绪，注意心理卫生。

2.对宝宝进行翻身、独坐、匍行的训练。

3.把宝宝扶起来多做跳跃动作。

4.恰当对待宝宝的安慰物。

5.准备磨牙器。

6.注意口腔卫生。

7.不要强迫宝宝进行坐的练习。

Q 何时开始让宝宝独睡？

A 如果已经决定将来要和宝宝分开睡，那么应该选择在宝宝出生后6个月前或在满两岁以后训练。因为宝宝分离不安感的开始时期是出生后6个月，而宝宝分离不安感的结束时期是满两岁以后。

小贴士

宝宝出生6个月后，从母体中获得的免疫力渐渐消失，所以这一时期宝宝很容易患上感冒等大大小小的各种疾病。因此，这一时期要特别注意宝宝的健康状况。

能注意周围人的表情，辨别成人的不同态度、脸色和声音，做出不同的反应。逐步产生自我意识，当妈妈离开时就会哭闹，产生分离焦虑的情绪。

第七节

6～7个月

宝宝的发育指标

7月龄	男宝宝	女宝宝
体重	约8.46千克	约7.82千克
身长	约68.88厘米	约67.18厘米
头围	约44.32厘米	约43.50厘米
胸围	约44.06厘米	约42.86厘米
坐高	约44.16厘米	约43.17厘米

宝宝发育特点

1.宝宝平卧在床面上，能自己把头抬起来，将脚放进嘴里。

2.不需要用手支撑，可以单独坐5分钟以上。

3.拇指与示指对应比较好，双手均可抓住物品。

4.能伸手够取远处的物体。

5.大人拉着宝宝的手臂，宝宝能站立片刻。

6.能够自己取一块积木，换手后再取另一块。

7.能发出“ba”“ma”或者“ai”的音。

宝宝照顾要点

1.从吃、睡和大小便等方面入手，逐步过渡到养成洗手、洗脸、洗澡和擦手等良好的习惯。

2.辅食的品种要多样化。

3.学坐便盆。

4.帮助宝宝学习爬行。

5.宝宝的活动范围大了，要注意安全。

6.给宝宝穿便于爬行的衣服。

7.训练用杯子喝水。

8.鼓励宝宝的模仿行为。

9.让宝宝慢慢适应陌生人。

小贴士

6个月宝宝扶站时双腿会跳跃。俯卧位时，腹部着地在床上打转。

异常信号

1.不会大笑。

2.不会主动拿物体。

3.对照顾他的人，漠不关心。

4.不会将物品送进口中。

第八节

7～8个月

宝宝的发育指标

8月龄	男宝宝	女宝宝
体重	约8.80千克	约8.20千克
身长	约70.60厘米	约68.80厘米
头围	约44.61厘米	约43.80厘米
胸围	约44.70厘米	约43.82厘米
坐高	约45.02厘米	约43.73厘米

宝宝发育特点

1.会肚子贴地，匍匐着向前爬行。

2.能将玩具从一只手换到另一只手。

3.能坐姿平稳地独坐10分钟以上。

4.可以自行扶着站立。

5.能辨别出熟悉的声音。

6.能发出“ma-ma”“ba-ba”的声音。

7.会模仿大人的动作。

8.已经能分辨自己的名字，当有人叫宝宝的名字时有反应，但叫别人名字时没有反应。

9.对大人的训斥和表扬表现出委屈和高兴。

10.开始能用手势与人交往，如伸手要人抱，摇头表示不同意等。

11.会自己拿着饼干咬、嚼。

宝宝照顾要点

1.练习爬行和站立。

2.认生很厉害。

3.停止夜间授奶。

4.学拿匙子。

5.协助宝宝练习手膝爬行。

6.宝宝如果胆小，不敢前进，父母不必着急。

7.让宝宝练习连续翻滚。

8.不能过早的练习走路。

9.练习“ma-ma”“ba-ba”的发音。

10.注意培养宝宝的排便卫生习惯。

11.注意给宝宝固定餐位和餐具。

12.训练宝宝认识身体的部位。

13.让宝宝学习用动作表示情绪和意愿。

14.让宝宝能与人进行简单交往。

小贴士

宝宝可以将一定的声音与具体事物联系起来，当听到物体的名称时，能用手指物体，甚至爬向物体。比如，问他“灯呢？”他就会看看灯。懂得“不”的含义。宝宝已经有一定的记忆能力，有初步模仿能力。

第九节

8～9个月

宝宝的发育指标

9月龄	男宝宝	女宝宝
体重	约9.12千克	约8.49千克
身长	约71.51厘米	约69.99厘米
头围	约45.13厘米	约43.98厘米
胸围	约45.28厘米	约44.40厘米
坐高	约45.74厘米	约44.65厘米

宝宝发育特点

1.爬行时可以腹部离开地面。

2.能自发地翻到俯卧的位置。

3.能自己以俯卧位转向坐位。

4.宝宝能用拇指和示指捏起小丸。

5.能够理解简单的语言，模仿简单的发音。

6.语言和动作能联系起来。

7.能用摇头或者推开的动作来表示不情愿。

8.能自己拿奶瓶喝奶或喝水。

9.手眼已相当协调，喜欢玩拍手游戏，能做抓、拿、放、捏、拍、打等动作。

宝宝照顾要点

1.练习爬行和站立。

2.训练拇指示指对捏动作。

3.继续练习对敲、摆动能力。

4.主食逐渐替代辅食。

5.给宝宝足够的空间。

6.让宝宝用手抓着棒状的东西吃。

7.被汗水浸湿的衣服要抓紧换掉。

8.理解和培养宝宝的好奇心。

9.大人对宝宝说“再见”或“欢迎”后，鼓励宝宝用手势回应。

10.会用拇指和食指捏取小东西，会将手指放进小孔中，会把玩具放入容器和取出。

11.扶着成人的双手站立或扶物站立。开始扶物迈步。

小贴士

发育较快的宝宝这个月龄已经开始会爬了。但是爬行的姿势会根据宝宝的个体差异而各不相同，所以也没有什么明确标准。

一般来说，最初是肚子贴着地，只有手在动，慢慢地就会双膝贴地，肚子离地向前爬行。但是也有的宝宝会出现倒着爬、坐着不动、只是趴着的情况等。爬的姿态可谓多种多样。

第十节
9～10个月

宝宝的发育指标

10月龄	男宝宝	女宝宝
体重	约9.40千克	约8.80千克
身长	约73.01厘米	约71.03厘米
头围	约45.60厘米	约44.50厘米
胸围	约45.60厘米	约44.60厘米
坐高	约46.11厘米	约45.42厘米

宝宝发育特点

1.能从坐姿扶栏杆站立。

2.爬行时可向前也可向后。

3.宝宝扶着栏杆能抬起一只脚再放下。

4.拇指、示指能协调较好，捏小丸的动作越来越熟练。

5.会抓住匙子。

6.想自己吃东西。

7.能区分可以做和不可以做的事情。

8.懂得常见人和物的名称。

9.能有意识地叫“爸爸”“妈妈”。

宝宝照顾要点

1.注意防止便秘。

2.培养宝宝独站的能力。

3.培养宝宝养成良好的饮食时间规律。

4.反复训练拇指、示指对捏能力。

5.逐渐用主食代替辅食。

6.培养良好的生活习惯和生活能力。

7.理解宝宝的特殊语言。

8.注重培养宝宝的专注力。

小贴士

这个时期宝宝还不会说出一句完整的话，但是可能会说简单的重复字：爸爸、妈妈、奶奶……如果能说出“吃吃、撒撒”就相当不简单了。说话早的宝宝已经能用简单的语言表达自己简单的要求。

有的宝宝会说一些莫名其妙谁也听不懂的话，这是宝宝学习语言中常见的现象，这时候，妈妈应该努力地去领会宝宝的意思，积极地和他交流，并借此机会教宝宝正确的发音。

异常信号

1.不会独坐、不会翻身。

2.不能伸手拿东西。

3.不认识生人和熟人。

4.呼叫名字没有反应。

第十一节

10～11个月

宝宝的发育指标

11月龄	男宝宝	女宝宝
体重	约9.66千克	约9.08千克
身长	约74.27厘米	约72.67厘米
头围	约46.09厘米	约44.89厘米
胸围	约45.99厘米	约44.89厘米
坐高	约47.14厘米	约46.06厘米

宝宝发育特点

1.能独站10秒钟左右。

2.大人拉着宝宝双手，他可走上几步。

3.穿脱衣服能配合大人。

4.能用手指着自己想要的东西。

5.喜欢拍手。

6.可以打开盖子。

7.宝宝会用手指着他想要的东西说“拿”。

8.能注意周围人的表情，能听懂不同音调所表达的意义，并做出不同反应。得到表扬时会高兴，被批评时，表现出不愉快。

宝宝照顾要点

1.训练宝宝手足爬行、独站和行走的能力。

2.进食后注意给宝宝喝水。

3.尽量让宝宝光脚走。

4.提高宝宝的语言表达能力。

5.注重环境卫生和个人卫生。

6.防止摔伤，注意居家环境安全。

7.尿布的尺寸要适合宝宝。

小贴士

宝宝有一些先天的肢体语言，常见的有撅嘴，表示“我不愉快”；笑，表示“我很高兴”，而哭喊则表示“你没有满足我的要求”或“厌烦”；打哈欠表示“我困了，想睡觉”，或者“我感到很无聊”；身体打战，表示“我觉得很冷”；用手推开物品，对不爱吃的食物会避开脸，表示“快拿走，我不想要”；手伸向某物品，用手指指点某样东西向父母表示要求或示意“我想要这个”；伸手向人，表示“我需要一个拥抱”，等等。

Q 1岁的宝宝应该强行断奶吗？

A 母乳对1岁的宝宝来说还很重要，虽然有的宝宝已经断奶了，妈妈如果还有母乳就要继续喂奶，没有特殊情况就不要强行戒掉了。

第十二节 11～12个月

宝宝的发育指标

12月龄	男宝宝	女宝宝
体重	约9.80千克	约9.30千克
身长	约75.52厘米	约74.03厘米
头围	约46.32厘米	约45.31厘米
胸围	约46.33厘米	约45.32厘米
坐高	约47.84厘米	约46.73厘米

宝宝发育特点

1.体型逐渐转向幼儿模样。

2.牵着宝宝的手，他就可以走几步。

3.可以自己把握平衡站立一会儿。

4.可以自己拿着画笔。

5.能用全手掌握笔在白纸上画出道道。

6.向宝宝要东西他可以松手。

7.能随着音乐节奏做动作。

8.感觉越来越敏锐，并对探索周围事物有极大兴趣。

宝宝照顾要点

1.让宝宝认识简单图形。

2.学认颜色。

3.和大人同桌吃饭。

4.用动作表示配合或表达愿望。

5.要戒掉奶瓶。

6.注意防止宝宝的手肘脱臼。

7.用小勺自己舀碗内的饭吃，双手捧杯子喝水。经训练能坐盆大小便。

8.对陌生人感到害羞或焦虑，当抚养人离开时哭泣。

小贴士

12个月的宝宝，牵一只手能蹲下和站起来，牵一只手会走路。能盖上或打开盖子。能将物体放入容器中，再从容器中取出。手能翻书或摆弄玩具及物体。并能学着用手握笔涂涂点点。

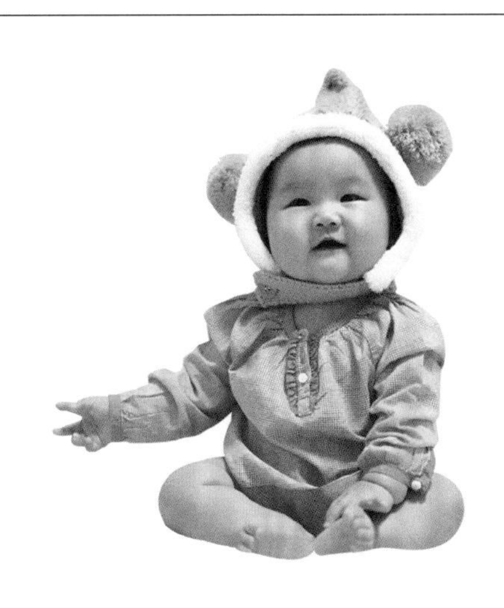

第十三节
12～15个月

宝宝的发育指标

15月龄	男宝宝	女宝宝
体重	约11千克	约10.2千克
身长	约79.4厘米	约77.8厘米
头围	约47.5厘米	约46.2厘米
胸围	约47.6厘米	约46.5厘米
出牙	4～12颗	4～12颗

宝宝发育特点

1.宝宝能独自走，并且走得很好。

2.能站着朝大人扔球。

3.能自己从瓶中取出小丸。

4.能用笔在纸上乱画。

5.把图画书或者卡片给宝宝，宝宝能按要求用手指对一张图画。

6.会自己用匙吃饭。

7.能区分自己和异性的身体。

宝宝照顾要点

1.训练独走和跑的动作。

2.合理营养，平衡膳食。

3.启发宝宝用语言表达自己的意愿。

4.提供宝宝和同龄宝宝交往的机会。

5.满足宝宝的正当要求。

6.培养独立活动能力。

7.夜间要保持8小时以上睡眠。

Q 这个时期宝宝能开始走路了吗？

A 宝宝已经到了真正开始迈出步子的时期。当然，由于个体差异，有的宝宝还不能自己走路。这一时期的宝宝走起路来可不像大人那样大步向前走，而是两腿分开得很宽，脚尖向外，走起路来歪歪扭扭的。

小贴士

宝宝已经认识了在生活环境中存在的很多物体。为了发展记忆力，可以做寻找游戏，将宝宝常见的玩具、水果、日用品等实物或图片，摆放在宝宝活动区周围，让宝宝去寻找指认或将一个玩具藏在A处，又到B处，再到C处，看宝宝能否找到，以提高宝宝的观察能力和记忆力。

第十四节
15～18个月

宝宝的发育指标

18月龄	男宝宝	女宝宝
体重	约11.7千克	约11千克
身长	约83.3厘米	约81.9厘米
头围	约48.0厘米	约46.8厘米
胸围	约48.4厘米	约47.2厘米
出牙	约12颗	约12颗

宝宝发育特点

1.能扶着栏杆连续两步一级地走上楼梯。
2.宝宝知道利用椅子或凳子设法去够拿不到的东西。
3.可以把3块积木摞起来。
4.可以盖上碗盖。
5.可以倒着走。
6.能用手从一个方向把书页翻过去，每次2～3页。
7.开始长臼齿。
8.将2～3个字组合起来，形成有一定意义的句子。
9.会要吃和喝的东西。
10.能在家里模仿大人做家务。
11.要大小便时会告知大人。

宝宝照顾要点

1.常带宝宝到户外，训练走和跑的能力。
2.鼓励宝宝多做动手的游戏。
3.平时多表扬宝宝。
4.试着让宝宝自己整理玩具。
5.鼓励宝宝帮忙做家务。
6.从外面回来要先洗手。
7.注意宝宝的安全，防止意外发生。

Q 宝宝总是发脾气，是怎么回事？

A 有时，如果事情不能按宝宝自己的意愿进行就会突然发脾气。这是因为宝宝还不知道应该怎样去控制脾气。这时，父母要耐心地安慰宝宝，或是让宝宝自己待一会儿，要知道只有宝宝自己才能消掉自己的火气。

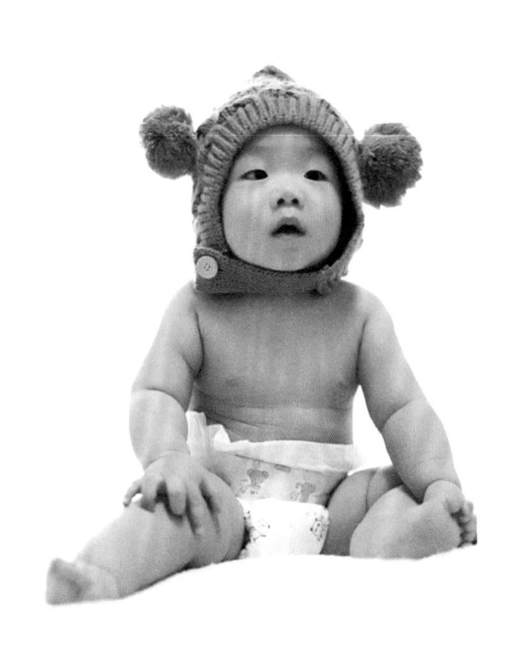

第十五节

18～21个月

宝宝的发育指标

21月龄	男宝宝	女宝宝
体重	约12.3千克	约11.6千克
身长	约86厘米	约84.7厘米
头围	约48.5厘米	约47.1厘米
胸围	约49.1厘米	约48.0厘米
出牙	16颗	16颗

宝宝发育特点

1.自己走路走得很稳。

2.能双脚连续跳，但不超过10次。

3.扶栏杆能自己上下楼梯。

4.能模仿大人做简单的体操动作。

5.能一张一张翻开书页。

6.开始试着折纸。

7.可以画线段。

8.可以从头顶上方扔球。

9.可以将杯子里的东西倒出来。

宝宝照顾要点

1.进行排便训练。

2.还不能走路的话要咨询医生。

3.培养宝宝自己刷牙的习惯。

4.宝宝的食物味道要清淡。

5.多玩搭积木、握笔、画画、穿扣眼等游戏。

6.控制零食的摄入量。

7.宝宝已经能和你交谈了：他们起初只能说几个单词，到后来能成功地掌握100多个单词。

小贴士

辅食中不放调味料是最基本的常识，这一点妈妈一定要记住。但是，随着宝宝的长大，他的饮食会和大人的越来越接近，会经常吃到刺激性的食物。在宝宝两岁之前，食物的味道要与辅食一样，淡一些，让食品保持原汁原味。

异常信号

1.不会走。

2.学会走路后几个月只能足尖走。

3.不能讲5个单词。

4.不能使用两个词句子。

5.不会模仿动作或发音。

第十六节

21～24个月

宝宝的发育指标

24月龄	男宝宝	女宝宝
体重	约12.8千克	约12.2千克
身长	约88.5厘米	约86.3厘米
头围	约48.8厘米	约47.7厘米
胸围	约49.5厘米	约48.5厘米
出牙	16颗	16颗

宝宝发育特点

1.双脚并跳时，能双脚同时离地。

2.能独脚站立。

3.能将5块积木摞起来。

4.可以自己开门。

5.可以自己脱衣服、裤子。

6.蹲着的时候可以自己站起来。

7.能向前踢球。

8.可以自己登台阶。

9.会说50多个字，发音已比较清楚。宝宝说到自己时能正确地用代词“我”而不再用小名表示自己。

10.能说出儿歌开头和结尾的几个字。

11.经常自言自语。

12.可以自己玩耍。

宝宝照顾要点

1.抓住语言的突发期。

2.养成定时定点的饮食原则。

3.陪宝宝玩过家家的游戏。

4.鼓励宝宝多称呼人。

5.合理膳食，避免偏食。多吃蔬菜、水果、蛋、肉、鱼，少吃高脂高糖食物，预防肥胖。

6.培养有规律的生活习惯。

7.在宝宝面前使用标准的普通话。

小贴士

这个年龄的宝宝开始学会自私：他的玩具不让别人拿，还会和别人争抢玩具。要事先告诉他把玩具给别的小朋友玩一会儿，玩具还是你的，他不会拿走，如果他这样做了，就要表扬他。经常表扬宝宝，宝宝喜欢赞扬，会感到自豪，养成和他人友好相处的习惯。

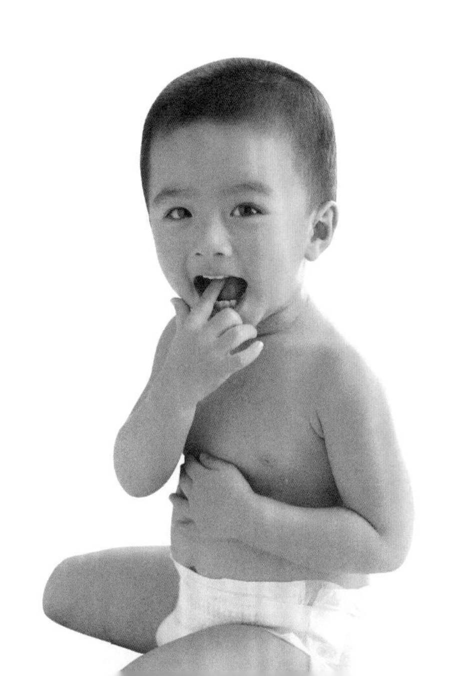

第十七节

24～27个月

宝宝的发育指标

27月龄	男宝宝	女宝宝
体重	约13.0千克	约12.4千克
身长	约90.7厘米	约88.0厘米
头围	约49.0厘米	约48.0厘米
胸围	约49.9厘米	约48.8厘米
出牙	16～20颗	16～20颗

宝宝发育特点

1.能双脚离地跳跃。

2.上下楼梯更加自如。

3.能走平衡木。

4.手指、手腕更加灵活。

5.会自己穿鞋。

6.会自己解扣子。

7.能折纸，对角折成三角形。

8.能正确地使用代词“他”来指代宝宝的亲属和小伙伴等。

9.听到音乐时能起舞。

10.开始有是非观念。

宝宝照顾要点

1.鼓励宝宝多跑、跳。

2.多带宝宝滑滑梯、荡秋千。

3.坚持让宝宝自己吃饭。

4.让宝宝自己洗手、洗脸。

5.让宝宝玩儿完玩具后自己收拾。

6.鼓励宝宝发挥想象力，随意的涂鸦。

7.鼓励宝宝与同伴分享玩具和食物。

小贴士

教宝宝学语言，要经过长时间并多次重复，使宝宝渐渐对父母的语音产生记忆，能理解父母的话，会模仿他们的口形，慢慢地宝宝就会从周围的人那里学习语言了，同时也能够学会用语言与他人进行交流。

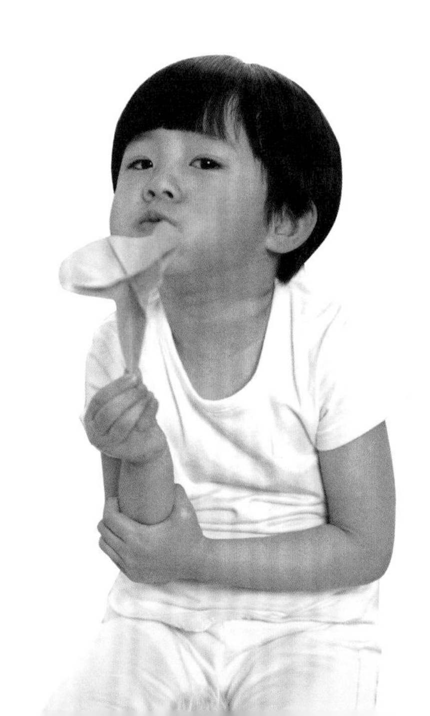

第十八节 27～30个月

宝宝的发育指标

30月龄	男宝宝	女宝宝
体重	约13.6千克	约13.0千克
身长	约93.3厘米	约92.0厘米
头围	约50.3厘米	约48.5厘米
胸围	约50.2厘米	约49.2厘米
出牙	18～20颗	18～20颗

宝宝发育特点

1.会骑三轮车。

2.知道1与许多的意思。

3.能听大人口令做简单的体操。

4.会说8～9个汉字组成的句子。

5.会分辨大小、长短、粗细、高矮。

6.能来回倒水不洒。

7.会完成提裤子的动作。

8.能熟练地用丝线连续穿4～5个扣子，并能将丝线拉出来。

9.能说出2～3天前的事。

10.能理解大人的要求，做对的事。

11.认识红色和绿色。

宝宝照顾要点

1.教宝宝学会自我介绍姓名、年龄、爸爸、妈妈的名字。

2.要让宝宝配合儿歌或者音乐，使手、脚、脑的活动更加协调。

3.让宝宝在看卡片和阅读中认识汉字。

4.培养宝宝的生活自理能力。

5.让宝宝多观察、多思考。

Q 宝宝说话总是没有礼貌，怎么办？

A 在教宝宝日常文明用语时，一定要注意用引导的方法。不可以用命令的、强制性的方式。有时宝宝不听话，在多次引导都无效时，要避免急躁。而且在宝宝没有形成习惯之前，必须多用夸奖、赞赏的方法来强化他主动做到的部分。

小贴士

随着宝宝动作和活动的发展，特别是随意行走的发展，各种复杂知觉也就初步发展起来了，这时期的宝宝已出现了最初的空间知觉、时间知觉。

如果两个东西分别放在不同的地方，他能知道哪个近哪个远。如果把宝宝常用的一些东西和玩具改变了存放的地方，开始他仍会到原来的地方去寻找，这说明他对一些物体的空间关系有了一定的了解。

第十九节

30～36个月

宝宝的发育指标

36月龄	男宝宝	女宝宝
体重	约15.0千克	约14.6千克
身长	约102.5厘米	约94.9厘米
头围	约50.8厘米	约49.0厘米
胸围	约50.9厘米	约49.8厘米
出牙	20颗	20颗

宝宝发育特点

1.能双脚交替上下楼梯。

2.能坚持长时间走路。

3.能快速地跑不会摔倒。

4.会立定跳远。

5.画画的时候姿势正确，懂得用左手扶纸。

6.能用积木搭成房子、汽车等。

7.会用香皂洗手。

8.会用抹布擦桌子。

宝宝照顾要点

1.让宝宝多做各种运动，但需注意安全。

2.选择应季的水果给宝宝吃。

3.会自己穿脱袜子。

4.能数数到20。

5.理解时间的概念。

6.知道自己的性别。

7.看图讲故事并提问，让宝宝回答事情发生的经过，激发阅读兴趣。

Q 宝宝总抢着做家务，要不要鼓励呢？

A 在宝宝两岁左右时，父母就可以把一块擦桌布放在他的手中，让他学着干家务。此外，还可以叫宝宝帮忙拿东西，擦桌子、椅子，扫地等简单的家务。

小贴士

这个阶段的宝宝好动、好问，宝宝经常会将玩具或家里的用具、摆设拆开来，想看看里面是怎样的？父母平时不要将重要的东西放在宝宝手边，并要叮嘱宝宝，这些东西很贵重，不能拆开。有不用的可拆卸东西可鼓励宝宝去拆，并可与宝宝一起探索其中奥妙。如果宝宝不小心拆了父母的重要东西，也不要过分斥责宝宝，以免挫伤他的积极性。

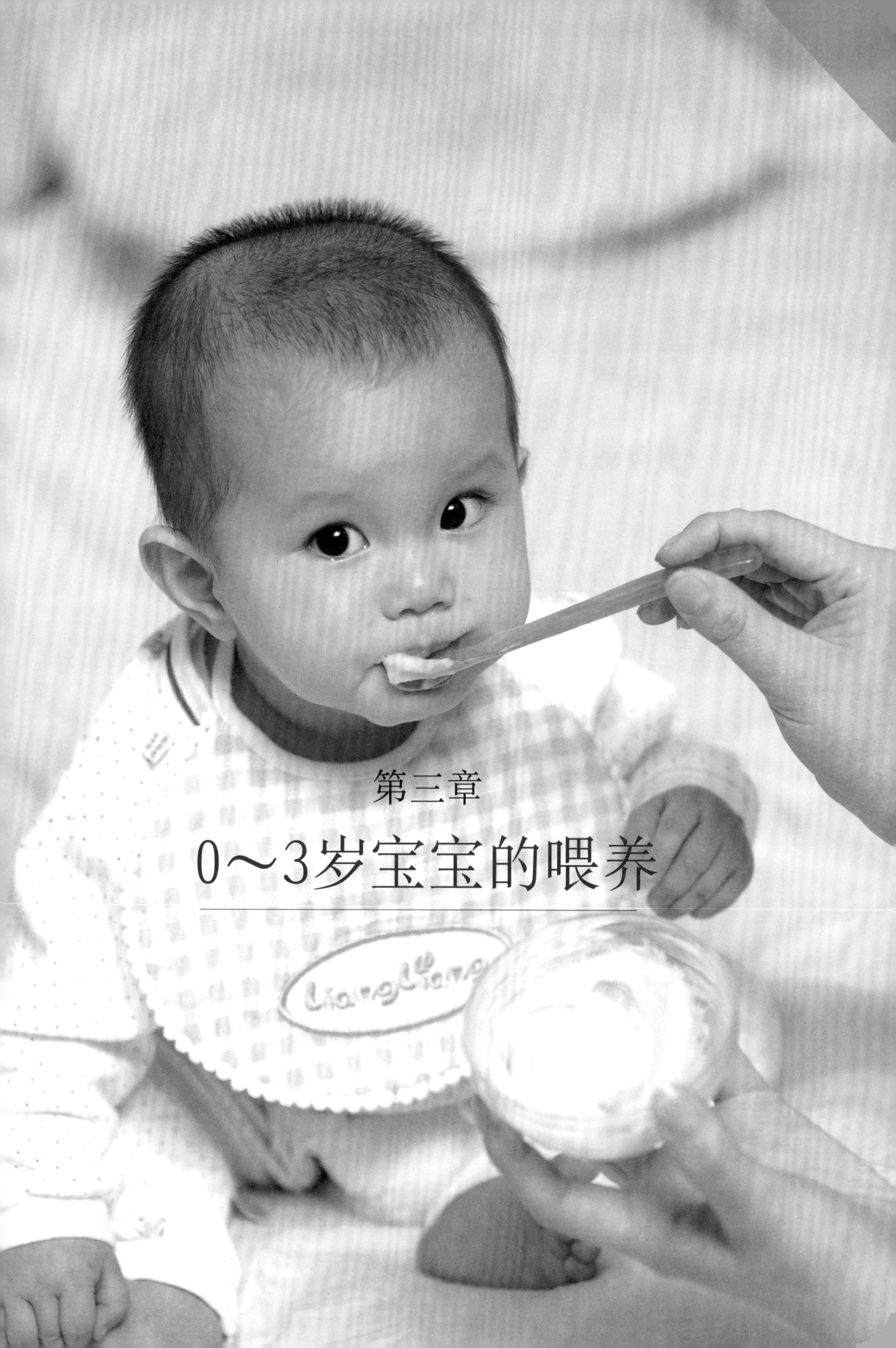

第三章

0～3岁宝宝的喂养

第一节 1～3个月纯乳期

1～2个月宝宝的喂养

这个时期宝宝主要需要的营养

1～2个月的宝宝生长发育迅速，大脑进入了第二个发育的高峰期。在这个阶段，仍要以母乳喂养为主，并且要开始补充维生素C和维生素D。维生素C可以对抗宝宝体内的自由基，防止坏血病，而维生素D可以促进钙质的吸收。

如何喂养本月宝宝

在母乳充足的时候，1～2个月的宝宝仍然应该坚持母乳喂养，妈妈也要注意饮食，保证母乳的质量。这个阶段的宝宝体重平均每天增加30克左右，身高每月增加2厘米左右。这个月的宝宝进食量开始增大，而且进食的时间也日趋固定。每天要吃6～7次奶，每次间隔3～4小时，夜里则间隔5～6小时。

两个月过后母乳的分泌会慢慢减少，宝宝的体重也会每天增加不足20克，并且有可能因为奶不够喝哭闹次数增加，此阶段可以每天补加一次配方奶。将晚上8时的母乳改成150毫升的配方奶；如果体重仍然每天增加不足20克，就需再加一次配方奶，将早上6时的母乳改为配方奶，如果这样喂养5天体重只增加了100克，应将中午11：30的母乳也改为配方奶。要注意每次配方奶的量不超过150毫升。

为什么要按需喂养

宝宝吃奶不需规定时间，应该按需哺乳。宝宝胃容积很小，仅30毫升左右，由于宝宝早期吸吮力弱，每次吸入的奶量很少，加之目前妈妈多为初产妇，喂奶的姿势也不一定正确等，往往弄得母婴都疲惫不堪，而宝宝却未能吃饱，常常由于疲劳，吃几口就睡着了，但睡不了多久，又因饥饿而啼哭，若因未到规定的间隔时间，又不允许再喂奶，长期如此会造成营养不良，影响宝宝正常生长发育。妈妈分泌的乳汁由于未被宝宝吸空，久而久之便会使奶量分泌减少。

小贴士

第一个月的宝宝只吃空妈妈的一侧奶就够了，到了这个时候每顿要吃空两边的奶才满足，奶量有300～400毫升，食量惊人。所以喂宝宝吃奶时，最好让宝宝轮流吃两侧乳房。

夜里喂奶应注意什么

注意喂养姿势

夜晚乳母的哺喂姿势一般是侧身对着稍侧身的宝宝，妈妈的手臂可以搂着宝宝，但这样做会较累，手臂易酸麻，所以也可只是侧身，手臂不搂宝宝进行哺喂；或者可以让宝宝仰卧，妈妈用一侧手臂支撑自己俯在宝宝上部哺喂，但这样的姿势同样较累，而且如果妈妈不是很清醒时千万不要进行，以免在似睡非睡间压伤宝宝，甚至导致宝宝窒息。

夜间哺喂当心宝宝出现意外

晚上哺喂不要让宝宝含着乳头睡觉，以免造成乳房压住宝宝鼻孔使其窒息，也容易使宝宝养成过分依恋妈妈乳头的娇惯心理。另外，产后乳母自己身体会极度疲劳，加上晚上要不时醒来照顾宝宝而导致睡眠严重不足，很容易在迷迷糊糊中哺喂宝宝，所以要格外小心，以防出现意外。

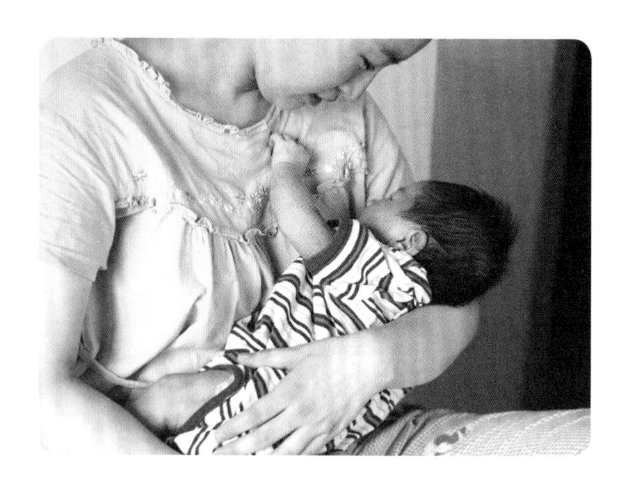

★妈妈奶水不够宝宝吃怎么办

如果妈妈的奶水不够宝宝吃，可以采取以下办法增加奶水。

保持乳母良好的情绪

分娩后的妈妈，在生理因素及环境因素的作用下，情绪波动较大，常常会出现情绪低迷的状态，这会制约母乳分泌。医学实验表明，妈妈在情绪低落的情况下，乳汁分泌会急剧减少。因此，丈夫有义务为妻子创造一个良好的生活环境，并随时关注其心理健康。

补充营养

乳汁中的各种营养素都来源于新妈妈的体内，如果妈妈长期处于营养不良的状况，自然会影响正常的乳汁分泌。丈夫一定要把大厨的角色担当好，为妻子选择营养价值高的食物，如牛奶、鸡蛋、蔬菜、水果等。同时，多准备一点儿汤水，对妈妈乳汁的分泌能起催化作用。

多吃催乳食物

在采取上述措施的基础上，再结合催乳食物，效果会更明显。如猪蹄、花生等食物，对乳汁的分泌有良好的促进作用。均衡饮食，是哺乳妈妈的重要饮食法则。哺乳妈妈对水分的补充也应相当重视。由于妈妈常会感到口渴，可在喂奶时补充水分，或是多喝鲜鱼汤、鸡汤、鲜奶等汤汁饮品。水分补充适度即可，这样乳汁的供给才会既充足又富营养。

加强宝宝的吮吸

实验证明，宝宝吃奶后，妈妈血液中的催乳素会成倍增长。这是因为宝宝吮吸乳头，可促进妈妈脑下垂体分泌催乳激素，从而增加乳汁的分泌。

2～3个月宝宝的喂养

★这个时期宝宝主要需要的营养

3个月的宝宝由于生长迅速，活动量增加，消耗热量增多，需要的营养物质也开始增多。在这个月里，要注意补充宝宝体内所需的维生素和无机盐，尤其要注意的是，这个月要开始给宝宝补充铁元素了。

★怎样喂养本月的宝宝

本月的宝宝仍主张以母乳喂养。一般情况下食量小的宝宝只吃母乳就足够了。宝宝的体重如果每周增加100克左右，说明母乳喂养可以继续，不需添加任何代乳品。但食量大的宝宝需要补充配方奶，否则会因吃不饱而哭闹，影响生长发育。这个阶段宝宝吃奶的次数是规律的，有的宝宝夜里不吃奶，一天喂五次；有的宝宝每隔4小时喂一次，夜里还要再吃一次。

混合喂养的宝宝仍主张继续用配方奶，每次喝奶量应达到200毫升，一天喂五次。但如果每天喂五次，则每次的量不得超过200毫升，180毫升较为适宜。每天的总奶量应保持在1000毫升以内，不要超过这个量。虽然表面上宝宝不会有异常情况发生，但是如果超过1000毫升，容易使宝宝发生肥胖，有的还会导致厌食奶粉。

★如何冲泡奶粉

如何贮存冲好的奶粉

1.拿走胶盖，将奶嘴倒放在奶瓶上。注意不要让奶嘴浸到奶里。再放回胶盖和胶垫圈。

2.将奶瓶盖上盖放于冰箱内，但时间不要超过24小时。

冲泡奶粉的步骤

1	冲泡奶粉前，最好再将已经消毒好的奶瓶和奶嘴用开水冲洗一次。然后将手洗净，将奶瓶、奶嘴晾干
2	将开水倒入奶瓶中合适的刻度，将奶瓶拿到与眼睛平行的高度查看刻度是否合适
3	打开奶粉罐，用其配套的匙取出奶粉，每一量匙的奶粉都要用刮刀刮平
4	将匙中的奶粉倒入已装好开水的奶瓶中。注意这些水所对应的奶粉量要适宜，不要多加
5	将胶盖和胶垫圈装到奶瓶上扭紧。摇晃奶瓶，使奶粉和水充分融合

★乳腺堵塞如何哺乳

引起乳腺堵塞最常见的原因是太多的乳汁存留在乳腺中，导致乳房发胀、发硬。这个时候妈妈要检查一下哺乳的姿势，看宝宝有没有正确地含住乳头。妈妈在哺乳前用湿热毛巾热敷乳房3～5分钟，哺乳后再用湿冷的毛巾冷敷乳房20分钟，这样可以促进乳汁的分泌。

★乳头疼痛如何哺乳

在刚开始喂奶的前几个月内，乳头是非常敏感的，会感觉到轻微的烧灼感，有的时候乳头也会破裂而出现伤口。

遇到这样的问题可以这样做	
1	先用乳头不疼的一侧乳房喂宝宝，这样受伤的乳头可以得到缓解
2	哺乳过程中，每隔5～10分钟就交换到另一侧的乳房，让宝宝轮流交替吃，可以让每侧的乳房都充分发挥作用，妈妈也不会太劳累
3	在哺乳后让乳头自然风干，而不要将上面残留的乳汁和唾液擦去，因为乳汁干后可以形成一层薄薄的保护膜，促进伤口愈合

★宝宝吃配方奶粉大便干怎么办

大便干可能是宝宝还不适应这款奶粉，因为每种奶粉的配方是不同的，建议更换奶粉品牌。最好选含低聚果糖的奶粉，即含益生元的奶粉。益生元的配方接近母乳，口味清淡，对宝宝肠胃刺激小，奶粉所含的益生元能帮助宝宝肠道益生菌的生长，宝宝喝后不热气、不上火，排便顺畅。如果宝宝精神好，要多和他玩，宝宝玩累了、吃饱了就会睡觉了。

★过敏体质宝宝喝什么奶粉

特别敏感的宝宝可以选择低敏奶粉，一般情况下父母可以给宝宝先尝试少量的普通奶粉来观察宝宝食用后的效果，如果宝宝对普通的奶粉不产生过敏现象，可以直接给宝宝喝普通的奶粉，既经济又营养全面。因为奶粉款式多，品牌也多，不是每个大众品牌都适合宝宝，如果多款试下来都不好，就可以尝试低敏奶粉。

辅食的基础课

什么是辅食

当母乳或配方奶等乳制品中所含的营养素不能完全满足宝宝生长发育的需要时，父母就要在宝宝4～6个月大的时候，开始给他添加乳制品以外的其他食物，这些逐渐添加的食物被称为辅食。

所有的宝宝都要适应从只吃母乳或配方奶到能够顺利地吃饭的过程。添加辅食的时候，仍然不要断掉母乳或配方奶，只把辅食当成营养的唯一供给来源是不对的。母乳和配方奶的构成成分中90%是水分，其余是蛋白质、乳糖、脂肪和维生素等。宝宝出生后的4～6个月内，这些营养成分是足够的，但如果之后还只食用母乳和配方奶的话就会出现体内铁、蛋白质、钙质、脂肪和维生素等营养素缺乏的状况。

宝宝到了添加辅食的后期，母乳或配方奶已经不能成为宝宝营养需求的主要来源，就要渐渐主要依靠辅食来提供营养了。

辅食的添加是从汁状食物开始的，再过渡到泥状、半固体状和固体状食物，逐渐和大人吃一样的食物。通过这样一个阶段一个阶段的过程变化，宝宝可以吃到各种新的食物，尝到各种各样的味道，而且还能练习吞咽、咀嚼，以及如何使用小匙、筷子等。

由此看来，辅食添加不但可以补充宝宝的营养，还是一个培养宝宝吞咽能力、自理能力的好机会，而且也是形成良好饮食习惯的基础。

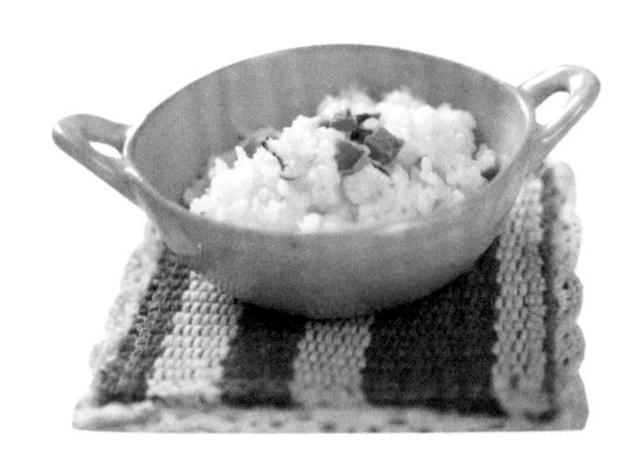

辅食添加的原则

要注意辅食的卫生

给宝宝添加的辅食最好现吃现做，如不能现吃现做，也应将食物重新蒸煮。添加辅食的用具要经常消毒，以防病毒侵入宝宝体内引起疾病。

及时调整辅食添加的进度

每个宝宝都有个体差异，不能一直照搬书本上的方法，要根据宝宝具体的情况，即时调整辅食的数量和品种。

不宜在炎热季节添加辅食

天气热会影响宝宝的食欲，饭量会减小，还容易导致宝宝消化不良，最好能等天气凉爽一些再添加辅食。

吃流质或泥状食物的时间不宜过长

不能长时间给宝宝吃流质或泥状的食物，这样会使宝宝错过发展咀嚼能力的关键期，可能导致宝宝在咀嚼食物方面产生障碍。

妈妈的责任

宝宝在生长过程中，当母乳、配方奶等乳制品中所含的营养素不能完全满足其生长发育的需要时，需要妈妈在宝宝4～6个月大的时候，开始给他添加乳制品以外的辅食。在添加辅食的过程中，妈妈需要注意很多问题，要学习给宝宝添加辅食的小窍门，让宝宝有个好胃口、好身体！

不要很快让辅食替代乳类

6个月以内，宝宝吃的食物应该仍然以母乳或配方奶为主，因为母乳或配方奶中含有宝宝必需的营养，在此阶段添加一些流质的辅食即可。

其他辅食只能作为一种补充食物，不可过量添加。

小贴士

宝宝的味觉在6个月时发育比较敏感，如果在这个时候让他接触很多食品，长大以后一般不会有偏食、挑食等问题，但是每个宝宝的发育情况不一样，也存在着较大的个体差异，父母应根据自己宝宝的情况作适当地调节。

宝宝生病时不要添加辅食

要让宝宝感觉到吃饭是件快乐的事情，那就不能在宝宝不舒服的时候为其添加辅食，也不要增加新的食物。

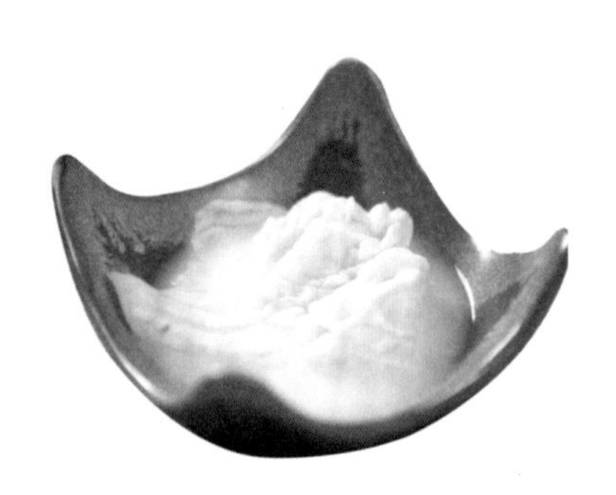

注意观察不良反应

添加辅食后要注意观察宝宝的皮肤，看看有无过敏反应，如皮肤红肿、有湿疹，应停止添加这种辅食。此外，还要注意观察宝宝的粪便，如粪便不正常也应暂停添加这种辅食，待其粪便正常，无消化不良症状后，再逐渐添加，但量要小。

不强迫宝宝进食

宝宝也有自己的口味，不是每一个宝宝都会喜欢吃任意味道的食物，所以即使宝宝不喜欢吃某一种食物也没有关系，不要强迫他。妈妈可以选择其他的做法或者过一段时间再添加，即使宝宝一直都不爱吃，也可以不吃的。

★宝宝的配合

虽然吃饭是件开心的事情，可是刚刚开始添加辅食的宝宝可不一定这样认为，所以给宝宝喂食的时候一定要选择在宝宝开心的时候，并营造温馨的氛围。

辅食添加要适合月龄

过早地添加辅食，宝宝会因消化功能尚不够成熟而导致消化功能发生紊乱；过晚地添加辅食，则会造成宝宝营养不良，甚至会使宝宝因此拒吃非乳类的流质食物。

小贴士

6个月后的宝宝如果仅依靠母乳喂养已经不能满足宝宝的生长需要了，这就需要及时添加辅食，否则会使宝宝的生长发育减慢或者停滞，也容易引起各种营养缺乏或感染性疾病，不利于宝宝建立良好的饮食习惯。

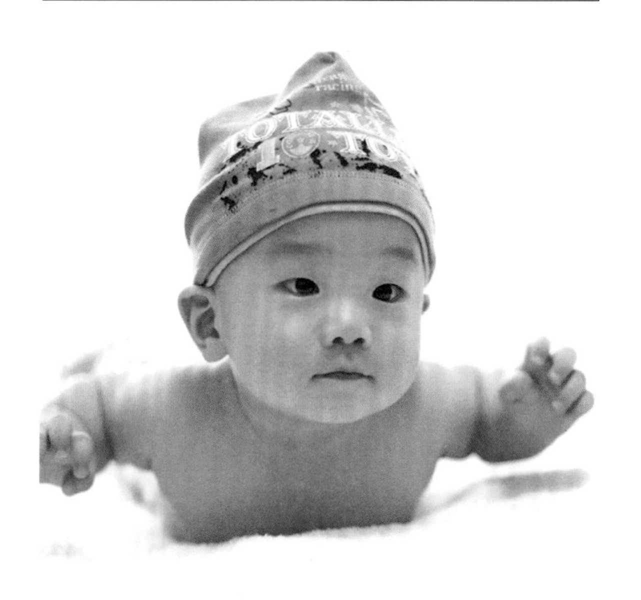

★辅食添加的方法

方法	说明
由一种到多种	随着宝宝的营养需求和消化能力的增强，应增加辅食的种类。给宝宝添加新食物，一次只给一种，尝试3～4天或1周后，如果宝宝的消化情况良好，排便正常，可再尝试另一种，不能在短时间内增加好几种。辅食的量为每次1/4匙，一天1～2次，每次略微增加分量。如果对某一种食物过敏，在尝试的几天里就能观察出来
从稀到稠	宝宝在开始吃辅食时可能还没有长出牙齿，所以只能给宝宝喂流质食物，其后，可逐渐再添加半流质食物
从少量到多量	给宝宝添加新的食物时，一天只能喂1～2次，而且量不要大，以后再逐渐增加
从细小到粗大	辅食添加初期食物颗粒要细小，口感要嫩滑，以锻炼宝宝的吞咽能力，为以后过渡到固体食物打下基础。在宝宝快要长牙或正在长牙时，父母可把食物的颗粒逐渐做得粗大，这样有利于促进宝宝牙齿的生长，并锻炼他们的咀嚼能力
坚持耐心喂食	为了让宝宝顺利吞咽，父母喂食的时候可将食物放在舌头正中央再稍微往里一点儿的位置。刚开始宝宝可能常会发生溢出或吐出的情况，但是没关系，这是很自然的事情，父母要保持良好的情绪，不要焦躁，宝宝很快就会吃得很好的

★不同食材的摄取量

在给宝宝称量食材用量时，不是光看某某多少克，同时要用控制手中的匙去量适合宝宝的量。

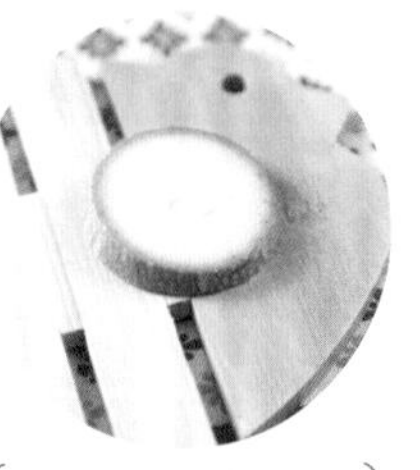

20克嫩角瓜
将角瓜切成1.5厘米厚度的片

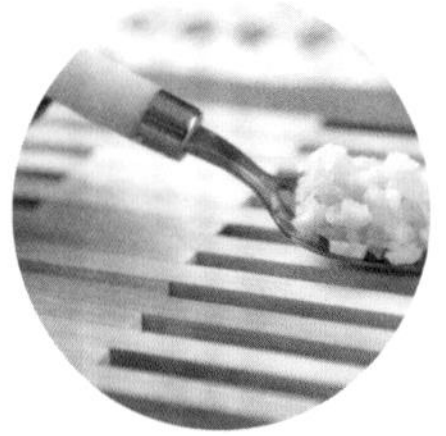

10克土豆
按5厘米×2厘米×1厘米标准切成条状或直接切碎至一匙

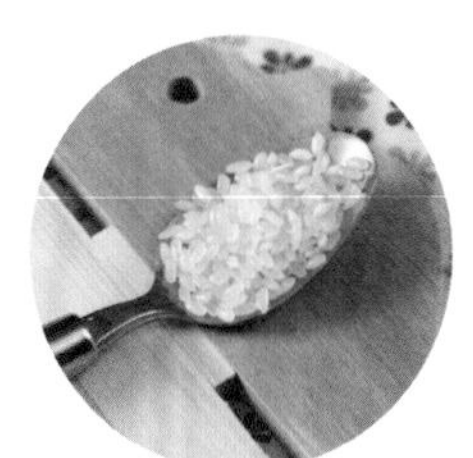

20克米
20克米相当于一平匙

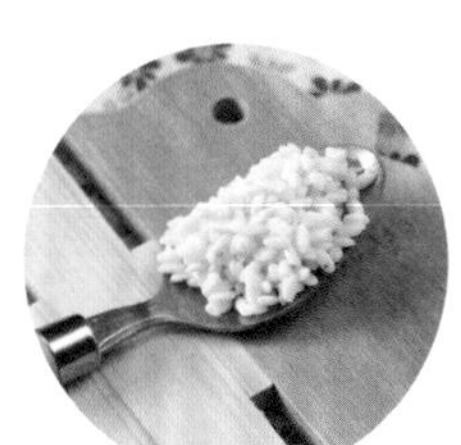

20克浸泡的米
见高于匙半厘米

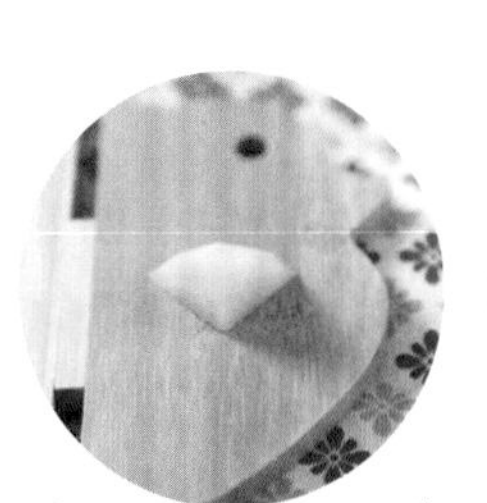

20克土豆
大约4片直径4厘米的土豆片的量

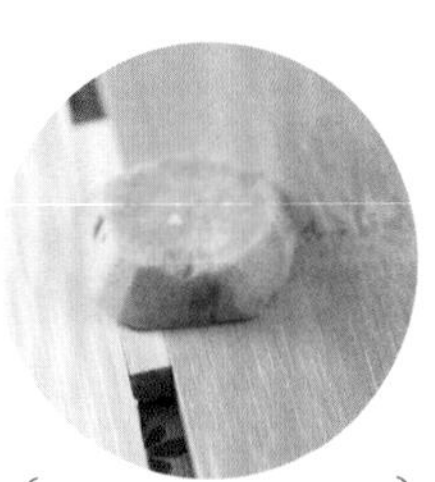

20克地瓜
厚度为20厘米直径为5厘米的一块的量

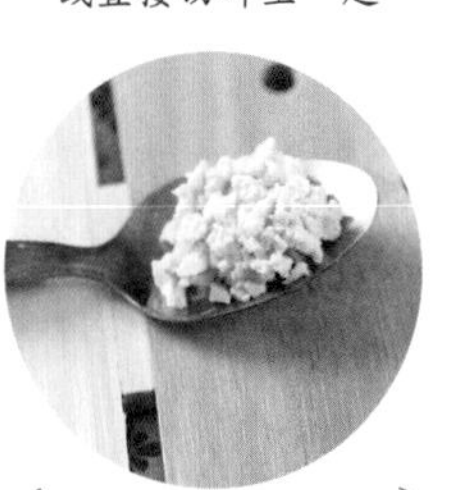

10克豆腐
碾成一匙的量

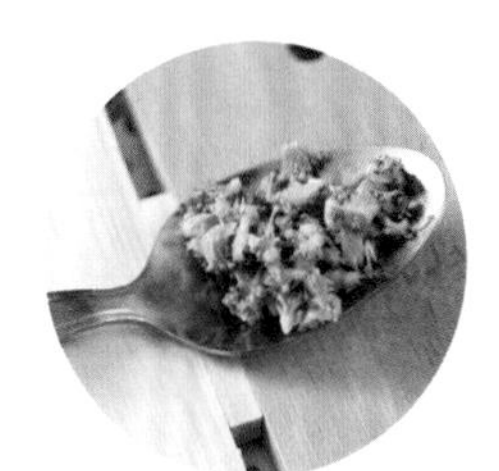

10克西蓝花
切碎后一匙或两个鹌鹑蛋大小

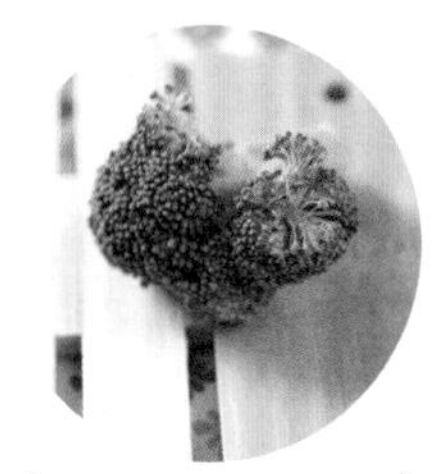

20克西蓝花
相当于3个拇指的量

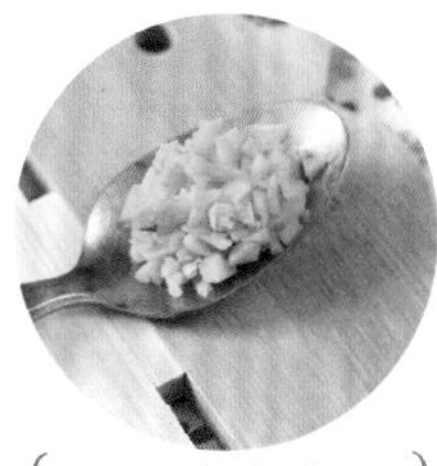

10克南瓜
剁碎后一匙的量

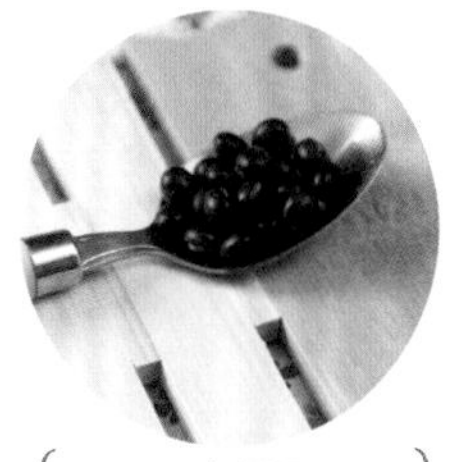

20克黑豆
35～45粒

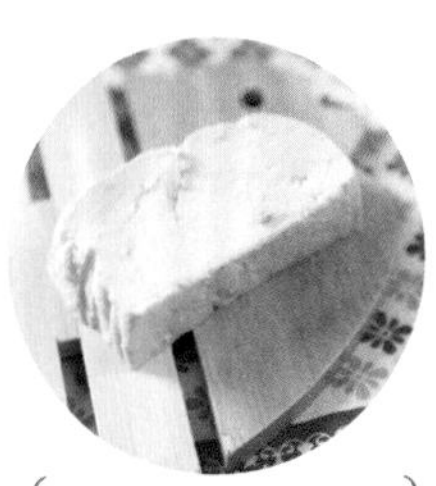

20克豆腐
两匙的量

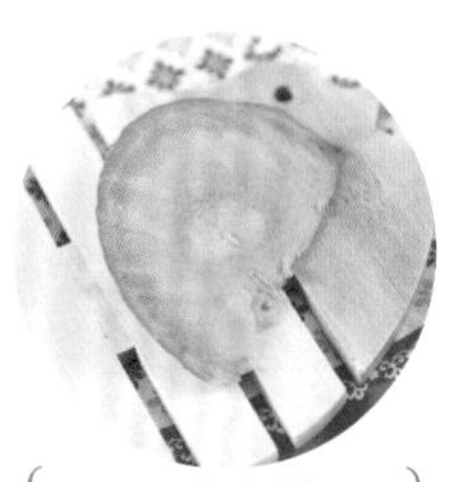
20克南瓜
6块直径10厘米的南瓜片的量

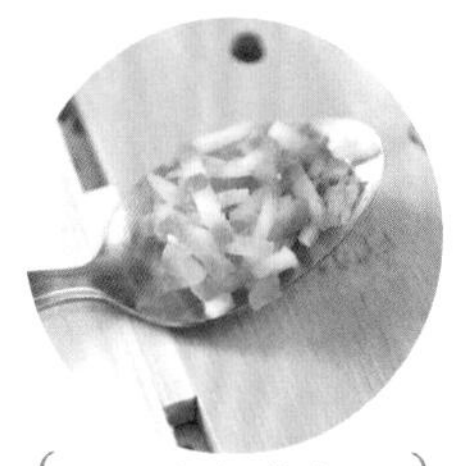
10克胡萝卜
剁碎后压为一匙

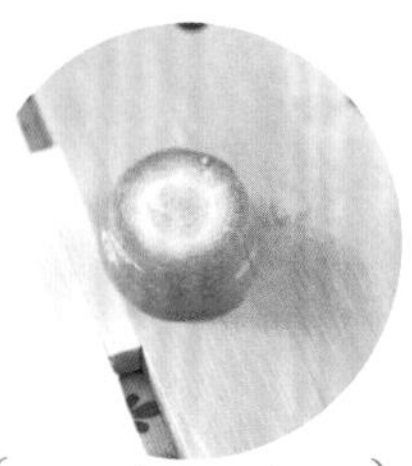
20克胡萝卜
将4厘米直径的胡萝卜切成2厘米厚度的片

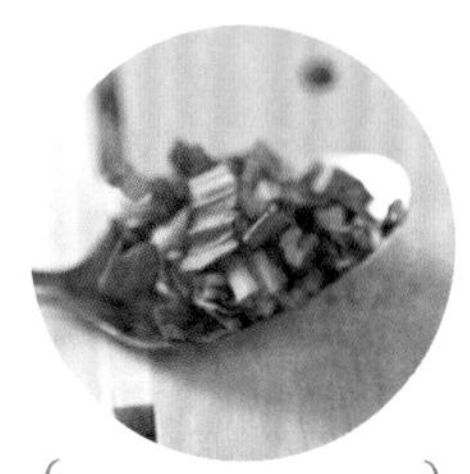
10克菠菜
切碎后半匙左右

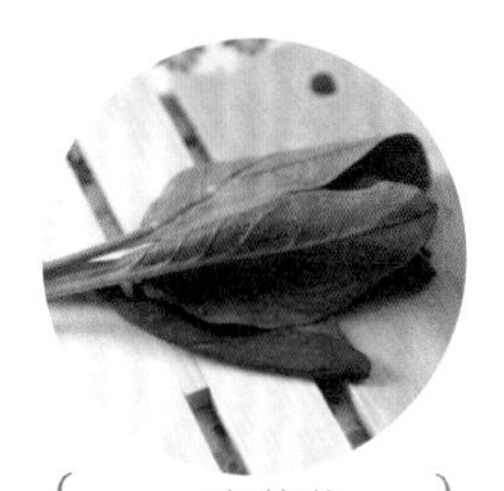
20克菠菜
茎叶长度大约为12厘米的蔬菜一片

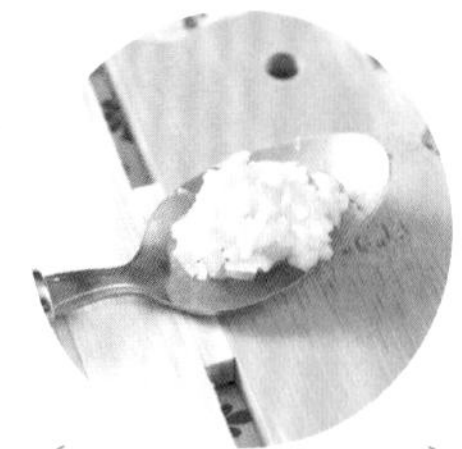
10克苹果
压成汁后一匙

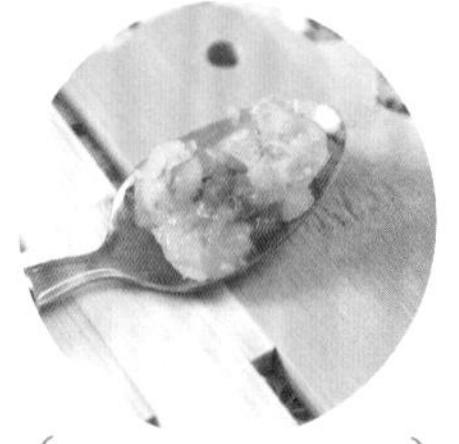
10克白色海鲜
煮熟后压成一匙

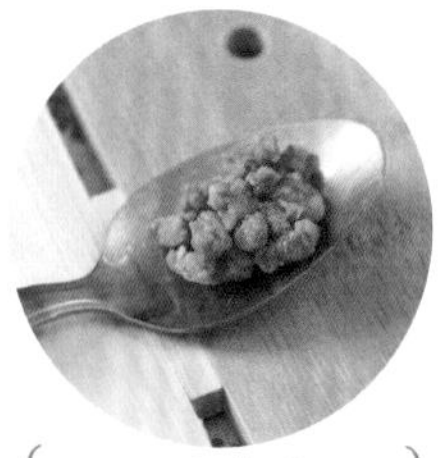
10克牛肉
剁碎后放置2/3匙或两个鹌鹑蛋大小

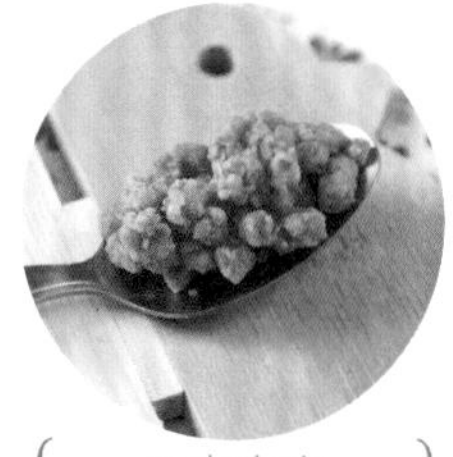
20克牛肉
满满压满一匙的量

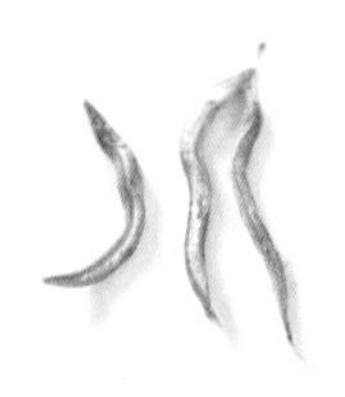
20克小银鱼
切碎后两匙

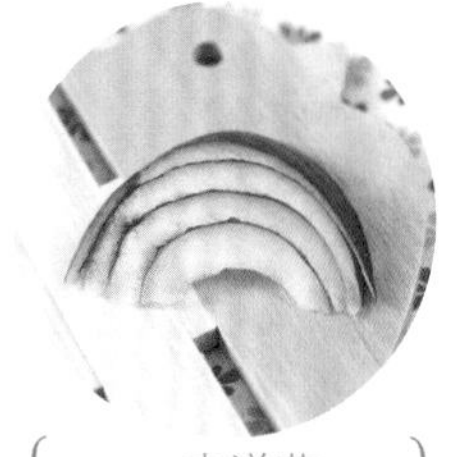
10克洋葱
一个拳头大小的洋葱的1/16

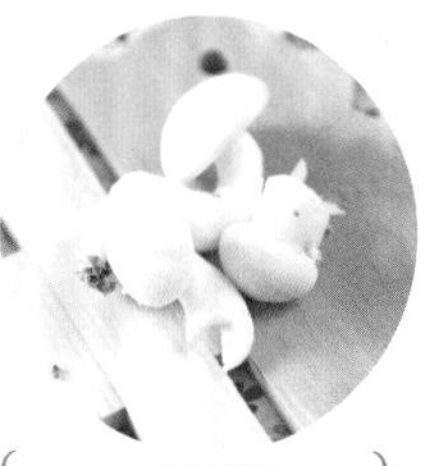
20克口蘑
一个中等大小的口蘑

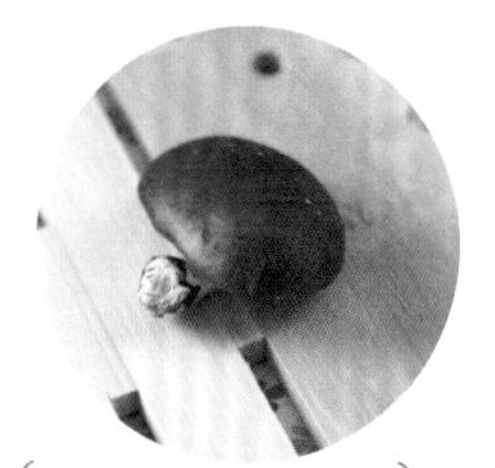
20克冬菇
一个中等大小的冬菇

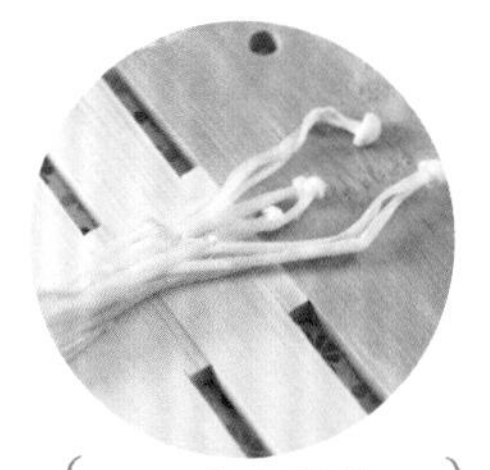
20克金针菇
示指扣到拇指第一节拉紧的一把

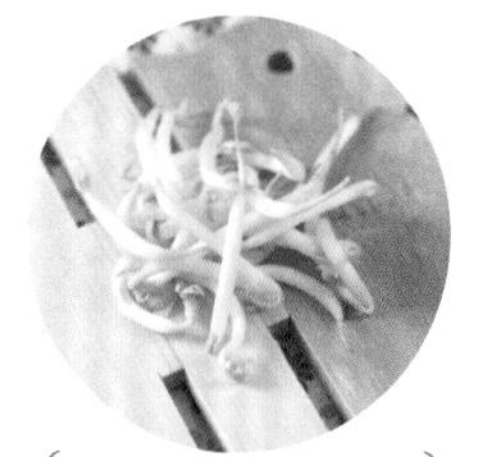
20克豆芽
示指扣到拇指第一节拉紧的一把

★辅食制作的用具

容器

在添加辅食初期，选择容器应挑无污染、可消毒的材质，大小以容易让食物散热为宜。因为这个时期基本都是妈妈拿着容器喂宝宝食用，所以并不是一定得挑轻巧、不易碎的容器。但是如果自己的宝宝在实际喂食过程中开始对容器感兴趣，总是试图自己去抓的时候，则应该选择轻而不易碎的容器，如果容器有抗菌功能更好。等到宝宝开始自己吃东西时应该选用防滑的容器。

水杯

选用适合宝宝用的水杯应是轻且不易碎的、双手把的，宝宝怎么摇晃这样的杯子也不容易打翻漏水，但这样的杯子不适宜拿来让宝宝独立练习喝水。也不能选用带吸管的水杯用作换乳时的断奶食练习用杯，因为吸管不易清洗。所以，这两种杯子一般都是在外出时选择使用，在家里的时候使用一般杯子就可以。

匙

喂食宝宝辅食的匙以茶匙大小为宜。匙的头部应浅些为好，这样喂食起来容易。宝宝也比较喜欢匙头圆而柔软的材质，因为那样不刺激宝宝的口腔。当宝宝开始自己吃东西的时候，选用轻而且有弧度的勺比较合适。市面上经常有卖很多把手柄处理成环状的婴儿用勺。

围嘴

围嘴长度至少要能达到遮挡住腹部，因为这样才能接住宝宝掉落下来的食物残渣。同时还要留意围嘴的系脖部分，既要方便固定在身体上同时也要舒服，不然宝宝会抗拒围嘴。围嘴也得选用容易清洗的材质，以减少不必要的麻烦。

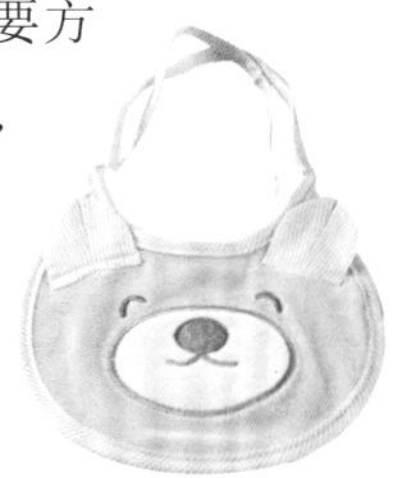

桌布

虽然辅食初期仍然可以在床上喂，但为了养成宝宝在固定位置吃饭的习惯，最好选择在餐桌上吃饭。宝宝应该跟父母一起在餐桌上吃饭。挑选容易放置带有安全带，可以调整高度的宝宝座椅。然后将桌布铺放在餐桌上，即使宝宝掉了很多食物也容易清理。

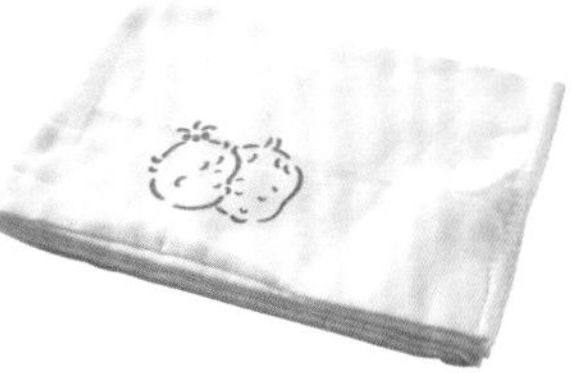

礤床儿

使用礤床儿就是为了避免蔬菜和水果中的营养成分被破坏和流失。因为在辅食初期，使用的材料量都小，使用礤床儿切成小颗粒比较方便而且不容易流失水分。如果是残留的食渣也方便用刷子清理。如果有水果汁残留，用刷子刷后放水里冲洗5分钟，再用开水消毒即可。一般一周用开水消毒一次比较妥当。

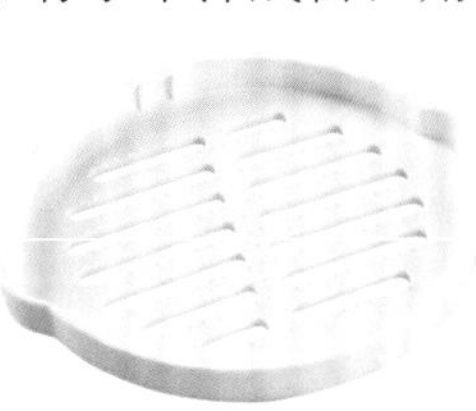

粉碎机

用杵打或者打磨食材的时候，粉碎机中心的很多小凹陷帮助要磨碎材料。用粉碎机来处理少量的食材或者不易碾碎的蔬菜。如果粉碎机的中心有菜渣剩下，可用刷子刷干净。

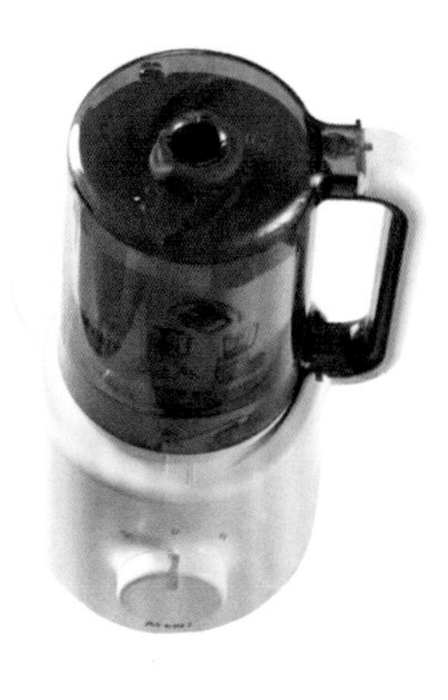

棉布

去除食渣和过滤汤的时候要用到。还可以在辅食的初期用于再次过滤磨碎或榨汁的材料。棉布在大型超市、药店均有售。把药店里买到的纱布或者婴儿用的纱布手巾叠起来也可以当棉布使用，然后在使用过后用肥皂洗干净后消毒，最后在阳光下晒干。

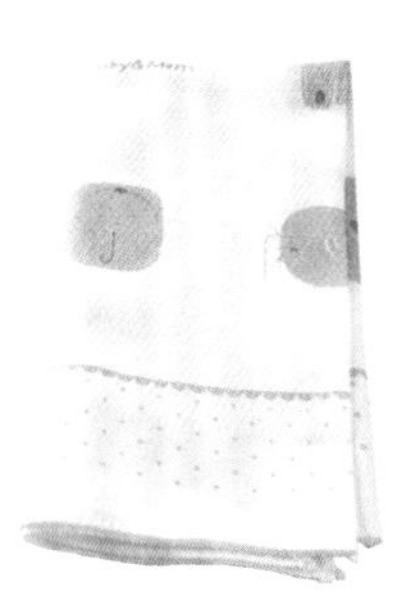

菜刀和菜板

辅食应该使用专用的菜刀和菜板。菜板应该选用容易清洁的并且有过抗菌处理的。能卷起来存放的塑料菜板比较受欢迎，因为它不仅占地少，清洁方便，而且比较方便把切碎的材料移到锅里。

榨汁机

榨取那些熟透而且水分较多的水果如橘子、鲜橙时，先将水果切成两份然后夹在帽部位左右摇晃，能更容易榨出汁。

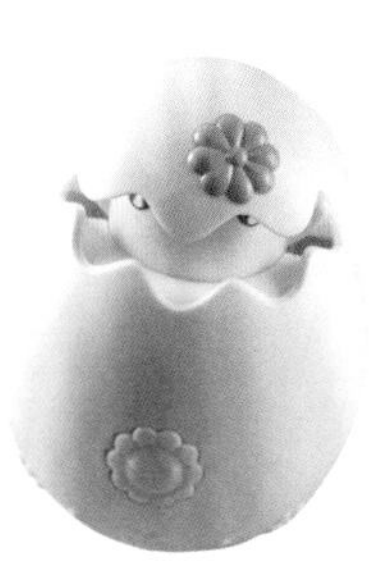

迷你锅

在做辅食的时候使用特制的迷你锅会比较方便，因为它具有的较长的手柄，非常便于制作那些需要不断搅拌的辅食。

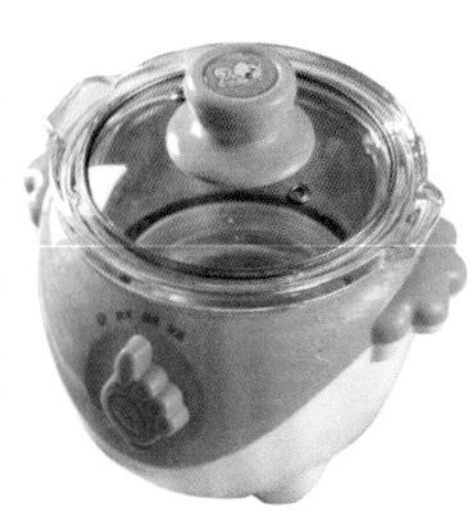

筛网

相对于粉碎机来说，有些时候筛网更容易“过滤”和“捣碎”，但使用范围相对小一些，一般用于刚煮熟的热地瓜或者土豆等熟透的食物。

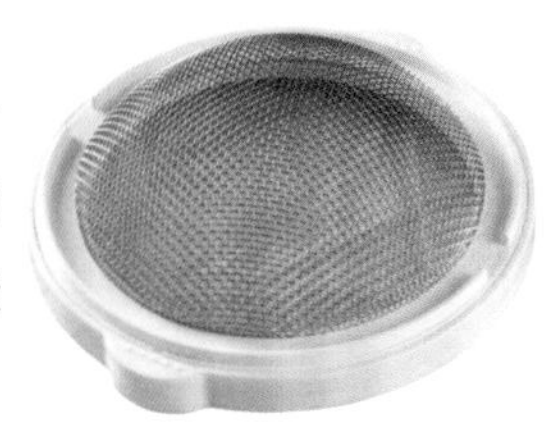

榨汁网

把少量水果放入网后用匙压住，便于榨出汁。这样就不用担心喂宝宝水果块会噎住宝宝喉咙。需要注意每次使用前后都得消毒。

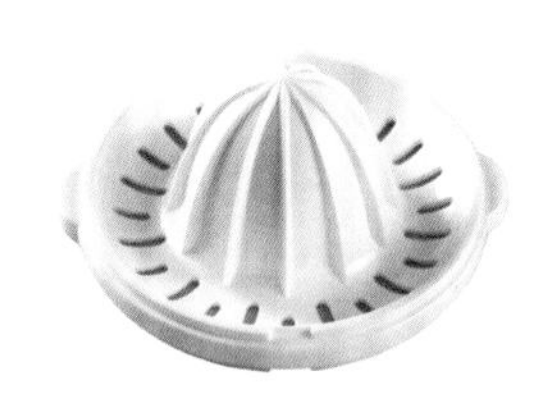

削皮刀

将换乳食材切碎前先用削皮刀削成片状，方便下一步的切碎。一般有钢和瓷器两种刀片，妈妈可以根据自己需要选择。

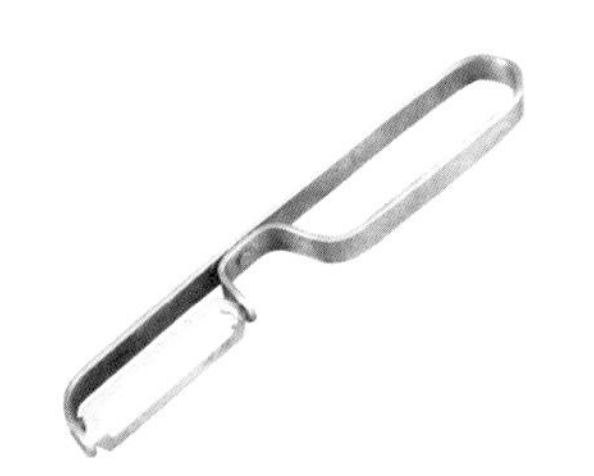

捣碎器

对比粉碎机而言，捣碎器更容易处理煮熟的地瓜、土豆或者南瓜等，将热地瓜或者土豆放进去用捣碎器使劲一压，就可捣碎。

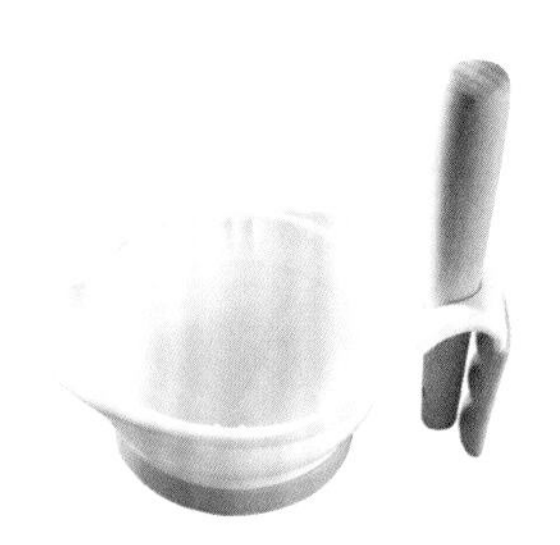

★不同食物消化后的粪便

类型	性状	
喂养母乳宝宝的粪便	观察那些纯母乳喂养宝宝的粪便会发现，粪便是糊状或者凝乳状，颜色呈现黄色或者略有些发绿。如果看到宝宝的粪便呈现亮绿色，伴有泡沫，有可能是宝宝吃的母乳中前奶太多，后奶较少的缘故。前奶是妈妈乳房最先分泌出来的乳汁，含脂肪量相对较低。而后奶则是妈妈乳房最后分泌出的乳汁，脂肪含量较高，营养也最充分。如果要避免这种情况出现的话，下次妈妈可换个乳房让宝宝先吃	
喂养配方奶宝宝的粪便	喂养配方奶的宝宝的粪便是浆状的，色呈棕色，味道较浓，待宝宝开始吃辅食以后味道会更大	
补充铁元素以后的粪便	一旦宝宝开始补充铁元素后，粪便的颜色便会变成暗绿色，甚至接近黑色，这是正常现象，不必忧虑	
喂养辅食后的粪便	开始喂养辅食的宝宝，粪便在味道上会有很大的变化。粪便的味道会更大，颜色方面，仍旧使用母乳喂养的宝宝大便颜色往往是棕色或者深棕色	
食物没消化完的粪便	某些食物没有被宝宝完全消化完便会在粪便中带有一些相应的食物块。如果宝宝每次进食过多，咀嚼又不是很充分，那么粪便就可能出现食物块。如果粪便一直有这些食物块出现，就应该带宝宝去医院诊治其肠胃是否无法正常消化食物和吸收营养	

第二节
4~6个月辅食添加初期

3~4个月宝宝的喂养

★这个时期宝宝主要需要的营养

4个月之后，宝宝体内的铁储备已消耗完，而母乳或配方奶中的铁又不能满足宝宝的营养需求，此时如果不添加含铁的食物，宝宝就容易患缺铁性贫血。宝宝补铁刚开始可摄入富含铁的营养米粉及蛋黄，此外，在给宝宝补铁的同时，应适当给予富含维生素C的水果和蔬菜，维生素C能与铁结合为小分子可溶性单体，有利于肠黏膜上皮对铁的吸收。

★怎样喂养本月的宝宝

3~4个月的宝宝仍主张用母乳喂养，6个月以内的宝宝，主要食物都应该以母乳或配方奶粉为主，其他食物只能作为一种补充食物。喂养宝宝要有耐心，不要喂得太急、太快，不同的宝宝食量有所不同，食量小的宝宝一天仅能吃500~600毫升配方奶，食量大的宝宝一天可以吃1000多毫升。不要强迫宝宝吃他不喜欢的辅食，以免为日后添加辅食增加难度。

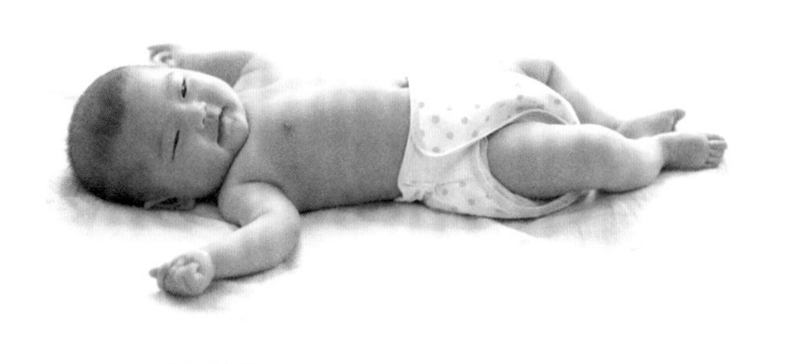

★如何给宝宝喝水

什么时候要给宝宝喂水

若是宝宝不断用舌头舔嘴唇，或看到宝宝口唇发干时，或应换尿布时没有尿等，都提示宝宝需要喝水了。

3岁内的宝宝每次饮水不应超过100毫升，3岁以上可增至150毫升。只要小便正常，根据实际情况让宝宝少量多次饮水。出汗时应增加饮水次数，而不是增加每次饮水量。

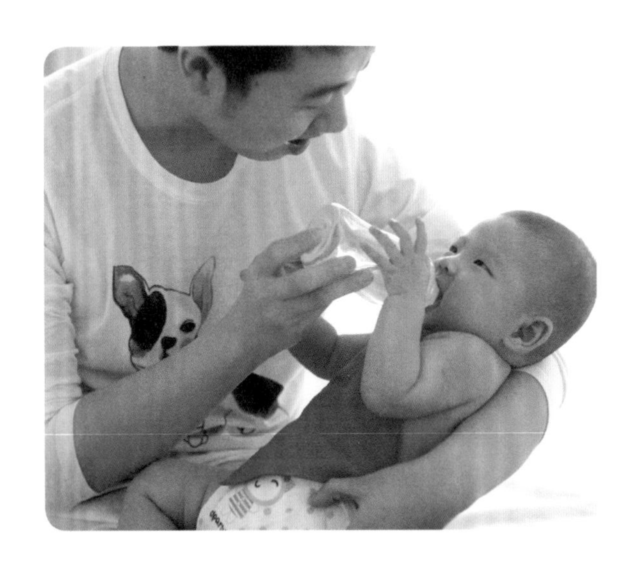

宝宝喝水不要放太多糖

不要以自己的感觉给宝宝冲糖水，平时也不要喂宝宝过甜的水。因为宝宝的味觉要比大人灵敏得多，当大人觉得甜时，宝宝就会觉得甜得过度了。用高浓度的糖水喂宝宝，最初可加快肠蠕动的速度，但不久就转为抑制作用，使宝宝腹部胀满。

宝宝发育需要铁元素

宝宝缺铁的原因

1.早产、双胎、胎儿失血以及妈妈患有严重的缺铁性贫血，都可能使胎儿储铁减少。

2.单纯用乳类喂养而不及时添加含铁较多的辅食，容易发生缺铁。

3.婴儿期宝宝发育较快，早产儿体重增加更快。随体重增加血容量也增加较快，如不添加含铁丰富的食物，宝宝很容易缺铁。

4.正常宝宝每天排泄的铁比大人多，出生后两个月内由粪便排出的铁比由饮食中摄入的铁多，由皮肤损失的铁也相对较多。

铁元素的主要来源

铁元素的主要来源有动物的肝、心，蛋黄、瘦肉、黑鲤鱼、虾、海带、紫菜、黑木耳、南瓜子、芝麻、黄豆、绿叶蔬菜等。另外，动、植物食物混合吃，铁的吸收率可增加1倍，因为富含维生素C的食物能促进铁的吸收。

添加辅食需要耐心

初次添加辅食，宝宝会因为不适应新食物的味道而将食物吐出来，但这并不表示宝宝不爱吃，要有耐心地连续喂宝宝几天，让他喜欢这样的口味。

在添加辅食时为宝宝创造良好的气氛，不要破坏宝宝的食欲。如果宝宝不爱吃某种食物，可以先暂停喂食，隔段时间再喂，这期间可以找成分相似的替代品。

宝宝的辅食添加顺序

4～5个月	这个时期宝宝刚要出牙，最好的选择是添加米粉，每天一两次。米粉可以刺激口腔内消化酶发生作用，促进消化。这个阶段可添加的辅食：强化铁米粉、菜泥、果泥
6～7个月	半岁以后，宝宝的消化能力、咀嚼能力都有所加强，可添加的辅食有稀饭、烂面条、菜末、蛋黄、鱼泥、豆腐等
8～9个月	这个时期主要辅食有：肉末、动物内脏、烤馒头片、磨牙棒（饼）、饼干、鸡蛋等
10～12个月	这个阶段的宝宝可以慢慢断奶了，主要辅食有稠粥、软饭、碎肉、碎菜、馄饨等

4～5个月宝宝的喂养

这个时期宝宝主要需要的营养

这个阶段的宝宝母乳已经无法满足其所需营养，需要添加辅食，补充宝宝所需的维生素和无机盐，特别是铁和钙，还要为身体补充热量和蛋白质。

怎样喂养本月的宝宝

这个月龄的宝宝仍愿意吃母乳，所以，这个阶段要使宝宝的发育正常，仍可以以母乳为主。同时要添加辅食，补充宝宝成长所需的营养，也要为日后的换乳做好准备。

4～5个月的宝宝食量差距就比较大了，有的宝宝一次喝200毫升奶还不一定够，但有的宝宝一次喝150毫升奶就足够了。

人工喂养时

宝宝到了4～5个月，不要认为就应该比上一个月多添加奶粉，其实量基本是一致的。这个月可以适时喂宝宝一些泥糊状食物，添加泥糊状食物的目的是为了让宝宝养成吃乳类以外食物的习惯，刺激宝宝味觉发育，为宝宝进入换乳期做准备，同时也能锻炼宝宝的吞咽能力，促进咀嚼肌的发育。如果宝宝一次性喝下较多配方奶可以保证很长时间不饿的话，也可以采取这样的喂养安排，每次喂配方奶220～240毫升，一天喂四次。但要注意，不要因为宝宝爱喝配方奶就不在乎宝宝发胖，而不断给宝宝增加奶量，这样会影响宝宝的健康和发育。

母乳喂养时

4～5个月的宝宝体重增加状况和上一个月相比区别不大，平均每天增长15～20克，母乳喂养的情况跟上个月差不多。母乳喂养可每隔4小时喂奶一次，每次喂110～200毫升，喂五次。时间分别在上午6时、10时，下午2时、6时，晚10时。但是当母乳不充足时，宝宝就会因肚子饿而哭闹，体重增加也变得缓慢，这时就必须要添加配方奶了。但是实际上，到了现在才开始添加配方奶，宝宝很可能已经不肯吃了。当宝宝实在不喝配方奶的时候，可以选择其他的营养品代替，比如，分次喂服1/6蛋黄，观察宝宝大便情况，如果没有异常，可以继续加下去。1～2周后可以试着添加菜汁、水果泥等每次100毫升。

★添加辅食的方法

合理给宝宝添加辅食

宝宝4～5个月时就可以开始添加辅食了，但是添加辅食的时候，奶量不要减少得太多太快。开始添加的时候还要继续保持奶量800～900毫升，这时添加辅食的量是较少的，应该以奶为主，因为奶中的蛋白质营养吸收相对较高，对宝宝生长发育有利。如果给宝宝以吃泥糊状食物为主，如粥、米糊、汤汁等，宝宝会虚胖，长得不结实。若是辅食的品种数量不太合适，里面的营养素就不能满足宝宝成长发育的需要，如缺铁、缺锌就会造成宝宝贫血、食欲不好。

随着宝宝的逐渐长大，从母体带来的抵抗力也会逐渐减少，自身抗体的形成不多，抵抗力就会变差，所以容易生病。妈妈应注意给宝宝添加辅食，如果宝宝不肯接受，妈妈可以适当改变一下制作方法，想办法让宝宝对其感兴趣。注意一定不要强迫宝宝吃东西，否则后果可能很严重，宝宝也许连喜欢的食物也开始排斥了。试喂换乳前的果汁，慢慢地让宝宝习惯母乳、奶粉以外的味道。

喂辅食时要使用专用匙

注意用宝宝专用匙来喂泥糊状食物，喂食物时千万不能让宝宝躺着，可以先让妈妈或家人抱着喂，等宝宝自己能够坐的时候把宝宝放在儿童椅上再喂。

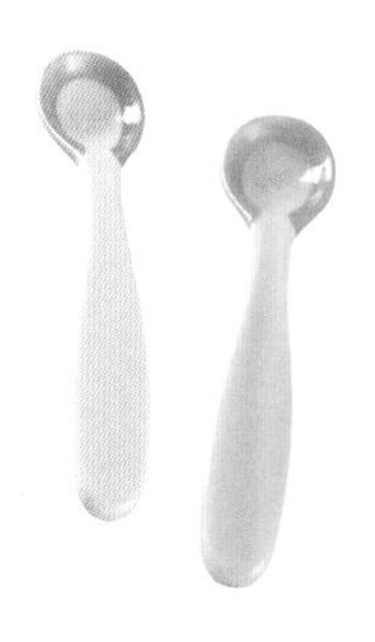

蔬菜汤的烹调要点

习惯了果汁之后，可以试着喂宝宝营养充足的蔬菜汤，把应季蔬菜煮透之后取少量汁，酌量给予，最初用凉开水稀释2～3倍喂宝宝。适合做蔬菜汤的蔬菜有卷心菜、大萝卜、洋葱、胡萝卜等汁少的蔬菜，不要选用芹菜、香菜等味道很重的蔬菜。给宝宝做蔬菜汤时，可以和大人的一起做。

★泥糊状辅食的制作工具

父母在给宝宝制备泥糊状食物时，要注意食物的种类和烹饪的方式，无论是蒸、煮还是炖，都要多多尝试，这样或许会让宝宝胃口大开。同样，合适的泥糊状食物制作工具也是必不可少的，父母要专门准备一套制作工具。还要给宝宝准备一套专用的餐具，并鼓励宝宝自己进食，会产生事半功倍的效果。

安全汤匙、叉子

这组餐具的粗细很适合宝宝拿握，非常受欢迎。叉子尖端的圆形设计，能避免宝宝使用时刺伤自己的喉咙，上面还印有宝宝喜爱的卡通人物，能让宝宝享受更愉快的用餐时光。

食物研磨用具组

尽管使用家中现有的用具也能烹调泥糊状食物，但若准备一套专门用具，会更方便顺手。它有榨汁、磨泥、过滤和捣碎4项功能，还能全部重叠组合起来，收纳不占空间。

食物研磨用具可以方便调制宝宝泥糊状食物。可在微波炉里加热。食物研磨用具组是方便、多样化调配泥糊状食物的万能工具。

5～6个月宝宝的喂养

★这个时期宝宝主要需要的营养

绝大部分妈妈都认为母乳喂养到4～6个月就足够了，很多妈妈都因为上班或怕身材变形，在宝宝6个月左右就不再母乳喂养了，但实际上，母乳还是对宝宝最好的食品。目前国际上流行“能喂多久就喂多久”的母乳喂养方式，很多西方国家都坚持母乳喂养一直到宝宝一两岁。

★怎样喂养本月的宝宝

这个阶段的宝宝应该开始减少哺乳，增加辅食。每天哺乳4～5次，适时添加辅食。但不可以着急给宝宝换乳，只给宝宝喂辅食的话，宝宝的营养会不全面。在母乳充足的情况下，也应该给宝宝吃一些母乳以外的食品，补充宝宝所需的营养，并自然过渡到辅食。

★宝宝饮食禁忌

辅食不要添加味精

味精的主要成分是谷氨基酸，含量在85%以上，这种物质会与宝宝血液中的锌发生物理结合，生成谷氨基酸锌，不能被身体吸收，随尿液排出，锌的缺失会导致宝宝缺锌，并出现厌食、生长缓慢，所以宝宝辅食不要添加味精。

不宜给宝宝多吃甜食

妈妈在给宝宝添加辅食的时候，有时候会给宝宝吃一些含糖较多的食物，但是此时如果给宝宝多吃甜食的话，宝宝很容易就上瘾，时间久了，还会造成龋齿。而且宝宝常吃过甜的食物，容易导致肥胖。

辅食不要添加白糖

很多食物本身就含有糖分，在给宝宝制作辅食时最好少用白糖，不要让宝宝养成爱吃甜食的习惯。另外，若过多地摄取白糖会导致肥胖，应尽可能控制食用。

不要只给宝宝喝汤

有的家长认为汤水的营养是最丰富的，所以经常给宝宝喝汤或者是拿汤泡饭，其实这是错误的。因为不论怎么煮，汤水的营养都不如食物本身的营养丰富，因为汤里的营养只有5%～10%。

不要给宝宝喂过甜的水

如果给宝宝喝过甜的水，不仅会使宝宝的腹部饱胀，而且睡觉前要给已经萌出乳牙的宝宝定时清洁牙齿。所以不要给宝宝喂食带糖分的食物和水，以免含糖食物在口腔细菌作用下产生酸性物质，腐蚀宝宝的乳牙。

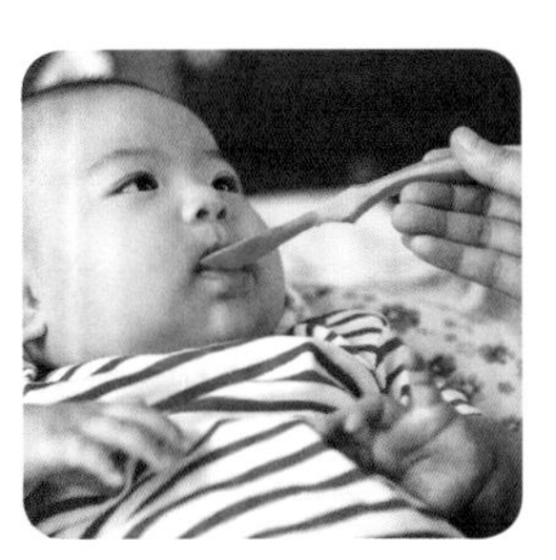

不要把食物嚼烂后再喂宝宝

大人的口腔中往往存在着很多病毒和细菌，即使是刷牙，也不能把它们全清除掉。有些成年人口腔不洁，生有牙病或口腔疾病，这些致病微生物在口腔内存积更多，宝宝一旦食入被大人咀嚼过的食物，将这些致病微生物带人体内，由于宝宝免疫功能低下，则有可能引起疾病的发生，如呕吐、肝炎和结核病等，给宝宝造成严重危害。

另外，由于食物经大人咀嚼后，使食物变成糊状，不再需要宝宝唾液腺的分泌和进一步咀嚼，这样则不利于宝宝颌骨和牙齿的发育，以及唾液腺的发育，长时间后易造成消化功能低下，影响食欲。所以让宝宝吃大人咀嚼后的食物，百害而无一利。

★重视宝宝的咀嚼训练

咀嚼的本质

宝宝生来就有寻觅和吸吮的本领，但咀嚼动作的完成需要舌头、口腔、面颊肌肉和牙齿彼此协调运动，必须经过对口腔、咽喉的反复刺激和不断训练才能获得。因此，习惯了吸吮的宝宝，要学会咀嚼吞咽是需要一个过程的，逐渐增加辅食是锻炼宝宝咀嚼能力的最好办法。

咀嚼食物对宝宝的影响

咀嚼食物可以使宝宝的牙齿、舌头和嘴唇全部用上，有利于语言功能的发展。为宝宝1岁半时发声打好基础，这更要求充分利用辅食期，锻炼宝宝的咀嚼与吞咽能力。

咀嚼训练的关键期

从宝宝4个月开始就可通过添加辅食来训练其咀嚼吞咽的动作，让宝宝学习接受吮吸之外的进食方式，为以后的换乳和进食做好准备。专家建议，从宝宝满4个月后（最晚不能超过6个月）就应添加泥糊状食物，以刺激宝宝的口腔触觉，训练宝宝咀嚼的能力，并培养宝宝对不同食物、不同味道的兴趣。

6～12个月是宝宝发展咀嚼和吞咽技巧的关键期，当宝宝有上下咬的动作时，就表示他咀嚼食物的能力已初步具备，父母要及时进行针对性的锻炼。

一旦错过时机，宝宝就会失去学习的兴趣，日后再加以训练往往事倍功半，而且技巧也会不够纯熟，往往嚼三两下就吞下去或嚼后含在嘴里不愿下咽。

咀嚼的过程

时间	训练重点	辅食特点	可选辅食
4～6个月	吞咽	半流质	米糊、蛋黄泥、果泥、蔬菜泥
6～12个月	咬、嚼	黏稠、粗颗粒	肉末、水果、面包片、手指饼
12个月以上	咀嚼后的吞咽	较粗的固体	水饺、馄饨、米饭

外出辅食全攻略

奶类、谷类辅食的准备方法

米粉、麦粉：可以借用奶粉分装盒将米粉、麦粉、奶粉分别装好，这样外出冲泡时会较方便。用小汤匙喂食，让宝宝做吞咽练习。

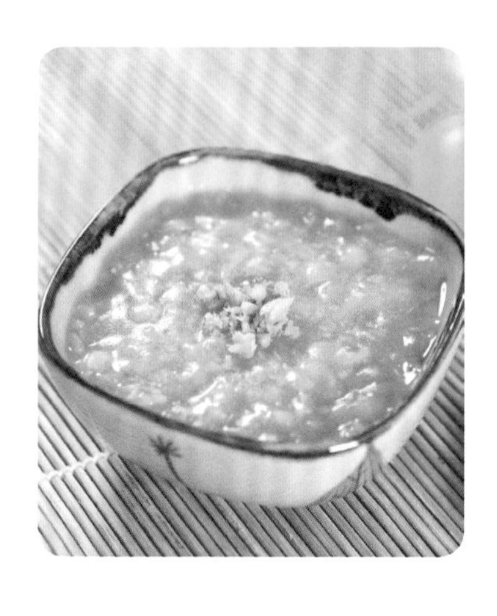

米粥：带7个月以上的宝宝外出时，可以准备米粥，用大口径的保温瓶盛装，既方便盛出，又有保温效果。

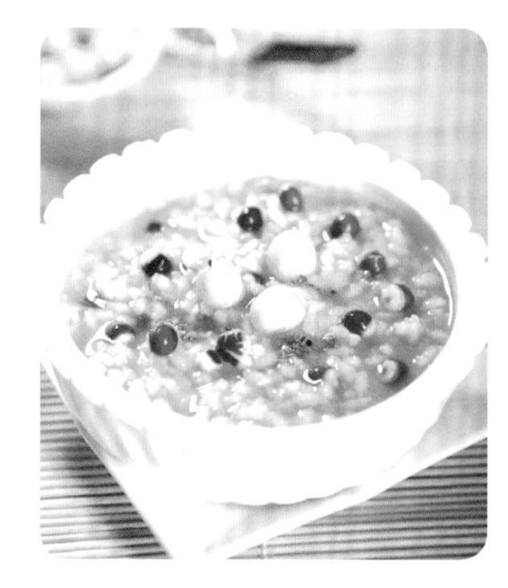

面包片：宝宝7个月时可以开始用干面包片来训练咀嚼能力。外出时，先准备一些面包片，放进食物保鲜袋携带。

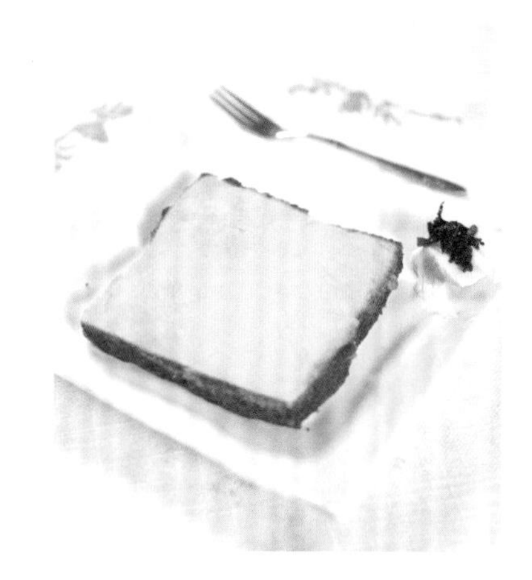

蔬果类辅食的准备方法

果汁或菜汁：选择富含维生素C的新鲜水果自行榨汁，如橘子、西瓜、葡萄等，也可以尝试喂食菜汤，如胡萝卜、菠菜等蔬菜的汤汁。外出时以干净且可密闭的容器盛装果汁或菜汁，再以小汤匙喂食。

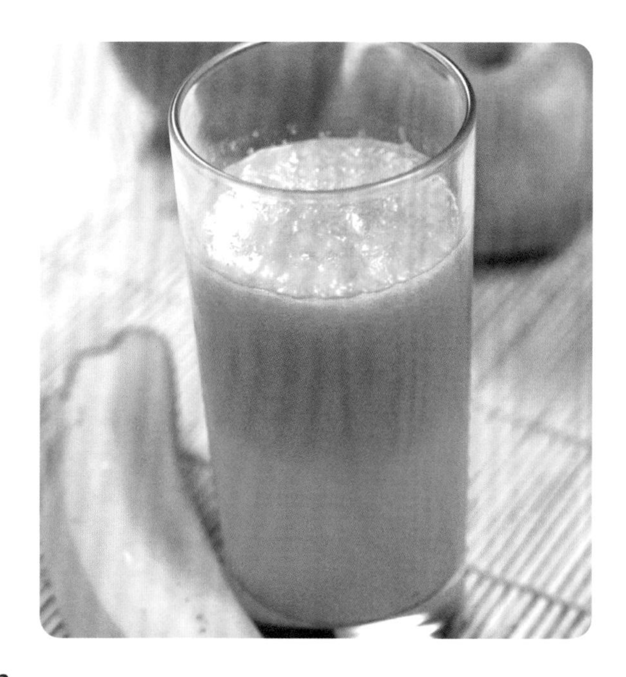

果泥或菜泥：在家中做好的果泥和菜泥，同样以干净且可密闭的容器盛装，再以小汤匙喂食；也可以在外出前将水果洗净切好，再以汤匙刮下喂食。

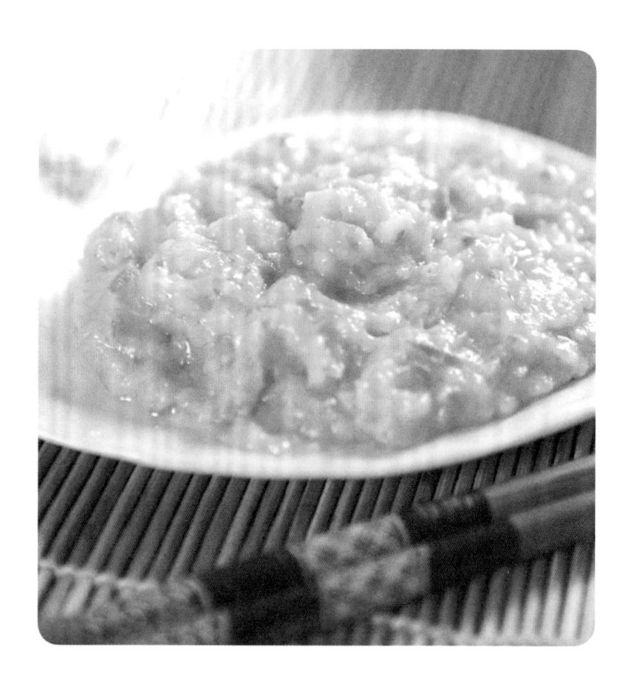

辅食添加初期

换乳开始的信号

一般开始添加辅食的最佳时期为宝宝4～6个月时，但是最好的判断依据还是根据宝宝身体的信号。以下就是只有宝宝才能发出来的该添加辅食的信号。

辅食最好开始于4个月之后

宝宝出生后的前三个月基本只能消化母乳或者配方奶，并且肠道功能也未成熟，进食其他食物很容易引起过敏反应。若是喂食其他食物引起多次过敏反应后可能引起消化器官和肠功能成熟后也会对食物排斥。所以，换乳时期最好选在消化器官和肠功能成熟到一定程度的4个月龄为宜。

辅食添加最好不晚于6个月龄

6个月大的宝宝已经不满足于母乳所提供的营养了，随着宝宝成长速度的加快，各种营养需求也随之增大，因此通过辅食添加其他营养成分是非常必要的。6个月的宝宝如果还不开始添加辅食，不仅可能造成宝宝营养不良，还有可能使得宝宝对母乳或者配方奶的依赖增强，以至于无法成功换乳。

过敏宝宝6个月开始吃辅食

宝宝生长的前五个月最完美的食物就是母乳，因此母乳喂养到6个月也不算太晚，尤其是有些过敏体质的宝宝，添加辅食过早可能会加重过敏症状，所以这种宝宝可6个月后开始换乳。

可以添加辅食的一些表现

等到宝宝长到4个月后，母乳所含的营养成分已经不能满足宝宝的需求了，并且这时候宝宝体内来自母体残留的铁元素也已经消耗殆尽了。同时宝宝的消化系统已经逐渐发育，可以消化除了奶制品以外的食物了。

1	首先观察一下宝宝是否能自己支撑住头，若是宝宝自己能够挺住脖子不倒而且还能加以少量转动，就可以开始添加辅食了。如果连脖子都挺不直，那显然为宝宝添加辅食还是过早
2	背后有依靠宝宝能坐起来
3	能够观察到宝宝对食物产生兴趣，当宝宝看到食物开始垂涎欲滴的时候，也就是开始添加辅食的最好时间
4	如果当4～6个月龄的宝宝体重比出生时增加一倍，证明宝宝的消化系统发育良好，比如酶的发育、咀嚼与吞咽能力的发育、开始出牙等
5	能够把自己的小手往嘴巴里放
6	当大人把食物放到宝宝嘴里的时候，宝宝不是总用舌头将食物顶出，而是开始出现张口或者吮吸的动作，并且能够将食物向喉间送去形成吞咽动作
7	一天的喝奶量能达到1升

添加初期辅食的原则、方法

添加初期辅食的原则

由于生长发育以及对食物的适应性和喜好都存有一定的个体差异，所以每一个宝宝添加辅食的时间、数量以及速度都会有一定的差别，妈妈应该根据自己宝宝的情况灵活掌握添加时机，循序渐进地进行。

添加辅食不等同于换乳

当母乳比较多，但是因为宝宝不爱吃辅食而用断母乳的方式来逼宝宝吃辅食这种做法是不可取的。因为母乳毕竟是这个时期的宝宝最好的食物，所以不需要着急用辅食代替母乳。对于上个月不爱吃辅食的宝宝，可能这个月还是不太爱吃，但是要有耐心等到母乳喂养的宝宝到了4个月后就会逐渐开始爱吃辅食了。因此不能由于宝宝不爱吃辅食，就采用断母乳的方法来改变，毕竟母乳是宝宝最佳的营养来源。

留意观察是否有过敏反应

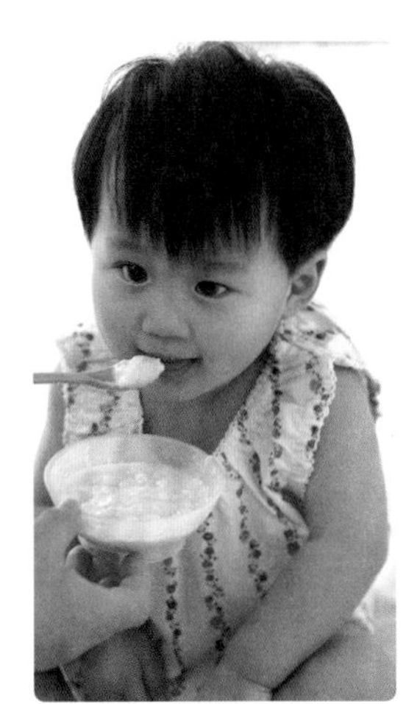

待宝宝开始吃辅食之后，应该随时留意宝宝的皮肤。看看宝宝是否出现了什么不良反应。如果出现了皮肤红肿甚至伴随着湿疹出现的情况，就该暂停喂食该种辅食。

留意观察宝宝的粪便

宝宝粪便的情况妈妈也应该随时留意观察。如果宝宝粪便不正常，也要停止相应的辅食。等到宝宝的粪便变得正常，也没有其他消化不良的症状以后，再慢慢地添加这种辅食，但是要控制好量。

添加初期辅食的方法

妈妈到底该如何在众多的食材中选择适合宝宝的辅食呢？如果选择了不当的辅食会引起宝宝的肠胃不适甚至过敏现象。所以，在第一次添加辅食时尤其要谨慎些。

辅食添加的量

奶与辅食量的比例为8：2，添加辅食应该从少量开始，然后逐渐增加。刚开始时添加辅食时可以从米粉开始，然后逐渐过渡到果汁、菜叶、蛋黄等。使用蛋黄的时候应该先用小匙喂大约1/8大的蛋黄泥，连续喂食3天；如果宝宝没有大的异常反应，再增加到1/4个蛋黄泥。接着再喂食3～4天，如果还是一切正常就可以加量到半个蛋黄泥。需要提醒的是，大约3%的宝宝对蛋黄会有过敏、起皮疹、气喘甚至腹泻等不良反应。如果宝宝有这样的反应，应暂停喂养，等到7～8个月大后再行尝试。

添加辅食的时间

因为这个阶段宝宝所食用的辅食营养还不足以取代母乳或配方奶，所以应该在两顿奶之间添加。最好在白天喂奶之前添加米粉，上下午各一次，每一次的时间应该控制在20～25分钟。

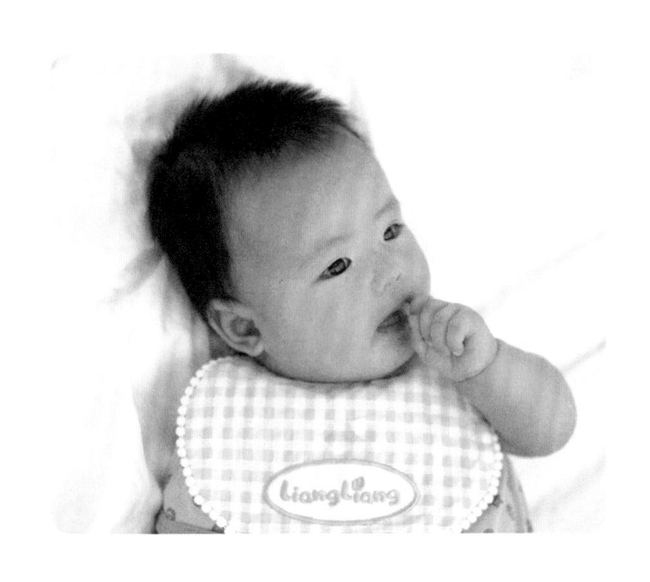

第一口辅食

喂养4个月的宝宝，最佳的起始辅食应该是婴儿营养米粉。这种最佳的婴儿第一辅食，里面含有多种营养元素，如强化了的钙、锌、铁等，其他辅食就没有它这么全面的营养了。这样一来，既能保证一开始宝宝就能摄取到较为均匀的营养素，并且也不会过早增加宝宝的肠胃负担。一旦喂完米粉以后，就要立即给宝宝喂食母乳或者配方奶，每个妈妈都应该记住，每一次喂食都该让宝宝吃饱，以免他们养成少量多餐的不良习惯。所以，等到宝宝把辅食吃完以后，就该马上给宝宝喂母乳或配方奶，直到宝宝不喝了为止。当然，如果宝宝吃完辅食以后，不愿意再喝奶，那说明宝宝已经吃饱了。一直等到宝宝适应了初次喂食的米粉量之后，再逐渐地加量。

喂食一周后再添加新的食物

添加辅食的时候，一定要注意一个原则，那就是等习惯一种辅食之后再添加另一种辅食，而且每次添加新的辅食时要留意宝宝的表现，多观察几天，如果宝宝一直没有出现什么反常的情况，再接着继续喂下一种辅食。

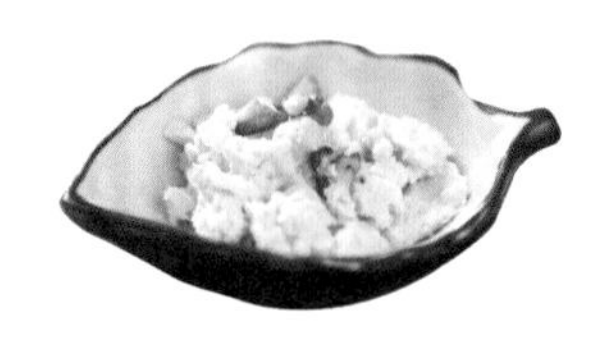

★初期辅食食材

【南瓜】

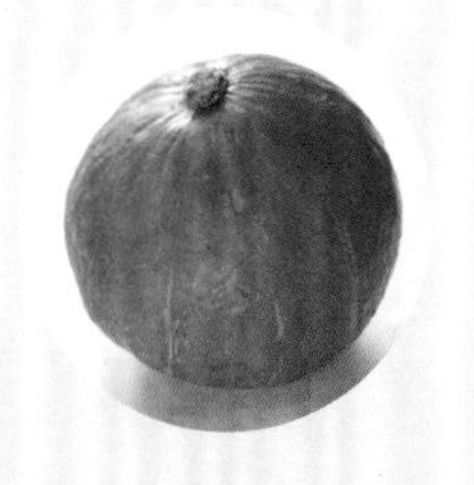

富含脂肪、糖类、蛋白质等热量高的南瓜，本身具有的香浓甜味还能增加食欲。初期要煮熟或者蒸熟后再食用。

【梨】

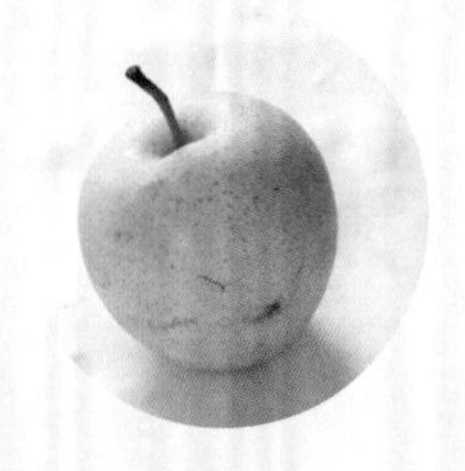

很少会引起过敏反应，所以添加辅食初期就可以开始食用。它还具有祛痰降温、帮助排便的功用，所以在宝宝便秘或者感冒时食用一举两得。

【香蕉】

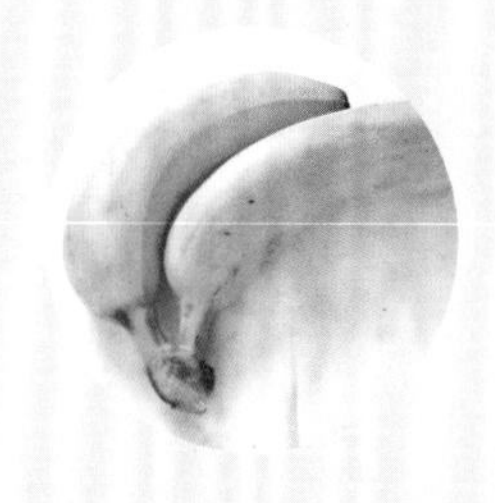

含糖量高，脂肪、酸含量低，可以在添加辅食初期食用。应挑表面有褐色斑点熟透了的香蕉，切除掉含有农药较多的尖部。初期放在米糊里煮熟后食用更安全。

【苹果】

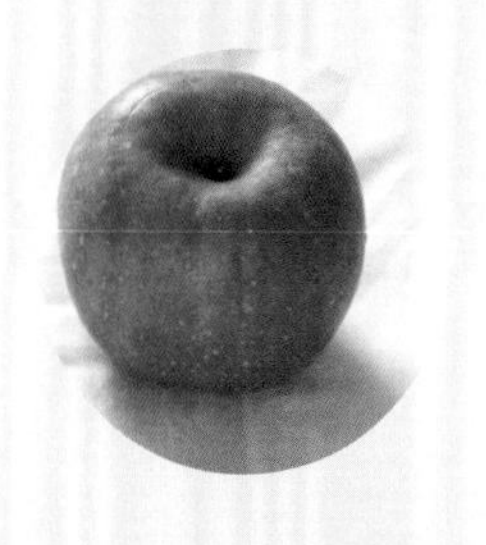

辅食初期的最佳选项。等到宝宝适应蔬菜糊糊后就可以开始喂食。因为苹果皮下有不少营养成分，所以打皮时尽量薄一些。

【萝卜】

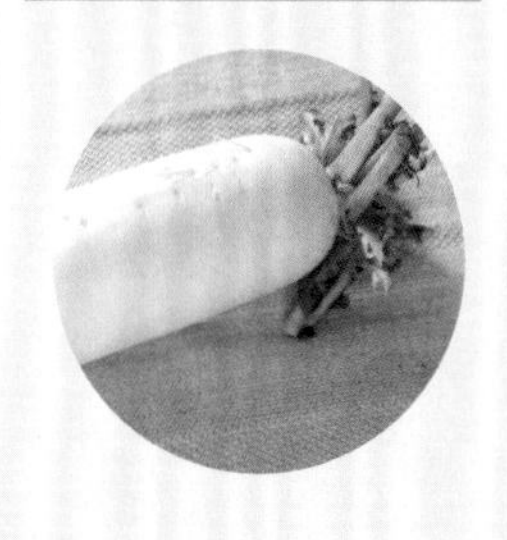

富含对感冒咳嗽有很好效果的消化酶。可以在宝宝5个月大的时候开始喂食。根部的辣味较为浓重，应该使用中间或者叶子部分来制作辅食。

【西蓝花】

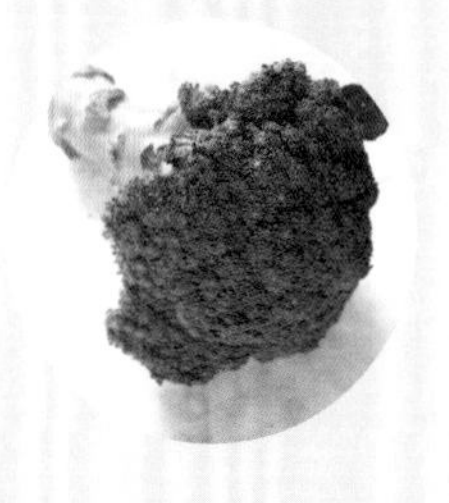

富含维生素C，很适合喂食感冒的宝宝。等到5个月后开始喂食，不要使用它的茎部来制作辅食，只用菜花部分，磨碎后放置冰箱保存备用。

【甜叶菜】

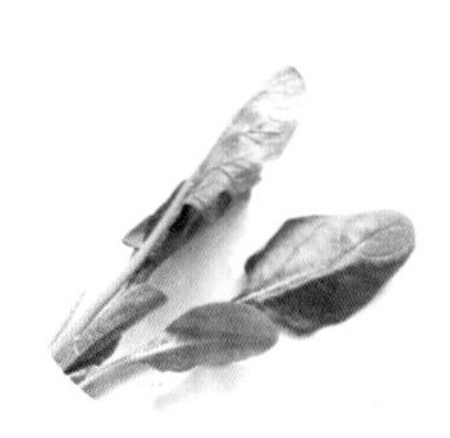

富含维生素C和钙的黄绿色蔬菜。因为纤维素含量高不易消化，所以宜5个月后喂食。取其叶部，洗净后开水氽烫，然后使用粉碎机捣碎后使用。

【鸡胸脯肉】

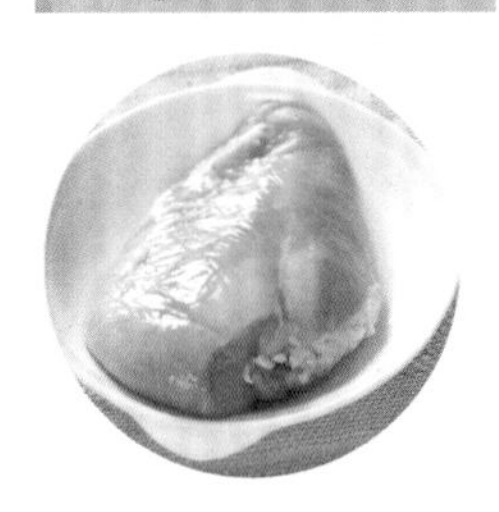

含脂量低，味道清淡而且易消化吸收。这个部位的肉很少引起宝宝过敏。为及时补足铁，可在宝宝6个月后开始经常食用。煮熟后捣碎食用，鸡汤还可冷冻后保存继续在下次使用。

【菜花】

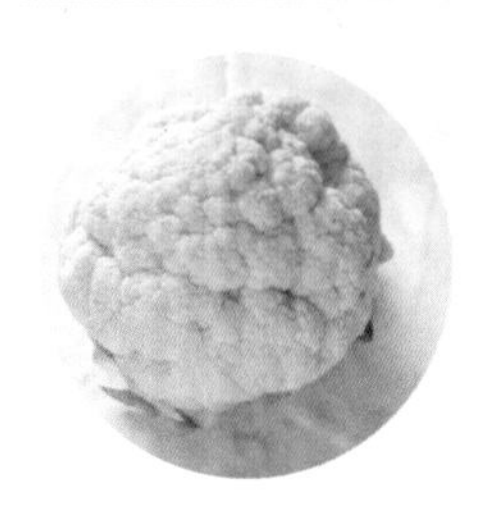

能够增强抵抗力、排出肠毒素。适合容易感冒、便秘的宝宝。把它和土豆一起食用既美味又有营养。去掉茎部后选用新鲜的菜花部分，开水氽烫后捣碎使用。

【李子】

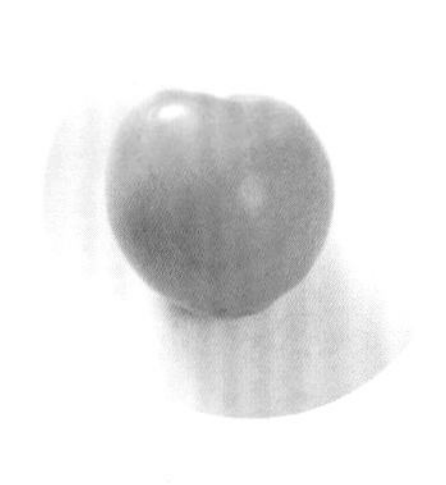

含超过一般水果3～6倍的纤维素，特适合便秘的宝宝。因其味道较浓，可在宝宝5个月大后喂食。初食应选用熟透的、味淡的李子。

【西瓜】

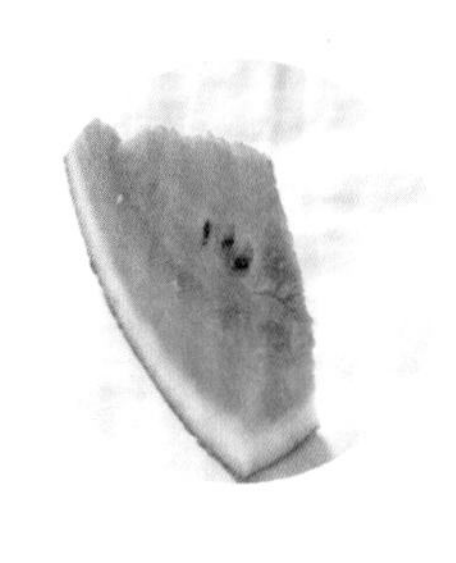

富含水分和钾，有利于排尿。既散热又解渴，是夏季制作辅食的绝佳选择。因为容易导致腹泻，所以一次不可食用太多。去皮、去籽后捣碎，然后再用麻布过滤后烫一下喂给宝宝。

【桃、杏】

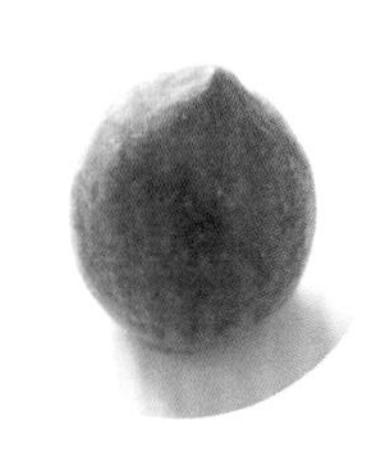

换乳伊始不少宝宝会出现便秘，此时较为适合的水果就是桃和杏。因果面有毛易过敏，所以5个月后开始喂食。有果毛过敏症的宝宝宜在1岁后喂食。

【油菜】

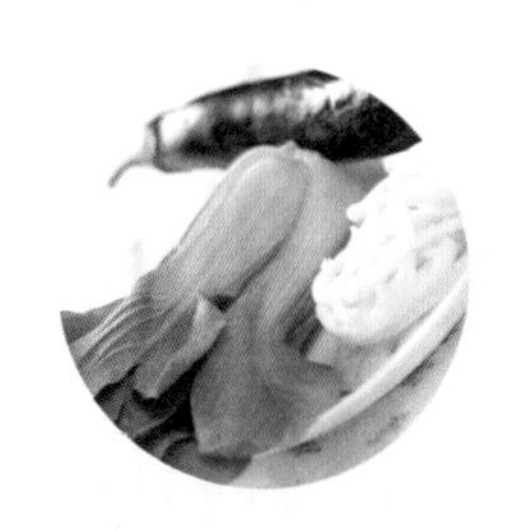

容易消化并且美味，是常见的用于制作辅食的材料。虽然富含铁，但因其阻碍硝酸的吸收，容易导致贫血，所以6个月前禁止食用。加热时间过长会破坏维生素和铁，所以用开水烫一下后搅碎，然后用筛子筛后使用。

【白菜】

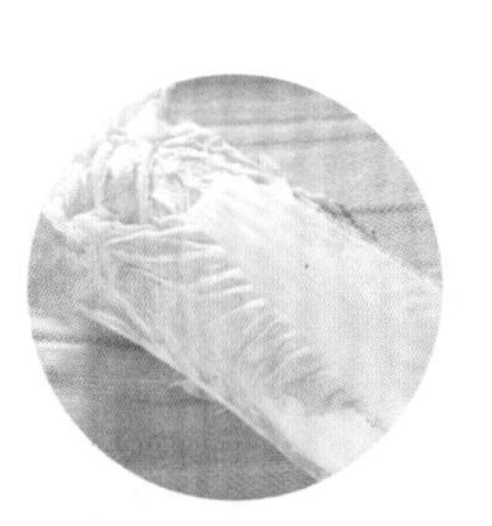

富含维生素C，能预防感冒。因其纤维素较多不易消化，并且容易引起贫血，故6个月后可以喂食。添加辅食初期选用纤维素含量少、维生素聚集的叶子部位。去掉外层菜叶，选用里面菜心烫后捣碎食用。

【蘑菇】

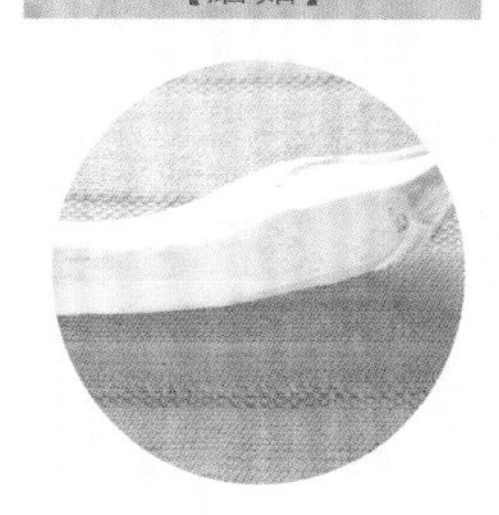

除了含有蛋白质、无机盐、纤维素等营养素，还能提高免疫力。先食用安全性最高的冬菇，没有任何不良反应后再尝试其他蘑菇。开水烫一下后切成小块，再用粉碎机捣碎后食用。

【海带】

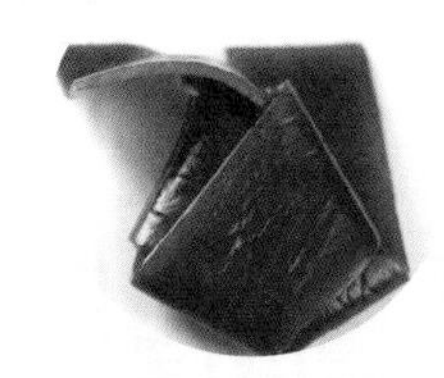

富含纤维素和无机盐，是较好的辅食食料。附在其表面的白色粉末增加了其美味，易溶于水，故而用湿布擦干净即可。擦干净后用煎锅煎脆后再捣碎食用。

【胡萝卜】

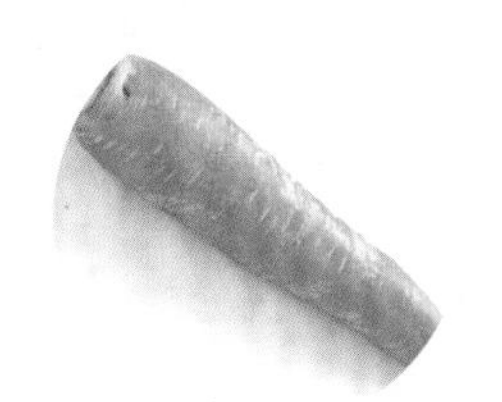

富含维生素和无机盐。虽然辅食中常用它补铁，但它也含有易引起贫血的硝酸盐，所以一般6个月后食用。油煎后食用较好，换乳初期和中期应去皮蒸熟后食用。

【卷心菜】

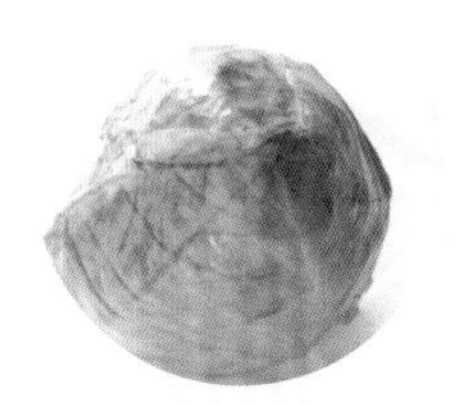

适用于体质较弱的宝宝以提高对疾病的抵抗力。首先去掉硬而韧的表皮，然后用开水烫一下里层的菜叶后捣碎。最后再用榨汁机或者粉碎机研碎以后放入大米糊糊里一起煮。

★常用食物的黏稠度

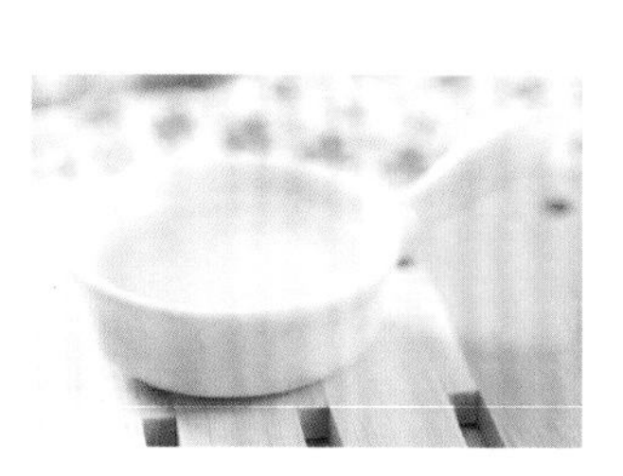

大米：磨碎后做成10倍米糊，相当于母乳浓度。

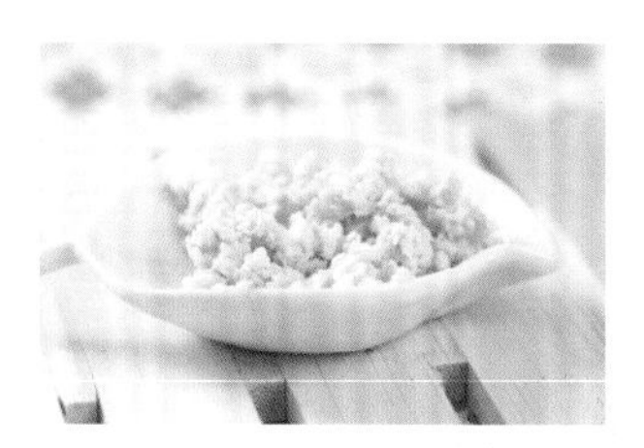

鸡胸脯肉：开水煮熟切碎，再用粉碎机捣碎食用。

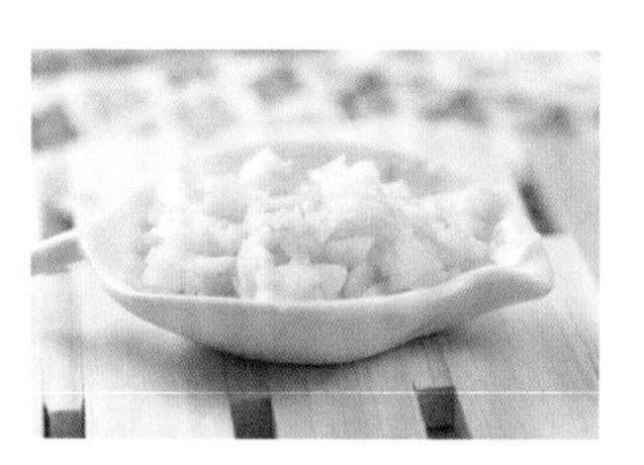

苹果：去皮和籽磨碎，用筛子筛完加热。

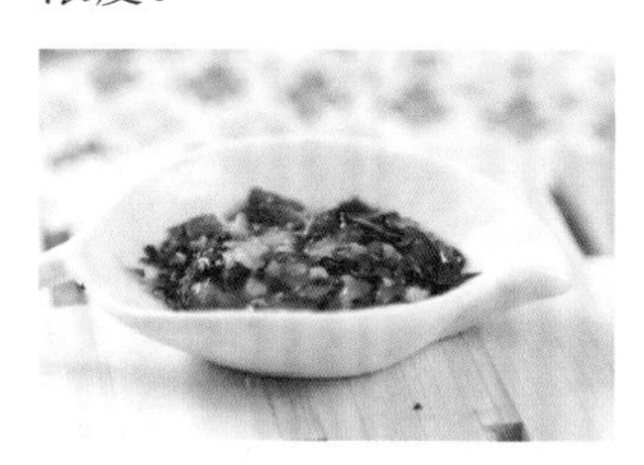

油菜：开水烫一下磨碎或捣碎，然后用筛子筛。

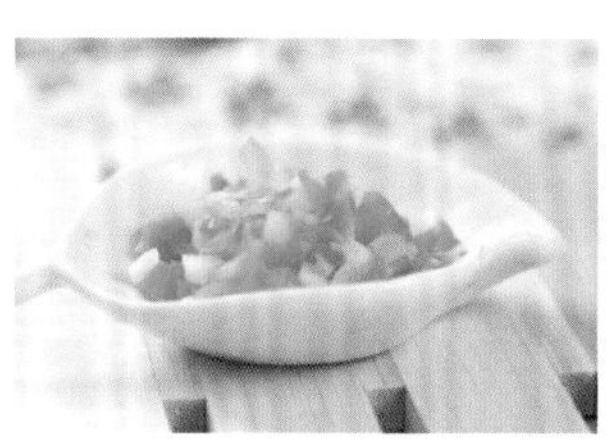

胡萝卜：去皮煮热后磨碎或捣碎，然后用筛子筛。

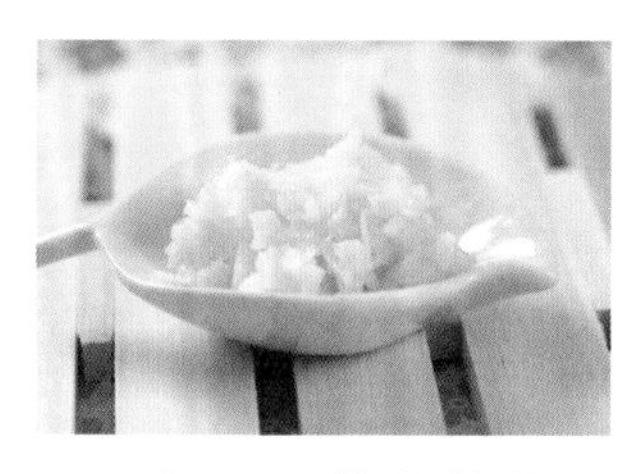

土豆：带皮蒸熟后再去皮捣碎，然后用筛子筛。

初期辅食食谱

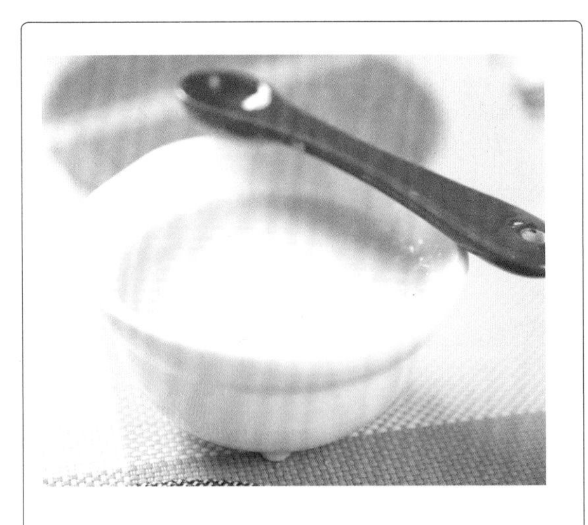

米粉

材料 婴儿米粉1匙，温水适量。

做法 1匙婴儿米粉加30毫升温水，调制成糊状。第一次添加米粉的时候，可以稍微稀薄一些。

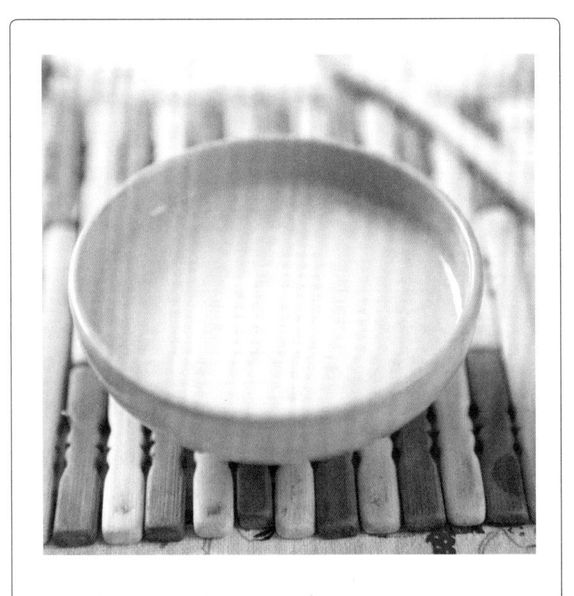

配方奶米粉

材料 婴儿配方奶粉1匙，婴儿米粉1匙，温水30毫升。

做法 将婴儿配方奶粉及婴儿米粉，以1：1混合，即一匙婴儿配方奶粉加一匙米粉，以30毫升的温水调匀即可。

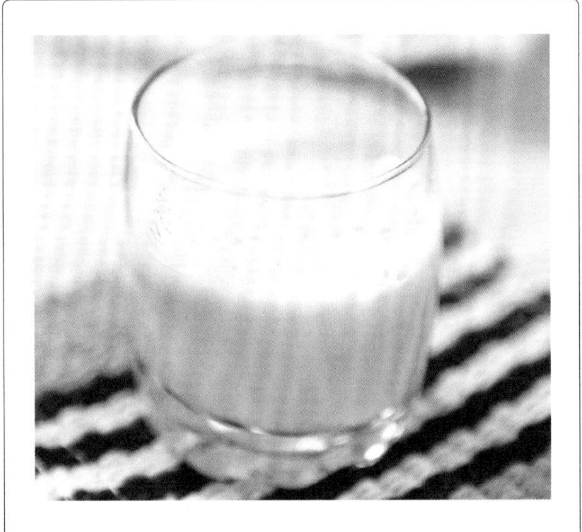

梨汁

材料 小白萝卜1个，梨两个。

做法 1.将白萝卜切成细丝，再将梨切成薄片。

2.将白萝卜丝倒入锅内加清水烧开，用小火炖10分钟后，加入梨片再煮5分钟，然后过滤取汁即可。

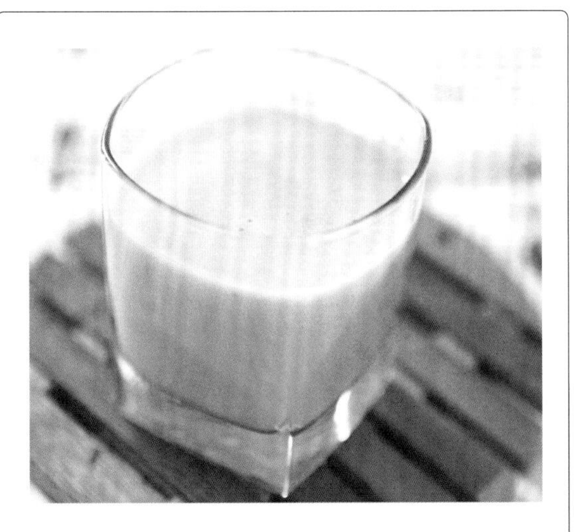

橘子汁

材料 橘子1个，清水50毫升。

做法 1.将橘子洗净，切成两半，放入榨汁机中榨成橘汁。

2.将清水倒入与等量橘汁中加以稀释。

3.将橘汁倒入锅内，再用小火煮一会儿即可。

第三节
7～9个月辅食添加中期

6～7个月宝宝的喂养

★这个时期宝宝主要需要的营养

7个月宝宝的主要营养来源还是母乳或是配方奶，同时添加辅食。宝宝长到6个月以后，不仅对母乳或配方奶以外的其他食物有了自然的需求，而且对食物口味的要求与以往也有所不同，开始对咸的食物感兴趣。这个时期的宝宝仍需母乳喂养，因此，妈妈必须注意多吃含铁丰富的食物。对有腹泻的宝宝，及时控制腹泻也极为重要。

★怎样喂养本月的宝宝

宝宝到了这个阶段，可以给宝宝喂米粥或面包这样的辅食，不要拘泥于一定的量，要满足宝宝自己的食量。但从营养价值来讲，米粥是不如配方奶的，而且过多吃米粥还会使宝宝脂肪堆积，对宝宝是不利的。为了使宝宝健康成长，还要加一些鸡蛋、鱼、肉等。对于从上个月就开始实行换乳的宝宝，这个月的食量也开始增大，一般都可以吃鱼肉或者动物肝脏了。若宝宝的体重平均10天增加100～120克，就说明换乳进行得比较顺利。

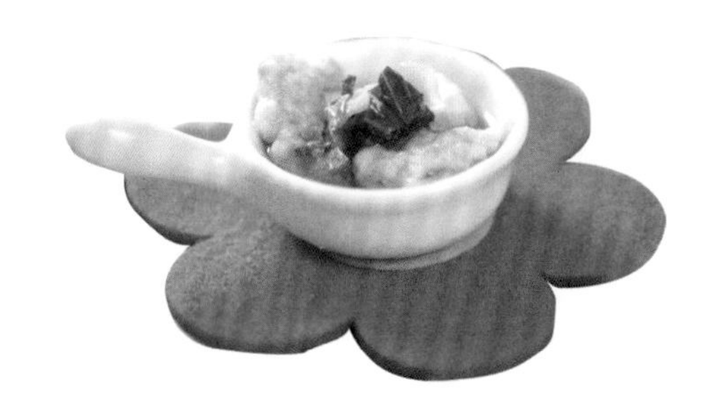

★宝宝的饮食搭配

要吃饱也要吃好

宝宝长到了7个月左右，母乳已经不会很充分，而且宝宝的成长需要更多的营养物质，母乳已经不能满足他，所以，应该继续给宝宝添加一些辅食，如肉泥、猪肝泥和炖蛋，还可添加杂粮做的粥，使宝宝获得更加均衡的营养。

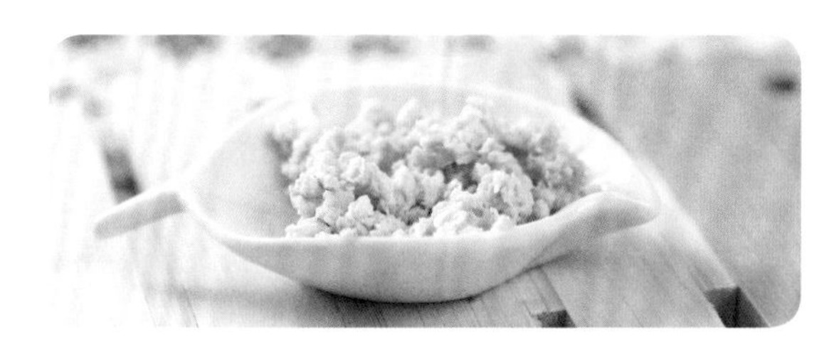

如何给宝宝配置新鲜食物

煮熟的新鲜蔬菜和很碎的水果最容易准备，用搅拌器将食物磨碎即可。所有的食物都应该柔软、不含盐、充分煮沸。大多数水果在食用前需要蒸煮软化。把不马上吃的食物保存在冰箱中，在下次使用前要检查是否有酸坏的现象。与买的食物不一样，自己准备的食物没有经灭菌处理，因此，容易发生酸变。

此时的宝宝基本上已经可以很好地坐立，可以让宝宝坐在椅子上用餐。为了使宝宝舒适，应在椅子上放置一个可以清洗的垫子，方便清洗积聚在上面的食物。在购买高脚椅子时，也要注意寻找带有可分离盘子的高边椅子。高边可以防止宝宝慌乱进餐时盘子和食物滑落，可分离的盘子将在餐后直接送到水槽清洗。

宝宝偏食怎么办

一般宝宝会在这个月出现偏食现象，对于他爱吃的食物，会大口大口地吃，对于他不爱吃的食物，会用舌头顶出来，对食物的好恶感很明显。

一些妈妈很担心，宝宝这么小就偏食，长大了可怎么办？于是，妈妈就想方设法哄宝宝吃下他不喜欢吃的食物，最后弄得宝宝哇哇大哭。其实，妈妈不用过于担心，这种宝宝期的偏食和我们平时所说的偏食不一样，这时期出现的这种偏食只是宝宝一种天真的反应，而且很多宝宝在这个月都会出现这种偏食现象，不过，情况很快会有好转，同一种食物，今天他不喜欢吃，过几天就会喜欢吃了。

为了避免宝宝偏食，妈妈可变换花样做同一种食材。如果宝宝不喜欢吃单独的肉泥，妈妈可以把肉泥放在粥里；宝宝不喜欢吃青菜泥，妈妈可以把碎菜放在鸡蛋里，蒸来喂宝宝吃。总之，妈妈尽量将辅食做成宝宝喜欢的形状来吸引宝宝，这样宝宝不但会愉快进食，也能达到营养均衡。

影响宝宝智力的食物

以下食物宝宝如果吃多了，会影响大脑的发育，使宝宝智力出现问题。

含铝食物

世界卫生组织提出，人体每天摄铝量不应超过60毫克，如果一天吃50～100克油条便会超过这个允许摄入量，导致记忆力下降、思维能力迟钝，所以，早餐不能以油条为主食。经常使用铝锅炒菜，铝壶烧开水也应注意摄铝量增大的问题。

含过氧脂质的食物

过氧脂质对人体有害，如果长期从饮食中摄入过氧化脂并在体内积聚，可使人体内某些代谢酶系统遭受损伤，促大脑早衰或痴呆，如熏鱼、烤鸭、烧鹅等。还有炸过鱼、虾的油会很快氧化并产生过氧脂质。其他如鱼干、腌肉及含油脂较多的食物在空气中都会被氧化而产生过氧脂质。

过咸食物

人体对食盐的生理需要极低，大人每天摄入7克以下，儿童每天摄入4克以下，习惯吃过咸食物的人，不仅会引起高血压、动脉硬化等症，还会损伤动脉血管，影响脑组织的血液供应，使脑细胞长期处于缺血缺氧状态而导致智力迟钝、记忆力下降，甚至过早老化。

提高宝宝免疫力的食物

铁、锌很重要

控制免疫力的白细胞是血液中中重要的成分，因而对增加血液是至关重要的。要保证摄入充足的铁、锌等无机盐。

富含铁的食物：
羊栖菜、沙丁鱼。
富含锌的食物：
番茄、贝壳类、鱼、瘦肉，蔬菜。

蛋白质的补充

作为组成细胞基础的蛋白质也是不可少的。特别是鱼类（鱼类食物可能产生过敏反应，应从换乳后期开始添加）等优质蛋白质源，含有DHA和EPA等不饱和脂肪，可以使血液通畅，使白细胞由细胞顺利到达全身。

富含蛋白质的食物：
南瓜、鸡蛋、鱼类、猪肉。

维生素A和维生素C

白细胞是以团队形式进行工作的，巨噬细胞和淋巴球等通过放出化学物质使巨噬细胞提高工效。摄取维生素A和维生素C可以增加巨噬细胞的放出量。维生素C除攻击侵入体内的细菌，还有缓解紧张的功效。

富含维生素C的食物：
南瓜、香蕉、草莓等含量丰富。
富含维生素A的食物：
菠菜等黄绿色蔬菜和奶酪中含量丰富。

7～8个月宝宝的喂养

这个时期宝宝主要需要的营养

宝宝到了7～8个月这个阶段，妈妈的母乳量开始减少，且质量开始下降，所以，必须给宝宝增加辅食，以满足其生长发育的需要。母乳喂养的宝宝在每天喂三次母乳或750毫升配方奶的同时，还要上下午各添加一顿辅食。需要注意的是，此时期的宝宝与饮食相关的个性已经表现出来，所以，煮粥时不要大杂烩，应一样一样地制作，让宝宝体会不同食物的味道。同时也要补充菜泥、碎米、浓缩鱼肝油等营养丰富的食物。另外，肝泥、肉泥、核桃仁粥、芝麻粥、牛肉汤、鸡汤等食物营养也很丰富。如果宝宝已经长牙，可喂食面包片、饼干等。

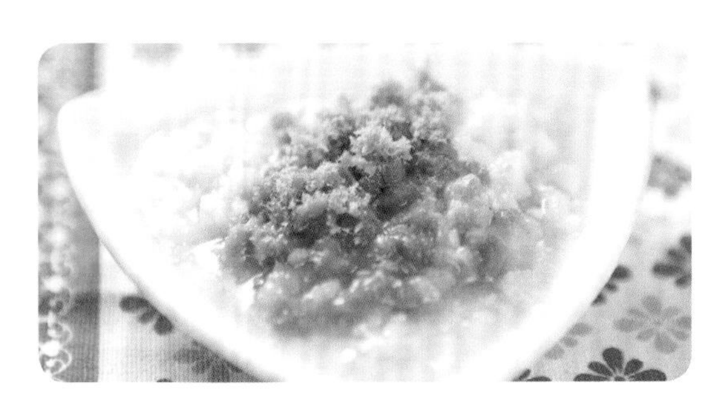

怎样喂养本月的宝宝

宝宝对食物的喜好在这一时期就可以体现出来，所以，妈妈可以根据宝宝的喜好来安排食谱。比如，喜欢吃粥的宝宝和不喜欢吃粥的宝宝在吃粥的量上就会产生差别，所以，要根据个体差异制作辅食。不论代辅食如何变化，都要保证膳食的结构和比例要均衡。本月宝宝每日的母乳或配方奶摄入量在750毫升左右。

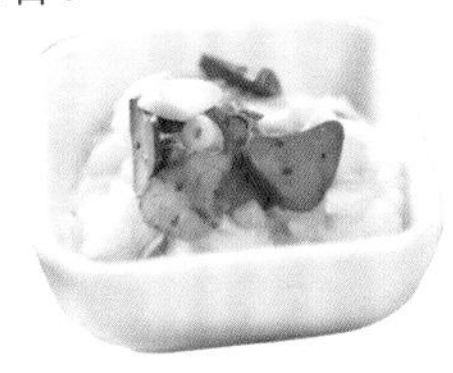

宝宝长牙需哪些营养素

多补充磷和钙

这个阶段是宝宝长牙的时期，无机盐钙、磷此时显得尤为重要，有了这些营养素，小乳牙才会长大，并且坚硬度好。多食用虾仁、海带、紫菜、蛋黄粉、奶制品等食物可使宝宝大量补充无机盐钙。而多给宝宝食用肉、鱼、奶、豆类、谷类以及蔬菜等食物就可以很好地补充无机盐磷。

补充适量的氟

适量的氟可以增加乳牙的坚硬度，使乳牙不受腐蚀，不易发生龋齿。海鱼中含有大量的氟元素，可以给宝宝适量补充。

补充适量的蛋白质

如果要想使宝宝牙齿整齐、牙周健康，就要给宝宝补充适量的蛋白质。蛋白质是细胞的主要组成成分，如果蛋白质摄入不足，会造成牙齿排列不齐、牙齿萌出时间延迟及牙周组织病变等现象，而且容易导致龋齿的发生。所以，适当地补充蛋白质就显得尤为重要。各种动物性食物、奶制品中所含的蛋白质属优质蛋白质。植物性食物中以豆类所含的蛋白质量较多。这些食物中所含的蛋白质对牙齿的形成、发育、钙化、萌出起着重要的作用。

维生素也是好帮手	
维生素A	能维持全身上皮细胞的完整性，缺少维生素A就会使上皮细胞过度角化，导致宝宝出牙延迟
维生素C	缺乏维生素C可造成牙齿发育不良、牙骨萎缩、牙龈容易水肿出血可以通过给宝宝食用新鲜的水果，如橘子、柚子、猕猴桃、新鲜大枣等能补充牙釉质的形成需要的维生素C
维生素D	维生素D可以增加肠道内钙、磷的吸收，一旦缺乏就会出牙延迟，牙齿小且牙距间隙大。可以通过给宝宝食用鱼肝油制剂或直接给宝宝晒太阳来获得维生素D。

训练宝宝自己吃饭

当宝宝不耐烦时

当宝宝感到不耐烦时，要马上停止给宝宝进食，先好好安抚宝宝的情绪，等宝宝的情绪稳定下来之后，再让他继续用餐。

突然吞咽困难时

父母要观察宝宝平时是否常容易发生口齿不清的情形，或者是时常有呛到的现象，如果经常发生以上两种状况，很有可能是宝宝的脑部发育或是咀嚼肌肉出现问题。

此时，父母应带宝宝就医诊视，请耳鼻喉科的专科医师先做初步评估，之后再转诊到相关科室做进一步详细检查。

宝宝拒吃时

当宝宝拒绝吃饭时，父母除了正餐以外，不喂食宝宝任何其他食物，等用餐时间一到，宝宝感觉到肚子饿，自己便会要求进食，此时要给宝宝提供容易消化的食物。

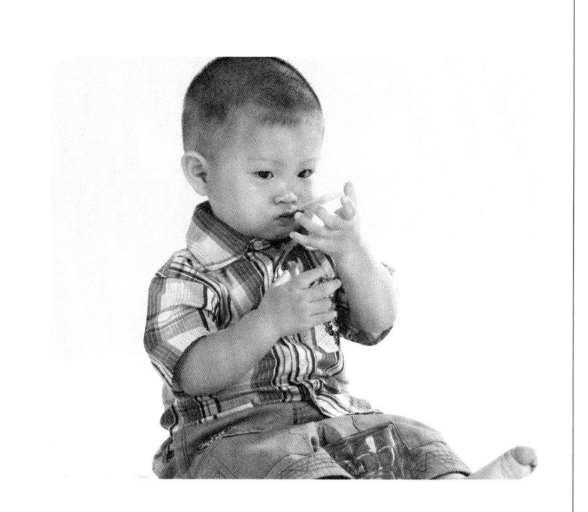

8～9个月宝宝的喂养

这个时期宝宝主要需要的营养

8～9个月为宝宝补充营养是十分重要的。宝宝此时期的生长十分迅速，需要有全面均衡营养的支持。不同月龄的宝宝，营养成分的配比也是会发生变化的。营养成分一定要充足，以适应成长发育的需要。母乳是一直被崇尚的最经济、最佳食物，但是宝宝到了8～9个月这一时期，母乳的质量下降，致使其营养成分无法满足宝宝的需要。所以，在此时期提倡断乳，用配方奶代替母乳，并且加大营养代乳品的比例。营养代乳品的选择十分重要，既要满足宝宝的营养物质需求，又要避免宝宝摄入营养过多导致肥胖。

怎样喂养本月的宝宝

原则上提倡喂母乳12个月以上，但由于宝宝个体差异的原因，并不是每个妈妈都可以做到。如果宝宝在这一阶段完成断奶，在营养方面，妈妈可以以各种方式给宝宝食用代乳食品。一般来讲，这一时期宝宝的饮食为：每天三次配方奶，分别在早6时、下午2时和晚上10时，每次约为250毫升。另外要加两次辅食，可安排在上午10时和下午6时，辅食的内容力求多样化，使宝宝对吃东西产生兴趣且营养均衡。在这期间还可以安排宝宝吃些水果或果泥。在食物的搭配上要注意无机盐和微量元素的补充。

宝宝的饮食离不开水果

水果中含有类胡萝卜素，具有抗氧化的生理活性。还有的水果含有丰富的维生素、不饱和脂肪酸、花青素。这些营养素对宝宝的成长有重大的意义，是宝宝体内不能缺少的营养素。

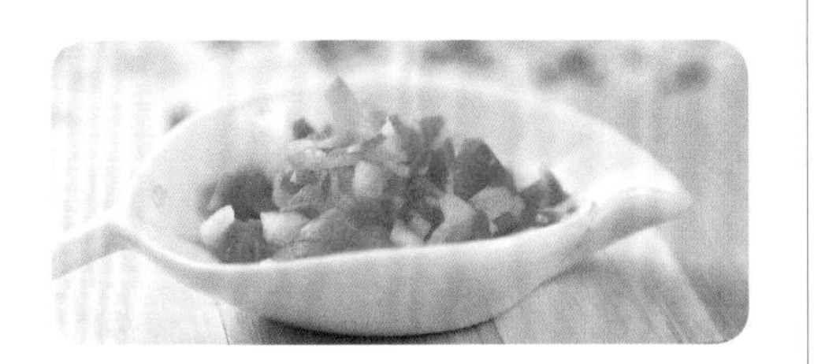

宝宝饮食禁忌

不要给宝宝吃油腻、刺激性的食物

家长在给宝宝选择辅食时，要注意不要给宝宝准备油腻的、刺激性大、无营养的食物。

1	咖啡、可乐等饮料影响宝宝神经系统的发育
2	花生、糯米等不易消化的食物会给宝宝消化系统增加负担
3	刺激性大的食物不利于宝宝的生长，如辣的、咸的
4	不宜给宝宝吃冷饮，这样容易引起消化不良

不要给宝宝吃过多的鱼松

有的宝宝很喜欢吃鱼松，喜欢把鱼松混合在粥中一起食用，妈妈也喜欢喂给宝宝鱼松，认为鱼松又有营养又美味。虽然鱼松很有营养，但是也不能食用过量。这是因为鱼松是由鱼肉烘干压碎而成的，并且加入了很多调味剂和盐，其中还含有大量的氟化物，如果宝宝每天吃10克鱼松，就会从中吸收8毫克的氟化物，而且宝宝还会从水中和其他食物中吸收很多氟化物。然而，人体每天吸收氟化物的安全值是3～4.5毫克，如果超过这个值，就无法正常代谢而储存在体内，若长时间超过这个值，就会导致氟中毒，影响骨骼、牙齿的正常发育。

不要给宝宝吃太多菠菜

有的家长害怕宝宝因为缺铁而贫血，所以，就让宝宝多吃菠菜补充铁。实际上，菠菜含铁量并不很高，最关键的是菠菜中含有的大量草酸容易和铁结合成难以溶解的草酸铁，还可以和钙形成草酸钙。如果宝宝有缺钙的症状，吃菠菜会使佝偻病情加重。所以，不要为了补充铁而给宝宝吃大量的菠菜。

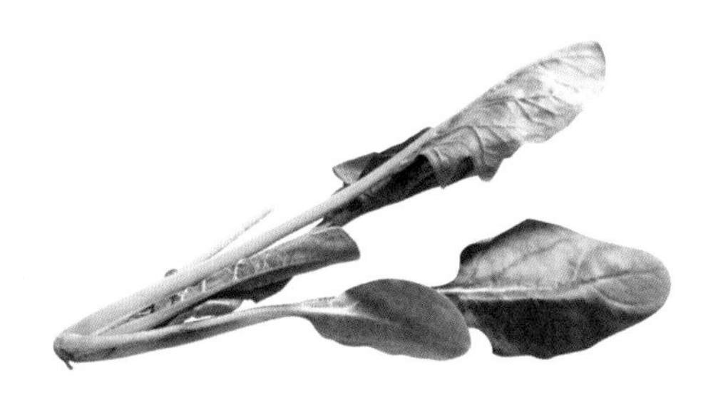

不要给宝宝吃过量的西瓜

到了夏天，适当吃点儿西瓜对宝宝是有好处的，因为西瓜能够消暑解热。但是如果短时间内摄取过多的西瓜，就会稀释胃液，可能造成宝宝消化系统紊乱，导致宝宝腹泻、呕吐、脱水，甚至可能出现生命危险，对于肠胃出现问题的宝宝，更不能吃西瓜。

不宜给宝宝的食物加调料

这个月龄的宝宝食物中依然不要添加盐之类的调味品，因为这个月的宝宝肾脏功能依然没有完善，如果吃过多的调味料，会让宝宝肾脏负担加重，并且造成血液中钾的浓度降低，损害心脏功能。所以，这个时期宝宝尽量避免食用任何调味品。

★这些蔬果是预防宝宝疾病的高手

冬瓜	1.夏季感冒：鲜冬瓜1块切片，粳米1小碗。冬瓜去皮瓤切碎，加入花生油炒，再加适量姜丝、豆豉略炒，和粳米同煮粥食用，每日两次	2.咳嗽有痰：用鲜冬瓜1块切片，鲜荷叶1张。加适量水炖汤，加少许盐调味后饮汤吃冬瓜，每日两次	
南瓜	1.哮喘：南瓜1个，蜂蜜半杯，冰糖30克，先在瓜顶上开口，挖去部分瓜瓤，放入蜂蜜、冰糖，盖好，放在蒸笼中蒸两小时即可。每日早晚各吃一次，每次半小碗，连服5～7个月	2.蛔虫、绦虫病：取新鲜南瓜子仁50克，研烂，加水制成乳剂，加冰糖或蜂蜜，空腹服	
番茄	1.贫血：番茄洗净，鸡蛋1个煮熟，同时吃下，每日1～2次	2.皮肤炎：将番茄去皮和籽后，捣烂外敷于患处，每日更换2～3次	
白菜	1.百日咳：大白菜根3条，冰糖30克，加水煎服，每日三次	2.感冒：大白菜根3条洗净切片，红糖30克，生姜3片，水煎服，每日两次	
土豆	1.习惯性便秘：鲜土豆洗净切碎后，加开水捣烂，用纱布包绞汁，每天早晨空腹服下一两匙，酌加蜂蜜同服，连续15～20天	2.湿疹：土豆洗净，切碎捣烂，敷患处，用纱布包扎，每昼夜换药4～6次，两三天后便能治愈，治湿疹	
萝卜	1.扁桃体炎：鲜萝卜绞汁30毫升，甘蔗绞汁15毫升，加适量白糖水冲服，每日两次	2.腹胀积滞、烦躁、气逆：鲜萝卜1个，切薄片；酸梅2粒，加清水3碗煎成1碗，去渣取汁加少许食盐调味饮用	
胡萝卜	1.营养不良：胡萝卜1根，煮熟每天饭后当零食吃，连吃1周	2.百日咳：胡萝卜1根，挤汁，加适量冰糖蒸开温服，每日两次	
葱	1.感冒发热：连根葱白15根和大米一把煮粥，倒一勺醋，趁热吃，每日三次	2.咳嗽：葱白连须5根，生梨1个，白糖2勺。水煎后，吃葱、梨，喝汤，每日三次	

辅食添加中期

添加中期辅食的信号

添加中期辅食6个月后进行

一般说来在进行初期的辅食后一两个月才开始进行中期辅食，因为此时的宝宝基本已经适应了除配方奶、母乳以外的食物。所以初期辅食开始于4个月的宝宝，一般在6个月后期或者7个月初期开始进行中期辅食添加较好。但那些易过敏或者一直母乳喂养的宝宝，还有那些一直到6个月才开始换乳的宝宝，应该进行1～2个月的初期辅食后，再在7个月后期或者8个月以后进行中期辅食喂养为好。

较为熟练咬碎小块食物时

当把切成3毫米大小的块状食物或者豆腐硬度的食物放进宝宝嘴里的时候，留意他们的反应。如果宝宝不吐出来，会使用舌头和上牙龈磨碎着吃，那就代表可以添加中期辅食了。如果宝宝不适应这种食物，那先继续喂更碎、更稠的食物，过几日再喂切成3毫米大小的块状食物。

开始长牙，味觉也快速发展

此时正是宝宝长牙的时期，同时也是味觉开始快速发育的时候，应该考虑给宝宝喂食一些能够用舌头碾碎的柔软的固体食物。食物种类可以更多，用来配合咀嚼功能和肠胃功能的发育，同时促进味觉发育。注意不要将大块的蔬菜、鱼肉喂给宝宝，应将其碾碎后喂给宝宝。

对食物非常感兴趣时

宝宝一旦习惯了辅食之后，就会表现出对辅食的浓厚兴趣，吃完平时的量后还会想要再吃，吃完后还会抿抿嘴，看到小匙就会下意识地流口水，这些都表明该给宝宝进行中期辅食添加了。

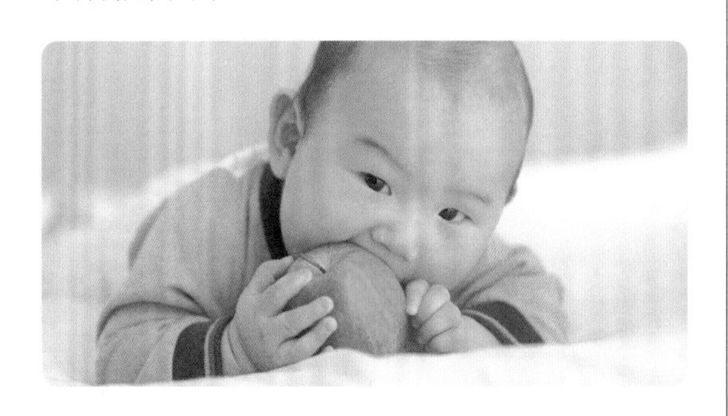

中期辅食添加的方法

辅食添加中期的原则

7～9个月的宝宝，已经开始逐渐长出牙齿，初步具有一些咀嚼能力，消化酶也有所增加，所以能够吃的辅食越来越多，身体每天所需要的营养素有一半来自辅食。

食物应由泥状变成稠糊状

辅食要逐渐从泥状变成稠糊状，即食物的水分减少，颗粒增粗，不需要过滤或磨碎，喂到宝宝嘴里后，需稍含一下才能吞咽下去，如蛋羹、碎豆腐等，逐渐再给宝宝添加碎青菜、肉松等，让宝宝学习怎样吞咽食物。

小贴士

由于宝宝已经开始长牙，所以能吃很多东西。妈妈在这一阶段应该发挥的作用，是让辅食的种类在宝宝的胃肠内能够接受的范围越多越好，扎扎实实地逐渐使辅食成为宝宝的主食。这一时期宝宝喜欢自己拿着吃，因此可以让宝宝自己拿着吃。

七八个月开始添加肉类

宝宝到了7～8个月后，可以开始添加肉类。适宜先喂容易消化吸收的鸡肉、鱼肉。随着宝宝胃肠消化能力的增强，逐渐添加猪肉、牛肉、动物肝等辅食。

让宝宝尝试各种各样的辅食

通过让宝宝尝试多种不同的辅食，可以使宝宝体味到各种食物的味道，但一天之内添加的两次辅食不宜相同，最好吃混合性食物，如把青菜和鱼做在一起。

给宝宝提供能练习吞咽的食物

这一时期正是宝宝长牙的时候，可以提供一些需要用牙咬的食物，如胡萝卜去皮让宝宝整根地咬，训练宝宝咬的动作，促进长牙，而不仅是让他吃下去。

开始喂宝宝面食

面食中可能含有可以导致宝宝过敏的物质，通常在6个月前不予添加。但在宝宝6个月后可以开始添加，一般在这时不容易发生过敏反应。

食物要清淡

食物仍然需要保持味淡，不可加入太多的糖、盐及其他调味品，吃起来有淡淡的味道即可。

养成良好的饮食习惯

7～9个月时宝宝已能坐得较稳了，喜欢坐起来吃饭，可把宝宝放在儿童餐椅里让他自己吃辅食，这样有利于宝宝形成良好的进食习惯。

进食量因人而异

每次吃的量要据宝宝的情况而定，不要总与别的宝宝相比，以免发生消化不良。

保持营养素平衡

在每天添加的辅食中，蔬菜是不可缺少的食物。可以开始少尝试吃一些生的食物，如番茄及水果等。每天添加的辅食，不一定能保证当天所需的营养素，可以在一周内对营养进行平衡，使整体达到身体的营养需要量。

小贴士

7～9个月食物由稀到稠和由细到粗的变化，可表现在由易于吞咽的稀糊状食物向较稠的糊状食品的转变，比如10倍粥到7倍粥；从细腻的糊状向略有颗粒的食物的转变，比如菜泥至菜末，肉泥至肉末的变化。

辅食添加中期的方法

每天应该喂两次辅食，辅食最好是稠糊状的食物。7～9个月主要训练宝宝能将食物放在嘴里后会动上下腭，并用舌头顶住上腭将食物吞咽下去。

添加过程	用量
蛋羹	可由半个蛋羹过渡到整个蛋羹
添加肉末的稠粥	每天喂稠粥两次，每次一小碗（6～8汤匙）。一开始可以在粥里加上2～3汤匙菜泥，逐渐增至3～5汤匙，粥里可以加上少许肉末、鱼肉、肉松、豆腐末等
馒头片或饼干	开始让宝宝随意啃馒头片（1/2片）或饼干，训练咀嚼及吞咽动作，刺激牙龈以促进牙齿的发育。母乳（或其他乳品）每天喂2～3次，吃辅食之前应该先喂母乳或配方奶，母乳吸尽了再喂辅食，中间最好隔开一点儿时间，以免添加的半固体辅食影响母乳中的铁吸收

★中期辅食食材

【粗米】

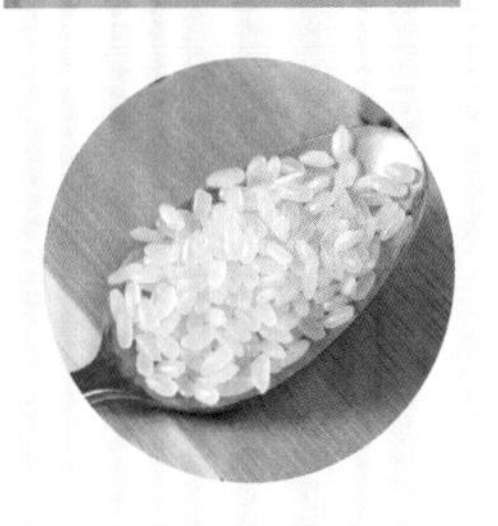

具有大米4倍以上的维生素B_1和维生素E的营养成分，但缺点是不易消化，故在7个月后开始少量喂食。先用水泡上2～3小时后用粉碎机磨碎后使用。

【鸡蛋】

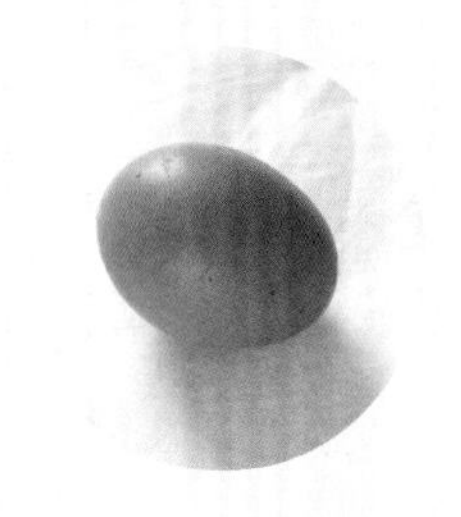

蛋黄可以在宝宝7个月后喂食，但蛋白还是在1岁后喂食为佳。易过敏的宝宝也要在1岁后再喂食蛋黄。每周喂食3个左右。为了去除蛋黄的腥味，可以和洋葱一起配餐食用。

【大枣】

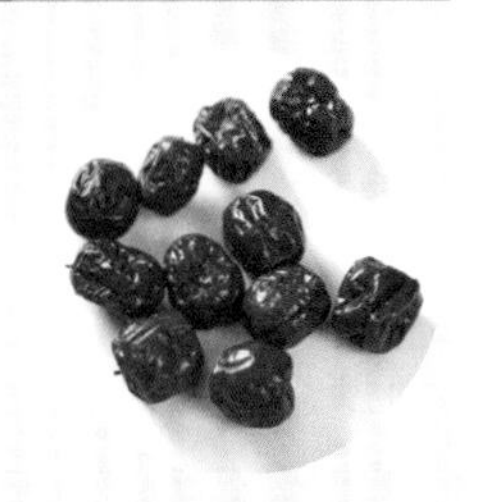

富含维生素A和维生素C。因为新鲜的大枣容易引起腹泻，所以要在宝宝1岁后再喂食。用水泡后去核后捣碎再喂食。等到泡水后煮开食用，剩余的要扔掉。

【玉米】

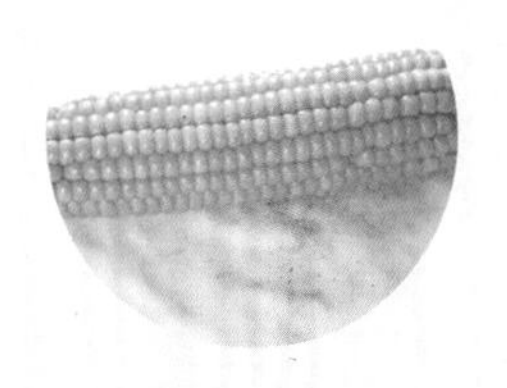

富含维生素E，对于易过敏的宝宝，等到1岁以后喂食则较稳妥。去皮磨碎后再行食用。食用时，先用开水烫一下会更为安全。

【鳕鱼】

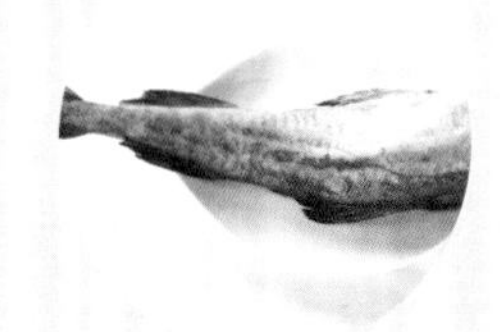

最常见的用于辅食制作的海鲜类，富含蛋白质和钙，极少的脂含量，味道也清淡。食用时用开水烫一下后蒸熟去骨捣碎后喂食。

【洋葱】

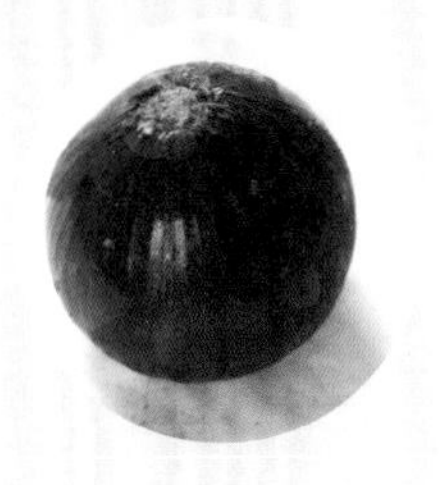

因其味道较浓，宜在中期后食用。熟了的洋葱带有甜味，所以可在辅食中使用。富含蛋白质和钙。使用时切碎后放水泡去其辣味。

【黄花鱼】

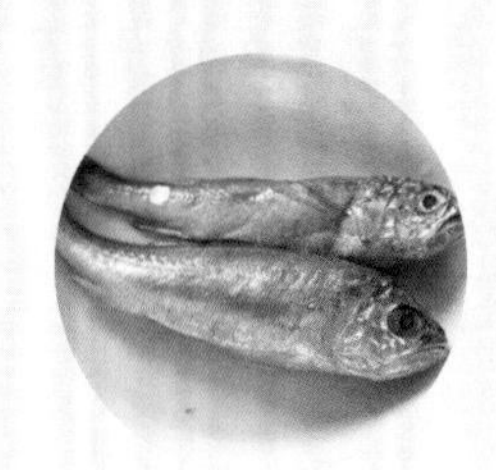

富含易消化吸收的蛋白质，是较好的换乳食材。若是腌制过的可在1岁后喂食。为防营养缺失宜蒸熟后去骨捣碎食用。

【刀鱼】

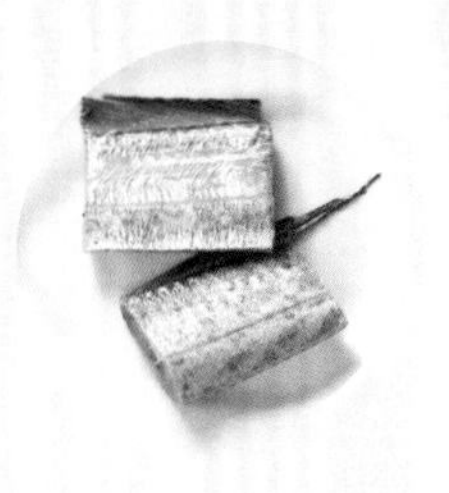

避免食用有调料的刀鱼，以免增加宝宝肾的负担。喂食宝宝的时候注意那些鱼刺。使用泡米水去其腥味，然后配餐。蒸熟或者煮熟后去刺捣碎食用。

【哈密瓜】

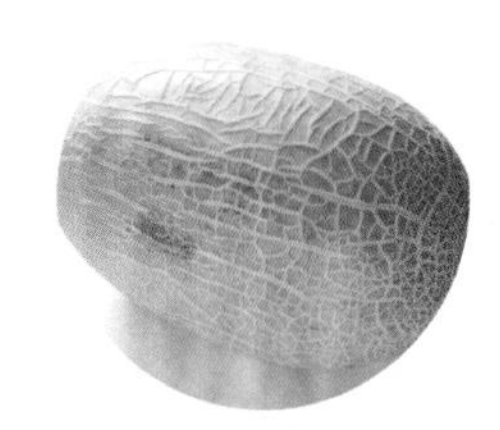

鲜嫩的果肉吃起来味道香甜可口。9个月大的宝宝就可以生吃了。挑选时应选纹理浓密鲜明的，下面部位摁下去柔软，根部干燥的。

【豆腐】

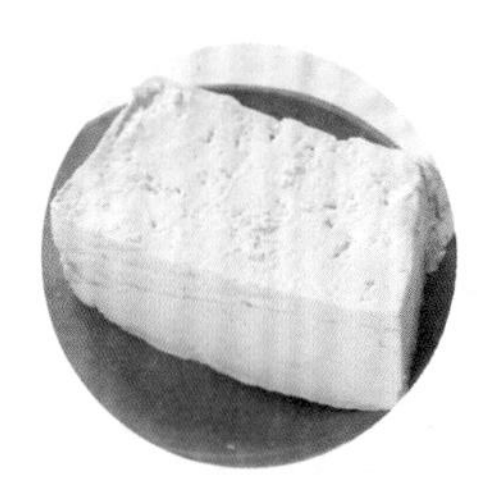

辅食里常见的材料，具有高蛋白、低脂肪、味道鲜的特点。易过敏的宝宝要在满1岁后再喂食。用麻布滤水后再使用。捣碎后和蘑菇或其他蔬菜一起使用。也可不放油煎熟后使用。

【黑豆】

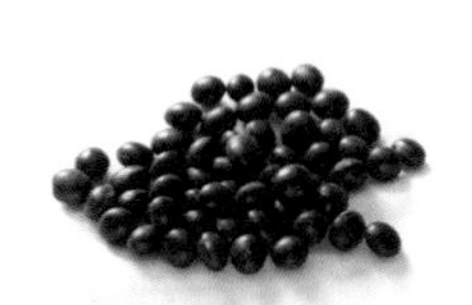

长期食用后可以提高身体免疫力，也适合便秘的宝宝。因为它的营养素是来自黑色素中的水溶性物，所以使用前要用水泡。然后简单冲洗后放入榨汁机里搅碎使用。

【黄豆芽】

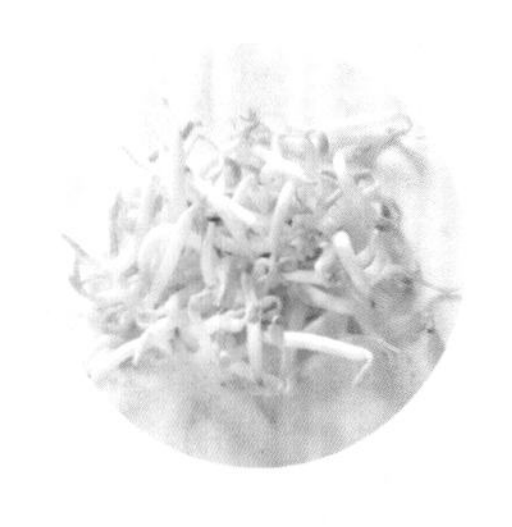

富含维生素C、蛋白质和无机盐。但需留意其头部可能引起过敏应去掉。可喂食9个月大的宝宝。去掉较韧的茎部后汆烫使用。因其不易熟透，要捣碎后喂食。

【大豆】

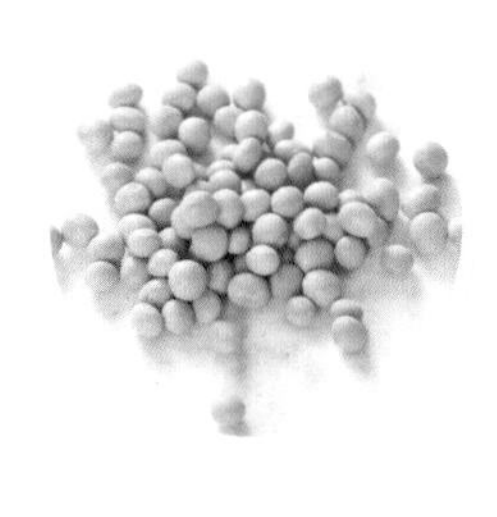

富含蛋白质和糖类，有助于提高免疫力。易过敏的宝宝应在1岁后喂食。不能直接浸泡食用，应在水中浸泡半天后去皮磨碎再用于制作辅食的配餐。

【牡蛎】

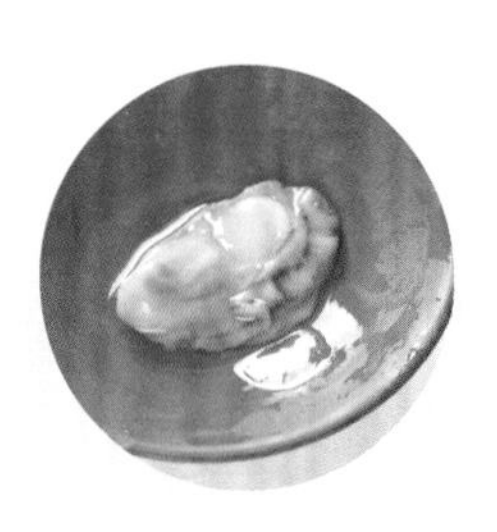

各种营养成分如钙、维生素、蛋白质等含量都高，对于贫血非常有效。煮熟后肉质鲜嫩。冲洗时用盐水，然后用筛子筛后滤水放入粥内煮。

【松子】

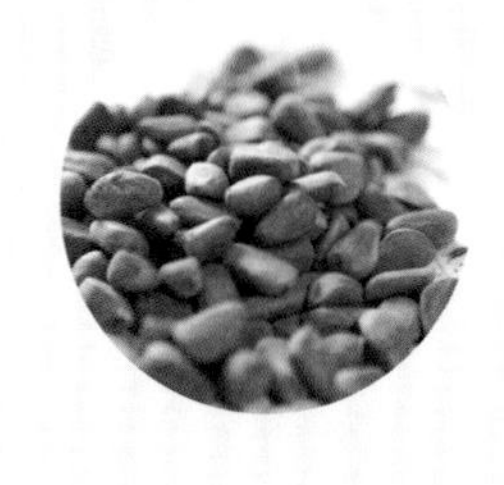

对大脑发育有益的富含脂肪和蛋白质的高热量食品。丰富的软磷脂对身体不适的宝宝很有帮助。易过敏的宝宝要在1岁以后食用。

【绿豆】

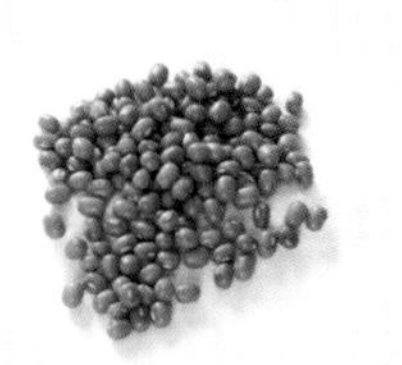

具备降温、润滑皮肤等作用，对有过敏性皮肤症状的宝宝特别有益。先用凉水浸泡一夜后去皮，或煮熟后用筛子更易去皮。若买的是去皮绿豆可直接磨碎后放粥里食用。

一眼分辨的常用食物的黏度

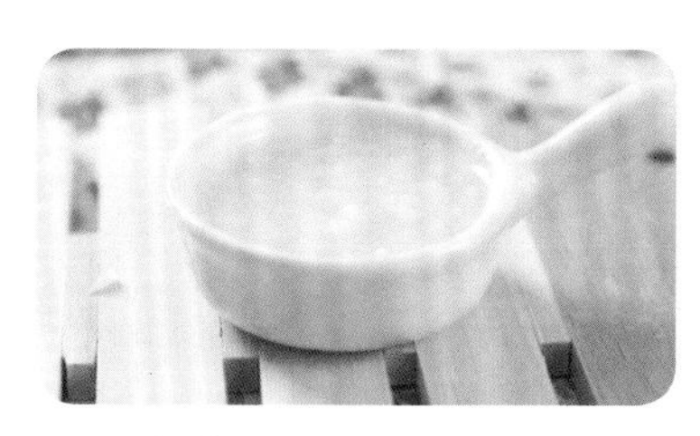

大米：有少量米粒、倾斜匙可以滴落的5倍粥。

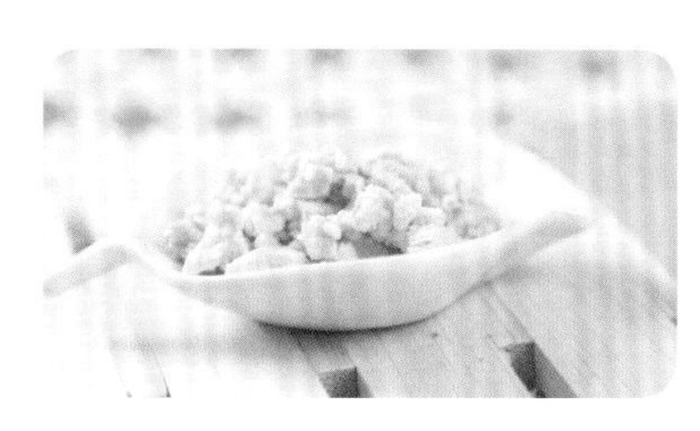

鸡胸脯肉：去筋捣碎后放粥里煮熟。

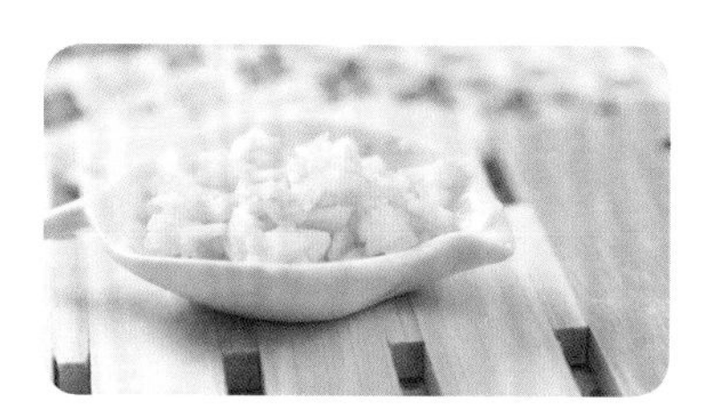

苹果：去皮和籽后，切碎成3毫米大小的小块。

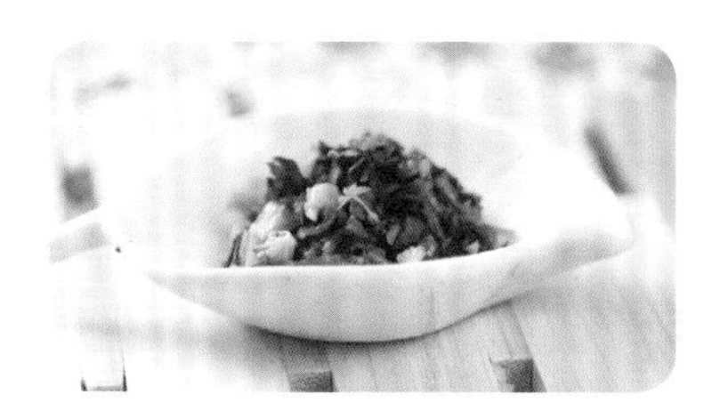

油菜：开水烫一下菜叶后，切碎成3毫米的段。

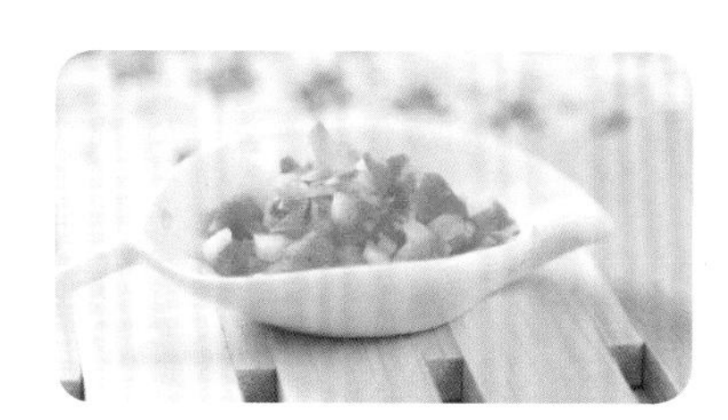

胡萝卜：去皮煮熟后，切碎成3毫米大小的小块。

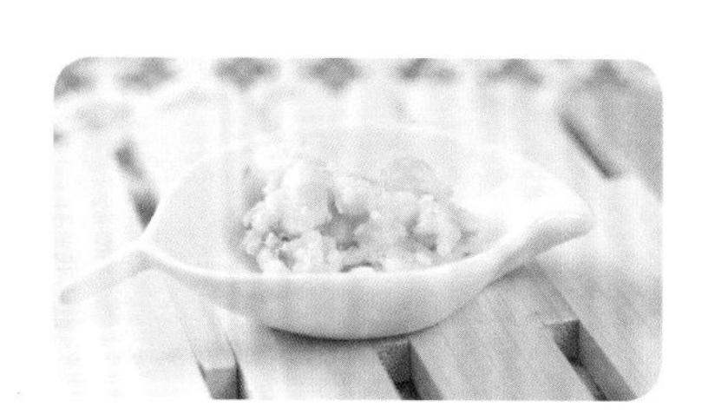

海鲜：去掉外壳，蒸熟之后捣碎。

中期辅食中粥的煮法

大米饭煮粥

原料：20克米饭，60毫升水（比例调控为1：3）

做法：1.将米饭捣碎后放入锅内倒水。2.先用大火煮至水开后小火再煮，过程中用匙慢慢搅拌碎米饭粒。

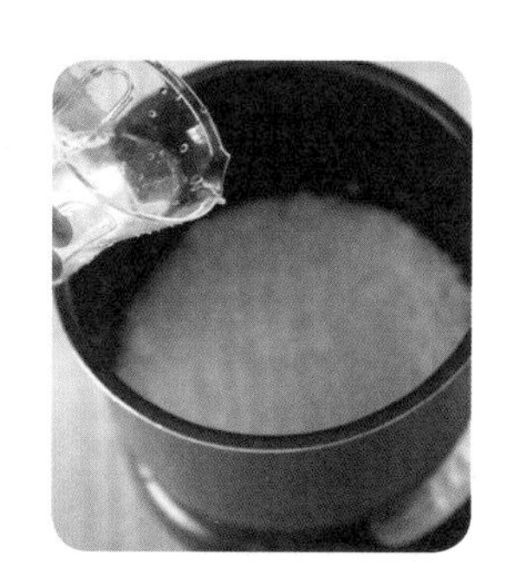

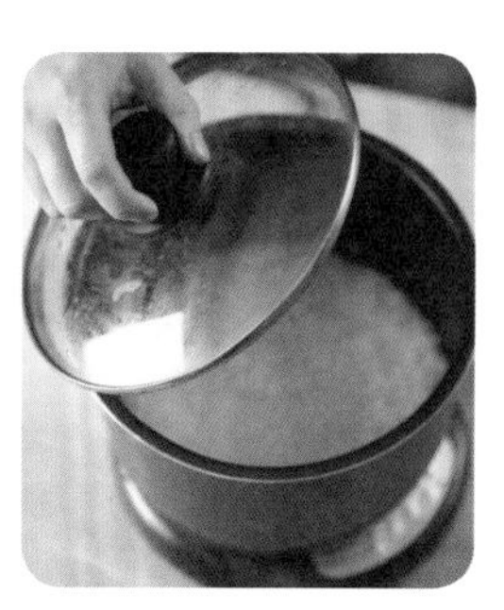

泡米煮粥

原料：20克泡米，100毫升水（比例调控为1：5）

做法：1.把泡米用榨汁机磨碎，或者使用粉碎机用5倍水里的水一起磨碎。2.把磨碎的米和剩下的水放入锅内。3.先用大火边煮边用匙搅拌，等水开后用小火煮熟。

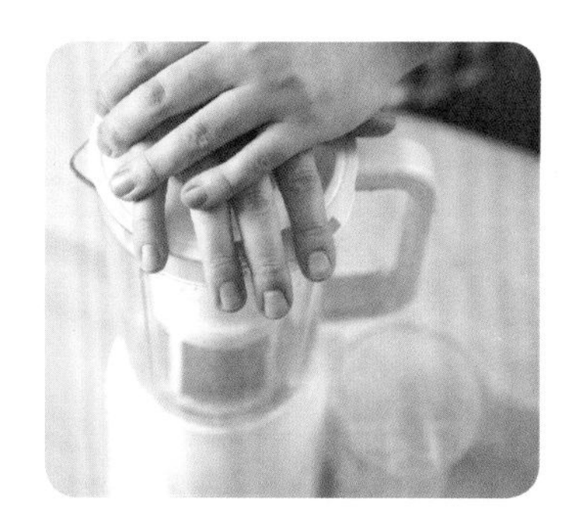

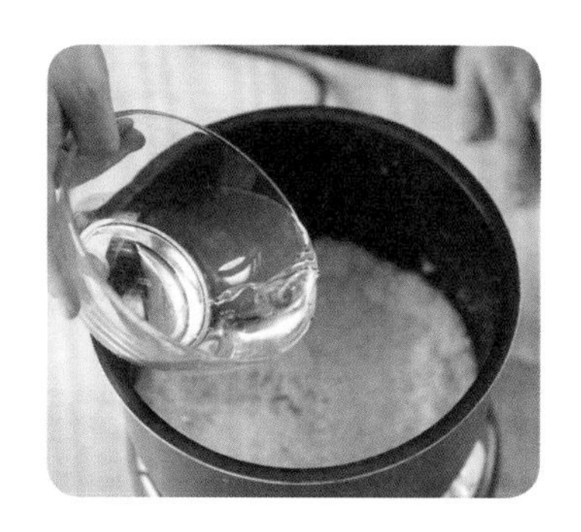

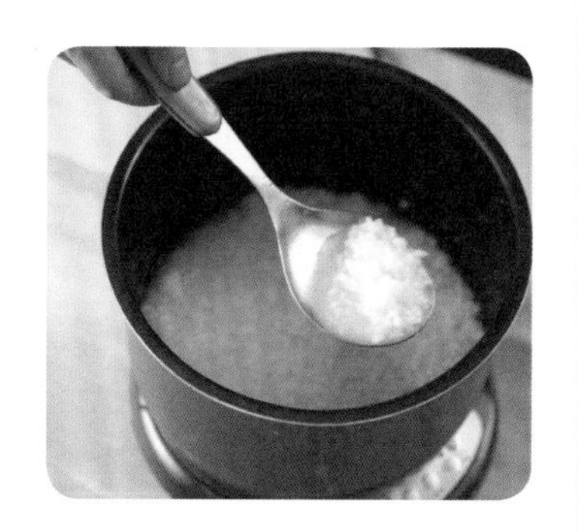

中期辅食食谱

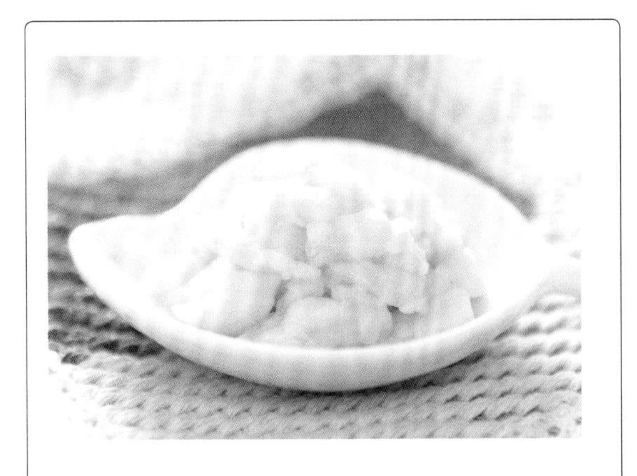

鱼肉泥

材料　鲜鱼50克，盐适量。

做法　1.将鲜鱼洗净、去鳞、去内脏。将收拾好的鲜鱼切成小块后放入水中加少量盐一起煮。

2.将鱼去皮、刺，研碎，用汤匙挤压成泥状，还可将鱼泥加入稀粥中一起喂食。

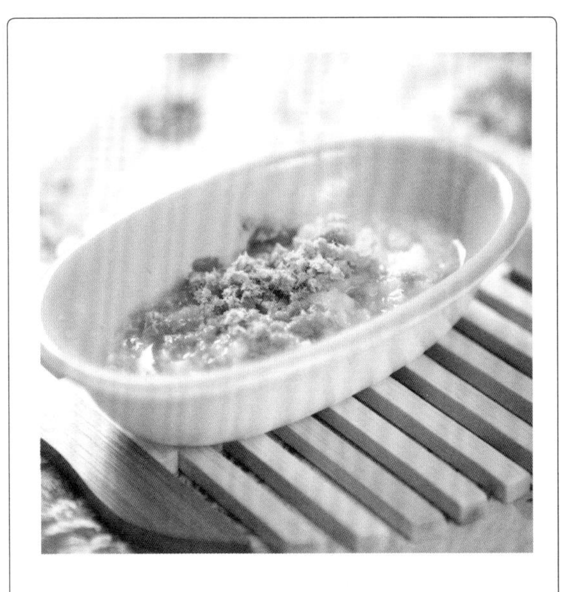

鱼肉松粥

材料　大米两小匙，鱼肉松适量。

做法　1.将大米淘洗干净，开水浸泡1小时，研磨成末，放入锅内，添水大火煮开，改小火熬至黏稠。

2.加入鱼肉松调味，用小火熬几分钟即可。

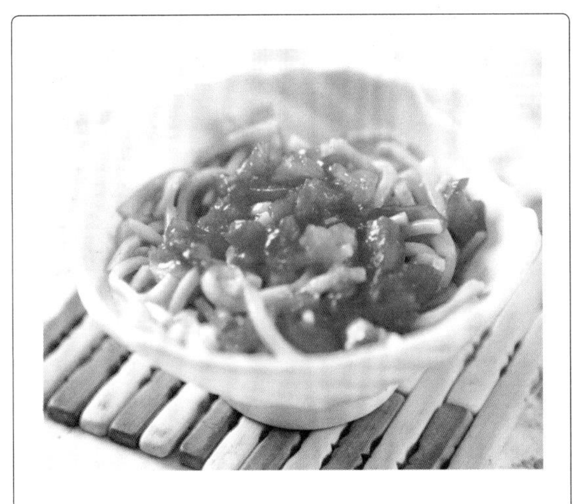

番茄碎面条

材料　番茄1/4个，儿童面条10克，蔬菜汤适量。

做法　1.在儿童面条中加入两大匙蔬菜汤，放入微波炉加热1分钟。

2.番茄去籽切碎，放入微波炉加热10秒钟。

3.将加热过的番茄和蔬菜汤面条倒在一起搅拌即可。

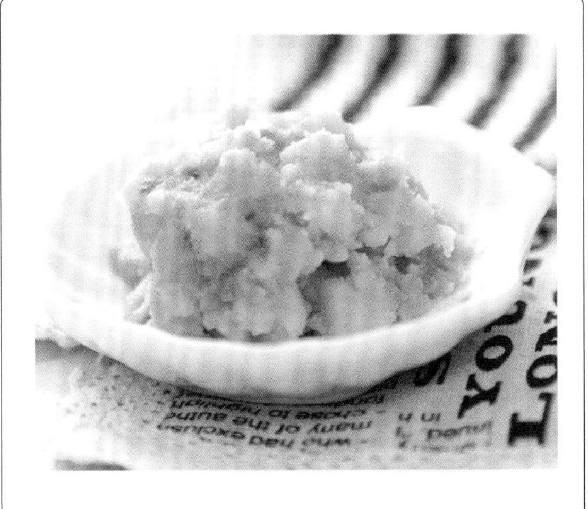

地瓜泥

材料　地瓜20克，苹果酱1/2小匙，凉开水少量。

做法　1.将地瓜削皮后用水煮软，用小匙捣碎。

2.在地瓜泥中加入苹果酱和凉开水均匀稀释。

3.将稀释过的地瓜泥放入锅内，再用小火煮一会儿即可。

第四节
10～12个月辅食添加后期

9～10个月宝宝的喂养

★怎样喂养本月的宝宝

经常给宝宝吃各种蔬菜、水果、海产品，可以为宝宝提供维生素和无机盐，以供代谢需要。适当喂些面条、米粥、馒头、小饼干等以提高热量，达到营养平衡的目的。经常给宝宝搭配动物肝脏以保证铁元素的供应。给宝宝准备食物不要嫌麻烦，烹饪的方法要多样化。注意色香味的综合搭配，而且要细、软、碎，注意不要煎炒，以利于宝宝的消化。

★给宝宝选择营养强化食物

处于换乳期的宝宝，比较容易缺乏维生素A、维生素D、维生素B_2和钙、铁等无机盐。妈妈可以去买一些换乳期配方食品，这些食品大多是多种营养强化的，是为了增加营养而加入了天然或人工合成的营养强化剂的宝宝食品。购买时要根据厂家、食品说明来挑选，要买符合国家标准的食品。

★如何给宝宝挑水果

挑选当季水果

挑选水果时以选择当季的新鲜水果为益。现在我们经常能吃到一些反季节水果，但有些水果，如苹果和梨，营养虽然丰富，可如果储存时间过长，营养成分也会丢失得厉害。所以，最好不要选购反季节水果。

购买水果时应首选当季水果；每次购买的数量也不要太多，随吃随买，防止水果霉烂或储存时间过长，降低水果的营养成分；挑选时也要选择那些新鲜、表面有光泽、没有霉点的水果。

水果要与宝宝体质相宜

要注意挑选与宝宝的体质、身体状况相宜的水果。比如，体质偏热容易便秘的宝宝，最好吃寒凉性水果，如梨、西瓜、香蕉、猕猴桃等，这些水果可以败火；如果宝宝体内缺乏维生素A、维生素C，那么就多吃杏、甜瓜及柑橘，这样能给身体补充大量的维生素A和维生素C；宝宝患感冒、咳嗽时，可以用梨加冰糖炖水喝，因为梨性寒、能够生津润肺，可以清肺热；但如果宝宝腹泻就不宜吃梨；对于一些体重超标的宝宝，妈妈要注意控制水果的摄入量，或者挑选那些含糖较低的水果。

水果不能随便吃

水果并不是吃得越多越好，每天水果的品种不要太杂，每次吃水果的量也要有节制，一些水果中含糖量很高，吃多了不仅会造成宝宝食欲缺乏，还会影响宝宝的消化功能，影响其他必需营养素的摄取。

另外，一些水果不能与其他食物一起食用，比如，番茄与地瓜、螃蟹一同吃，便会在胃内形成不能溶解的硬块儿。轻者造成宝宝便秘，严重的话这些硬块不能从体内排出，便会停留在胃里，致使宝宝胃部胀痛，呕吐及消化不良。

10~11个月宝宝的喂养

这个时期宝宝主要需要的营养

10~11个月的宝宝，已经完全适应以一日三餐为主、早晚配方奶为辅的饮食模式。宝宝以三餐为主之后，家长就一定要注意保证宝宝饮食的质量。宝宝出生后是以乳类为主食，经过一年时间终于完全过渡到以谷类为主食。米粥、面条等主食是宝宝补充热量的主要来源，肉泥、菜泥、蛋黄、肝泥、豆腐等含有丰富的无机盐和纤维素，促进新陈代谢，有助于消化。宝宝的主食有：米粥、软饭、面片、龙须面、馄饨、豆包、小饺子、馒头、面包、糖三角等。每天三餐应变换花样，增进宝宝食欲。

怎样喂养本月的宝宝

这一时期宝宝已经能够适应主要的一日三餐加辅食，营养重心也从配方奶转换为普通食物，但家长需要注意的是，增加食物的种类和数量。经常变换主食，要使粥、面条、面包点心等食物交替出现在宝宝的餐桌上。做法也要更接近幼儿食品，要软、细，做到易于吸收。建议每日营养饮食量：每天两次配方奶约400毫升，逐渐练习不用奶瓶喝配方奶。正餐做到和大人饮食时间统一的一日三餐。水果和奶量是一定要保证的。在两餐中可以给宝宝吃一些点心，但要注意糖和巧克力不要吃，一方面容易导致蛀牙，另一方面容易堵住宝宝的喉咙，引起窒息。

注意钙和磷的补充

本阶段的宝宝正处在长牙的高峰时期，而钙和磷可促进人体的骨骼和牙齿的生长发育，因而本阶段妈妈要注意在饮食上多喂宝宝吃一些钙和磷含量较高的食物，以保证宝宝摄入身体所需的钙与磷。一般情况下，宝宝每天大约需要的钙和磷为600毫克和400毫克。比较适宜宝宝的生长发育的钙与磷摄入的比例为1.5∶1。如果钙和磷摄入过高或是过低，对宝宝的成长都会产生不利。所以，妈妈在给宝宝添加辅食时应多选用含有大量钙与磷的食物，如奶制品、虾皮、绿叶蔬菜、豆制品、蛋类等。

合理给宝宝吃点心

点心的品种有很多，蛋糕、布丁、甜饼干、咸饼干等都是点心，都可以给这个月的宝宝吃，但是不能给宝宝吃得太多，这样容易造成宝宝不爱吃其他食物。点心一般都很甜，所以，要注意清洁宝宝的牙齿，可以给宝宝温水喝，教宝宝漱口，教宝宝刷牙，总之要保护好宝宝的牙齿。点心不能宝宝想吃的时候就给，最好定时，下午3时左右，宝宝喝牛奶的时候给宝宝吃点心是可以的。但是肥胖的宝宝最好不要吃这些点心，可以给宝宝吃一些水果。

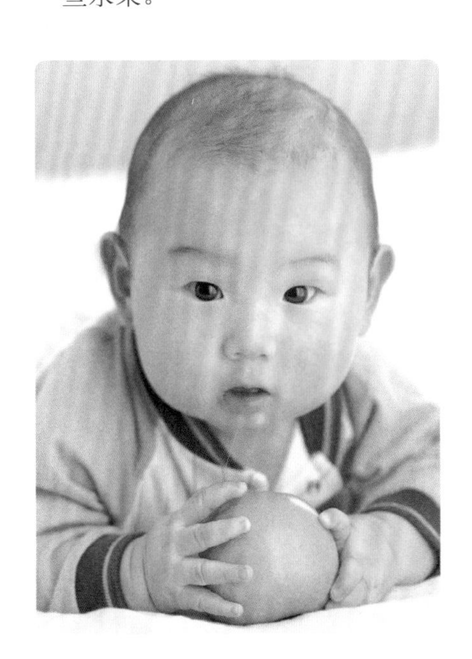

养成良好的进餐习惯

按时进餐

宝宝的进餐次数、进餐时间要有规律，到该吃饭的时间，就应喂他吃，吃得好时就应赞扬他，若宝宝不想吃，也不要强迫他吃，长时间坚持下去，就能养成定时进餐的习惯。

避免挑食和偏食

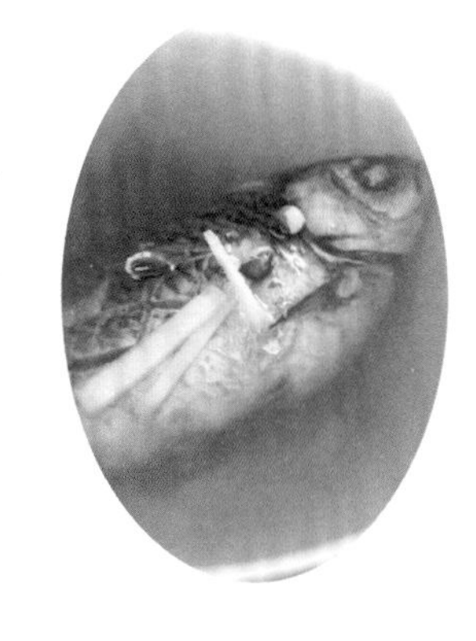

每餐主食、鱼、肉、水果搭配好，鼓励宝宝多吃些种类，并且要细咀嚼，饭前不给吃零食，不喝水，以免影响食欲和消化能力。

训练宝宝使用餐具

训练宝宝自己握奶瓶喝水、喝奶，自己用手拿饼干吃，训练正确的握匙姿势和用匙盛饭，为以后独立进餐做准备。

培养饮食卫生

餐前都要引导宝宝洗手、洗脸，围上围嘴，培养宝宝爱清洁、讲卫生的习惯，吃饭时不要玩，大人不要和宝宝逗笑，不要分散宝宝的注意力，更不能让宝宝边吃边玩。

11～12个月宝宝的喂养

★这个时期宝宝主要需要的营养

11～12个月的宝宝，已经完全适应以一日三餐为主、早晚配方奶为辅的饮食模式。米粥、面条等主食是宝宝补充热量的主要来源，肉泥、菜泥、蛋黄等还有丰富的维生素、无机盐，促进新陈代谢，有助于消化。

★怎样喂养本月的宝宝

这个月的宝宝最省事的喂养方式是每日三餐都和大人一起吃，加两次配方奶，有条件的话，加两次点心、水果，如果没有这样的时间，就把水果放在三餐主食以后。有母乳的，可在早起后、午睡前、晚睡前、夜间醒来时喂奶，尽量不在三餐前后喂，以免影响进餐。

★多给宝宝吃一些天然食物

相对而言，未经过人工处理的食物营养成分保持得最好。而处在婴幼儿期的宝宝正处在身体发育的旺盛阶段，所需要的营养很多，而且品质相对也要高很多。但那些经过人工处理过的食物，通常都会流失掉近一半的营养，这对宝宝的成长显然是不利的。更为关键的是，那些已经经过人工处理的食物，往往会人为地添加很多未被确定的物质，而且这些物质大多对人体健康不利。值得妈妈注意的是，此阶段宝宝的代谢能力还比较弱，如果吃了此类食物，由于无法快速代谢出体外，就会对宝宝的身体健康产生影响，甚至会导致宝宝患上疾病。因而，给宝宝吃的食物最好是未经人工处理的食物，给宝宝做食物时尽量采用新鲜食材和用煮、蒸的做法，尽量避免煎、炸食物给宝宝吃。

★宝宝饮食禁忌

少让宝宝吃盐和糖

1岁之前的宝宝辅食中不应该有盐和糖，1岁以后宝宝的辅食可以放少量盐和糖。盐是由钠元素和氯元素构成的，如果摄入过多，而宝宝肾脏又没有发育成熟，没有能力排出多余的钠，就会加重肾脏的负担，对宝宝的身体有着极大的伤害，宝宝将来就可能患上复发性高血压病。并且摄入盐分过多，体内的钾就会随着尿液流失，宝宝体内缺钾能引起心脏衰竭，而吃糖会损害宝宝的牙齿。所以，家长要注意，最好给宝宝少添加这两种调料。

不要拿鸡蛋代替主食

到了1岁的宝宝，鸡蛋仍然不能代替主食。有些家长认为鸡蛋营养丰富，能给宝宝带来强壮的身体，所以，每顿都给宝宝吃鸡蛋。可是，这时候宝宝的消化系统还很稚嫩，各种消化酶分泌还很少，如果每顿都吃鸡蛋，会增加宝宝胃肠的负担，严重时还会引起宝宝消化不良、腹泻。

辅食添加后期

★添加后期辅食的信号

加快添加辅食的进度

宝宝的活动量会在10个月大后大大增加，但是食量却未随之增长。所以宝宝活动的能量已经不能光靠母乳或者配方奶来补充了，这个时候应该添加一定块状的后期辅食来补充宝宝必需的能量了。

对于大人食物有了浓厚的兴趣

很多宝宝在10个月大后开始对大人的食物产生了浓厚的兴趣，这也是他们自己独立用小匙吃饭或者用手抓东西吃的欲望开始表现明显的时候了。一旦看到宝宝开始展露这种情况，父母更应该使用更多的材料和更多的方法，来喂食宝宝更多的食物。在辅食添加后期，可以尝试喂食宝宝过去因过敏而未使用的食物了。

正式开始抓匙的练习

表现出开始独立欲望，自己愿意使用小匙。也对大人所用的筷子感兴趣，想要学使筷子。即使宝宝使用不熟练，也该多给他们拿小匙练习吃饭的机会。宝宝初期使用的小匙应该选用像冰激凌匙一样手把处平平的匙。

出现异常排便应暂停辅食

宝宝的舌头在10个月大后开始活动自如，能用舌头和上腭捣碎食物后吞食，虽然还不能像大人那样熟练地咀嚼食物，但已可以吃稀饭之类的食物。但即便如此，突然开始吃块状的食物的话，还是可能会出现消化不良的情况。如果宝宝的粪便里出现未消化的食物块时，应该放缓添加辅食进度。再恢复喂食细碎的食物，等到粪便不再异常后再恢复原有进度。

★后期辅食添加的方法

添加后期辅食的原则

1岁大的宝宝在喂食辅食方面已经省心许多了，不像过去那样脆弱，很多食物都可以喂了，但是妈妈也不可大意，须随时留意宝宝的状态。

这时间段仍需喂乳品

宝宝在这个时期不仅活动量大，新陈代谢也旺盛，所以必须保证充足的能量。喝一点儿母乳或者配方奶就能补充大量能量，也能补充大脑发育必需的脂肪，所以这个时期母乳和配方奶也是必需的。配方奶可喂到1岁，母乳的时间可以更长。即使宝宝在吃辅食也不能忽视喂母乳，一天应喂母乳或者配方奶3～4次，共600～700毫升。

每天3次的辅食应成为主食

若是中期已经有了按时吃饭的习惯，那现在则是正式进入一日三餐按时吃饭的时期。此时开始要把辅食当成主食。逐渐提高辅食的量以便得到更多的营养，一次至少补充两种以上的营养群。不能保障每天吃足五大食品群的话，也要保证2～4天均匀吃全各种食品。

添加后期辅食的方法

要养成宝宝一日三餐的模式，每天需要进食6次左右：早晚各两次奶，辅食添加4次。不仅要喂食宝宝糊状的食物，也要及时喂固体食物，以便能及时锻炼宝宝的咀嚼能力，从而更好地向大人食物过渡。

先从喂食较黏稠的粥开始

宝宝已经完全适应一天2～3次的辅食，排便也看不出来明显异常，足以证明宝宝做好了过渡到后期辅食的准备。从9个月大开始喂食较稠的粥，如果宝宝不抗拒，改用完整大米熬制的粥。蔬菜也可以切得比以前大些，切成5毫米大小，如果宝宝吃这些食物也没有异常，证明可以开始喂食后期辅食了。

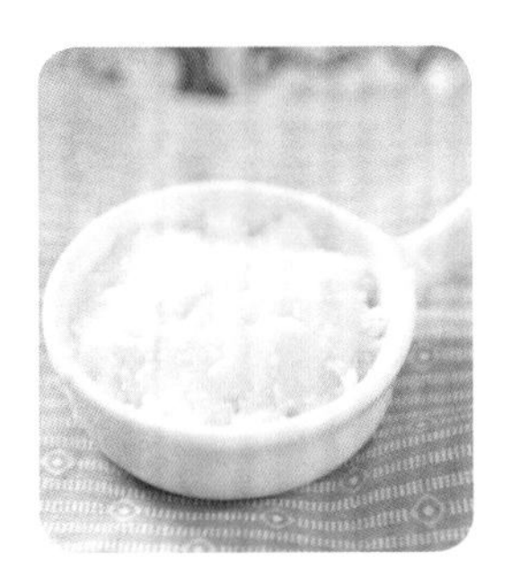

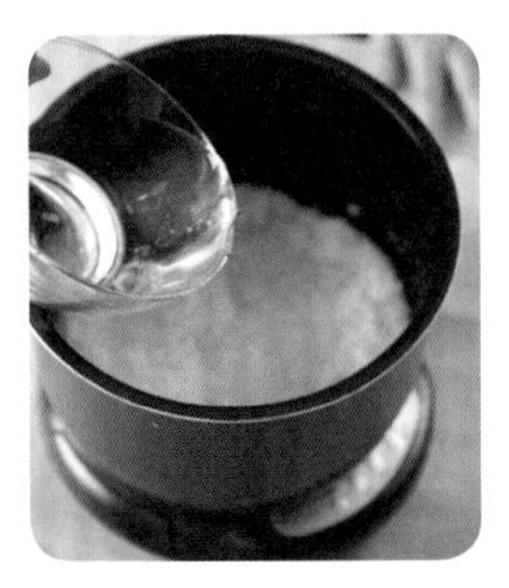

食材切碎后再使用

这个阶段是开始练习咀嚼的正式时期。不用磨碎大米，应直接使用。其他辅食的各种材料也不用再捣碎或者碾碎，一般做成3～5毫米大小的块即可，但一定要煮熟，这样宝宝才能容易用牙床咀嚼并且消化那些纤维素较多的蔬菜。使用那些柔嫩的部分给宝宝做辅食，这样既不会引起宝宝的抵抗，也不会引起腹泻。

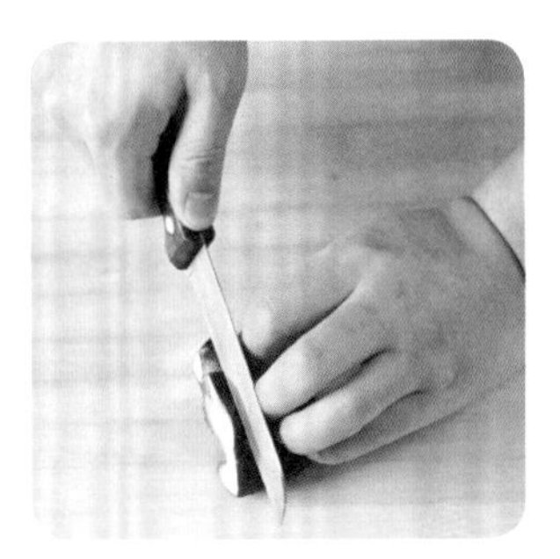

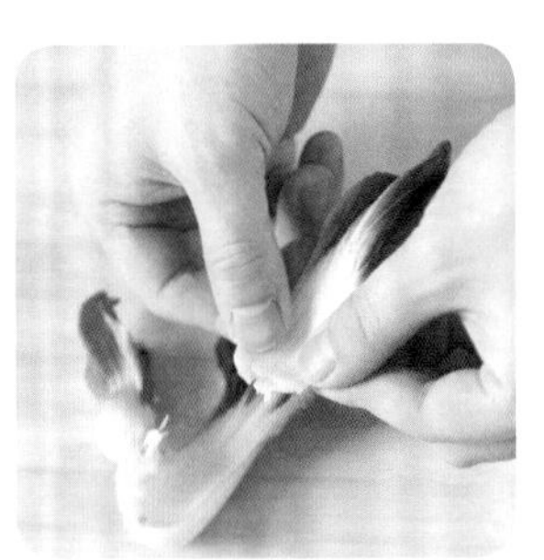

★一眼分辨的常用食物的黏度

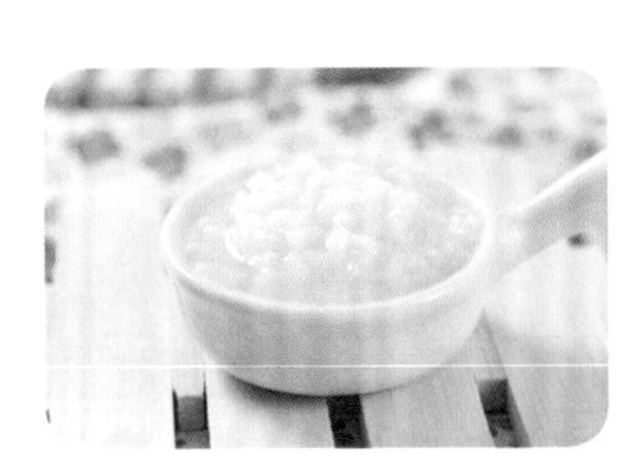

大米：不用磨碎大米，直接煮3倍粥，也可以用米饭来煮。

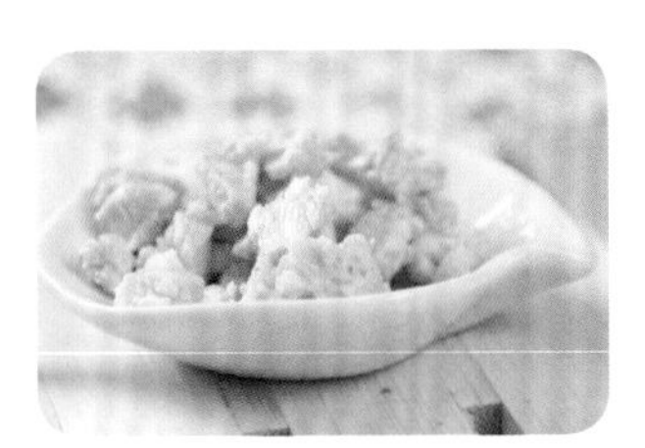

鸡胸脯肉：去掉筋煮熟后捣碎。

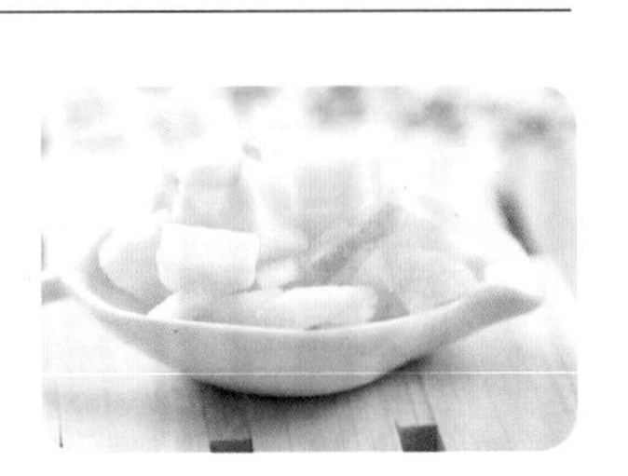

苹果：去皮切成5毫米大小的块。

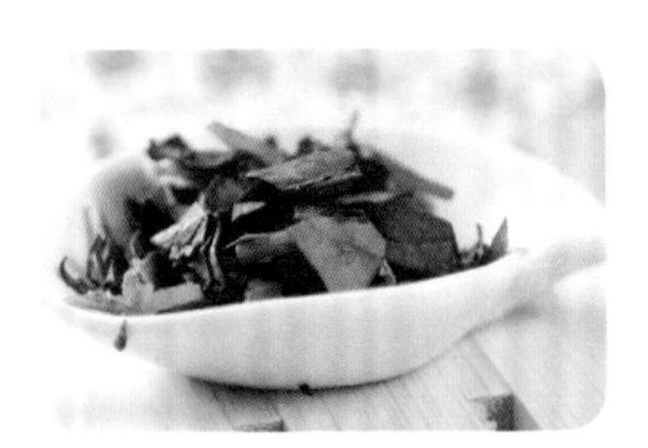

油菜：用开水烫一下，菜叶切成5毫米的碎片。

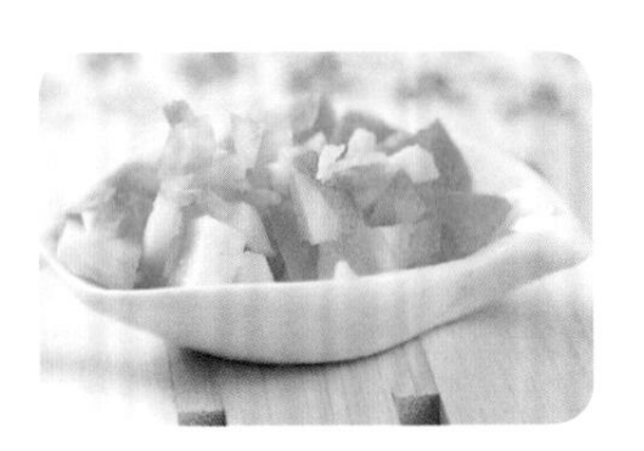

胡萝卜：去皮切成5毫米大小的块。

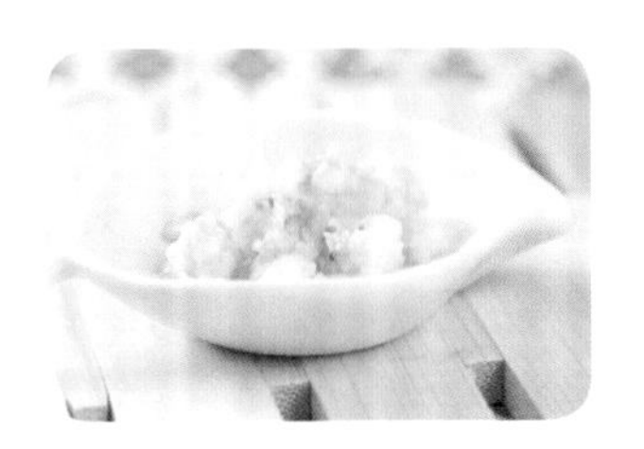

海鲜：去皮蒸熟，然后去骨撕成5毫米大小。

后期辅食食材

【面粉】

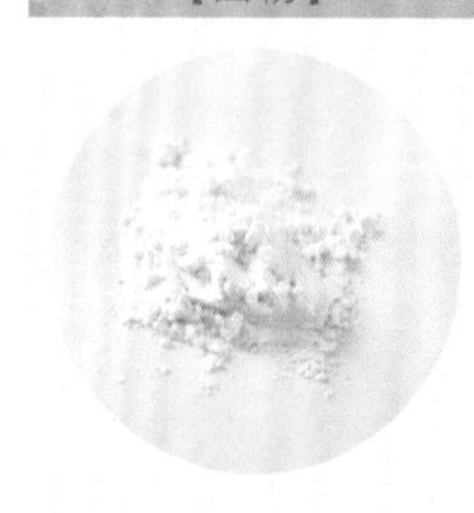

10个月大的宝宝就可以喂食用面粉做的疙瘩汤。过敏体质的宝宝应该在1岁后开始喂食。做成面条剪成3厘米大小放在海带汤里，宝宝很容易就会喜欢上它。

【西红柿】

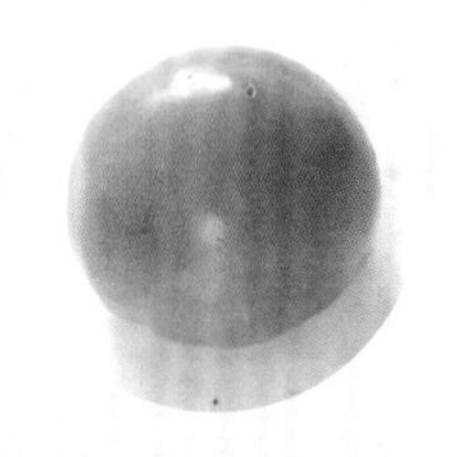

水果中含的维生素C和钙最为丰富。但不要一次食用过多，以免便秘。去皮后捣碎然后用筛子滤去纤维素，然后冷冻。使用时可取出和粥一起食用或者当零食喂。

【虾】

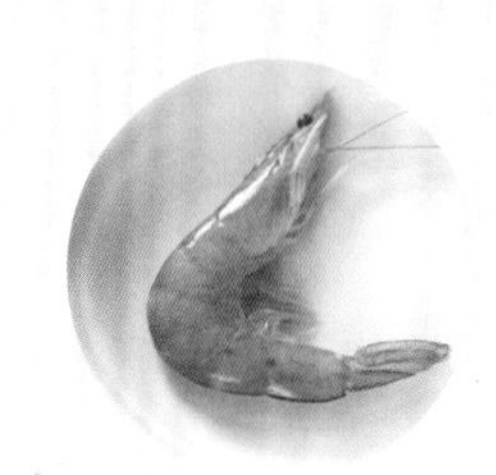

富含蛋白质和钙，但容易引起过敏，所以越晚喂食越好。过敏体质的宝宝则至少1岁大以后喂食。去掉背部的腥线后洗净，煮熟捣碎喂食。

【葡萄】

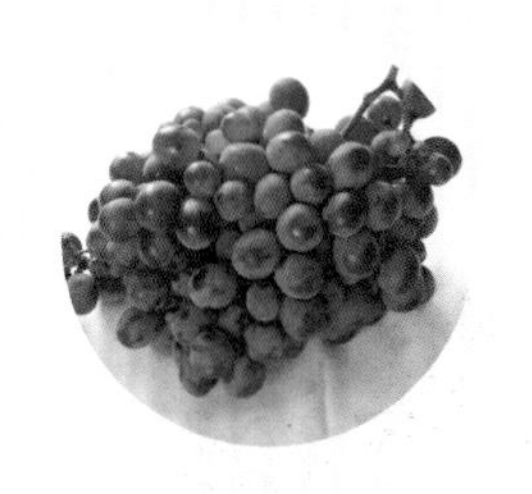

富含维生素B_1和维生素B_2，还有铁，均有利于宝宝的成长发育。3岁以前不能直接喂食宝宝葡萄粒，应捣碎以后再用小匙一口口喂。

【鹌鹑蛋黄】

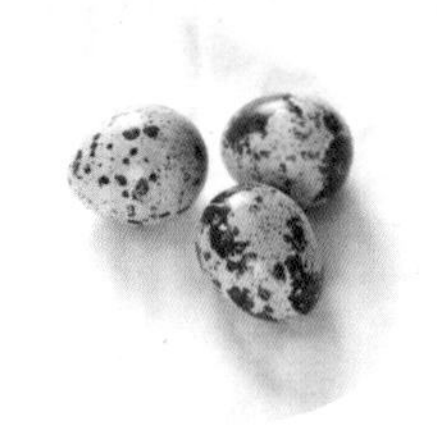

含有3倍于鸡蛋黄的维生素B_2，宝宝10个月大开始喂蛋黄，1岁以后再喂蛋白。若是过敏儿，则需等到1岁后再喂。

【红豆】

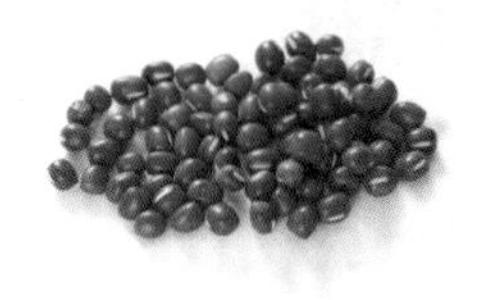

若宝宝胃肠功能较弱，则应在1岁以后喂食。一定要去除难以消化的皮。可以和有助于消化的南瓜一起搭配食用。

【猪肉】

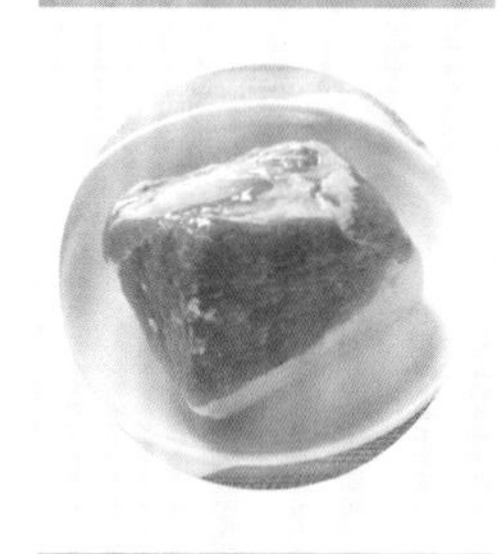

应在1岁后开始喂食。猪肉富含蛋白质、维生素B_1和无机盐，肉质鲜嫩，容易消化吸收。制作时先选用里脊，后期再用腿部肉。

【鸡肉】

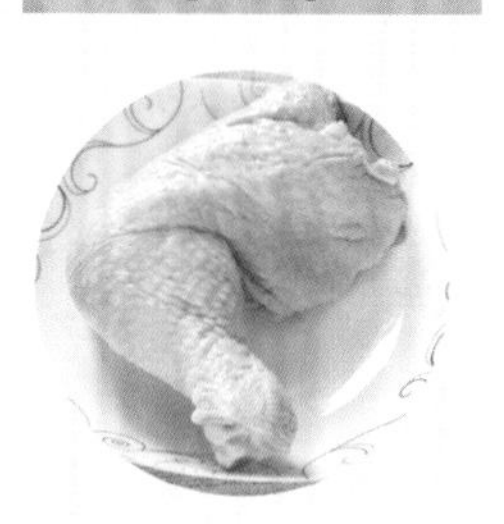

鸡肉有益于肌肉和大脑细胞的生长。可给1岁的宝宝喂食。但油脂较多的鸡翅尽量推迟几岁后吃。去皮、脂肪、筋后切碎，加水煮熟后喂食。

【面包】

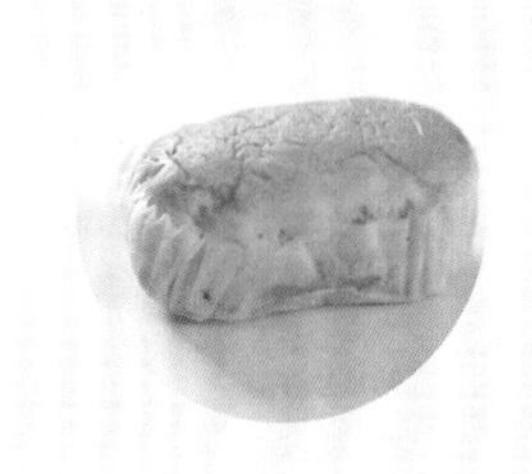

用于制作原料里的鸡蛋、面粉、牛奶等都容易导致过敏，所以1岁前最好不要喂食。过敏体质的宝宝更要征求医生意见后再食用。去掉边缘后烤熟再喂。不烤直接喂食容易使面包黏到上腭。

【黄油】

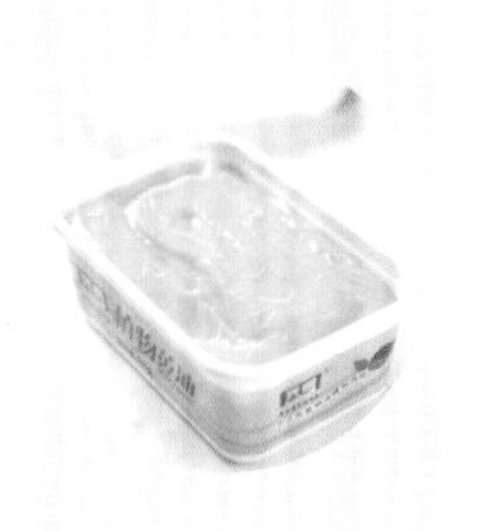

易敏儿应在其适应了牛奶后再行尝试喂食黄油。购买时选用天然黄油，才不需担心摄入脂肪过多。选择白色无添加色素的。用黄油制作的辅食尤其适合体瘦或发育不良的宝宝。

后期辅食食谱

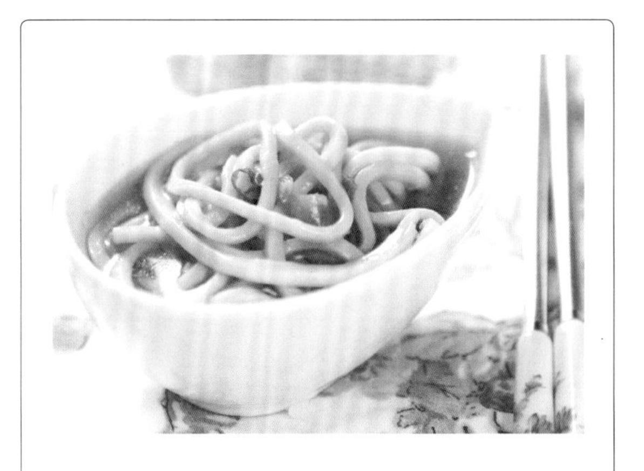

酱汁面条

材料　细面条50克，清水适量，葱末、植物油、酱油各少许。

做法　1.锅置火上，将植物油放入锅里烧热，放入葱末炒香，马上加几滴酱油后加水煮开。

2.水开后放入细面条煮软即可。

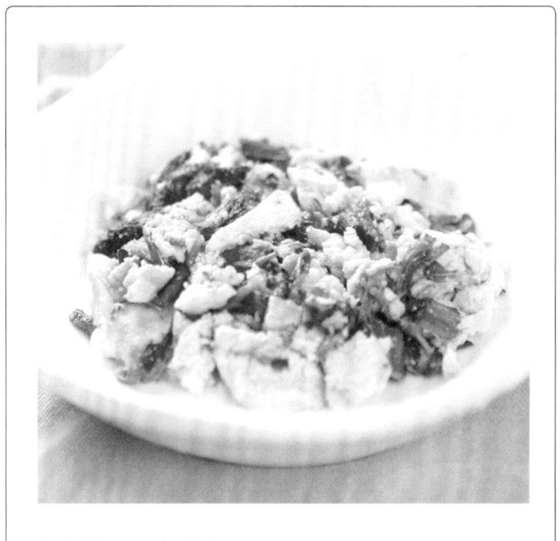

猪肝萝卜泥

材料　猪肝50克，豆腐1/2块，胡萝卜1/4根，清水适量。

做法　1.锅置火上，加清水烧热，加入猪肝煮熟，捞出之后用匙刮碎。

2.胡萝卜蒸熟后压成泥。

3.将胡萝卜和猪肝合在一起，放在锅里再蒸一会儿即可。

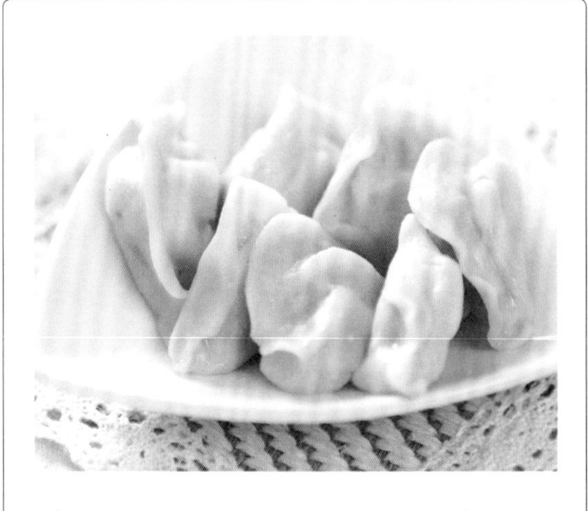

迷你饺子

材料　猪肉末1匙，冬菇1个，盐、葱末各少许，小饺子皮10个。

做法　1.将冬菇切碎。

2.将冬菇、肉馅儿、盐和葱末一同调成饺子馅儿。

3.用饺子皮将肉馅包起来。

4.锅里煮开水后下饺子，煮熟即可。

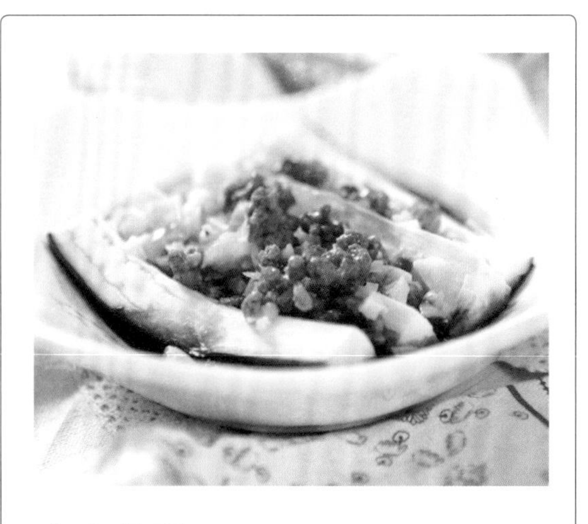

肉末茄泥

材料　茄子1/3个，瘦肉末1匙，水淀粉少许，蒜1/4瓣，盐少许。

做法　1.将蒜瓣剁碎，加入瘦肉末中，用水淀粉和盐搅拌均匀，腌20分钟。

2.茄子横切1/3，取带皮部分较多的那半，茄肉部分朝上放碗内。

3.将腌好的瘦肉末放在茄肉上，上锅蒸烂即可。

第五节 1～1.5岁辅食添加结束期

1～1.5岁宝宝的喂养

★这个时期宝宝需要的主要营养

宝宝过了1岁，与家人一起正常吃每日三餐的机会就逐渐增多了。但此阶段的宝宝乳牙还没有长齐，所以，咀嚼的能力还是比较差的，并且消化吸收的功能也没发育完全，虽然可以咀嚼一些成形的固体食物，但依旧还要吃些细、软、烂的食物。根据每个宝宝的实际情况，为宝宝安排每日的饮食，让宝宝从规律的一日三餐中获取均衡的营养。要根据宝宝的活动规律合理搭配，兼顾蛋白质、脂肪、热量、微量元素等营养的均衡摄取，使食物多样化，从而促进宝宝的进食兴趣和全面的营养摄取。

如何给宝宝补钙

1岁的宝宝处在长骨骼和牙齿的重要阶段，而钙正是这阶段所必须补充的无机盐，所以，在这一阶段，要重视给宝宝补钙。这个月龄的宝宝每天应该喝400毫升以上的配方奶，因为乳制品是钙质的主要来源。此外，宝宝还要吃一些虾皮、紫菜、绿叶菜等，也能很好地补充钙质。

补充鱼油

这个阶段的宝宝处在了智力发育迅速的关键时期，有些家长会给宝宝添加鱼油，鱼油对宝宝的神经系统发育有着比较好的作用，因为鱼油中含有DHA和EPA两种脂肪酸，所以，很多家长认为鱼油是一种益智食物。其实深海鱼中也含有丰富的益智因子，所以，平时给宝宝吃些深海鱼也是很有必要的。

小贴士

鱼肝油和鱼油是不同的

鱼肝油的主要成分是维生素A和维生素D，可以预防缺乏维生素而造成的夜盲症、佝偻病、骨软病，但是不能过多服用，容易危害健康。其实维生素是可以从蔬菜水果中获取的，所以宝宝1岁后，不要多吃鱼肝油。

★怎样喂养这个阶段的宝宝

宝宝一天的食物中，仍应包括谷薯类，肉、蛋、豆，蔬菜、水果和奶类，营养搭配要适当。从宝宝1岁起，消化蛋白质的胃液已经充分发挥作用了，这个阶段可多吃一些蛋白质食物。宝宝吃的肉末，必须是新鲜瘦肉，可剁碎后加佐料蒸烂吃。应增加一些土豆、地瓜等含糖较多的根茎类食物，还应增加一些粗纤维的食物，但应把粗的、老的部分去掉。

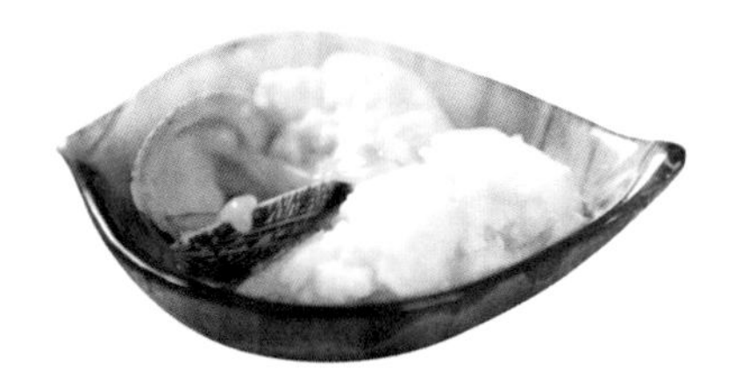

小贴士

宝宝1岁以后就可以将辅食变成主食。白天吃3顿，外加早晚各一次奶。对于已经断了母乳的宝宝，也要坚持喂食适量的配方奶。

注意宝宝的饮食结构与搭配

此阶段仍要关注宝宝的饮食营养，饮食多样化，合理烹饪，多提供五谷杂粮类和蔬菜水果类的食物，保证宝宝的全面营养。另外，在此期间要预防宝宝肥胖。肥胖的宝宝可以减少点心，在食谱中减少高热量食物的次数，多吃一些新鲜的水果和蔬菜，多安排一些粥、汤面等占据体积的食物，要尽量减少含油脂和糖过高食物的摄入。引导宝宝合理摄取水分。此阶段的宝宝，冬季每天所需水量约1000毫升，夏季约1500毫升。宝宝要在上午和午饭时摄入全天水量的一半或大部分。晚饭不要太咸，6点以后尽量少喝水，以免晚上尿床。上午在早餐与午饭之间要喝一次水，如白开水、绿豆汤或不加糖的饮料，也可吃一些水果。夏天宝宝活动量大，出汗过多，下午也可以喝水，但避免晚上6点以后再大量喝水和吃西瓜等含水分大的水果。

控制好宝宝盐的摄入量

宝宝到了这个年龄，虽然在饮食中可以添加盐了，但是一定要注意盐的摄入量。摄入盐过量会让宝宝在小时候就患原发性高血压病，所以，要把食物做成淡淡的味道，保证宝宝的健康。

不要强迫宝宝吃米饭

此阶段应该把宝宝饮食的粥改为米饭了，按照标准来说，宝宝每天应该吃三次米饭，每次一碗半。可是，很少有宝宝可以吃这么多米饭，所以，用鱼、肉来补充也是可以的。

在宝宝成长过程中，并不是必须吃米饭。米饭中的营养是可以从其他食物中摄取的，比如糖可以从面包中获取，而动物性蛋白也比植物性蛋白质量更好，所以，宝宝不爱吃米饭不要着急。只要宝宝精神好、身体健康，不要强迫宝宝吃大量的米饭。

辅食添加结束期

添加结束期辅食的信号

臼齿开始生长

臼齿一般在宝宝1岁后开始生长，已经可以咀嚼吞咽一般的食物了。类似熟胡萝卜硬度的食物，就完全能够消化了，稀饭也可以喂食了。随着消化器官的逐渐成熟，各种过敏性反应也开始消失。不能吃的食物也越来越少，能够品尝各式各样的食物了。这时期接触到的食物会影响到宝宝一生的饮食习惯，所以应该让宝宝尝试各类不同味道的食物。

独立吃饭的欲望增长

自我意识逐渐在这个时期的宝宝身上显现，自立和独立的心里也开始增强。要求自己独立吃饭的欲望也开始增强。肌肉的进一步发育，使得宝宝自己用小匙放入嘴中的动作变得越来越轻松，开始对小匙有了依恋。若是抢走宝宝手中的小匙，宝宝会哭闹。这一段时期的经历会影响到宝宝的一生，所以即使宝宝吃饭会很邋遢，但还是要坚持让宝宝练习自己吃饭。

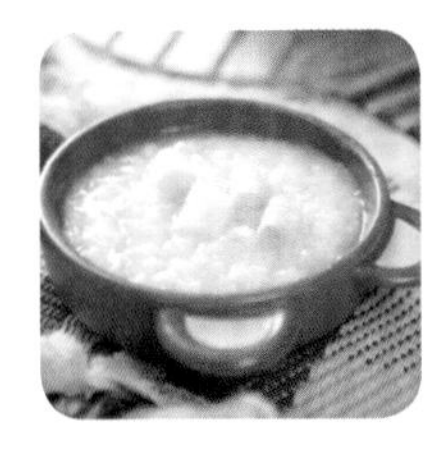
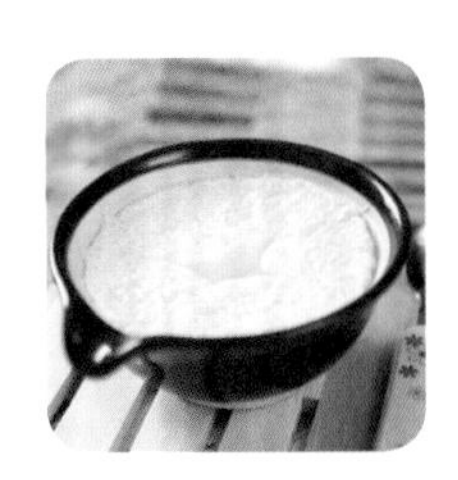
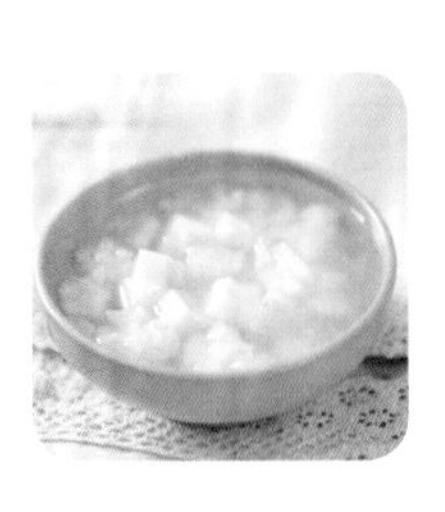
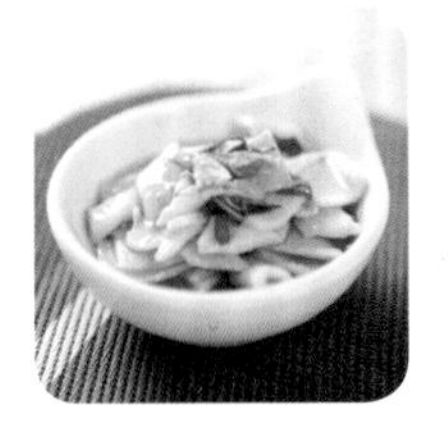

结束期辅食原则与方法

添加结束期辅食的原则

大多1岁大的宝宝已经长了6～8颗牙，咀嚼的能力有了进一步加强，消化能力也好了很多。所以食物的形式上也可以有更多的相应变化。

最好少调味

盐跟酱油等调味品在宝宝1岁后已经可以适量使用了，但在15个月以前还是尽量吃些清淡的食物。很多食材本身已经含有盐分和糖分，没必要再调味。宝宝若是嫌食物无味不愿意吃时，可以适量加一些大酱之类的调料，尽量不要使用盐、酱油，如非必要尽量不使用。给汤调味时可以用酱油或者鱼、海带来调味。因为宝宝一旦习惯甜味就很难戒掉，所以尽量避免在辅食中使用白糖。

不要过早喂食大人的饭菜

宝宝所吃的食物也可以是饭、菜、汤，但是不能直接喂食大人的食物。喂给宝宝吃的饭要软、汤要淡，菜也要不油腻、不刺激才可以。若是单独做宝宝的饭菜不方便的话，也可以利用大人的菜，但应该在做大人食物时，放置调料之前先取出宝宝吃的量。喂食的时候弄碎再喂以免卡到宝宝的喉咙。

不必担心进食量的减少

即使以前食量较好的宝宝，到了1岁时也会出现不愿吃饭的现象。饭量是减少了，体重也随之不增加，尤其是出生时体重较高的宝宝更易提早出现这种情况。不必太担心宝宝食欲缺乏和成长减缓，这是因为骨骼和消化器官发育过程中出现的自然现象，只需留意是否因错误的饮食习惯造成的即可。

添加结束期辅食的方法

宝宝长到1岁以后就可以过渡到以谷类、蔬菜水果、肉蛋、豆类为主的混合饮食了，但早晚还是需要喂奶。

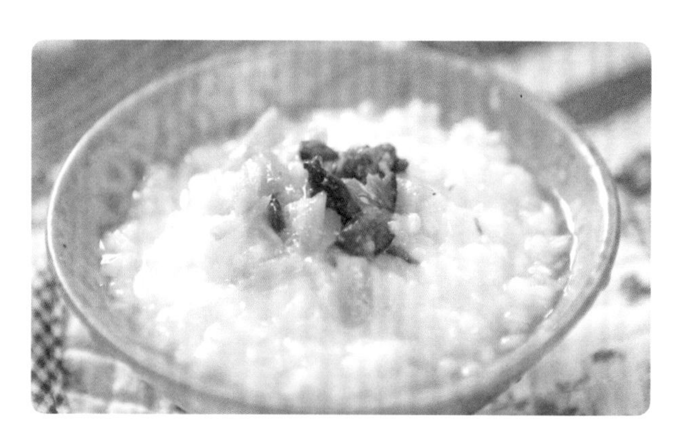

将食物切碎后再喂

即使宝宝已经能够熟练咀嚼和吞咽食物了，但还是要留心块状食物的安全问题。能吃块状食物的宝宝很容易因吞咽大块食物而导致窒息。水果类食物可以切成1厘米厚度以内的棒状，让宝宝拿着吃。较韧的肉类食物，切碎后充分熟透再食用。

每次120～180克为宜

喂乳停止后主要依靠辅食来提供相应的营养成分。所以不仅要有规律的一日三餐，而且要加量。每次吃一碗（婴儿用碗）最为理想。每次吃的量因人而异，但若是距离平均值有很大差距，就应该检查下宝宝的饮食是不是出现了问题。不少时候，因为喝过多的奶或没完全换乳时食量不增。

每天喂食两次加餐

随着宝宝需求营养的增加，零食也成为不可或缺的部分。这段时期每天喂食两次零食为佳，早餐与午餐之间，午餐和晚餐之间各一次。在时间间隔较长的上午，可以选用易产生饱腹感的地瓜或土豆，间隔较短的下午可选用水果或奶制品。最好避免喂食高热量、含糖高、油腻的食物。摄入过多的零食会影响正常饮食，需留意。

结束期辅食食材

【薏米】

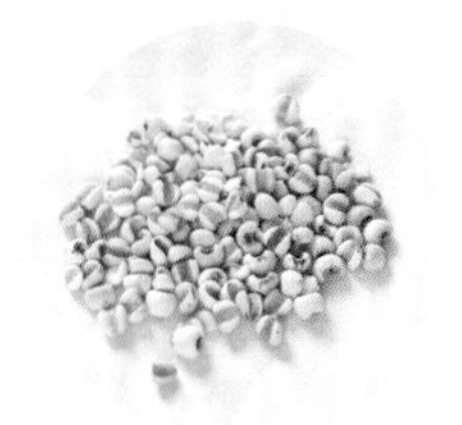

宝宝1岁以前不宜食用这种不易消化且易过敏的食物。但它较其他谷类更利于排除体内垃圾和促进新陈代谢。可用有机薏米粉加蜂蜜喂食。

【韭菜】

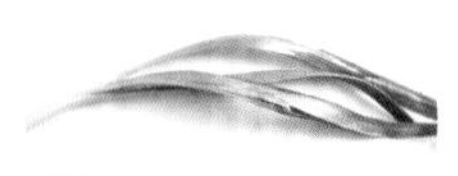

富含蛋白质、维生素A、脂肪和糖。能够帮助消化吸收肉类，具备润肠作用。但味道较浓，1岁后喂食较佳。搭配牛肉或猪肉食用。初次食用应少量。

【番茄】

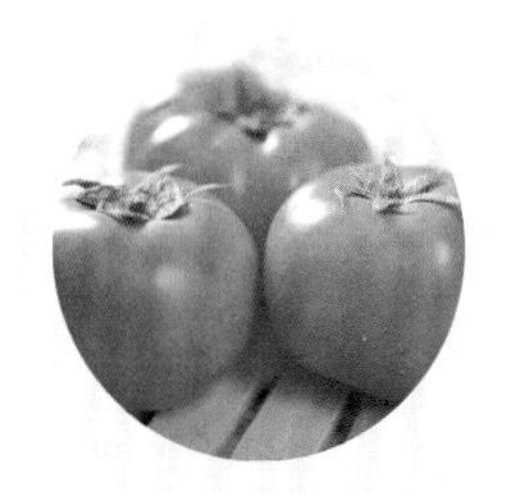

番茄能预防疾病，但其酸性较大，所以不能在1岁前喂食。注意其吃完后易出现口边发疹的现象。适合用橄榄油炒着吃，容易吸取其脂溶性的有益成分。

【牛肉】

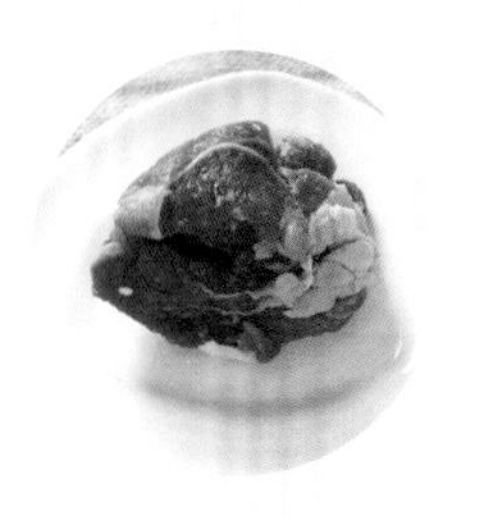

富含宝宝成长期所需营养，铁的含量极高，有助于预防缺铁性贫血。两岁前应经常喂食，使用煮熟的牛排，做汤时选用牛腿肉。

【面食】

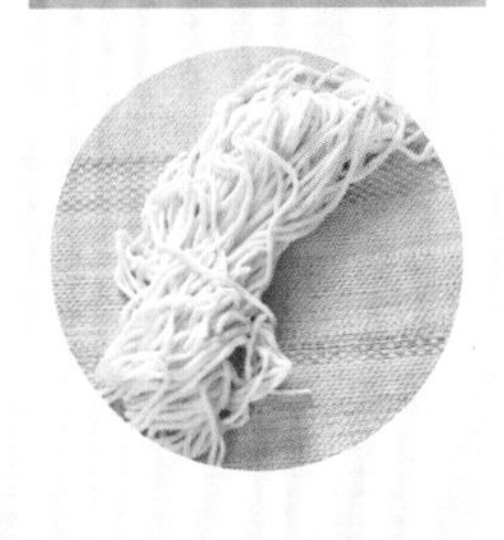

刀切面、意大利面、米线都可以喂食。但因为不容易消化和可能导致过敏，所以应该切成适当长度后喂食。应教会宝宝怎么吃，避免他们不加咀嚼直接吞咽。

【茄子】

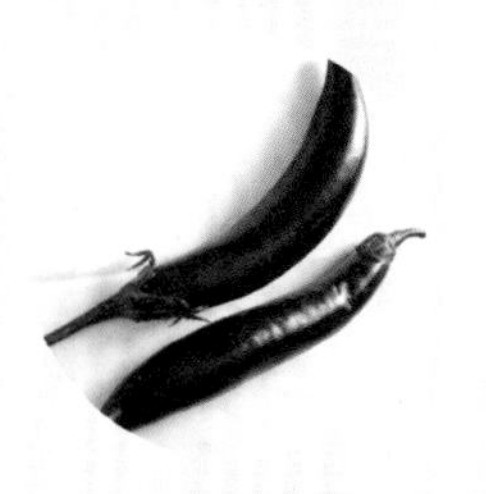

使用植物油配餐能够充分汲取不饱和脂肪酸和维生素E。应两周岁后喂食，避免接触性皮炎。冷藏会变质，所以应去水后用纸包装，常温下保存。

【鱿鱼】

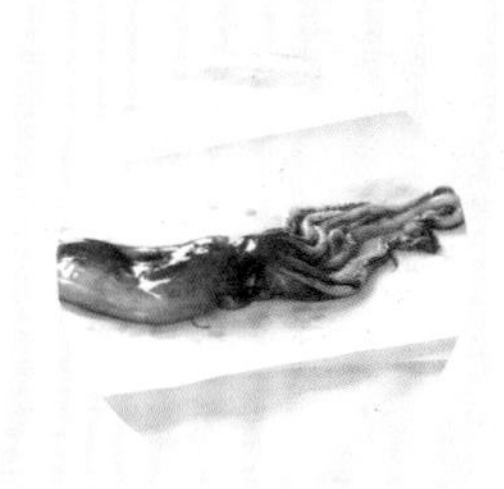

肉质坚韧、不易消化，宜1岁以后再喂食。鱿鱼干较咸，不宜喂食3岁以下的宝宝。如对鱿鱼过敏，那么也不要喂食章鱼。为保存营养成分，应高温下快速蒸熟后食用。

【草莓】

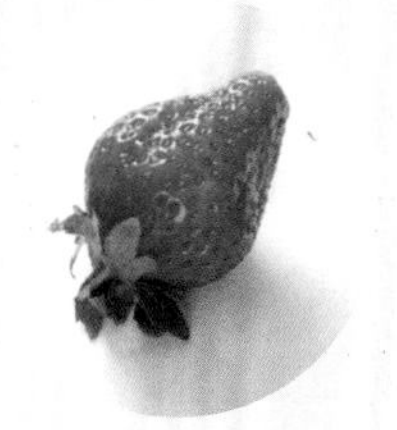

一天所需的维生素C可靠6～7粒草莓补充，但容易引起过敏，不宜1岁前喂食。白糖易破坏其中的B族维生素，不要配合食用，牛奶也不适合一起喂食。食用前用流水冲洗去表面残存农药。

【芋头】

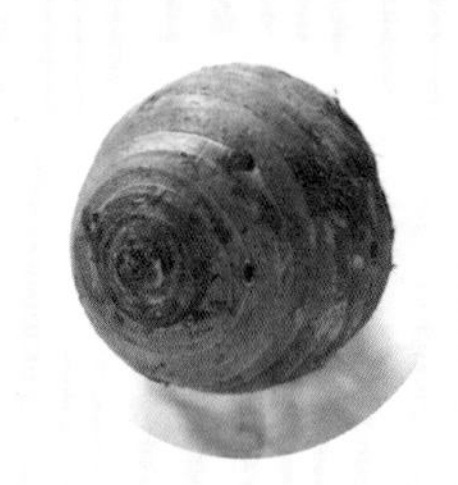

富含B族维生素、蛋白质、钙。适合与肉类搭配食用，能够帮助消化。淘米水煮食芋头可有效去除芋头里的毒性还有黏稠成分所带的涩味。应该戴手套处理芋头，以免弄疼手。

【菠萝】

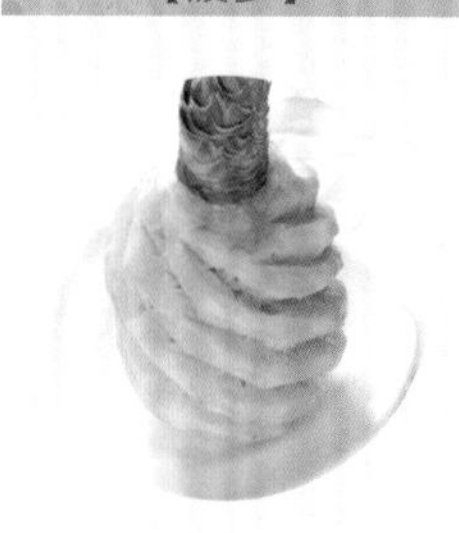

富含维生素C、果糖、葡萄糖。搭配肉类食用，可帮助消化。带叶保存时，将叶子向下放置，这样有助于甜味散发在全部果肉中，味道愈加鲜美。

结束期辅食中饭的煮法

米饭改成辅食

原料：60克米饭，适量蘑菇等辅料，80毫升水。

做法：

1.将食材处理干净后煮熟。

2.将煮熟的食材和米饭放置锅里，加水后再煮一会儿，等煮至水开饭熟为止。

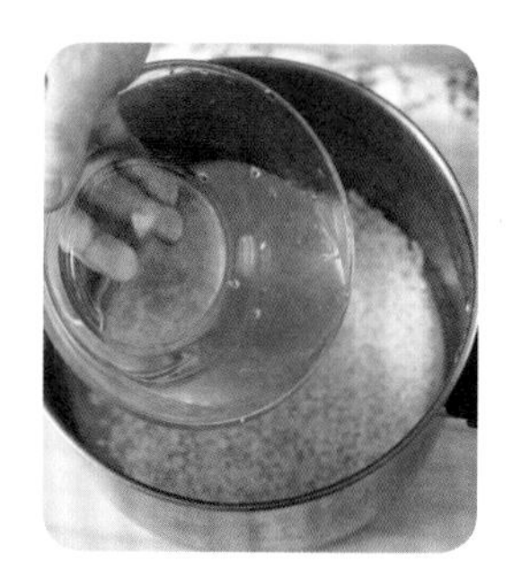

饭的煮法

原料：10克大米，80毫升水。

做法：

1.将水和大米放入小锅里，加盖，调大火。

2.水开后去盖放掉蒸汽后再加盖，调至小火。

3.等米泡开，水剩至少许后再煮5分钟左右。然后灭火加盖焖10分钟左右即可。

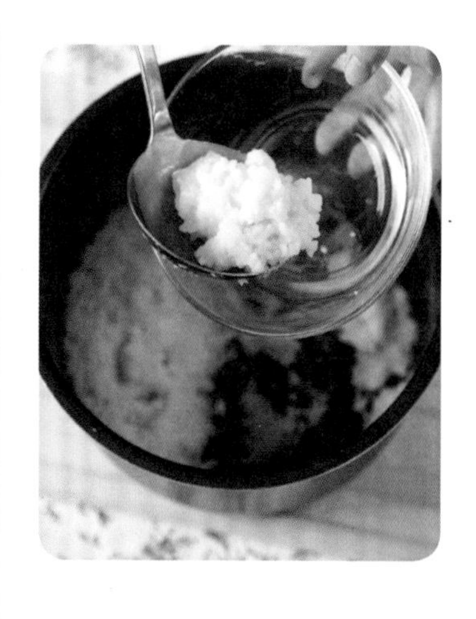

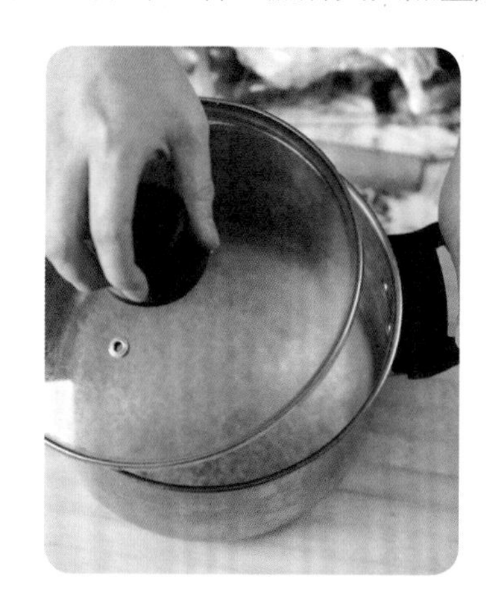

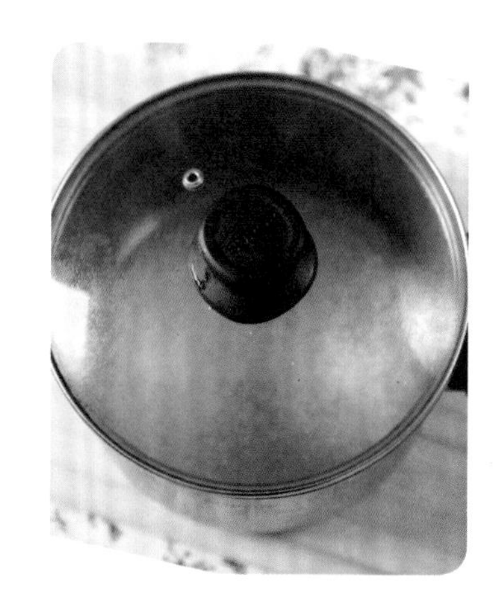

结束期辅食食谱

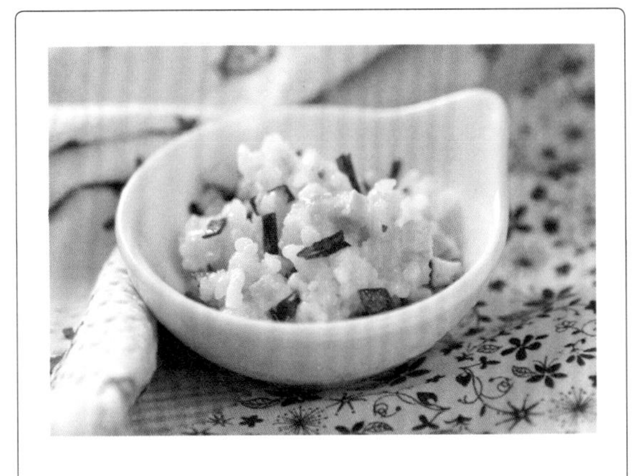

油豆腐韭菜饭

材料　大米软饭1碗，土豆15克，油豆腐5克，韭菜5克，水80毫升。

做法　1.油豆腐用开水烫一下后去水捣碎。土豆去皮后切成小块，韭菜也切成小段。

2.将油豆腐、土豆、韭菜一起炒，然后将大米软饭放在一起搅拌即可。

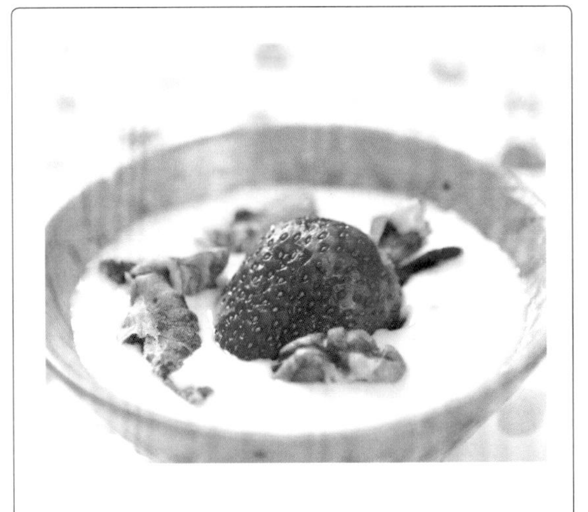

草莓薏仁优格

材料　草莓6颗，优格1盒，薏仁适量。

做法　1.将薏仁加水煮开，水沸后等薏仁熟透，汤汁呈浓稠状即可，放凉后摆在冰箱里备用。

2.将草莓洗干净，去蒂，切半，摆入盘中。

3.在草莓上浇入优格、薏仁汤汁，就可以饮用了。

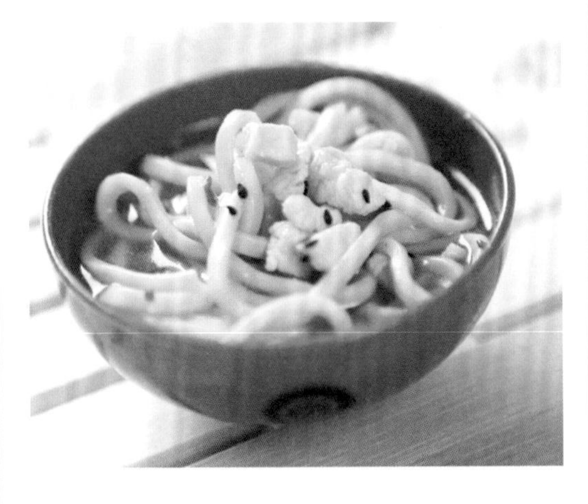

空心面

材料　去刺鱼肉50克，洋葱10克，西蓝花10克，空心面50克，牛奶150毫升。

做法　1.鱼肉切成1厘米大小，洋葱切成7毫米大小，捣碎西蓝花。

2.空心面用开水煮熟后，切开。

3.将鱼肉、洋葱、西蓝花和牛奶一起煮。煮开后，调小火搅拌空心面即可。

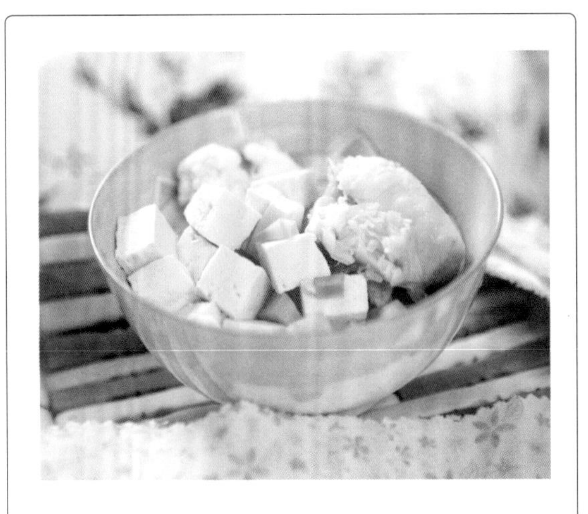

鲜虾豆腐汤

材料　虾仁50克，豆腐1块，葱花少许，盐1小匙，高汤两杯，植物油适量。

做法　1.豆腐切成块，用沸水焯一下，捞出凉凉。虾仁洗净，用沸水焯一下，捞出凉凉。

2.汤锅中加入高汤，再放入豆腐块、虾仁烧沸，撇去浮沫，然后加入盐煮5分钟，出锅前撒入葱花即可。

第六节
1.5～3岁正常饮食期

1.5～2岁宝宝的喂养

★这个时期宝宝需要的主要营养

这个阶段的宝宝已经陆续长出20颗左右的乳牙，有了一定的咀嚼能力。在这一阶段，如果还没断母乳的宝宝应该尽快断乳，否则将不利于建立宝宝未来适应生长发育的饮食习惯，而且不利于宝宝的身心发展。1.5～2岁的宝宝胃容量有限，宜少食多餐。1.5岁之前给宝宝在三餐后加两次点心，1.5岁之后减为三餐一点，点心可以加在下午。加点心一定要适量，而且不能距离正餐太近，不要影响宝宝正餐的食用。在给宝宝配餐的时候要注意多加蔬菜、水果。家长在烹饪的时候，也可把蔬菜加工成细碎软烂的菜末炒熟调味。适量摄入动植物蛋白，可用肉末、鱼丸、鸡蛋羹、豆腐等易消化的食物喂给宝宝。配方奶富含钙质，因此，宝宝此时每天应摄入250～500毫升。还应注意，给宝宝的主食粗粮、细粮搭配，这样可以避免缺乏维生素B_1。

★怎样喂养这个阶段的宝宝

本阶段可以根据宝宝食量大小，每天安排三餐一点，以保证每天摄入足够的食物和营养。各类食物之间调配得当，即荤素食、粗细粮食摄入比例适当，不能偏食，保证营养均衡。此时期的宝宝每天应食用主食150克左右，蔬菜、水果共150～250克，肉类40～50克，豆制品20～50克，鸡蛋1个，外加250～500毫升的配方奶。

宝宝一日食谱举例

时间	食谱
早晨	配方奶250毫升，鸡蛋1个，小花卷50克，1小匙花生酱
零食	1片烤面包或整个小饼干，1/2碗酸奶，1/2个香蕉
午餐	米饭1小碗，炒肝片、胡萝卜片，鸡蛋或豆腐小白菜汤
零食	奶粉或豆浆1/2杯，面包50克，苹果1/2个
晚餐	木耳、肉末、豆腐丁打卤面1碗或羊肉胡萝卜馅包子或白菜鸡蛋馅水饺50～100克，1碗大米稀粥
入睡前半小时	1杯配方奶

★辅食喂养要点

要注意观察宝宝的饮食规律和食欲状况。对于1.5～2岁的宝宝来说，可以吃的食物多了起来，胃的排空和饥饿感是在饭后4～6小时产生的。饮食不要过于杂乱，否则会影响宝宝的食欲，妨碍其消化系统和神经系统的活动。

这个时期的宝宝处在食欲、胃液分泌、胃肠道和肝脏等所有功能的形成、发育阶段，所以，为了宝宝的营养，除三餐外，应在上午10点和下午3点左右各加一次点心，以满足宝宝的营养需要。当然也不能饮食过量，否则会影响宝宝的食欲，或者引起肥胖。

此阶段宝宝的合理膳食

首先，不要在此阶段给宝宝进食一般的家庭膳食，在食物的选择及烹调上仍应注意宝宝的特点，给其容易消化且营养丰富的食物，最好每餐仍能给宝宝单独烧一个菜，并经常变换花样品种，注意细、碎、软、烂，尤其是鱼、肉等动物性食物，仍应切碎煮烂。

饭菜以低盐食物为好，不吃腌制的食物；食物中最好不放味精、色素、糖精等添加剂。不吃带刺激性的食物，如咖啡、辣椒、胡椒等；少吃油炸食物。另外，应保证宝宝每天在早晚各进食1杯牛奶。此阶段的宝宝可能爱吃带馅的食物，如包子、饺子、馄饨等，可适当给宝宝多做着吃。

保持食物的营养

越新鲜的蔬菜，维生素含量越高。购买蔬菜应尽量选用新鲜绿叶蔬菜。蔬菜容易受农药污染，可在水中浸泡一下，蔬菜应先洗后切，现炒现吃。

另外，淘米时不要用力搓，浸泡时间不宜过长，淘1～2次即可。不要在水下冲洗，也不宜浸泡，不宜用热水淘，不然会使大量维生素流失。烹制米饭时，以蒸饭、焖饭为好，不要做捞饭。做米、粥、面食放水要适宜，不要丢掉米汤、面汤、水饺汤。熬粥不宜加碱，这样才能保留米中的营养成分，防止维生素被破坏。肉类最好切成碎末、细丝或小薄片，急火快炒。大块肉、鱼应放入冷水内用微火煮和炖，烧熟煮透。骨头应拍碎，加少许醋，以利于钙的溶解。食物不宜采用高温油炸的方法，油炸食品不仅不易消化吸收，而且维生素几乎全被破坏。

给宝宝喝酸奶有讲究

鉴别品种

目前市场上有很多种由牛奶或奶粉、糖、乳酸或柠檬酸、苹果酸、香料和防腐剂等加工配制而成的“乳酸奶”，其不具备酸牛奶的保健作用，购买时要仔细识别。一定要注意生产厂家和出厂时间，尽可能到大的超市去购买。

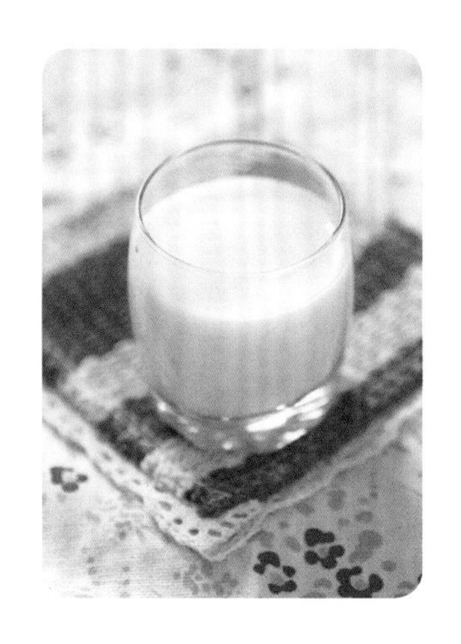

饭后两小时饮用

乳酸菌很容易被强酸性物质杀死，适宜乳酸菌生长的pH值为5.4以上。空腹胃液pH值在2以下，如果此时饮用酸奶，乳酸菌易被杀死，保健作用减弱；饭后胃液被稀释，pH值上升到3～5，此时饮用效果会更好，有助于宝宝的消化吸收。

饮后要及时漱口

随着乳酸饮料的食用增多，宝宝龋齿现象也在逐渐增加，这是乳酸菌中的某些细菌导致的。如果宝宝在睡前饮用酸奶，并且没有清洗牙刷，在夜间，厌氧菌就会损伤牙齿，所以，宝宝在饮用酸奶后要及时漱口，以免影响牙齿的健康。

不要加热

酸奶中的活性乳酸菌，如经加热或开水稀释，便会大量死亡，不仅特有的风味会消失，还会让营养物质也损失殆尽。所以，饮用时不必加热，常温即可。

不适合宝宝吃的食物

此时宝宝开始学习大人的饮食，但多数的家长会采取“大人吃什么，宝宝就跟着吃什么”，尤其是终日在外面工作的职业女性，大多都会选用以便利为主的市售食物，如饼干、糖果、丸子、酸奶、薯条、汉堡等食物。但哪些食物是不适合宝宝食用的呢?

口味较重的调味料

如沙茶酱、番茄酱、辣椒酱、芥末、味素，或者过多的糖等口味较重的调味料，容易加重宝宝的肾脏负担，干扰身体对其他营养素的吸收。

生冷海鲜

如生鱼片、生蚝等海鲜，即使新鲜，但未经烹煮过程，容易发生感染及引发过敏的现象。

质地坚硬的食物

如花生、坚果类及爆米花等食物，容易使宝宝呛到，尽量不要喂给宝宝。此外，像纤维素多的食材，如菜梗或是筋较多的肉类，都应该尽量避免给宝宝食用。

经过油炸的食物

食用大量的油炸食物会对宝宝的智力、身体发育产生很大的影响。过多地食用油炸食物会使宝宝摄取过多的热量，加上宝宝的运动量比较少，很容易导致宝宝肥胖。另外，油炸食物会破坏食物中的维生素等营养物质，降低食物的营养价值。

宝宝肥胖严重时会影响身体的激素代谢，尤其是用于代谢血糖的胰岛素，从而导致宝宝血糖的紊乱。并且胰岛素分泌过少会抑制蛋白质合成，蛋白质是人体的构件单元，也是人体所有酶类物质的主要成分，如果蛋白质的合成减少了，就会导致人体正常代谢的紊乱，并会抑制宝宝长高。

另外，经常过量食用这些食物还会影响宝宝的智能发育。肥胖是宝宝体内脂肪过多所导致的，会对神经细胞产生不利影响，损害宝宝正在发育的神经通道，对宝宝的智力发育造成伤害。

2～3岁宝宝的喂养

★这个时期宝宝需要的主要营养

此阶段的宝宝牙齿已出齐，开始体验到咀嚼的乐趣，喜欢吃干的食物，不爱吃粥和汤面条了。为了顺应宝宝的饮食习惯的发展，家长要提供给宝宝合理的饮食。比如，多给宝宝吃一些成形的食物，如饼、面包、包子、水果等食物，少些流质食物。但是要注意，在吃这些较干的食物时，不能让宝宝吃得过多，并且还必须让宝宝细嚼慢咽，这样才有助于消化，并且也不会使宝宝摄入的食物过多，导致发胖。

此阶段仍要关注宝宝的饮食营养，饮食多样化，合理烹饪，多提供五谷杂粮类的食物和蔬菜水果类的食物，保证宝宝的营养全面。

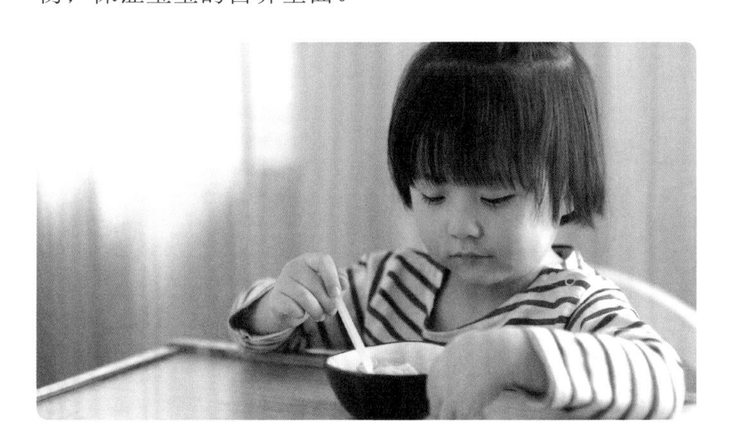

★如何安排宝宝的早餐

对于宝宝来说，早餐是一天之中最重要的一餐，因此，家长必须注意宝宝早餐的营养。宝宝理想的早餐包括以下食物。

蛋白质	如花生酱、奶、蛋等，这些都是宝宝成长发育需要的食物
乳制品	牛乳、酸奶等乳制品不仅营养丰富，还可以补充钙的来源
复合糖类	如麦片、面包等，如果宝宝每天因为吃同一种食物而厌烦，父母不妨时常变换一下
水果、瓜类	如果每天早晨给宝宝吃些富含维生素C的水果，对宝宝的健康大有益处

★宝宝不肯吃饭怎么办

有些宝宝挑食、偏食，营养跟不上，面对这些情况，父母很着急。这个时候应当怎样让宝宝喜欢上吃饭呢?

父母自身要养成良好的饮食习惯

中国有句俗话说：言教不如身教。因为婴幼儿时期的宝宝模仿能力很强，如果父母的饮食习惯不好，经常以某些零食作主食，那么父母自然也不会意识到宝宝是否养成良好的饮食习惯。

固定吃饭时间

父母要尽量做到吃饭的时间一到，全家人就到餐桌上就餐的好习惯，并且宝宝也必须吃完自己的那一份食物。如果宝宝不吃，父母就应当狠下心来不给宝宝吃其他零食。这样久而久之，宝宝就会养成定时、定量吃饭的好习惯。

减少正餐之外的食物

零食对于宝宝来说，有其必要性，但却不能吃得过量。特别是那些垃圾食品，更不能让宝宝多吃，这样能避免宝宝因为多吃了一些零食而吃不下正餐。

促进宝宝的食欲

宝宝在不饿的时候通常不想吃东西，如果父母只是一味地强迫宝宝吃饭，这样会适得其反。父母可以尝试一些增进宝宝食欲的方法，如增加他的活动量，让宝宝多走走路、多玩耍。这样，等宝宝的肚子真正饿的时候，自然就不会拒绝吃饭。

多花心思在烹饪上

在宝宝的饮食营养均衡的基础上，父母可以用多种类的食物来取代经常食用的米饭、面条，可以把玉米当成主食，再配上一些新鲜的蔬菜，这样也能拥有既美味又营养的餐点。

选择宝宝喜欢的餐具

每一个宝宝都想拥有属于自己的独特的东西，所以，父母很有必要为宝宝准备一些有可爱图案的餐具，增加宝宝用餐的乐趣。父母带着宝宝一起去选购餐具，会达到更好的效果。

为吃饭增添几分趣味

父母在喂宝宝吃饭时，可以使用一些活泼、轻松的语气，让宝宝感觉到吃饭是一件有趣的事情。

正常饮食期

★进入正餐期的信号

开始于16个月

软饭已经熟悉，也开始对大人的食物感兴趣，这是可以结束完结期的信号。什么时候开始可以跟大人一起吃的婴儿食品呢？可以参照下面的适当时期。

虽然每个宝宝发育的情况和消化能力都不太一样，但大多数宝宝都可以在16个月左右正常地消化软饭了，有些宝宝都可以吃米饭了，并且产生了对以饭、菜、汤组成的大人的食物浓厚的兴趣。等到宝宝顺利地吃完完结期的软饭后，就可以开始正式地吃婴儿食了。

熟悉了匙叉

宝宝到16个月大后，肌肉愈加发达，对匙叉也更加熟悉。饭菜撒的数量和次数也减少，吃饭速度也在提升。虽不能像用匙那样熟练，但也可以独立使用水杯喝水了。不需大人的帮助即可喝掉杯里的牛奶或是水。即使撒饭，洒水，也不用帮忙，多给宝宝自己练习吃饭、喝水的机会。能习惯自己喝水、吃饭，使用匙、杯等餐具的宝宝，他们也更容易适应多品种的婴儿食。

小贴士

婴儿食期间应该喂食多少饭

基本1小碗（婴儿用碗）就可以。但也要根据宝宝的消化能力和食欲来定他婴儿食期间的饭量。即使同一个宝宝也要依据其当天的状态和零食量来定，有少吃的时候，也有多吃的时候。故而不必一定固守一天的量。切忌过多地喂食零食或者追宝宝喂饭。若宝宝身高、体重都合格，少吃、多吃一次并不要紧。

★正餐期间的饮食原则

尽量避免宝宝偏食

18个月大的宝宝开始有脾气，对于喜爱或不喜爱的东西态度表现鲜明，同时也有了偏食的习惯，饭量也开始不再一致。若不及时矫正婴儿食期间偏食的坏习惯，就会养成以后看到不喜欢的食物就习惯性呕吐或者干脆一点儿不吃的坏习惯。要让宝宝改掉偏食的坏习惯，就得找到他拒绝食物的原因，然后通过更换食材和烹饪方法来打造成宝宝喜爱的食物。

谷类不能忽视

不少家长很重视让宝宝们进食鱼、虾、肉、菜等，往往就不够重视同样含有丰富营养物质的谷类。如果摄入谷类不足，同样会造成宝宝营养失衡。因为人体所需的70%以上热量和50%的蛋白质都可以由谷类提供，甚至它里面所含的B族维生素和无机盐也占据了饮食里的较大比例。

谷类里面含有70%～80%的糖类，主要为淀粉多糖，是最重要的能帮助人体消化吸收的能源物质。它还含有大量的B族维生素。既有可增加食欲、帮助消化，促进宝宝生长发育的维生素B_1，还有可预防口角炎、舌炎、唇炎的维生素B_2，还含有其他生长必需的植物性蛋白质。含量丰富的无机盐：钙、铁、磷、钾、铜、锌、锰等。谷类中含有较少的脂肪（绝大多数不饱和脂肪酸，还有少量的磷脂）。这些都是人类大脑必需的营养成分，可以促进大脑的发育。

婴幼儿是一个特殊的群体。因为他们正处于身体、脑部发育的关键期，所以补充充足而合理的营养对他们来说至关重要，而这些营养主要由谷类来提供，所以家长要合理地安排好宝宝的饮食。

少吃油炸食品

很多宝宝都非常爱吃油炸食品中的炸薯片、炸土豆片等。超市里常有出售各种半成品油炸食品，比如说鸡块、羊肉串等。但常吃这种食品，对于宝宝的正常发育是非常不利的。

在制作油炸食品的过程里，油的温度非常高，会破坏食物里的大量维生素，从而使宝宝无法摄取到里面的维生素。如果炸制这些食品使用的还是反复使用过的剩余油，里面还会蕴藏着十几种不挥发的有毒物质，对宝宝身体非常有害。此外，油炸的食物也非常不易被人体消化，容易让宝宝有饱胀感，影响到正常饮食。另外，炸油条、油饼等食物还会涉及过量摄入“铝”的问题。

饭菜要清淡

虽然宝宝现在可以吃大人的饭菜了，但最好还是忌食咸辣的饭菜。这个时期如果习惯吃咸的食物，就会让宝宝养成喜食口味重的食物，导致长大后可能只爱吃咸的食物。有些家长认为只要用水涮涮泡菜之类的食物就可以喂了，其实不然，这类食物即使用水涮了也不会去掉咸味。可以在制作泡菜之前用少量的盐或者酱油单独给宝宝做些清淡的泡菜。

小贴士

外卖的食物不仅卫生上不过关，而且大多是刺激性的食物，热量高，还容易导致过敏。所以尽量避免婴儿食期间喂食外卖食品。

养成良好的饮食习惯

让宝宝定时、定量进食

婴幼儿时期是建立和培养良好饮食习惯的关键时期，如果这一时期引导不当，一旦形成不良的饮食习惯，以后要改正就非常困难。因此，父母要从婴儿时期就培养宝宝良好的饮食习惯。只有养成良好的饮食习惯，才会保证宝宝的进食量，让宝宝获得充分的营养，从而保证身体健康。

怎样养成定时、定量进餐的习惯

首先，父母要合理控制宝宝每天的进餐次数、时间和进食量，让三者之间有规律可循。到了吃饭的时间，就应让宝宝进食，但不必强迫他吃，当宝宝吃得好时就应表扬他，并要长期坚持。

其次，精心调配食物。烹调时需注意食物的色、香、味俱全，软、烂适宜，便于宝宝咀嚼和吞咽，可以调动宝宝用餐的积极性。还可以给宝宝买一些形态、色彩可爱的小餐具，让宝宝喜欢使用这些餐具进餐。

定时、定量喂养需灵活掌握

定量饮食也要灵活掌握。有的父母还会严格按照书上的标准，让宝宝吃饭，遇到宝宝偶尔不想吃的时候，父母也要千方百计地哄他吃下去。这种做法也是不可取的，父母要根据宝宝自身的情况而定，因为每个宝宝的发育情况、饮食量都有所不同，不能一概而论。目前，很多家庭存在强迫喂养现象，且“定量强迫”显著高于“定时强迫”。宝宝偶尔食欲缺乏是正常现象，如果父母过于纠缠在一定量的食物上，会使宝宝食欲更加降低。宝宝的厌食让父母更加焦虑，就用坚决的手段强迫宝宝进食，会使厌食的情况更加严重。

小贴士

不要强迫宝宝丢下玩具去吃饭

彬彬正在外面玩得开心的时候，不知不觉吃饭时间到了，妈妈就让彬彬放下手里的玩具，可他又哭又闹，妈妈认为：“定时吃饭就是要按时吃饭！”实在没办法妈妈干脆端着饭碗，追着彬彬跑，而彬彬一边玩，一边吃上两口，喂上一顿饭要花两个多小时。

专家指出，宝宝不像大人一样，有很强的时间观念。而且宝宝的肠胃没有养成定时的习惯，如果在玩耍中途被打断，会增强宝宝对吃饭的厌恶感。一边玩一边吃饭更是饮食习惯的大忌，父母应该灵活地掌握宝宝定时喂养的方法。

做个不挑食的宝宝

宝宝的挑食现象很普遍，是成长发育过程中的一种正常的阶段性现象。但这种现象如果不及时纠正，会引起宝宝营养摄入不均衡，对宝宝成长发育造成一定影响。父母们要从宝宝很小的时候注意宝宝的饮食习惯，对于挑食的宝宝要剖析其原因，以便对症下药。

父母言传身教

平时爸爸妈妈可经常在宝宝面前吃一些宝宝不太爱吃的食物。爸爸妈妈在吃的过程中还要表现出特别喜欢吃的样子，这样宝宝潜意识里会认为这些食物很好吃，因为爸爸妈妈都喜欢吃。长此以往，宝宝慢慢会喜欢上本来不喜欢的食物。

告诉宝宝食物的价值

每种食物都有其独特的营养价值，父母不妨对宝宝不爱吃的食物作以研究，了解它对宝宝生长发育的作用，并耐心跟宝宝讲解这些食物对他有什么好处。例如宝宝不吃胡萝卜，妈妈可以告诉他：“吃胡萝卜对眼睛好。”

巧妙搭配食物

针对挑食的宝宝，爸爸妈妈可以巧妙地搭配各种食物，把宝宝喜欢的和不喜欢的食物进行“完美组合”，也可将宝宝不爱吃的食物来个“大变身”，以唤起宝宝的食欲，使他乐于尝试各种食物。

让宝宝从小吃杂食

最近，儿科医学专家指出，在婴幼儿时期给宝宝频繁地吃各种各样的食物，宝宝长大了以后，很少会有挑食的毛病。

表扬鼓励

父母要善于当面表扬宝宝在饮食方面的进步，如果宝宝某次吃了他平时不爱吃的东西，父母要给予鼓励，让宝宝更好地坚持下去。

添量喂养

父母可以在不告之的情况下，采用少量添加或逐步添加喂养的形式，在宝宝的日常食物中少量添加他挑剔的食物，以此让宝宝顺其自然地接受这些食物。

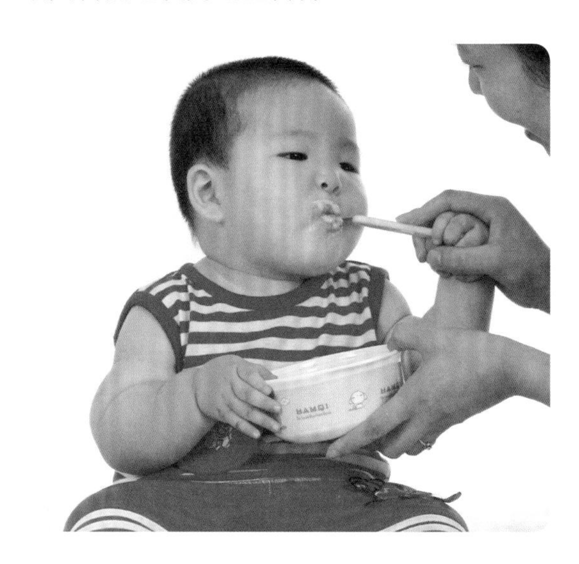

做个喜欢吃蔬菜的宝宝

众所周知，蔬菜的营养是非常丰富的，对宝宝的生长发育大有裨益，但是大多数宝宝似乎天生就对某些蔬菜很抗拒。不管父母怎么哄、怎么管宝宝就是不肯就范。难道就此放弃让宝宝多吃蔬菜的念头吗？当然不行，那么到底要怎么做呢？

告诉宝宝吃蔬菜的益处

不误时机地叮嘱宝宝多吃蔬菜的好处，当然不能讲得太深刻。父母要从宝宝的理解能力出发，用浅显的句子告诉宝宝，例如：多吃蔬菜就不生病了，不用打针了，也不用吃苦药了，还能长得高，变漂亮等，这样简单易懂的道理，宝宝比较容易接受。

从兴趣入手培养宝宝喜欢蔬菜

可通过让宝宝和自己一起择菜、洗菜来提高他们对蔬菜的兴趣，如洗黄瓜、番茄或择豆角等。吃自己择过、洗过的蔬菜，宝宝一定会觉得很有趣。

周围大人要做榜样

要让宝宝喜欢吃蔬菜，首先父母或其他大人要吃蔬菜。如果大人对蔬菜不感兴趣，只是一个劲地劝宝宝吃蔬菜，那是徒劳。因此，父母和宝宝一起吃饭时，即便对于自己不怎么爱吃的菜，也要尽量多吃，并边吃边称赞。

用故事诱发宝宝对蔬菜的兴趣

在给宝宝看故事书或动画片的时候，可以结合故事的情节来告诉宝宝吃蔬菜的好处。例如，大力水手吃菠菜才能变得更有力量，兔巴哥吃胡萝卜就可以变得很聪明，宝宝只要多吃蔬菜也会和他们一样。慢慢地，宝宝就会对吃蔬菜变得很有兴趣了。

小贴士

多改变蔬菜的做法

对于有精力和条件的父母，可尽量变着花样，并在无意中让宝宝多摄入蔬菜，如将蔬菜以适合自己宝宝口味的方法烹调，或把蔬菜包在饺子或包子里面，或将各色的蔬菜搭配起来，做成五颜六色的蔬菜大拼盘，从而引发宝宝食欲，或做成蔬菜沙拉等。

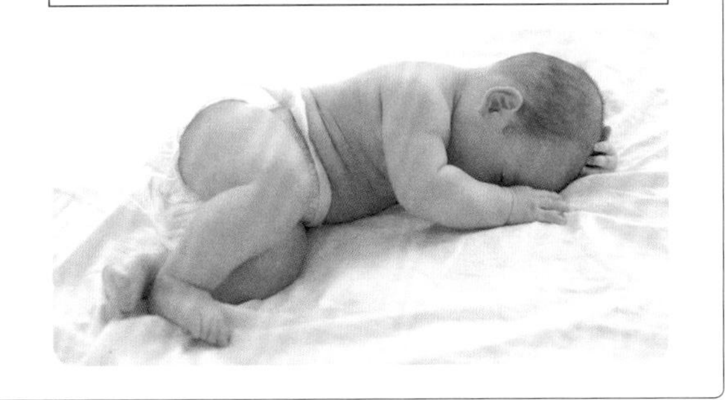

培养吃早饭的好习惯

开始一天的生活之前，吃上一顿使人精力充沛的营养均衡的早餐是非常重要的。但仍然有不少人对此不以为然，马马虎虎对付了事，这样做是非常不对的。

很多宝宝不愿吃早餐的原因

一般起床后短时间内，宝宝没有胃口不愿吃早餐，可适当延后早餐时间。如果不吃早餐，一天所需的营养便需从午餐和晚餐中摄取，那样会对身体造成影响，甚至会影响到宝宝的生长发育。

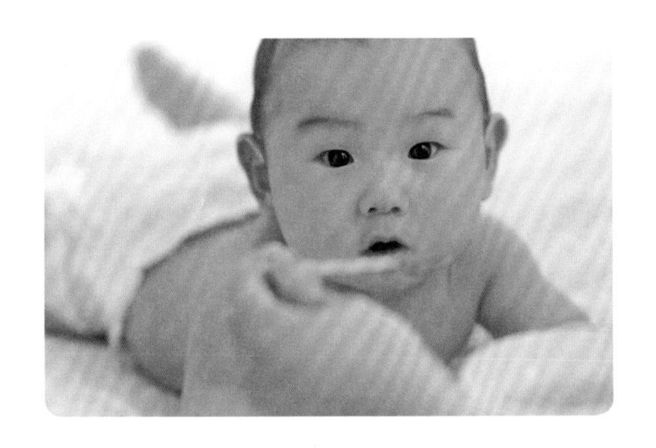

早餐不吃对宝宝带来的不良影响

宝宝的脑部发育和智力发育会受到影响	长期不吃早餐会使得人的血糖供给低下，大脑的营养也不足，长期下去就会对大脑造成伤害。另外，早餐的质量跟智力发展也有密切的联系。据研究，一般进食高蛋白早餐的宝宝在课堂上的最佳思维普遍有所延长，而吃素的儿童情绪和精力都会呈较快下降趋势。
易患蛀牙	近年来美国科学家提供的一份研究表明，同那些天天进食早餐的同龄儿童相比，年龄在2～5岁经常不吃早餐的儿童发生蛀牙的概率是前者的4倍以上。
不吃早餐容易发胖	早上肚子填饱了，宝宝可以很好地控制他一天内的食欲，从而杜绝午餐和晚餐暴饮暴食的可能性，有利于控制体重。否则宝宝会在饥饿时进食零食或者暴饮暴食。

如何使宝宝开心地吃早餐

必须搭配一定谷类食物	比如说面包、面条、馒头、包子、烧饼、蛋糕、粥、饼干等。并且要做到各种谷类食物按粗细均衡搭配
保证蛋白质的供给	鸡蛋、牛奶、豆类都包含丰富的蛋白质。每日早餐都要保证宝宝饮用250毫升牛奶或者豆浆，一个鸡蛋或者几片牛羊肉，从而保证宝宝摄入生长发育必需的蛋白质
一定要用好的植物油做早餐	做凉拌菜时不要忘记滴入几滴植物油，里面的脂肪既能提供宝宝所需的热量，也能让菜更具香味，促进宝宝食欲
保证一定量的蔬菜	可做凉拌黄瓜、萝卜、莴笋、白菜等蔬菜，豆腐、豆皮、豆干等豆制品或者凉拌海带等海产品，从而提供其他的营养素以及无机盐，还能刺激宝宝食欲

让宝宝自己动手吃饭

对于宝宝强烈的“自己动手”的愿望，父母是阻止还是鼓励，是决定宝宝未来吃饭能力的关键。父母不妨索性给宝宝一把小匙，一双筷子，任他在碗里、盘子里乱戳乱捣，一口口地往嘴里送。结果当然是掉到桌上、身上、地上的比吃到嘴里的食物要多得多，然而不能否认的是，最初宝宝毕竟有一两口送到了自己嘴里。有过如此训练的宝宝，一般1.5岁以后就能独立吃饭了。

允许宝宝用手抓着吃

刚开始先让宝宝抓面包片、磨牙饼干；再把水果块、煮熟的蔬菜等放在他面前，让他抓着吃。一次少给他一点儿，防止他把所有的东西一下子全塞到嘴里。

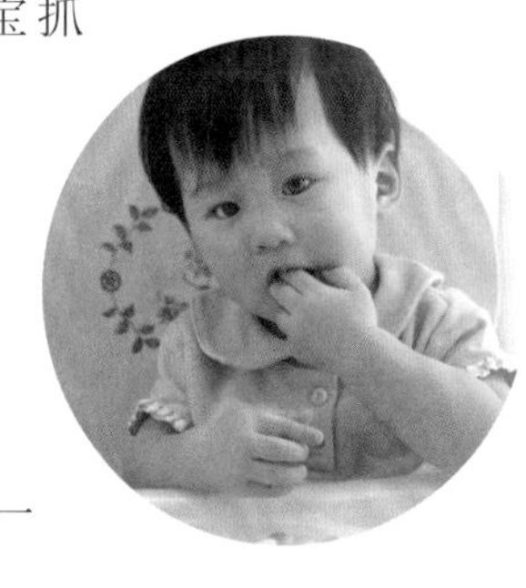

把小匙交给宝宝

给宝宝戴上大围嘴儿，在宝宝坐的椅子下面铺上塑料布或旧报纸，给宝宝一把小匙，教他盛起食物往嘴里送，在宝宝成功将食物送到嘴里时要给予鼓励。父母要容忍宝宝吃得一塌糊涂。当宝宝吃累了，用小匙在盘子里乱扒拉时，把盘子拿开。

能自己吃饭后就不要再喂着吃

宝宝能独立地自己吃了，有时他反而想要妈妈喂。这时，如果你觉得他反正会自己吃了，再喂一喂没有关系，那就很可能前功尽弃。

宝宝用手抓着吃饭是一个必经过程

奇奇刚满1岁，每次吃饭时都是奶奶抱着她坐在腿上喂，最近奇奇总是伸手抓奶奶的筷子，还想挣脱奶奶去抓茶几上的菜。每顿饭都折腾很长时间，奶奶自己也吃不好，于是爷爷提议让奇奇自己爬在茶几上用手抓着吃。

奶奶给奇奇拿了一个不锈钢的小碗和一个短柄小匙，在奇奇的碗里夹了些短面条和菜叶，放在茶几上，茶几正好比奇奇矮一个头，她可以站着吃。奇奇用手大把往嘴里送面条，掉到茶几上还会伸手去捏，吃得津津有味，上衣前襟上沾满了面条和菜片。吃完后就抓着碗打桌子，让奶奶再给她夹面。

用手抓饭是宝宝发育过程中必经的过程，大人不要干涉，尽量让宝宝自己都动手。

小贴士

宝宝碗里、盘子里的饭菜不要过多，温度适中，防止烫伤宝宝，或太凉吃下去胃不舒服。一次给宝宝一种菜，最好不要把几种菜混到一起，使宝宝吃不出味道，倒了胃口。宝宝的整个吃饭过程不能嫌麻烦。

养成细嚼慢咽的好习惯

宝宝在吃饭时应该细嚼慢咽，因为饭菜在口里多嚼一嚼，能使食物跟唾液充分拌匀，唾液中的消化酶能帮助食物进行初步的消化，而且可使胃肠充分分泌各种消化液，这样有助于食物的充分消化和吸收，可减轻胃肠道负担。此外，充分咀嚼食物还有利于宝宝颌骨的发育，可增加牙齿和牙周的抵抗力，并能增加宝宝的食欲。

但现实生活中，很多宝宝吃饭时都是狼吞虎咽。导致这样的原因有很多，包括家人的影响、宝宝的急性子、宝宝的吃饭时间有限等。

向宝宝解释细嚼慢咽的好处

对于大于3岁的宝宝，完全可以向他解释吃饭细嚼慢咽的好处及狼吞虎咽对身体的危害，讲时可举些例子，如某个宝宝吃饭太快，肚子疼了，打针很疼；某个宝宝吃饭太快长大后胃不好了，吃不下饭等。例子要简单浅显，可适当夸张一些。

规定宝宝不许提前离开餐桌

好多宝宝急着吃完饭去玩，这时父母可定一条用餐规矩，规定每个人在半小时内不许离开餐桌，这样宝宝即便吃完也脱不了身，也就不急着吞咽食物了。

创造一片轻松的用餐氛围

用餐期间父母尽量放松心情，创造一片温馨和谐的气氛，让宝宝由衷地喜欢餐桌上的气氛，宝宝会愿意多在餐桌上逗留，不会为逃离餐桌而“狼吞虎咽”。

小贴士

有的宝宝食用花卷、馒头等主食时，习惯用汤就着吃，减少咀嚼次数；有的宝宝吃饭时总喜欢边吃饭、边喝水。这些都是不良的饮食习惯，影响食物的消化吸收，导致营养不良。所以尽量避免这种饮食方法。

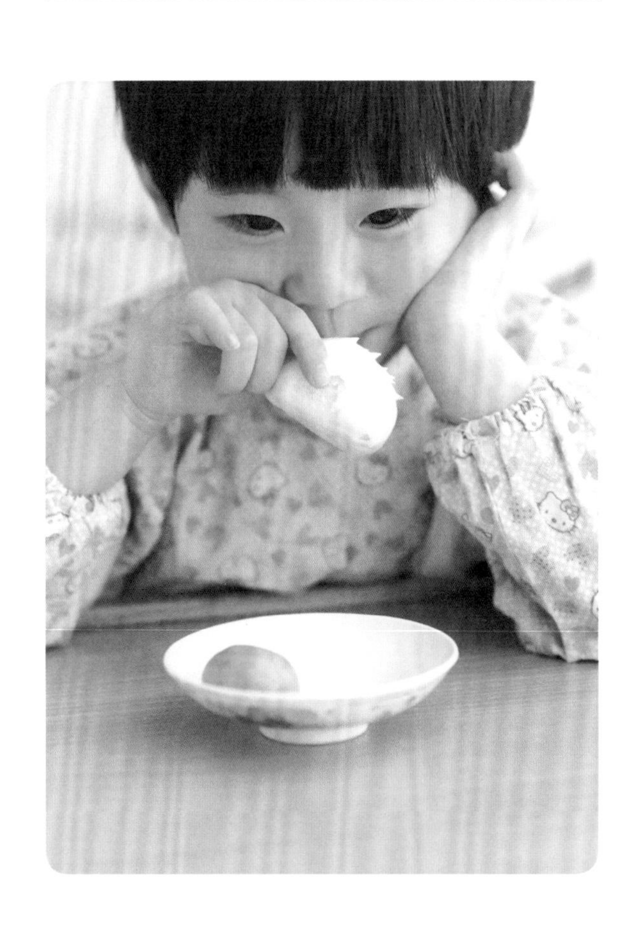

辅食正餐期食谱

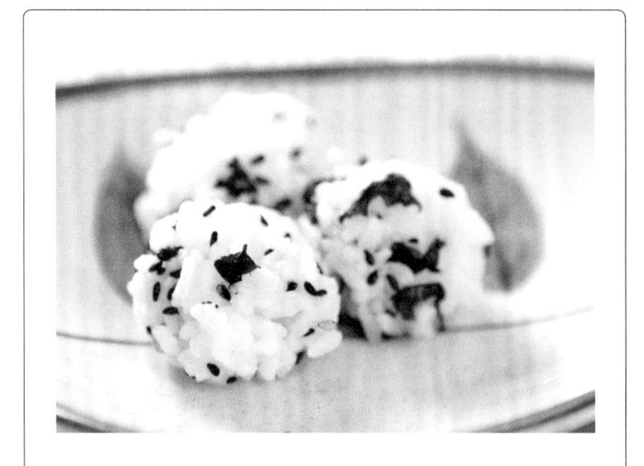

营养紫菜饭

材料　大米1小碗，烤好的调味紫菜1张，芝麻1/2小匙。

做法　1.用剪刀剪碎烤脆的调味紫菜。大米饭里放芝麻充分搅拌。

2.把芝麻和大米饭捏成圆的饭团。

3.盘子里装上紫菜末，再将饭团在紫菜末上滚动即可。

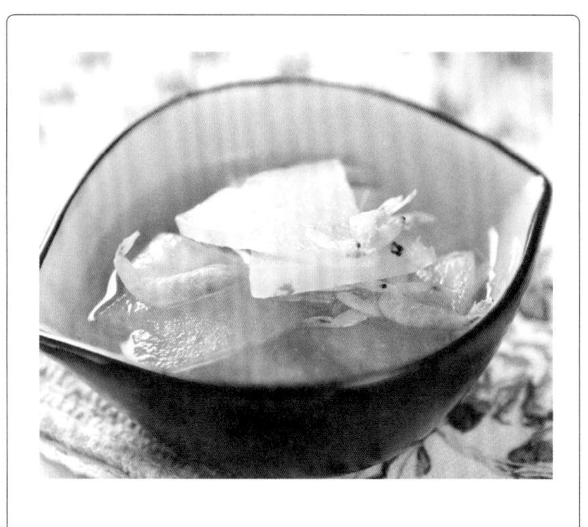

虾皮冬瓜

材料　冬瓜100克，虾皮20克，花生油两小匙，盐少许。

做法　1.将冬瓜削去皮，去掉瓜瓤，切成小厚片；虾皮用温水稍泡洗净待用。

2.将油放入锅内，热后投入冬瓜煸炒，然后加入虾皮、盐翻炒均匀，加少许清水，烧透入味即可。

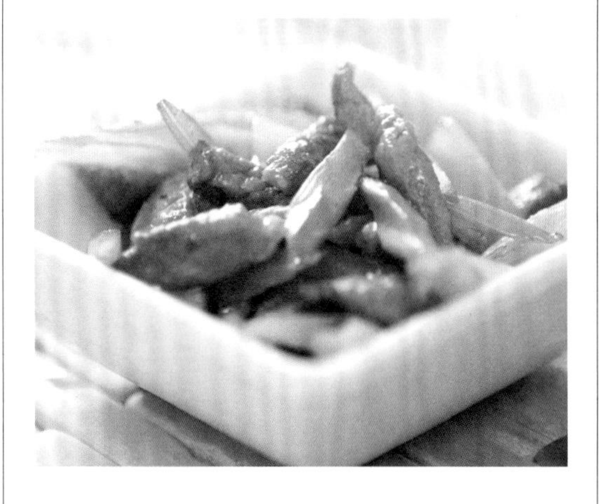

瘦肉炒芹菜

材料　猪瘦肉50克，芹菜15克，盐1小匙，姜丝适量，水淀粉、植物油各1大匙。

做法　1.猪瘦肉切丝，用少许盐、水淀粉上浆。芹菜择洗干净，芹菜梗切丝。

2.炒锅烧热，加植物油，三成热时下姜丝、肉丝翻炒，放入芹菜丝、盐翻炒至芹菜炒熟即可。

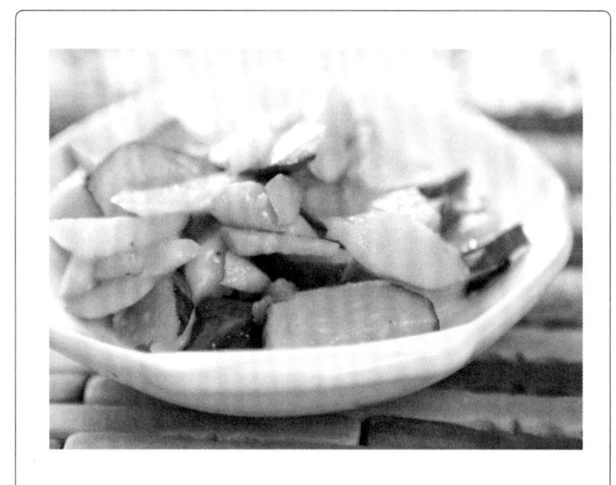

笋瓜小炒

材料　笋100克，黄瓜1/2根，盐1/2小匙，姜末适量，高汤3大匙，植物油1大匙。

做法　1.将笋洗净，切成片，放入沸水中焯熟，捞出投凉。黄瓜洗净，切成与笋大小相仿的片。

2.锅烧热，加植物油，六成热时放姜末爆香，再放入笋片略炒，然后放入黄瓜片，倒入高汤，加盐调味，改大火翻炒几下即可。

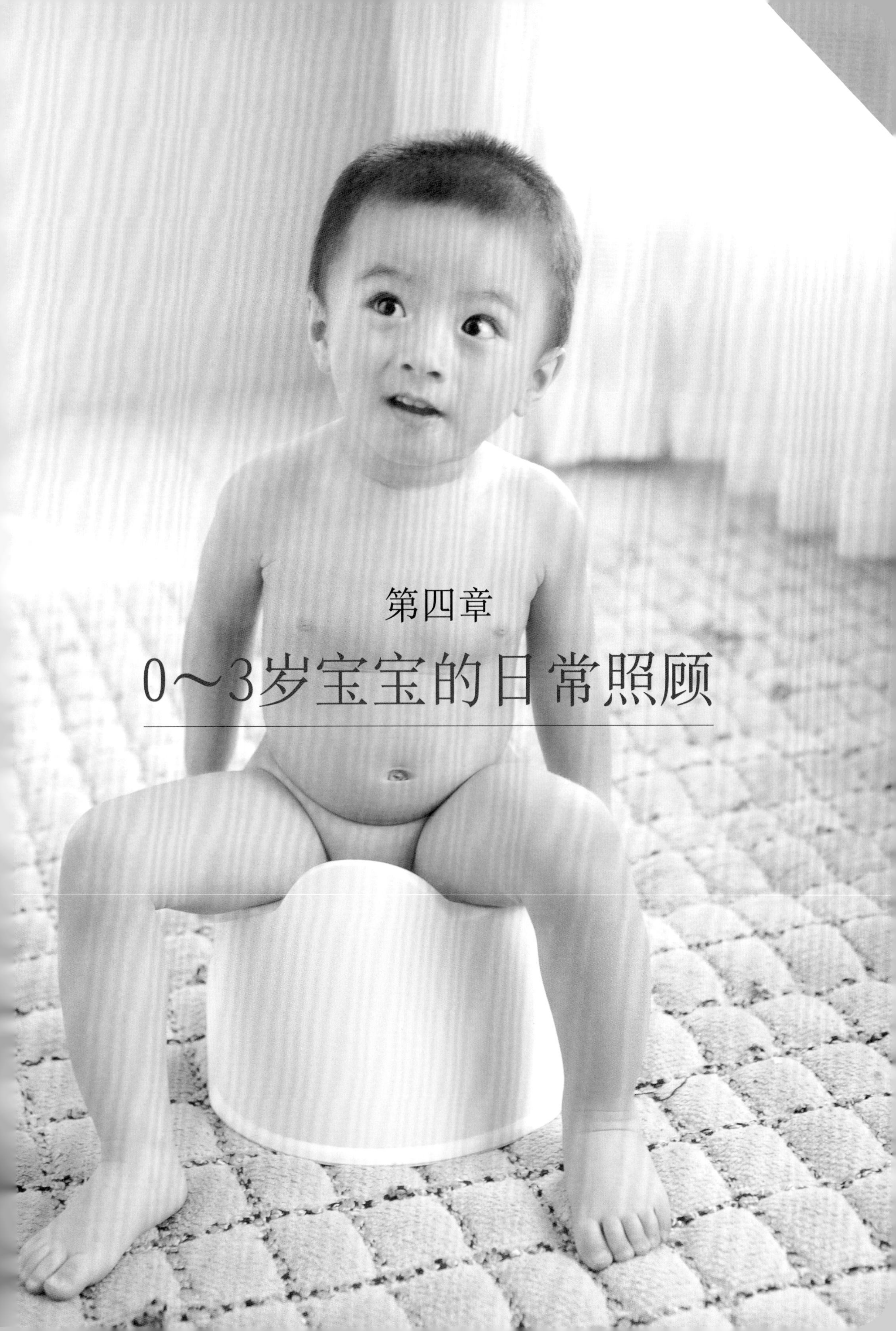

第四章

0～3岁宝宝的日常照顾

第一节 0～3个月

0～1个月宝宝的日常照顾

新生儿用品

除了以下必备的东西之外，家长可能会根据自己的需要和要求再自行购置。但我们还要提议，杜绝浪费，给宝宝的用品要质量有保证，清洁卫生、健康环保最重要。

物	要求	数量
衣着用品	连袜裤（纯棉） 毛衣（纯棉） 棉衣（纯棉） 袜子（纯棉） 软帽（纯棉）	2件 1件 2件 2双 1顶
尿布	45×90厘米和90×90厘米 尿裤	各15块 1件
床及床上用品	床（可移动、栅栏较高的小床） 被子（不要太厚），规格为100厘米×100厘米 夹被或毛毯 毛巾被 褥子 小棉垫（长30厘米，宽25厘米）	1张 2床 1条 1条 2床 3～5块
盥洗用品	澡盆 脸盆 大浴巾 小方毛巾 宝宝香皂 痱子粉 水温表	1个 1个 1条 3条 3条 1盒 1支

喂养用品	奶锅 奶瓶 奶嘴 奶嘴护罩 奶瓶刷 锅（煮奶瓶奶嘴用） 水果刀 小勺 小碗	1个 3个 3个 3个 1个 1个 1把 1把 1个
药品和医疗器械	75%酒精 2%碘酒（处理脐部及一般伤口） 鞣酸软膏（处理及预防臀红） 制真菌素药水（治疗鹅口疮） 消毒纱布 绷带 橡皮膏 消毒棉签 体温表 宝宝扑粉 镊子（用以钳棉花和奶瓶）	1小瓶 1小瓶 1盒 1瓶 5～10块 1卷 1小盒 2包 1支 1盒 2把

如何给新生儿保暖

宝宝不能妥善地调节体温，因为他们的体温中枢尚未发育成熟，皮下脂肪薄，体表面积相对较大而易于散热，体温会很容易随外界环境温度的变化而变化。所以一定要定期给宝宝测体温，每隔2～6小时测一次，做好记录。

宝宝体温应保持在36℃～37℃。低于36℃说明保暖不够，若温度过低，会使营养物质产生的热量大部分用于调节体温，因而影响生长发育速度，降低机体抵抗力；高于37℃说明保暖过分，体温就会上升，出现发热、脱水，甚至抽风。故体温过高过低，忽冷忽热对宝宝不利，应适时调节。主要是通过衣服、环境两方面来进行调节。

新生儿的脐带护理

宝宝出生2～7天，脐带残端可自行脱落。在脱落前后会有少许分泌物，属正常现象。应保持该处清洁干燥，有少许渗血者不必处理；渗血多者需求助于医生处理，可重新结扎；有化脓者，可在医生建议下用双氧水洗，再用甲紫涂抹等。

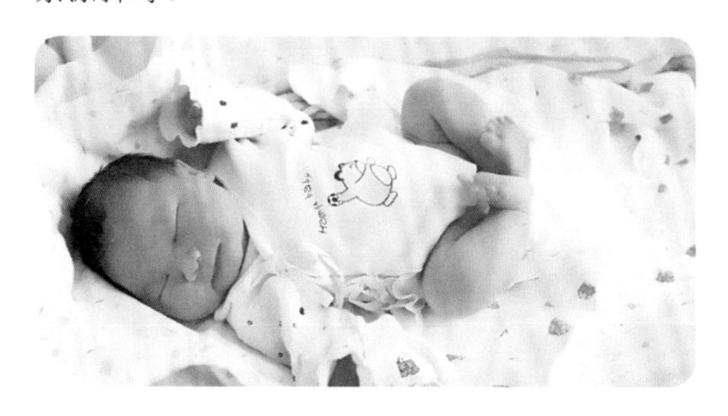

如何护理新生儿的皮肤

新生儿皮肤护理的措施	
1	要勤给宝宝洗澡，勤换尿布，勤换内衣。洗澡时要用宝宝专用清洗用品，不要用药皂等。脐带脱落前要盆浴，以免造成脐带感染
2	每次换尿布后要用温开水清洗宝宝的臀部及外阴部，以免皮肤感染
3	要及时修剪宝宝的指甲，以免抓伤皮肤
4	宝宝的皮肤有奶香，要防止蚊虫叮咬宝宝，伤害皮肤
5	臀部及皮褶处不要撒爽身粉或松石粉，尤其是女婴，以免对外阴产生刺激，引起不适
6	注意宝宝衣服被褥的增减，避免出汗过多。冬天要注意保暖适当，预防硬肿症；夏天温度过高时，要多喝水，防止脱水热

怎样去除新生儿的头垢

有些宝宝出生后不久，头顶会有一块块黄色硬痂，有的多，有的少，后来越积越硬。头垢是由于新生儿出生时头皮上的脂肪及出生后头皮分泌的皮脂粘上灰尘而形成的，留着很不卫生，也会影响宝宝头皮的正常作用，所以应当洗掉。

头垢少的宝宝经过几次洗头后可清洗干净，多的则需要用油涂擦湿润后才能除去。一般方法是，洗澡前或洗头前用手或小棉棒蘸油（石蜡泪或煮熟冷却后的植物油或润肤油）轻轻擦拭，如果头垢与头皮脱离，则可去掉；若还有没有完全脱离，一次洗不净，可重复洗几次，直至洗干净为止。使头垢变软，然后再用香皂和温水洗净。

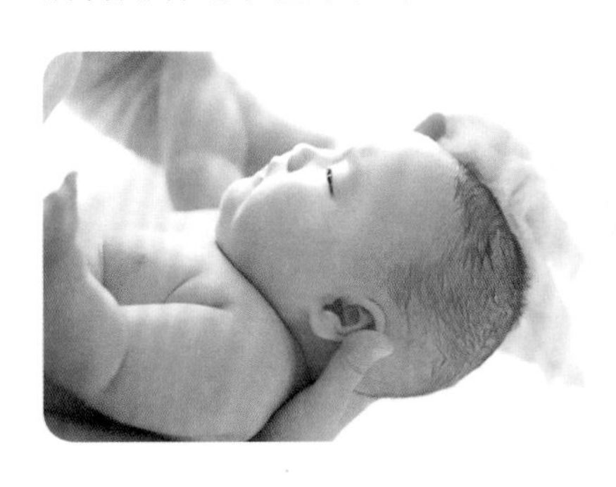

如何抱起平躺状态下新生儿

抱起仰卧的宝宝

1.一只手轻轻地放在宝宝的头下方。

2.另一只手从对侧，轻轻地放在宝宝的下背部和臀部下方。

3.慢慢将宝宝抱起来。

4.将宝宝的头小心地转到你的肘弯或肩膀上，让宝宝的头有依附。

抱起俯卧的宝宝

1.先将一只手放在宝宝的胸部下方，用前臂支住宝宝的下巴，再将另一只手放在他的臀下。

2.慢慢地抬高宝宝，并让他面转向你靠近你的身体，那一只支撑宝宝头部的手向前滑动，直到他的头躺在你的肘弯，另一手则放在他的臀下和腿部。

抱起侧卧的宝宝

1.一只手轻放在宝宝的头颈下方，另一只手放在臀下。

2.将宝宝挽进你的手臂，慢慢地抬高宝宝。

3.将宝宝靠着你的身体抱住，然后将宝宝的前臂滑向你的头下方，让宝宝靠在你的肘部。

如何放下新出生的宝宝

当把宝宝从仰卧、俯卧、侧卧抱起后，又如何放下宝宝呢?

仰卧放下宝宝的方法

1.将一只手放在宝宝的头颈下方，然后用另一只手托住宝宝的臀部，慢慢地放下宝宝，手一直扶住他的身体，直到他完全接触到床铺为止。

2.从宝宝的臀部抽出你的手，用这只手稍稍地抬高宝宝的头部，然后轻轻地抽出你的另一只手，再慢慢地将宝宝的头部放在床上。

侧着放下宝宝的方法

1.让宝宝躺在你手臂里，宝宝的头靠在你的肘部。

2.将宝宝放在床上后，轻轻地抽出你在他臂下的那只手。

3.抬高宝宝的头，抽出你放在他头下的另外一只手，然后轻轻地放下他的头。

新生儿采用什么睡姿好

新生儿一般的睡眠姿势可分为俯卧、仰卧和侧卧。其实这三种姿势各有利弊，无论哪种睡眠姿势，若是长期采用都不适合，应时常调换体位。仰卧睡是新生儿经常的姿势，仰卧睡有利于肌肉放松，内脏器官不受压，但有吐奶习惯的宝宝往往将奶喷到脸上，阻塞鼻部，有发生窒息的危险，若长期仰卧，会使枕骨平榻，变成扁头。

侧卧是一种较好的卧姿，脊柱略向前弯，呈弓状，四肢安放舒适，全身肌肉放松，得到充分休息。即使发生吐奶，也不会引起窒息，但长期将头偏向一侧睡，会使脸部两侧不对称，易引起颈部扭伤，也有造成斜视的可能。俯卧有利于宝宝肺的扩张，增加头部，颈部和四肢的活动。缺点是宝宝口水不易下咽；由于俯卧时不易转动头部，口鼻易被床垫闷住，呼吸不便，可能造成窒息。

如何选尿布

尿布是宝宝必备的日常用品，尿布的选择、使用、清洗等等各个细节都不容忽视。

应选用柔软、吸水性强、耐洗的棉织品，旧布更为适宜，如旧棉布、床单、衣服是很好的备选材料；也可用新棉布制作。尿布的颜色以白、浅黄、浅粉为宜，忌用深色，尤其是蓝、青、紫色的。尿布不宜太厚或过长，以免长时间夹在腿间造成宝宝下肢变形，也容易引起感染。尿布在宝宝出生前就应准备好，使用前要清洗消毒，在阳光下晒干。选用纸尿裤时，一定要选择透气性好，且符合宝宝身材大小的纸尿裤。

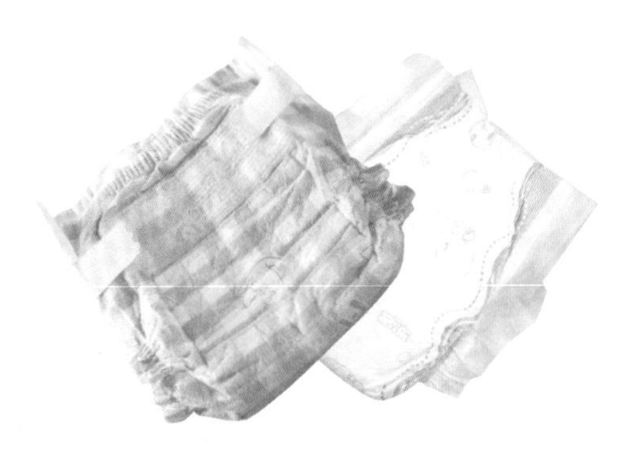

小贴士

在给宝宝扎尿布时不宜过紧或过松，过紧不仅有碍宝宝活动，也影响宝宝的呼吸；过松粪便会外溢污染周围。

如何换尿布

平常要关注宝宝，及时给宝宝换尿布，如给宝宝喂奶前、后都应检查尿布湿了没有，妈妈用手指从宝宝大腿根部伸入摸摸就知道了。

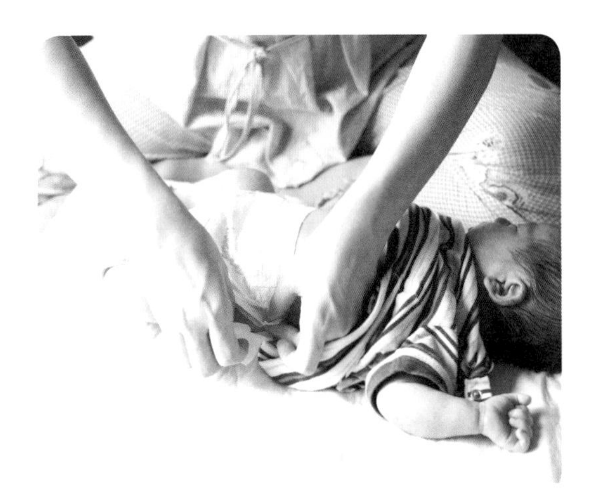

1.在给宝宝换尿布前，先要在宝宝下身铺一块大的换尿布垫，防止在换尿布期间宝宝突然撒尿或拉尿，把床单弄脏，并一手将宝宝屁股轻轻托起，另一手撤出尿湿的尿布。

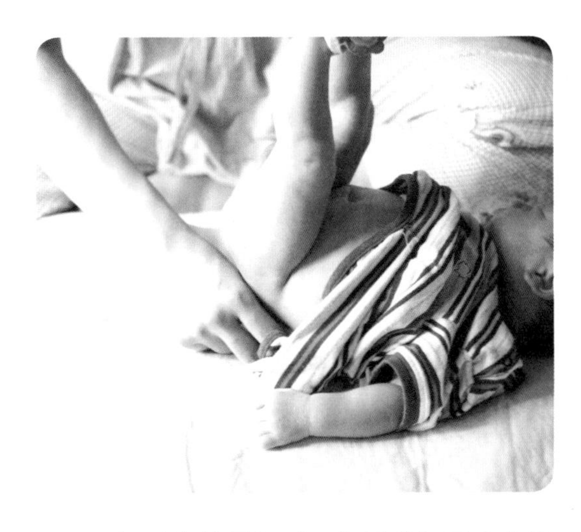

2.把尿布外罩打开，如男孩把尿布多叠几层放在会阴前面，如女孩可在屁股下面多叠几层尿布，以增加特殊部位的吸湿性。

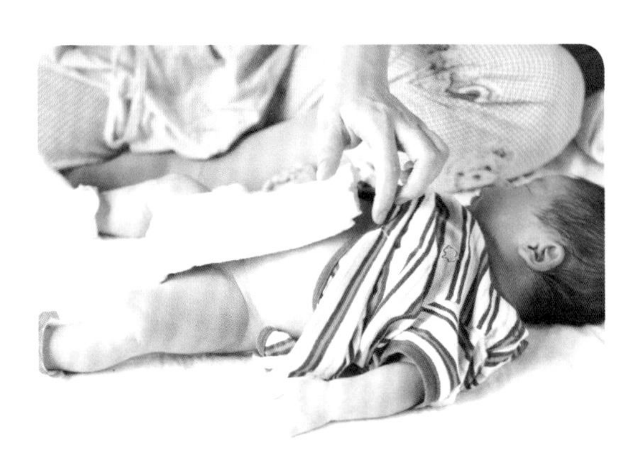

3.把尿布前片折到宝宝肚子上，尿布的长度不要超过肚脐，再折上尿布兜黏好。

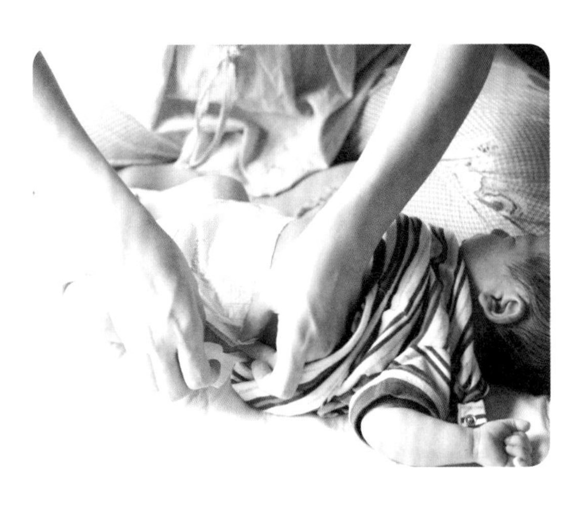

4.把尿布前片折到宝宝肚子上，尿布的长度不要超过肚脐，再折上尿布兜黏好。

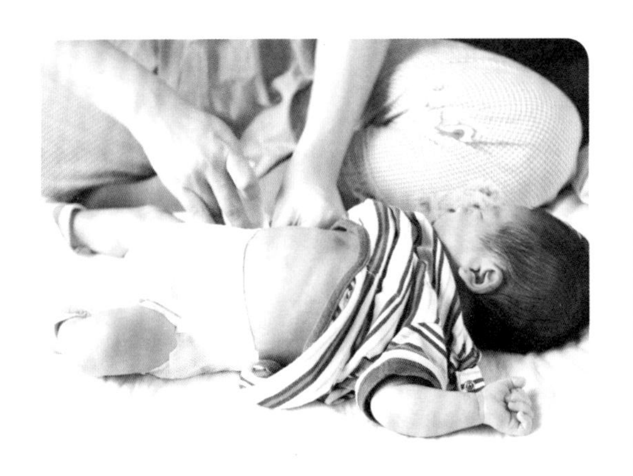

5.检查大腿根部尿布是否露出，松紧是否合适，太松会造成尿液侧漏。

如何清洗尿布

尿布换完后，一定要及时清洗。正确的洗法是，先将尿布上的大便用清水洗刷掉，再擦上中性肥皂，放置20～30分钟后，用开水烫泡，水冷却后稍加搓洗，大便黄迹就很容易洗净，再用清水洗净晒干备用；如尿布上无大便，只需要用清水洗2～3遍，然后用开水烫一遍晒干备用就可以了。洗干净的尿布要叠放整齐，按种类放在一起，随时备用，也要注意防尘和防潮。

如何清理眼部分泌物

分娩过程中，胎儿通过产道时，眼睛易被细菌污染，所以宝宝出生后要注意眼部护理。如有分泌物可用干净小毛巾或棉签蘸温开水，从眼内角向外轻轻擦拭。

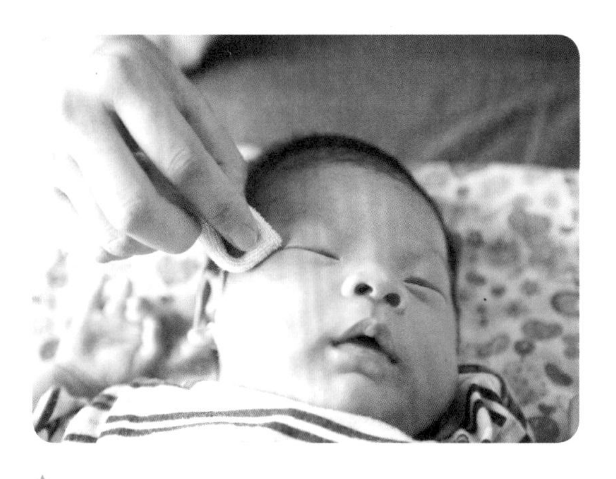

耳部清洁

洗澡时注意切勿将污水灌入宝宝耳内，洗澡后以棉签拭干耳道及外耳。注意耳背后的清洁，有时会发生湿疹及皲裂，可涂些食用植物油或紫药水，宝宝一旦发生后湿疹可涂湿疹膏。

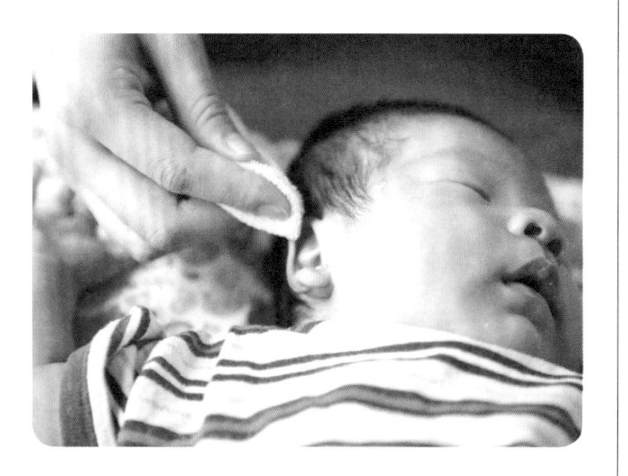

鼻腔护理

宝宝的鼻腔经常会有分泌物堵塞鼻孔影响呼吸，可用棉签或小毛巾角蘸水后湿润鼻腔内干痂，再轻轻按压鼻根部，然后用棉签取出。

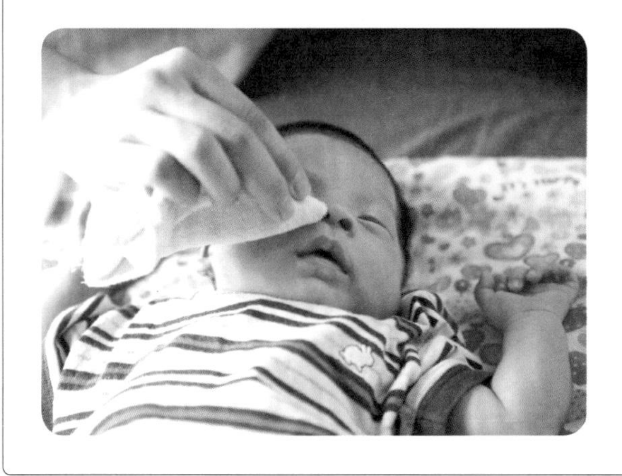

口腔护理

宝宝口腔黏膜薄嫩，不宜擦拭。宝宝的口腔护理很重要，不要自己想当然的给宝宝处理口腔，如果发现异常，自己拿不准时，请及时请教育儿专家，不要自己盲目的给宝宝“治疗”，以免引发不良后果。

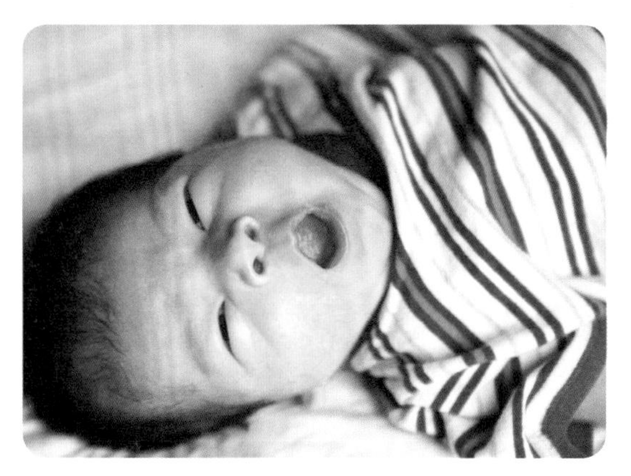

★给新生儿洗澡

洗澡准备工作

首先，要准备好用品和温暖居室。将澡盆、毛巾、宝宝香皂、宝宝洗发水、润肤露以及宝宝换洗的衣物、尿布、浴巾等放在顺手可取的固定地方。洗澡时室内温度保持在24℃左右即可，早产儿或出生7天内的宝宝要求室温为24℃～28℃，水温在38℃～40℃，可以用肘部试一下水温，只要稍高于人体温度即可。

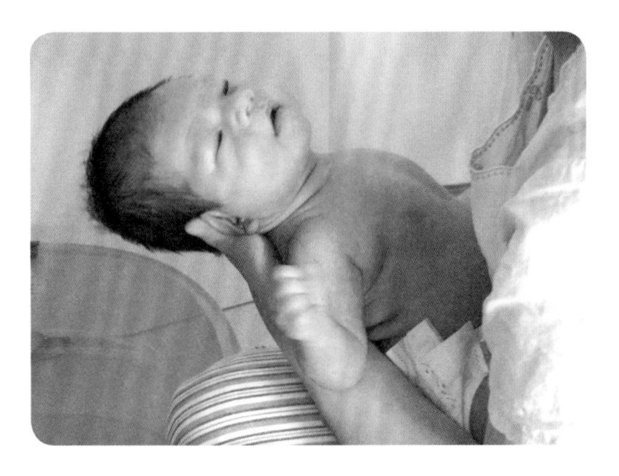

1.先给宝宝脱去衣服，裹上浴巾，家长左臂和身体轻轻夹住宝宝，左手托住宝宝的头部，并用左拇指、中指从宝宝耳后向前压住耳郭，以盖住耳孔，防止洗澡水流入耳内。

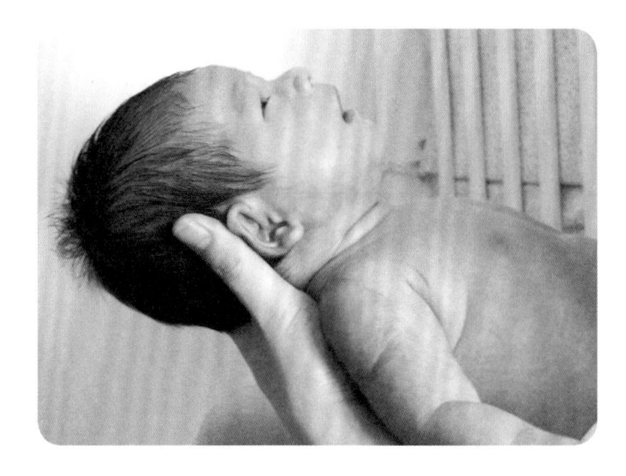

2.洗完头和面部后，如脐带已脱落，可去掉浴巾，将宝宝放入浴盆内，以左手扶住宝宝头部，用右手顺序洗宝宝颈部、上肢、前胸、腹部，再洗后背、下肢、外阴、臀部等处，注意皮肤皱褶处要洗净。

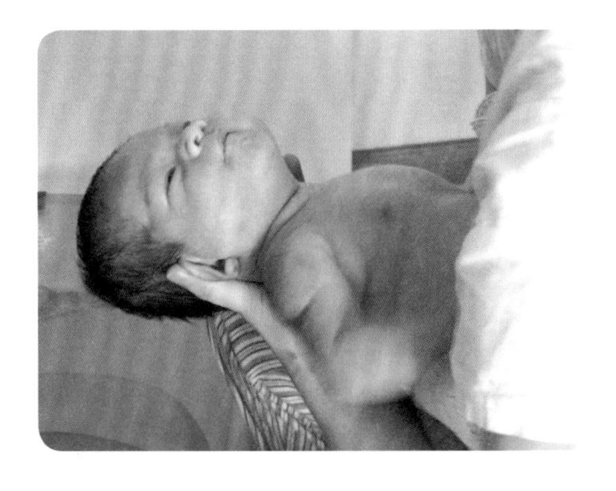

3.擦洗面部，用专用小毛巾蘸湿，从眼角内侧向外轻拭双眼、嘴、鼻、脸及耳后，以少许宝宝专用洗发水洗头部，然后用清水洗干净，揩干头部。

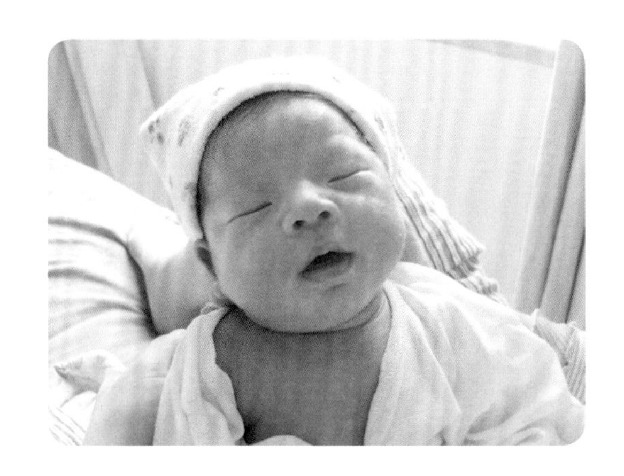

4.洗完澡后，要用浴巾将宝宝包好，轻轻擦干，注意保暖。在颈部、腋窝和大腿根部等皮肤皱褶处涂上润肤液，夏天扑上宝宝爽身粉。

1～2个月宝宝的日常照顾

给宝宝选择什么样的洗发液

给宝宝洗头时应选用温和、无刺激、易起泡的宝宝洗发液，pH值在5.5～6.5为佳。在给宝宝选择洗发液时，无论选择哪个牌子的洗发液，洗发后切记一定要用温水把残留在头发和头皮上的洗发液冲洗干净，以免对皮肤造成刺激、损伤毛囊。

不要给宝宝剃满月头

根据专家的说法，满月剃胎发毫无科学依据。但若宝宝出生时头发浓密，并赶上炎热的夏季，为了预防湿疹，可以将宝宝的头发剃短，但不赞成剃光头，否则会使已经长了湿疹的头皮更易感染。

理发时，理发师的理发技艺和理发工具尤为重要，理发师要受过宝宝理发和医疗双重培训，使用宝宝专用理发工具并在理发前要进行严格消毒。理发后要马上洗头，用清水即可。

如何给宝宝洗头

给宝宝洗头时，水温保持在37℃～38℃为宜。洗头动作要轻，用指肚一点点地揉搓头皮，不要用手指甲使劲地抓挠。宝宝的毛发略显酸性，出汗时酸性加强，给宝宝洗头应使用中性或弱碱性的洗发液、宝宝香皂或护发素。

给宝宝洗头的步骤	
1	左臂将宝宝臀部夹在自己的左腰部，面部朝上，用左手托稳宝宝的头颈部，使头部稍微向下倾斜，腿部稍稍抬高
2	左手拇指及中指从耳后向前推压耳郭，以防止水流入宝宝耳内
3	右手蘸水将宝宝头部淋湿，涂抹宝宝香皂或洗发液，顺着一个方向轻轻搓揉。用温水冲净泡沫，再用干毛巾擦干即可

给宝宝洗头时的注意事项	
1	水温保持在37℃～38℃
2	选择宝宝洗发水，不用成人用品。因为成人用品过强的碱性会破坏宝宝头皮皮脂，造成头皮干燥发痒，缩短头发寿命，使头发枯黄
3	勿用手指抠挠宝宝的头皮。正确的方法是用整个手掌，轻轻按摩头皮；炎热季节可用少许宝宝护发剂
4	如果宝宝头皮上长了痂壳，不妨使用烧开后晾凉的植物油（最好是橄榄油，其次为花生油或菜油），涂敷薄薄的一层，再用温水清洗，很容易除掉头垢
5	洗发的次数，夏季1～2天1次为宜，冬春季3～4天1次
6	梳理头发能刺激头皮，促进头发生长。应选择齿软而呈锯齿状的梳子，以免伤及宝宝的头发与头皮

怎样让宝宝的头发茁壮成长

要想宝宝的头发生长浓密，充足的营养和睡眠少不了。营养方面，在注重多种营养物质搭配的同时，不要忘记补钙、铁、锌等元素。充足的睡眠能为头发提供更多的血液供应，从而促进头发的健康生长。

保暖护理

虽然此期的宝宝没有刚出生时那么娇弱，保暖也不再需要那么麻烦，但是合理保暖还是很有必要的。在冬季、深秋或早春，由于北方家庭有暖气，一般在室内的时候完全不必担心宝宝会冷。相反，不要因为怕宝宝冷就给宝宝多穿，这样会造成热性湿疹的。给宝宝穿着全棉内衣裤配小袜子，外加一件薄薄的小外衣就足够了。

南方地区的小宝宝，由于家庭没有暖气，这时，父母可以用热水袋给宝宝保暖。热水袋水温不宜过高，一般50℃左右即可。并且要在热水袋外面包一层布，置于宝宝包被外面，不要将热水袋直接贴在宝宝皮肤上，否则很容易发生皮肤烫伤。

要注意观察宝宝的排便需求

多数宝宝在大便时会出现腹部鼓劲、脸发红、发愣等现象。当出现这些现象时，可试着给宝宝把便。一般在宝宝睡醒及吃奶后应及时把便，但不要把得过勤，否则易造成尿频。并且，把时姿势要正确，应使宝宝的头和背部靠在大人身上，大人的身体不要挺直，宝宝3个月以内还不会反抗。

把便时，给予宝宝其他的条件刺激，如“嘘嘘”声诱导把尿，“嗯嗯”声促使其大便。刚开始时，宝宝不一定配合，但坚持训练，相信宝宝会逐渐形成条件反射。这个月龄的宝宝，应密切观察大小便情况，以摸清宝宝大小便的规律，开始进行把大小便，甚至在夜间也可这样做，为以后养成良好的大小便习惯打下基础。

如何判断宝宝穿衣量

宝宝的衣服穿多了还是穿少了，不能只以宝宝手脚的冷热来判定。平常判断宝宝的穿衣够不够，父母最好伸手指到宝宝的后颈部，如果是潮热，或冰凉但有汗，就是热了，要减衣；如果是凉的无汗，就是冷了，要加衣；如果是干爽温暖，那就是正好。了解了这个判断方法，新妈妈们就可以更加得心应手的做好宝宝的穿衣护理了。

睡眠护理

在新生儿期，宝宝主要是在睡眠中度过的。虽然宝宝幼嫩，有时会遇到夜啼、日夜颠倒及半夜需哺乳等问题，只要稍加训练，睡眠还是不会太困扰父母的。可是过了新生儿期，两个月的宝宝，就开始有不肯乖乖睡觉与如何训练独睡的问题，这一时期如何安排好宝宝的睡眠，是考验家长的耐心，智力的重要时期。两个月的宝宝，生活主要内容还是吃了睡、睡了再吃，每天平均要吃6～8次，每次间隔时间在2.5～3.5小时；相对来说，睡眠时间较多，一般每天要睡18～20个小时。

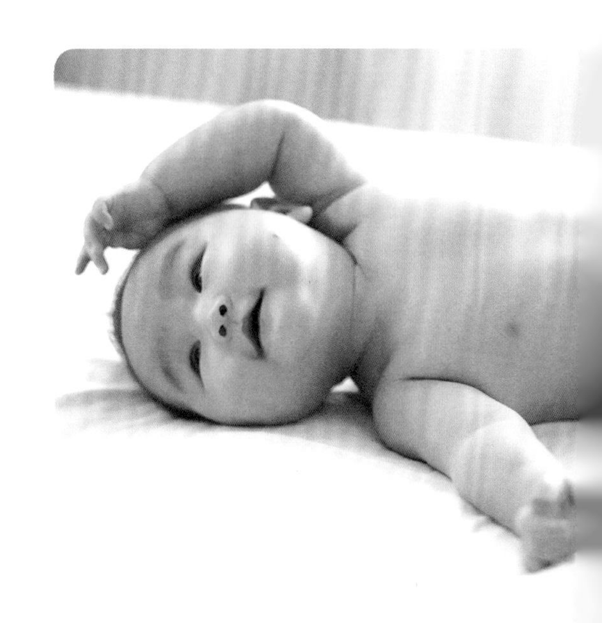

要定期观察宝宝的大便

正常的大便

纯母乳喂养的宝宝的大便呈金黄色，稀糊糊的软便；配方奶喂养的宝宝的大便呈浅黄色。有时宝宝放屁带出点儿大便污染了肛门周围，偶尔也有大便中夹杂少量奶瓣，颜色发绿，这些都是偶然现象，关键要注意宝宝的精神状态、食欲情况。只要宝宝精神佳，吃奶香，不必去打针吃药，密切观察即可。

不正常的大便

如水样便、蛋花样便、脓血便、白色便（陶土便）、柏油便等，则表示宝宝生病了，应及时找医生治病。

不正常的小便

小便时哭闹、小便色黄、小便色浊、小便带血等等，当发现宝宝的小便出现异常时，请及时求助于医生，分析原因后，合理护理。

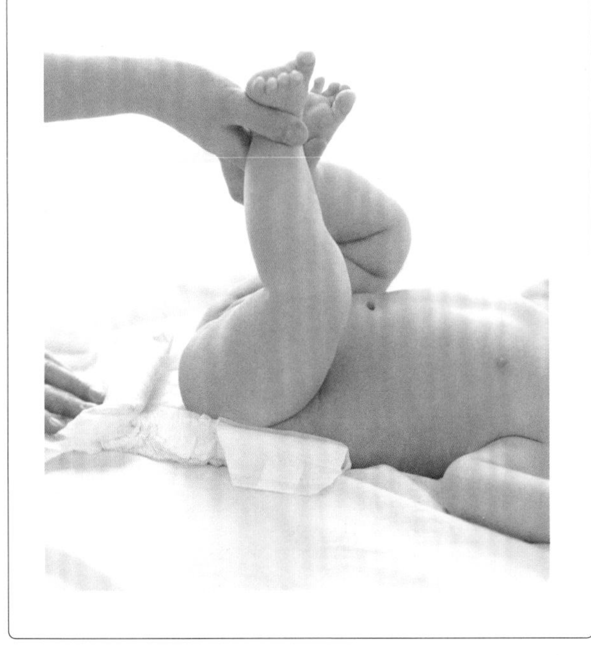

抱或背

宝宝很柔弱，全身软绵绵的，因此，在抱宝宝时，尤其是第一次做爸爸妈妈的，都觉得无从下手。下面教你几种抱宝宝的方法：

将宝宝面向下抱着

让宝宝的脸颊一侧靠在你的前臂，双手托住他的躯体，让他趴在你的双臂上，这个姿势可以让你很顺手地来回摇摆宝宝，往往会使宝宝非常高兴，并喜欢这样的抱姿。

让宝宝面向前

让宝宝背靠着妈妈的胸部，用一只手托住他的臀部，另一只手围住他的胸部。这样，让宝宝面向前抱着，使他能很好地看看面前的世界。

横抱在你的臂弯里

宝宝仰卧时，父母可用左手轻轻插到宝宝的腰部和臀部，然后，用右手轻轻放到宝宝的头颈下方，慢慢地抱起他，然后将宝宝头部的右手慢慢移向左臂弯，将宝宝的头小心转放到左手的臂弯中，这样将宝宝横抱在妈妈的臂弯里了，这种姿势，会让宝宝感到很舒服。

让宝宝骑坐在妈妈的胯部

宝宝和妈妈面对面，让他双腿分开，骑坐在妈妈的胯上，一手托住宝宝的臀部，一手围住宝宝的背部。这时宝宝若觉得还不够安全，小手会紧紧抓住妈妈的臂膀。

2～3个月宝宝的日常照顾

宝宝流口水的处理

一般的宝宝都会流口水，原因是由于唾液腺的发育和功能逐步完善，口水的分泌量逐渐增多，然而此时宝宝还不会将唾液咽到肚子里去，也会像大人一样，必要时将口水吐掉。所以，从3～4个月开始，宝宝就会出现流口水的现象，并且由于宝宝的皮肤虽然含水分比较多，比较容易受外界影响，如果一直有口水沾在下巴、脸部，又没有擦干，容易出湿疹，所以，建议家长尽量看到宝宝流口水就擦掉，但是不要用卫生纸一直擦，只需要轻轻按干就可以，以免破皮。

脚的保暖很重要

除了宝宝穿衣要合适外，宝宝的脚也要注意保暖，要保持宝宝袜子干爽，冬天应选用纯羊毛或纯棉质的袜子。

鞋子大小要合适，正确给宝宝穿鞋保暖的方法是：鞋子要稍稍宽松一些，质地为全棉，穿起来很柔软，这样鞋子里就会储留较多的静止空气而具有良好的保暖性。鞋子过大或过小都不能让宝宝的脚舒适、暖和。除此之外，睡眠时的保暖，还可以多使用睡袋和热水袋，但要注意一些安全问题。

宝宝衣物如何清洗

清洗宝宝衣服原则

衣服对于宝宝来说，除了色泽、干净、整洁以外，还特别要注重清洗的质量。洗衣服似乎很简单，其实若清洗方法不合理，或衣服上有残留的洗涤剂，都会刺激宝宝的皮肤。

宝宝的衣服单独洗	将宝宝的衣服与大人的衣服分开清洗，这样可以避免发生不必要的交叉感染
最好手洗	洗衣机里藏着许多细菌，宝宝的衣物经洗衣机一洗，会沾上许多细菌，这些细菌对大人来说没问题，但对宝宝可能就是大麻烦，如引起皮肤过敏或其他皮肤问题
选择婴幼儿专用的洗涤剂清洗	尽量选择婴幼儿专用的衣物清洗剂，或选用对皮肤刺激小的洗衣粉，以减少洗涤剂残留导致的皮肤损伤

宝宝衣物常见污渍的清洗

尿液奶渍	冷水冲洗，再以一般洗衣程序处理。不要用热水，那会使蛋白附着在纤维上，不易清洗
果汁	新渍可用浓盐水擦拭污处，或及时将食盐撒在污处，用手轻搓，然后再用水浸湿放入洗涤剂洗净
汗渍	在有汗渍的衣服上喷上一些食醋，过一会儿再洗效果很好

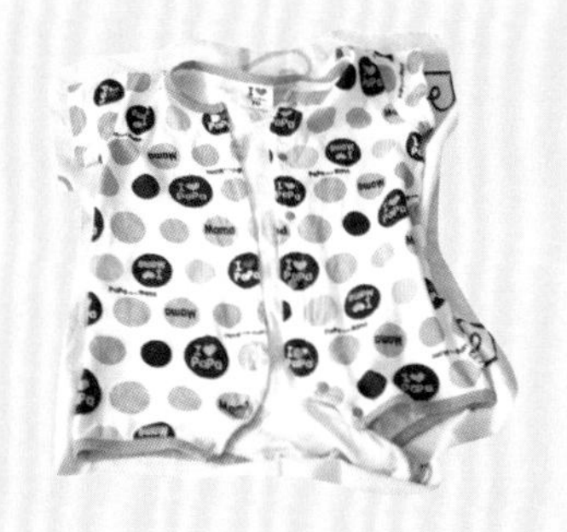

第二节
4～6个月

3～4个月宝宝的日常照顾

宝宝安全座椅选购指南

市售的车辆上面的安全带是按照成年人的尺寸设计的，可最大程度的保护成年人的安全。而当儿童乘坐车辆时，安全带并不能将其牢固地固定在座位上，所以，安全带也不能起到保护作用，这时给宝宝选择最适合的安全座椅就显得尤为重要。

给宝宝拍照时不要用闪光灯

宝宝全身的器官、组织发育不完全，处于不稳定状态，眼睛视网膜上的视觉细胞功能也处于不稳定状态，强烈的电子闪光灯对视觉细胞产生冲击或损伤，影响宝宝的视觉能力。为了防止照相机的闪光灯给宝宝造成伤害，对6个月内的宝宝，要避免用电子闪光灯拍照，可改用自然光来拍照。

根据宝宝的体重选择合适阶段的儿童安全座椅

	3千克 新生儿	10千克 1岁	15千克 3岁	18千克 4岁	25千克 8岁	30千克 9岁	36千克 11岁
后向宝宝座椅 适用10千克内，1岁以下宝宝					此阶段的宝宝，颈部还没有完全发育好，还不足以支撑相对较重的头部重量，后向安装座椅比正向安装更能为宝宝的头部和颈部以及脊椎部位提供全方位的保护		
转换式安全座椅 适用9～18千克，1～4岁宝宝					是一种能够根据宝宝的年龄而调整位置的安全座椅。在宝宝体重还未达到10千克时，可以反向安装；之后则可根据需要将座椅调整到正向		
正向儿童座椅 适用15～25千克，4～8岁宝宝	此阶段的宝宝身高增长速度快，座椅上的安全带需根据宝宝的成长速度进行调节						
增高型座椅 适用22～36千克，8～11岁宝宝	增高型座椅一般不配备安全带系统，必须依靠汽车上的安全带保护宝宝						

如何抱这个阶段的宝宝

此阶段，抱宝宝最好的方法就是把双手放在宝宝的腋下，把宝宝抱过来。抱起宝宝后，可以把他放在前臂肘弯内，或把宝宝靠在自己的肩上，或在宝宝大一些后，后背和头颈强壮起来时，可以把宝宝放在膝上，一只手横在宝宝的身后。

宝宝到了3～4个月的时候，大多数父母都可以靠托住宝宝的一侧臀部抱宝宝，托住哪侧臀部由家长的习惯而定。在渐渐形成自己抱宝宝的方法时，也应考虑到宝宝的舒服的程度。如果要走远路，最好是把宝宝放在后背兜里或前吊带里，这样省力而且安全。

抱、放宝宝要小心受伤

在这阶段，抱宝宝最重要的一点是防止宝宝后背扭伤，应该学会保护好后背的方法，抱起宝宝时，不应双腿站直只要弯下后背，这时整个力量都会集中在后背上。最好的方法是挺直后背，弯下双膝，让大腿撑起重力。

如果要把此阶段的宝宝放下则要注意，不要像以前那样小心，可以采用抱起的方法放下宝宝，也可以一只手撑着宝宝的上身，护着宝宝的后背和臀部，另一只手扶着臀部。如果要把宝宝放在高椅上，双手扶住宝宝的腋下，让宝宝的双腿自然垂下，正好放在座位与托盘之间。

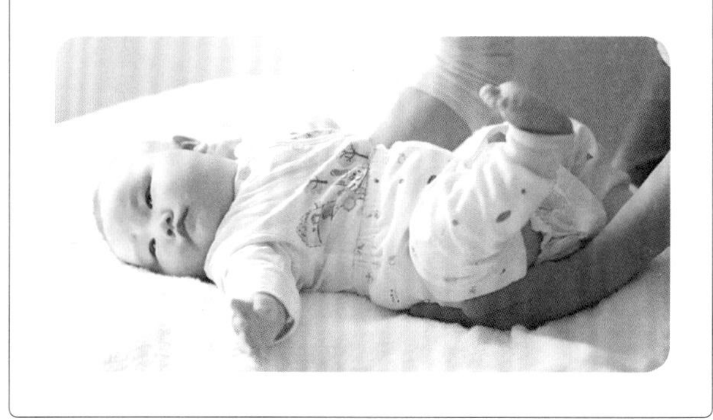

4～5个月宝宝的日常照顾

规律宝宝大小便

5个月的宝宝大小便已很有规律，特别是每次大便时会有比较明确的表示，家长比较省心省事。但是这一阶段，绝大多数宝宝还是需要使用尿布或尿裤的。当然，如果是炎热的夏季，有些时候可以不用给宝宝裹尿布，以防出现尿布疹。

当宝宝喝完水后，过一会儿就可以把他小便，有时宝宝有尿意但不愿意被家长把着尿，这时可以采用条件反射法进行训练，如用嘴吹“嘘嘘”，或是用水壶往下倒水，用一个小盆接住水，这样流一段时间，宝宝听到流水的声音，看到流水的情景，就自然会使劲排出小便了，这些办法很有效，试用一段时间后，家长就可以掌握宝宝的排尿规律，及时给他把尿。

也有的宝宝尚未形成规律，需要父母给予更多的关注和照料。其实，只要父母细心，就会从宝宝大小便前的一些表现，找到一些宝宝的排便规律的。当然，父母一定要有耐心，坚持按照一定时间规律把便，这样宝宝的大小便自然会比较规律。

呵护好宝宝的情绪

5个月的宝宝已有比较复杂的情绪了，此时的宝宝，面庞就像一幅情绪的图画，高兴时他会眉开眼笑、手舞足蹈、咿呀作语，不高兴时，则会哭闹喊叫。并且此期的宝宝似乎已能明白家长严厉或亲切的声音，当家长离开他时，他还会产生惧怕、悲伤等情绪。

当然，这段时期只是宝宝情绪的萌发时期，也是情绪健康发展的敏感期。所以，宝宝5个月时，父母一定要做好宝宝的情绪护理。妈妈要用温暖的怀抱、香甜的乳汁、慈祥的音容笑貌来抚慰宝宝，使宝宝产生欢快的情绪，建立起对妈妈的依赖和对周围世界的信任。这样，宝宝就易产生一种欢快的情绪，对于宝宝的心理发展及成长是很有益的。

清理宝宝鼻腔

1.将宝宝带至灯光明亮之处，或者使用手电筒照射。

2.妈妈轻轻固定宝宝的头，将棉棒蘸一些凉开水。

3.将蘸了水后的棉棒，轻轻地伸进鼻子内侧顺时针旋转，即可达到清洁的目的。

给宝宝剪指甲

选用钝头指甲剪

给宝宝剪指甲时，妈妈要选用安全实用的专业的宝宝指甲剪，在大多孕婴店都可以买到。专业的宝宝指甲剪是专门为宝宝设计的，修剪后有自然的弧度。

选择合适的修剪时机

给宝宝剪指甲并不是一件简单的事，因为宝宝不会乖乖听话。建议妈妈在宝宝熟睡后再进行修剪。另外，宝宝洗澡后，指甲比较柔软，这时候修剪也比较方便。给宝宝剪指甲时，妈妈一定要抓稳小手，以免误伤宝宝。

外出

5个月的宝宝喜欢家人抱着走出家门，这时家人可以每天抱宝宝到室外看看，保证宝宝2～3小时的户外活动时间。可以把宝宝抱到户外，看看更多的人，更多的新鲜的东西，宝宝高兴的时候还可以试着让宝宝“练习”一下新学的走路的动作。也可以为宝宝找些同龄小伙伴，增加他们活动的积极性。

适合这个阶段宝宝的玩具

5个月以上的宝宝动作已经很灵活了，一般喜欢摸弄东西，喜欢看明亮鲜艳的色彩，同时也会因听到一种奇特的声音而高兴。

这时期宝宝需要的玩具主要不在于造型的逼真和结构的完美，而必须可以抓摸戏要而且无毒。其外形必须圆滑而无尖利，有鲜艳的色彩，并能发出响声。所以，对这时期的宝宝最合适的是较大型的搪塑玩具，娃娃、长毛绒玩具以及会发出音乐声的琴等，切忌选择金属玩具，以防尖刺划伤皮肤。

给宝宝安全的环境

保证宝宝的居家安全	
1	千万别将宝宝单独留在车内或屋内。宝宝吃东西时，要一直待在他身边
2	宝宝在浴缸或浴盆内时不能离开他
3	宝宝在小床内时要将护栏拉起来
4	抱起宝宝时要抓住他的胸部抱，不可以从他的臂膀拉起来
5	宝宝在桌、床或沙发上时要留意他
6	千万别使用塑料袋作为更换桌、床及沙发的覆罩
7	随时留意可能会使他噎住的小东西

5~6个月宝宝的日常照顾

宝宝用品

宝宝渐渐长大，此期间，除了继续使用以前的用品外，从6个月开始应该为宝宝增加的用品有宝宝学步车、小勺、小碗、围嘴等等之类的东西。这些东西的选择，同样要选择安全、无污染、天然材质的。当然价格也需要考虑，不是越贵越好，给小宝宝买东西，选择时，看重的是品质和安全，而其他一些因素都是次要的。

准备家庭小药箱	
家中常备的内服药	发热退热药、感冒药、助消化药等
家中常备的外服药	3%碘优液、2%甲紫（紫药水）、1%~2%碘酒、75%乙醇、创可贴、棉棒、纱布、脱脂棉、绷带，以及止痒软膏、抗生素软膏、眼药水等

宝宝流口水怎么办

一般的宝宝从生后4个月开始，就可能会流口水，原因是，由于此时唾液腺的发育和功能逐步完善，口水的分泌量逐渐增多，而宝宝还不会将唾液咽到肚子里去，也不会像大人或大小孩一样必要时将口水吐掉，所以，从4个多月开始，宝宝就会出现流口水的现象。

由于小宝宝的皮肤虽然含水分比较多，但比较容易受外在影响，如果一直有水流在下巴、脸部，又没有擦干以保持干燥的话，容易出湿疹。所以建议家长尽量看到宝宝流口水就擦掉，但是不要用卫生纸一直搓喔！只需要轻轻按干就行了，以免擦破皮。

宝宝睡觉不踏实怎么办

宝宝自身的原因

宝宝长到了7个月左右，母乳已经不会很充分，而且宝宝的成长需要更多的营养物质，母乳已经不能满足他，所以应该继续给宝宝添加一些辅食，比如肉泥、猪肝泥和炖蛋，还可添加杂粮做的粥，使宝宝获得更加均衡的营养。

宝宝缺少微量元素

如钙、锌等，缺钙易引起大脑及植物性神经兴奋性增设导致宝宝晚上睡不安稳，需要补充钙和维生素D；如果缺锌，则要注意补锌，可在医生的指导下服用一些补锌产品。

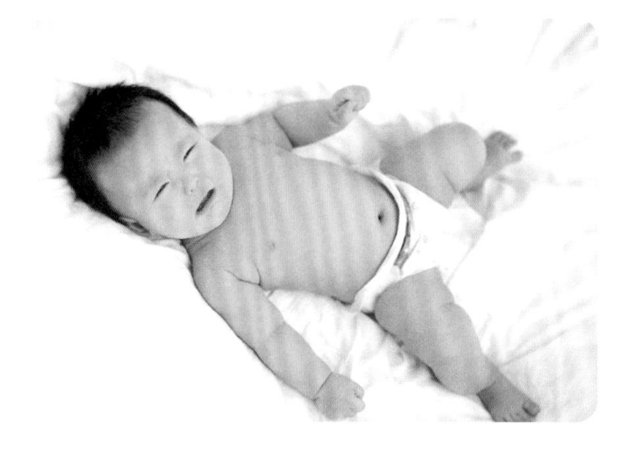

宝宝身体不适的判断

有鼻屎堵塞宝宝的鼻孔，引起宝宝呼吸不畅快，也容易引起睡眠不安稳，所以父母要注意这方面的因素，当宝宝睡不安稳时，检查一下宝宝的鼻孔，帮宝宝清理一下，可能症状马上就会得到缓解。

肛门外有蛲虫也会影响宝宝的睡眠。如果有应求助于医生积极治疗。

宝宝睡眠周边环境或人为原因

及时排尿及饮食注意

睡前应先让宝宝排尿。宝宝因为夜里想尿尿就醒，所以应该给他用尿不湿，这样不至于因为把尿影响宝宝睡觉。如果用了尿不湿的话，一定是尿不湿包得太紧。积食、消化不良、上火或者晚上吃得太饱也会导致睡眠不安。建议喂粥、面等固体食物应在临睡前至少两三小时，睡前再喝一点儿奶。

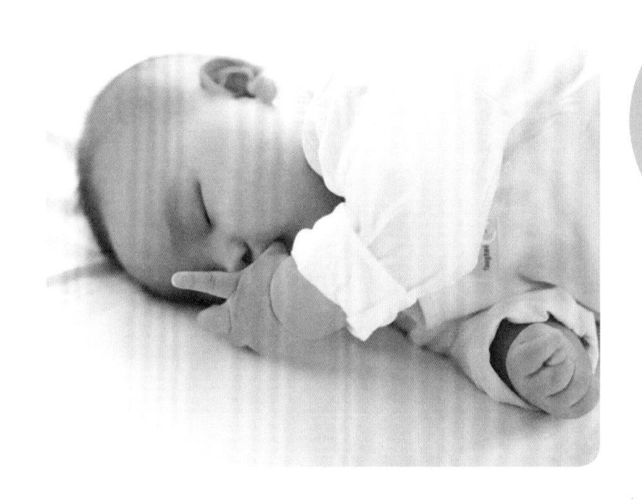

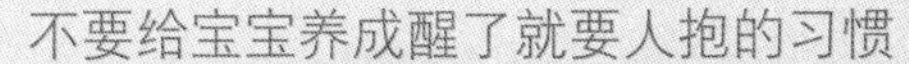

不要给宝宝养成醒了就要人抱的习惯

如果没有发现不适的原因，夜里常醒的原因很大一部分是习惯了，如果他每次醒来你都立刻抱他或给他喂东西的话，就会形成恶性循环。建议宝宝夜里醒来时（应该都是迷迷糊糊的），不要立刻抱他，更不要逗他，应该立刻拍拍他，安抚着他，想办法让他睡去。一般情况，处在迷糊状态的宝宝都会慢慢睡去。

睡眠环境的温度

如果太热或太冷，也可以导致宝宝睡不安稳，可适当地调节一下。

宝宝的睡觉姿势的原因

这个阶段的宝宝发育就是这样，他的腿部力量越来越大，活动力越来越好，经过自己的练习，肢体的协调力也越来越好了。所以宝宝在睡觉的时候会经常蹬被子，爸爸妈妈要及时地给宝宝盖好被子，保证宝宝睡觉时不会着凉。这时爸爸妈妈就会感觉到很累，所以建议爸爸妈妈可以给宝宝买个睡袋，这样不仅不怕冻着宝宝，爸爸妈妈也可以踏实地睡觉了。

关于宝宝的睡姿，到了宝宝翻身能自如掌控的时候，那时他会选择最舒服、最适合自己的方式睡。但是现在宝宝的肢体协调能力还没发育良好，如果让宝宝独立翻身找到舒服的睡姿是很难的事情，所以爸爸妈妈应该帮助宝宝暂时保持仰卧的睡姿。

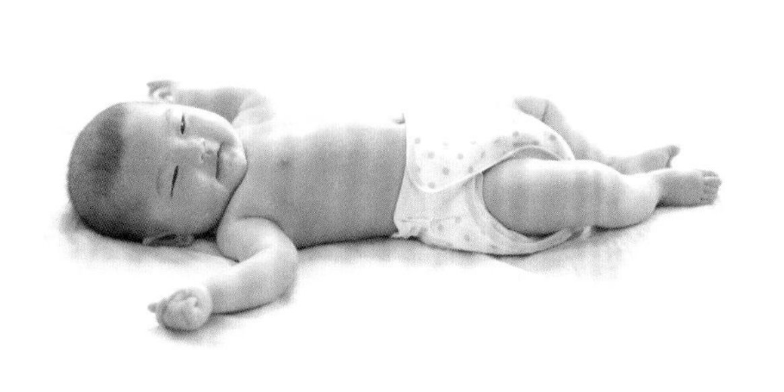

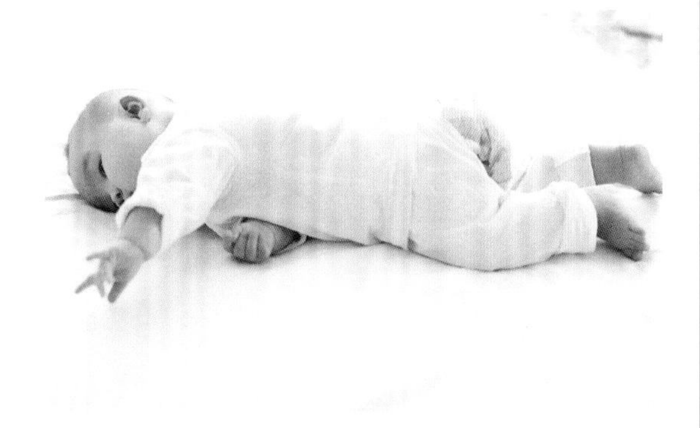

第三节
7～9个月

6～7个月宝宝的日常照顾

★选鞋

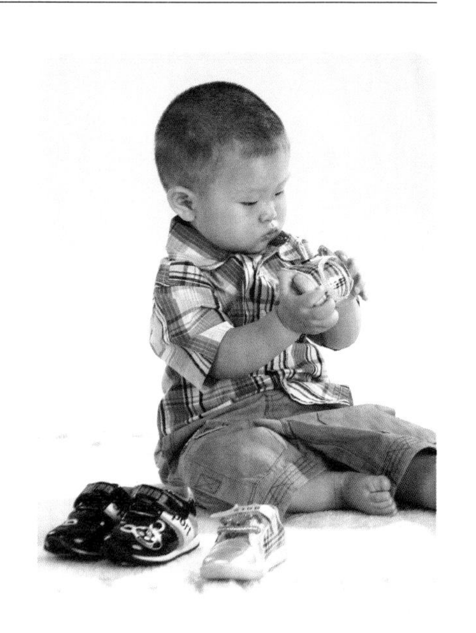

过了6个月之后，由于宝宝生长发育的需要，穿鞋可以促进宝宝多爬、多走，对运动能力和智能发展都很有好处，所以，在这时父母一定给宝宝选双合适的鞋子。

当宝宝开始学爬、扶站、练习行走时，也就是需要用脚支撑身体重量时，给宝宝穿一双合适的鞋就显得非常重要。为了使脚正常发育，使足部关节受压均匀，保护足弓，要给宝宝穿硬底布鞋，挑选时要注意以下几方面：根据宝宝的脚型选鞋，即鞋的大小、肥瘦及足背高低等；鞋面应以柔软、透气性好的鞋面为好；鞋底应有一定硬度，不宜太软，最好鞋的前1/3可弯曲，后2/3稍硬不易弯折；鞋跟比足弓部应略高，以适应自然的姿势；鞋底要宽大，并分左右；宝宝骨骼软，发育不成熟，鞋帮要稍高一些，后部紧贴脚，使踝部不左右摆动为宜；宝宝的脚发育较快，平均每月增长1毫米，买鞋时尺寸应稍大些。

★生活环境

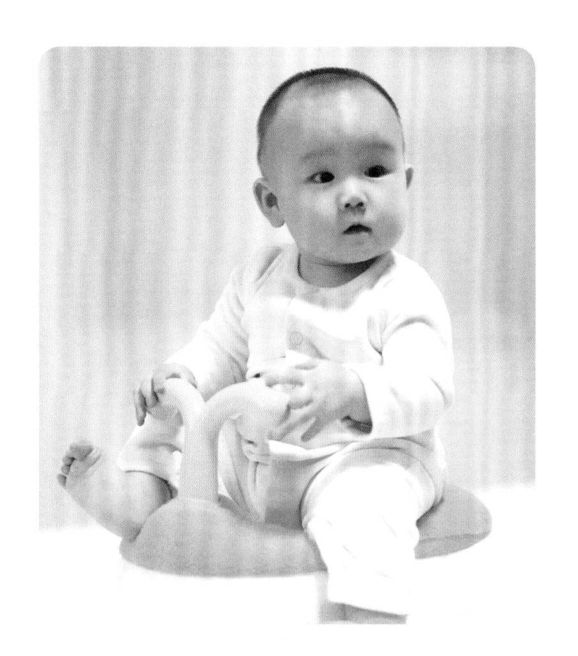

宝宝的房间一定要选朝阳的，但此时期的宝宝视网膜没有发育完善，因此，要使用床幔来阻挡阳光，避免宝宝眼睛受到强光的刺激。房间灯光一定要实现全面照明度，强调有光无源，一般可采取整体与局部两种方式共同实现。房间里不能有一盏光线特别强的灯，可用光槽加磨砂吸顶灯，也可用几盏壁灯共同照明。

房间最好紧临父母的卧室，在格局上，让父母的卧室和宝宝房成为套房关系，相连的墙用柜子或帘子隔开，方便随时照看。面积不宜过大，因为宝宝对空间的尺度感很小，房间面积不宜超过20平方米，但最好不要低于10平方米。

要高度注意宝宝的安全

有很多家长看到宝宝只会爬行，就认为宝宝不会发生什么危险，所以，当宝宝在地上玩时，家长就极有可能粗心大意——将宝宝放在地上，自己去做其他的事情。可以说，这是宝宝发生危险的最主要原因。为了宝宝的安全，家长不能让宝宝离开自己的视线。最好将家中一切潜藏的危险都清除掉。

1	必须将地上的东西清理干净，以免宝宝捡起放到嘴里
2	厨房的门一定要关好，以防止宝宝弄倒垃圾筒而误食了脏东西
3	要将家里的暖水瓶放在宝宝碰不到的地方，以防止宝宝被烫伤
4	筷子、笔等杆状的东西一定不要让宝宝拿到，以防止发生危险

7~8个月宝宝的日常照顾

不要让宝宝的活动量过大

通常，喜欢动的宝宝只要是醒着，就基本上不会闲着，而且在不闲着的情况下仿佛也不知道累。只要宝宝不哭，家长往往会忽视其他的问题。此外，有些家长为了使宝宝尽快会走路，常常长时间地扶着宝宝让其练习走路，还认定这对宝宝的成长有好处。

但是实际上，宝宝的活动量过大不仅无法达到既定的目的，反而还会为宝宝的成长带来不利影响。因为本阶段的宝宝关节软骨还太软，活动量过大极有可能致使关节韧带受伤，进而导致宝宝患上创伤性关节炎。

让宝宝拥有良好情绪

在日常生活中，不论是对妈妈而言，还是对宝宝而言，有一个良好的情绪都至关重要。妈妈拥有良好的情绪，会对宝宝更加爱护，给予宝宝更多的爱；而宝宝拥有良好的情绪，则会更加热情地探索对自己而言完全未知的世界，并从这一过程中收获乐趣，收获信心，从而形成一个良好的发展方向。更为关键的是，宝宝拥有良好的情绪，过得开心快乐，家长也会跟着开心快乐。无疑，这样的家庭氛围对宝宝的成长是绝对有利的。

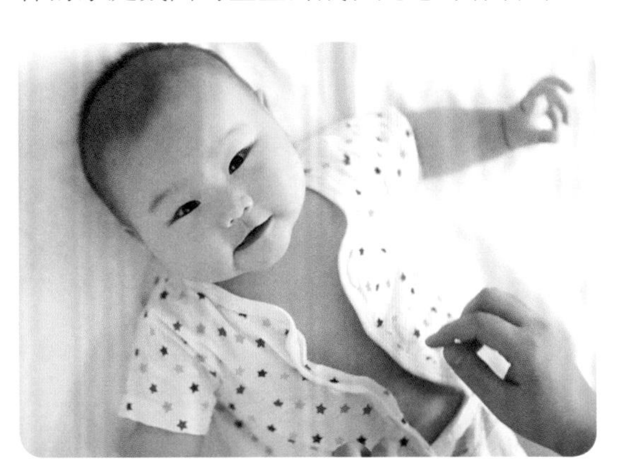

为宝宝创造安全自由的空间

在本阶段，随着宝宝的成长，好奇心也在逐步提升，活动的能力也在逐步增强，同时宝宝的独立意识也逐步提升。对家长的关心或帮助，此阶段的宝宝有时会表现出抵触情绪。也就是说，宝宝自此开始已经不再完全依赖家长了，而有些宝宝甚至喜欢一个人爬上爬下，如爬椅子、沙发等。可以说，这种表现一方面让家长很欢喜，而一方面又让家长很担忧。喜的是宝宝已经能够自由独立地活动了，忧的是在活动的过程中存在着很多的安全隐患，威胁着宝宝的安全。显然，在这种情况下，一个自由而又相对安全的空间对宝宝和家长来说是非常重要的。这就要求家长在放手给宝宝自由的时候，要为宝宝创建一个安全的活动空间。如此，宝宝才能玩得快乐，家长才能放心。

宝宝玩具的清洗

玩具购买后应先清洁再给宝宝玩。平时清洁消毒的频率以每周一次为宜。不同材质的玩具清洗方法不一样。

各种玩具的清洗方法

塑胶玩具	用干净的毛刷蘸取宝宝专用的奶瓶清洁液刷洗塑胶玩具，后用大量清水冲洗干净。带电池的塑胶玩具，可把食用小苏打溶解在水里，用软布蘸着擦拭，然后用湿布擦后晾干
布质玩具	没有电池的玩具可直接浸泡清洗，有电池盒的玩具需要拆出电池或者只刷洗表面，然后放在阳光下晒干
毛绒玩具	用婴幼儿专用的洗衣液来清洗即可，具有抗菌防螨功能的洗衣液更好。充分漂清后在向阳通风处悬挂晾干。不可水洗的玩具可送至洗衣店干洗
木制玩具	可用稀释的酒精或酒精棉片擦拭，再用干布擦拭一遍

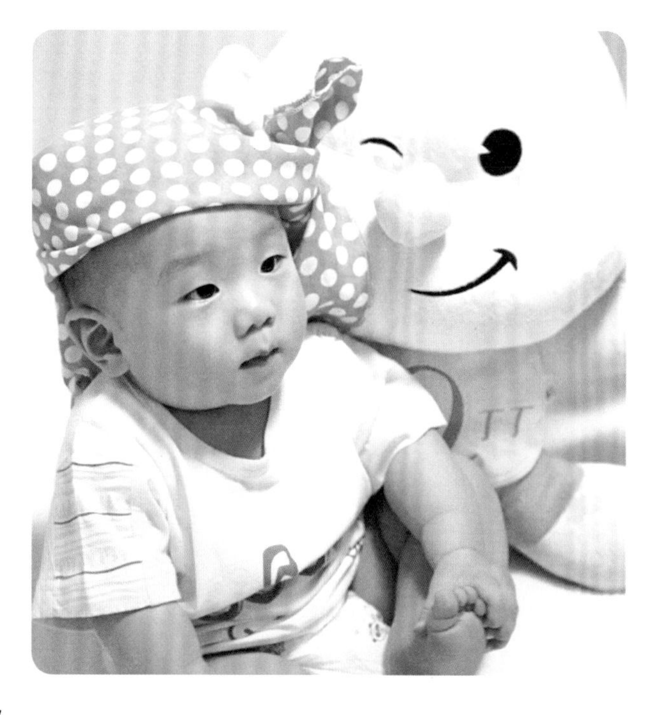

把握宝宝如厕训练的时机

要等到宝宝真正准备好再开始训练，这样，整个训练过程对父母和宝宝来说，才不会太痛苦。在决定训练如厕之前，最好对照一下基本清单，看看宝宝是不是已经准备好了。两岁时，宝宝身心发育基本成熟，此时开始训练，往往只需2～3个月就可以让宝宝学会自己大小便。成熟早的宝宝，可以从1岁半开始训练。总之，就像引入辅食一样，要观察宝宝的状态，而不是去数日历上的日期。

宝宝真的准备好了吗

1	排便有规律，大便柔软
2	能把裤子拉上拉下
3	模仿别人上厕所的习惯（喜欢看妈妈上厕所，想穿内裤）
4	排便的时候有反应，如会哼哼唧唧，蹲下或告诉妈妈
5	会说表示小便或大便的话如尿尿、臭臭等
6	能够执行简单的指令，如“把玩具给我”
7	尿布湿了或脏了之后，会把尿布拉开，或跑过来告诉妈妈尿布脏了
8	爬到儿童马桶或成人马桶上
9	尿湿尿布的时间间隔变长，至少3小时
10	会研究自己的身体器官

夏天宝宝出汗多怎么办

每天给宝宝洗澡、洗头

勤给宝宝洗澡和洗头，常温天气每天洗1～2次，高温天气每天洗2～3次或更多，洗好后在宝宝的皮肤上扑上宝宝爽身粉吸汗，以使汗腺管不被堵住而让汗液通畅排出。

抱起宝宝减少哭闹

减少宝宝哭闹最简单的方法是把正在啼哭的宝宝抱起来，让他的头部贴着妈妈的左胸。这样宝宝听到妈妈的心跳声，能很快安静下来，一会儿就能入睡。

注意室内环境的通风和降温

让室内的空气保持在25～28℃，并经常开窗通风。可以使用空调、电扇等设备，但要避免宝宝直接对着冷气，同时还要注意给宝宝套上小肚兜。

清热消暑食疗更好

可以选择一些适合宝宝的食疗方法，如冬瓜汤、绿豆粥、金银花茶等，制作起来简便，给宝宝食用可以消暑，还能补充因出汗而流失的水分，一举多得。

多吃新鲜瓜果

宝宝添加辅食后，夏天的食物宜清淡，适当多吃丝瓜、冬瓜、苦瓜、西瓜等新鲜蔬菜和瓜果，及时补充水分。

寻找凉爽的地方避暑

对于有条件的家庭，尤其是全职妈妈，可以考虑带宝宝去天气凉爽的城市避暑。这样既可以开阔宝宝的眼界，也不必再为天热出汗所困扰了。

给宝宝穿柔软、吸汗的衣服

宝宝衣着宜柔软宽松，避免给宝宝穿尼龙纤的衣物。妈妈还要及时将宝宝身上的汗水擦干，保持宝宝全身的干爽和清洁。

8～9个月宝宝的日常照顾

给宝宝剪指甲5要点

选择合适的工具

对于新手妈妈来说，专业的宝宝指甲剪是个不错的选择。和大人的不太一样，宝宝指甲剪通畅是前部呈弧形、钝头的小剪刀，多数婴童店都可以买到。这种指甲剪是专门为宝宝的小指甲设计的，安全而实用，而且修剪后有自然弧度，尤其适合6个月以内的宝宝使用。

选择合适的修剪时间

帮宝宝剪指甲，最怕宝宝不配合，所以，建议在宝宝睡着时进行修剪。不过宝宝刚入睡时，睡眠比较浅，容易惊醒。所以，妈妈要避开宝宝入睡后的前10分钟，待宝宝熟睡后，就可以“尽情发挥了”。

给宝宝洗完澡后再修剪指甲也是不错的选择，因为这时候宝宝的指甲比较柔软，修剪起来更方便、更容易。

勿使剪刀紧贴指肚，剪后修平棱角

修剪时，需沿着指甲自然弯曲的方向轻轻地转动剪刀，切不可使剪刀紧贴到指肚，以防剪到指甲下的嫩肉。

抓稳小手以免误伤

给宝宝剪指甲时，一定要抓稳宝宝的小手。如果宝宝睡熟了，妈妈可支靠在床边，紧握住宝宝靠近妈妈这边的小手进行修剪，如果是洗澡后，妈妈可让宝宝坐在自己膝盖上，使其背部紧靠自己的身体，然后牢牢握住一只小手，以免宝宝扭动时，误伤到小手。

清洗指甲以防感染

修剪完后，若发现指甲下方有污垢，要用干净的温水清洗，切不可用指甲剪或其他锐利的东西清理，以防引起感染。

小贴士

如何清理指甲脏东西

宝宝3个月左右开始吃手了，但指甲缝里难免会有脏东西，怎么样才能清理干净呢？

可以用温水把宝宝的小手泡一会儿，再用宝宝用的小棉棒把脏东西擦出来，动作要轻柔，不要伤到甲床，这样不会伤着宝宝的小手，也很容易把脏东西清除。同时注意要勤剪指甲、勤洗手，注意环境及个人卫生，每次给宝宝洗脸、洗澡时都要好好洗手。

★排便护理

这个月龄的宝宝已经能吃很多代乳食品了，所以宝宝的大便会有臭味了，颜色也更深了。有的宝宝每天排便一两次，有的宝宝两天排便一次。有的宝宝已经能够很好地利用便器了，一般也会很好地配合家长使用便器。这个时期的宝宝小便次数减少了，很多宝宝小便也能很好地利用便器了，所以，家长要注意对宝宝进行排便训练。

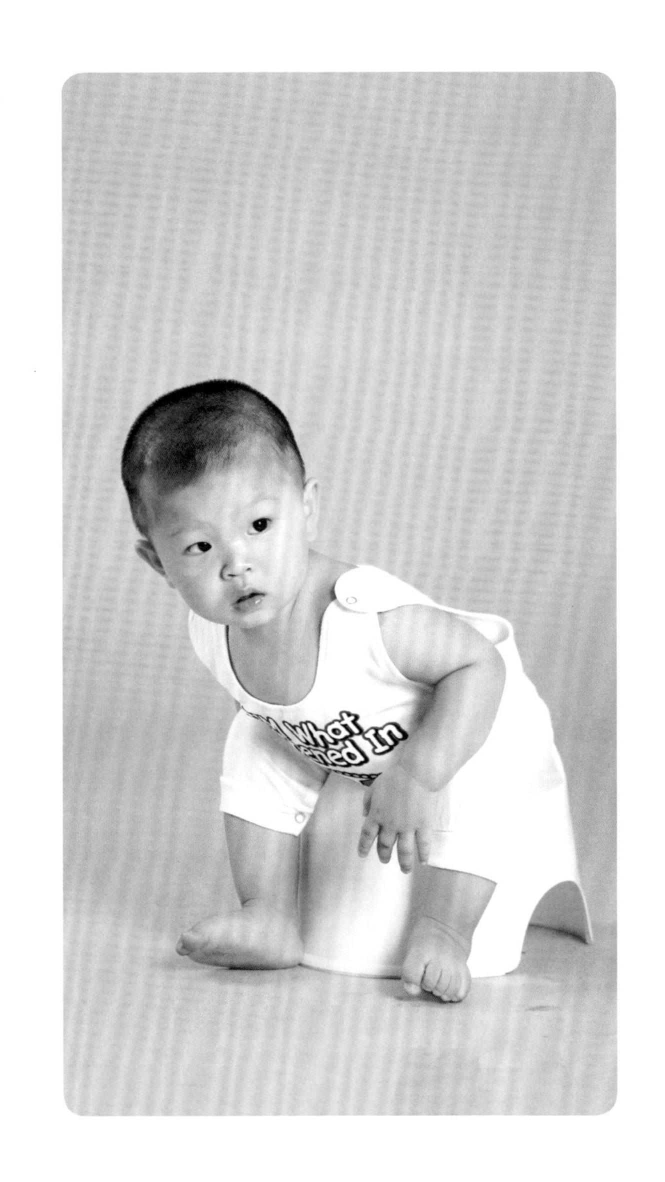

★睡眠护理

这个月龄的宝宝大多会睡午觉，睡午觉的时间并不相同，大多数宝宝会睡一两个小时，当然也有一刻也不睡的宝宝，这样的宝宝多为好动的宝宝，即使睡觉也会睡得很短。在睡眠时间上，一般宝宝会晚上9点左右睡，早上7～8点起来。这个时期的宝宝已经没有被妈妈的乳房压迫导致窒息的危险了，所以，是可以母婴同睡的，尤其是在寒冷的冬季，母婴同睡可以更方便地照顾宝宝，使宝宝可以很快地入睡，只是宝宝晚上若经常起来玩，会影响父母的工作。

第四节 10～12个月

9～10个月宝宝的日常照顾

为不同年龄宝宝选购合适的积木

0～1岁：色彩鲜艳的布积木

1岁前最好给宝宝选择趣味性积木，如布积木，它柔软，有鲜艳的颜色，还有动物或水果等图案，主要训练宝宝小手的抓握能力，以及感知颜色，认识物体，发展触觉等，而且布积木不会碰伤宝宝。

1～2岁：轻巧的积木

1岁多的宝宝空间意识正在形成，开始会将积木一层层搭高。但是这个年龄段的宝宝，身体控制、手眼协调能力还不是很好，因此，要选择轻巧的积木，防止积木倒塌时砸伤宝宝。积木块也不要太大，便于宝宝的小手抓握。如果积木上有小狗、小猫或小娃娃的家等装饰图案，就更能引起宝宝的兴趣。

2～3岁：标准尺寸的积木或插片积木

两岁以后的宝宝，空间概念、语言、思维和想象力都已经发展起来，手的动作、手眼协调能力增强，可以做稍微复杂一些的事情了。这时，可以给他选择标准的积木，如两个半圆正好对成一个整圆，两块短积木加起来的长度正好等于一块长积木等，或是插片式积木，这种积木可以给宝宝更多的创造和表现空间。

培养宝宝良好的睡眠习惯

9～10个月的宝宝白天一般睡2～3小时，夜间睡10小时左右，共计14～15小时。充足的睡眠有利于宝宝的生长发育。然而，需要注意的是，宝宝的睡眠是生理的需要，当身体能量消耗到一定程度时自然会主动入睡，家长不应该为了强制让宝宝入睡而养成抱着或拍着来回走、吸奶头等不良习惯。如果宝宝暂时没有睡意，可以让他睁着眼在床上躺着，不要逗他，也不要抱他、拍他，培养他自己入睡的好习惯。

宝宝爱吮手指怎么办

宝宝吮手指是自身需要得到满足的一种表达方式，宝宝可由此感到安全和舒适。但宝宝吮手指又会直接影响其身心健康。宝宝常用手接触各种物品，会把细菌带入口中，从而诱发胃肠炎或寄生虫病。同时吮手指会影响牙齿正常的排列而致畸形，还可致口唇变形、手指溃疡或变形等。吮手指是一种不良习惯，应防止并及时纠正，其方法如下：

1	给宝宝玩一些用双手可抓握的玩具，使其双手摆弄玩具而不吮手指
2	和宝宝玩一些手的游戏，如手指歌、拍手歌、滚球歌等
3	适当地给宝宝拿一些可吃的食物，如饼干、烤馒头或削皮的水果片等

穿衣护理

不要穿得太多

给宝宝穿衣不要穿得太多，越多不见得越保暖，关键是看衣服的质地、舒展性等。冬天一般在室内，衣服的穿法是：上身：内衣+薄毛衣+厚毛衣；下身：内裤+薄毛裤+厚毛裤，外出再加上外套和外裤。

穿衣大小要合适

不要给宝宝穿太大的衣服，尤其是袖子不宜过长；同样，裤子、鞋子都不宜太长、太大，否则会影响宝宝活动。一般来说，衣服可在宝宝身长的基础上，长5～6厘米，这样有些外套衣服可以穿两个季节。鞋子宝宝穿上后可空余1～2厘米，给宝宝买鞋子最讲究合适，否则不仅影响宝宝运动，还可能影响到宝宝走路的姿势。随着宝宝自己能走动以后，其活动量也较以前增大，因此，平日衣服不要穿得太多，一般和大人穿得一样或多一件就足够了。

颜色不要太多，衣饰不要太杂

给宝宝穿衣，颜色搭配最好不显太突兀和花哨，协调第一，比如，上半身花则下半身就素些，下半身花则上半身素些。另外，宝宝的衣服不要有太多的装饰物和纽扣，否则宝宝扯下来或放在嘴里玩，那是很危险的。

面料最好是纯棉

纯棉的织物比较柔软、透气，化纤原料常会引起过敏，毛料虽然是天然品，但是比较粗糙，容易对宝宝的肌肤产生刺激，因此，宝宝的衣物选择以纯棉的比较好，化纤原料可选做作防风、防雨的风衣，毛料做外套是比较理想。

10～11个月宝宝的日常照顾

做好宝宝的情绪护理

不要过分溺爱

有时候父母的精心呵护反而会“伤”了宝宝。比如，有些父母总怕宝宝走路会摔倒，会累着，于是喜欢用车推着宝宝或是抱着宝宝。这样一来，宝宝活动量小，协调能力、大肌肉的锻炼都不够，活动能力就特别差。宝宝吃饭、穿衣、收拾玩具，家人总是包办代替，会造成宝宝的动手能力和自理能力差；宝宝和小朋友发生争执，父母挺身而出，为宝宝讨公道，这种看似对宝宝的爱，会使宝宝今后生活能力差，社交能力差，不敢面对外面的社会。正确做法是放开手，让宝宝自己收拾玩具，自己吃饭，摔倒后自己爬起来，这样能使宝宝更快乐，更有成就感。

不要过分专制

有的父母认为管教宝宝就要从小做起，让宝宝绝对服从父母的意志。宝宝想要红色的玩具，妈妈却认为绿色的好看，于是买下绿色的。时间长了，宝宝就会变得畏畏缩缩，从而局限了宝宝的智力发展。正确做法是：如果宝宝提出的要求合理，尽量尊重宝宝的选择，而不要把大人的思维强加给宝宝。

外出

如果天气良好，一定要每天安排宝宝在户外两小时以上的活动时间。另外，如果碰上了新年或其他假日，带宝宝外出，则一定要注意安全，下面我们就从衣、食、行三方面给父母提一些建议。

带宝宝乘车

带宝宝乘车最好抱着宝宝，现在的社会风气比较好，一般带宝宝上车，都会有人让座位，记得要谢谢让座的人，也可以引导宝宝说谢谢，通过此机会培养宝宝的礼貌行为和与人交往的能力。如果车很挤，则建议不要坐，等待下一辆车，避免拥挤发生危险。

现在很多家庭都有汽车，父母最好购买婴幼儿专用的安全座椅，妈妈与宝宝应该坐在后座并且将宝宝用的安全座椅固定牢固，避免急刹车等意外状况对造成宝宝的碰撞。

宝宝外出衣着

宝宝该穿多少衣服，应该以宝宝个人状况来定，保持手心温热的同时又不流汗才是较适合的穿着。

带上宝宝的食物

此期大部分宝宝已断奶，或是正在断奶，外出时可以带上宝宝平常爱吃的辅食、塑料匙、无糖面包干、围嘴、带吸管的口杯等。如果担心宝宝在外哭闹严重，记得携带安抚奶嘴；如果宝宝正在长牙齿，准备宝宝专用饼干给宝宝吃，可以让宝宝的身心都获得满足感。

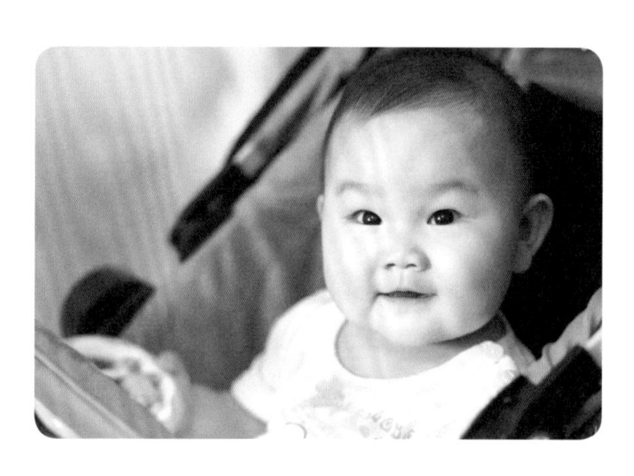

11～12个月宝宝的日常照顾

宝宝学走时间表

月龄	测试题
8个月：努力扶物站立	宝宝会抓着身边的一切可以利用的东西站起来。一旦第一次站立成功了，他就不再满足于规规矩矩地坐着了。随后，他开始练习爬行，练习扶物行走，这样一来，宝宝就可以去够到自己感兴趣的东西了
9～10个月：学会蹲	宝宝开始学习如何弯曲膝盖蹲下去，如果站累了怎么样坐下
11个月：自由伸展	此时，宝宝很可能已经能够独自站立、弯腰和下蹲了
13个月：蹒跚学步	大约有3/4的宝宝可以在这个阶段摇摇晃晃地自己走了，但也有些宝宝直到16个月才能自己走
14个月：熟练地走路	宝宝能够独自站立，蹲下再起来，甚至有的宝宝能够倒退一两步拿东西
15个月：自由地游走	大部分的宝宝能够走得比较熟练，喜欢边走边推着或拉着玩具

不同阶段的牙刷

指套牙刷

宝宝嘴里残留的奶水、果汁、辅食等，都是细菌的营养液，细菌滋生，轻者引起口臭，重者的可能引起口腔疾病，因此，最好每次宝宝吃过东西后都能清洁一下口腔。宝宝还没有长牙，或者刚刚开始长牙，全硅胶制成的指套牙刷是最合适的工具。

纱布牙刷（适合4～12颗牙）

宝宝有4颗牙齿后，指套型牙刷就不合适了。为宝宝清洗的时候会没有勇气把手指伸进宝宝的小嘴里，换有柄的乳牙刷就不用担心被咬痛。比较好的选择是用纱布牙刷，非常地耐啃咬，而且价格上比软毛牙刷要便宜，经常更换也花不了多少钱。

硅胶牙刷（适合8～20颗牙）

硅胶幼儿牙刷非常好用，刷毛细，清洁效果更优，而且整把牙刷都是硅胶制成的，所以，不怕宝宝咬。

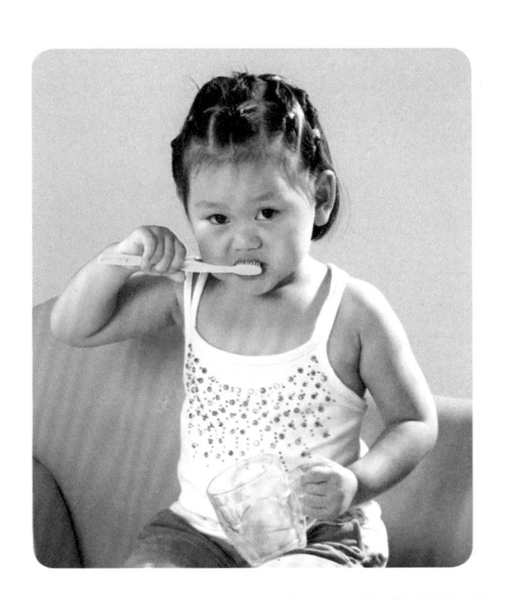

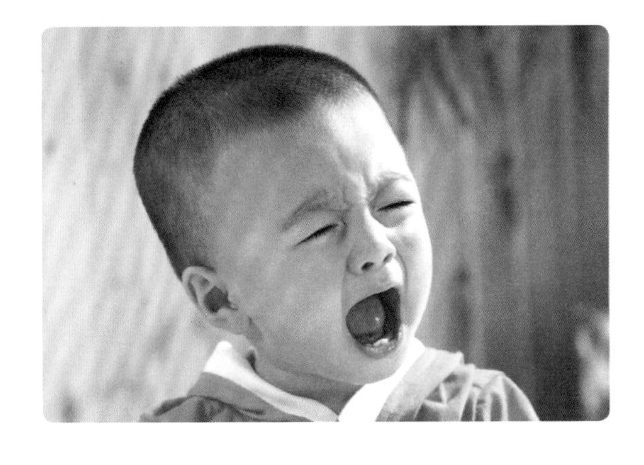

给宝宝喂药不再犯难

宝宝生病时，可能比平时容易激动、烦闷，宝宝需要家人的关怀。现在大部分给宝宝服用的药物都已经添加了糖果的成分，宝宝比较容易接受。但是，如果宝宝还是不喜欢服药，下面的一些方法可能有帮助。

给宝宝喂药小技巧	
1	准备好宝宝喜欢的食物，让他服完药后食用，以去除药物的味道。在给宝宝服药时要多多鼓励宝宝，服药后要给宝宝适当的奖赏和赞扬
2	尽量在喂药时，将药物喂入宝宝的舌后端。因为味蕾都在舌前部，所以，将药喂入舌后部，宝宝就不会感觉到药味太强
3	若宝宝已经到了懂事的年龄，不可以欺骗让宝宝服药。应该告诉宝宝吃药的原因：吃药病就会好起来，身体上的不适就会减轻。让宝宝学会接受服药
4	服药时，可以捏起宝宝的鼻子，让他闻不出药味，减少他对药味的厌恶感和排斥
5	如果在喂药时，宝宝一直乱动，可以请家人帮忙抓住宝宝或抱住他，以防他乱动

第五节
1～3岁

1～1.5岁宝宝的日常照顾

穿衣护理

衣着样式

宝宝的衣服要便于穿脱，因为此阶段宝宝可以逐渐培养自己穿、脱衣服，不要有许多带子、钮袢和扣子。一般一件衣服上有2～3颗大按扣即可，容易穿脱。另外，上衣要稍长，但不宜过于肥大、过长，使宝宝活动不便，当然也不能太瘦小，影响动作伸展。衣领不宜太高、太紧，最好穿背带裤，女孩不宜穿过长连衣裙，最好穿儿童短裤，以免活动时摔跤引起事故。

打扮

宝宝不宜烫发和化妆，因为烫发和化妆会对宝宝的头发和皮肤造成一定伤害；不宜男扮女装或女扮男装，因为这样容易导致性别颠倒；不宜穿紧腿裤，或过于贵重、精致的服装，这样的服装对宝宝的身心发育都不利。

鞋子

最好给宝宝选购稍大且平底的方口或高腰鞋，这样的鞋子适合于此期的宝宝穿着，因为宝宝正处于发育旺盛的时期，一旦鞋子小了就应马上换新鞋。到了两岁左右，不穿高腰鞋也行，可穿合适的普通的球鞋。

穿衣能力和习惯的培养

在教宝宝穿衣时，要给宝宝仔细讲解每一个动作，如脱衣，要先把着宝宝的一只手放在背后，使宝宝的另一只手拉住此只手的袖子向下拉即可。

1岁以后的宝宝会抓起帽子戴在头上，但还要两个月后才能戴正。宝宝在学穿鞋时开始可能分不清左右，家长要反复示范，一定要仔细、耐心、循序渐进地教，这样才能达到预期的效果，使宝宝逐渐学会自己穿脱衣物。

宝宝养成讲究口腔卫生的习惯

父母都不希望宝宝患龋齿，但怎样做才能避免宝宝患龋齿呢？其实龋齿的发生与口腔卫生有着十分密切的关系，父母应了解刷牙的重要性和正确的刷牙方法，早期对宝宝进行口腔卫生的启蒙教育及刷牙习惯的培养。宝宝自出生6个月左右开始长出乳牙，到两岁6个月左右乳牙全部长齐，共计20颗牙齿。由于这一时期宝宝对口腔卫生的意义不理解，所以，必须依靠父母做好宝宝的口腔卫生保健。

两岁左右的宝宝应该由父母戴着指刷为其刷牙，稍大一点儿的宝宝可考虑用幼儿牙刷刷牙，每日最少刷两次，且饭后或食用甜食后应及时漱口。在进行口腔清洁时，父母应密切观察宝宝易患龋齿的部位，如后牙的咬合面及邻接面，上下前牙的牙缝处，如果邻面刷不到，可用牙线清洁。只有宝宝持之以恒，才能养成良好的口腔卫生习惯，这对宝宝一生的口腔健康将起到非常重要的作用。

保证宝宝的睡眠质量

当走进宝宝的房间时，如果闻到一种怪味，这是由于室内长时间不通风导致二氧化碳增多、氧气减少所引起的。在这种污浊的空气中生活和睡眠，对宝宝的生长发育大为不利。开窗不仅可以交换室内外的空气，提高室内氧气的含量，调节温度，还可增强宝宝对外界环境的适应能力和抗病能力。宝宝的新陈代谢和各种活动都需要充足的氧气，年龄越小新陈代谢越旺盛，对氧气的需要量也越大。因为宝宝户外活动少，呼吸新鲜空气的机会也少，所以应经常开窗，增加氧气的吸入量，来弥补氧气的不足。宝宝在氧气充足的环境中睡眠，入睡快、睡得沉，也有利于脑神经得到充分休息。

开窗睡觉时，不要让风直吹到宝宝，若床正对窗户，应用窗帘挡一下以改变风向。总之，不要使室内的温度过低，室内温度以18℃～22℃为宜。

怎样确保宝宝在日光下的安全

虽然阳光和新鲜空气对宝宝的健康有帮助，但却不能让宝宝在日光下暴晒，以免晒伤。晒伤后不仅会引起疼痛，更会增加宝宝日后患皮肤癌的概率。因此，家长切记在阳光最强烈的时候（通常在上午11点到下午3点），不要让宝宝到太阳底下。而平时可用专为儿童配制的防晒油保护宝宝的皮肤，这样可以有效地阻隔太阳的紫外线。对于长时间在户外活动的宝宝来说，要反复涂抹，尤其是游泳后。

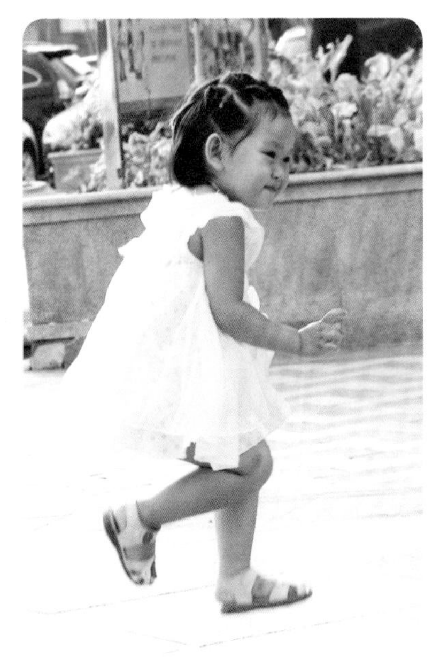

家长可以劝告宝宝到阴凉的地方去玩，但要注意一些情况，如沙地、水面、水泥地面和玻璃表面，同样能反射太阳光。多云或阴天时，宝宝也有可能被晒伤，所以，在夏季，即使是阴天也要给宝宝用防晒油。

睡眠护理

此阶段宝宝的睡眠护理应注意以下几方面的内容：

让宝宝早睡

宝宝睡觉最迟不能超过晚上9点，一般以晚上8点前睡觉最为适宜。宝宝入睡前0.5～1小时，不要让宝宝看刺激性的电视节目，不讲紧张可怕的故事，也不要玩玩具。晚上入睡前要洗脸、洗脚、洗屁股。要按时上床、起床，形成按时主动上床、起床的习惯。

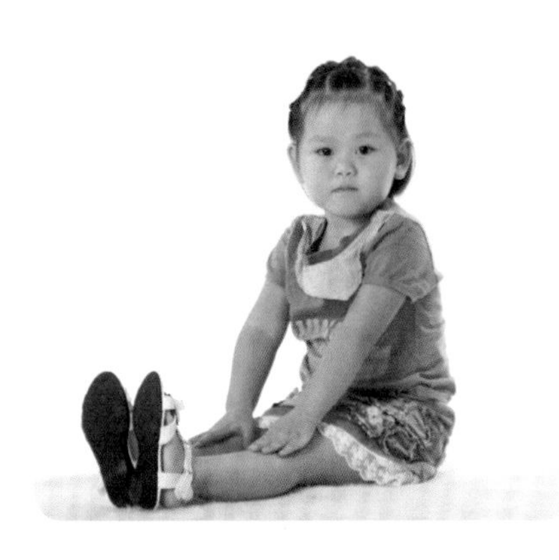

自然入睡

宝宝上床后，要关上灯，宝宝入睡后，大人不必蹑手蹑脚，但也不要突然发出大的声响，如“砰”的关门声或金属器皿掉在地上的声音。要培养宝宝上床后不说话、不拍不摇、不搂、不推动躺下、很快入睡、醒来后不哭闹的习惯。并且不要安抚性地给宝宝含奶头、咬被角、吮手指，让宝宝靠自己的力量调节自己入睡状态。更不要用粗暴强制、吓唬的办法让宝宝入睡。

大小便训练

1岁以后宝宝一天小便10次左右。可以从1岁后培养宝宝会主动表示要小便的习惯。妈妈首先应掌握宝宝排尿的规律、表情及相关的动作，如身体晃动、两脚交替等，发现后让宝宝坐盆，逐渐训练宝宝排尿前会表示，父母在宝宝每次主动表示以后都要给予积极的鼓励和表扬。

1岁以后，宝宝的大便次数一般为一天1～2次，有的宝宝两天一次，如果很规律，大便形状也正常，父母不必过虑，均属正常现象。每天应坚持训练宝宝定时坐盆排便，慢慢养成宝宝定时排便的习惯。

另外，此期应该对宝宝进行“上厕所教育”。这种教育旨在帮助宝宝逐渐摆脱用尿布解决大小便的问题。

教此期的宝宝如何上厕所，要使用宝宝能听得懂的简单语言；用语言和动作教宝宝如何利用腹部肌肉的力量帮助排尿和排便；教宝宝用简单的语言表达上厕所的需求。每天可有2个小时不给宝宝穿尿布，让宝宝自己走到便盆处排便。另外，要训练宝宝自己脱内裤排便等习惯。

教会宝宝自己上厕所并非一日之功，有的宝宝2个月后就能学会，而有的宝宝则需要半年才能适应，因此，家长需要做好耐心辅导的心理准备。在教宝宝自己上厕所的同时，还应逐渐帮助宝宝克服尿床的习惯，但解决这个问题则需要半年至一年的时间。

防范问题玩具威胁儿童安全

可能原因

问题玩具存在着安全隐患，可能会在宝宝玩的过程中，刺伤宝宝的皮肤，造成窒息、夹伤手指和引起卫生隐患等问题。这些危险玩具，有可能成为导致宝宝意外伤害、威胁宝宝健康的“杀手”。

安全防范措施

应参考一些书籍，找到各个年龄段应该准备的玩具，并且要严格按照玩具的标注年龄给宝宝合理购买，尤其是对于3岁以下宝宝使用的玩具，《国家玩具安全技术规范》中也规定了具体的指标，如果在购买时得以恰当地选择，相信宝宝一定会玩得非常开心。

另外，不要给宝宝买一些可能引起危险的玩具，如大型的毛绒玩具，小型的玩具，如玻璃珠子、小积木等，弹射玩具、有尖锐棱角的玩具等。总之，父母要有一双慧眼，在购买玩具时，识别问题玩具，一定要认真考虑每种玩具有可能给宝宝造成的危害，确定无害后，再购买。

小心妈妈的吻

可能原因

妈妈的吻对于宝宝的生理和心理健康发展很重要。可是亲吻宝宝是妈妈将口唇同宝宝脸蛋儿或口唇的亲密接触。如果妈妈患病，亲吻宝宝时，则可能将正患的传染病传染给宝宝，所以，妈妈的吻也有忌讳。

安全防范措施

当妈妈感冒，无论是哪种类型的感冒，都可通过亲吻将细菌或病毒传染给宝宝。当妈妈患流行性腮腺炎、扁桃体炎、病毒性肝炎或乙型肝炎表面抗原阳性、流行性眼结膜炎、牙龈炎、牙髓炎、龋齿等疾病时，都会因为妈妈和宝宝的亲吻而通过唾液、汗液、泪液等传染给宝宝。另外，嗜烟又酗酒的妈妈，“口气”中存在大量的一氧化碳、二氧化碳、氰氢酸、烟焦油、尼古丁等有害物质，烟酒“气息”可损害宝宝的心肺及神经系统。

1.5～2岁宝宝的日常照顾

★生活环境

为宝宝布置适度刺激的环境

有意识地给宝宝一些粗细、软硬、轻重不同的物品，使其经受多种体验。要注意给宝宝布置生活环境，不能给宝宝的玩具太多、太杂，显得“刺激过剩”，这样反倒使宝宝无所适从，导致宝宝兴趣不专一，注意力不易于集中，也不利于培养宝宝有条理的习惯。所以，在环境中给宝宝提供的东西不可过多，适度就行，但要注重启发宝宝多想一些玩的方法，激发宝宝动脑动手的兴趣。

给宝宝探索环境的机会

因为这一时期的宝宝会在家里爬上爬下，找东找西。家长不能因为怕宝宝把家里的东西搞乱，而把零散东西收拾起来，除了把危险、不安全的因素“收”起来后，应该有意识地提供给宝宝一些不同的、有趣的物品，使宝宝经受多种体验。宝宝也会怀着好奇和兴趣去摆弄各种物品，从中探索到各种物理知识和心理经验，对发展宝宝的智力也是很有利的。

★宝宝有嫉妒心理怎么办

从1.5～2岁起，人的嫉妒心理就开始有了明显而具体的表现。起初，宝宝的嫉妒大多与妈妈有关。生活中，我们常可能看到这样的情形，当妈妈把自己的注意力转移到其他宝宝身上时，宝宝就会以攻击的形式对其他宝宝发泄嫉妒。

在幼儿园里，宝宝也会因为与小朋友争老师的宠爱，而表现争风吃醋，比如，如果老师夸奖其他小朋友，心存嫉妒的宝宝会大声喊叫：“我也会啊！”宝宝直接而坦率地表露情感，根本不考虑后果。所以，应该积极地帮助此期的宝宝摒弃这一不良的嫉妒心理。

嫉妒心理产生的原因

一般宝宝产生嫉妒心理的主要原因有：受大人的影响，有些大人之间互相猜疑，互相看不起，或当着宝宝面议论、贬低他人，会在无形中影响宝宝的心理；另外，有的家长喜欢对自己的宝宝说他在什么方面不如某个小朋友，使宝宝以为家长喜欢其他小朋友而不爱自己，由不服气而产生嫉妒；也有的宝宝则因为能力较强（他自己也认为自己很有能力），而又没有受到“重视”和“关注”，所以，才会对其他有能力的小朋友产生嫉妒。

再有，家长比较溺爱的宝宝，更容易出现这样的问题。只有了解了宝宝产生嫉妒的原因，才能对宝宝进行有针对性的教育。

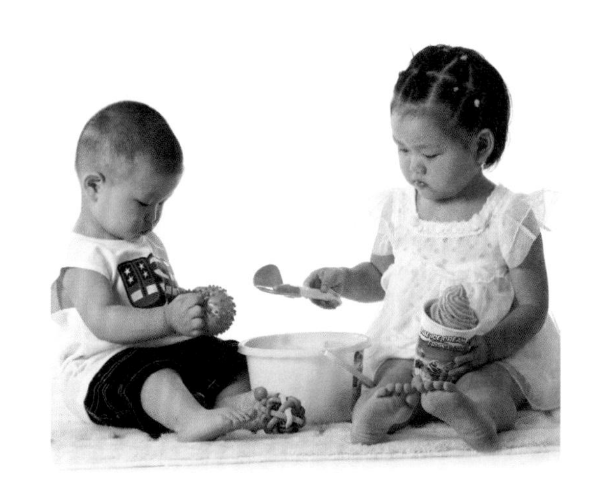

纠正宝宝嫉妒的方法

建立良好的环境

父母应当在家庭中为宝宝建立一种团结友爱、互相尊重、谦逊容让的环境气氛，这是预防和纠正宝宝嫉妒心理的重要基础；要正确评价宝宝，如果表扬不当或表扬过度，就会使宝宝骄傲，进而看不起他人，或对自己产生不正确的印象，继而在特定的情况下，导致嫉妒的产生，所以，家长也应该适当地指出宝宝的长处和短处，使宝宝明白人人都有长处和短处，小朋友之间要互相学习，帮助宝宝正确评价自己。

进行谦逊美德的教育

让宝宝懂得“谦虚使人进步，骄傲使人落后”的道理。让宝宝明白即使别人没有称赞自己，自己的优点仍然存在，如果继续保持自己的优点，又虚心学习别人的优点，就会真正地长久的得到大多数人的喜爱。

要引导宝宝树立正确的竞争意识

家长要引导和教育宝宝用自己的努力和实际能力去同别人相比，不能用不正当、不光彩的手段去获取竞争的胜利，把宝宝的好胜心引起积极的方向。

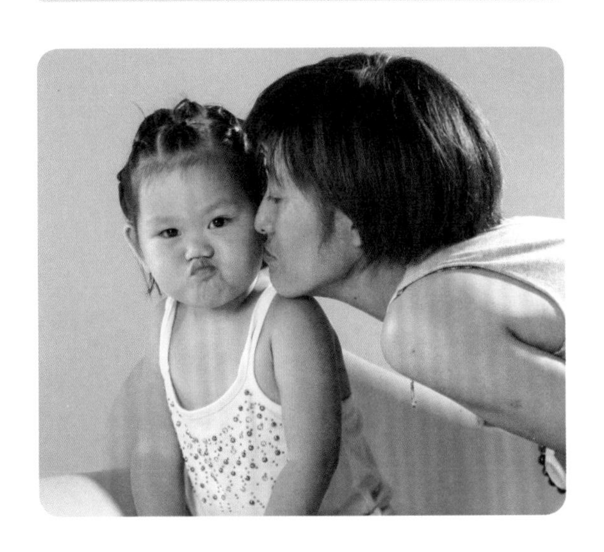

★宝宝为什么会说谎

宝宝说谎的原因

宝宝说谎主要有两方面原因：第一，自卫。当宝宝意识到如果实话实说有可能受到惩罚时，宝宝往往会出于自卫的心理而说谎。第二，想象与现实分不清，将未满足的愿望或幻想当成现实。这种情况是由宝宝正常心理发育的特点所决定的，宝宝的记忆保持时间不长，他们往往会把想象中的事情当做现实中发生的事情，这样就会产生所谓的“说谎”现象。

如何纠正

首先，父母应该如实传达宝宝即将面临的情感体验，无论这种体验是积极的还是消极的，都应按照宝宝自己感受到的去说。比如，宝宝生病了需要打针吃药，有些父母往往会骗宝宝说打针不疼、吃药不苦，这种做法是不正确的，即使是善意的谎言。

其次，家长与宝宝说话时，家长不要有言语方面的暗示。比如，妈妈早上催宝宝起床上学时，宝宝还想再睡一会儿，哼哼唧唧的一脸苦相不愿起床，此时妈妈最好不要问：“是不是哪儿不舒服了？”之类的话，这会驱使宝宝为达到目的而谎称头痛或肚子痛。

再次，父母作为宝宝的启蒙老师，在日常生活中应言行一致，尤其应避免当着宝宝的面说谎。如果家长以身作则，宝宝也会参照而形成诚实的品质。

最后，父母应尽量做到奖惩有度。如果宝宝是出于好奇、顽皮、不小心而非故意做错事，父母就不应粗暴体罚，而要耐心教导。如果宝宝犯了错误还说谎，父母此时应加大惩罚力度，因为他在第一个错误未更正的情况下，又犯了第二个错误。

2～3岁宝宝的日常照顾

★及时纠正宝宝不合群

两岁以后的宝宝非常喜欢和同龄宝宝一起玩，开始转向对社会性的需求。但是也有个别宝宝不合群，这是不正常现象，出现不合群的原因可能有以下几种。

心理压抑

父母感情不和或家庭遭受挫折，易造成宝宝性格孤僻，不愿意接近陌生人。

依恋家长

有些宝宝从小没离开过家长的怀抱，适应环境的能力差。入园后爱哭闹，有的宝宝甚至出现精神紊乱现象，如有时哭着要小便，却硬是不肯尿在便盆里；平时不和小伙伴玩，不适应幼儿园的生活。

环境约束

有的家庭对宝宝过分宠爱，保护过度，不准其走街串门，使得宝宝长期失去与人交往的机会，见到陌生人显得胆怯、不自然，更不会主动找小朋友玩。

总之，无论是精神因素还是其他因素，造成宝宝不合群的主要原因是缺少交际机会。所以，父母应激发宝宝活泼的天性，抽出一定的时间和小伙伴玩耍。对于胆小的宝宝，应创造机会鼓励他多与人接触。

★怎样教宝宝自己的事自己做

当宝宝满两岁以后，家长就要开始培养宝宝的自主能力，让宝宝学洗手、系鞋带、扣纽扣等。即使父母现在花点时间，麻烦一点儿，只要宝宝掌握了方法，将来父母就会变得轻松起来。

让宝宝自己整理玩具

现在的宝宝都有很多的玩具，宝宝在两岁左右就应该让他养成整理东西的习惯，家长可以适当协助宝宝。父母要在宝宝的手够得到的地方，为宝宝做一个整理架，让宝宝自己把容易收藏的玩具放在架子上。父母在给宝宝做整理架时，可以给架子贴上蓝、黄、红、绿等颜色的纸带，玩具上也贴上这些颜色，以帮助宝宝放置各类玩具，贴有红色纸带的玩具就让宝宝收藏在有红色纸带的架子上。

家长还要记住，不要让宝宝一次拿出很多玩具，要让他养成整理好一个再拿下一个的习惯。这样训练下去，宝宝最后的整理工作就会变得很轻松。这种习惯的养成最初要用命令的方式进行，父母要有一些强制性的指导，才能让宝宝养成习惯。

让宝宝学习简单的技能

如果父母认为两三岁的宝宝什么都不能做，那就错了。事实上，在宝宝两岁左右时，父母就可以把一块擦桌布放在他的手中，让他学着干家务，此外，还可以叫宝宝帮忙拿东西，擦桌子、椅子，扫地等简单的家务，所以，家长可以找一些简单的事让宝宝做。

让宝宝在生活中学习简单的技能是一种有效的教育方式。在教宝宝学习这些简单的技能时，无论宝宝做得怎样，家长决不可批评宝宝。家长的批评会让宝宝丧失信心，而且还会让宝宝感到自卑。宝宝自己动手做事的习惯就难以养成，直接影响了宝宝以后的自理能力。由此可见，家长应该重视宝宝的做事成果，鼓励宝宝做事，宝宝就会对自己更有信心，也会增强生活的自理能力。

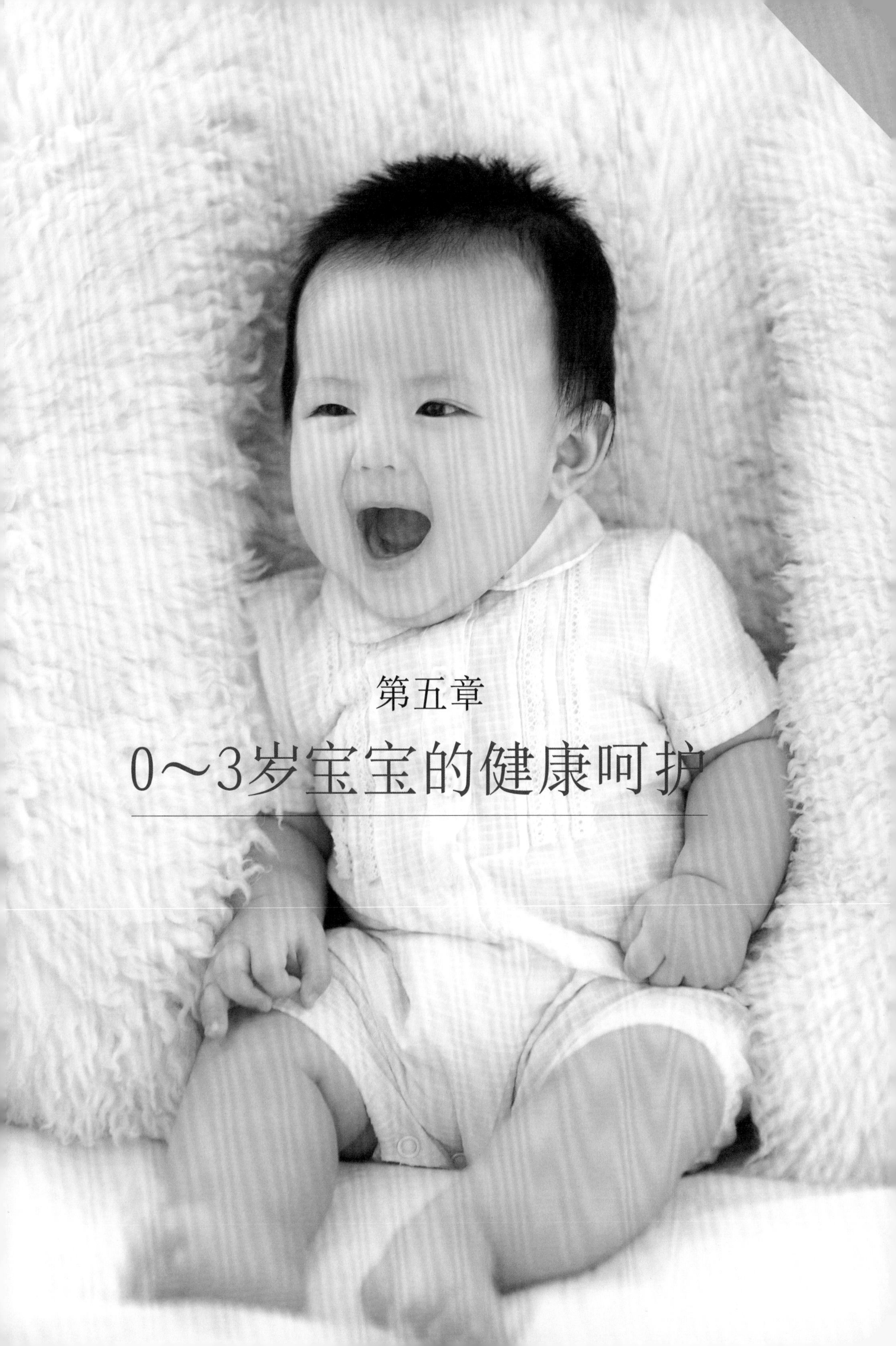

第五章

0～3岁宝宝的健康呵护

第一节 0～3个月

0～1个月宝宝的健康呵护

★需接种的疫苗

宝宝应在出生48小时至1个月内接种卡介苗，以刺激宝宝体内产生特异性抗体，预防结核病。正常情况下，宝宝应在出生24小时内接种第一针乙肝疫苗，满1个月时接种第二针乙肝疫苗。

★新生儿发生黄疸怎么办

宝宝发生黄疸有生理性的，也有病理性的。病理性的黄疸有以下表现：黄疸出现早，可在出生后24小时内出现；程度重、发展快，不仅面黄、白眼球黄，可能手心、足心都出现黄疸，并伴有宝宝精神差、嗜睡、不吃奶，甚至有高热、惊厥、尖叫等症状。这种病理性的黄疸称为核黄疸，又称胆红素脑病。核黄疸一旦发生，病死率极高，即使存活也会留有后遗症，如智力落后、手足抽搐、视听障碍、头抬不起来、流口水等等。

针对此病，重要的是预防为主，对黄疸出现早的、胆红素高的宝宝应积极治疗，疑有溶血病的做好换血准备，预防核黄疸的发生。

★鹅口疮的护理和防治

出生不久的宝宝，常常会不明原因的哭闹、拒食。此时检查他的口腔，往往可以发现宝宝的舌头或颊部有成片的白色乳凝状斑片，这在医学上称为“鹅口疮”，又叫雪口。

鹅口疮是宝宝的一种常见口腔疾病，在口腔里发生白色的假膜，有时这种假膜白得像一片雪花一样。这种疾病是由白色念珠球菌所引起的，多发生于口腔不清洁或营养不良的宝宝，白色念珠球菌在健康宝宝的口腔里也存在但并不致病。

哪些情况可引起鹅口疮

1.奶瓶、奶嘴消毒不彻底；在母乳喂养时，妈妈的奶头不清洁都可以是感染源。

2.接触感染念珠菌的食物、衣物或玩具。

鹅口疮的防治方法

具体的预防措施有以下几点：

1.乳母喂奶前要清洗乳头，必要时喂奶前后用2%的苏打水涂抹乳头。

2.宝宝餐具奶瓶必须要清洁卫生，定期煮沸消毒或热开水浸泡。

3.做好宝宝的口腔卫生工作，经常用温盐水清洗口腔，使真菌不易生长和繁殖。

4.宝宝发病后，可用消毒棉签蘸2%苏打水清洗患处后再涂2%甲紫，每日3～5次。轻症者2～3次即愈。同时给宝宝口服维生素C和B族维生素。

5.病情严重者可遵医嘱外涂治真菌素液。

新生儿发热的护理

宝宝发热，不可随便使用退热药。若体温不超过38℃，无需服药，但要注意观察；若因室内太热，衣着过厚散热不良，应使室内通风换气，在通风时要给宝宝盖好被子，防止冷风直接吹到宝宝身上。

室温应保持在18℃～25℃，适当减少衣被，宝宝的体温便随外界温度降低而下降；若属脱水热，可多喂温开水，或葡萄糖水。在宝宝发热出现烦躁、惊厥时可适当应用镇惊药物。要加强营养和护理，当体温超过39℃，要作物理降温，可将冰袋、冷水袋置于宝宝的前额、枕部，亦可用酒精擦浴，温水擦浴等办法辅助治疗。若宝宝发热且伴有嗜睡、惊厥等症状，或发热持续不退，应及时去医院诊治。宝宝若有发热的情况要给予重视，正确处理。

新生儿肠绞痛的护理

宝宝夜啼，除了肚子饿、尿布湿、对气温冷热的不适应外，最常见的病因就是“肠绞痛”。虽然名为“肠绞痛”，实际上并没有什么特别的问题存在。严格来说，它并不是一个病名，而是一种“综合征”，是由许多因素不协调所引起，常发生在三个月以内的宝宝，不过约有10%的宝宝发病期会延长至4个月以上。宝宝长大之后，随着神经生理发育的逐渐成熟，肠绞痛的情形自然就会逐渐改善。

症状与护理

当宝宝因肠绞痛发作而哭闹不安时，可将宝宝抱直，或让其俯卧在热水袋上，以缓解疼痛的症状。在肚子上涂抹薄荷等挥发物可促进肠子排气，或给予通便灌肠，有时也会有效。若是仍无法改善，或连续几个晚上都会发作，就必须找医生做详细检查。

预防措施

改善喂食技巧。每次喂奶后要注意轻拍排气，并给予宝宝稳定的情绪环境，以减少发作的频率。若尝试了各种方法均无效的话，可以改喂低过敏的新生儿奶粉，有时也可以得到良好的效果。

1～2个月宝宝的健康呵护

需要接种疫苗

宝宝出生后1个月注射乙肝疫苗第二针；在出生后两个月口服宝宝麻痹糖丸疫苗，又叫脊髓灰质混合疫苗，该疫苗为糖丸，两个月的宝宝首次口服，每月1次，连续服3个月。

宝宝夜啼怎么回事

宝宝夜哭的原因很多，除了没有喂饱外，在生活上护理不妥也可导致宝宝夜哭。例如，尿布湿了；室内空气太闷，衣服穿得较多，热后出汗湿衣服裹得太紧；衣被盖得太多使宝宝淌汗而不适；被子盖得太少使宝宝感到太凉；有时是因为宝宝口喝了也要哭；有时白天睡得太多，晚上不肯睡觉便要吵闹。当然，宝宝生病，或因未及时换尿布造成臀部发炎，宝宝疼痛，更会哭吵得厉害。总之，要找出原因，才能针对情况解决问题。切勿每当宝宝哭就以为是肚子饿了，就用吃奶的办法来解决。这样极易造成消化不良，久而久之，不是大便秘结，就是腹泻不止。如果造成宝宝胃肠功能紊乱，引起腹部不适，更会使宝宝哭吵不停。

宝宝夜啼，妈妈和宝宝都得不到充分休息，一定要及时解决。要把室温、被温、体温调节适当，最好在宝宝两个月以后，逐渐养成夜里不喂奶、不含乳头睡觉的好习惯，这是解决夜哭的好办法。

宝宝感冒了怎么办

这时期的宝宝感冒多是由于受凉引起的。所以，父母平时应该多观察，随时留意宝宝是否受凉、过热。如果宝宝的手是凉的，就说明是受寒，应及时添加一些衣物；如果加了衣物之后，小手仍然不暖，就要采取以下措施：

按摩

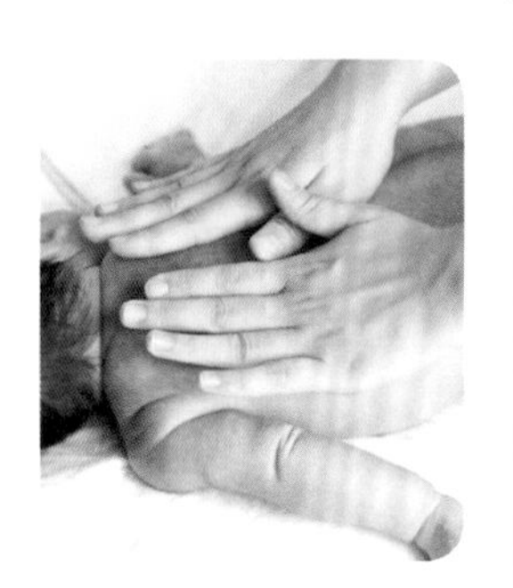

在宝宝的背部上下来回搓动，可以隔着衣服进行。把宝宝的背部搓热，这样可以起到预防感冒的作用。

缓解鼻塞

一般的宝宝感冒之后都会有鼻塞现象，这时妈妈可以用手搓搓他的小耳朵，直到发红为止，以缓解鼻塞。

怎样给宝宝喂药

给宝宝喂药时要慎重认真，正确方法是：

当宝宝病情较轻时，将宝宝抱在怀中，托起头部或半卧位，用左手拇食二指轻轻按压宝宝双侧颊部迫使宝宝张嘴。可将宝宝头和手固定，然后用小匙将药液（药片弄碎，加温水调匀）放到舌根部，使之自然吞下。也可以使用奶瓶让宝宝自己吸吮而服下，但要注意把沾在奶瓶上的药汁用少许开水刷净服用，否则无法保证足够的药量。

如果患儿病情较重，可用滴管或塑料软管吸满药液后，将管口放在宝宝口腔颊黏膜和牙床间慢慢滴入，并要按吞咽的速度进行。第一管药服后再喂第二管。如果发生呛咳应立即停止挤滴，并抱起患儿轻轻拍后背，严防药滴呛入气管。

在喂中药汤剂时，煎的药量要少些，以半盅药为宜。一日可分3～6次喂完，加糖调匀后用小勺或倒入奶瓶喂用，注意中药宜温服。

宝宝鼻子不通气怎么办

由于新生儿鼻腔短小，鼻道窄，血管丰富，与成年人相比更容易导致发生炎症，导致宝宝呼吸费力、不好好吃奶、情绪烦躁、哭闹。所以保持宝宝呼吸道通畅，就显得更为重要。

宝宝鼻子不通气的处理方法

1	用乳汁点一滴在宝宝鼻腔中，使鼻垢软化后用棉丝等刺激鼻腔使宝宝打喷嚏，利于分泌物的排除
2	用棉花棒蘸少量水，轻轻插入鼻腔清除分泌物。注意动作一定要轻柔，切勿用力过猛损伤黏膜，造成鼻出血
3	对没有分泌物的鼻堵塞，可以采用温毛巾敷于鼻根部的办法，也能起到一定的通气作用

如何预防宝宝尿布疹

宝宝的皮肤特别娇嫩敏感，很多的刺激物质包括尿液、粪便、或是潮湿环境，都会对宝宝的皮肤产生刺激，进而产生发炎、溃烂而形成尿布疹，其中尿液中的氨与粪便中的微生物被认为尿布疹的主要元凶。为了预防尿布疹，专家给我们支了以下几招：

选择好纸尿裤

要选择全纸的，或棉柔材质、吸汗和透气性佳的款式，搓一搓，听听声音；比较薄的，大概一块饼干厚，要有松紧搭扣的，腰围有部分加宽、或是大腿附近的剪裁有增加伸缩功能的；吸水量大的。

保持宝宝臀部干爽

除了要选择好纸尿裤，合理地更换纸尿裤外，平常妈妈可在宝宝排泄完后，用温水轻轻冲洗宝宝的小屁股，再用纯棉布轻轻按压拭干。等宝宝的小屁股干爽后再用较油性的润肤乳涂抹，以形成保护膜。这样就可以较好的预防尿布疹。

2～3个月宝宝的健康呵护

★宝宝脐疝的治疗与护理

病症

不少宝宝在哭闹时，脐部就明显突出，这是由于宝宝的腹壁肌肉还没有很好地发育，脐环没有完全闭锁，如增加腹压，肠管就会从脐环突出，从而形成脐疝。

处理方法

如果宝宝患有脐疝，应注意尽量减少宝宝腹压增加的机会，如不要让宝宝无休止地大哭大闹；有慢性咳嗽的宝宝要及时治疗；调整好宝宝的饮食，不要发生腹胀或便秘。随着宝宝的长大，腹壁肌肉的发育坚固，脐环闭锁，脐疝多于1岁以内便完全自愈，无需手术治疗。

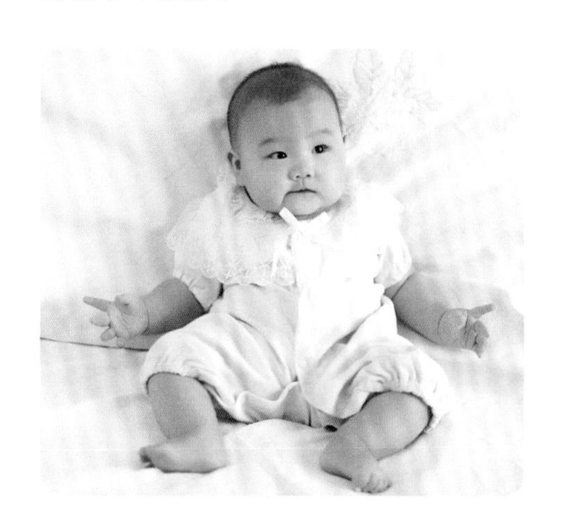

★宝宝脸色差怎么办

宝宝脸色苍白没有精神时，可以检查下眼睑内侧和嘴唇颜色，如果偏白则很可能是贫血。脸色通红可能是发热或者穿着过多。另外，如果宝宝出生1个月以后脸色还呈黄色并且有嘴唇发绀、呕吐、发热、血便等现象，必须立即送往医院救治。

重视宝宝的脸色变化

宝宝的脸色如果比平时红，很可能是发热，可以先测一下体温，如果是因为剧烈哭泣而引起的脸红，只要等宝宝安静下来，红色会逐渐退去。

宝宝剧烈哭泣后脸色呈红色是正常的，但是如果脸色苍白则要引起注意。如果发现宝宝在哭泣时脸色苍白，全身有痉挛现象、嘴唇呈紫色发绀时则需要立即送往医院。

脸色异常时可能患的疾病

类别	可能患的疾病	表现症状
突然变青、变白	肺炎	呼吸像气喘一样，疲惫
	肠重积症	断续剧烈地恶心、呕吐并有血便出现
	颅内出血	头部受到打击后，意识丧失，呕吐
平时脸色总是呈青、白色	疱疹性口腔炎	突然咳嗽不止，情绪低落
	室间隔缺损	母乳、牛奶饮食量下降，体重降低，唇呈紫色的发绀症状
	感冒综合征	发热、咳嗽伴有流鼻涕
	麻疹	高热，全身有发疹现象
	风疹	发热，全身有发疹现象
	苹果病	脸颊有红色皮疹，手腕、大腿根部有花边状皮疹出现
	川崎病	高热，全身发疹。手足红肿，舌头有红色粒状物
	新生儿黄疸	眼白呈黄色，没有精神
	胆道闭锁症	粪便呈白色

第二节 4～6个月

3～4个月宝宝的健康呵护

宝宝急性中耳炎的治疗与护理

病症

宝宝急性中耳炎在整个婴幼儿期是常见病，因为宝宝咽鼓管本身又直又短，管径较粗，位置也较低，所以，一旦发生上呼吸道感染时，细菌易由咽部进入中耳腔内，造成化脓性中耳炎。也有的宝宝可能会因为分娩时的羊水、阴道分泌物、哺喂的乳汁、洗澡时脏水浸入中耳，引起炎症。一旦发生中耳炎，宝宝会很痛苦，会出现哭闹不安、拒绝哺喂的现象，有的宝宝还会出现全身症状，如发热、呕吐、腹泻等，直到鼓膜穿孔时，脓从耳内流出来后父母才发现。

处理方法

本病主要在于预防，喂奶时应将宝宝的头竖直，不要让乳汁流入耳中。洗澡时要用手指将耳部压盖耳道，勿将洗澡水流入耳中。积极防治上呼吸道感染，如果宝宝鼻塞不通，应先滴药使其畅通，再哺乳。本病的预后，即听力的恢复与该病诊治的早晚有很大关系，发现越早，治疗越早，对听力的影响也就越小，而且一次治疗要彻底，以防日后复发。

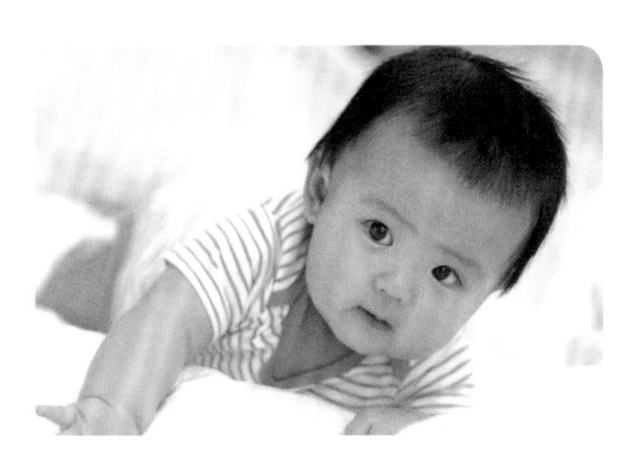

流鼻涕、鼻塞

如何能让宝宝的鼻子通畅

宝宝的鼻黏膜非常敏感，早晚的凉风、气温的变化、灰尘的刺激都可能导致宝宝流鼻涕。但都是暂时的，只要保暖措施得当，室内温度适宜就会好。但是如果宝宝一整天都持续流鼻涕、鼻塞，很可能是感冒引起的。鼻塞会对喝奶、睡眠产生影响，所以，这个时候要经常给宝宝擦鼻涕。另外，还要注意保持室内湿度，防止干燥。

护理要点

宝宝的皮肤很娇嫩，如果用干的纱布、纸巾擦鼻涕很容易把皮肤擦红。所以，要用湿润的纱布拧干后轻轻擦拭。如果鼻涕凝固堵塞鼻孔，可以用棉棒蘸取少量宝宝油，伸进鼻孔进行疏通。注意不要让棉棒刮伤鼻黏膜，或者将热毛巾放在鼻根处，热气就会疏通堵塞的鼻孔。用热水浸湿毛巾或者将湿毛巾放入微波炉内加热都可以，一定不要温度过高烫伤宝宝。

宝宝持续流鼻涕时，家长会经常给宝宝擦鼻子，鼻子下面就会变得很干燥，总是红红的。这时可以给宝宝涂一些宝宝油或者润肤霜，防止肌肤干燥。

鼻塞症状时可能患的疾病

可能患的疾病	表现症状
感冒综合征	发热并伴有咳嗽
麻疹	流鼻涕、咳嗽等感冒症状明显，发热3～5日后全身出现红色皮疹
过敏性鼻炎	有水状鼻涕流出，眼睛鼻子发痒
急性副鼻窦炎	有黏稠状鼻涕流出
咽扁桃体肥大症	经常性鼻塞，且有鼾声

小贴士

就诊指南

暂且观察：有流鼻涕、鼻塞的症状但精神状态良好、睡眠良好。

及时就诊：发热、咳嗽、呼吸困难。

应该就诊：持续流鼻涕、鼻塞、食欲缺乏、呼吸不顺畅、流黄鼻涕、清鼻涕、有发热、腹泻、呕吐等症状。

4～5个月宝宝的健康呵护

本月疫苗接种

5个月时，妈妈要带宝宝到医院去复查卡介苗是否接种上了；5个月要注射百白破三联混合疫苗三针。

肠套叠的救治与护理

肠套叠是指一段肠管套入邻近的另一段肠腔内，是宝宝时期的急腹症，多发生于4～12个月的健康宝宝。宝宝患了肠套叠之后会很痛苦，常表现为大声哭闹、四肢乱挣动、面色苍白、额出冷汗。发作数分钟后，宝宝安静如常，甚至可以入睡。但是一小时内会复发，宝宝又哭闹不止，如此反复发作。与此同时，宝宝还有呕吐、拒绝吃奶等现象，病初排便，1～2次为正常便，哭闹过4～12小时后，宝宝多排出果酱样便或深红色血水便，这是由于肠管缺血、坏死所致。对阵发性哭闹的宝宝怀疑是肠套叠时，应争取时间，迅速到医院就诊。凡病程在48小时内的原发性肠套叠，无脱水症，腹不胀，可以用气灌肠疗法使肠管复位，复位率在95%以上。晚期病情严重者，需手术治疗。

宝宝肺炎的护理

病症

一般来说，肺炎症状较重，宝宝常有精神萎靡，食欲缺乏，烦躁不安，呼吸增快或较浅表现。重症的肺炎患儿还可能出现呼吸困难、鼻翼扇动、三凹症（指胸骨上窝、肋间以及肋骨弓下部随吸气向下凹陷）、口唇及指甲发绀等症状。如果发现宝宝出现上述症状，要及时带宝宝去医院就诊。

处理方法

患肺炎的宝宝需要认真护理，尤其是对患病毒性肺炎的宝宝，由于目前尚无特效药物治疗，更需注意护理。宝宝患了肺炎，需要安静的环境以保证休息，避免在宝宝的居室内高声说话，要定期开窗通风，以保证空气新鲜，不能在宝宝的居室抽烟，要让宝宝侧卧，这样有利于气体交换。宝宝的饮食应以易消化的米粥、牛奶、菜水、鸡蛋羹等为主，要让宝宝多喝水，因宝宝常伴有发热、呼吸增快的症状，因此，丢失水分比正常时要多。

宝宝贫血的预防

宝宝体内储存的铁含量很少，出生后4个月后将不能满足生长发育的需要。但此时宝宝正处在生长的增长期，血容量增加很快，并且宝宝活动量增加，对营养素的需求也相对增加，尤其是铁的需要量也相对增加，所以，为了预防贫血的发生，应增加含铁丰富的辅食，以补充机体内所需的铁。

动物性食物中的铁易于吸收，如猪肝、羊肝、鸡肝、牛肉等不仅含铁量高，而且吸收率可高达20%以上，家长应给宝宝补充动物血、肝泥、鱼泥、蛋黄等食物，每周2～3次。植物性食物中绿叶蔬菜，如菠菜、油菜、芹菜等，豆类食物和有色水果都含铁较多。还可以给宝宝补充含维生素C较高的蔬菜和水果。这对防治宝宝贫血也很有好处。

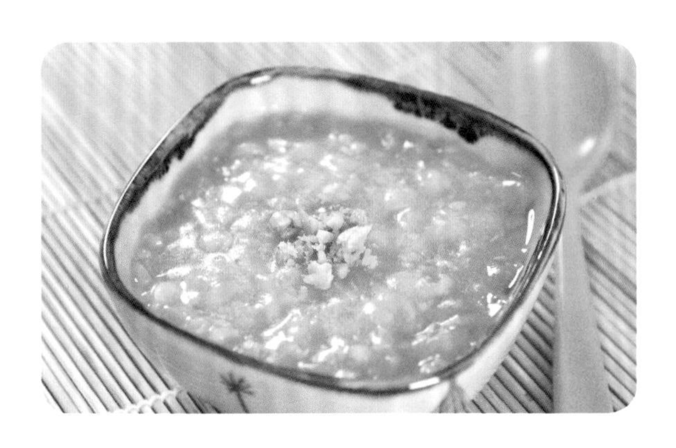

5～6个月宝宝的健康呵护

宝宝缺钙的外在表现

多汗

宝宝经常会出现睡着以后枕部出汗的情况。即使气温不高，也会出汗，并伴有夜间啼哭、惊叫。哭后出汗更明显，还可看到部分儿童枕后头发稀少。虽然是小毛病，但应引起重视，这是宝宝缺钙警报。机体缺钙时可以引起系列神经精神症状，首先应该考虑是体内缺钙引起的精神状况，要及早补钙。

厌食偏食

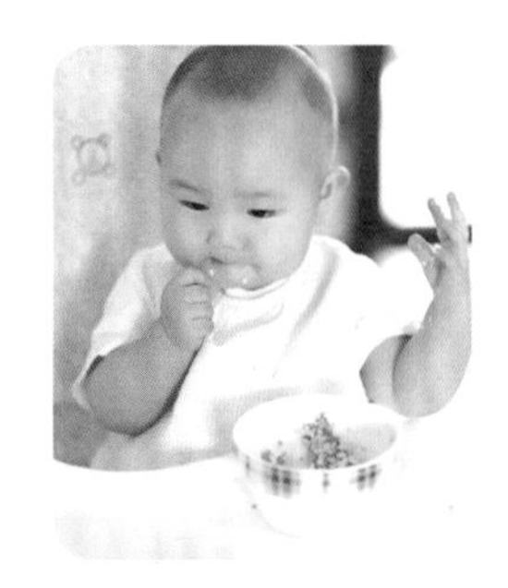

现在儿童厌食偏食发病率平均高达40%以上，且多发于正处于生长发育旺盛期的宝宝。钙控制着各种营养素穿透细胞膜的能力，因此也控制着吸收营养素的能力。人体消化液中含有大量钙，如果钙元素没有得到及时的补充，容易导致食欲缺乏、智力低下、免疫功能下降等。

宝宝湿疹

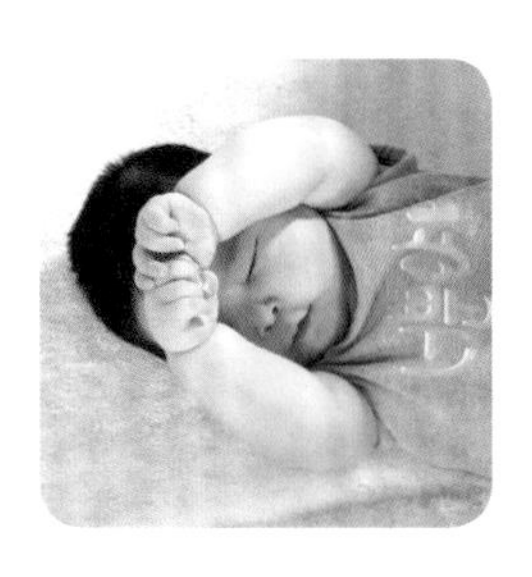

宝宝湿疹多发于头顶、颜面、耳后，严重的可遍及全身。宝宝患病时，哭闹不安，患病部位出现红斑、丘疹，然后变成水疱、糜烂、结痂，同时在哭闹时枕后及背部多流汗。专家认为，钙参与神经递质的兴奋和释放，调节自主神经功能，有镇静、抗过敏作用，在皮肤病治疗中，起到非特异性脱敏作用。

出牙不齐

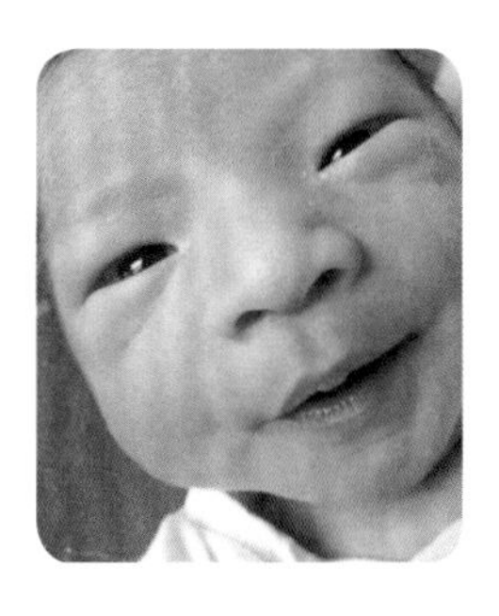

牙齿是人体高度钙化、硬度很高，能够抵抗咀嚼的磨损、咬硬脆食物的器官。如果缺钙，牙床内质没达到足够的坚硬程度，会对以后的生活带来很大的麻烦。并且儿童在牙齿发育过程缺钙，牙齿排列参差不齐或上下牙不对缝，咬合不正、牙齿松动，容易崩折，过早脱落。牙齿受损就不能再修复了。

宝宝如何补钙

宝宝此时正是发育最旺盛的时候，骨骼和肌肉发育需要大量的钙，因而对钙的需求量非常大。如未及时补充，两岁以下尤其是1岁以内的宝宝，身体很容易发生缺钙。

如果是早产儿、双胞胎及经常腹泻或易患呼吸道感染的婴幼儿，身体更容易缺钙，对钙的摄取量每天增至600毫克。

正常足月儿应在出生后2～4周开始补充维生素D。6个月以下宝宝每天补充400国际单位，6个月以上宝宝每天补充400～600国际单位。补充维生素D和钙剂应持续到2～2.5岁，多晒太阳是婴幼儿补钙的重要途径。引起宝宝缺钙的主要原因是维生素D摄取不足，而维生素D在食物中含量很少，加之婴幼儿食谱单一，所以只能从食物中摄取到很少的维生素D。

哪些宝宝容易缺锌

早产的宝宝易缺锌

宝宝越早产出，其缺锌的程度就越严重，同时缺锌的症状也就越明显。这是因为，孕期的最后一个月是母体储备锌元素的黄金时期，而宝宝越早产出，其吸收的锌就越不足。

好动的宝宝易缺锌

宝宝如果非常好动，那么必定会经常出汗，而出汗则可导致锌流失过多。

非母乳喂养的宝宝易缺锌

据研究测定，每100毫升母乳的含锌量为11.8微克，其吸收率为42%，是其他食物无法比拟的。一般来说，非母乳喂养的宝宝易缺锌，而母乳喂养的宝宝缺锌的概率相对而言则要低许多。

小贴士

缺锌对宝宝的危害

通常，只要宝宝缺锌就会有以下几种状况出现：食欲不佳，不爱吃东西，常常挑食等；与同龄的宝宝相比，缺锌的宝宝的体重与身高均增长缓慢；头发长得稀疏，且长得很慢；容易患口腔溃疡和呼吸道感染等疾病；贫血且身体瘦弱。

如何给宝宝补锌

只要是宝宝出现了上面的一些状况，那么基本可以断定宝宝缺锌。但是，家长应带宝宝到医院做相关化验，让医生给出相应地指导，合理地给宝宝补锌。

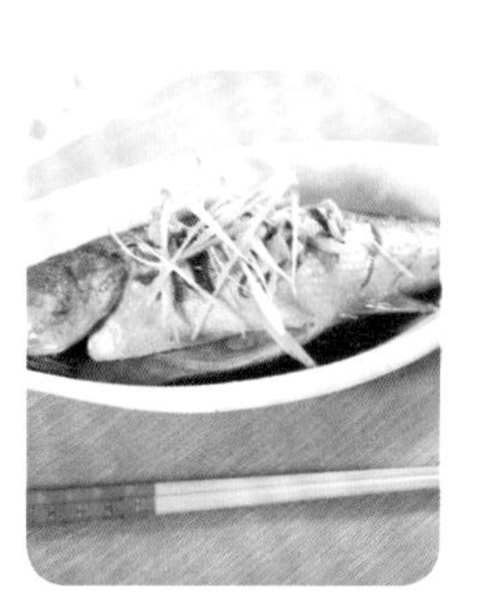

如果带宝宝到医院化验后，其结果是宝宝缺锌，那么家长可首先通过食补的方式为宝宝补锌。相对而言，通过食补为宝宝补锌是一种极为安全的方法。

鱼类、蛋黄、瘦肉、牡蛎等食物中含锌较为丰富。其中锌的含量最高的是牡蛎。相对而言，植物性食物中锌的含量较低，100克中锌含量大概为1毫克。在植物性食物中锌含量稍高一些的食物主要有萝卜、大白菜、豆类、花生、小米等。妈妈平时可选择一些含锌量稍高的动物性食物和植物性食物。

宝宝如果缺锌十分严重，不仅要进行食补，而且极有必要进行药补。但通过药补为宝宝补锌时，必须要谨遵医嘱。在服药一段时间后，若宝宝并没有好转，家长就应带宝宝再到医院做进一步的检查，以确定宝宝的病因。

第三节

7～9个月

6～7个月宝宝的健康呵护

预防宝宝长痱子

1	保持通风凉爽，避免过热，遇到气温过高的日子，可适当使用空调降温
2	宝宝如果玩得大汗淋漓，应及时给宝宝擦干汗水，保持皮肤清洁干燥
3	宝宝睡觉宜穿轻薄透气的睡衣，但也不要脱得光光的，以免皮肤直接受到刺激
4	外出时，要使用遮阳帽、婴幼儿专用防晒霜
5	在洗澡水中加入花露水等预防痱子

长痱子居家护理

每天用温水给宝宝洗澡，以保持皮肤清洁，水温不宜过热或过冷。痱子已经形成后，就不要再给宝宝使用痱子粉了，否则会阻塞毛孔，加重病症。注意为宝宝选择婴幼儿专用的洗护用品，不要使用成人用品。宝宝身体一旦出现大面积痱毒或脓痱，应及时到医院治疗。可让宝宝吃一些清凉解暑的药膳，如绿豆汤、绿豆百合粥、西瓜汁等。

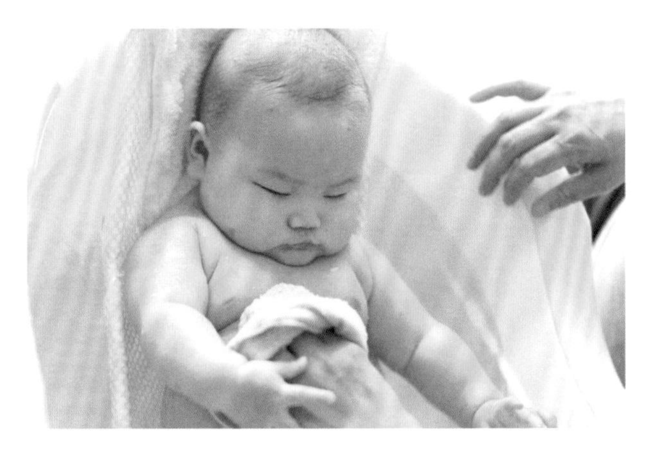

便秘的预防与护理

宝宝便秘的表现

排便的次数少，有的宝宝3～4天才排一次大便，并且粪便坚硬，排便困难，排便时疼痛或不适，引起宝宝哭闹。

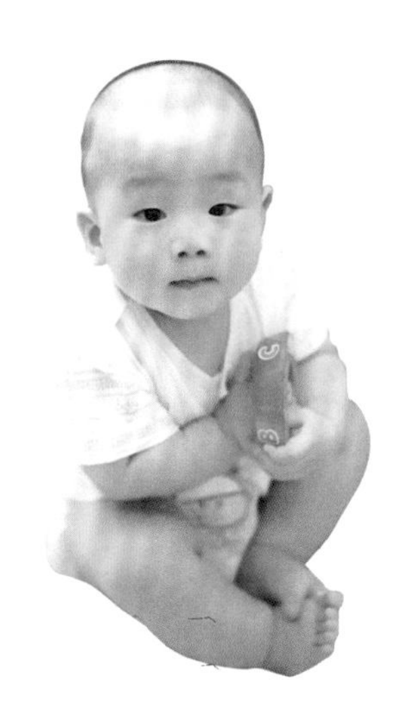

形成便秘的原因

用牛奶喂养的宝宝容易出现便秘，这是由于牛乳中的酪蛋白含量多，可使大便干燥。另外，宝宝由于食物摄入的不正确，造成食物中含纤维素少，引起消化后残渣少，粪便减少，不能对肠道形成足够的排便刺激，也可形成便秘；还有的宝宝没有养成定时排便的习惯，也可以发生便秘，或是宝宝得了某些疾病，如肛门狭窄、肛裂、先天巨结肠、发热等，都可能发生便秘。

避免便秘的方法	
1	在牛奶中适当增加糖分，100毫升牛奶中加10克白糖
2	给宝宝喝些蜂蜜水
3	给宝宝喂新鲜果汁水、蔬菜水和苹果泥等维生素含量高的辅食

如果宝宝已经两天没有排便，而且哭闹、烦躁，家长可以用开塞露塞入宝宝肛门后，将药水挤入肛门，取出塑料管后，轻轻捏住肛门口，以免药物在尚未发挥作用时，由于直肠内压力过高，将开塞露药液喷出。这种办法通便效果好，但不要常用。宝宝的便秘要以预防为主，从饮食和生活习惯上加以注意。经常便秘的宝宝，除了在饮食上调节外，还应坚持做体操，以增加腹肌的力量，有利于排便。

如何预防宝宝晒伤

1.不要让宝宝在强光下直晒，在树荫下或阴凉处活动，同样可使身体吸收到紫外线，而且还不会损害皮肤。每次接受阳光照射一小时左右为宜。

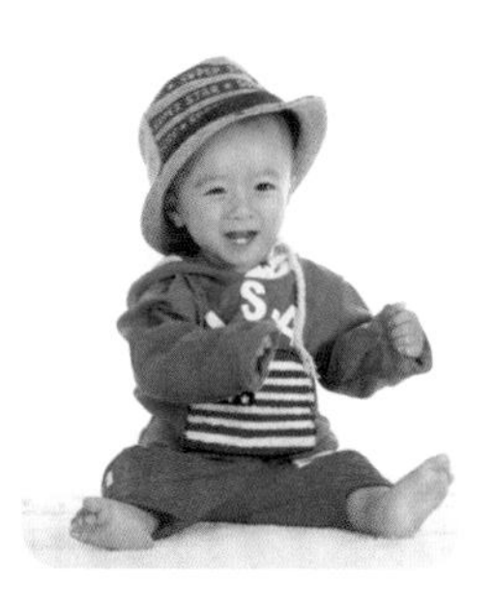

2.外出时要给宝宝戴宽沿、浅色遮阳帽及遮阳眼镜，撑上遮阳伞，穿上透气性良好的长袖薄衫和长裤。

3.选择婴幼儿专用防晒品，在外出前30分钟把防晒品涂抹在暴晒的皮肤部位，每隔两小时左右补擦一次。

4.防晒用品要在干爽的皮肤上使用，如果在湿润或出汗的皮肤上使用，防晒用品很快便会脱落或失效。

5.尽量避免在上午10时至下午3时外出，因为这段时间的紫外线最强，对皮肤的伤害也最大。

晒伤的居家护理

1	将医用棉蘸冷水在宝宝晒伤脱皮部位敷10分钟，这样做能安抚皮肤，迅速补充表皮流失的水分
2	用冷水冰一下晒伤处，以减轻灼热感，或是将晒伤处浸泡于清水中，起到让皮肤镇静、舒缓的作用
3	让宝宝处于通风的房间里，或洗一个温水澡，这些方法都能让宝宝感觉舒服。洗澡时，不要使用碱性肥皂，以免刺激伤处
4	如果宝宝出现明显发热、恶心、头晕等全身症状应及时就诊，在医生的指导下，口服抗组织胺药物或镇静剂，重症者则需给予补液和其他处理

预防被蚊虫叮咬

1.注意室内清洁卫生，开窗通风时不要忘记用纱窗做屏障，防止各种蚊虫飞入室内。

2.宝宝睡觉时，可选择透气性较好的蚊帐，或使用婴幼儿专用电蚊香、驱蚊贴等防蚊用品。

3.外出时尽量让宝宝穿长袖衣裤；还可以在外出前涂抹适量驱蚊驱虫用品，或佩戴目前热卖的驱蚊手环。

4.用八角、茴香泡水给宝宝洗澡，洗后身上淡淡的香味就如同上了一道无形的防护罩，蚊子会不敢近身。

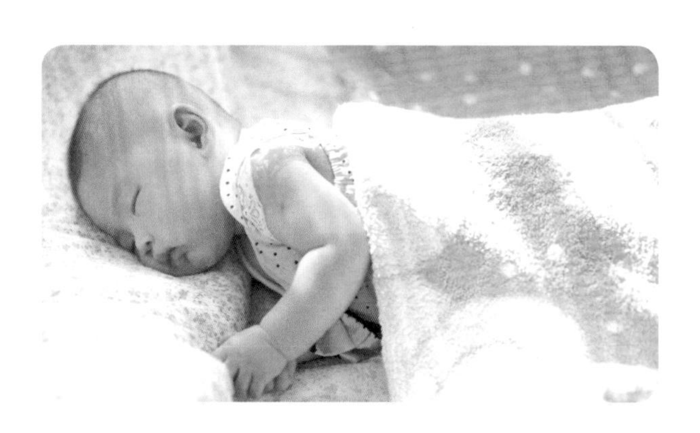

叮咬后的居家护理

1	勤给宝宝洗手，剪短指甲，以免宝宝抓破蚊咬处引起皮肤感染
2	如果被蜜蜂蜇了，要先用冷毛巾敷在受伤处；如果被虫子身上的细刺蛰得面积比较大，应先用胶带把细刺粘出来，再涂上金银花露消毒
3	用盐水涂抹或冲泡痒处，这样能使肿块软化；还可切一小片芦荟叶，洗干净后掰开，在红肿处涂擦几下，就能消肿止痒
4	症状较重或由继发感染的宝宝，必须去医院诊治，一般医生会使用内服抗生素消炎，同时使用处方医用软膏等

7~8个月宝宝的健康呵护

急性肠炎的预防和护理

患急性肠炎的宝宝通常会出现腹泻，每天排便10次左右，大便为黄色或黄绿色，含有没消化食物残渣，有时呈“蛋花汤样”。

1	不必禁食，只要宝宝有食欲就可鼓励其进食，但尽量选择易消化且有营养的食物，如米汤、藕粉，或稀粥、面汤等
2	鼓励宝宝多喝水，防止出现脱水现象；一旦病情严重，并伴有脱水现象，应及时带宝宝去医院就诊
3	注意患病宝宝的腹部保暖，因为腹泻使宝宝的肠蠕动本已增快，腹部受凉则会加速肠蠕动，导致腹泻加重
4	患病宝宝的用品及玩具要及时洗净并进行消毒处理，以免反复感染

不要给宝宝“掏耳朵”

有的家长常常拿掏耳勺或小棉签给宝宝掏耳朵，其实这样做有很多害处，而且也是很危险的。

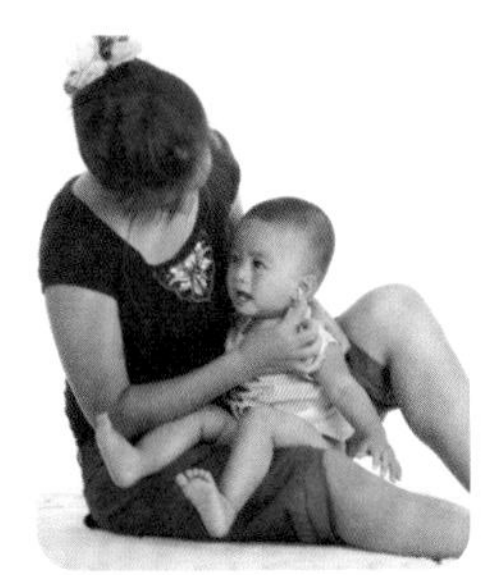

人的外耳道皮肤具有耵聍腺，它可以分泌一种淡黄色、黏稠的物质，称为耵聍，俗称“耳屎”或“耳蝉”，具有保护外耳道皮肤和黏附外来物质的作用。

经常给宝宝掏耳朵还容易使外耳道皮肤角质层肿胀、阻塞毛囊，促使细菌滋生。外耳道皮肤被破坏，长期慢性充血，反而容易刺激耵聍腺分泌，“耳屎”会越来越多。

另外，鼓膜是一层非常薄的膜，厚度仅约0.1毫米，比纸张厚不了多少。如果掏耳朵时宝宝乱动，稍不注意掏耳勺就会伤及鼓膜或听小骨，造成鼓膜穿孔，影响宝宝的听力。

观察宝宝说话是否“大舌头”

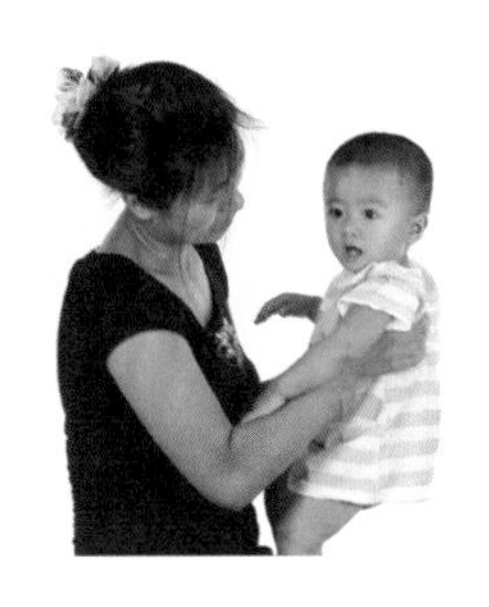

虽然在此阶段大部分宝宝说话都不是很清楚，但是，家长也必须注意，有些宝宝说话不清并非属于大部分宝宝的范畴，而是由于舌系带太短所致。如果属于这种情况，家长就要带宝宝到医院做相关检查，并进行治疗。

舌尖下的那一条极薄的、纵横的黏膜即是舌系带。若舌系带太短，舌头的伸展必定会受到限制，发音和吐字就会不清楚。所以，家长要留心听宝宝说话，以免宝宝是“大舌头”而错过最佳治疗时期。

8~9个月宝宝的健康呵护

不能自取鼻腔异物

要预防鼻腔异物，首先是教育宝宝不要将异物塞入鼻内。宝宝学会爬行后，家长要把宝宝可以拿到的、危险的东西，如玻璃球、纽扣，吃完水果的果核、别针、花生、利器等物品放到宝宝不易拿到的地方。不让宝宝到昆虫多的地方玩耍，吃饭时不要说话，更不要说一些逗宝宝大笑的笑话。

如果发现宝宝出现鼻腔异物，家长应立即将宝宝送往医院治疗。不要自行去取鼻腔异物，尤其不要用镊子夹取。因为有些圆滑的异物如果夹取不住滑脱，可将异物推入鼻腔后端，甚至滑入鼻咽或气管内，而造成气管异物。

触电的紧急处理

发现宝宝触电后，要立即切断电源，或用干燥的木棒、竹竿、塑料棒等不导电的东西拨开电线，之后迅速将宝宝移至通风处。对呼吸、心跳均已停止者，立即在现场进行人工呼吸和胸外心脏按压。对触电者不要轻易放弃抢救，触电者呼吸、心跳停止后恢复较慢，有的长达4小时以上，因此，抢救时要有耐心。实施人工呼吸和胸外按压法，不得中途停止，即使在救护车上也要进行，一直等到急救医务人员到达，由他们接替，采取进一步的急救措施。

不可盲目为长牙晚的宝宝补钙

正常情况下，宝宝出生之后6～7个月就开始长牙，所以，有些妈妈看到自己的宝宝到本阶段还不长牙，就十分着急，并片面地认定是宝宝缺钙而导致的。于是妈妈就会急切且盲目地为宝宝补充钙和鱼肝油。殊不知，只凭宝宝的长牙早晚并不能确定宝宝缺钙与否，而且就算宝宝真的缺钙，也要在医生的指导下给宝宝补充钙质。一旦给宝宝服用过量的鱼肝油和钙质，就极有可能会引发维生素中毒，使宝宝的身体受到损害。

宝宝长牙的早或晚，通常由多方面的因素导致，虽然也与缺钙有关，但缺钙并不是主要原因。只要是宝宝没有什么其他的毛病，身体各方面都很健康，那么哪怕宝宝到1岁的时候才开始长牙，家长也无需担心，只要保证宝宝日常需要的营养就可以了，绝不可盲目地为宝宝补充过量的鱼肝油和钙。

带宝宝外出时的注意事项

不要让学步宝宝在马路上走	刚学会走路的宝宝步子还不稳，所以，最好还是由妈妈抱着，不要让宝宝自己在马路上走
过马路时须拉住宝宝	在过马路的时候，妈妈一定要紧紧抓住宝宝的小手，防止宝宝突然乱跑
坐推车时要给宝宝系安全带	妈妈要记得，宝宝一坐上推车就要给他系上安全带
坐公车时不要与人挤	坐公车时，上车的时候如果人比较多，带宝宝的妈妈可以在最后上车，以免宝宝在拥挤混乱中受伤；把宝宝抱在手上是比较方便安全的办法
在车上最好让宝宝自己站着	如果上了公交车却没有座位，能够走路的宝宝自己站着会比妈妈抱在手上更安全。可以让宝宝站在座椅边上，靠着座椅拉着拉手稳定身体，而妈妈站在宝宝身后保护宝宝不摔倒
不要让宝宝把手和头伸到窗外	带宝宝坐私家车最好关上窗户，或由成年人时刻在旁边照看着，不让宝宝将头和手伸出窗户外面
让宝宝坐在后排的安全座椅上	只有让宝宝坐在安装在后排的安全座椅上，才能保护好宝宝的颈部和胸部，把意外伤害降到最低
下车时，记得拔下车钥匙	车门有自动落锁功能的车，父母更要谨慎，即使是暂时离开一小会，也要记得把钥匙拔下，以避免发生宝宝和车钥匙都被锁在车里的情况

第四节

10～12个月

9～10个月宝宝的健康呵护

★小心宝宝过敏

食物过敏

主要表现：呕吐、腹泻、腹痛、皮疹。

预防措施：

1.以牛乳制成的配方奶可以引起某些月龄不足6个月的宝宝消化道过敏症状，应该仔细观察，过敏后及时停止饮用；

2.正在哺乳的妈妈应忌食辛辣、刺激性食物及海鲜等不易消化的食物，以免间接引起宝宝不适。

3.许多食物都可引发过敏，包括鸡蛋清、豆类、坚果等异类蛋白质和某些香料，不应食用。

皮肤过敏

主要表现：湿疹、荨麻疹。

预防措施：

1.鱼、虾、蟹、牛羊肉、鸡蛋等均可能是致敏原或加重过敏症状，因此，宝宝饮食务求清淡、无刺激。

2.保持室内清洁卫生、通风，因为日光、紫外线、寒冷湿热等物理因素也是诱因之一。

3.洗澡水温不要太高，不要用碱性过强的浴液和香皂，衣服材质应避免人造纤维、丝织品。

★学步期不可忽视的安全措施

在地面铺上软地毯

宝宝学步时，摔跤是常有的事。在地面铺上一层地毯或泡沫地垫，这样，即使宝宝摔跤也不容易摔伤或摔疼了。

注意家具的安全

宝宝刚开始学步时，很难控制自己的重心，一不小心就有可能被碰伤。需给家具的尖角套上专用的防护套，以防宝宝受伤；也可以将家具都靠边摆放，从而为宝宝营造一个比较安全和宽敞的空间。

给插座盖上安全防护盖

宝宝学步后，活动的范围一下增大了，再加上宝宝总是充满好奇心，看到新奇的事物总爱伸手触摸一下。为防止宝宝伸手碰触插座，一定要给插座盖上专用的安全防护盖，以防宝宝触电。

收拾好危险物品

宝宝总是顽皮好动，一些由玻璃等易碎材料做成的小物件或是如打火机、火柴、刀片之类的危险物品，以及易被宝宝误食的小药丸、小弹珠和易被宝宝拉扯下来的桌布等东西都要收起来，以防宝宝发生危险。

家中常备常用急救药物

创可贴、红药水、绷带、消炎粉等外伤急救药品要家中常备，万一宝宝摔伤，可以立刻止血或给伤口做简单的处理。

为宝宝穿上防滑的鞋袜

父母可以为宝宝购买学步的专用鞋，这样既能够保护宝宝的双脚，保证足部的正常发育，又能很好地防止滑跤。若是室内脱鞋的家庭，要为宝宝穿上防滑的袜子，以防宝宝在地板上滑到。

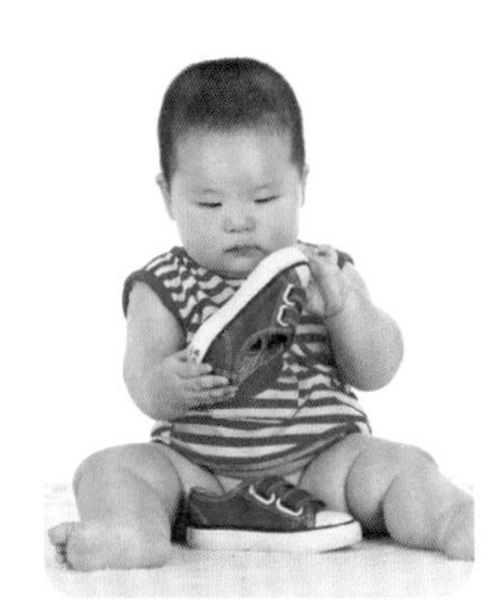

列出救援电话

紧急救援的电话号码要贴在明显处或电话机旁，一旦发生紧急情况，家人，尤其是家中独自带宝宝的老人，可以立刻寻求帮助。

10~11个月宝宝的健康呵护

★小心宝宝睡觉的另类声音

磨牙

对健康的影响

磨牙会使宝宝的面部过度疲劳，吃饭、说话时会引起下颌关节和局部肌肉酸痛，张口时下颌关节还会发出响声，这会使宝宝感到不舒服，影响他的情绪。磨牙时，咀嚼肌会不停地收缩，久而久之，咀嚼肌增粗，下端变大，宝宝的脸型发生变化，影响了外观。

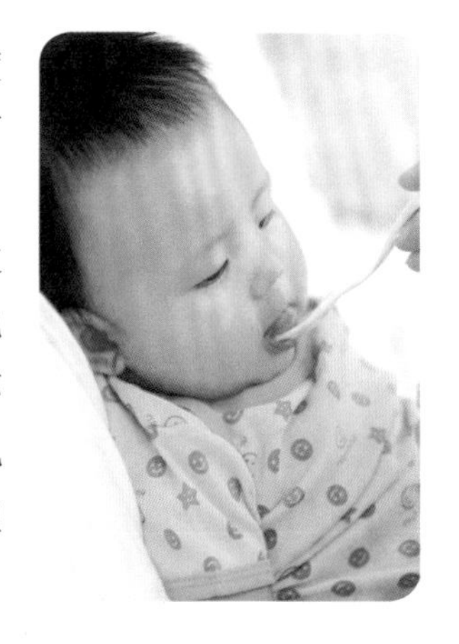

原因及解决方法

有的宝宝患有蛔虫病，由于蛔虫扰动使肠壁不断受到刺激，也会引起咀嚼肌的反射性收缩而出现磨牙。这时应及时为宝宝驱虫。也有的宝宝因为白天受到父母或幼儿园老师的训斥，或是睡前过于激动，而使大脑管理咀嚼肌的部分处于兴奋状态，于是睡着后会不断地做咀嚼动作。这时父母尽量不要给宝宝压力，给宝宝营造一个舒适的家庭环境。

宝宝换牙期间，如果因为营养不良，先天性个别牙齿缺失，或是患了佝偻病等，牙齿发育不良，上下牙接触时会发生咬合面不平，这些也是产生磨牙的原因。请口腔科的医生检查一下宝宝是否有牙齿咬合不良的情况，如果有，需磨去牙齿的高点，并配制牙垫，晚上戴后可以减少磨牙。

说梦话

对健康的影响

经常说梦话的宝宝往往有情绪紧张、焦虑、不安等问题，有时还会影响宝宝的睡眠质量。

原因及解决方法

说梦话与脑的成熟、心理机能的发展有较密切的关系，主要是由于宝宝大脑神经的发育还不健全，有时因为疲劳，或晚上吃得太饱，或听到、看到一些恐怖的语言、电影等引起的。如果宝宝经常说梦话，在宝宝入睡前不要让宝宝做剧烈运动，不让宝宝看打斗和恐怖电视。

如果宝宝白天玩得太兴奋，可以让宝宝在睡觉前做放松练习，使宝宝平静下来，或者给宝宝喝一杯热牛奶，有镇静安神的功效。

误服药物后的应急处理

药物种类	举例	应急处理
不良反应或毒性较小的药物	维生素、止咳糖浆	多喝开水，使药物稀释并及时排出体外
有剂量限制的药物	安眠药、某些解痉药、退热镇痛药、抗生素及避孕药	迅速催吐，然后再喝大量茶水反复呕吐洗胃；催吐和洗胃后，让宝宝喝几杯牛奶和3～5枚生鸡蛋清，以养胃解毒
腐蚀性很强的药物	来苏儿或苯酚	让宝宝喝3～5枚生鸡蛋清、牛奶、稠米汤或植物油，从而减轻消毒药水对人体的伤害
碱性药物	复方氢氧化铝、小苏打、健胃片	服用食醋、柠檬汁、橘汁进行中和
酸性药物	葡萄糖酸钙、阿司匹林	服用生蛋清、冷牛奶进行中和
外用药	碘酒	饮用米汤、面汤等含淀粉的液体，以生成碘化淀粉减小毒性，然后反复催吐，直到呕吐物不显蓝色

11～12个月宝宝的健康呵护

留心宝宝的睡态信号

宝宝睡眠中的疾病征兆	
1	如果宝宝入睡后撩衣蹬被，并伴有两颧骨部位及口唇发红、口渴、喜欢喝冷饮或者大量喝水，有的宝宝还有手足心发热等症状。这提示宝宝多半患上了呼吸系统的疾病，如感冒、肺炎、肺结核等。家长应尽早带宝宝去医院诊治
2	宝宝入睡后翻来覆去，反复折腾，常伴有口臭气促、腹部胀满、舌苔黄厚、大便干燥等症状。应该谨防宝宝患上胃炎、胃溃疡等胃肠道疾病，应该及早去看医生
3	宝宝睡眠时哭闹不停，时常摇头、用手抓耳，有时还伴有发热现象。可能是宝宝患上外耳道炎、湿疹，或是中耳炎，应及时带宝宝去看耳科
4	宝宝入睡后用手搔抓屁股。这可能是蛲虫病的表现，应带宝宝到医院就诊，进行医治

7招应对宝宝厌食

适当降温

夏天宝宝常一顿奶喝完就满头大汗，热得没有食欲。为改善这种情况，妈妈可以在喂奶时，在宝宝的脖子下垫一块毛巾，隔热吸汗，或选择在25℃～27℃的舒适空调房里给宝宝喂奶。

腹部按摩

宝宝肠胃消化功能弱，容易发生肠胀气。适当的腹部按摩可以促进宝宝肠蠕动，有助于消化。具体步骤为：宝宝进食1小时以后，让宝宝仰卧躺下；手指蘸少量宝宝油抹在宝宝肚子上作润滑；右手并拢，以肚脐为中心，用四个手指的指腹按在宝宝的腹部，并按顺时针方向，来回划圈100次左右。

补充益生菌

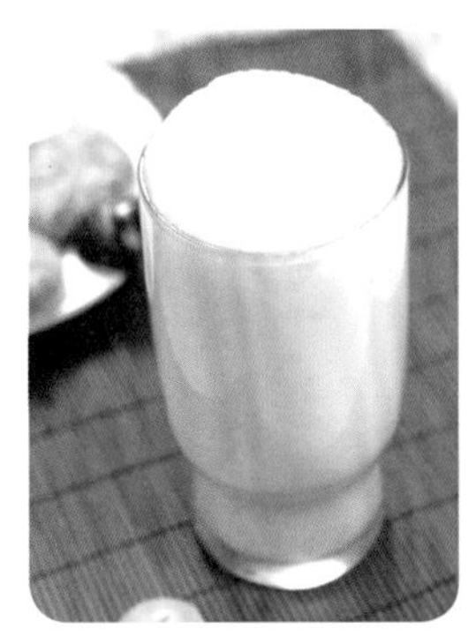

这个阶段的宝宝，在高温的影响下容易发生肠道菌群的紊乱。

此时，适量地给宝宝补充一些益生菌，有助于肠道对食物的消化吸收，以维持正常的运动，从而增进食欲。

少吃多餐

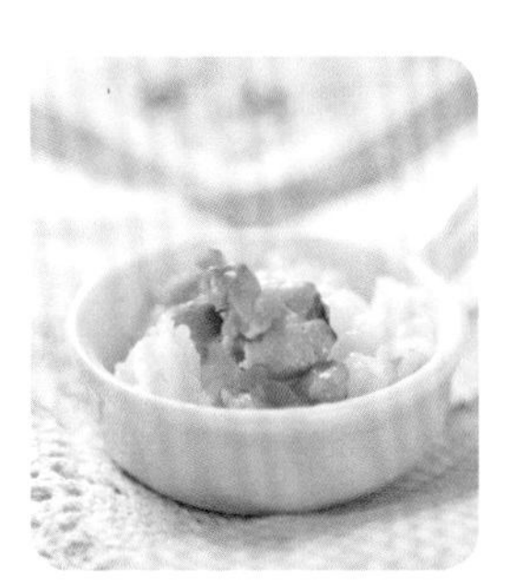

对食欲不佳的宝宝也不要勉强。每次喝奶的量变少了，那就适当增加一两顿午间餐，尽量保证每天的总奶量达标就可以。

正确添加辅食

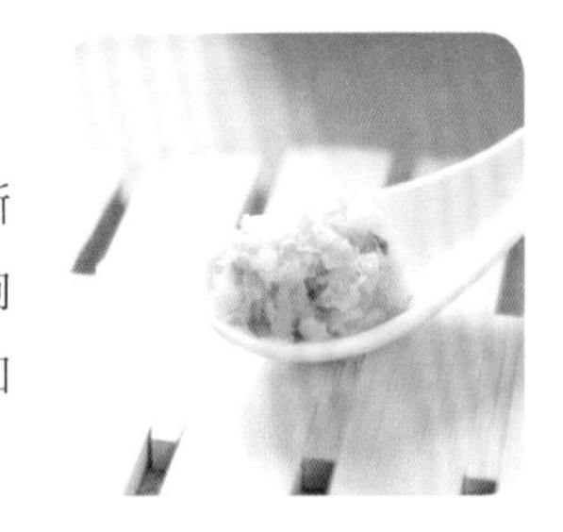

辅食添加要循序渐进，过早或过多都会影响宝宝的肠胃功能，从而加剧宝宝的厌食情况。

准备清火营养粥

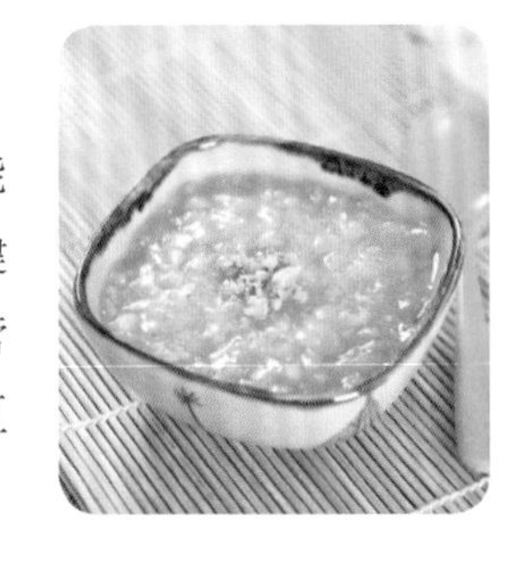

宝宝萌牙时，咀嚼能力尚弱。熬一些消暑、健脾的粥给宝宝吃，可以营养、训练两不误，如绿豆红枣粥、红豆薏米粥等。

食物补锌

宝宝在夏天容易出汗，易导致锌元素的流失，缺锌会引起厌食。可为宝宝补充一些含锌量高的食物，如把杏仁、莲子一类的干果磨成粉，做成辅食给宝宝食用。缺锌情况严重的宝宝，也可适当服用一些补锌的保健品。

破伤风的防治护理

病症

破伤风是一种严重影响到中枢神经的传染病，发病的原因是细菌孢子经伤口进入身体后造成感染，在发达国家，本病由于免疫接种而很少发生。破伤风在3～21天的潜伏期后，患儿出现的症状有：牙关紧闭，不能张嘴，出现吞咽困难，面部肌肉收缩，患儿呈苦笑面容。一般在10～14天内，颈、背、腹、肢的肌肉痉挛性收缩，同时可引起呼吸困难。

处理方法

如果宝宝出现破伤风的症状，应入院接受治疗。破伤风程度较轻可吃少量的食物，使用镇静药物。如果很严重必须做气管切开术，以利于患儿呼吸。使用肌肉松弛剂和镇定药物以解除肌肉的痉挛，使用人工通气设备保障呼吸。

预防破伤风的发生，早期给宝宝做常规破伤风免疫接种（宝宝开始注射三次疫苗，在宝宝入学前和毕业时加强两次，以后每10年加强注射一次），一旦宝宝有深度创伤，不要等到出现症状，应马上带宝宝到附近医院的急诊部。为了预防此病的发生，医生可能会给伤口做手术，取出异物和坏死组织，可能还会给宝宝注射抗破伤风血清。

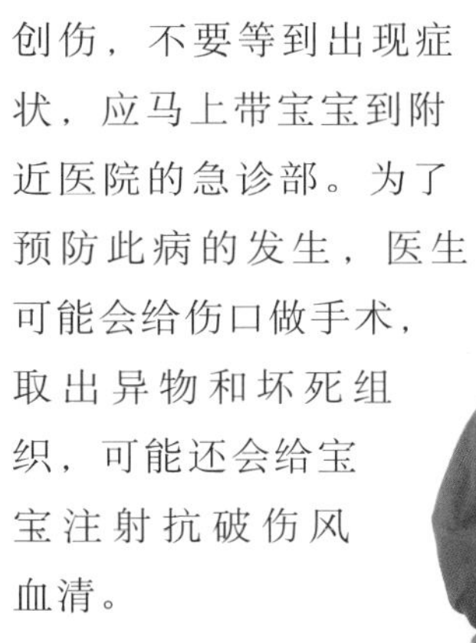

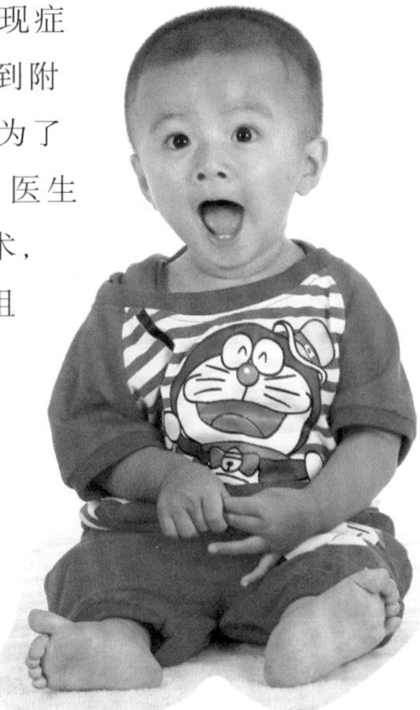

第五节 1～3岁

1～1.5岁宝宝的健康呵护

★视觉保护

意义

婴幼儿时期是视觉发育的关键时期和可塑阶段，也是预防和治疗视觉异常的最佳时期。因此，积极做好预防与保护工作非常重要。

方法

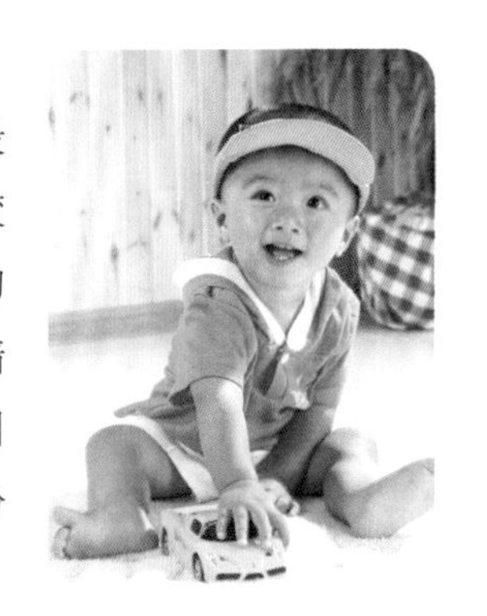

宝宝居住、玩耍的房间，最好选择窗户较大、光线较强的房间，家具和墙壁最好是鲜艳明亮的淡色，如粉色、奶油色等，使房间获得最佳采光。如果自然光不足，可加用人工照明。人工照明最好选用日光灯，灯泡和日光灯管均应经常擦干净尘土，以免降低照明度。

其次是看电视卫生。宝宝此期可能会非常喜爱观看电视节目，但要注意，2周岁以内的宝宝不能看电视。如果一定要看，每周不能超过两次，每次不能超过10分钟，最好在座位的后面安装一个8瓦的小灯泡，可以减轻看电视时的视力疲劳。

另外还有看图书、画画的卫生。宝宝看图书、画画的坐姿要端正，书与眼的距离宜为33厘米，不能太近或太远，不能让宝宝躺着或坐车时看书，以免视力紧张、疲劳。

为了保护宝宝的视力，还要供给宝宝富含维生素A的食物，如肝、蛋黄、深色蔬菜和水果等，经常让宝宝进行户外游戏和体育锻炼，有利于恢复视觉疲劳，促进视觉发育。

★掌握带宝宝看医生的最佳时机

意义

父母对于宝宝总有一种直觉，能够明确地说清楚宝宝是否健康。有时疾病发生在宝宝身上，只是行为有些不正常，例如不像正常一样吃饭，或是异常的安静，或是异常狂躁。只有经常与宝宝待在一起的人才能发现这些迹象，这是发病的非特异征兆。如果妈妈坚持认为宝宝生病了，就一定要去咨询医生，尤其是在出现一些可疑征兆时，更应该向医生咨询。

方法

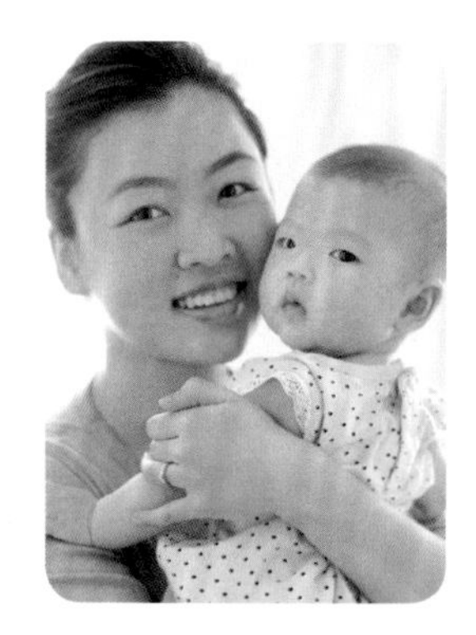

如果宝宝的体温超过38℃，能看出宝宝明显发病，应该去看医生；如果体温超过39.4℃，即使看不出宝宝有什么发病的迹象，也要去看医生；如果宝宝发热时，体温忽高忽低，或

伴有幼儿惊厥，或体温连续3天达到38℃以上，或宝宝出现发冷、嗜睡、异常安静、四肢无力等症状，都应该抓紧时间看医生。

宝宝出现意外或烧伤；当宝宝失去了知觉时，不论其时间多么短；宝宝外伤伤口较深，引起严重失血时；宝宝被动物、人或是蛇咬伤时；眼睛受到物体挫伤时，都一定要抓紧时间看医生。

如果宝宝出现恶心、昏迷或者头痛时，应及时看医生。

如果宝宝出现呼吸困难，每次呼吸均可见肋骨明显内陷，要及时看医生。

如果宝宝呕吐严重，持续过久或是呕吐量很大，一定要及时看医生。

可能宝宝还会出现其他一些特殊的情况，这里不再一一进行叙述，只要妈妈怀疑宝宝有不舒服的表现，就一定要去看医生。

1.5～2岁宝宝的健康呵护

宝宝高热不退是怎么回事

一般情况下，由于宝宝体温调节中枢发育尚不完善，对外界的刺激反应易于泛化，因此，常会发烧到39℃～40℃。

这个年龄段的宝宝出现高热不退的原因，除感冒外，还可考虑为患儿急疹，但这种情况多在高热四五天后体温下降，全身出疹，病情好转。若宝宝患扁桃体炎、急性中耳炎，高热也多维持数天不退，应到医院请医师确诊。

高热患儿除按时服药并进行物理降温外，宜在通风良好（不是穿堂风）的房间里休息。家长需注意及时给患儿补充水分，观察其尿量，尤其是饮食要求易消化、富于营养的半流质食物。

有些家长既不给宝宝服药，又没有对其进行精心护理，只知道带宝宝去医院，甚至1天去4～5次医院，其实这种做法对宝宝病情反而不利。

如何预防宝宝急性结膜炎

急性结膜炎是细菌或病毒感染所导致的眼结膜急性炎症。急性结膜炎的患儿发病急，常见的症状有眼皮发红、肿痛、怕光、白眼珠发红、眼角分泌物多、睡醒时甚至睁不开眼，有时眼周、颊部也红肿，并伴等症状。

这种病传染性很强，因此，患儿的眼泪及眼角分泌物接触到的物品，如脸盆、手巾等，都应单独使用；给患儿点眼药的前后都要用肥皂洗手；不要用给患儿擦过药的手揉眼睛；在医生的指导下使用眼药，再服用消炎药就可以很快治愈。

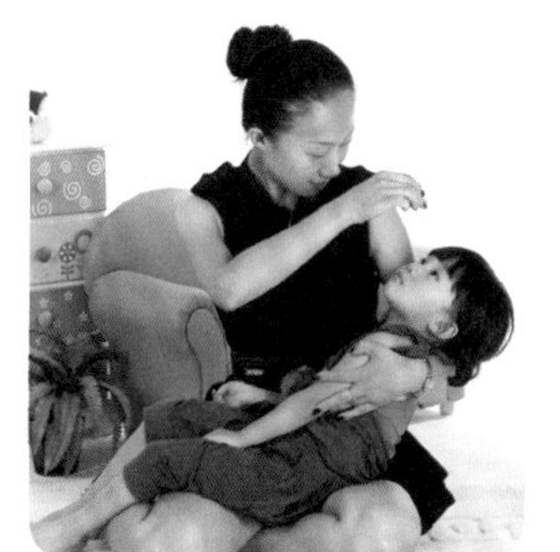

提防宝宝啃咬物品中毒

可能原因

此阶段的宝宝喜欢往嘴里放一些东西，有些东西可能含有毒性，在宝宝将一些东西送入口中的时候，危险也随之而来，所以，家长一定要做好监护工作，提防宝宝啃咬东西中毒。

安全防范措施

一些文具含有毒素，如铅笔外面的彩色图案可能含有重金属，这会在宝宝啃咬时发生危险，所以应教育宝宝不要啃咬铅笔或其他一些物品。

宝宝的一些饰品也会给宝宝带来危害，如亮晶晶的耳环，项链、手链或脚环等，这些都是宝宝的最爱，但这些饰品的材质中含有毒性，如铅等，并且对于小件的饰品，宝宝还有可能吞入肚子而发生危险，所以，家长尽量不要让宝宝佩戴饰品，并且还要将一些小件的饰品收起来，以免宝宝吞进肚子发生危险。

另外，其他的一些东西都要预防宝宝啃咬，随时发现随时制止。当然，对于处于口欲期的宝宝来说，制止他不往嘴里放东西是不可能的，所以，为了满足宝宝特殊的生理需要，也可以适当的买些淀粉玩具给宝宝玩，这种玩具以淀粉为材料制作而成，避免了其他物品可能产生毒性的特点，这样即使宝宝啃咬，也不会出现问题。

2～3岁宝宝的健康呵护

警惕皮包带给宝宝的危害

这个阶段的宝宝同样还很调皮，经常会翻箱倒柜，尤其是喜欢翻他人的皮包，书包等，这就可能会给宝宝带来一些危害，因为皮包里面的某些东西，如药物、零钱、硬糖、笔帽、图钉、指甲油等可能给宝宝带来中毒、窒息、割伤等危险。

专家提醒大家，当家长忙于谈话聊天时，一定要监护宝宝，因为宝宝只需要几秒钟的时间，就可以把他认为新奇的东西放到嘴里。另外，一定要把家里的包都收好，避免宝宝翻到，尤其是不要在包里放一些宝宝不能碰的东西。并时刻观察宝宝，别让他有机会接触危险的东西。只有这样，才可能避免宝宝遭受危险。

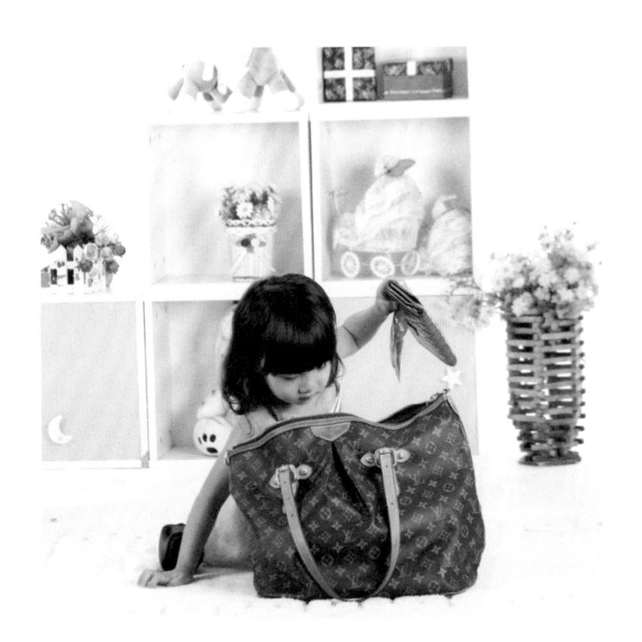

培养宝宝的自我保护意识

引导宝宝记住父母或家人的名字、地址等；不要碰家里的一些危险用品，如插座、煤气、酒精等。告诉宝宝不能乱吃药，特别是带甜味的药品；宝宝生病的时候，告诉宝宝怎样做才对身体恢复有好处，生病期间哪些东西不能随便吃。总之，只要家长有了安全意识，宝宝在潜移默化中也会树立安全意识，当然就会在日常的生活和活动中提高自我保护的能力。

乳牙疾病危害大

妈妈知道吗，宝宝小小的乳牙如果护理不当，会给宝宝带来无法弥补的危害。

影响肠胃功能的发育	乳牙疾病产生的痛苦，会让宝宝因疼痛而无法将食物咀嚼完全，这样会增加宝宝肠胃的负担，造成消化不良或其他方面的肠胃疾病
影响营养的均衡摄入	宝宝正处在快速的生长发育期，然而乳牙疾病会降低宝宝的咀嚼功能，影响营养的摄入，对宝宝的成长带来危害
影响颌面部的正常发育	咀嚼功能的刺激能促进颌面骨正常发育。若乳牙疼痛，宝宝容易养成偏侧咀嚼的习惯，时间长了，容易使两色颌骨和面部发育不对称
影响心理发育	乳门牙若太早断折，尤其是在宝宝3岁之前，易对宝宝发育造成影响，若受到小朋友的取笑，会使宝宝变得不爱开口说话，丧失自信心，导致心理问题
影响恒牙的正常萌出	如果乳牙龋坏严重，会影响宝宝恒牙胚的发育和形成；若因产生龋齿而过早脱落，会使恒压的萌发空间丧失，导致恒压排列不整齐

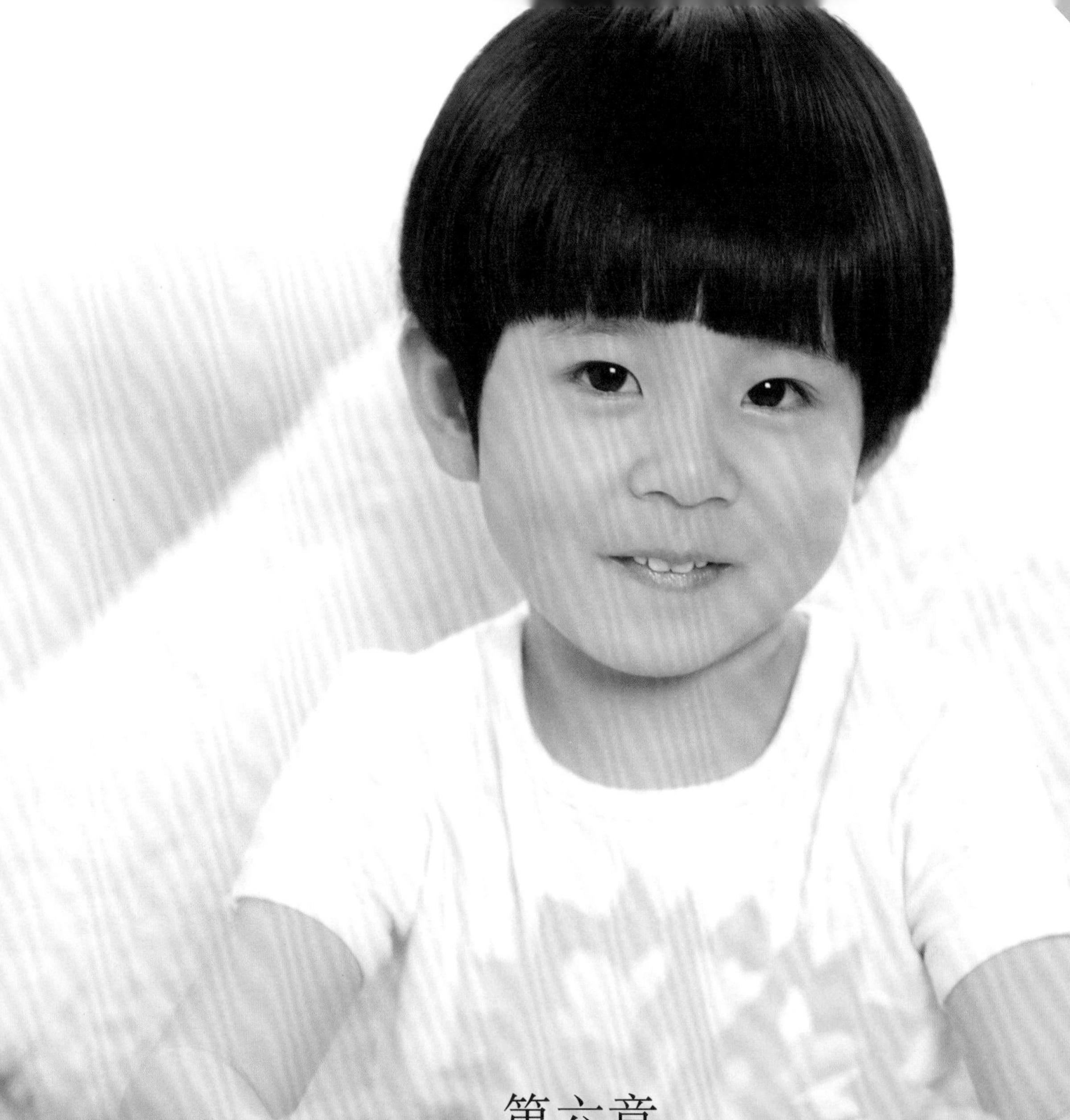

第六章

0～3岁宝宝的早教游戏

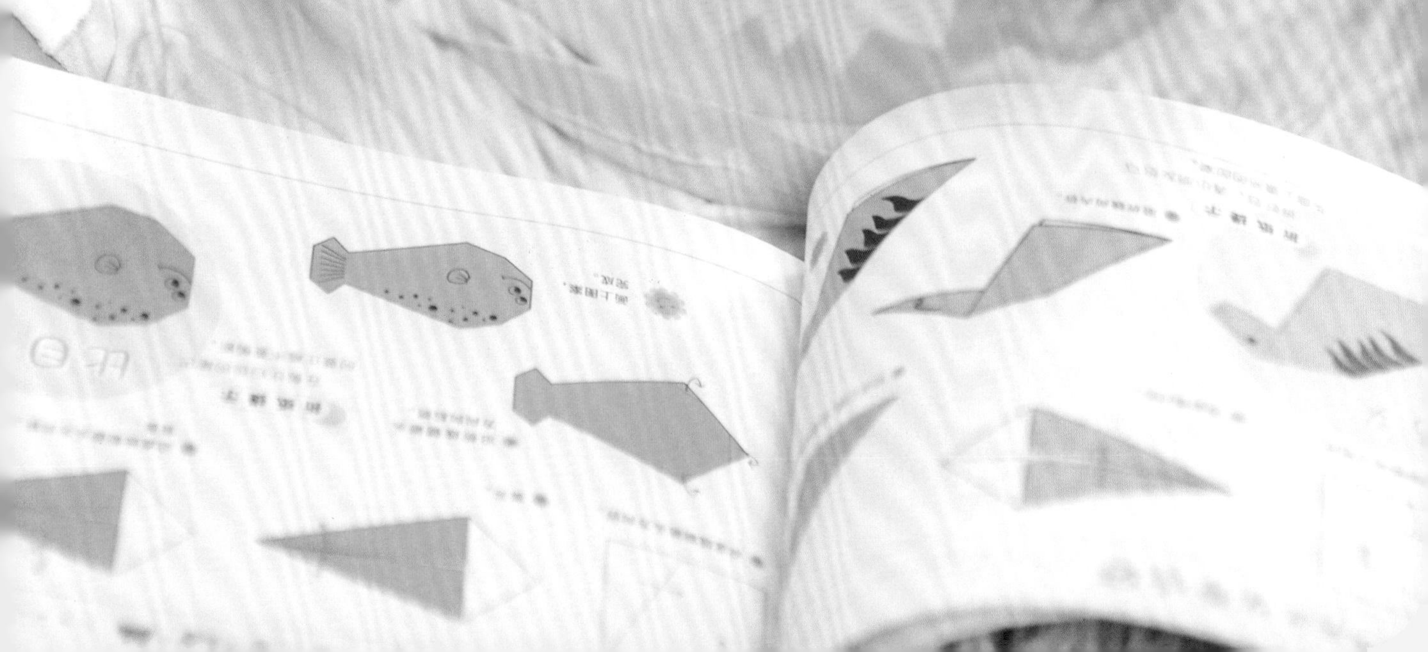

第一节
0～3个月

视觉开发游戏

最初的视觉训练

与宝宝对视

宝宝接受到的视觉刺激直接影响大脑突触的形成，反复的刺激更会加速突触的形成，并使突触变得持久；反之，这些刚形成的神经细胞会因为没有受到刺激而逐渐消失。大脑神经细胞数量的增多或减少有25%是与外界环境的刺激有关系的。妈妈给宝宝尽量多的刺激经验意味着可以建起更多的突触，从而在未来提升宝宝的学习能力；栩栩如生的视觉形象刺激能够产生有利的影响，包括提高好奇心和专注力。

出于本能，宝宝会对自己的妈妈很感兴趣，所以，他可能会长时间注视着妈妈的脸。这时，妈妈一定要把他抱在15厘米的距离之内，使他能看清楚妈妈的脸。

协调注视物体

宝宝长到两个月时，视觉已经有了很大的发展，能协调地注视物体，能简单地区分颜色，但不能分辨深浅，在90度范围内眼球能随着物体运动；当有物体很快地靠近眼前时，会出现眨眼等保护性反射，还能注视小手5秒以上。

面部表情很丰富

★游戏方法：妈妈与宝宝对视时，可以面对宝宝做各种各样的表情，一边做一边告诉宝宝这是什么表情。

表情1

大笑

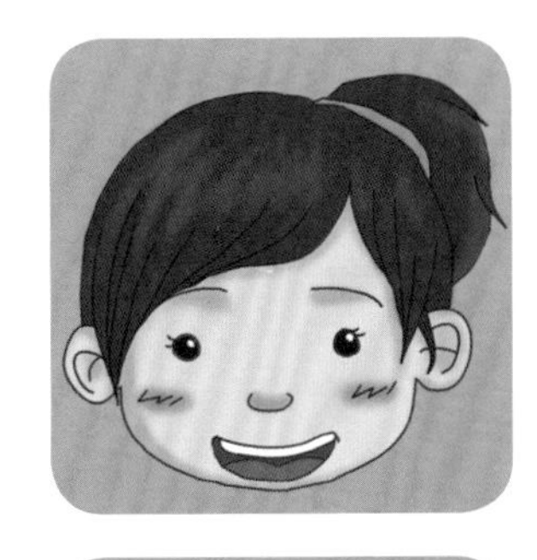

表情2

生气

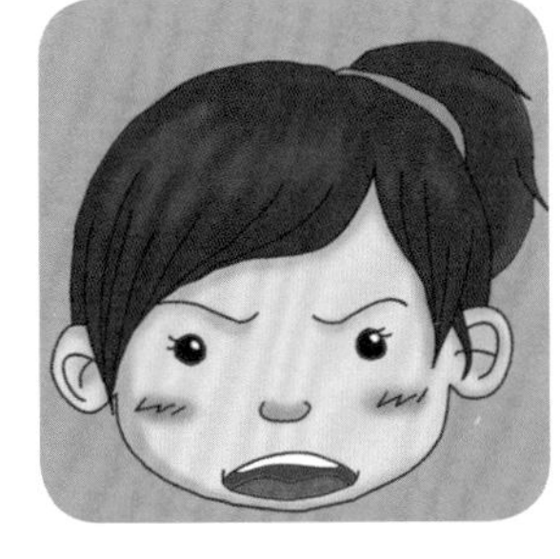

表情3

哭泣

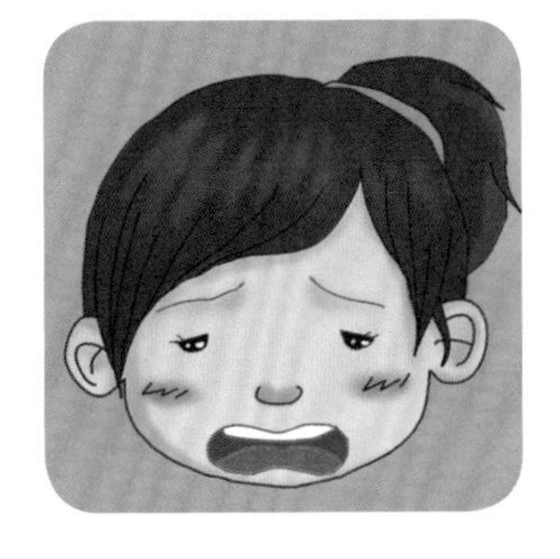

表情4

微笑

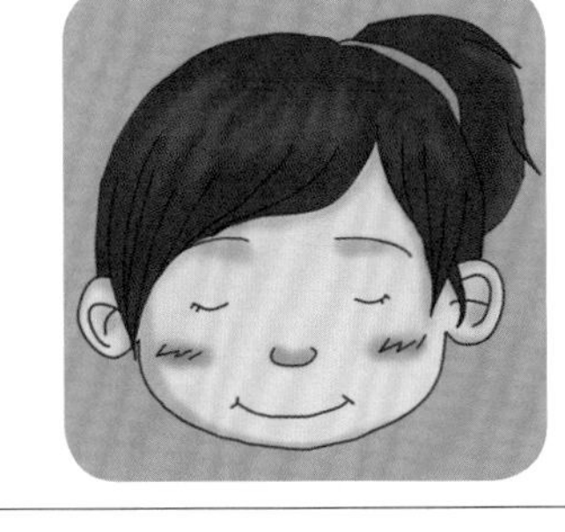

给妈妈的话

妈妈在对宝宝做各种表情时，不但要给宝宝讲解这是什么表情，还要告诉宝宝开心的时候会笑，伤心的时候会哭等等。

听觉开发游戏

★与宝宝多交流

多利用睡前和醒后的时间与宝宝交流

在宝宝睡觉时，妈妈也可以对他咿咿呀呀地说话，因为这时宝宝的大脑仍然可以对声音作出反应。与宝宝讲话时，他的确是在倾听，虽然只能听到爸爸妈妈的声音，而且不知道爸爸妈妈到底在讲些什么，但通过爸爸妈妈的语调可以感知到爸爸妈妈的爱意。妈妈可在宝宝睡觉时给他朗读故事，一遍又一遍，不断重复。

同时妈妈还可以在宝宝睡醒之后，用温柔而缓慢的语调对宝宝说一些悄悄话，每天2～3次，每次2～3分钟，为宝宝提供听觉刺激，促进亲子交流。摇铃铛也是一种很好的听觉刺激，在宝宝头部上方挂一个铃铛，在他头部两侧摇铃铛，速度要快慢适中，音量也要大小适宜，观察宝宝对铃声的反应。这样的方法可以检测听力，发展听觉。

让宝宝熟悉妈妈的声音

宝宝此时的听力有了很大发展，对爸爸妈妈跟他说话能做出反应，对突然的响声能表现出惊恐。

两个月时，有的宝宝已能辨别声音的方向，能安静地听音乐，会对噪声表现出不满。这时的宝宝，很喜欢周围人和他说话，没人理他的时候会感到很寂寞，甚至会哭闹起来。

★寻找声音来源

★游戏物品：橡皮捏响玩具、八音盒、动物琴、拨浪鼓棒等。

★游戏方法：在宝宝的视线内弄响给他听，缓慢、清晰、反复地告诉他名称，待其注意后，再慢慢移开，让他追声寻源。

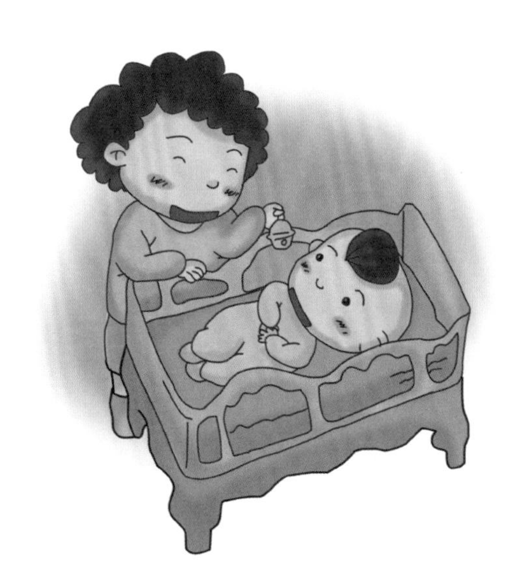

给妈妈的话

注意视听训练的声响不能太强、太刺耳，要柔和，否则形成噪声，妨碍宝宝听觉统合的健康发展，甚至造成日后的拒听。

思维开发游戏

★物体认知

认知日常用品

这个阶段的宝宝不会说话，但对事物有一定的认识和接受能力，爸爸妈妈要根据宝宝认识事物的特点进行潜移默化地训练，要循序渐进，不能急于求成。

通过“对牛弹琴”式的方法教宝宝认识事物。宝宝在会说话之前就有一定的理解和感悟能力。比如拿一个苹果在宝宝眼前，告诉宝宝：“这是苹果”，反复多次，虽然宝宝看似没有反应，但苹果的印象和名字慢慢会留在宝宝记忆中。

平时，爸爸妈妈可以随时随地见到什么就对宝宝说什么，并且，还要有计划地教宝宝认识周围的日常事物。实际上，宝宝最先认识的是在眼前变化的东西，如能发光的、音调高的或会动的东西，像灯、收音机、机动玩具、猫等。刚一开始，爸爸妈妈在指给宝宝看东西时，宝宝可能东张西望，要想办法吸引他的注意力，坚持下去，每天5～6次。宝宝学会认知第一种东西时要用15～20天，学会认知第二种东西时要用12～18天，学会认知第三种东西用10～16天，但也有1～2天就学会认识一件东西的时候。这要看爸爸妈妈是否敏锐地发现他对什么东西最感兴趣。

认知周围环境

培养宝宝认知环境的能力，就要求爸爸妈妈平时无论做什么事都要对宝宝边做边说，特别是宝宝日常接触的事物和经常看到的物体，都用语言强调，如“这里是卫生间”“那里是厨房”等，训练宝宝听并逐渐熟悉这些环境，或教他看和指这些东西，通过让宝宝观察周围环境来发展宝宝的认知能力。

★认认灯

★游戏方法：妈妈手指天花板上的吸顶灯让宝宝看，一边指一边嘴里念着“灯”，让宝宝形成初步的印象。

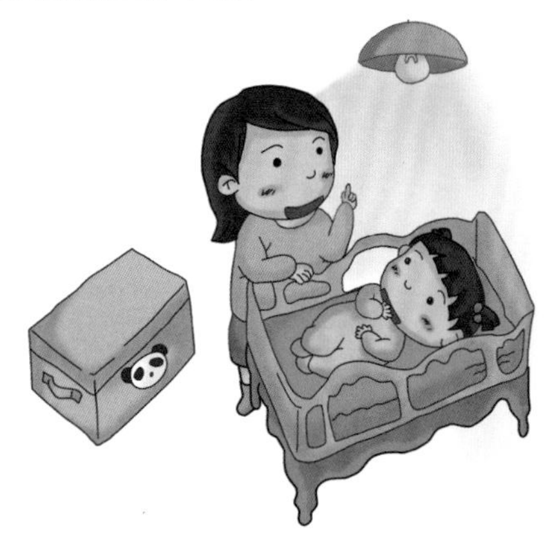

给妈妈的话

这个阶段的宝宝还不能够认识物体，但是爸爸妈妈可以潜移默化地训练，等到宝宝5个月以后就会逐渐认识了。

语言开发游戏

★诱导宝宝作回应

宝宝最初的语言

1个月的宝宝已能区别人的语言声和非语言声。如果妈妈和宝宝说话，他能注视妈妈的脸片刻，并表现出反射性的微笑，有时还会发出“咿咿”“啊啊”的语音。

培养听人说话的兴趣

妈妈抱起宝宝，轻轻地亲吻他，用手抚摸他的小手、小脸、身体q。在宝宝哭闹时，就要把他抱起来贴近胸口处，让他听一听妈妈的心跳声，这样他就会变得非常安静和愉悦。

训练宝宝语言能力

这个时期的宝宝偶尔会发出“a”“o”“e”等元音，并且有时能发出“咕咕”声。这就是宝宝的最初语言。

要多引导宝宝说话

平时在与宝宝接触时，要多与宝宝交谈。比如，在给他换尿布时，妈妈可以一边抚摸宝宝的小屁股，一边跟宝宝说话，逗宝宝练习发音。

发音

★游戏方法：妈妈用亲切温柔的声音，面对着宝宝，使他能看得见口型，试着对他发单个韵母a（啊）、o（喔）、u（呜）、e（鹅）的音，逗着宝宝笑一笑，玩一会儿，以刺激他发出声音。快乐情绪是发音的动力。

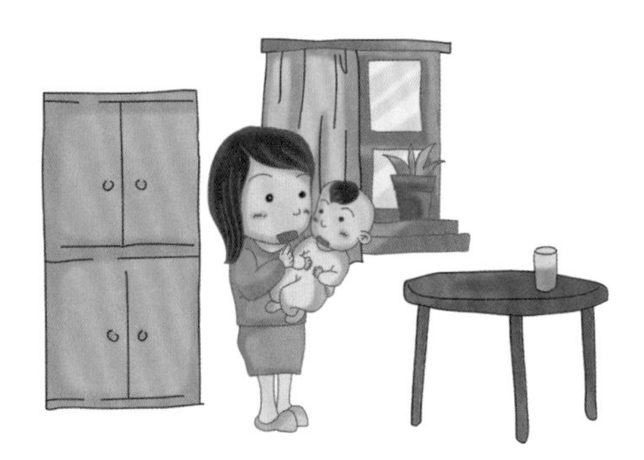

给妈妈的话

游戏的目的是促使宝宝发音。练习一段时间后，应停下来逗宝宝玩，引他笑，之后还可以从头再练习一会儿发音。

大动作发展游戏

手、脚、头和颈部的自由伸展

头部的动作

出生1～2个月的宝宝，是发育成长最迅速的时期，这时应做好全方位的训练，尤其是头部训练不容忽视，因为头部运动是全身其他运动的先导。宝宝到两个月末时就可以竖抱起来了，只是仍有些摇晃，对于发育较好的宝宝则可以把上半身支撑起来一小会儿。出生后的第二个月是宝宝运动能力的启蒙阶段，也是动作成长发育的最快阶段。

手脚自由伸展

妈妈在给宝宝喂奶时，尽量让宝宝触摸妈妈的身体，使他的小手能自由摆动或随意抓东西。同时，也要让宝宝的小脚能随意伸缩、自由地活动。

竖抱抬头

做这个训练时，可一个人将宝宝竖直抱起来，另外一个人拿着色彩鲜艳和带响声的玩具，放在宝宝面部的前方，跟宝宝逗着玩，这时宝宝向前倾的头能抬起来，观察彩色玩具。

不宜将宝宝捆绑太紧

训练宝宝动作能力的开始，首先是襁褓期，此时不宜将宝宝捆绑得太紧，或干脆不要捆绑。因为捆绑对宝宝的发育是很不利的，那样不但会压迫肌肉，影响身体发育，还会限制四肢的活动能力。所以，要避免捆绑，使宝宝的身体尽可能地舒服些。

蹬小车

★游戏方法：妈妈让宝宝仰卧在床上，轻轻握住他的左脚脚踝。帮他轻轻屈膝，再慢慢拉直，做5次。再换另一只脚做5次，最后两只脚一起做5次。

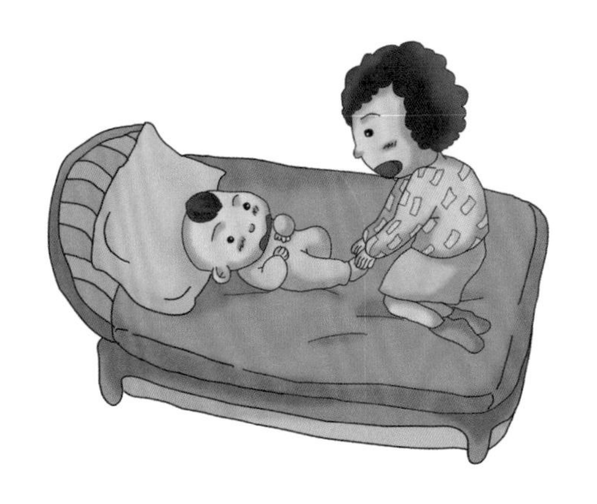

给妈妈的话

妈妈在和宝宝做游戏的同时可以配合“弯曲”“伸直”等指令，跟宝宝说明妈妈在做什么。

精细动作发展游戏

★锻炼十指开发智力

通过小手认识世界

在发育成长的过程中，宝宝的小手比嘴先会“说话”，他们往往先认识自己的手，有许多时候他们会两眼盯着自己的小手很仔细地看个没完。因此，手是宝宝认识世界的重要部位。

十指锻炼开发宝宝智力

大脑有许多细胞专门处理十指、手心、手背、腕关节的感觉和运动信息。所以手的动作，特别是示指的动作，越复杂、越精巧、越娴熟，就越能在大脑皮层建立更多的神经联系，从而使宝宝更聪明。

宝宝手部能力培养方案

爸爸妈妈一定要把握好机会，多训练宝宝的手部动作，以助于智力的开发。这时，可以选一些不同质地，适合宝宝小手抓握的玩具或物品，让宝宝练习抓握，比如拨浪鼓、海绵条、绒布头、纸卷、小瓶盖或小积木等。

洗澡的时候妈妈要给宝宝洗洗小手，把示指的指尖轻轻伸进宝宝的手掌里，在小手心里轻轻地来回转动，边清洗边按摩；喂奶的时候把宝宝搂在怀里，把示指伸进他的手心里，大手握小手，轻轻地摸一摸，缓缓地摇一摇；轻轻抚摸、张开宝宝的拳头，让小手掌触摸妈妈的乳房和妈妈的脸，不停地和宝宝说说话等。

★拨浪鼓

★游戏物品：拨浪鼓或其他可抓握的玩具。

★游戏方法：妈妈将宝宝放在床上，用拨浪鼓柄碰触宝宝的手掌，让宝宝的小手握住拨浪鼓2～3秒钟不松手。也可以换一些其他的玩具让宝宝抓握。

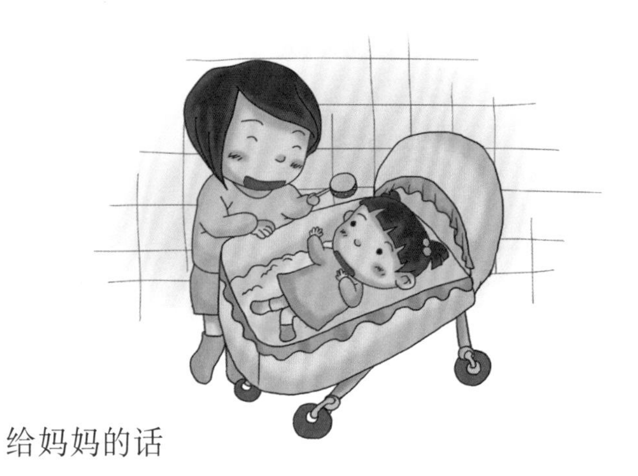

给妈妈的话

妈妈可以通过这个游戏训练宝宝手指的灵活性，如果手指灵活性的练习不够，他的精细动作发展能力可能会因此落后。

情感开发游戏

★感觉交流

早期搂抱构建母子亲情

刚出生的宝宝，看上去意识还有些朦胧，情绪十分紧张和兴奋，他们在出生后的两个小时之内是不会睡觉的。妈妈分娩结束回到房间后，最好把宝宝交给妈妈来抱，这样可使宝宝尽早对妈妈产生感情。

听懂宝宝的哭声

大部分刚出生的宝宝每天会哭啼大约3个小时，第六周的时候尤其厉害。大约到3个月时，大部分的哭闹现象会趋于平稳，每天会减少到1个小时左右。宝宝哭闹除了身体不舒服外，一般情况下都是因为需求得不到满足，如饿了要吃奶、想让妈妈抱、想到屋子外面去等等；一些宝宝对外界的声音、气味特别敏感，如果环境嘈杂，宝宝便会以哭闹的方式来反抗。

★缓慢摇晃着宝宝

★游戏方法：在宝宝可以仰起头的时候，妈妈要尝试抱着宝宝，左右缓慢地移动。

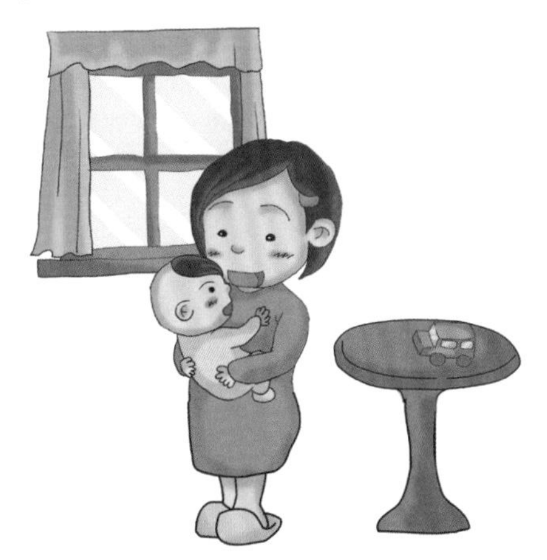

给妈妈的话

宝宝在妈妈肚子里的时候，身体就经常晃动，所以，这样的游戏是宝宝非常熟悉也很喜欢的。

习惯养成游戏

★培养初步的自理能力

通过触觉体验培养自理能力

宝宝手的动作发育相当快，这时就要在生活中让他体验手的作用。比如，在平时吃奶、喝水时，可以让宝宝自己摸摸奶瓶，当然，这个阶段宝宝还不能自己拿稳，那也要让他扶一扶，这样既锻炼了宝宝双手的活动能力，又可使宝宝有触觉体验，同时还是对宝宝生活自理能力最初的培养。

用故事熏陶宝宝

良好的生活习惯和自理能力的培养除了日积月累之外，还需要爸爸妈妈的悉心教导，很多良好的习惯都是从小培养的，也会让宝宝受益终身。除了尽早培养宝宝自己拿奶瓶及如厕的习惯之外，妈妈也可以在平时就把这些习惯编成小故事讲给宝宝听，刚开始的时候宝宝可能听不明白，周而复始宝宝就会记住了。

爸爸妈妈的言传身教很重要

宝宝对某件事的态度和意识自幼便逐渐形成。在形成过程之中，爸爸妈妈的言传身教起着主导作用。以“饭前洗手”为例，许多爸爸妈妈常教导宝宝要讲究卫生，但以宝宝的年纪却无法理解什么是卫生，爸爸妈妈若能以实际的行动，每次在吃饭前洗洗手，宝宝喝奶之前也给宝宝擦擦手，这些让宝宝看在眼里，自然能将“讲究卫生”具体化，并从心底里认定这是一个正确的态度，宝宝耳濡目染，自然会受到潜移默化的影响。

★把便便

★游戏物品：便盆、小凳子。

★游戏方法：排便前把宝宝抱起，背靠妈妈的前胸，便盆放在小凳子上。妈妈用双手托扶宝宝的双腿，在方便排泄的体位上用声音“嗯”示意宝宝向下使劲。

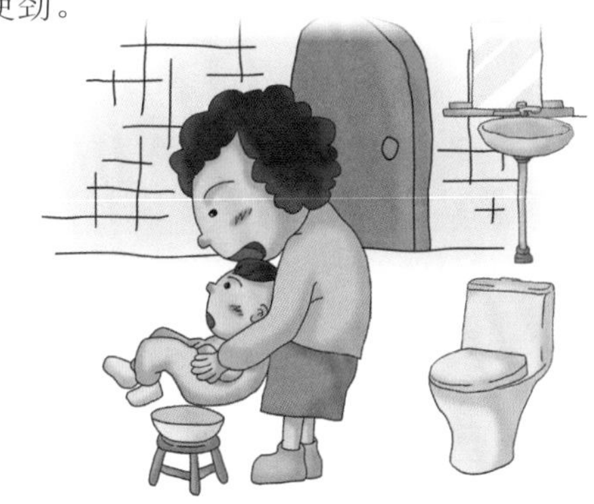

给妈妈的话

让宝宝养成“识把”的条件反射。先观察宝宝的排泄规律。一般来说，宝宝出生后第二周就常在早上第二次喂奶之前排便。如果宝宝睡着了或者身体向后挺起，表示没有便意，要马上将宝宝放下。

第二节

4～6个月

视觉开发游戏

★看颜色

多接触颜色

宝宝出生后的最初4个月是视觉发育的黑白期。在这段时间，宝宝看到的是黑白两色，要多给宝宝黑白物品看，当然，为了给宝宝日后的视觉发育做铺垫，也要适当地给他看一些红色、黄色、蓝色系的物品，从而起到刺激视觉的作用。

爸爸妈妈可以让宝宝尽量多看各种颜色的图画、玩具及物品，并告诉宝宝物体的名称和颜色。这样使宝宝对颜色的认知发展过程大大提前。4个月宝宝的视觉有了发展，开始对颜色产生了分辨能力，对黄色最为敏感，其次是红色，见到这两种颜色的玩具宝宝很快能产生反应，对其他颜色的反应要稍慢一些。这个阶段的宝宝就已经能认识奶瓶了，一看到妈妈拿着奶瓶就知道要给自己吃奶或喝水，会非常安静地等待着。

被视物要距离宝宝20厘米以外

这个时候宝宝最感兴趣的还是对比强烈的黑白两色，尤其是黑白相间的图案，所以此时最好在距离宝宝20～38厘米处放一些具有黑白对比色的玩具。

★黑白识别图

★游戏方法：宝宝躺在床上，妈妈指着下面这4张黑白色的图片，依次地拿给宝宝看，让宝宝感觉颜色的对比变化。

图片1
蘑菇

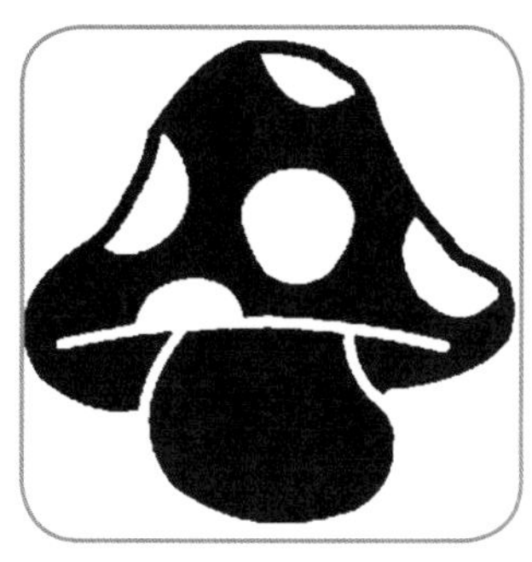

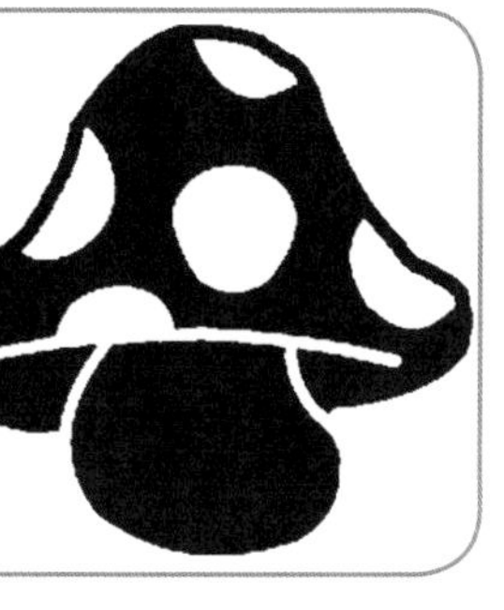

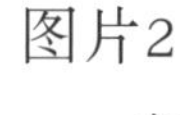

图片2
老虎

图片3
鱼

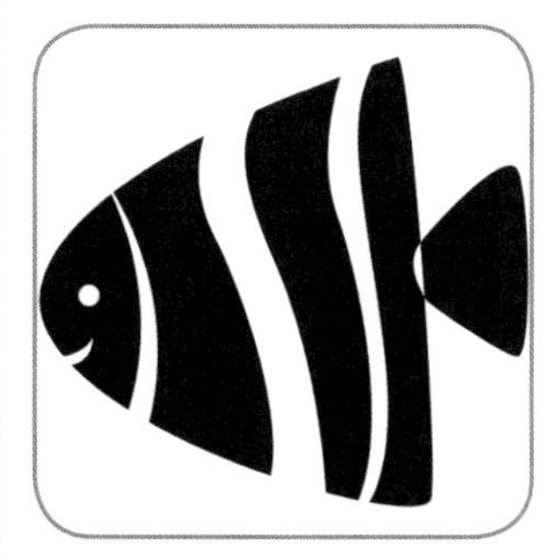

图片4
松树

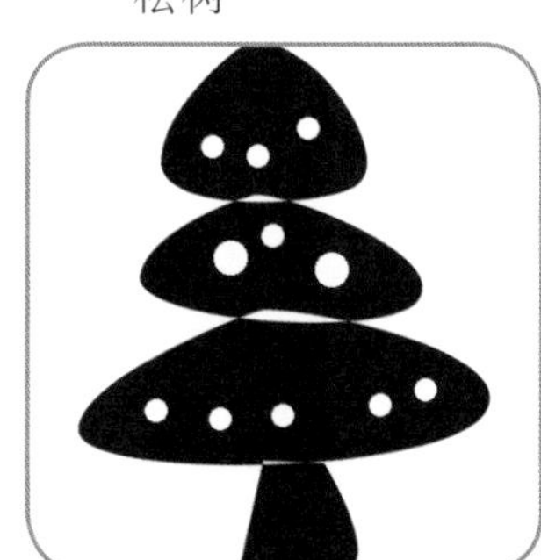

给妈妈的话

妈妈平时也可以用一些颜色对比比较鲜明的玩具给宝宝玩。

听觉开发游戏

★辨别声音

和宝宝一起说儿歌

宝宝在3个月时，能区分来自水平方向的不同声音，并会主动地寻找声源；能把声音与嘴的动作联系起来。给宝宝播放妈妈说话的录音时，如果妈妈嘴的动作与录音不一致，宝宝就会显得不安。这时他已经能分辨出不同人的声音，对亲人和陌生人的声音产生不同的反应，特别是听到妈妈的声音时会感到格外高兴。和宝宝一起说儿歌，可以刺激宝宝的听觉能力，激发兴趣，唤起宝宝的情感，来熟悉妈妈的声音。

听到声音找人

宝宝已具有一定的辨别方向的能力，听到声音后，头能顺着响声转动。用玩具发出的声音吸引宝宝转头寻找发声玩具，每天训练2～3次，每次3～5分钟，这样可以拓宽宝宝的视野。

★爸爸妈妈在哪里

★游戏方法：让宝宝仰卧，妈妈在宝宝身体一侧轻轻呼唤宝宝，宝宝听到妈妈的呼唤会转动头部朝向妈妈一侧；妈妈再转至宝宝的另外一侧，以同样的方法令宝宝转头。

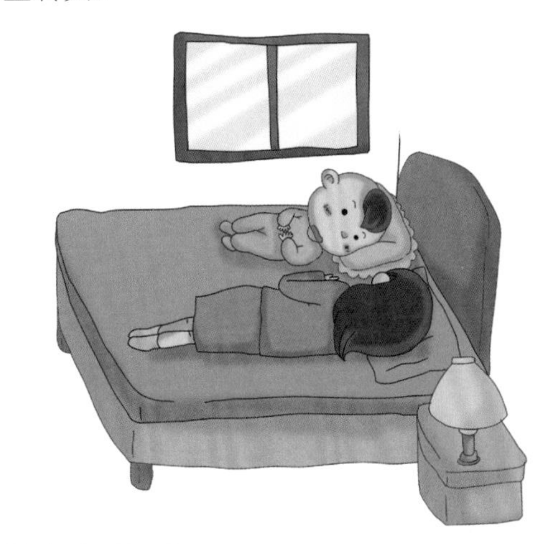

给妈妈的话

在宝宝熟悉了妈妈和妈妈的声音之后，换爸爸来做。这个游戏不仅可以训练宝宝的视野广度，还能帮助宝宝认识家里的成员。

思维开发游戏

★记忆力发展

婴儿记忆延续

对于宝宝来说，记忆主要是来自感官感受到的东西。在宝宝熟悉的场景中，他的记忆力能够得到更加广泛的锻炼和延续。比如，很多的爸爸妈妈会发现，带着宝宝到医院去打疫苗，本来情绪很好的宝宝，在走到诊所门口时就会突然间的大哭起来，其实这就是因为以前在接种疫苗时给他留下了很痛苦的回忆。带着宝宝一同到花园去玩，宝宝便会觉得非常开心，而如果妈妈在此时给宝宝一些小礼物，就能让宝宝更加容易记住这次愉快的旅行。再去花园的时候，一看到花园绿色的门，宝宝马上就会高兴起来，这是因为他想起了上次在这里的美好时光。

出生后头三年的记忆无比重要

宝宝出生后的最初三年，是人“潜意识教育”的积累时期。而正是由于这样的积累，才能使得这些记忆在日后变化成“显意识教育”。而一个人的心理成长，往往就是通过与周围环境之间相互影响而发展起来的，而这个发展的前提，就是这些潜意识教育的记忆。据调查研究，人的潜意识教育相对于显意识的功能强50倍以上。所以，潜意识决定了人类头脑的好与坏。

★认爸爸

★游戏物品：爸爸的照片和妈妈的照片。

★游戏方法：将爸爸的近照给宝宝看，在宝宝的面前放置大约30秒钟后再移开。大约过1分钟后，加入一张妈妈的照片和爸爸的照片一起拿给宝宝看，妈妈可以问宝宝："这张照片上的人是谁呢？"如果爸爸正好在宝宝身边，妈妈可以指着爸爸说"是爸爸"。如果宝宝在记忆中保存着刚才看到的爸爸形象，在第二次看到妈妈的照片时会很高兴。

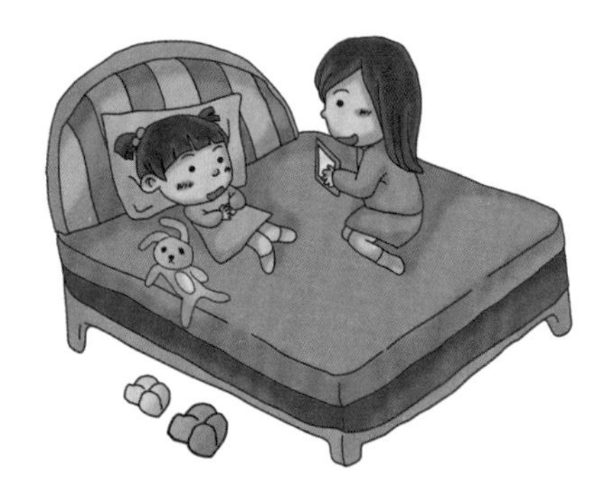

给妈妈的话

宝宝在3～5个月时，已经能够有意识地自我储存一些信息。

语言开发游戏

★语言训练

逗引宝宝发笑

在这个时期，训练宝宝的语言能力，要重点训练逗引发笑。妈妈要经常通过各种方式，逗引宝宝发笑，并伴以四肢活动。经常抱着宝宝说话、唱歌，以刺激宝宝的语言能力。

在宝宝仰卧时，妈妈与其面对面，用丰富的表情和亲切的语言逗引宝宝，宝宝就会笑出声来，还会一问一答地发出声音。

教宝宝简单的发音

爸爸可以大声、标准地发出"爸"的音，并用示指指着自己的照片，告诉宝宝"这就是爸爸"，要尽量将声音与人物联系起来。当宝宝伸手去拍打玩具时，妈妈说"打打"或"拍拍"。4个月大的宝宝，都会用口唇发出辅音，有时会自言自语地说"啊不"或"啊咕"的语言，这时，爸爸妈妈也应同时与他呼应地说"啊不"，以让他多叫几声。

教宝宝时语言要规范

爸爸妈妈可从自己的母语中找出叠音语，正确地念给宝宝听，但不要把一种东西的名称或动作都以叠字形式呈现给宝宝听，如"穿鞋鞋、吃饭饭、戴帽帽"等。还有一点要记住，最好不要用儿语对宝宝说话，比如，对汽车不要说"嘀嘀"，对小狗不要说"汪汪"。如果宝宝第一次无意识地叫出"爸爸"或"妈妈"，此时的宝宝已经开始模仿爸爸妈妈对他发出的双辅音，宝宝也会不由自主地发出"爸爸""妈妈"等声音。

★唱儿歌

★游戏方法：妈妈要经常在宝宝面前唱一些发音简单的儿歌，也可以给宝宝听一些欢快的乐曲。

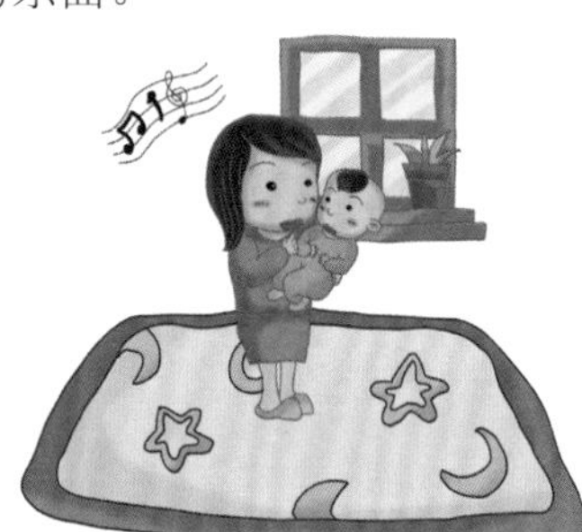

两只老虎

两只老虎，
两只老虎，
跑得快，
跑得快。
一只没有耳朵，
一只没有尾巴，
真奇怪，
真奇怪。

给妈妈的话

这个阶段的宝宝已经能够发出类似"妈妈"或"爸爸"的发音，其实他也会发其他的声音，如果妈妈仔细倾听并重复他发的音的话，这将有助于宝宝将这些音转化为词语。

大动作发展游戏

★翻身练习

3个月的宝宝练习翻身

3个月的宝宝主要是仰卧着，但在体格发育上已有了一些全身肌肉的运动，因此，要在适当保暖的情况下使宝宝能够自由地活动，特别是翻身训练。宝宝处于仰卧位，将其右腿放在左腿上，左上肢屈曲，一只手拉住宝宝右手，另一只手轻轻推宝宝背部，使其翻成左侧卧位，再稍加一点儿努力，顺势将其翻成俯卧位。

4个月的宝宝练习翻身

当宝宝开始练翻身时，比如向左翻的时候，妈妈用右手扶住宝宝的左肩，左手扶住他的臀部，稍稍地给宝宝一点儿力量，这样宝宝就翻过来了。然后，再按此方法，让宝宝进行右翻，在翻的时候注意，动作不要太大，也不要太用力，以免弄伤宝宝。这时候爸爸妈妈一定要给宝宝一些帮助。

5个月的宝宝练习翻身

当宝宝在仰卧时，已经可以很轻松地翻身了，妈妈要用语言称赞他，再让他从侧边转向俯卧，让他俯卧玩一会儿后将宝宝翻回侧边仰卧，休息片刻再玩。这个训练可以让宝宝全身得到运动。

★把船划起来

★游戏物品：垫子或枕头。

★游戏方法：妈妈坐在地板上，伸开两条腿成“V”形，如做拉伸练习。然后让宝宝面对着妈妈坐着，用结实的垫子或枕头稳稳支撑在宝宝背后，让宝宝可以保持平衡。紧紧抓住宝宝的手，轻轻拉他的胳膊，让他向妈妈方向倾斜，而妈妈自己微微向后仰，接着反方向，妈妈向前的时候，宝宝向后。

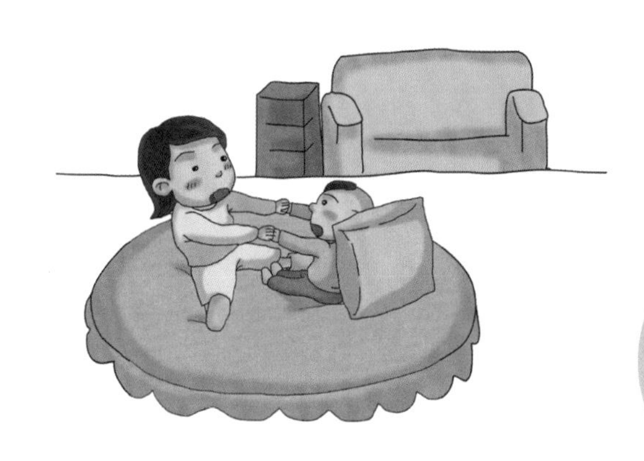

给妈妈的话

在接下来的一个月里，宝宝也许会第一次在没有帮助的情况下独自坐起来。而这个划船游戏就可以使宝宝的背部肌肉得到锻炼，为学坐做准备。

精细动作发展游戏

★手部动作训练

抓握能力

宝宝在3个月时，本能的握持反射就会消失，并开始出现无意识的抓握，这就标志着手的动作开始真正发展了。宝宝在开始抓握时，往往是用小拇指的侧边握东西，然后逐渐发展向大拇指侧边，最后发展用示指握东西，也就是说手的动作是从小拇指侧边向大拇指侧边发展的。这时宝宝的手经常呈张开状，可握住放在手中的长棒数分钟，扒、碰、触桌子上的物体，并将抓到的物体放入口中。但手与眼的协调能力还不强，常抓不到物体，就是抓物也是胡乱地一把抓，即大拇指与其他四指方向相同。这对宝宝来说还需要时间来锻炼和发育。

练习准确抓握

5个月的宝宝手的动作已经有着了大的发展，开始有了随意的抓握动作，并出现手眼的协调和五指动作的分化。这个时期的宝宝，喜欢在自己胸前玩弄和观看双手，对自己的双手产生了浓厚的兴趣，喜欢把两只手握在一起。

抓了东西喜欢放到嘴里，喜欢抓东西，抓起来后又喜欢放下或扔掉，把东西抓在手里敲打。

训练宝宝的手部动作，可以在宝宝的周围放一些玩具或在小床上方悬挂一些玩具，如拨浪鼓、响铃、圆环等玩具，让宝宝能看到并伸手可以抓到，以锻炼手部抓握的能力及手眼协调的能力。

宝宝如果能自己用拇指、示指握拿东西，则表明他的手部动作发育很好。宝宝先能握东西，然后才会主动放松，也就是说宝宝先会拿起东西，然后才会把东西放到一处。所谓“心灵手巧”，就充分说明手与脑的关系是非常密切的。

★两手拿积木

★游戏物品：两块积木。

★游戏方法：妈妈拿着一块积木递给宝宝，让宝宝用左手接住，然后再拿起另一块积木给宝宝，观察宝宝是伸出右手来接，还是将积木转到右手里，腾出左手来接。

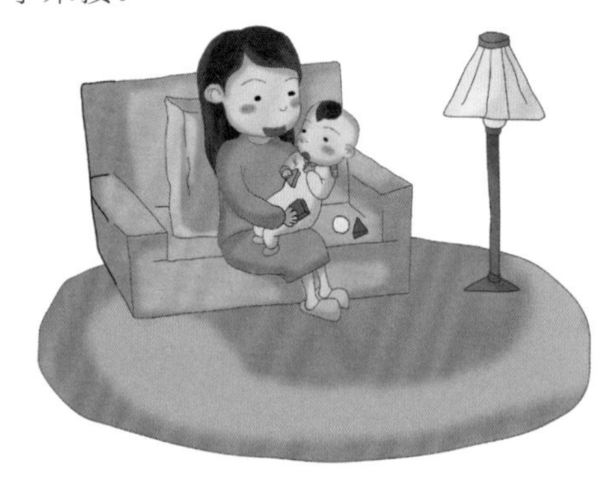

给妈妈的话

如果宝宝不会将左手的积木转到右手里，再伸出左手来接积木，妈妈应该诱导宝宝去转换，让宝宝知道两只手是可以协调使用的。在宝宝抓积木的时候妈妈可以轻轻将宝宝的大拇指和其他四指分开，让宝宝用抓握的方式拿东西，而不是大把抓。

情感开发游戏

★做个热情的宝宝

逗笑能提高宝宝的交际热情

妈妈站在宝宝面前，宝宝看到妈妈，在无人逗引的情况下会开心地笑起来。宝宝3个月时，当有人走近他的时候，他便会笑脸相迎了，和他逗笑或轻触前胸、肚皮，可咯咯笑出声来。

培养具有幽默感的小宝宝

具有幽默感的宝宝大多开朗活泼，更容易融入周围的环境，同时也能拥有更加快乐、积极的人生。宝宝的幽默感大约有三成是与生俱来的，其余七成则是靠后天培养的。爸爸妈妈应该多给宝宝提供一些有趣的小游戏，更好地培养宝宝的幽默感。

多接触人，缓解认生的恐惧心理

1.抱着宝宝，主动和陌生人打招呼、聊天，让宝宝感到这个陌生人是友好的。

2.想要接近宝宝，最好拿着他最熟悉、最喜欢的玩具，这样他会慢慢转移注意力。

3.平时要多带宝宝到户外去，多接触陌生人和各种各样的有趣事物，开拓宝宝的视野。

4.遇到宝宝认生时，妈妈要马上让宝宝回到安全的环境，比如抱到自己怀里或放回到婴儿车里，不要强迫他接受陌生人的亲热，这样只会让他更加紧张，因此，要及时安抚宝宝的情绪。

★碰鼻子

★游戏方法　让宝宝面对面坐在妈妈的腿上，妈妈与宝宝玩碰鼻子的游戏。说三次“卟”，当妈妈说第一次“卟”和第二次“卟”时，朝宝宝探探头，说第三次时，与他碰碰鼻子。如果说第三次“卟”时妈妈大点声，这个游戏就更有趣了。

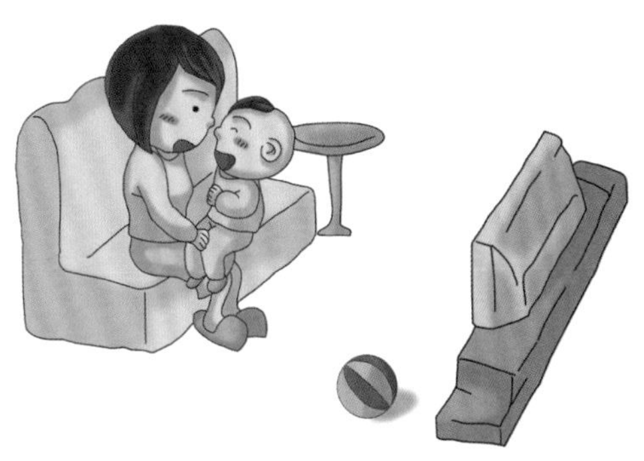

给妈妈的话

妈妈可以重复做这个游戏，每次变换音调。有时用尖的声音，有时用低的声音。可以前两次小声，第三次大声，让宝宝开心。

习惯养成游戏

★养成定时定量进餐的好习惯

爸爸妈妈要合理控制宝宝每天的进餐次数、时间和进食量，让三者之间有规律可循。首先，到了吃饭的时间，就应让宝宝进食，但不必强迫他吃，当宝宝吃得好时就应表扬他，并要长期坚持。其次，精心调配食物。烹调时需注意食物的色、香、味俱全，软、烂适宜，便于宝宝咀嚼和吞咽，以调动宝宝进餐的积极性。

增强宝宝的食欲

定时进餐可以让宝宝在条件反射的作用下，提高摄食中枢的兴奋性，使宝宝体内的食物进行有规律地消化、吸收，增强宝宝的食欲。如果宝宝不定时进餐，尤其是刚刚添加辅食的时候，很容易造成消化功能紊乱，影响食欲。宝宝还要养成定量进食的习惯，因为每个人胃肠道的消化功能都有一定的限度，让宝宝养成定量进食的习惯，有利于宝宝消化吸收功能的正常运行。

养成细嚼慢咽的好习惯

宝宝在吃饭时应该帮助他养成细嚼慢咽的习惯，因为饭菜在口里多嚼一嚼，能使食物跟唾液充分拌匀，唾液中的消化酶能帮助食物进行初步的消化，而且可使胃肠道充分分泌各种消化液，这样有助于食物的充分消化和吸收，可减轻胃肠道负担。

此外，充分咀嚼食物还有利于宝宝颌骨的发育，可增加牙齿和牙周的抵抗力，并能增加宝宝的食欲。

现实生活中，很多宝宝吃饭时都是狼吞虎咽的，导致这种习惯原因有很多，包括家人的影响、宝宝的性格、宝宝的吃饭时间有限等等。

★吃饭真开心

★游戏方法：妈妈选宝宝喜欢吃的水果，做成果泥。用小匙舀一点儿果泥，慢慢放到宝宝嘴里，翻转匙子，让宝宝用舌头去舔匙中的果泥。

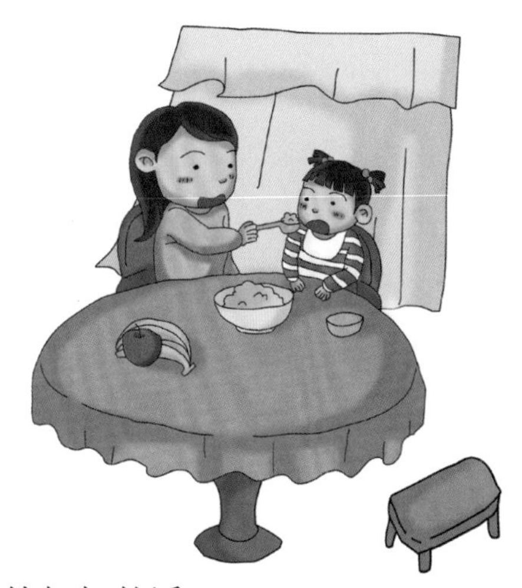

给妈妈的话

妈妈可以将果泥送到宝宝的两颊部，让宝宝用舌头和口腔的运动来吃到果泥。

第三节 7～9个月

视觉开发游戏

★辨认颜色

做细致些的视觉观察

宝宝到6～12个月，其视觉智能就属于色彩期。这一时期是宝宝辨别物体物象细微差别能力的发展关键期，此时，宝宝需要颜色对比鲜明的图像和玩具。

扩大视觉范围

随着宝宝坐、爬动作的发展，行动大大开阔了他的视野，他能灵活地转动上半身，上下左右地环视，注视环境中一切感兴趣的事物。

将准备好的各色雪花纸片放在盒子里。过一会儿，妈妈从纸盒里任意取出一片雪花纸片，让宝宝说出其颜色，或者妈妈说出颜色的名称，让宝宝在纸盒里找出，并交给妈妈。刚开始玩游戏时，最好以红、黄、蓝、绿，这4种基本颜色为主。

通过这个训练还可以提高宝宝的语言理解能力、语言表达能力，帮助其建立颜色感官。

★彩虹飞舞

★游戏物品：彩色丝带。

★游戏方法：妈妈挑选几条不同颜色的丝带放在宝宝面前，让宝宝指出，哪个是绿色，哪个是黄色，哪个是蓝色。

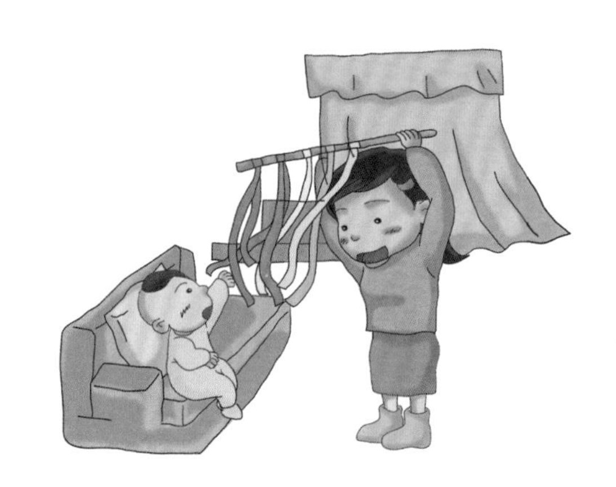

给妈妈的话

妈妈要选择颜色鲜明的丝带，这样方便宝宝辨认，充分训练宝宝的细致观察能力。

听觉开发游戏

★促进听力的进一步发展

对音乐节奏和物体声音有了反应

这个阶段的宝宝，听到好听的音乐或愉快的音乐时，会高兴得手舞足蹈。这时，爸爸妈妈可以抓着宝宝的身体配合音乐舞动，让宝宝学会用身体表现快乐的情绪。

这段时间，宝宝已开始知道各种东西会发出各种不同的声音，妈妈可以和他一起玩声音的游戏，让他自己动手敲出声音，从而培养宝宝对声音的认知能力和观察能力。

能对话语中的情绪有感知

这个阶段的宝宝，视觉发育的范围会越来越广，听觉发育也越来越灵敏，这时爸爸妈妈务必要做好对宝宝视、听能力的培养与训练。这时宝宝的听觉能力越来越灵敏，能确定声音发出的方向，区别语言的意义，辨别各种声音，对严厉和和蔼的声调会做出不同的反应。

宝宝的视觉、听觉与语言是同时发展的。宝宝从听大人的语音到学会分辨，再发出与听到的声音相似的语音，同时以听觉、视觉来认识外界所发生的各种现象，再把现象和语音联系起来，才得以学会使用语言。在上个阶段训练的基础上，爸爸妈妈可以继续播放一些儿童乐曲，以提高宝宝对歌曲的语言理解能力。

★小汽车“嘟嘟嘟”

★游戏物品：玩具汽车。

★游戏方法：妈妈拿着玩具汽车，学汽车喇叭的声音“嘟嘟嘟”，让宝宝感知汽车的声音。妈妈还可以教宝宝区分不同的汽车声音，例如“滴滴滴”等。

给妈妈的话

妈妈可以带宝宝听一下真实的声音，对提高宝宝对周围事物及声音的认知和记忆能力很有帮助。

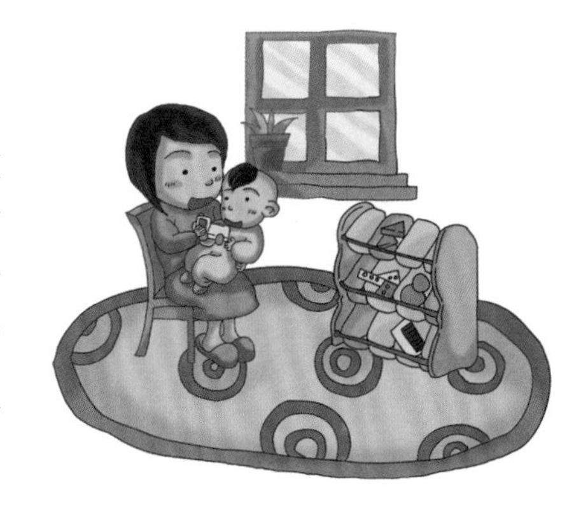

思维开发游戏

★尽早发现宝宝的学习类型

一般宝宝的学习类型可分为3种：运动型、听觉型、视觉型。区分宝宝3种学习类型，并不是指宝宝只用视觉、听觉或者运动的单一途径进行学习，而是指不同的宝宝的某一个感觉通道比其他感觉通道更敏感。要充分发挥他们的长处，采用对应的方法，可让他们发展得更好。

★动物排队

★游戏物品：小动物玩具。

★游戏方法：先用小动物玩具引起宝宝的兴趣，然后用神秘的语气对宝宝说：“今天有几个小动物来我们家做客，你想知道它们是谁吗？”然后把小动物排成横排。指着排成横排的玩具告诉宝宝：“小鸭子在中间，小狗在小鸭子的左边，小兔子在小鸭子的右边。”

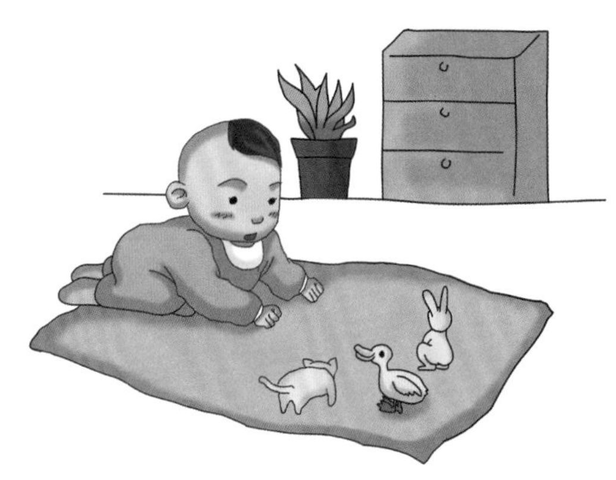

给妈妈的话

这个游戏适用于所有学习类型的宝宝，通过宝宝感兴趣的物体来学习前后左右的方位知识，提高宝宝的思维能力和理解能力。

语言开发游戏

★语言的发展基础是模仿

重复是学习的基础

集中重复，让宝宝形成语言信号反应。唱相同的歌或摇篮曲不仅可以逗宝宝开心，更因重复会帮宝宝学习。当妈妈经常给宝宝看灯，告诉宝宝“灯”，并指给宝宝看，以后宝宝一听到“灯”这个词的信号就会马上去找，这就开始建立了语言信号的反应。

多听多感受有利于语言模仿

宝宝8个月时，父母要经常带宝宝外出游玩，到公园和邻居家里都可以。可把变化的环境指给宝宝，并且要尽量争取与大人、其他宝宝“交流”和做游戏的机会。随着接触范围的扩大，宝宝听到和感受到的内容也在不断增多，不但创造了宝宝语言能力发展的条件，也对增强宝宝的交往能力有益。

学习叠音词

★游戏方法：在宝宝会发出几个元音的时候，爸爸妈妈每天都要跟宝宝聊天，互相模仿，让宝宝学着发出叠音词，例如爸爸、妈妈、大大、打打、拍拍、哥哥、娃娃、咳咳等。在发一种辅音的时候，要指相应的人和事物，或者做出动作，让音节与意义联系起来。

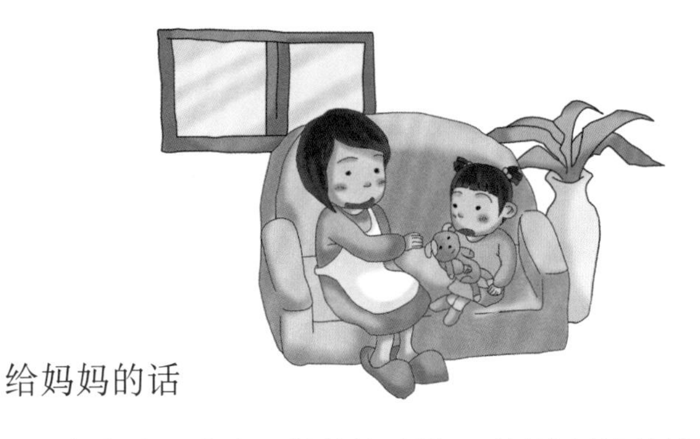

给妈妈的话

妈妈在跟宝宝玩娃娃的时候，可以边轻拍娃娃边说“拍拍娃娃，睡觉”，或做出打娃娃的动作同时说“打打”，伸手去拿东西同时说“拿拿”。

大动作发展游戏

开始爬行训练

帮助宝宝爬行

在教宝宝学爬时，爸爸妈妈可以一个拉着宝宝的双手，另一个推起宝宝的双脚，拉左手的时候推右脚，拉右手的时候推左脚，让宝宝的四肢被动协调起来。这样教导一段时间，等宝宝的四肢协调得非常好以后，他就可以用手和膝盖爬了。

练习用手和膝盖爬行

为了拿到玩具，宝宝很可能会使出全身的劲儿向前匍匐爬行。开始时可能并不一定前进，反而后退了。这时，爸爸妈妈要及时地用双手顶住宝宝的双腿，使宝宝得到支持力而往前爬行，这样慢慢地宝宝就学会了用手和膝盖往前爬。

练习独立爬行

妈妈要先整理一块宽敞干净的场地，并收起一切危险物品，四处随意地放一些玩具，任宝宝在地上抓玩。但要注意的是，必须让宝宝在妈妈的视线范围内活动，以免宝宝发生意外。

打转够东西

★游戏物品：小球。

★游戏方法：宝宝趴在床上，妈妈在宝宝的眼前拿一个宝宝喜欢的小球，逗引宝宝用手去够，在宝宝伸手够的时候，妈妈将手里的东西移动到另一边，宝宝也会跟着移动。这时候，宝宝的身体就会依赖腹部为支点在床上打转。

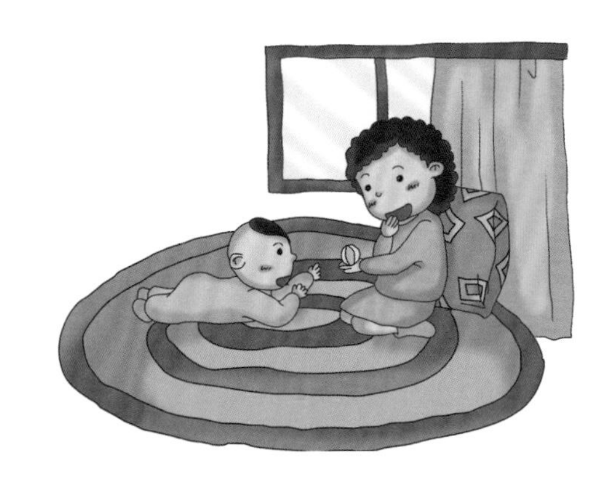

给妈妈的话

这个游戏可以锻炼宝宝的四肢，为爬行打下基础。同时宝宝也会被妈妈的喜悦所感染，从游戏中体会到乐趣。

精细动作发展游戏

★训练宝宝手部的灵活性

宝宝的运动发育过程要遵循头尾规律，即从头开始，然后发展至脚，感知觉的发育也是如此。宝宝发育到一定阶段，就会出现一定的动作。其实，宝宝能用手把东西往嘴里放，这代表他的进步，这意味着他已经为日后自己吃饭打下了良好的基础，与此同时，也锻炼了手的灵活性和手眼的协调性。这时，爸爸妈妈应鼓励宝宝这样做，并要采取积极措施，例如把宝宝的手洗干净，让他抓些饼干、水果片类的“指捏食品”，这样不仅可以训练示指的能力，还能摩擦牙床，以缓解长牙时牙床的刺痛。

训练拇指、示指对捏能力

训练宝宝的拇指、示指对捏能力，首先是练习捏取小的物品，如小糖果、爆米花等。

在开始训练时，可以用拇指、示指扒取，以后逐渐发展至用拇指和示指相对捏起，每日可训练数次。在训练时，最好爸爸妈妈要陪同宝宝一起，以免宝宝将这些小物品塞进嘴里或鼻腔内，导致发生危险。

学习挥手和拱手动作

爸爸妈妈可以经常教宝宝将右手举起，并不断挥动，让宝宝学习“再见”动作。当爸爸上班要离开家时，要鼓励宝宝挥手，说“再见”。如此每天反复练习，经过一段时间，宝宝见人离开后，便会挥手表示再见。在宝宝高兴的时候，还可以帮助他将双手合起拱手，然后不断摇动，表示谢谢，而后每次给他玩具或食物时，都会拱手表示谢谢。通过这个训练，可以扩大宝宝的交流性肢体语言的范围。

★握手游戏

★游戏方法：妈妈跟宝宝说：“你好”，然后引导宝宝伸出手来与妈妈的手相握。继续练习几天，让宝宝知道如何握手。

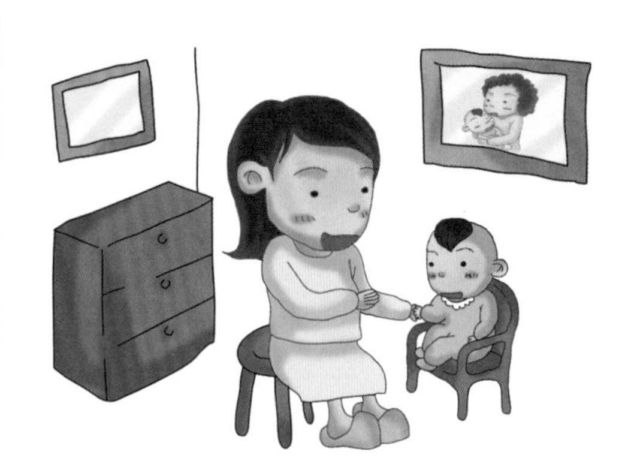

给妈妈的话

通过游戏锻炼手部能力的同时，妈妈还可以借此机会告诉宝宝，哪个是示指，哪个是中指，哪个是小指等。

情感开发游戏

★注意培养宝宝的个性

从6个月起，宝宝开始有了自己独立的意识。他开始有点意识到自己与妈妈是不同的个体，知道自己对周围的人和物会产生影响，甚至知道了自己的名字。他开始了解什么是可以做的，什么是不可以做的。培养训练宝宝的社交行为必须了解宝宝在不同年龄段有不同的心理特征，超前或滞后的游戏训练方法，对宝宝正常社交行为的发展都不利。如果宝宝没有掌握某一年龄段应该掌握的技能，爸爸妈妈也急躁不得，要与宝宝配合默契，鼓励和增强自信心是促使宝宝走向成熟的最佳方式。

避免过分依恋

伴随着怕生的天性，宝宝还会出现对爸爸妈妈的过分依恋。这时期爸爸妈妈要尽量陪伴宝宝，不要长期离开自己的宝宝，在对爸爸妈妈依恋的基础上，宝宝会渐渐建立起对环境的信任感，巩固早期建立的亲子关系。宝宝怕生的程度和持续时间的长短与教养方式有关，如果平时爸爸妈妈能经常带宝宝出去接触外界，多和陌生人交往，经常给宝宝摆弄新奇的玩具，那么怕生的程度就会轻一些，持续的时间也会短些。

让宝宝体验多种社交环境

爸爸妈妈多带宝宝去公共场所，在实践中教宝宝如何待人接物。爸爸妈妈应鼓励宝宝参加各种活动，并在这些活动中教他们一些最简单的社交礼节。不同的公共场合，有不同的社交秩序和规则。爸爸妈妈平常外出办事时，如果不是特别紧急，不妨带上宝宝，让宝宝体验各种社交场所的规则。

★阿姨好

★游戏方法：妈妈抱着宝宝外出散步，看到熟悉的阿姨从对面走过来，妈妈要停下来告诉宝宝："这是XX阿姨，是妈妈的好朋友，跟阿姨招招手吧！"鼓励宝宝和熟人打招呼。

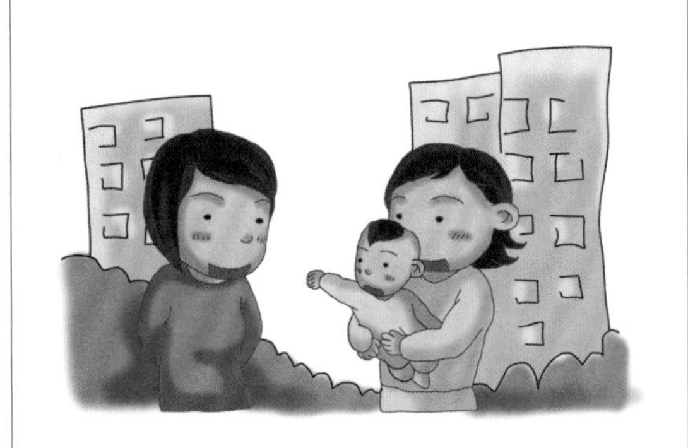

给妈妈的话

宝宝怕生的阶段，妈妈应该多带宝宝接触新鲜的事物，比如去邻居家做客，接触新玩具，到公园去玩等。

习惯养成游戏

★养成良好的睡眠习惯

睡眠时间

宝宝睡觉最迟不能超过晚上9时，一般以晚8时前睡觉最为适宜。宝宝入睡前0.5～1小时，不要让宝宝看刺激性的电视节目，不讲紧张可怕的故事，也不要玩玩具。晚上入睡前要洗脸、洗脚、洗屁股。形成按时主动上床、起床的习惯。让宝宝养成自然入睡的习惯，宝宝上床后，晚上要关上灯，宝宝入睡后，爸爸妈妈不必蹑手蹑脚，也不要突然发出大的声响，如"砰"的关门声或金属器皿掉在地上的声音。要培养宝宝上床后不说话、不拍不摇、不搂不抱、躺下很快入睡、醒来后不哭闹的习惯。并且不要安抚性地给宝宝含奶头、咬被角、吮手指，让他靠自己的力量调节自己入睡状态。更不要用粗暴强制、吓唬的办法让宝宝入睡。

睡前故事

为了让宝宝安静入梦，睡前故事最好挑选有安定感、情节变化平静的，宝宝才不会越听越兴奋，如《会飞的小蚂蚁》《彩虹尾巴下面的青蛙》《小白兔的种子》等；爸爸妈妈讲故事时，要把故事讲得有安宁的气氛，并不时针对宝宝的年龄和心智发育，稍微调整故事内容。

第四节

10～12个月

视觉开发游戏

★看移动物体

9个月的宝宝，视线能随移动的物体上下左右地移动，能追随落下的物体，寻找掉下的玩具，并能辨别物体大小、形状及移动的速度；而且还能看到小物体，并能区别简单的几何图形，还开始出现立体知觉。

能准确分辨主要色彩

这个时期是宝宝视觉的色彩期，这时宝宝能准确地分辨红、绿、黄、蓝4种颜色。

这时宝宝除了睡眠外，都在积极地运用视觉器官观察周围环境，这时宝宝视觉器官运动不够协调、灵活，绝大多数宝宝的视力呈远视型。有时，当宝宝注意观察某一事物时，常会出现一只眼偏左，一只眼偏右或两眼对在一起的情况。

注意细节处

对宝宝进行视觉训练，除了在日常生活中不断引导宝宝观察事物，扩大宝宝的视野外，爸爸妈妈还可以培养宝宝对图片、文字的兴趣，培养宝宝对书籍的爱好。教宝宝认识一些较简单的实物、图片，并把几种东西或几张图片放在一起让宝宝挑选、指认，同时也教宝宝模仿说出名称来。

★帽子的秘密

★游戏方法：

1.妈妈左手套一顶红色帽子，右手套一顶蓝色帽子，吸引小宝宝的注意。

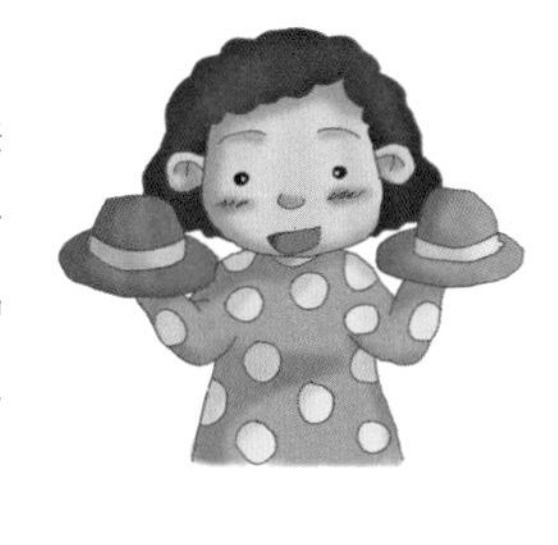

2.妈妈和宝宝说：“红帽子、蓝帽子，都不见了。”

3.说“红帽子”时，将戴红帽子的手举起，晃动两下。

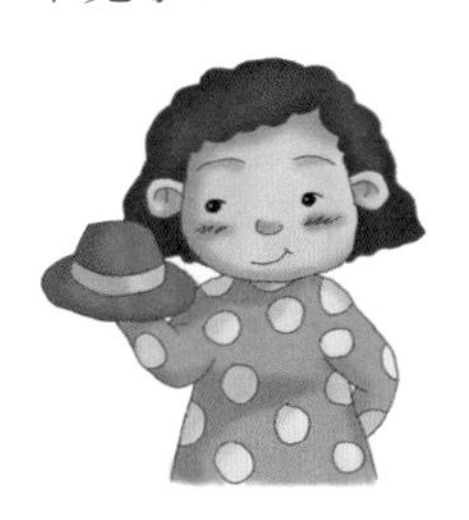

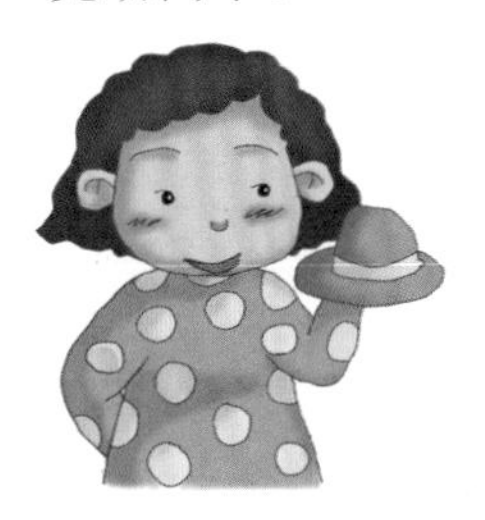

4.说“蓝帽子”时，将戴蓝帽子的手举起，晃动两下。

5.说“不见了”时，便迅速地将两只手背到身后。

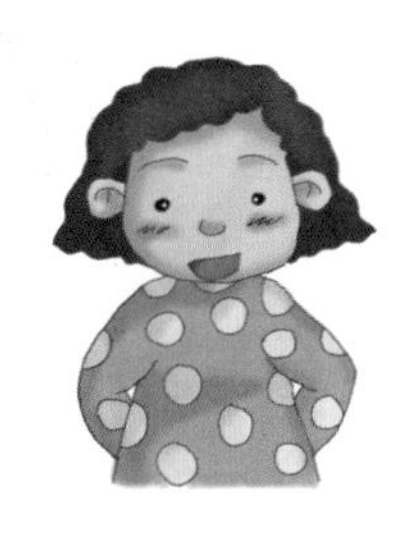

给妈妈的话

妈妈要不断给予宝宝视觉刺激，宝宝才有可能意识到这两种颜色不一样。同时宝宝也会慢慢感到空间的变化。

听觉开发游戏

★提供较多的听觉刺激

对话语中的情绪反应灵敏

宝宝的听觉越来越灵敏，能确定声音发出的方向，能区别语言的意义，能辨别各种声音，对严厉或和蔼的声调会作出不同的反应。培养宝宝的听觉能力，爸爸妈妈要积极地为宝宝创造听觉环境，可促进宝宝听到更多的语言，可以用语言逗引宝宝活动和玩玩具，观看周围的人物交谈，唱儿歌给宝宝听，和宝宝咿呀对话等，以加强宝宝听觉的刺激与发展。

学习模仿声音

宝宝成长到11个月之后，能够在听了一段音乐之后模仿其中的一段，并且在听了动物的叫声以后，也可以模仿动物的叫声。

★打电话

★游戏物品：玩具电话。

★游戏方法：让宝宝坐在妈妈的膝上，把电话放在妈妈的耳边，并同他讲话："喂，……"然后把电话放到宝宝的耳边，重复同样的句子。这样重复几次后，妈妈可以用两三句话的长句同宝宝交谈。

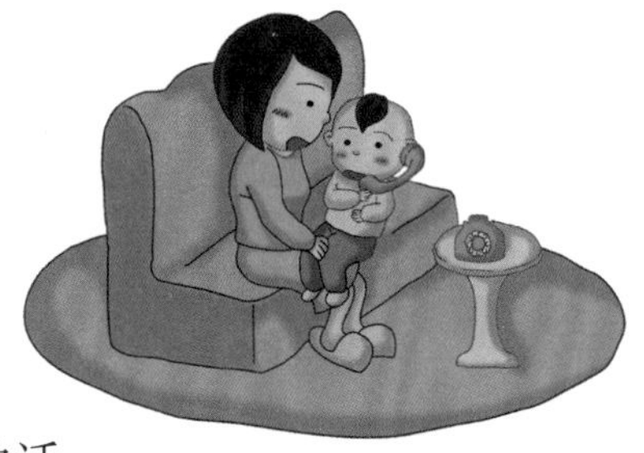

给妈妈的话

在电话中，要使用宝宝的名字和他能听懂的单词，还可以适当变化角色给宝宝打电话，便于宝宝分辨各种声音。

思维开发游戏

★帮助宝宝建立初步的判断力

这个阶段的宝宝能把放到他手中的东西一次又一次地扔到地上，并从中得到极大的满足感和快感。同时，他也将这种扔东西行为当做一项"科学实验"，看看东西被自己扔出去后，会有什么反应。

如果这时爸爸妈妈或其他人在旁不停地帮他拾起来给他，宝宝会扔得更欢，扔得更高兴，他认为这是一种可以两个人玩的游戏，并且乐此不疲。如果爸爸妈妈想结束这种现象，那最好的办法是将宝宝放到干净的地板上玩，让他自己扔，自己捡回原处。

另外，爸爸妈妈还可以教育宝宝什么类的物体可扔着玩，什么类的物体不可以扔。

★找找哪件是自己的

★游戏物品：妈妈的背心、衬衫、袜子，宝宝的背心、衬衫、袜子。

★游戏方法：将妈妈的衣服与宝宝的衣服混放在一起，然后问宝宝："哪些是宝宝的呀？"然后引导宝宝将自己的东西一件件挑选出来，并放在一起，妈妈可以在旁边提示："哎呀，这个真小，是宝宝的吧？""宝宝的小袜子是哪个呢？"每当宝宝挑选出正确的一件，就要马上给予宝宝奖励。

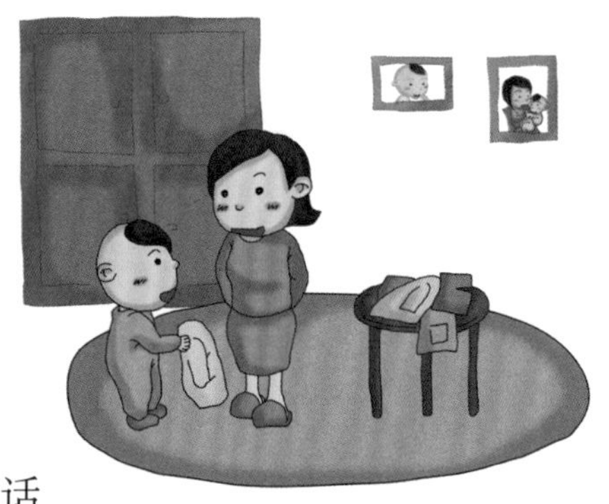

给妈妈的话

这个游戏可训练宝宝的分析判断能力，分清哪些属于自己，哪些不属于自己。

语言开发游戏

★在生活中促进语言的发展

模仿发音，理解含义

训练宝宝模仿发音，除了“爸爸”“妈妈”之类的称呼，也可以训练宝宝说一些简单动词，如“走”“坐”“站”等，在引导模仿发音后要诱导宝宝主动地发出单字的辅音。

利用常见物品学语言

宝宝在这个时期的语言能力特点是能有意识地，并正确地发出相应的字音，以表示一个动作，如“拿”；一个人，如“姨”；一件物，如“狗”等。此外，宝宝开始说一些难懂的话。能说一句由2～3个字组成的话，但说得含糊不清；还会表演两个幼儿游戏。当妈妈说“欢迎”“再见”“躲猫猫”时，宝宝会以动作表达。

纠正发音有利于语言交流

在日常生活中，爸爸妈妈还要通过学习和训练宝宝懂得“给我”“拿来”“放下”“打开”和“关上”的含义，并要懂得什么是“苹果”“饼干”“衣服”等食品和用品的意思。

宝宝的听觉分辨能力和发音器官的调节能力都较弱，发音器官发育不够完善，还不能完全正确掌握某些音节的发音方法，因此会有一些可笑的发音，如把“狮子”说成“希儿”，“苹果”说成“苹朵”，将“吃”说成“七”等。这时，爸爸妈妈不要取笑宝宝，要及时纠正发音。爸爸妈妈不要模仿宝宝的错误发音，相反，应该纠正宝宝，如当宝宝发出“苹朵”时，爸爸妈妈要张大嘴型发出“苹—果，果—”的音，并让宝宝模仿口型发音。

★编故事

★游戏方法：妈妈给宝宝讲一个用宝宝的名字编的故事。故事应描述宝宝白天做的事情，例如：“很久以前，有一个可爱的小孩子（或宝宝的名字），他白天玩玩具，有时候他会到外面看看小鸟和绿草。晚饭的时候，他喝牛奶，吃饭菜。每天晚上，妈妈给他洗澡，然后给他好多好多的吻。妈妈（或爸爸）把他放上小床后，他就闭上眼睛很快睡着了。”

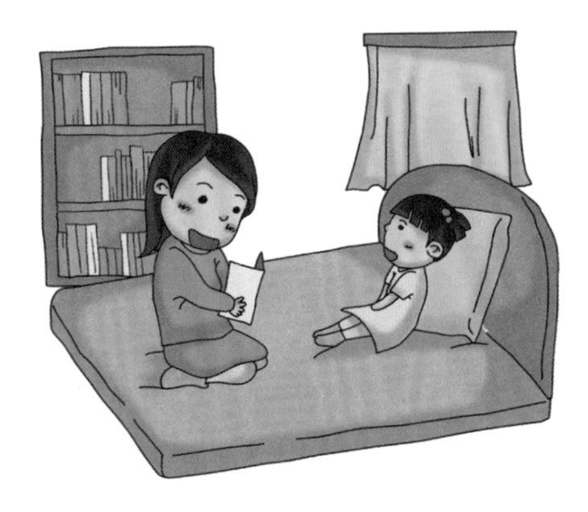

给妈妈的话

妈妈可以把每天发生的事情编成故事讲给宝宝听，让宝宝了解到更多的词汇和用意，在故事中，应尽可能经常地用宝宝的名字。

大动作发展游戏

★学走路

从爬行向走路过渡

宝宝坐稳、会爬后，就开始向直立发展，这时爸爸妈妈可以扶着宝宝腋下让他练习站立，或让他扶着小车栏杆、沙发及床栏杆等站立，同时可以用玩具或小食品吸引宝宝的注意力，延长其站立时间。

一般情况下，婴幼儿在10个月到1岁期间开始学习走路属于正常现象，这个阶段的大多数宝宝手脚动作已能够很好地协调，能扶着家具自己站起来，妈妈切忌急于求成。

这个阶段，宝宝会经常跌倒，这时爸爸妈妈应鼓励宝宝自己爬起来，在一次次跌倒、爬起、起步走的过程中，让宝宝学会如何保持身体平衡，如何行走自如。

蹲下、站起

当宝宝能够单手，最好是双手离开支撑物，蹲下捡起玩具还可以顺利地再站起来，并且能够保持身体平衡时，就说明已经到了宝宝学走路的最佳时期。因为宝宝如果学走路，需要腿部肌肉具有足够的力量，这样蹲下站起，正是锻炼走路的最好办法。

扶持迈步

妈妈离开宝宝一段距离，用玩具吸引宝宝进行迈步。这时，宝宝常会用手抓牢家具的边缘、扶着墙壁或推着小椅子，或是让其他人拉着一只手，一点一点地向前挪动。

我会走路了

★游戏方法：妈妈在背后扶着宝宝腋下，让宝宝练习站立，然后带动他向前迈步。当宝宝可以独自站稳并能摇晃着迈步时，妈妈可以站在宝宝对面，伸出双手鼓励宝宝走到妈妈怀里来。

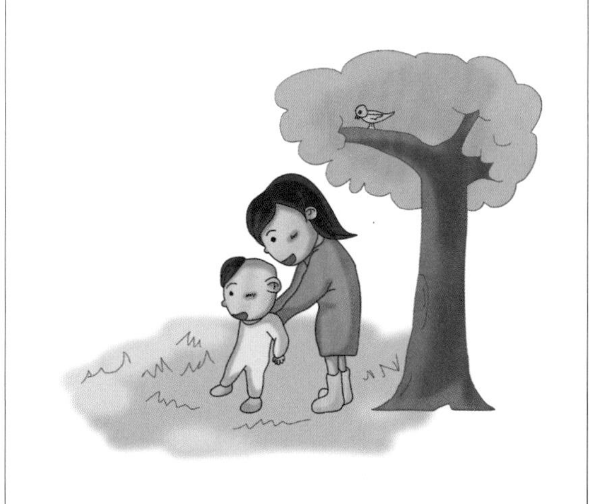

给妈妈的话

妈妈在训练宝宝走路时，一定要注意地面要平坦，不要在过软的地面上进行训练，还要把容易将宝宝绊倒的东西拿开。

精细动作发展游戏

训练手部协调性

让手眼动作相互协调

宝宝到9个月时，手部精细动作能力已相灵巧。能用拇指、示指夹小球或线头，能主动地放下或扔掉手中的物体，而不是被动地松手。会使劲用手拍打桌子，对拍击发出的响声感到新奇有趣，能放开手里的东西，让它落在地上，能同时玩弄两个物体，如把小盒子放进大盒子里。

继续练习精细的手部动作

这时期宝宝手部的精细动作已很协调，如果将一片薯片放在桌上，宝宝想要，会坚持伸手去抓，一次、二次即能抓到。这时，拇指和示指的动作能较好地协调。让宝宝的手指做一些比较精细的活动，如摆弄智力玩具、拍球投篮、学打算盘、做手指操等。

练习手部的巧劲儿

宝宝的手部动作程度已经发展到了拇指和示指的指端了。宝宝在摆弄东西时，他能体验到物体的软硬、轻重、深浅、大小及形状，他会发现物体与物体之间有简单的联系。

提高控制力让手部更灵活

爸爸妈妈可以在桌前给宝宝摆上多种玩具，如小瓶、盖子、小丸、积木、小匙、小碗、水瓶等。当宝宝看到这些东西时，慢慢就会知道用积木玩搭高，知道将盖子扣在瓶子上，知道用水瓶喝水，知道用拇指、示指捏起小丸，知道将小匙放在小碗里“准备吃饭”等等。

翻书

★游戏物品：彩色图书。

★游戏方法：妈妈将书摊开在宝宝的双腿上，一页一页帮宝宝翻，一边指着书里面的彩色图片告诉宝宝“这个是什么，在做什么”。妈妈要教宝宝用拇指和示指捏着书页，将书页轻轻提起来、翻过去，而且要教宝宝顺着翻。

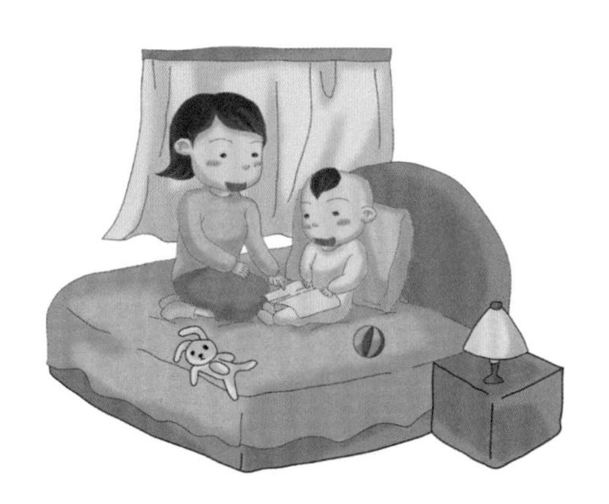

给妈妈的话

有时候宝宝可能会扯书页，妈妈不要指责，但要让宝宝明白自己的行为会让妈妈不高兴。宝宝的小手会迫不及待地自己动手翻动，但可能是满手去抓，或者用手掌推书页。

情感开发游戏

培养宝宝的社交能力

鼓励宝宝多和小朋友交往

培养宝宝的社交能力，是宝宝以后与人相处不可缺少的能力。缺乏社交能力的宝宝，往往不敢与同龄的小朋友一起玩耍，一旦出门在外，往往显得拘谨胆小，不敢与陌生人交谈，通常躲在妈妈的身后。这类害羞怕生的宝宝平时只喜欢与熟悉的人交往，在陌生人面前则显得胆小和犹豫，而且往往对他人的脸色和言语非常敏感，在人际交往中很容易受到伤害。培养宝宝心理健康，妈妈应鼓励和支持宝宝多和小朋友接近，多在一起活动、玩耍。

适当的训练和引导

当家里面有客人来的时候，妈妈可以把宝宝抱到客厅当中去，让宝宝看到这些来的客人，妈妈可以一边抱着宝宝，一边向宝宝介绍这些客人，还可以抓住宝宝的小手向客人打招呼，客人也要向宝宝打招呼，或者跟宝宝一起玩耍。

培养宝宝的交际能力，爸爸要拓展宝宝的社交范围，有空多陪陪宝宝玩耍，不要只顾自己看电视，而让宝宝自己玩。要让宝宝多与人接触。阿姨、叔叔、爷爷、奶奶、周围邻居或公园的小朋友等，都是可以成为宝宝交往的对象。

和小朋友玩

★游戏方法：小皮球。

★游戏方法：妈妈带宝宝到户外，要鼓励宝宝和其他小朋友打招呼，互相认识，然后在一起踢球。

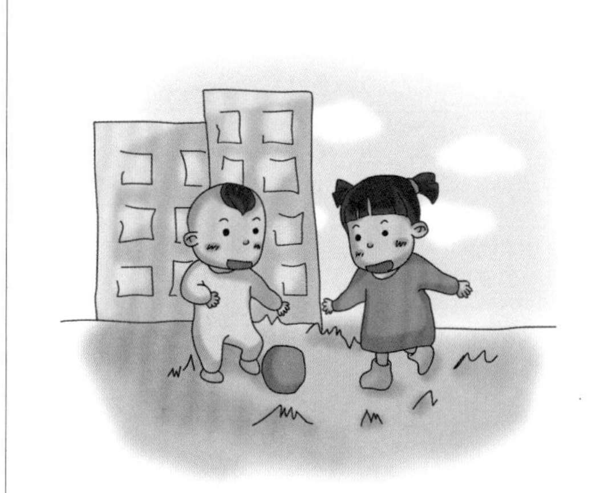

给妈妈的话

妈妈把宝宝带到新的环境时，要尽量让宝宝接触更多的人，妈妈要以身作则，跟每一位熟悉的人热情地打招呼。

习惯养成游戏

排便训练

养成规律排便的过程很漫长

让宝宝养成自己排便的习惯是一个“漫长而艰巨”的过程，爸爸妈妈一定要耐心，并始终保持鼓励的态度，千万别斥责宝宝，对宝宝而言，学会自己控制大小便、自己上厕所是一件很难的事。宝宝每天基本上能够按时排大便，形成了一定的规律。有的宝宝已经可以不用尿布了。但是这时的宝宝还不能自己有意识地控制大小便，只是反射性地排便。有的宝宝排大便前脸部会有表情，学会发出“嗯嗯”的声音来示意。

多观察宝宝的排便规律

宝宝在1岁半到两岁的年龄阶段，可以在白天需要排便时，知道主动喊家长协助了。但是这个阶段的宝宝还不能告诉妈妈，妈妈就要在日常生活中多观察宝宝的排便规律，看宝宝一般是什么时候排便，及排便与睡觉、吃饭、喝水的时间联系。在宝宝排便时间要观察宝宝的动静，如果有任何声音或动作提示就赶紧把便，有的宝宝排便时会哭闹。爸爸妈妈要给宝宝单独买一个合适的便盆，为宝宝多准备些棉质、吸水性强、易于清洗的内裤，这些内裤不宜太大或太小，使宝宝既能很容易地将内裤脱至大腿根部，但又不至于掉下来。

拉便便很舒服

★游戏方法：当妈妈发现宝宝要上厕所时流露出各种奇怪的表情或做特殊的动作时，可以教宝宝说“我要尿尿”“我想大便”，并立即带宝宝到固定的“幼儿马桶”上厕所，时间久了，宝宝自然而然就会对着爸爸妈妈喊“我要尿尿”，有些宝宝则会主动跑到“幼儿马桶”前。

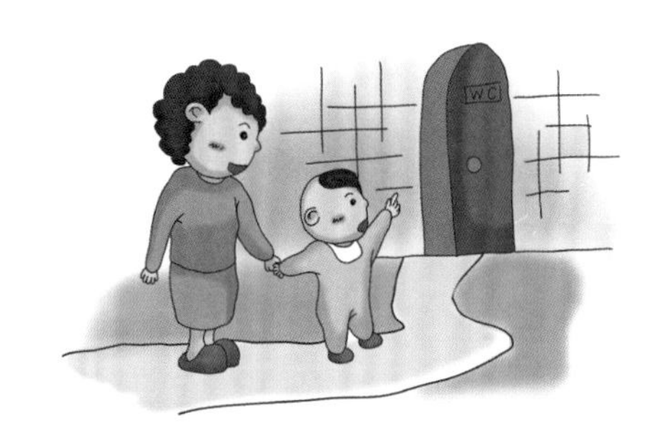

给妈妈的话

在训练宝宝排便的过程中最好辅以表扬，巩固成绩。

第五节

1～2岁

数学能力开发游戏

★学会区分“1”和“许多”

两岁的宝宝可以开始学习从“许多”中区别出“1”。这时，爸爸妈妈应引导宝宝找出家中什么只有1个，什么有许多个。以帮助宝宝区别“1”和“许多”的概念。宝宝学习的显著特点是直观性强，因此教宝宝要从直观入手。

比如，妈妈可以买来很多小橘子给宝宝吃，拿出其中的一个递给宝宝，让宝宝看，这是一个橘子，再拿很多个橘子放在一起，然后告诉宝宝这是许多个橘子，让宝宝对“1”和“许多”有个直观的感觉。妈妈在平时就要多多的给宝宝举例子，让宝宝自己也想想，什么东西是只有1个，什么东西是有许多呢。

妈妈在教会宝宝明白“1”和“许多”的概念之后，还可以给宝宝提供多个相同或不同的东西，让宝宝在妈妈的指引下，学习找出事物之间的共同点和不同点。比如，把玩具按不同的颜色排序，把同一色调的放在一起；或者是大小不同的物体，让宝宝按它的大小或重量排序。可以将“1”和“许多”的概念和寻找相同点和不同点的概念一起学习。

★插蜡烛

★游戏方法：生日蛋糕和各种颜色的蜡烛。

★游戏方法：妈妈问宝宝：“宝宝现在几岁了？宝宝今年过生日的时候应该在蛋糕上插几根蜡烛呢？”然后再告诉宝宝：“宝宝在蛋糕上插上红色的蜡烛好不好？”引导宝宝在许多的蜡烛中找出2根红色的蜡烛插到蛋糕上。

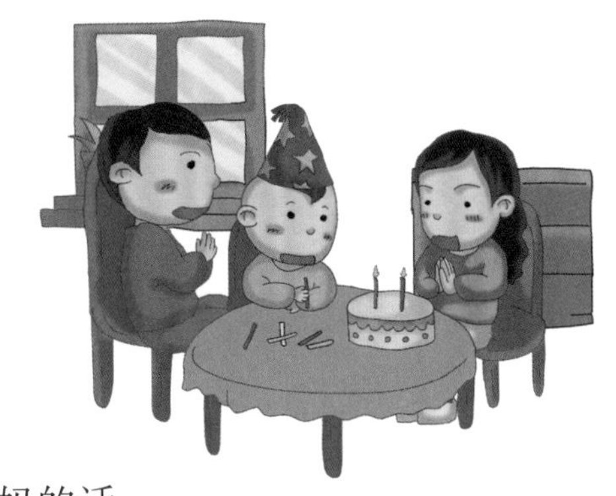

给妈妈的话

宝宝对数字概念的理解是循序渐进的，妈妈不要太过心急，刚开始的时候，每个数字对宝宝而言都是一样的，没有多少的区别。

思维开发游戏

★用艺术激发宝宝的想象力

美术

美术活动是发展宝宝想象力的有效途径。要鼓励宝宝尽情地画，并及时给予指导，让宝宝画意愿画、主题画、填充画、涂物画，鼓励宝宝大胆想象，大胆尝试，这不仅可以激发宝宝的兴趣，充分调动其积极性，而且可以丰富他们的想象力。两岁的宝宝，手指的控制能力和眼睛的协调性还不够好，给他们一个足够的空间运行他们的小想法，对于宝宝可是一个展现自己的大舞台。有条件的家庭，可以为宝宝开辟一面便于擦拭的涂鸦墙或者涂鸦板。让宝宝站着在墙壁上作画，让宝宝自己设计画作。在这个过程中，爸爸妈妈要积极鼓励宝宝去创造，表扬他的想象，让他自己更加积极地投入于想象和创造的世界里。

音乐

音乐也能激发宝宝的想象力，音乐可以促进宝宝去做相应的律动及相应的游戏。根据音乐编动作，通过语言表达对音乐的理解，也可使宝宝产生相应的想象。发展右脑，通过音乐和绘画，可以说是最行之有效的途径。心理学家和教育学家对于音乐和绘画能够促进宝宝身心健康发展的观点一直都深信不疑。一般情况下，宝宝都是喜欢音乐的，他们很容易从这些优美动听的旋律、节奏感很强的乐器和色彩鲜明的画作中感受到愉快的心境。所以，利用和谐悠扬的音乐刺激来培养宝宝的音乐才能和对周围环境的辨别能力，对于宝宝来说，是一种愉快的学习和享受。

★什么东西能发光

★游戏方法：妈妈让宝宝想一想哪些物品能发光，妈妈还可以引导宝宝说出几个发光的物体，例如：蜡烛，萤火虫等。再让宝宝看看下面的图，说说下面都是什么东西。

图片1：烧着的火柴

图片2：太阳

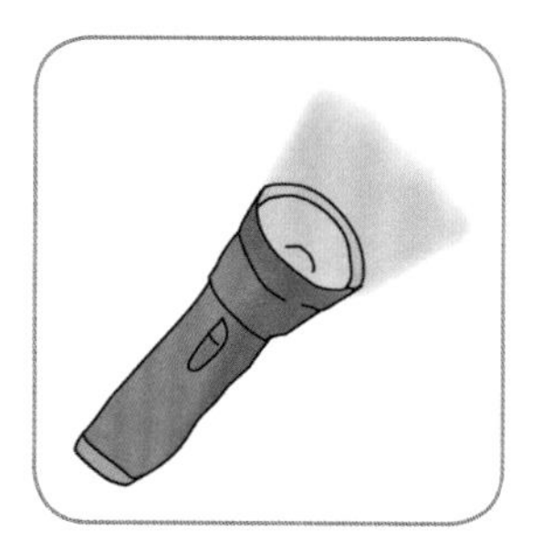

图片3：开着的手电筒

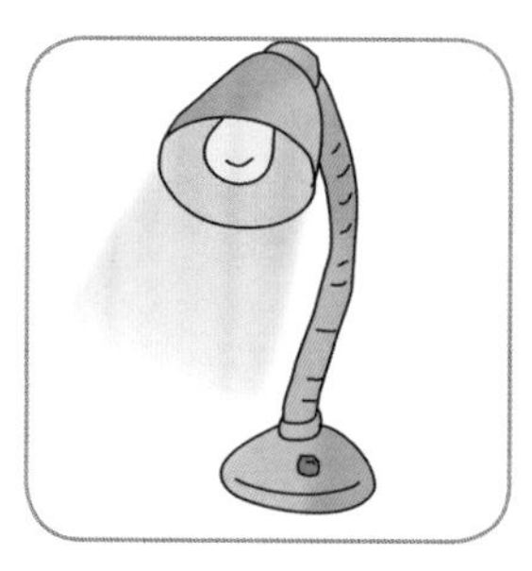

图片4：开着的台灯

给妈妈的话

宝宝想象力的提高，单纯靠说说可是行不通的。给宝宝一个想象的空间，才是爸爸妈妈所能为他提供的最行之有效的方法。

语言开发游戏

★从词语到短句

通过阅读提高语言能力

宝宝在这个时期，语言能力发展进入了一个新阶段——学习阶段，在这一阶段，宝宝一步步把语言和具体事物结合起来，开始说出许多有意义的词，语言能力发展较快的宝宝已经能说短句了，例如“爸爸再见”“爷爷奶奶好”等等。

这个阶段的宝宝喜欢看图画，听爸爸妈妈讲故事，常常一个简单的故事也喜欢重复听许多次。因此，爸爸妈妈可以借此时机培养宝宝对书的阅读能力及听故事的兴趣，并通过故事的形式对宝宝进行文化教育。在这时期宝宝学说话积极性很高，对周围事物的好奇心也很强烈。

让宝宝同娃娃讲话

宝宝在玩布娃娃时，口里会不断地发出古怪的声音，讲一些让人听不太懂的话。随着宝宝一天天长大，宝宝语言能力不断提高，这时爸爸妈妈可以培养宝宝慢慢地模仿爸爸妈妈的口气说“噢，乖乖，不哭”“饿啦，妈妈喂”等，让宝宝自言自语和娃娃一起玩。

说出一件物体的用途

在宝宝掌握了一些常用物品的名称之后，爸爸妈妈要告诉宝宝这些物品是做什么用的。可以先从宝宝最熟悉的物品开始让他了解其用途，例如，匙子是吃饭用的、奶瓶是喝水的、饭碗是盛饭的等等。然后，还可以进一步告诉宝宝钥匙是开门用的、雨伞是挡雨用的……让宝宝渐渐说出一些物品的用途。

★说“晚安”

★游戏方法：妈妈要训练宝宝学会在不同的情境下说出恰当的语言，宝宝要睡觉了，睡觉前应该跟妈妈说什么呢？妈妈可以引导宝宝说出“晚安”。

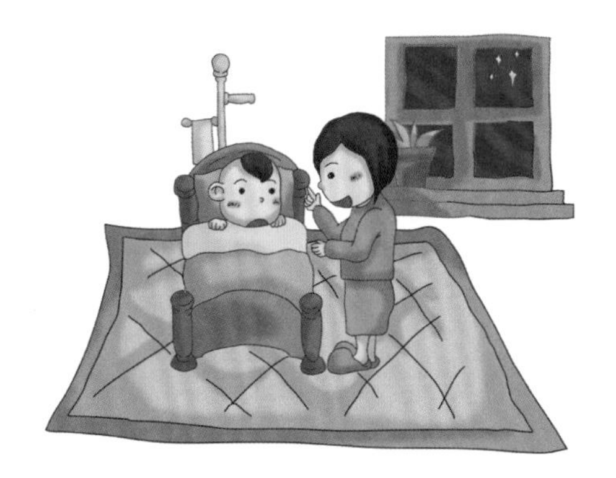

给妈妈的话

这个阶段的宝宝好交际，好奇心大，对词义和词序的敏感度高。爸爸妈妈应该因势利导，有规划地对宝宝进行语言能力的训练。

大动作发展游戏

★训练走直线

走直线可以锻炼宝宝的平衡能力

对于两岁的宝宝来说，走直线是一件非常困难的事情，不过这项活动能极大地锻炼宝宝的平衡协调能力。妈妈要在地上画一条直线，让宝宝沿着直线走，最初因为宝宝的方向感不是很强，总是在直线的周围打转，此时，妈妈可以拉着宝宝的手，陪宝宝一起锻炼，反复几次过后，宝宝就可以走得不错了。这个游戏并不完全限定在室内，室外也很适合，但要注意安全。

走直线的练习方法

在宝宝行走自如的基础上，可以玩一些走直线的游戏。妈妈可以将五块地板砖比作桥，让宝宝练习从桥上走，也可以带宝宝到室外，画一条直线，让宝宝踩着线走，通过训练，提高宝宝的平衡能力。

在踩着石头过河的时候，每一个人都会尽量地保持身体平衡，避免掉进水里，这种方法同样适用于宝宝。准备好彩纸，剪成圆形图案，散布在地板上。妈妈和宝宝一起想象：地板是小湖，散布在上面的圆形纸片是湖面上的“小石头”，踩着这些“石头”才能走到湖对面，拿到对面的玩具。如果没有踩到“石头”掉到湖里，湖对面的玩具就会相应地减少一个。

刚开始时妈妈要拉着宝宝的手做这个游戏，熟悉之后再让宝宝自己走，给他一个适应和学习的过程。

★走直线

★游戏方法：妈妈可以用粉笔在地上划一条宽3～5厘米，长10米左右的直线，让宝宝踩着线迹从一端走到另一端。

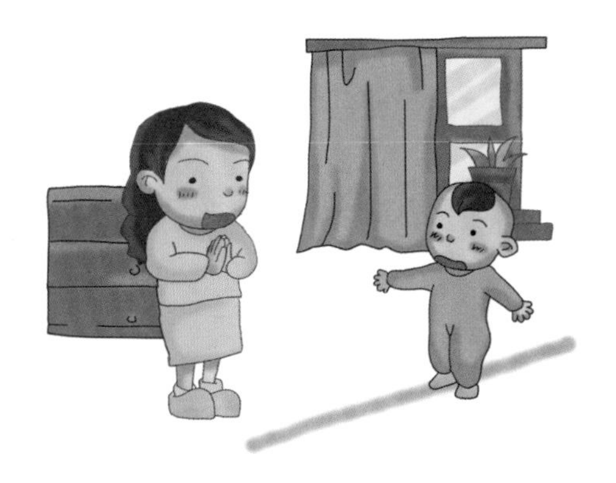

给妈妈的话

如果宝宝能始终踩着线条走到终点，一定要予以表扬。这个游戏可以锻炼宝宝的平衡能力，发展宝宝的运动能力。

精细动作发展游戏

多做游戏促进动手能力

喜欢动手的宝宝往往比较聪明，独立自主能力也比较强，而手脚笨拙的宝宝反应就会比较慢，多动手自然就会多动脑，所以爸爸妈妈也应多创造机会让宝宝多多动手。

两岁的宝宝动手能力已经很强了，感觉已经非常能干了，宝宝开始能分清左右，有的宝宝还会拿筷子自己吃饭，拿剪刀学剪纸、穿珠子、做拼图等。而这些能力都必须有计划、有步骤地安排学习才能做到。如果爸爸妈妈能同时搭配各种玩具和日常生活用品就更好了，其实与宝宝一起做些小手工也是很有趣的事。每天都定一个计划，做不同的手工作品，比如，告诉宝宝今天做纸飞机，明天做小船，让宝宝每天都有期待，对做手工也会越来越有兴趣。妈妈带宝宝做的小手工，要短时间就能做好，宝宝才会从动手中尝到成功的快乐，不至于倦怠和反感。

在做手工的过程中，爸爸妈妈帮助过多，会剥夺宝宝的学习机会，使宝宝样样依赖家长。按时给予适合的练习，才能使宝宝工多艺熟，心灵手巧。要知道，愿意自己动手的宝宝长大以后，通常会成为遇事果断、有主见、判断力强且工作能力强的人。有责任心、明智的爸爸妈妈会利用宝宝开始对手工制作感兴趣的时候培养他的动手能力，无论是让宝宝自己动手，做还是妈妈帮着宝宝一起做，都能在动手的过程中启发宝宝的求知欲，培养宝宝的才能，让宝宝养成勤动手、爱思考的好习惯，并进而促进宝宝智力的发育。

宝宝传笔

★游戏物品：笔。

★游戏方法：爸爸用示指与中指将笔夹住，然后将笔传给宝宝。爸爸和宝宝轮流地传来传去，如果笔掉在地上，可以重新开始。

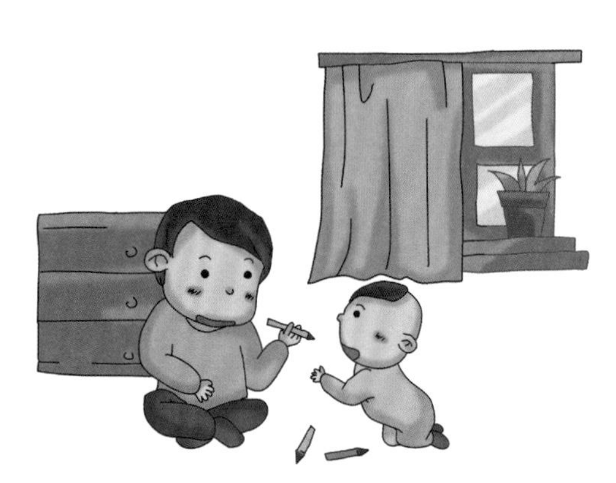

给妈妈的话

待宝宝熟悉整个游戏过程后，可以先让宝宝开始传，让宝宝自主选择他自己喜欢的笔开始传。这可让宝宝学会手眼协调，精细化的手部训练也会让宝宝的思维更敏捷。

语言开发游戏

营造良好的家庭氛围

爸爸妈妈就是宝宝的榜样和模仿对象

家庭中的每个成员，都要为促进宝宝优良品德的形成做出表率，平时要和睦相处，互相体谅，尽量不在宝宝面前过多地暴露大人的分歧，甚至争执，给宝宝营造一个祥和、安全的家庭环境，宝宝自然会在潜移默化中逐步养成尊重别人、爱护同伴的品德。

宝宝和爸爸妈妈是完全不一样的。他们对自己生活的环境没有偏见，而且好奇心和求知欲非常的强烈。他们总喜欢自己去探索那些未知的东西，也喜欢在遇到自己解决不了的困难时寻求爸爸妈妈的帮助。在这个过程中，爸爸妈妈要把幸福感当做一件神圣的礼物，认真地送给宝宝，用自己的爱与细心和耐心去呵护宝宝幼小的心灵，让他们能真切感觉到爸爸妈妈带给他们的幸福。

让宝宝感知幸福

感知幸福，也是影响宝宝一生的能力之一。宝宝只有在小的时候学会感知幸福，进而懂得幸福，长大之后才会寻求幸福，制造幸福，成为一个幸福的人。感知，是很细腻的东西，感知幸福就是用宝宝纯洁的心灵去感受生活的幸福，当宝宝懂得了幸福，他就会成为一个真正幸福快乐的人。

★妈妈我爱你

★游戏方法：妈妈让宝宝看看下面的这张图，然后问宝宝下面图中的这两个小朋友哪个做的对，哪个做得不对。

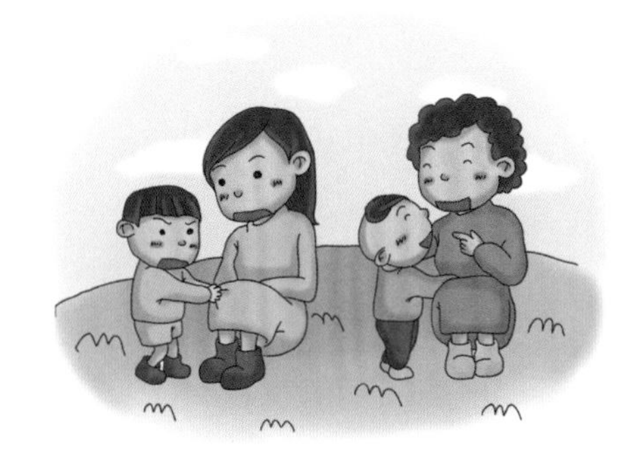

给妈妈的话

在日常生活中，妈妈要常对宝宝说："宝宝，妈妈很爱你！"引导宝宝说出："妈妈，我爱你！"，鼓励宝宝大胆地表达自己的情感。

习惯养成游戏

★用过的东西放回原处

自己用过的东西不放回原处，生活会变得杂乱无章，会影响他人对自己的信任感；用公共场所的东西不放回原处，会给大家带来不便……虽然很多人从小就知道要把用过的东西放回原处，但真正能做到的人却很少。

用过的东西放回原处，能帮助宝宝节省很多不该浪费的时间。很多人经常因为找不到要用的东西翻箱倒柜，甚至大动肝火，这样既浪费时间，又影响心情。要是从小能养成良好的习惯，用过的东西放回原处，什么东西放在什么地方就会一目了然，省去不必要的麻烦。

把用过的东西放回原处，首先强调的是秩序感的建立。秩序是有条理、不混乱的状况。良好的秩序能让人产生愉快、兴奋、舒服和安全的感觉。秩序感一旦消失，麻烦就会来临。假如一个人习惯了整洁有序的家居环境，就会本能地拒绝杂乱和肮脏，因为后者会破坏他已经建立的秩序感、清洁感。对于比较小的宝宝，思维还未成熟，爸爸妈妈可以帮助他们培养思维秩序。人们的行动是受思维支配的，思维有序，行动才会有秩序。用过的东西放回原处，强调的就是秩序。

★让宝宝自己收拾玩具

★游戏方法：宝宝的玩具若干。

★游戏方法：妈妈将宝宝的玩具拿出来，然后和宝宝比赛，看看谁收拾东西的速度最快，谁就赢了。妈妈要一边收拾一边和宝宝讲："收拾好的玩具宝宝就不能乱扔了啊，要珍惜自己的劳动成果。"

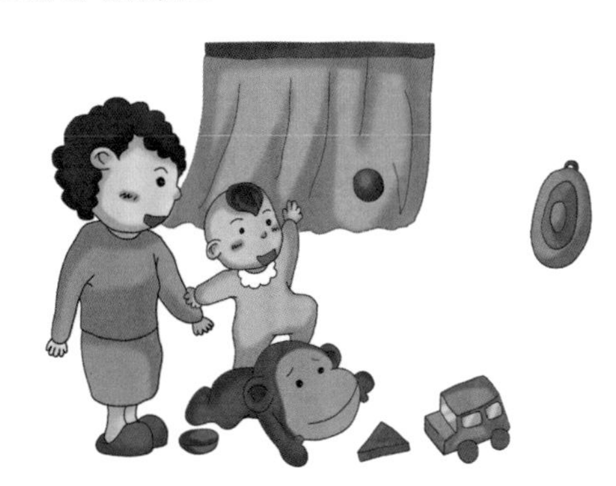

给妈妈的话

很多妈妈以为宝宝乱扔东西是因为淘气，其实并不是这样，这说明宝宝已经能够有意识地控制自己的手了。妈妈要有意识地控制宝宝乱扔东西的习惯，既要锻炼宝宝的手部运动能力，又不能让宝宝养成坏习惯。

第六节

2～3岁

数学能力开发游戏

★简单的逻辑排序

了解排序的作用

了解顺序，有助于宝宝今后的阅读，这是训练宝宝逻辑思维的重要途径。这些顺序可以是从大到小、从硬到软、从甜到淡等，也可以反过来排列。建立时间概念，宝宝的时间观念很模糊，掌握一些表示时间的词语，理解其含义，对宝宝来说，无疑是必要的。当宝宝真正清楚了“在……之前”“立即”或“马上”等词语的含义后，宝宝也许会更规矩些。

在生活中理解排序

妈妈要善于让宝宝运用自己的感官，看看、听听、摸摸、闻闻，多带宝宝到大自然中、社会中去观察。培养宝宝的逻辑排序能力很重要。妈妈要通过观察测试，弄清宝宝在思维发展方面的现状，辨别哪些是要鼓励他继续发展的优势，哪些是要帮助他尽早克服的缺点。妈妈要学会对宝宝提出合适的问题，启发和引导宝宝进行思考。科学的思维能力的培养是从提问开始的，没有问题，思维就不能起步。妈妈要耐心面对宝宝的提问，宝宝的好奇是求知的表现，不要因为宝宝问过多的“为什么”而觉得不耐烦，也不要一听到宝宝的提问就马上给出正确答案，可以引导宝宝自己去思考和寻找出正确答案。

★填空缺

★游戏方法：妈妈让宝宝看看下面的图，请宝宝想一想空着的格子里应该是哪个小动物呢？请从下边的3种小动物中找一找，并用“○”圈出来。

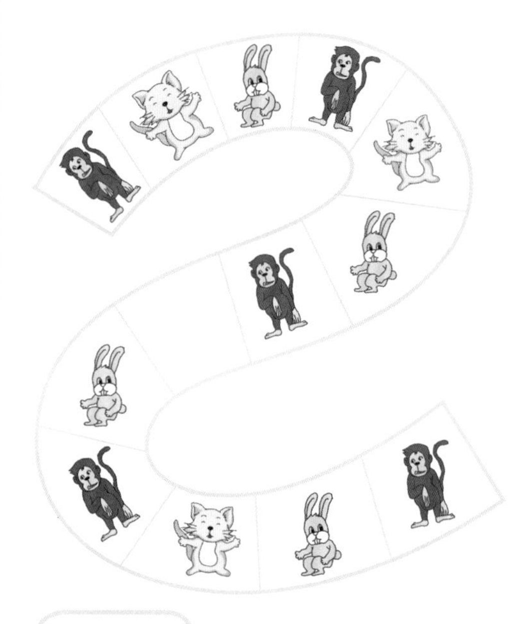

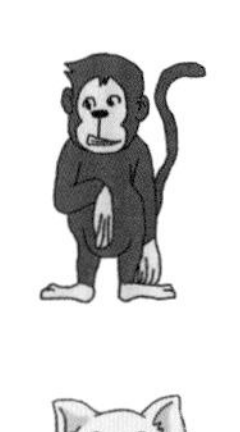

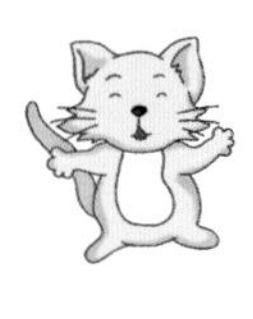

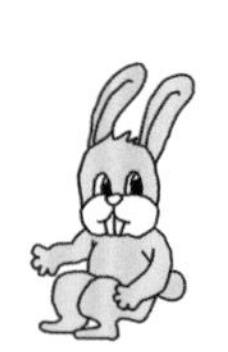

给妈妈的话

排序其实是一项艰苦的脑力劳动，需要妈妈对宝宝进行耐心的、强有力的训练，特别是在起始阶段，要进行反反复复不间断的强化训练。

答案　猫

思维开发游戏

★开发宝宝的创造力

自由可成就宝宝的创造力

每个宝宝都具有创造力，而且人的创造力的发展开始于婴幼儿时期，幼儿期和学龄期是培养和发展宝宝创造力的重要时期，这是宝宝渴望自己能主动创造和发现的时期，此时所奠定的基础可能会影响到人生发展的全过程。

这时不仅是宝宝智力发展的重要时期，也是个性形成的重要时期。不管是奖赏或处罚，都是以大人为中心，想要宝宝接受家长的安排，才会有这些手段；相反，一切的事情假如经由宝宝自己去选择，所有的情况便会改观。

宝宝自己的创造力

创造力是每个宝宝都具有的智力特征，凡是健康发育的宝宝都具有程度不同的创造潜能。但如何激发宝宝的创造潜能，却是大有讲究。妈妈通过正确的教育和营造宽松的环境，就能确保宝宝的创造潜能得到充分的释放，并能促进其健康发展。

★宝宝吃西瓜

★游戏方法：妈妈让宝宝看看图中被咬过的西瓜像什么?

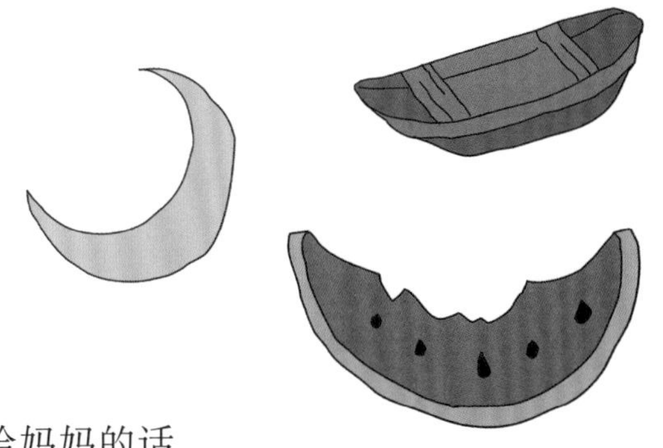

给妈妈的话

妈妈要鼓励宝宝说得越多越好，也可以拿那些相近的物体让宝宝充分发挥想象力。

语言开发游戏

★背古诗为语言发展做储备

随着宝宝独立性的发展，对世界认知能力的提高，独立表达自己意愿的需求开始出现，并日益强烈，宝宝语言独白的能力也就随之不断提高了。爸爸妈妈应抓住这一语言发展的有利时机，教宝宝学习用完整的语句讲话，以提高口语表达能力，并促进宝宝对事物间关系的理解及思维能力的发展。

宝宝3岁时语言处在积极发展时期，听和说的积极性都很高，喜欢和人进行言语交流。爸爸妈妈只要在这个适当的时间，使用适当的方法来开发宝宝的语言能力，相信宝宝都是有机会成为语言天才的。

3岁宝宝的机械记忆能力很强，而唐诗简短押韵，朗朗上口，宝宝一般都非常喜欢背诵。虽然他们还不能很好地理解诗句的意思和意境，但是背诵唐诗和听故事一样，都会起到潜移默化的作用。

★学古诗

★游戏方法：妈妈要教宝宝背诵一些朗朗上口的古诗，先从简单的开始，逐渐向复杂的诗词过渡。

静夜思

唐·李白

床前明月光，
疑是地上霜。
举头望明月，
低头思故乡。

春晓

唐·孟浩然

春眠不觉晓，
处处闻啼鸟。
夜来风雨声，
花落知多少。

给妈妈的话

3岁的宝宝，基本上掌握了母语口语的表达。宝宝语言表达能力的发展是循序渐进的。

大动作发展游戏

★平衡能力发展

体育游戏是体育锻炼的基础

体育锻炼还可以激活思维，促进智力水平的发展。每天锻炼身体跟智力发展有着直接的关系，很多有学习问题的宝宝，他的视觉跟踪力差，阅读计算时常常出现丢字、串行、看错数，这和他的眼肌控制能力差有关。宝宝进行适当的体育锻炼可以促进全身血液循环，保障骨、脑细胞充分的营养，尤其对正在长身高的宝宝来说，能促进长高激素分泌及肌肉、韧带和软骨的生长。

体育游戏是宝宝最主要的体育活动内容，在游戏中锻炼身体素质，发展基本活动能力的同时，也能满足宝宝的心理和身体需要。活动要尽量多样化，双腿既要走、跑，也要蹲，身体有屈有展，双臂有伸有展，也要有举，各种动作配合进行，才能促进身体的全面发展。

训练平衡能力的技巧

宝宝应该从保持一定的姿势，到做各种动作和各种姿势时都能保持稳定。婴幼儿时期宝宝平衡能力很差，学龄前期是平衡能力发展最快的时期，对这时期的宝宝应加强训练和培养。发展平衡能力的方法很多，比如，单脚站立或单脚跳方格，要求支撑脚全脚掌着地，两手侧平举，腿部用力，跳跃时身体随重心转移；身体旋转，要求上体挺直，双臂自然伸开或叉腰，用单脚或双脚在原地转圈。

★拍气球

★游戏物品：气球。

★游戏方法：妈妈指导宝宝把气球向上拍。当气球要落下来时，宝宝用力一拍，气球又飘上去；再要落下来时，又拍上去，让气球保持不落地。

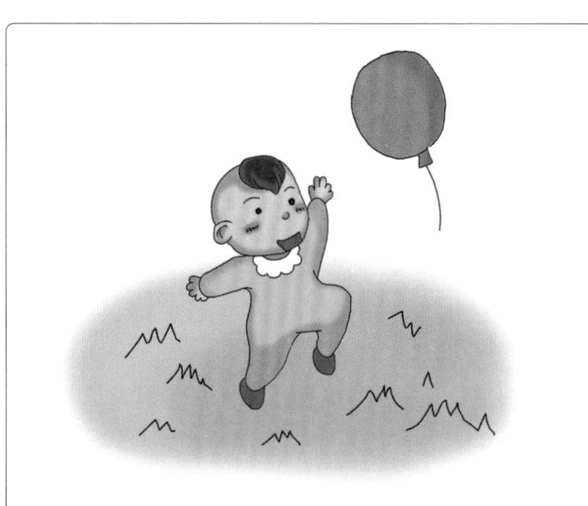

给妈妈的话

这种游戏能够练习宝宝的跑、跳动作，又能训练宝宝手的运动能力。

精细动作发展游戏

★折纸促进精细动作的发展

折纸能锻炼手的灵活性

折纸是一种很富有创造性的活动，也是宝宝很喜欢的亲子游戏之一。它既能锻炼宝宝手的灵活性，发展宝宝的视觉能力、空间想象力和操作能力，同时还可以形成宝宝几何形体概念。

折纸需要的材料极其简单：废旧纸张和剪刀。教会宝宝对边折、对角折、四角向中心折、连续几次向中心折、双正方形折、双三角形折等，并在此基础上折成各种形状。

妈妈可以先做一些色彩鲜艳、形状较大的折纸动物作品让宝宝玩。在玩的过程中，让宝宝知道它们是纸折成的，同时也增强了宝宝想要参与到折纸游戏中的兴趣。

妈妈要及时抓住宝宝爱模仿的特点，让宝宝进行简单的折叠，如边对边折、角对角折等。先从这样简单的折法开始。毕竟宝宝还小，太复杂的折法会使宝宝直接失去游戏的兴趣。

培养宝宝折纸的积极性

这个阶段的宝宝手指灵活能力还比较差，还不能完全协调地工作。因此，妈妈要手把手地教宝宝，尤其是在教宝宝的过程中一定要温柔、循循善诱，至于“太笨”“太傻”这样伤害宝宝自尊心的话，会打消宝宝折纸的积极性。妈妈应该尝试以表扬、鼓励为主，多肯定宝宝的成绩，哪怕只是一点点的进步也是值得骄傲的，一定要使宝宝在愉快的心情中进行折纸游戏，在亲切的气氛中不知不觉地学到本领。

折纸

★游戏物品：正方形的纸。

★游戏方法：妈妈拿出一张正方形的纸，自己先对边折。将正方形或长方形纸两边相对折叠，成为两个长方形。再对角折叠，将两角相对折叠，形成两个直角三角形。然后再让宝宝学着妈妈的折法也折一折。

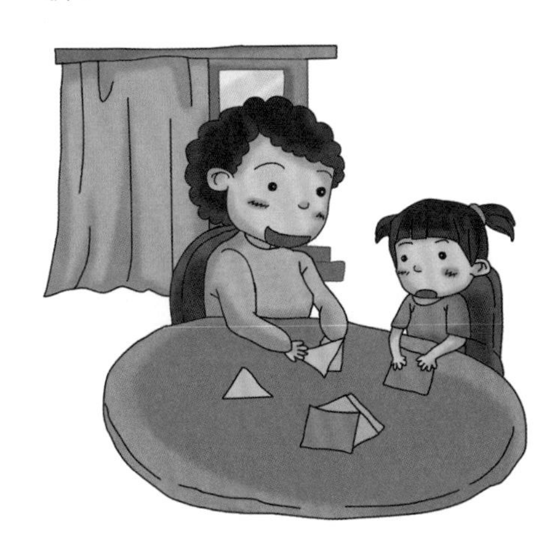

给妈妈的话

2～3岁的宝宝注意力保持时间只有10分钟。妈妈不要太长时间地进行折纸游戏。可以让宝宝折好头两步，后面几步由妈妈折好，再将折好的折纸给宝宝玩，可增强宝宝对折纸的兴趣。

情感开发游戏

让宝宝懂得感恩

孝敬长辈

当下，很多的宝宝都是家庭的焦点，爸爸妈妈甚至爷爷奶奶都顺着他宠着他，凡事以宝宝为主，而宝宝心中也只有自己，总是以自己为中心。对于别人对他的好，总觉得是理所当然的事情，不知道要去感谢，更不懂得怎样去回报。

现实生活中，每个人对感恩的理解差别都很大，行动上也差别很大。而人们感恩意识的缺失导致的直接恶果就是只知受惠，而不懂回报。而宝宝作为一个性格和生活习惯尚未定型的群体，我们要对他们进行怎样的感恩教育呢？那就是，让宝宝的感恩真正成为一种自觉的行为。

我们要让宝宝为爸爸妈妈多做事，至少每天都要为家里做一件家务，比如打扫卫生、叠被子、洗一些小衣物等等。要为爸爸妈妈过生日，给爸爸妈妈送自己准备的小礼物。要认真倾听爸爸妈妈讲述的事情，用心观察爸爸妈妈为自己所做的事情，体会和感激爸爸妈妈的艰辛和不易，培养宝宝体会和感激爸爸妈妈的养育之恩。

潜移默化比讲道理更有用

宝宝还小，给他们讲大道理是行不通的，爸爸妈妈和老师要利用宝宝喜欢听故事的特点，给他们多讲一些关于感恩的小故事。潜移默化，宝宝就会明白爸爸妈妈生养他们并不容易，别人帮助他时是要感谢的，时间一久，宝宝自然就会有了强烈的感恩意识，那么学会感恩就不是问题了。

尊老爱幼

★游戏方法：爷爷奶奶年纪大了，牙口不好，爸爸妈妈要教育宝宝，吃饭的时要把适合爷爷奶奶吃的食物先给他们吃。

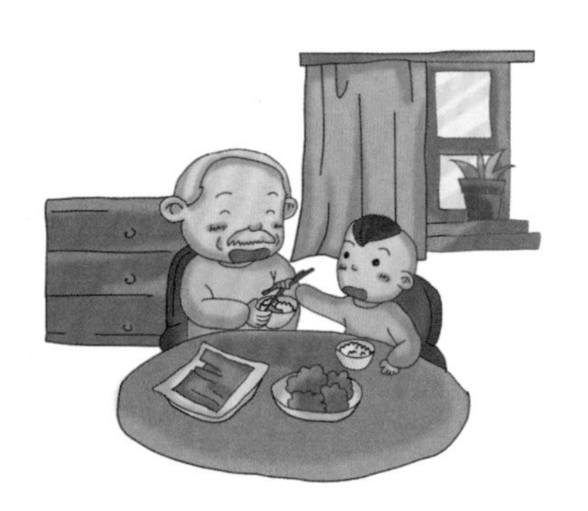

给妈妈的话

爸爸妈妈平时要身体力行给宝宝做一个尊老爱幼的好榜样，让宝宝在潜移默化当中受到爸爸妈妈的积极影响，从小就懂得尊老爱幼这一传统美德。

习惯养成游戏

让宝宝保护好自己的牙齿

在宝宝的成长过程中，爸爸妈妈关注较多的是宝宝的智力和能力，而对于一些最基本的生活习惯则经常忽略，认为宝宝长大了自然会刷牙。的确，生活中的很多事情，等宝宝长大后都可以轻而易举的完成，但是一个好习惯却绝非一蹴而就。

带宝宝到镜子前看看自己的牙齿，和宝宝一起数数长出了几颗牙，还可以让宝宝张大嘴，和宝宝比比谁的牙齿又白又亮。等宝宝长大一些后，爸爸妈妈还可以借助一些书本等工具，给宝宝讲一些有关牙齿的知识，让他知道牙齿和人的皮肤一样也需要清洁，否则就会像树长虫子那样，出现蛀牙、牙疼等症状，严重的还要将牙拔掉。

宝宝要坚持早晚刷牙、饭后漱口，以清除食物残渣和软垢。晚上睡觉前刷牙尤为重要，因为夜间人的唾液分泌显著减少，口腔各部分的活动降到最低程度，这对牙齿的自我清洁很不利，因此睡前彻底清除黏附的食物残渣显得尤为重要。

爸爸妈妈应帮助宝宝调好刷牙用水的温度，冬天宜用温水，夏天不要用过凉的水。千万不要以为用冷水或热水刷牙漱口都无所谓。用冷水、热水刷牙，对宝宝幼嫩牙龈、牙齿来说都是一种骤冷、骤热的刺激。骤冷会引起牙龈血管的痉挛收缩，不利于牙的营养供应和代谢需要；骤热会引起牙龈血管充血、肿胀，甚至导致牙龈出血，长期受这些不良刺激，会缩短牙齿的寿命。

我爱刷牙

★游戏物品：牙膏和牙刷。

★游戏方法：从小就要让宝宝养成保护牙齿的好习惯，每天早晚都要刷牙，并要学会正确的刷牙姿势，上上下下里里外外都要刷干净。

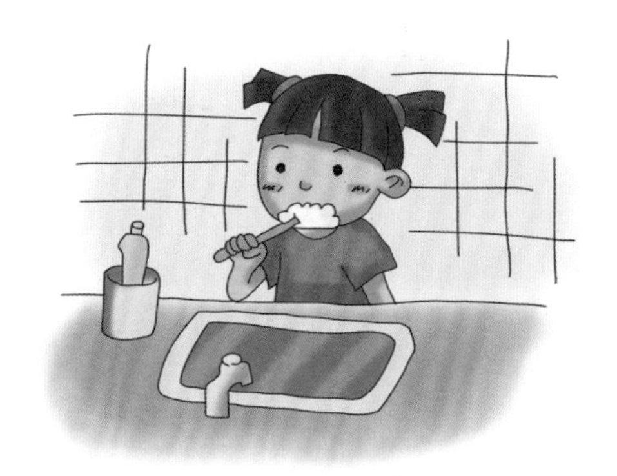

给妈妈的话

两岁的孩子要选择大小适中的牙刷，牙刷头长度为1.6～1.8厘米、宽度不超过0.8厘米、高度不超过0.9厘米;牙刷毛要软硬适中、富有弹性，毛头应经磨圆处理。